Pflege lernen – Band 2

Professionell handeln. Basiswissen

Andreas Müller-Röpke
Gabriela Bergmann
Katja Boguth
Annette Brak-Mensing
Anke Coesfeld
Petra Hundt
Angelika Kaluza
Verena Keiser
Angela Kögelmeier de Vera
Athanassia Moudiou
Anette Niemeier
Sandy Ott
Ulrike Rebscher
Dagmar Steinhoff
Elke Steudter
Susanne Stucki
Stefan Zettl

unter Mitarbeit der Verlagsredaktion

westermann

1. Auflage, 2009

Druck 1, Herstellungsjahr 2009

Westermann Schroedel Diesterweg Schöningh Winklers GmbH, Braunschweig

www.westermann.de

Projektleitung:	Marion Grunert
Redaktion:	Susanne Stucki
Bildredaktion:	Annette Möhle
Satz und Layout:	schmidtundweber Konzept-Design, Kiel
Umschlaggestaltung:	boje5 Grafik & Werbung, Braunschweig
Druck und Bindung:	westermann druck GmbH, Braunschweig

ISBN 978-3-14-**239652**-1

Vorwort

Warum ein neues Lehrbuch für die Pflegeausbildung?

Pflege befindet sich in stetem Wandel. Dadurch ist auch die Ausbildung in den Pflegeberufen in der heutigen Zeit dynamisch und ständig in Bewegung. Der Entwicklung hin zu einer integrierten oder generalistischen Ausbildung für die Pflegeberufe und zum Ansehen der Pflege als eigenständigem Beruf im Gesundheitswesen folgend hat das Autorenteam – bestehend aus Pflegenden, Lehrern für Gesundheits- und Pflegeberufe, Pflegewirten, Pflegepädagogen, Pflegewissenschaftlern, Praxisanleitern – anhand der Prüfungsverordnungen und vorliegender Curricula der Bundesländer Inhalte, Aspekte und Aufgabenfelder zusammengestellt. Abgedeckt werden damit die unserer Ansicht nach notwendigen und wünschenswerten Fachkenntnisse und Kompetenzen der angehenden Pflegefachkräfte für die Patienten/Klienten/Bewohner aller Altersgruppen. Ziel bei unserer Konzeption der vorliegenden Buchreihe für die Pflegeausbildung war es zudem, den pflegegesetzlichen und berufspolitischen Veränderungen in Deutschland Rechnung zu tragen.

Für die Mitwirkung bei der Konzeptionsentwicklung danken wir an dieser Stelle: Thomas Amend, Elke Frodl, Petra Hundt, Angelika Kaluza, Veerle Krilla, Ursula Kuhlmann, Silke Mathes, Barbara Müller, Prof. Dr. Annette Nauerth, Evi Neuwirth und Sandy Ott.

Um die umfangreichen Lerninhalte handhabbarer zu machen, haben wir sie in fünf Themenschwerpunkten gebündelt. Entstanden ist daraus eine Reihe von fünf Pflegebüchern, die sich an den Bedürfnissen der Lernenden ausrichtet. Der integrative und der handlungsorientierte Ansatz werden ebenso umgesetzt wie eine konsequente Theorie-Praxis-Verknüpfung, die durch eine für Pflegebücher neuartige Kapitelstruktur gewährleistet wird.

Da die Bände alle Ausbildungsinhalte für Pflegefachkräfte komplett abdecken, sind sie sowohl im Unterricht als auch für das selbstständige Lernen und ebenso als Nachschlagewerk über die Ausbildung hinaus anwendbar. Unabhängig von allen Curricula folgen wir damit der zukünftigen Anforderung des eigenverantwortlichen, lebenslangen Lernens.

Jedes Kapitel ist in sich geschlossen, jedes Buch ist eine thematische Einheit, alle Bände zusammen ergeben ein „logisches Ganzes“. Weder die Reihenfolge der Bände noch die der Kapitel eines Bandes ist demzufolge zwingend. Je nach den Erfordernissen des Unterrichts oder den Bedürfnissen des Lernenden kann auf das Kapitel zugegriffen werden, dessen Inhalte man benötigt. Will sich der Lernende zu einem dort kurz besprochenen Sachverhalt umfassender informieren, kann er mithilfe der umfangreichen Querverweise in den Randspalten mühelos Kapitel mit den vertiefenden Informationen auffinden.

Um bestmögliche Lernvoraussetzungen zu schaffen, ist die Kapitelstruktur didaktisch aufgebaut.

- Als Einstieg in die Thematik ist jedem Kapitel eine Praxissituation vorangestellt, erlebt von Tim (Krankenpflege), Olga (Altenpflege) oder Pia (Kinderkrankenpflege), drei Pflegenden in der Ausbildung, die die Lernenden durch alle fünf Bände begleiten. Die Situation schließt mit einigen Leitfragen ab, die zur Reflexion anregen und eine Fragehaltung an die Thematik provozieren.

- Das nachfolgende Fachwissen wird lernmethodisch aufbereitet vermittelt. Merksätze, Tipps, Definitionen, Hinweise auf Bezugswissenschaften und Fallbeispiele, die durch ihr eigenes Layout den Text auch optisch strukturieren, erleichtern das Einordnen und Behalten, ein Transfer auf andere/eigene Situationen wird unterstützt.
- Das Faktenwissen wird am Schluss jeder Lerneinheit durch Fragen wiederholt und vertieft, deren Antworten unter www.westermann.de zur Eigenkontrolle eingesehen werden können. Zusätzlich werden zu jeder Lerneinheit Arbeitsaufträge angeboten, um die Lernenden zu eigeninitiativen Projekten aufzufordern, die mithilfe der erworbenen Handlungskompetenzen fundiert gestaltet werden können und den Transfer des Gelernten festigen.
- Als Angebot für interessierte eigeninitiative Lerner schließen weiterführende Leseempfehlungen und informative Internetadressen jedes Kapitel ab.

Der zweite Band beinhaltet als Basisband das Grundlagenwissen, das jede Pflegende für ihre Arbeit braucht. Dazu gehören anatomisch-physiologische Grundkenntnisse, die Beobachtung von Veränderungen sowie das Wissen über ausgewählte Krankheiten und die damit zusammenhängenden pflegerischen Handlungen. Zu allen Kapiteln dieses Bandes bietet der Vertiefungsband 3 weiterführendes Wissen.

In einem ersten Kapitel wird der Schüler mit der Aufnahme von Patienten, Kunden, bzw. Bewohnern in eine Einrichtung bekannt gemacht. Der Pflegeprozess wird anhand von drei Fallbeispielen anschaulich erklärt. Danach folgen Kapitel, die sich grob an der Struktur der ATL orientieren. Das letzte Kapitel widmet sich speziell den Prophylaxen als einem der Basisthemen in der Pflege.

Die Schüler erhalten mit diesem Basisband das Wissen zu grundlegenden Pflegekonzepten und Handlungen im Zusammenhang mit dem medizinischen Bezugswissen. Dabei wird immer wieder deutlich, dass Pflegemaßnahmen im Miteinander mit dem Betroffenen als individuelle Pflegesituation gestaltet werden sollten.

Als bandverantwortliche Autoren und Mitglieder des Konzeptionsteams wünschen wir Ihnen im Namen der Autoren und des Verlags viel Spaß und Erfolg beim Erlernen Ihres Berufes! Über Rückmeldungen und Anregungen würden wir uns freuen.

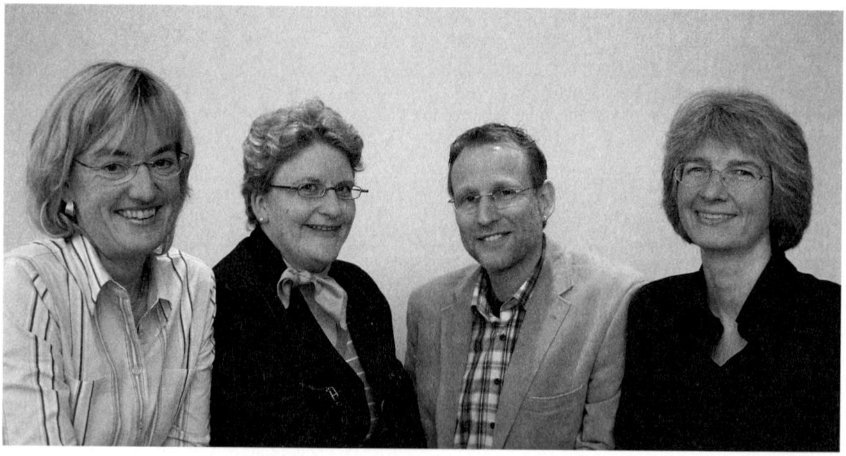

Gabriela Bergmann, Bettina von Itzenplitz, Andreas Müller-Röpke, Ulrike Rebscher

Inhalt

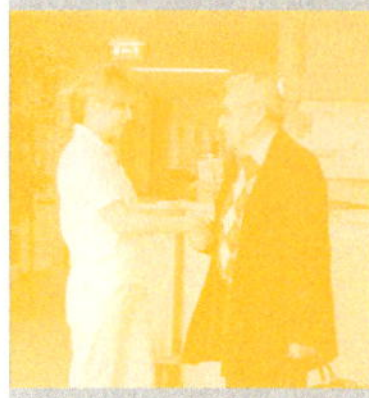

A Willkommen in unserer Einrichtung

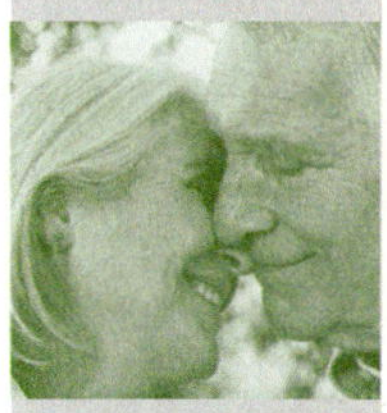

B Nähe und Distanz

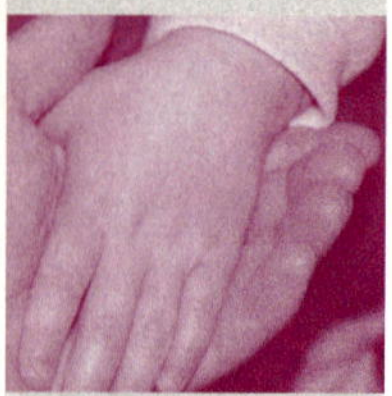

C Du hast Nerven!

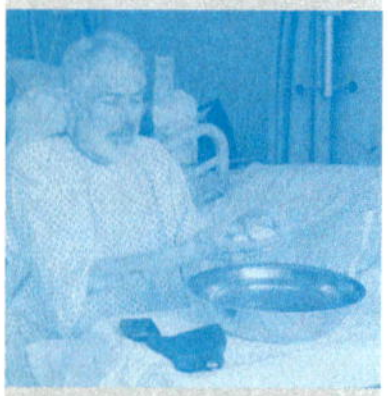

D Sich in seiner Haut wohlfühlen

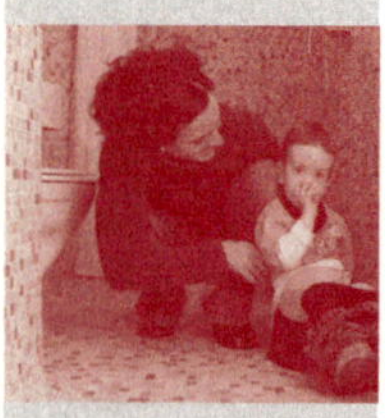

E Das geht mir an die Nieren

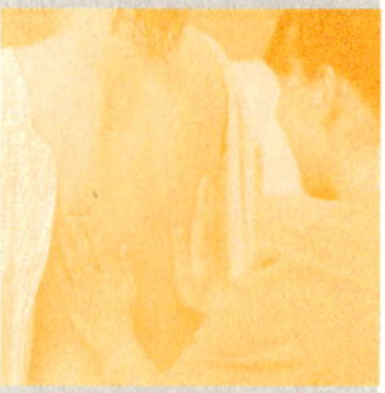

G Einen langen Atem haben

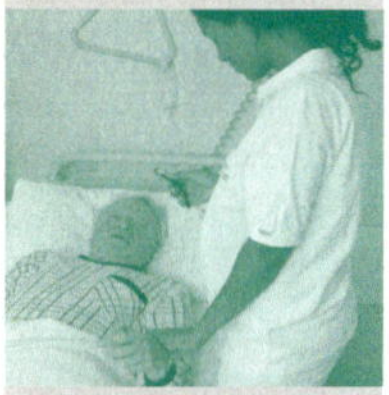

H Herz ist Trumpf

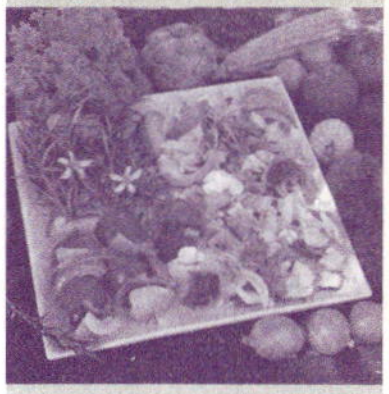

J Essen hält Leib und Seele zusammen

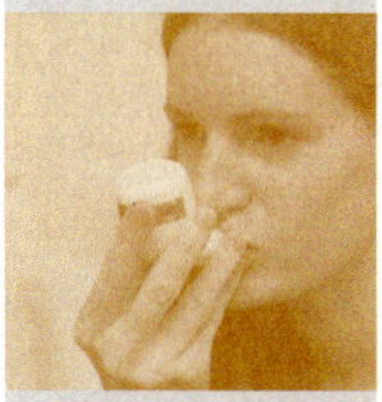

K Vorbeugen ist besser als heilen

Wegen der besseren Lesbarkeit wird in diesem Buch manchmal nur die weibliche oder nur die männliche grammatische Form benutzt. Das andere Geschlecht ist selbstverständlich immer mit gemeint.

Willkommen in unserer Einrichtung

Patienten empfangen, aufnehmen und begleiten

A

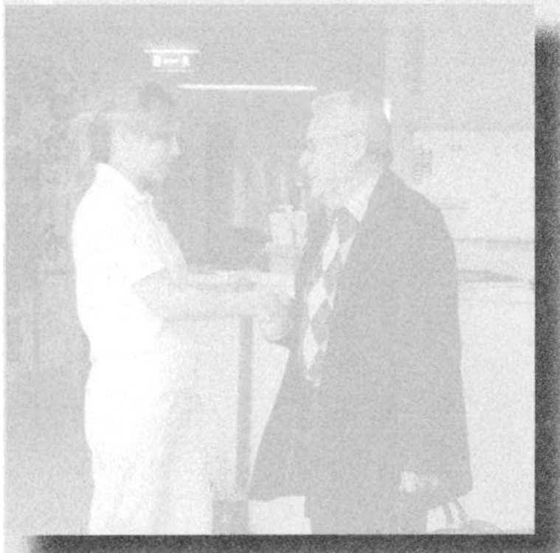

Tim hat seinen Einsatz im Altenheim Gutleben, als ein Zimmer für Herrn Harald Moltke frei wird, den er vor wenigen Wochen während seines Einsatzes im Ambulanten Pflegedienst betreut hat. Tim und Herr Moltke verstanden sich damals auf Anhieb ganz prächtig, da Herr Moltke, wie auch Tim, ein großer Porsche-Fan ist. Als bekannt wurde, dass die beiden sich schon kennen, hat Tim den Auftrag erhalten, am Einzugstag und in der darauf folgenden Woche gemeinsam mit der Altenpflegerin Julia Schiener die Bezugspflege zu übernehmen und die Pflegeplanung zu schreiben.

Harald Moltke, 80 Jahre, leidet seit 29 Jahren an Diabetes mellitus. Er hat sich nicht an die Diätempfehlungen seines Arztes gehalten. Nun leidet er an den Spätfolgen des Diabetes. Am meisten beeinträchtigt fühlt er sich durch die Niereninsuffiziens. Seit einem halben Jahr muss er dreimal in der Woche zur Dialyse. Dies ist für Herrn Moltke auch der Grund für den Heimeinzug. Nach den Dialysen fühlte er sich immer so schwach, dass er Angst davor hatte, allein zu Hause zu sein.

Am Tag seines Einzugs ist Herr Moltke sichtlich begeistert, als er von Tim empfangen wird. Tim führt ihn durch das Haus, zeigt ihm sein Zimmer und macht ihn mit einigen anderen Heimbewohnern bekannt.

Nach dem Mittagessen möchte Frau Schiener, dass Tim ein Aufnahmgespräch mit Herrn Moltke führt und alle erhaltenen Informationen in das Stammblatt und in die Pflegeanamnese einträgt. Tim setzt sich sofort hin und beginnt schon einmal alle bekannten Daten einzutragen: Die persönlichen Daten übernimmt er vom Aufnahmeantrag, die Erkrankungen und Medikamente schreibt er vom Begleitschreiben des Hausarztes ab. Hier wird er von Frau Schiener unterbrochen. Sie möchte, dass er die Formulare gemeinsam mit dem Patienten ausfüllt.

1 Erklären Sie, weshalb Frau Schiener möchte, dass die Formulare nicht nur anhand von bereits bestehenden Papieren, sondern im Gespräch mit Herrn Moltke ausgefüllt werden.

2 Welche Inhalte gehören Ihrer Meinung nach in eine Pflegeanamnese?

3 Was spricht dafür und was spricht dagegen, dass Tim sich am ersten Tag so intensiv um Herrn Moltke kümmert? Diskutieren Sie in der Gruppe.

4 Welche Spätfolgen des Diabetes kennen Sie noch?

5 Kennen Sie Menschen die dialysiert werden? Wenn ja, wie geht es ihnen nach der Dialyse? Berichten Sie Ihren Mitschülern davon.

1 Der erste Eindruck

Larissa, fünf Jahre, ist ein zierliches, blasses und zurückhaltendes Mädchen. Besonders im Winterhalbjahr leidet Larissa häufig an grippalen Infekten. Im letzten Halbjahr hatte sie immer wieder rezidivierende Anginen. Insgesamt sechs Wochen war sie krank, weshalb ihre Mutter schon große Probleme mit ihrem Arbeitgeber hatte. Nach mehrmaliger Antibiotikatherapie hat der Hals-Nasen-Ohrenarzt zu einer operativen Entfernung der Tonsillen geraten.

Larissa soll heute operiert werden und kommt mit ihrer Mutter auf Station zur Aufnahme. Pia begleitet ihre Mentorin Frau Schneider bei der Aufnahme von Larissa. Zunächst stellt sich Frau Schneider vor: „Hallo, ich bin Frau Schneider und das ist Pia Ritter. Und wer bist du?" Doch Larissa ist schüchtern und versteckt sich hinter ihrer Mutter. Frau Schneider wendet sich nun der Mutter zu, streckt ihr die Hand entgegen: „Sie sind dann wohl die Mutter von Larissa, Frau Slowitz? Mein Name ist Heike Schneider, ich bin die zuständige Pflegeperson heute früh für Sie und Ihre Tochter. Neben mir steht Pia, sie ist Kinderkrankenpflegeschülerin im ersten Ausbildungsjahr. Na, dann werde ich Ihnen erst einmal Ihr Zimmer zeigen und anschließend kümmern wir uns um die weiteren Formalitäten." Beim Weg ins Zimmer denkt Pia sich, dass sie wohl noch einige Erfahrung braucht, bis sie so selbstverständlich Patienten begrüßen kann.

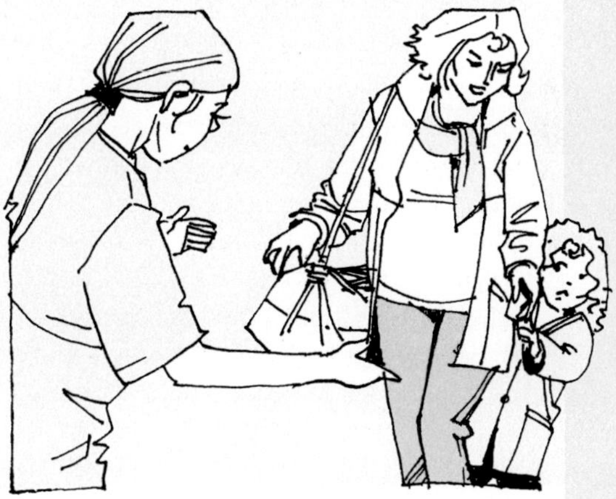

1 Welche Form der Anrede ist in Ihrer Einrichtung üblich? Welche Gründe gibt es Ihrer Meinung nach für die Anrede der Pflegeperson mit dem Nachnamen, welche für die mit dem Vornamen?

2 Welche Möglichkeiten kennen Sie, um mit schüchternen Kindern in Kontakt zu kommen?

3 Welche Aufnahmeformalitäten könnte Frau Schneider meinen?

4 Berichten Sie Ihren Mitschülern von der besten oder bemerkenswertesten Begrüßung, die Sie bisher erlebt haben.

Betritt ein Mensch zum ersten Mal eine soziale Einrichtung, egal ob Krankenhaus, Altersheim, Kindergarten oder Behinderteneinrichtung, nimmt er bewusst oder unbewusst viele Eindrücke auf, die ihn auf sein Umfeld einstimmen. Er ist aufgeregt, oftmals auch ängstlich. Es ist Aufgabe der Pflege, ein Umfeld herzustellen, das ihn beruhigt, ihn schnell Vertrauen fassen und eine Beziehung aufbauen lässt. Dazu kann ein freundlicher Empfang in einer ruhigen Atmosphäre ebenso dienen wie ein ruhiger Ablauf und das kompetente Auftreten der Pflegepersonen.

1.1 Begrüßen

Bei jedem ersten Kontakt mit einem Patienten oder Bewohner muss sich die Pflegende persönlich mit Namen und Funktion vorstellen, ähnlich wie im Beispiel der Einstiegssituation.

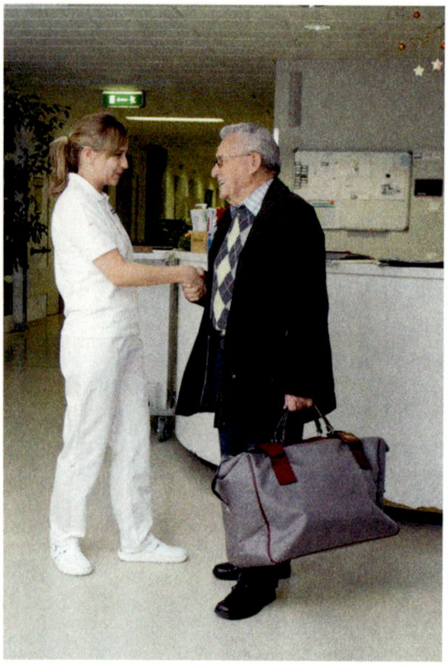

In den Einrichtungen werden zum Teil unterschiedliche Formen der Vorstellung und Anreden genutzt. Die herkömmliche, sehr vertraute Variante ist, besonders bei weiblichem Personal, sich mit Schwester und Vorname vorzustellen. Die modernere, geschlechtsneutrale Variante, die Berufsbezeichnung und der Nachname, bzw. Vor- und Nachname, setzt sich nur langsam durch, obwohl dadurch eine professionelle Distanz ausgedrückt wird, die dem Beruf der Pflegenden angemessen ist.

Ob „Schwester Pia" oder „Frau Ritter" – eine freundliche Begrüßung ist selbstverständlich

Obwohl aus hygienischer Sicht wegen einer potentiellen Keimübertragung eher umstritten, ist die Begrüßung per Händeschütteln in den deutschsprachigen Ländern beim ersten Kontakt üblich.

Das Händeschütteln wird schon in der Bibel beschrieben (Neues Testament, Brief des Paulus an die Galater): Paulus wurde beim Abschied aus Jerusalem die rechte Hand der Freundschaft gereicht. Es signalisierte damals die friedlichen Absichten der beiden Parteien, indem sie ihre leeren unbewaffneten Hände vorzeigen.

1.1.1 Der Kunde betritt die Einrichtung

Bezeichnung von Pflegeempfängern Band 1, B 3.1

Kommt der Patient das erste Mal in die Einrichtung, ist es vorteilhaft ihm zu signalisieren, dass er erwartet wurde. In der Einstiegssituation ist dieser Fall beschrieben.

Es sollte nicht nur dem Patienten die Möglichkeit zur Vorstellung gegeben werden, sondern auch den Begleitpersonen.

Informationssammlung Band 1, E 1.2

Nach der kurzen Vorstellung braucht der Patient eine Information, was weiter mit ihm geschieht. Im Idealfall werden sofort die Aufnahmeformalitäten und die Informationssammlung begonnen und der Patient anschließend in sein Zimmer gebracht.

Schon auf dem Weg zum Zimmer können verschiedene wichtige Örtlichkeiten gezeigt werden, z. B. Gemeinschaftsräume wie Toiletten, Duschen oder Aufenthaltsräume.

Im Zimmer angekommen, ist es eine höfliche Geste, zuerst die Mitpatienten bzw. -bewohner vorzustellen. Je nach Ausstattung des Zimmers erfolgen dann Informationen zu

- Bett (Verstellen von Höhe oder Kopfteil)
- zugeteilter Nachttisch und Schrank, evtl. Safe
- Funktion der Klingel
- sanitäre Einrichtung
- Aktivierung von Telefon/Fernsehgerät/Radio
- Tagesablauf (Essenszeiten, Visitenzeiten, Übergaben)
- was als Nächstes geschieht.

Bei der Fülle an Informationen geschieht es immer wieder, dass sich die meist etwas aufgeregten Patienten nicht alles sofort merken können. Hilfreich sind deshalb kurze Merkblätter, auf denen die Patienten die wichtigsten Informationen in Ruhe nachlesen können.

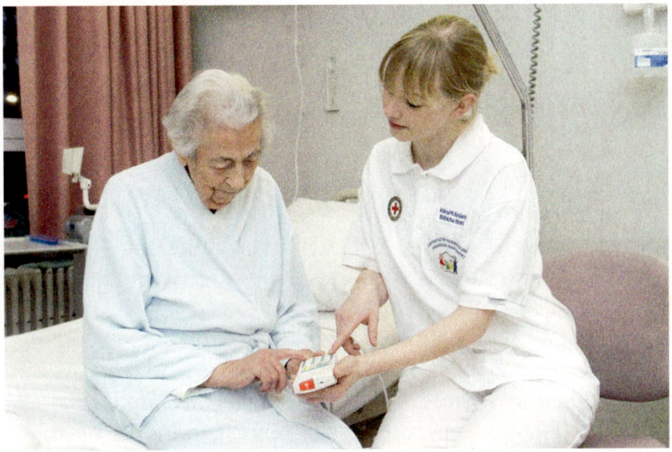

Die Funktionen im Krankenhauszimmer sollten in Ruhe erklärt werden

Bei Notaufnahmen werden diesem Ablauf natürlich die notwendigen Behandlungsmaßnahmen vorangestellt. Der Patient benötigt aber auch hier unbedingt Informationen, die in der Notfallsituation für ihn wichtig sind, so z. B. die Funktion der Klingel oder das weitere Vorgehen. Da diese Situationen enorme Stressmomente für den Patienten darstellen, ist es hier besonders wichtig, schnell Vertrauen zu erwerben, indem man ihn z. B. nicht alleine lässt und Ruhe und Sicherheit ausstrahlt.

1.1.2 Der Kunde ist schon länger in der Einrichtung

Hat man den Patienten nicht selbst aufgenommen, sondern lernt ihn erst später kennen, gelten bei der Begrüßung ähnliche Regeln wie bei der Aufnahme. Vor dem ersten Kontakt sollte man sich während der Dienstübergabe beim Schichtwechsel oder durch einen Blick in die Pflegedokumentation über den Patienten informieren. Nach der Begrüßung mit Vorstellung der eigenen Person signalisiert man ihm, dass man über seinen Aufenthalt informiert ist, indem man ihn z. B. mit seinem Namen anspricht.

Prinzipiell gilt, dass jeder zu Betreuende zunächst mit Sie und Nachname angeredet wird. Eine Ausnahme bilden Kinder, die mit Vorname und du angesprochen werden. Schwieriger ist es bei Jugendlichen. Bestehen hier Unsicherheiten, sollten diese direkt mit dem Patienten geklärt werden.

Privatsphäre
Band 1, B, 1.1

Bevor ein Patienten-/Bewohnerzimmer betreten wird, sollte immer angeklopft werden.

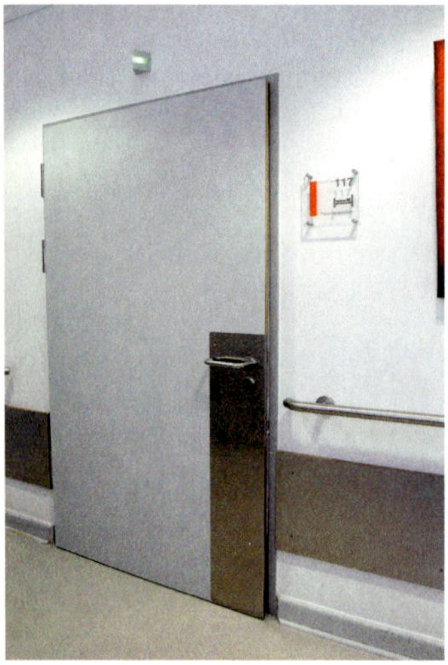

Sofort nach dem Betreten ist die Anwesenheitsleuchte zu setzen. Diese signalisiert den anderen Pflegenden der Station, dass sich in diesem Zimmer eine Pflegeperson aufhält. Meist kann in Verbindung mit der gesetzten Anwesenheitsleuchte im Notfall ein entsprechender Notruf ausgelöst werden.

Grünes Licht signalisiert die Anwesenheit einer Pflegeperson

1.1.3 Der Kunde kommt von einer anderen Abteilung

Befand sich der Patient vorher schon in einer anderen Abteilung derselben Einrichtung, spricht man von einer Verlegung. Sie wird dann notwendig, wenn sich im Krankenhaus die Fachdisziplin ändert, z. B. wenn nach der Diagnostik auf einer internistischen Station eine Operation notwendig wird und damit eine Verlegung in die chirurgische Abteilung. In Altenheimen kann ein Umzug auf die so genannte Pflegestation notwendig werden, wenn der Hilfsbedarf eines Bewohners steigt.

Eine Verlegung findet in der Regel geplant statt. Entweder wird der Patient von den Pflegenden der verlegenden Station gebracht oder er wird von den Pflegenden der neuen Station abgeholt. Zunächst findet die Übergabe der Papiere und der notwendigen Informationen zwischen den Pflegenden statt. Danach stellt die bekannte Pflegeperson dem Patienten die „Neuen" vor. Viele der Aufnahmeformalitäten müssen nicht mehr durchgeführt werden, da die Informationen schon vorliegen. Sonst greifen hier die gleichen Maßnahmen wie bei einer Erstaufnahme.

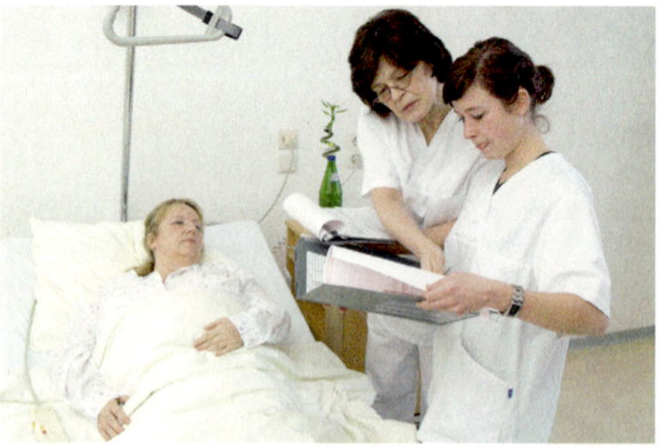

Die Verlegung eines Patienten erfordert einen Informationsaustausch zwischen den Abteilungen

1.2 Wahrnehmen und Beobachten

Pflegehandlungen beruhen oft auf den konkreten Aussagen des Patienten. Manche Pflegehandlungen erschließen sich den Pflegenden aber auch aufgrund von Wahrnehmungen und Beobachtungen. Schon beim ersten Kontakt verschafft sich der Pflegende ein Bild über den Patienten und passt das eigene Verhalten dessen Bedürfnissen an. So kann Pia in der Einstiegssituation anhand Larissas Verhalten sofort feststellen, dass Larissa eher schüchtern ist, und muss sich überlegen, wie sie ihr Vertrauen gewinnen kann.

Wahrnehmungen sind verschiedene, mehr oder weniger zufällige Sinneseindrücke, die bewusst und unbewusst verarbeitet werden können. So wird beim Betreten eines Raumes mit unangenehmer Temperatur diese eher bewusst wahrgenommen als in einem Raum mit angenehmer Temperatur.

Beobachtungen sind bewusste und gezielte Informationssammlungen innerhalb vorher definierter Bereiche.

Pflegende müssen ihre Wahrnehmung besonders schulen und damit im Umgang mit den zu Pflegenden bewusst umgehen. Es gibt immer wieder Situationen, die Pflegenden „komisch" vorkommen. Dabei handelt es sich jedoch nur um ein Gefühl, das noch nicht objektiviert wurde. Erst anhand gezielter Beobachtungen kann die Situation neu beurteilt und genau bestimmt werden, was nicht in Ordnung ist. Dazu kann sowohl ein Gespräch mit dem Patienten dienen als auch der gezielte Einsatz der Sinne.

Schon beim Betreten eines Zimmers können Pflegende all ihre Sinne einsetzen, um die aktuelle Situation im Zimmer zu beurteilen:

- Sehen, z. B.
  - Wo befindet sich der Patient? Was macht er?
  - Wie sieht der Patient aus? Hautfarbe, Bewegung, Körperhaltung, Mimik oder Gestik
  - Wie sieht es um den Patienten herum aus? Laufen Infusionen? Sind Ableitungen in Ordnung, wie voll sind sie?
  - Wie sieht es im Zimmer aus? Ist alles aufgeräumt und sauber?
- Hören, z. B.
  - Was sagt der Patient? Wie spricht er? Hier ist es auch wichtig auf eine Übereinstimmung zwischen dem Gesagten und Mimik und Gestik zu achten.
  - Welche Geräusche gibt es in dem Zimmer? Z. B. Atemgeräusche oder Gerätealarme
- Riechen, z. B.
  - Wie riecht der Patient, z. B. seine Ausdünstungen, Ausscheidungen oder Wunde?
  - Wie riecht es im Zimmer? Wo kommt der Geruch her?

- Fühlen, z. B.
  - Durch Anfassen des Patienten können Informationen gewonnen werden über Temperatur oder Konsistenz der Haut, die Schweißproduktion oder auch die Qualität des Pulses
  - Raumtemperatur

Die Atmosphäre einer Situationen kann sofort wahrgenommen werden, z. B. Spannungen zwischen den Anwesenden, bedrückte oder frohe Stimmungen.

Das Zusammenführen aller Eindrücke ergibt mit den vorhandenen Informationen ein Gesamtbild, das bewertet werden muss. Nicht immer sind alle Eindrücke einfach zu deuten, dann müssen sie durch Nachfragen oder andere diagnostische Maßnahmen vervollständigt werden.

Mit der entsprechenden Aufmerksamkeit können einige Störungen frühzeitig wahrgenommen und sofort die entsprechenden Maßnahmen eingeleitet werden.

> Fragen Sie sich bei jedem Betreten eines Patienten-/Bewohnerzimmers „Was gibt es Neues?" und gewöhnen Sie sich, wie ein Kommissar am Tatort, eine Rundumbeobachtung des Raumes an.

Informationssammlung Band 1, E

Bewusstseinsstörungen Band 4, B 2.1

Zur Krankenbeobachtung gehört auch die Erhebung verschiedener Kriterien, um zu einem objektiven Ergebnis zu kommen. Diese Kriterien werden oftmals in Skalen zusammengefasst oder nennen sich **Assessmentinstrumente**, wie die Bradenskala zur Erhebung des Dekubitusrisikos oder die Glasgow Coma Scale zur Einschätzung des Bewusstseinszustandes. Diese Beobachtungskriterien sollten zu verschiedenen Zeiten in bestimmten Abständen erhoben werden und einen Vergleich des Zustandes des Patienten möglich machen.

Wahrnehmen und Beobachten ist nicht immer fehlerfrei. Ursachen für eine gestörte Beobachtung können sein:

- körperliche Einschränkungen,
  z. B. reduzierter Geruchs- oder Gehörsinn während einer Erkältung
- psychische Belastungen,
  z. B. mangelnde Sorgfalt bei Stress, Fokus auf negative Wahrnehmungen bei Unsicherheit oder Angst
- Erwartungshaltung,
  z. B. wenn Besserung erwartet wird, werden eher die positiven Veränderungen wahrgenommen
- Gewöhnung,
  z. B. bestimmte Geräusche oder Gerüche sind immer vorhanden und werden nicht mehr wahrgenommen
- veränderte Umgebung,
  z. B. verändertes Aussehen bei unterschiedlichen Lichtverhältnissen oder stärkere Wahrnehmung von Atemgeräuschen während des ruhigen Nachtdienstes

Jede Beobachtung muss bewertet und interpretiert werden. Nicht immer sind die Interpretationen von Pflegenden richtig, wie das folgende Fallbeispiel zeigt:

Beispiel: Frau Kolma betreut einen Patienten, der nach einem Sturz auf den Kopf zur Überwachung auf ihrer Station liegt. Die Kollegin der vorangegangenen Schicht in der Glasgow Coma Scale 15 Punkte gegeben, d. h. der Patient öffnet die Augen spontan, spricht orientiert und befolgt die Anweisungen. Er zeigt also keinerlei Bewusstseinsstörungen. Als sie die Vitalwerte erheben möchte, liegt er mit geschlossenen Augen im Bett und reagiert nicht auf ihre Ansprache. Erst als sie ihn fest am Arm packt und laut ruft, dreht er sich zu ihr um, öffnet die Augen und fragt: „Was ist los, wo bin ich?".

Auf der Glasgow Coma Scale könnte Frau Kolma nun eintragen, dass der Patient erst auf einen (Schmerz-)Reiz reagiert, verwirrt ist und Anweisungen gezielt befolgt. Dabei käme er auf 12 Punkte, die auf eine Bewusstseinsstörung hinweisen.

Zu einer objektiven, umfassenden Beurteilung müssen immer auch die Rahmenbedingungen berücksichtigt werden. In dem oben beschriebenen Fall stellen sich einige Fragen, die im Voraus geklärt werden:

- Ist der Patient sehr müde und hat geschlafen?
- Ist er aus dem Schlaf aufgeschreckt und hat sich für einen Augenblick nicht zurecht gefunden?
- Ist der Patient vielleicht schwerhörig und trägt keine Hörgeräte?

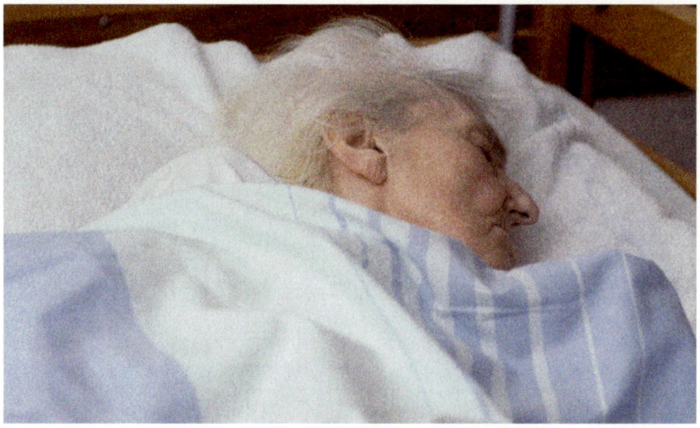

Werden diese Fragen mit „Ja" beantwortet, müssen die Fakten neu bewertet und die Beobachtung wiederholt werden.

Eine fehlerhafte Interpretation der Beobachtung kann zu Maßnahmen führen, die dem Patienten schaden können.

Patienten, die sich nicht adäquat äußern können, z. B. kleine Kinder, Bewusstlose oder an Demenz Erkrankte, können Beobachtungen nicht mit eigenen Aussagen unterstützen. Hier müssen sich Pflegende eventuell durch erweiterte Beobachtungen absichern.

Da Pflegende auch Menschen mit Erfahrungen und persönlichen Einstellungen sind, wird die Interpretation des Beobachteten auch immer individuell geprägt sein. Die positiv eingestellte Pflegeperson wird meist positiver bewertet als die negativ eingestellte. Auch die bisherige Berufserfahrung prägt das eigene Wahrnehmungs- und Beobachtungsmuster. So wird eine Pflegende, die lange Zeit mit Schmerzpatienten gearbeitet hat, Anzeichen von Schmerzen bei Patienten eher wahrnehmen als eine unerfahrene Kollegin, auch wenn der Patient diese nicht äußert.

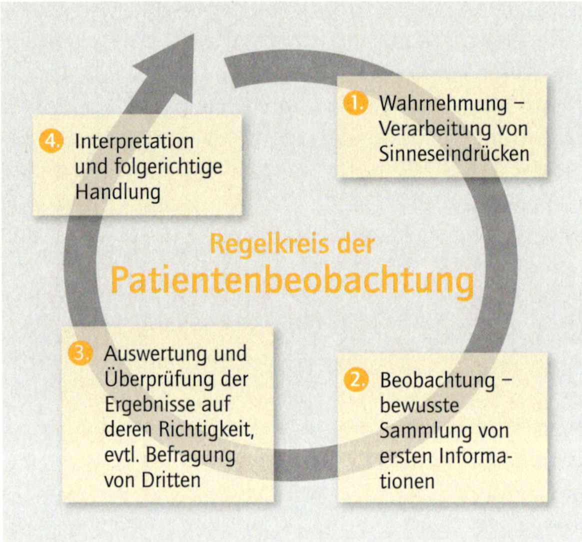
1. Wahrnehmung – Verarbeitung von Sinneseindrücken
2. Beobachtung – bewusste Sammlung von ersten Informationen
3. Auswertung und Überprüfung der Ergebnisse auf deren Richtigkeit, evtl. Befragung von Dritten
4. Interpretation und folgerichtige Handlung
Regelkreis der Patientenbeobachtung

?

1 Begründen Sie, weshalb Sie großen Wert auf die Begrüßung eines Patienten legen sollten.

2 Nennen Sie Informationen, die der Patient erhalten sollte, wenn er das erste Mal sein Zimmer betritt.

3 Wie unterscheidet sich die Notaufnahme von einer geplanten Aufnahme?

4 Definieren Sie die Begriffe wahrnehmen und beobachten.

5 Was tun Sie, wenn Sie Wahrnehmungen nicht eindeutig zuordnen können?

1 Tauschen Sie sich mit Ihren Mitschülerinnen, aber auch mit erfahrenen Pflegepersonen über gemachte Erfahrungen mit subjektiven Wahrnehmungen aus.

2 Achten Sie auf die verschiedenen Aufnahmeformalitäten der unterschiedlichen Einrichtungen/Stationen, die Sie bisher durchlaufen haben. Welche sagt Ihnen am meisten zu? Finden Sie Gründe dafür.

Adam, Gottfried/Rogall, Renate/Josuks, Hannelore/Schleinitz, Gottfried: Professionelle Kommunikation in Pflege und Management. Pflege Kolleg. Schlütersche Verlag, Hannover 2005

Lauber, Annette/Schmalstieg, Petra: Verstehen & Pflegen, Band 2: Wahrnehmen und Beobachten. Thieme Verlag, Stuttgart 2007

Elias, Kriemhild/Sr. Schneider, Karl Heinrich: Kommunikation. Bildungsverlag Eins, 4. Auflage, Köln 2006

2 Besonderheiten bei Jung und Alt

Olga steht nach einem anstrengenden Frühdienst im Treppenhaus ihres Wohnhauses und wartet auf den Fahrstuhl. Sie ist ungeduldig. Der Aufzug lässt schon fünf Minuten auf sich warten. Den Gedanken, die Treppen zu ihrer Wohnung in den fünften Stock hinaufzugehen, verwirft sie schnell wieder. „Ich bin heute schon genug gelaufen", denkt sie und drückt entnervt erneut den Fahrstuhlknopf. Plötzlich gehen die Fahrstuhltüren auf. Die Tochter von Frau Edith Panke befindet sich mit mehreren Umzugskartons im Lift. „Tut mir leid, Frau Kuhn, dass sie so lange warten mussten", entschuldigt sich die Tochter bei Olga, „aber meine Mutter muss ins Pflegeheim und wir sind gerade dabei die Wohnung aufzulösen." „Was?", ruft Olga entsetzt, „ich dachte, ihre Mutter sei noch im Krankenhaus. Das ging jetzt aber schnell. Letzten Monat habe ich sie im Hausflur getroffen und da sah sie noch so gut aus." Olga ist sehr betroffen. Sie mochte die alte Dame, die ebenfalls im fünften Stock wohnte. „Warten Sie, ich helfen Ihnen die Kisten aus dem Fahrstuhl zu tragen", bietet Olga ihre Hilfe an. Beim Ausräumen des Fahrstuhls erzählt die Tochter, dass Frau Panke einen Schlaganfall erlitten hat, nun halbseitig gelähmt sei und ihr Sprachvermögen verloren habe. Im Krankenhaus habe man ihr zum Einzug in ein Pflegeheim geraten. Dort sei sie rund um die Uhr versorgt und besser aufgehoben als alleine in ihrer Wohnung. Obwohl Frau Panke dem Umzug nicht zustimmen konnte, habe man sich jetzt so entschieden. „Mir geht es gar nicht gut bei dem Gedanken, meine Mutter einfach so in ein Heim zu geben. Aber ich bin doch selber noch berufstätig und kann meine Mutter nicht pflegen!"

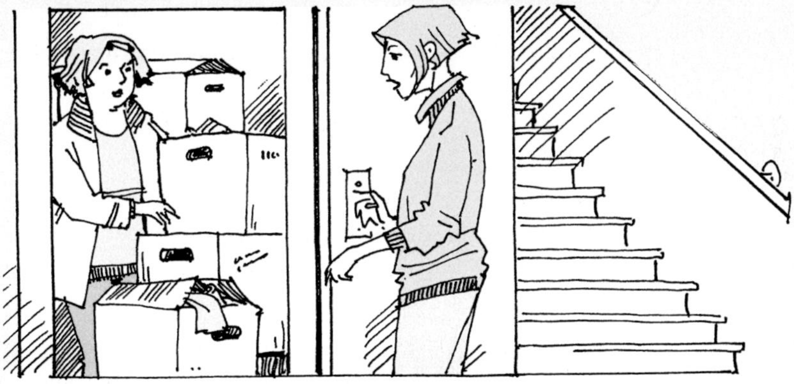

1 Kennen Sie ähnliche Situationen aus Ihrem persönlichen oder beruflichen Umfeld? Berichten Sie Ihren Mitschülern.

2 Benennen Sie Aspekte, die den Heimeinzug von Frau Panke problematisch machen.

3 Welche Erwartungen würden Sie als Angehöriger an das Pflegepersonal in einem Pflegeheim stellen?

4 Sehen Sie Alternativen zu einem Heimaufenthalt? Wenn ja, welche?

2.1 Einzug in ein Pflegeheim

2.1.1 Übergang in ein Pflegeheim

Der pflegebedürftige oder kranke Mensch zieht nicht nur vorübergehend in ein Heim, sondern er wird dauerhaft – bis an sein Lebensende – in dieser Institution leben. Der Heimeinzug stellt deshalb fast immer ein kritisches Lebensereignis für den Betroffenen, aber auch für die Ehepartner und anderen Angehörigen dar.

Kritische Lebensereignisse sind Widersprüche in der Person-Umwelt-Beziehung, die einer Lösung bedürfen bzw. die Herstellung eines neuen Gleichgewichts erfordern.

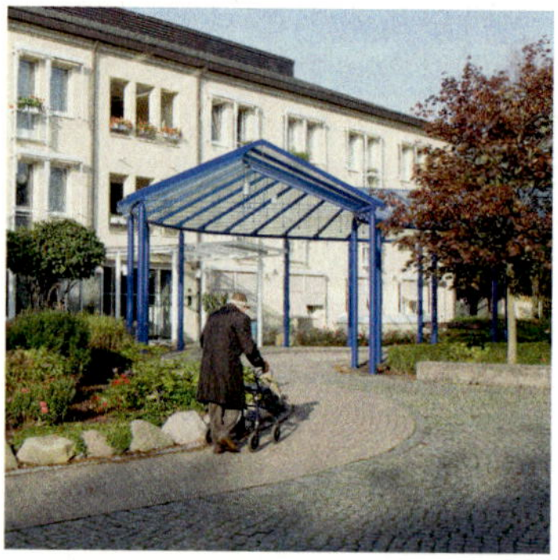

Es handelt sich beim Heimeinzug also um ein Ereignis, das einen Wendepunkt im Lebenslauf einer Person darstellt und eine Anpassungsleistung der Person erfordert. In der Psychologie geht man davon aus, dass sich kritische Lebensereignisse körperlich und/oder seelisch, mit positiven oder negativen Folgen, auswirken können. Für eine positive Bewältigung kritischer Lebensereignisse ist es wichtig, sich vorab mit dem Thema auseinandergesetzt zu haben. Jedoch ist für viele Menschen die Vorstellung, die letzten Jahre des Lebens in einem Pflegeheim verbringen zu müssen, so schrecklich, dass sie gar nicht darüber nachdenken wollen. Studien belegen, dass ein ungeplanter oder überstürzter Einzug in ein Pflegeheim schon nach kurzer Zeit zu Verlusten körperlicher und geistiger Fähigkeiten führen kann, Bewohner depressiv werden oder sogar versterben.[I]

Phasen des Heimüberganges

Im Idealfall sollte der Heimübergang in fünf Phasen verlaufen, damit sich der neue Bewohner gut in die neue Umgebung eingewöhnt und das kritische Lebensereignis positiv bewältigten kann. Diese folgenden Phasen wurden von einem österreichischen Forscherteam entwickelt[II]:

In der ersten Phase, der **Präkontemplationsphase** (Kontemplation = lat. Betrachtung oder Besinnung) findet keine Auseinandersetzung mit dem Thema „Heimeintritt" statt. Jedoch entwickeln sich in der Lebenssituation des Pflegebedürftigen die Auslöser für den späteren Heimeintritt. Das kann z. B. eine Verschlechterung des Gesundheitszustands sein oder es kommt zu einer Veränderung der Familiensituation. Kennzeichnend für diese Phase ist, dass der Heimeintritt noch nicht als zukünftiges Ereignis im Bewusstsein des Betroffenen auftaucht. Die Umgebungsfaktoren verändern sich aber so, dass der Heimeintritt unausweichlich wird.

Aufgrund dieser Veränderung beginnt sich der zukünftige Heimbewohner nun mit dem Thema „Pflegeheim" auseinanderzusetzen. Er wird die Vor- und Nachteile des Umzugs abwägen. Erst in dieser Phase wird das Pflegeheim als möglicher zukünftiger Wohnort erstmals richtig bewusst. Man nennt diese Phase auch **Kontemplationsphase**.

Hat sich der betroffene Mensch entschieden in ein Pflegeheim zu ziehen, so finden die Suche nach dem richtigen Heim und die Anmeldung in einer oder mehreren Institutionen, mit einer sich eventuell anschließenden Wartezeit, statt. Diese Phase nennt man auch **Vorbereitungsphase**.

Nach einer kurzen oder auch längeren Zeitspanne kommt die Nachricht aus dem Pflegeheim, dass ein Pflegeplatz zur Verfügung steht. Der tatsächliche Umzug steht nun an und die eigene Wohnung muss aufgelöst werden. Jetzt befinden sich der zukünftige Heimbewohner und seine Angehörigen in der **Handlungsphase**. In diesem Abschnitt der Heimübersiedlung können Trauerreaktionen auftreten, da sich der zukünftige Heimbewohner von der vertrauten Umgebung und vielen lieb gewonnenen Gegenständen trennen muss.

Ist der eigentliche Einzug vollzogen, muss sich der neue Heimbewohner an die Situation im Pflegeheim gewöhnen, es kommt zu einer **Adaptationsphase** (Anpassungsphase). Diese Phase kann unterteilt werden in die kurzfristige Adaptation, die ca. sechs Monate andauert, und die langfristige Adaptationsphase, die bis zu einem Jahr andauern kann.

Die Dauer der einzelnen Phasen kann sehr stark variieren, abhängig von der Situation des Einzelnen. Am Beispiel der Einstiegssituation wird deutlich, dass einige Phasen auch ausfallen können. Der Heimeintritt erfolgte für Frau Panke und ihre Tochter unerwartet. Eine Auseinandersetzung mit dem Thema und die sorgfältige Auswahl eines Heimes waren ihnen nicht möglich.

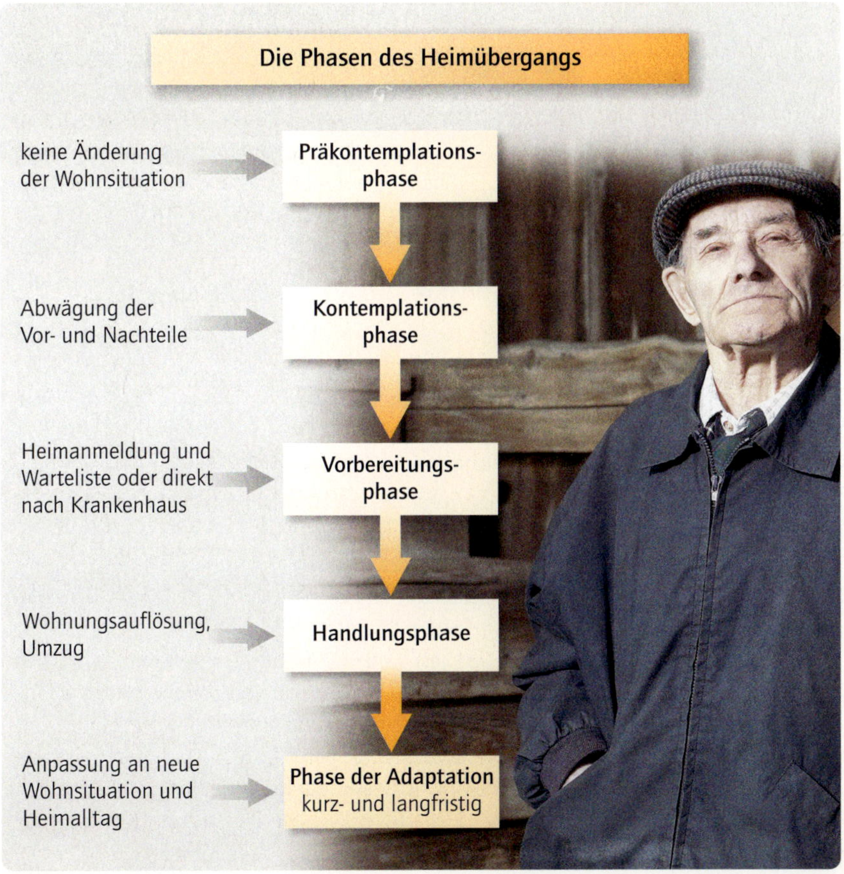

Ebenen der Veränderungen

In der Adaptationsphase müssen viele Veränderungen des bisherigen Alltags gemeistert werden. Diese Veränderungen spielen sich auf sozialer, ökologischer, körperlicher und geistiger Ebene ab. So kann sich beispielsweise zeigen, dass die neuen Freundschaften und Bekanntschaften, die sich der Bewohner erhoffte, ausbleiben. Die vertrauten sozialen Kontakte, die der Bewohner vor der Heimaufnahme hatte, brechen ab und neue Kontakte können nicht aufgebaut werden.

Dem neuen Bewohner steht nun nicht mehr eine ganze Wohnung zur Verfügung, sondern er hat nur noch ein Zimmer, das er sich möglicherweise mit einem anderen, fremden Menschen teilen muss. Fortschreitende Verluste geistiger und körperlicher Fähigkeiten können sich verstärken und erschweren die Anpassung an die neue Umwelt.

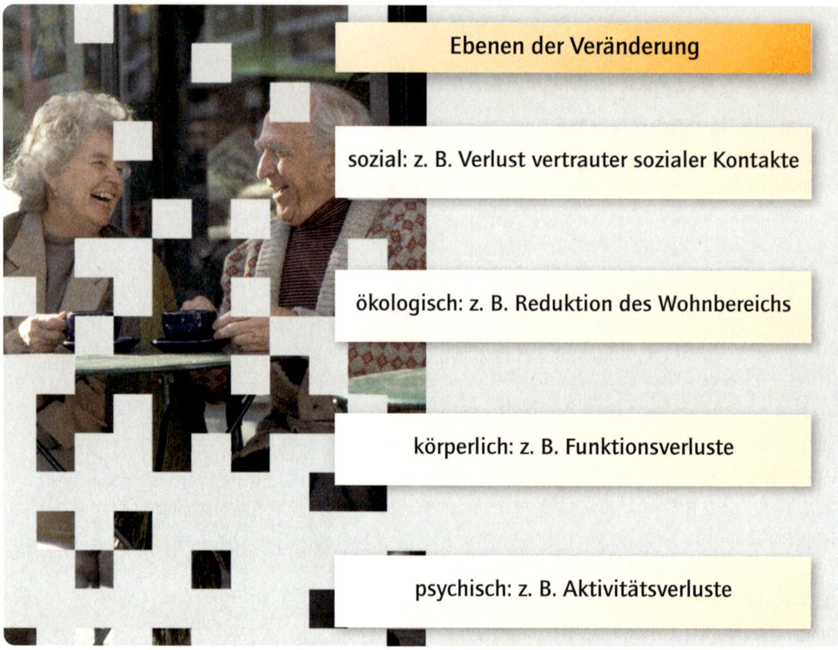

Gerade die ersten sechs Monate nach dem Einzug gelten als eine kritische Phase, in welcher sich zeigt, ob der Heimeintritt positiv oder negativ von dem Betroffenen gemeistert wird. Der Übergang in ein Pflegeheim – begonnen mit der auslösenden Situation bis zur kompletten Gewöhnung an den Heimalltag – stellt an den Betroffenen hohe Anforderungen, für deren Bewältigung er jedoch meist nur noch wenige Ressourcen hat. Umso wichtiger ist es, dass er von Pflegefachkräften unterstützt wird. Pflegefachkräfte im ambulanten Bereich sollten ihre Klienten auf einen drohenden Heimeintritt durch Gespräche und Beratungen vorbereiten. Sie können helfen Ängste und Vorurteile abzubauen und die Patienten dabei unterstützen, eine eigene Vorstellung davon zu entwickeln, wie ein gutes Leben in einem Pflegeheim für sie aussehen kann.

Überleitungspflege Band 5, H 5.1

Pflegefachkräfte im Krankenhaus haben mit Heimeintritten zu tun, die häufig überstürzt und unvorbereitet erfolgen. Auch hier können Gesprächsangebote Ängste abbauen. Wichtig ist ein frühzeitiger Kontakt mit dem Pflegeheim im Rahmen der Überleitungspflege.

Je umfassender sich die Betroffenen bei den Vorbereitungen ihres Heimeinzuges beteiligen und je länger sie sich mit der Vorstellung, wie sich das Leben in einem Pflegeheim vollziehen könnte, auseinandersetzen, desto leichter gelingt ihnen die Eingewöhnung. Je überraschender der Heimeinzug erfolgt und je weniger der neue Bewohner an der Organisation des Umzugs mitwirken kann, desto mehr Anpassungsleistungen müssen von ihm erbracht werden.

2.1.2 Gründe für den Übergang in ein Pflegeheim

Je nachdem, wie die individuelle Situation des zukünftigen Bewohners gestaltet ist, kann der Erstkontakt zum Pflegeheim sehr unterschiedlich sein. Sie kann erfolgen durch:

- den zukünftigen Bewohner selbst
- seine Angehörigen
- ambulante Pflegedienste
- das Krankenhaus bzw. die Rehabilitationsklinik
- ein anderes Pflegeheim
- eine Betreuungsstelle oder die Sozialbehörde

Aufgrund des Zugangswegs können unterschiedliche Gründe für eine Heimaufnahme vorliegen, wie eine Verschlechterung der gesundheitlichen Situation, Veränderungen der häuslichen Versorgungsstrukturen (Erkrankung, Tod der Hauptpflegeperson), Unfähigkeit, nach einem Krankenhausaufenthalt in die eigene Häuslichkeit zurückzukehren, der Wunsch nach geeigneter Betreuung, die Suche nach Sicherheit bei Defiziten in der Selbstversorgungsfähigkeit, das Bedürfnis nach sozialer Einbindung oder der Wunsch, Angehörigen nicht zur Last zu fallen.

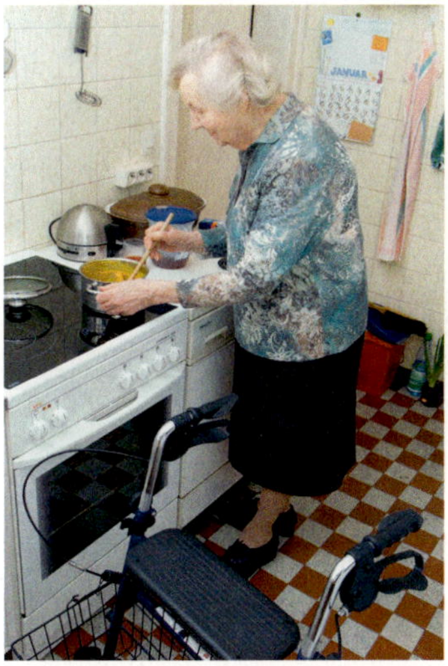

Möglichst lange selbstständig sein: Der Wunsch erfüllt sich nicht immer

2.1.3 Vor dem Einzugstag

Das Pflegepersonal im Heim kommt mit dem zukünftigen Bewohner frühestens in der Vorbereitungsphase in Kontakt. Die Kontaktaufnahme erfolgt in der Regel telefonisch, dabei wird um einen Gesprächs- und Besichtigungstermin gebeten. Die Heimleitung oder auch Pflegedienstleitung übernimmt meist diese ersten Informationsgespräche. Auch wenn es bei dieser ersten Kontaktaufnahme eigentlich um ein „Verkaufsgespräch" geht, darf das Heim den Beratungsaspekt nicht vernachlässigen. Schon zu diesem Zeitpunkt ist im Sinne einer positiven Bewältigung des Überganges pflegefachliches Handeln notwendig. Das erste Gespräch sollte folgende Inhalte haben:

- formale Auskünfte: Heimkosten, Zimmerausstattung, ärztlicher Fragebogen, Bescheid der Pflegekasse, ärztliches Attest über Ausschluss einer ansteckenden Krankheit (Infektionsschutzgesetz)
- Informationssammlung über den Grund des Heimeintritts, Vorstellungen und Erwartungen des zukünftigen Bewohners, die er mit dem Leben im Heim verbindet

Dem zukünftigen Bewohner sollte unbedingt das Angebot eines Probeaufenthaltes gemacht werden, vielleicht im Rahmen einer Mahlzeit, die im Speisesaal eingenommen wird. Möglicherweise kann der Aufenthalt auch über einige Tage in einem „Besucherzimmer" realisiert werden.

Primary Nursing Band 1, E 4.4

Kommt es zu einem Vertragsabschluss, kann die Zeit bis zum tatsächlichen Einzugstag dafür genutzt werden, den Umzug vorzubereiten. Ein Besuch der Wohnbereichsleitung oder der Primary Nurse in der eigenen Häuslichkeit des neuen Bewohners bietet eine wertvolle Möglichkeit, wichtige Informationen für die individuelle und bedarfsgerechte Gestaltung des Zimmers zu sammeln. Hilfsmittel wie z. B. Haltegriffe und Toilettensitzerhöhungen, die der pflegebedürftige Mensch bereits benutzt, werden erfasst und sollten vor dem tatsächlichen Einzug im Heim im Bewohnerzimmer montiert sein. Die Umgebung kann wahrgenommen und so das Ausmaß der Veränderung abgeschätzt werden. Erste Informationen zur Biografie sollten in der bisherigen Umgebung stattfinden, da hier Gegenstände Gesprächsanreize bieten und gezielte Fragen ermöglichen.

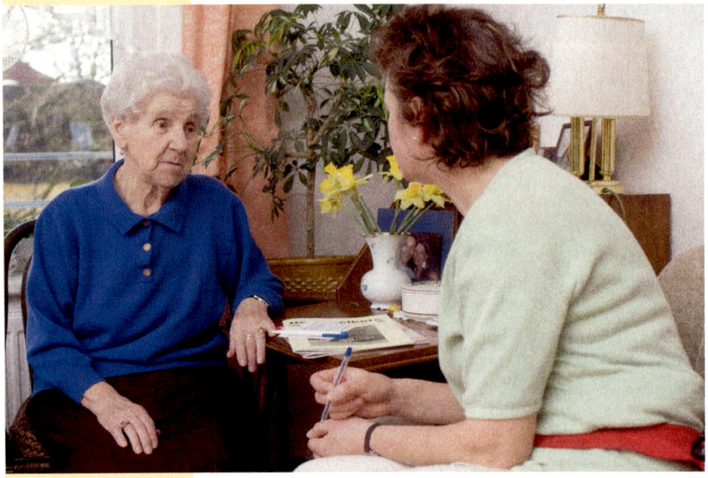

Zuhören und Informationen sammeln

Auch die Frage nach Medikamenten, die regelmäßig genommen werden müssen, kann schon zu diesem Zeitpunkt gestellt werden. Der Kontakt zu dem Hausarzt sollte ebenfalls noch vor dem tatsächlichen Einzug hergestellt werden.

§

In den gemeinsamen Grundsätzen und Maßstäben zur Qualität und Qualitätssicherung nach § 80 SGB XI in vollstationären Pflegeeinrichtungen vom 07.03.1996 wird dieser Besuch in der eigenen Häuslichkeit des Bewohners oder im Krankenhaus vorgesehen. In Qualitätsprüfungen durch den MDK (Medizinischer Dienst der Krankenkassen) kann nach Aufzeichnungen und Protokollen solcher Besuche gefragt werden.

Am besten legt man für diesen Erstbesuch in der eigenen Häuslichkeit des Bewohners die Pflegedokumentation an und nimmt diese mit.

Erfolgt der Kontakt über ein Krankenhaus, sollte der Erstbesuch im Krankenhaus stattfinden. Möglicherweise lässt sich eine Besichtigung der Wohnung des zukünftigen Bewohners mit den Angehörigen arrangieren. Die Angehörigen können auch gebeten werden, die Wohnung zu fotografieren. Gerade bei der Pflege an Demenz erkrankter Menschen spielt deren bisherige Lebenswelt eine wichtige Rolle. Je mehr das Zimmer im Heim an die alte Umgebung des Bewohners erinnert, desto leichter wird er sich eingewöhnen können.

2.1.4 Am Einzugstag

Für den neuen Heimbewohner ist der Umzugstag mit vielen Aufregungen verbunden. Für ihn ist es wichtig, dass er herzlich empfangen wird und Unterstützung bei der Einrichtung seines Zimmers erhält. Eine Führung durch das Haus, die Vorstellung der Mitarbeiter und Mitbewohner sollte gut organisiert sein und dem Neuankömmling angeboten werden. Ein Blumenstrauß im Zimmer, eine Begrüßungskarte und ein „Pate", der ebenfalls ein Bewohner des Heims ist und in der ersten Zeit als Ansprechpartner dient, können als Begrüßungsritual in der Einrichtung üblich sein.

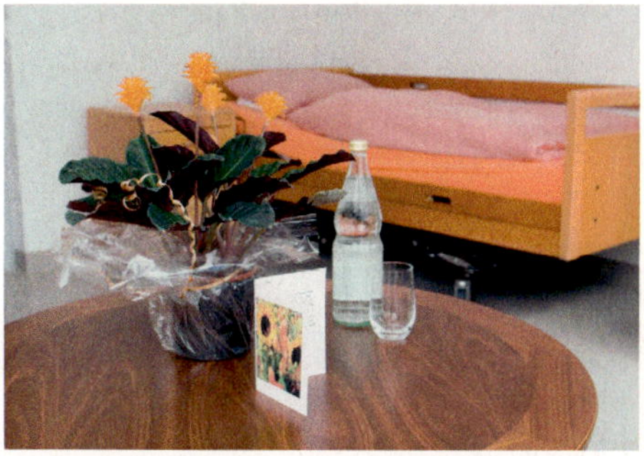

Blumen und eine Karte zur Begrüßung

Da viele organisatorische und administrative Dinge vom Pflegepersonal am Einzugstag des Bewohners zu beachten sind, ist in vielen Einrichtungen eine Checkliste vorhanden, die den Ablauf strukturieren hilft. Im Einzelnen sind an diesem Tag wichtig:

- Medikamente, wenn vom Bewohner nicht selbst verwaltet, in den Medizinschrank sortieren (im Heim ist es üblich, dass es bewohnerbezogene Fächer oder Körbe gibt) und bei der nächsten Medikamentengabe berücksichtigen
- Anmeldung in der Küche (ggf. mit einer Diät)
- Information des Bewohners über Veranstaltungen und Tagesablauf
- bis zur Fertigstellung der Pflegeplanung den Unterstützungsbedarf sichern, d. h. bei der Versorgung auf potentiell pflegerelevante Probleme und Ressourcen achten
- Fortführen der Informationssammlung
- Anlegen der Pflegedokumentation, wenn dies nicht schon beim Erstgespräch erfolgt ist, mit folgenden Bestandteilen:
  - Stammdatenblatt
  - Pflegeanamnese/Informationssammlung
  - Biografie
  - Pflegeplanungsblatt
  - Medizinische Behandlungspflege
  - Medikamentennachweis
  - Durchführungsnachweis
  - Pflegebericht

Medikamentenaufbewahrung im Altersheim Band 4, D 1.5

- Je nach Situation des Bewohners können folgende zusätzliche Dokumentationsbögen relevant sein:
  - Bewegungs- bzw. Lagerungsplan
  - Trink-/Bilanzierungsplan
  - Ernährungsplan
  - Wunddokumentation
  - Dekubitusrisiko/Dekubitusrisikoskala
  - Miktionsprotokoll (Protokoll zur Blasenentleerung)
  - Sturzrisiko
  - Sonstiges

Achten Sie darauf, den Bewohner am ersten Tag nicht zu überfordern. Hier ist Fingerspitzengefühl und Einfühlungsvermögen gefragt. Gehen Sie auf Fragen des Bewohners geduldig ein, auch wenn er Ihnen mehrmals dieselben Fragen stellt. Entwickeln Sie gemeinsam mit dem Bewohner „Eselsbrücken", die seiner Orientierung dienen.

2.1.5 Nach dem Einzugstag

In den Tagen nach dem Einzug eines neuen Bewohners sollte ein Termin mit dem Sozialarbeiter oder der Sozialarbeiterin der Einrichtung stattfinden. In diesem Zusammenhang können Ummeldungen, Befreiungen (z. B. von der GEZ-Gebühr) und Anträge gestellt werden, soweit dies noch nicht vor dem Einzugstag erfolgt ist.

Häufig hat der neue Bewohner am ersten Tag so viele neue Gesichter und Räume kennen gelernt, dass er sich nicht alles merken konnte. Wichtig ist, dass er weitere Führungen durch das Haus erhält und auf Orientierungshilfen aufmerksam gemacht wird. Eine gezielte Beobachtung auf auffälliges Verhalten, das auf Orientierungsstörungen hindeutet (wie umherirren, ständig um Begleitung bitten, Zimmer nicht verlassen wollen) sollte unbedingt erfolgen. Gesundheitliche Probleme, wie beispielsweise die Entwicklung einer Inkontinenz, können entstehen und müssen vom Pflegepersonal wahrgenommen und berücksichtigt werden.

Im Laufe der ersten Wochen sollte ein Tagesplan mit dem Bewohner entworfen werden, der persönliche Gewohnheiten aufgreift und auch Aktivitäten beinhaltet. Psychische Belastungen können sich einige Woche nach dem Heimeinzug in Form von Hoffnungslosigkeit, geringer Lebenszufriedenheit und einer depressiven Stimmung äußern. Damit der Bewohner diese Belastungen positiv bewältigen kann, soll er die Erfahrung machen, dass ihm auch im Pflegeheim Entscheidungs- und Handlungsspielräume zur Verfügung stehen.

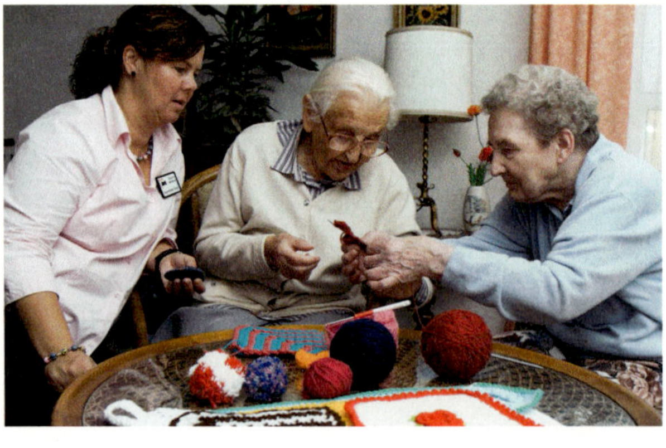

Selbstständigkeit im Heim fördern

Die ersten sechs Monate zählen als Anpassungszeitraum, in dem Pflegefachkräfte umfangreiche Beratungs- und Unterstützungsleistungen geben müssen. Dabei sollte der Erhalt der Selbstständigkeit des Bewohners im Mittelpunkt der Pflege stehen. Ein Ziel, das unter Umständen dem Bewohnerwunsch zuwiderlaufen kann und möglicherweise Konfliktpotential bietet. So ziehen einige Menschen in ein Heim mit der Vorstellung, sich um nichts mehr kümmern zu müssen und dafür schließlich auch viel Geld für den Heimplatz zu bezahlen.

Pflegevisite Band 2, A 4.1

Einige Wochen nach der Aufnahme und weiterhin in regelmäßigen Abständen sollten die Bewohnersituation, die Zufriedenheit des Bewohners und die geplante Pflege reflektiert werden, z. B. im Rahmen einer Pflegevisite.

Das Institut für Pflegewissenschaft empfiehlt ein Integrationsgespräch mit dem Bewohner zu führen, das noch einmal die Themen zusammenfasst, auf die es bei einem Heimeintritt ankommt:

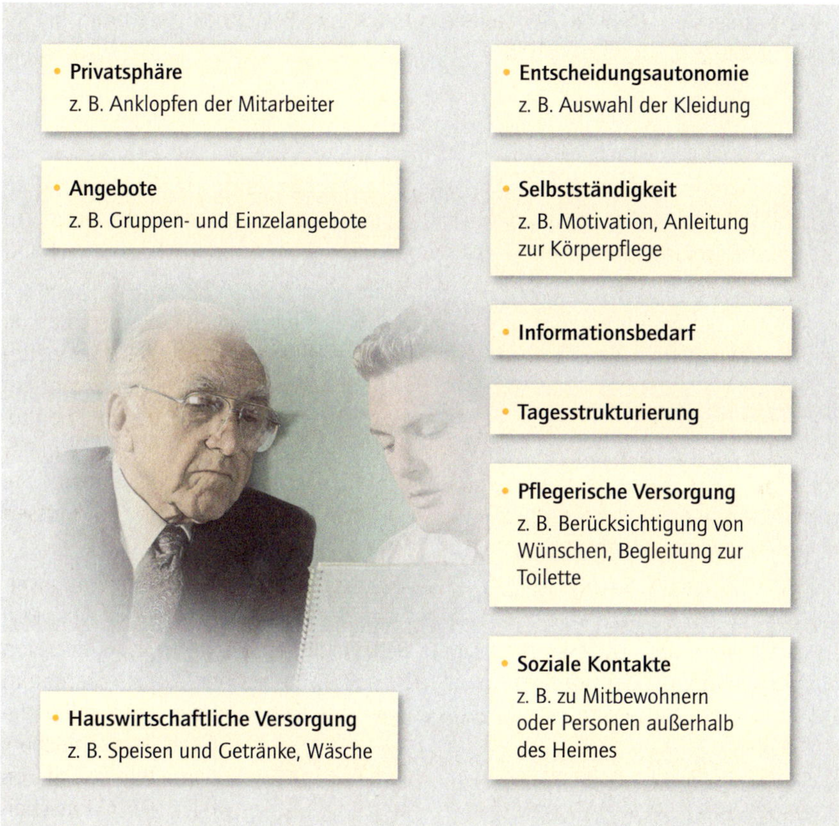

Privatsphäre
z. B. Anklopfen der Mitarbeiter
Entscheidungsautonomie
z. B. Auswahl der Kleidung
Angebote
z. B. Gruppen- und Einzelangebote
Selbstständigkeit
z. B. Motivation, Anleitung zur Körperpflege
Informationsbedarf
Tagesstrukturierung
Pflegerische Versorgung
z. B. Berücksichtigung von Wünschen, Begleitung zur Toilette
Soziale Kontakte
z. B. zu Mitbewohnern oder Personen außerhalb des Heimes
Hauswirtschaftliche Versorgung
z. B. Speisen und Getränke, Wäsche

Die fachliche Begleitung des Heimeintritts basiert auf drei Schwerpunkten: die Integration in das neue soziale Umfeld, die Reduzierung der psychischen Belastung und die Sicherstellung einer bedarfs- und bedürfnisgerechten Versorgung.

2.2 Kinder im Krankenhaus

2.2.1 Geschichtliche Entwicklung

Geschichte der Krankenpflege Band 1, D 1

Die Besonderheiten in der Pflege und Behandlung von Kindern sind erst am Ende des 19. Jahrhunderts erkannt worden. Damals stellte sich heraus, dass in den damaligen Findel- und Waisenhäusern sehr viele Säuglinge und Kinder starben, obwohl dort auch viele gesunde Kinder lebten. Schon Ende des 18. Jahrhunderts erkannte man, dass die mangelnde Ernährung, Hygiene und menschliche Zuwendung für die hohe Sterblichkeit verantwortlich waren, und rückte damit die besonderen Bedürfnisse von Kindern ins Blickfeld.

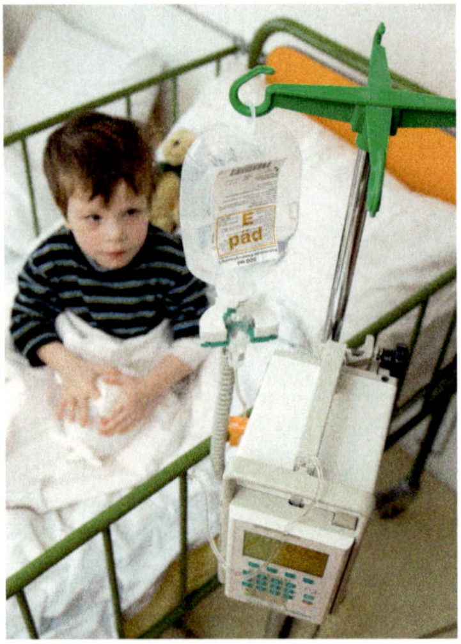

Kinder brauchen mehr als eine medizinische Versorgung

Diese Erkenntnisse führten im Jahr 1802 zur Eröffnung des ersten Kinderkrankenhauses in Paris. Die weitere Entwicklung erfolgte sehr langsam: Erste Ausbildungen speziell für die Pflege kranker Kinder wurden in Deutschland gegen Ende des 19. Jahrhunderts durchgeführt. Im Laufe des 20. Jahrhunderts differenzierte sich die Tätigkeit der Pflege kranker Kinder immer weiter aus.

Wurde anfangs viel Wert auf verbesserte hygienische Verhältnisse und Behandlung der besonderen Krankheiten von Kindern gelegt, brachten im 20. Jahrhundert zusätzlich psychologische Forschungsergebnisse neue Erkenntnisse für die Pflege kranker Kinder.

2.2.2 Bindung, Trennung, Verlust ... der Krankenhausaufenthalt aus der Sicht des Kindes

Beispiel: Lisa ist vier Jahre alt. Sie ist ein lebhaftes Kind. Sie geht seit kurzem in den Kindergarten und fühlt sich dort sehr wohl. Als Lisa drei Jahre alt war, wurde bei ihr Diabetes mellitus festgestellt. Zuvor war ihrer Mutter aufgefallen, dass Lisa unheimlichen Durst entwickelt hatte. Ein Krankenhausaufenthalt von mehreren Tagen folgte, bei dem Lisa immer wieder gestochen werden musste: Ständige Blutabnahmen aus dem Finger und Insulininjektionen musste das Mädchen über sich ergehen lassen. Lisa verstand die Welt nicht mehr: Sie schrie ihre Mutter nach Hilfe an und bettelte, nach Hause zu dürfen. Stattdessen ließ ihre Mutter sie zwischendurch für ein paar Stunden allein, um sich um die Geschwisterkinder zu kümmern, und begann nun auch selbst damit, Lisa zu stechen. Lisas Mutter musste die Insulingabe erlernen. Sie konnte ihr nicht helfen, obwohl sie sehr liebevoll und einfühlsam mit Lisa umging. Nach dem Krankenhausaufenthalt brauchte Lisa lange, um so lebhaft wie früher zu werden. Sie klammerte sich oft ängstlich an ihre Mutter und lernte nur langsam, mit den neuen Lebensbedingungen umzugehen.

Bindung und Trennung von Eltern und Kind

René Arpad Spitz (1887–1974), ein österreichischer Kinderpsychiater, beschrieb in den 30er Jahren des 20. Jahrhunderts Auffälligkeiten bei Kindern in Kinderheimen, die hygienisch bestens versorgt waren und trotzdem sehr leicht an Kinderkrankheiten erkrankten bzw. sogar starben. Er beschrieb, dass die Säuglinge des Findelhauses (Waisenhaus) aufgrund der personellen Unterbesetzung nur ein Bruchteil der emotionalen Zuwendung bekamen, die in einer normalen Mutter-Kind-Beziehung üblich ist.

Spitz beschreibt damit das emotionale Verkümmern des Säuglings als Ursache für die Erkrankungs- und Sterbefälle. Er spricht von Affektentzug (Affekte = Emotionen, Gefühle) durch die Abwesenheit der Bezugsperson (Mutter). Durch diese fehlende emotionale Bindung zur Mutter erklärte er sich die eingeschränkte körperliche und geistige Entwicklung der Kinder und die reduzierten emotionalen Reaktionen, wie z. B. lachen. Manche Kinder hatten auch einzelne, bereits vorhandene Fähigkeiten durch die Trennung zur Mutter wieder verloren. Zudem beobachtete er, dass sich die Kinder veränderten, sobald die Trennung zur Mutter aufgehoben wurde. Spitz fasste diese Beobachtungen unter dem Begriff des psychischen Hospitalismus zusammen.

Unter **Hospitalismus** versteht man die durch einen Krankenhaus- oder Heimaufenthalt an einem Patienten verursachten Schäden, die sich nicht auf dessen Grundkrankheit zurückführen lassen.

Der Begriff **psychischer Hospitalismus** beschränkt sich auf negative psychische, seelische und emotionale Auswirkungen aufgrund eines längeren Krankenhaus- oder Heimaufenthaltes und zeigt sich in Entwicklungsverzögerungen oder -störungen.

Die von Spitz erstmals beobachteten und als Hospitalismus beschriebenen Auffälligkeiten wurden von John Bowlby (1907–1990), einem britischen Kinderpsychiater, durch den Begriff der ‚Deprivation' ergänzt bzw. vertieft.

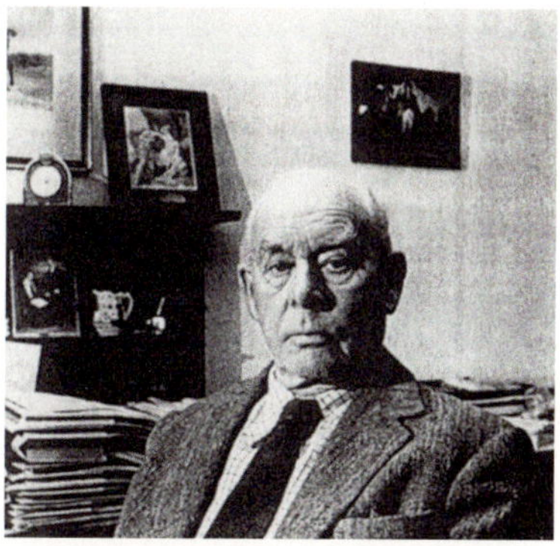

John Bowlby

Der Begriff **Deprivation** stammt aus dem Lateinischen und bedeutet wörtlich ‚berauben' (in Bezug auf Reize und Zuwendung). In diesem Zusammenhang meint Deprivation somit den Verlust von Vertrautem, nämlich der Mutter. Bowlby verwendet daher auch den Begriff ‚maternal deprivation' (Verlust der Mutter).

Geburt
Band 3, A 2

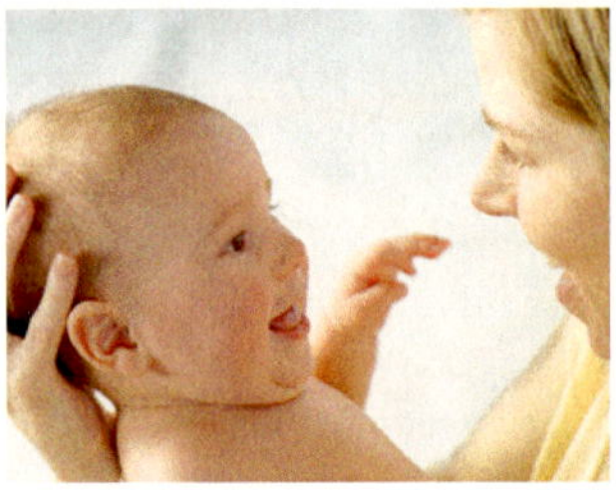

Schon gleich nach der Geburt entsteht eine enge Mutter-Kind-Bindung, die für die emotionale, psychische und physische Entwicklung des Kindes notwendig ist. Das Kind erhält durch diese emotionale Verbindung die notwendige Unterstützung und den Schutz, den es braucht, um bedrohliche oder gefährliche Situationen meistern und verarbeiten zu können.

Besonderheiten und Probleme in der Bindung ergeben sich nach diesen Beobachtungen, wenn ein Kind aufgrund eines längeren Krankenhausaufenthaltes und einer Trennung von der Mutter diese emotionale Unterstützung nicht mehr erhält und die Bindung zur Mutter gestört wird. Das zeigt sich auch im Beispiel von Lisa: Als Lisa Schmerzen zugefügt werden müssen, hilft die Mutter ihr nicht, obwohl sie zusieht. Solche Bindungsstörungen verstärken sich durch die Abwesenheit der Bezugsperson.

Folgen einer Trennung von Eltern und Kind

Bei der Trennung von der Mutter zeigt ein Kind ab dem 3. bis 6. Lebensmonat unterschiedliche Verhaltensweisen, die vom englischen Kinderarzt und Psychologen James Robertson folgenden Phasen zugeordnet werden:

1. Protest
In der Phase des Protests zeigt das Kind ein sehr unsicheres Verhalten, da es seine Situation nicht versteht. Es sucht seine Mutter, weint, schreit, wirft sich im Bett hin und her und lässt sich nur wenig durch die Pflegefachkraft beruhigen. Diese Phase kann mehrere Tage andauern.

2. Verzweiflung
Obwohl das Kind in der Phase der Verzweiflung weiterhin innerlich seine Mutter verlangt, wird es zunehmend hoffnungsloser. Dies zeigt sich in deutlich ruhigerem Verhalten. Das Kind weint leise vor sich hin, es ist verschlossen und scheint abwesend. Fälschlicherweise kann diese Phase als Eingewöhnung interpretiert werden. In Wahrheit ist das Kind erfüllt von Trauer, es gibt jedoch langsam den Kampf auf.

3. Verleugnung
In der dritten Phase – der Phase der Verleugnung – kommt das Kind zu dem Schluss, dass es die Situation allein meistern muss. Es fühlt sich von der Mutter allein gelassen, hat von ihr keine Liebe und Fürsorge und auch keinen Schutz in dieser Notsituation erhalten. Das Kind beginnt, die Situation hinzunehmen und Befriedigung aus den vorhandenen Möglichkeiten zu erhalten, z. B. durch das Essen. Es spielt wieder ruhig und lächelt teilweise. Dadurch versucht das Kind, die eigenen Gefühle und die Bindung zur Mutter langsam zu vergessen. Das Kind erscheint der Mutter gegenüber gleichgültig und es weint nicht mehr, wenn sie geht. Es entsteht der Eindruck, dass es sich tatsächlich an die Situation gewöhnt und die Trennung verarbeitet hat. Bei oberflächlicher Betrachtung ist das ein friedliches Bild, das aber bei näherer Überlegung die Tatsache offenbart, dass ein so kleines Kind seine Liebe und Anhänglichkeit für die Mutter verloren hat.

Erst zu Hause zeigen sich dann häufig die tatsächlichen Gefühle des Kindes durch Verhaltensstörungen bzw. -auffälligkeiten: Ängstlichkeit, Sich-Anklammern an die Mutter, Aggressivität, regressives Verhalten wie Einnässen und Einkoten, Ess- und Schlafstörungen.

Auch bei Lisa zeigen sich Auffälligkeiten. Man bezeichnet diese Auffälligkeiten auch als „Trennungstrauma". Solch ein Trennungstrauma kann auch langwierige Folgen mit sich bringen wie z. B. eine Bindungsunfähigkeit und Persönlichkeitsstörungen.

Des Weiteren wurden Unreife, Dickköpfigkeit und Konzentrationsschwäche beobachtet. Jedoch bleibt die Wahrscheinlichkeit derartiger langfristiger und dauerhafter Folgen weitestgehend ungeklärt. Es sind hingegen bei vielen Kindern Anpassungsschwierigkeiten nach einem Krankenhausaufenthalt festgestellt worden, die das Kind und die Familie meistern müssen.

Verarbeitung von Krankenhausaufenthalten bei Kindern

Neben den Auffälligkeiten bei Kindern nach Krankenhausaufenthalten durch die mangelnde oder fehlende Beziehung zur Bezugsperson sind mittlerweile weitere Faktoren zur Verarbeitung von Krankenhausaufenthalten bzw. zur Entstehung eines Trennungstraumas, z. B. von Helmut. Saile und Lothar R. Schmidt, zusammengetragen worden.

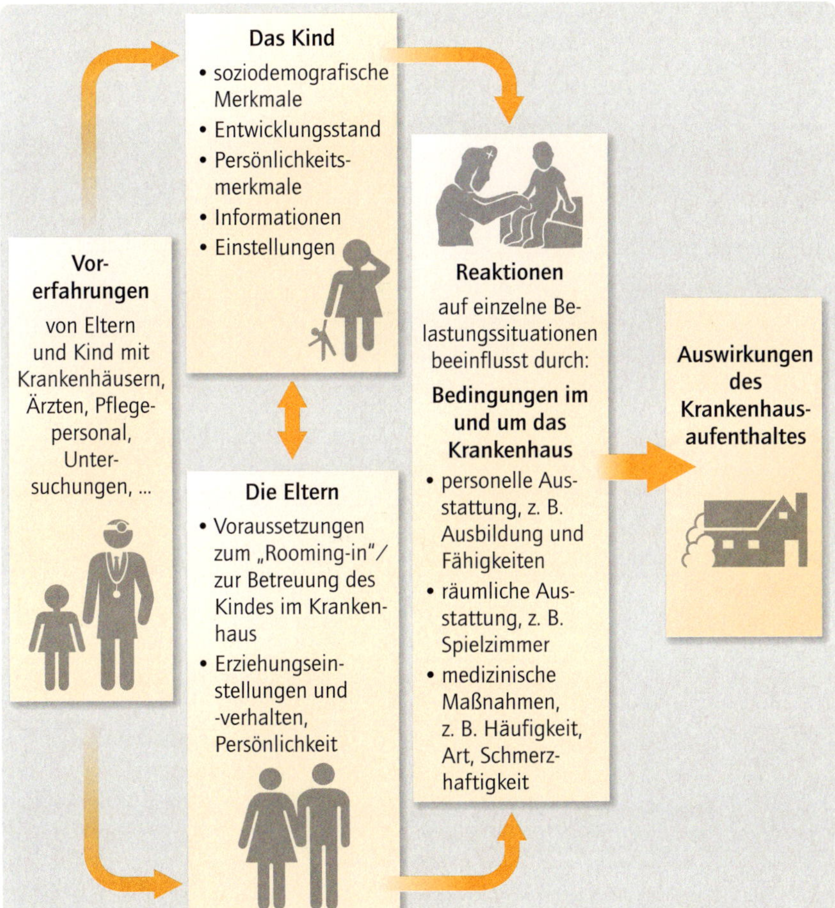

Vereinfachte Darstellung des Rahmenmodells zur Verarbeitung von Krankenhausaufenthalten nach Saile/Schmidt[III]

Die Bewältigung des Krankenhausaufenthaltes und die mögliche Entstehung eines Trennungstraumas beim **Kind** hängen neben der Bindung zu den Bezugspersonen von weiteren Faktoren ab, z. B. von den Vorerfahrungen, der eigenen Persönlichkeit, den Eltern und vom Krankenhaus selbst.

In der folgenden Tabelle werden einige Beispiele genannt, die positiv oder auch negativ zur Verarbeitung des Krankenhausaufenthaltes im Kindesalter beitragen können.

Faktoren zur Bewältigung eines Krankenhausaufenthaltes beim Kind

	positive Faktoren	**negative Faktoren**
Kind	– fröhlich, aufgeschlossen/ offen gegenüber unbekannten Situationen – über das Krankenhaus und mögliche Untersuchungen informiert – aktiver, informationssuchender Umgang mit Belastungen	– ängstlich, beeinflussbar, folgsam – wurde mit dem Krankenhausaufenthalt überrascht – schlechte Erfahrungen mit Krankenhausaufenthalten – abwehrender, vermeidender Umgang mit Belastungen
Eltern	– sind 24 Stunden anwesend (besonders bei Kinder unter 3 Jahren) – haben eine positive Einstellung gegenüber dem Krankenhaus – ehrliches, einfühlsames, beruhigendes Verhalten gegenüber dem Kind – nutzen positive Verstärker zur Disziplinierung des Kindes	– kommen nur zu Besuch – haben eine eigene Abneigung gegenüber dem Krankenhaus – haben selbst Angst vor Untersuchungen (Folgen v. a. bei kleinen Kindern) – sind ungeduldig in Belastungssituationen
Bedingungen in und um das Krankenhaus	– pädagogisch geschultes Personal, das auf die Bedürfnisse des Kindes eingehen kann – wenig schmerzhafte Untersuchungen – kinderfreundliche Raum-/ Stationsgestaltung – Spielmöglichkeiten für das Kind – Personen, die Zeit für das Kind haben, z. B. Erzieher	– schmerzhafte Untersuchungen – sterile Umgebung – Kind wird auf einer Erwachsenenstation behandelt – eingeschränkte Besuchszeiten – keine Bindung zum Pflegepersonal

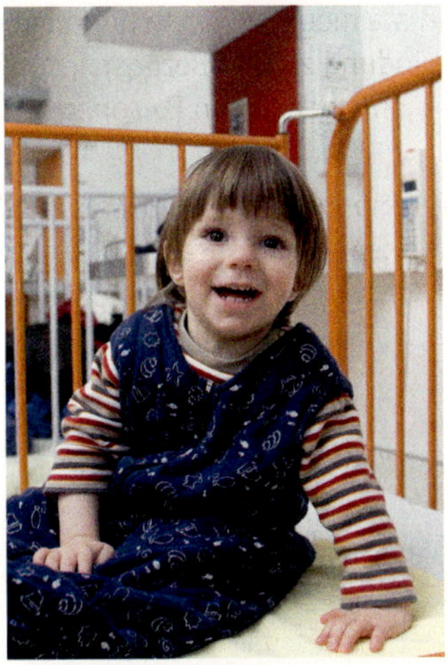

Die Persönlichkeit des Kindes spielt bei der Verarbeitung von Krankenhausaufenthalten eine Rolle

Diese Aspekte haben Einfluss auf das Verhalten der Kinder später zu Hause nach dem Krankenhausaufenthalt. Auswirkungen können kurz- und langfristig sein, sie können sich in Angst, Aggression und sozialem Rückzug äußern. Neben den betroffenen Kindern selbst können aber auch die Geschwisterkinder oder die Eltern Verhaltensauffälligkeiten als Folge des Krankenhausaufenthaltes aufzeigen.

Saile und Schmidt haben somit neben der Bindung zur Mutter die gesamte Situation des Kindes (das Kind, die Eltern, die Umgebung, das Krankenhaus) als beeinflussende Faktoren zur Krankheits- und Krankenhausbewältigung betont.

Das zeigt sich auch bei Lisa. Ihre Mutter versucht zwar fast den ganzen Tag anwesend zu sein und einen positiven Einfluss auf sie zu nehmen. Negative Erfahrungen wie das Stechen für die Insulininjektion kann sie aber nicht verhindern.

Da ein Krankenhausaufenthalt nicht immer vermieden werden kann, sind verschiedene Organisationen entstanden, die sich für die Rechte von Kindern in Krankenhäusern einsetzen. Sie haben Forderungen aufgestellt, die helfen sollen, ein Trennungstrauma zu vermeiden.

2.2.3 Organisationen zur Unterstützung der Rechte des Kindes im Krankenhaus

In Deutschland wurde die Notwendigkeit einer Prävention des Hospitalismus in den sechziger und siebziger Jahren erkannt und in gesundheitspolitische Maßnahmen umgesetzt. Zum Beispiel ordnete 1966 der Münchner Stadtrat die tägliche Besuchszeit sowie die Mitaufnahme der Mütter auf den Kinderstationen der städtischen Krankenhäuser an.

In der Folge entstanden Organisationen zur Unterstützung der Rechte des Kindes im Krankenhaus, z. B. das „Aktionskomitee Kind im Krankenhaus" (AKIK).

Aktionskomitee Kind im Krankenhaus

Das Aktionskomitee Kind im Krankenhaus (AKIK) setzt sich seit 1968 für die Belange kranker Kinder und Jugendlicher ein. Ein wichtiger Aufgabenbereich ist die Beteiligung an der Entwicklung der europaweit gültigen Charta für Kinder im Krankenhaus (EACH-Charta), die die Rechte von Kindern im Krankenhaus beschreibt.

Die Charta für Kinder im Krankenhaus ist auf der 1. Europäischen „Kind im Krankenhaus"-Konferenz, die im Mai 1988 in Leiden in den Niederlanden stattfand, verabschiedet worden. Sie wird unterstützt durch die Weltgesundheitsorganisation (WHO).

Die Charta enthält 10 Forderungen, die bei einem notwendigen Aufenthalt von Kindern im Krankenhaus erfüllt werden sollen.

Charta für Kinder im Krankenhaus

1. Kinder sollen nur dann in ein Krankenhaus aufgenommen werden, wenn die medizinische Behandlung, die sie benötigen, nicht ebenso gut zu Hause oder in einer Tagesklinik erfolgen kann.

2. Kinder im Krankenhaus haben das Recht, ihre Eltern oder eine andere Bezugsperson jederzeit bei sich zu haben.

3. Bei der Aufnahme eines Kindes ins Krankenhaus soll allen Eltern die Mitaufnahme angeboten werden, und ihnen soll geholfen und sie sollen ermutigt werden zu bleiben. Eltern sollen daraus keine zusätzlichen Kosten oder Einkommensbußen entstehen. Um an der Pflege ihres Kindes teilnehmen zu können, sollen Eltern über die Grundpflege und den Stationsalltag informiert werden. Ihre aktive Teilnahme daran soll unterstützt werden.

4. Kinder und Eltern haben das Recht, in angemessener Art ihrem Alter und ihrem Verständnis entsprechend informiert zu werden. Es sollen Maßnahmen ergriffen werden, um körperlichen und seelischen Stress zu mildern.

5. Kinder und Eltern haben das Recht, in alle Entscheidungen, die ihre Gesundheitsfürsorge betreffen, einbezogen zu werden. Jedes Kind soll vor unnötigen medizinischen Behandlungen und Untersuchungen geschützt werden.

6. Kinder sollen gemeinsam mit Kindern betreut werden, die von ihrer Entwicklung her ähnliche Bedürfnisse haben. Kinder sollen nicht in Erwachsenenstationen aufgenommen werden. Es soll keine Altersbegrenzung für Besucher von Kindern im Krankenhaus geben.

7. Kinder haben das Recht auf eine Umgebung, die ihrem Alter und ihrem Zustand entspricht und die ihnen umfangreiche Möglichkeiten zum Spielen, zur Erholung und Schulbildung gibt. Die Umgebung soll für Kinder geplant, möbliert und mit Personal ausgestattet sein, das den Bedürfnissen von Kindern entspricht.

8. Kinder sollen von Personal betreut werden, das durch Ausbildung und Einfühlungsvermögen befähigt ist, auf die körperlichen, seelischen und entwicklungsbedingten Bedürfnisse von Kindern und ihren Familien einzugehen.

9. Die Kontinuität in der Pflege kranker Kinder soll durch ein Team sichergestellt sein.

10. Kinder sollen mit Takt und Verständnis behandelt werden, und ihre Intimsphäre soll jederzeit respektiert werden.

Die AKIK setzt sich dabei für alle Kinder ein, die in stationäre Behandlung müssen, indem sie verschiedene Personenkreise wie Kinder, Jugendliche, Eltern, medizinisches und pflegerisches Fachpersonal, Leiter von Kinderkrankenhäusern, die Politik und die Öffentlichkeit berät, informiert und unterstützt.

Die AKIK verfolgt derzeit Ziele wie die Erhaltung von Krankenhäusern und Abteilungen speziell für Kinder, die Umsetzung der EACH-Charta, eine familienorientierte Betreuung und Behandlung der Kinder und die wohnortnahe Versorgung von Kindern und Jugendlichen bzw. die Einrichtung von regionalen Kompetenzzentren für spezielle Erkrankungen.

Zum Erreichen ihrer Ziele arbeitet die AKIK mit verschiedenen Verbänden und Institutionen zusammen, wie z. B. die BaKuK, die GkinD, Deutsche Liga für das Kind, Kindernetzwerk, Das fröhliche Krankenhaus und National Coalition.

Gesellschaft der Kinderkrankenhäuser und Kinderabteilungen in Deutschland (GKinD)

Die Gesellschaft der Kinderkrankenhäuser und Kinderabteilungen in Deutschland, kurz GKinD, ist ein Zusammenschluss der Träger von Kinderkrankenhäusern und Kinderabteilungen in Deutschland und beruft sich auf die EACH-Charta für Kinder im Krankenhaus. Sie wollen eine den Kindern bzw. Jugendlichen angemessene Versorgung ermöglichen, indem sie

- Aktivitäten und Aktionen planen, die Probleme aufzeigen, Verbesserungen entwickeln und vor negativen Auswirkungen des Krankenhausaufenthaltes weitestgehend schützen wollen,
- Tagungen und Weiterbildungen zu dieser Thematik durchführen,
- Hilfestellung bei Fragen einzelner Patienten und Patientengruppen bieten,
- Punkte erarbeiten, die ein qualitativ hochwertiges Kinderkrankenhaus bzw. eine qualitativ hochwertige Kinderabteilung erfüllt.

Bundesarbeitsgemeinschaft Kind und Krankenhaus e. V. (BaKuK)

Als Ziel ihrer Arbeit verfolgt die Arbeitsgemeinschaft:

- die gemeinsame Betreuung mit anderen Kindern/Jugendlichen
- die Betreuung durch speziell ausgebildete Pflegekräfte
- die Aufrechterhaltung der familiären und sozialen Kontakte
- die Mitwirkung der Eltern bzw. der Bezugspersonen
- die Förderung der Entwicklung und der Selbstständigkeit

2.2.4 Konsequenzen für den Umgang mit Kindern im Krankenhaus

Aus den Beobachtungen von Spitz, Bowlby, Robertson und den Forderungen der EACH-Charta sollen von Kinderkrankenhäusern folgende Punkte beachtet werden:

Prinzip: Ambulant vor stationär

Neben der pädagogischen Forderung der Charta für Kinder im Krankenhaus, dass diese nur im Notfall in Krankenhäuser aufgenommen werden sollen, um Folgen durch den Verlust der Bezugspersonen möglichst zu vermeiden, lassen sich jetzt auch gesundheitspolitische Gründe aufführen: Die Versorgung zu Hause ist im Vergleich zur Versorgung im Krankenhaus weitaus kostengünstiger und sollte daher Vorrang haben.

Mitaufnahme der Eltern

Diese auch als ‚rooming-in' bezeichnete Besonderheit eines Krankenhausaufenthaltes eines Kindes im Vergleich zu Jugendlichen oder auch Erwachsenen beinhaltet, dass eine Bezugsperson, meistens die Mutter, mit in das Krankenhaus aufgenommen wird und somit beim Kind bleiben kann, um die oben genannte für das Kind wichtige Mutter-Kind-Beziehung aufrechtzuerhalten. Der vorwiegend in der Neugeborenenpflege verwendete Begriff ‚rooming-in' umschreibt, dass die Mutter und das Kind von Anfang an in gemeinsamen Krankenhauszimmern leben. Festgestellt wurde, dass bereits bei Neugeborenen – besonders aber auch bei Frühgeborenen – der ununterbrochene Kontakt zwischen der Mutter und dem Kind Entwicklungsstörungen, wie z. B. Gedeihstörungen, vermindern kann.

Auch bei älteren Kindern zeigt sich, dass die beschriebenen Auffälligkeiten und Probleme aufgrund von Trennungen von den Bezugspersonen bei der Mitaufnahme der Eltern kaum auftreten, bzw. weniger langfristige Folgen aufgrund des Krankenhausaufenthalts zu erwarten sind.

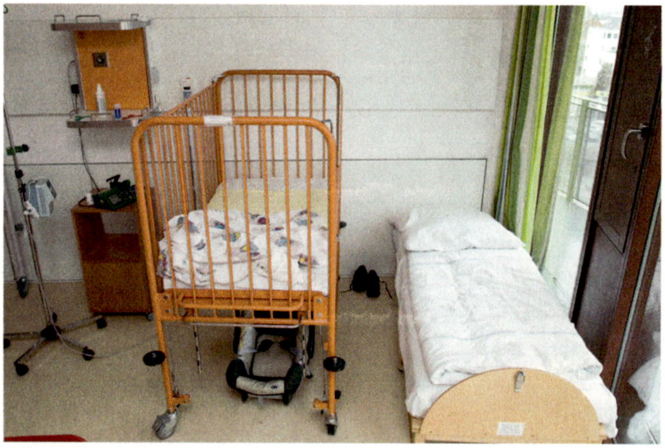

Eine Mitaufnahme der Eltern hilft psychische Probleme beim Kind zu verhindern

Offene Besuchszeiten

Einen ähnlichen Effekt haben offene Besuchszeiten für die Angehörigen. Je länger die Eltern oder die Bezugspersonen anwesend sind, umso weniger kurz- und langfristige Probleme lassen sich beim Kind nachweisen. Die erhöhte Infektionsgefahr durch Besucher, als Argument gegen die offene Besuchszeit benutzt, ist nachweislich gering und kann als Ursache von Krankenhausinfektionen außer Acht gelassen werden.

Elternintegration (familienzentriertes Konzept)

Eine Integration der Eltern folgt aus den offenen Besuchszeiten und der Mitaufnahme der Eltern: Sind die Eltern anwesend, können sie die Pflegekräfte unterstützen und innerhalb ihrer Möglichkeiten Aufgaben übernehmen. Für die Pflegekräfte bedeutet dies, dass sie neben der vorhandenen Unterstützung durch die Eltern diese auch anleiten müssen.

Bezugspflege

Die Bezugspflege ist mittlerweile kein kindspezifisches Pflegesystem mehr. Aber besonders in der Gesundheits- und Kinderkrankenpflege ist entscheidend, dass Säuglinge, Kinder und Jugendliche von möglichst gleich bleibenden Pflegekräften betreut werden. Diesen Anspruch erfüllt die Bezugspflege, bei der eine Pflegekraft für den gesamten Arbeitstag für eine bestimmte Gruppe Patienten verantwortlich ist und alle Aufgaben bei ihnen übernimmt.

Bezugspflege
Band 1, E 4.4

Vorbereitung/Information des Kindes

Ab drei Jahren sollten Kinder in einem für sie überschaubaren Zeitraum auf das Krankenhaus vorbereitet werden. In der Regel ist das die Aufgabe der Eltern. Das Kind sollte ehrlich über den Aufenthalt informiert werden, d.h., wenn Schmerzen zu erwarten sind, sollte dem Kind dies auch gesagt werden. Wichtig ist es jedoch, dem Kind nur Informationen zu übermitteln, die es auch verstehen und verarbeiten kann, d.h. immer in einem angemessenen Rahmen und Umfang. Ebenso sollten ältere Kinder und Jugendliche auf ihren Krankenhausaufenthalt vorbereitet werden. Möglich wäre es z.B. durch Bücher oder andere Medien, die Kinder über ein Krankenhaus zu informieren. Eine weitere Möglichkeit der Vorbereitung von Kindern sind Besuche ihres Kindergartens und ihrer Grundschule in einem Krankenhaus. Bei jüngeren Kindern ist hingegen keine langfristige Vorbereitung möglich. Daher nimmt bei diesen Kindern die Mitaufnahme der Eltern eine besondere Stellung ein

Die Pflegekraft hat während des Krankenhausaufenthaltes die Pflicht, das Kind angemessen und ehrlich über Untersuchungen zu informieren. Bei den Pflegehandlungen sollte dem Kind immer erklärt werden, was als Nächstes passiert, egal wie alt es ist (also auch einem Säugling) und egal in welchem Bewusstseinszustand es sich befindet.

Persönliche Gegenstände

Besitzt das Kind ein Schmusetier oder andere Lieblingsgegenstände, sollten sie unbedingt mitgebracht werden, da diese dem Kind Sicherheit und Trost spenden können.

Aufnahme
eines Kindes
Band 2, A 3.1

Pflegekräfte sollten die Eltern darauf aufmerksam machen und zudem Gewohnheiten und Besonderheiten im Alltag des Kindes erfragen und sie mit in die Arbeit aufnehmen.

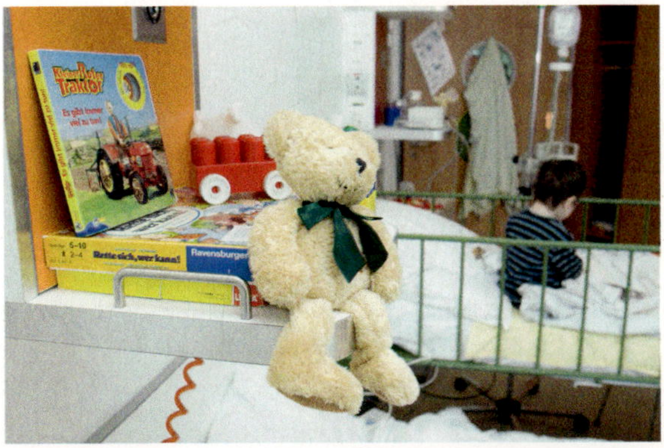

Immer griffbereit zum Trösten: das Schmusetier

Kinderfreundliche Raumgestaltung

Kinder benötigen für eine altersentsprechende Entwicklung Möglichkeiten zur Anregung der Sinne. Kinder jeden Alters sollten nicht in „sterilen" Krankenzimmern ohne kindgerechte Dekoration liegen.

Kinderfreundliche Stationsgestaltung

Die Station sollte ebenso kinderfreundlich gestaltet sein und verschiedene Möglichkeiten der Anregung bieten (Farben, Bilder, Spielmöglichkeiten, ...).

Kinder fühlen sich am wenigsten allein, wenn die Patientenzimmer so angeordnet sind, dass in der Mitte eine Art „Marktplatz" entsteht, an dem die Pflegekräfte arbeiten und immer ein Austausch zwischen Eltern, Kindern und Pflegekräften stattfinden kann. Die Kinder fühlen sich weniger allein, denn sie können an diesem Marktplatz andere Patienten/Kinder treffen, miteinander spielen und gemeinsam essen.

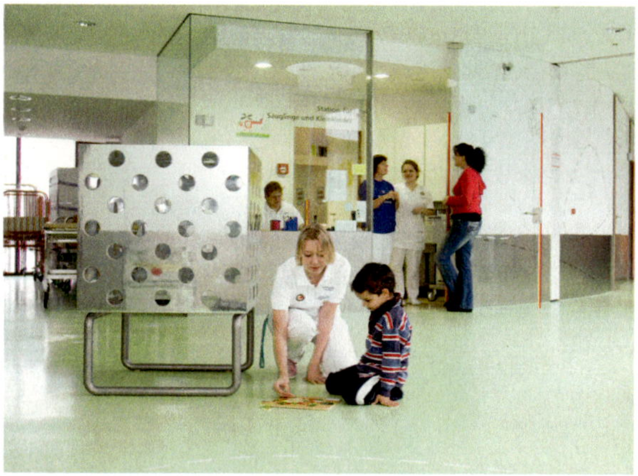

Kinder, die mobil sind, spielen gerne am Mittelpunkt der Station

2.2.5 Eltern und Pflegekräfte

Die Mitaufnahme der Eltern begründet sich u. a. durch die Erkenntnisse von Spitz, Robertson und Bowlby und ist mittlerweile in der Charta für Kinder im Krankenhaus festgelegt. Die Aufnahme eines Kindes oder Jugendlichen in ein Krankenhaus ist im Vergleich zur Aufnahme eines Erwachsenen für alle Beteiligten immer eine besondere Situation: Die Pflegekraft nimmt nicht nur den Patienten in ihre Obhut, sondern es handelt sich im Krankenhaus für Kinder- und Jugendmedizin immer um eine Konstellation aus drei Parteien:

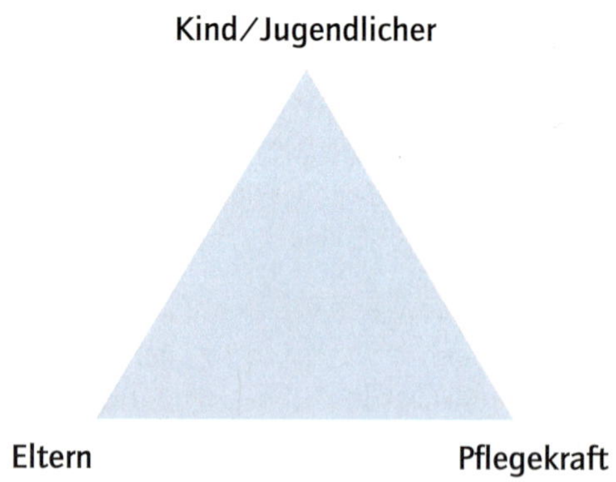

Die Pflegekraft hat in dieser Konstellation besondere Aufgaben: Sie muss die Eltern in die tägliche Arbeit integrieren (z. B. kann die Mutter eines Säuglings das Waschen, Wickeln, Füttern usw. übernehmen), ihnen Kompetenzen zusprechen und eine Beziehung zu ihnen aufbauen. Somit hat die Mitaufnahme der Eltern nicht nur positive Auswirkungen für das Kind, sondern auch einen Nutzen für die Pflegekraft: Sie kann durch die Eltern in ihrer Arbeit unterstützt werden. Zusätzlich erhält sie dadurch auch neue Aufgaben: der Beziehungsaufbau und die Anleitung der Eltern. Intensiver Umgang mit den Eltern und eine angemessene Zusammenarbeit ist für alle Parteien positiv und kann komplikationslos oder auch problematisch verlaufen. Daneben übernimmt die Pflegekraft aber auch Aufgaben der Eltern, wenn diese nicht anwesend sind, z. B. die Aufsichtspflicht.

Integration der Eltern

Die Mitaufnahme der Eltern bedeutet nicht automatisch die Integration. Integration heißt in diesem Zusammenhang die Eingliederung, Einbeziehung der Eltern in den täglichen Krankenhausablauf und in die Maßnahmen am Kind. Am Beispiel von Lisa bedeutet dies, dass ihre Mutter sie zunächst bei alltäglichen Verrichtungen, wie z. B. beim Essen, unterstützt.

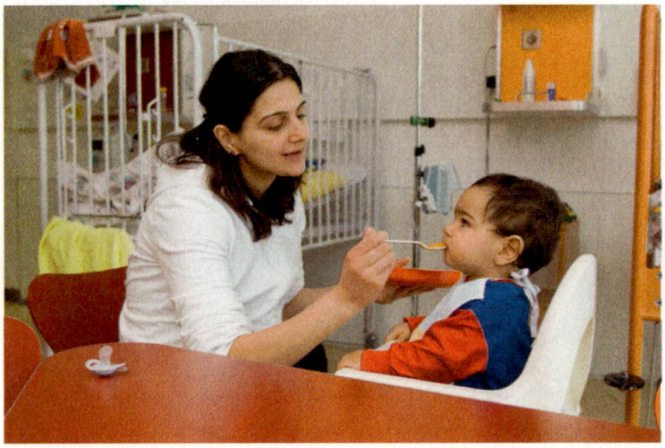

Unterstützung durch Eltern

Neben der Unterstützung in den Lebensaktivitäten ist es aber sinnvoll oder auch notwendig, die Eltern in die medizinische Behandlungspflege zu integrieren. Wie das Beispiel von Lisa zeigt, müssen die Eltern medizinische Maßnahmen und Verhaltensweisen erlernen: die Verabreichung des Insulins. Die Gesundheits- und Kinderkrankenpflegerinnen müssen in diesem Zusammenhang über Kenntnisse der **Beratung und Anleitung** verfügen.

Eine Beratung und Anleitung zu medizinischen Behandlungen erfordert aber zudem Grundkenntnisse der Kommunikation.

Kommunikation Band 5, A 1

Dadurch ist es den Pflegekräften möglich, eine positive und produktive Beziehung zu den Eltern aufzubauen und möglichst reibungslos miteinander umzugehen, aber auch **Probleme** möglichst früh zu erkennen. Ursachen für Probleme im Umgang miteinander können auf der Seite des Krankenhauses/ des Stationsteams, aber auch auf der Seite der Eltern liegen. Beispielsweise haben Eltern bestimmte Einstellungen oder Vorerfahrungen im Umgang mit dem Kind, die von den Vorgehensweisen im Pflegeteam abweichen. Auf der Seite des Stationsteams könnten z. B. mangelnde Absprachen zu Kommunikationsproblemen führen. Am Beispiel Lisa könnte das bedeuten, dass zwei Pflegekräfte der Mutter die Insulinverabreichung jeweils unterschiedlich erklären.

Grundvoraussetzung für eine komplikationslose Kommunikation und Integration ist ein Pflegepersonal, das versucht, Probleme sachlich zu erkennen und die Verhaltensweisen der Eltern zu verstehen. Nur wenn Verständnis mitgebracht wird, kann angemessen auf das Verhalten der Eltern reagiert werden. Verständnis ist auch dann erforderlich, wenn die Eltern übertrieben, unangemessen oder nicht nachvollziehbar auf bestimmte Situationen reagieren. Das Pflegepersonal hat immer die Aufgabe, die Eltern ernst zu nehmen, Ursachen der Probleme bei allen Beteiligten des Teams zu suchen und gemeinsam Lösungen zu finden. Nur eine derartige Vorgehensweise kann zur Integration und Zufriedenheit der Eltern beitragen.

Aufsichtspflicht

Sind die Eltern nicht anwesend, übernimmt das Pflegepersonal die Aufsichtspflicht für das Kind. Dabei ist zunächst als gesetzliche Grundlage das Grundgesetz mit dem Artikel 1 und 2 zu nennen: Sie beinhalten das Selbstbestimmungsrecht: Jeder Mensch hat Anspruch auf bestimmte Freiräume, die er in Selbstverantwortung gestalten kann. Innerhalb dieser Freiräume übernehmen die Eltern jedoch eine Aufsichtspflicht, was im Bürgerlichen Gesetzbuch im § 832 festgelegt wurde. Wie die Aufsicht zu führen ist, hängt beispielsweise ab vom Alter und Entwicklungsstand des Kindes. Diese Aufsichtspflicht wird von der Pflegekraft übernommen, wenn die Eltern nicht anwesend sind. So ist beispielsweise ein Verlassen der Station in bestimmtem Alter zulässig und möglich. Eine letzte Sicherheit gibt der Pflegekraft jedoch immer eine schriftliche Erlaubnis der Eltern.

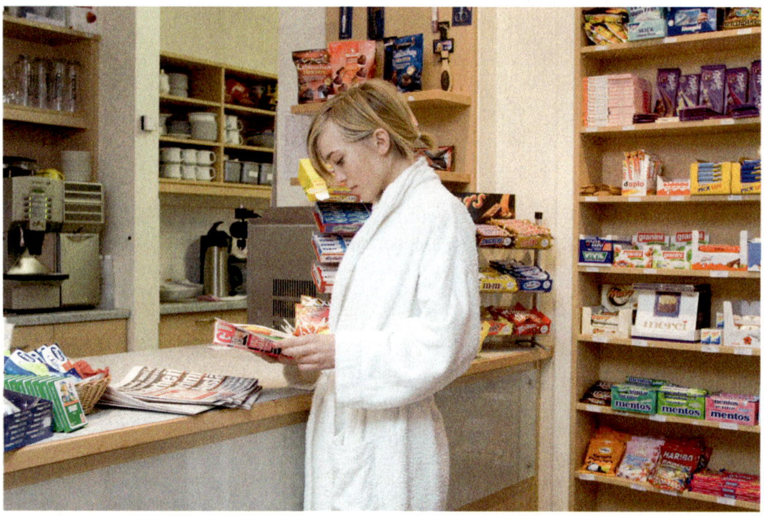

Jugendliche im Krankenhaus-Kiosk

Grundlage der Aufsichtspflicht kann aber auch das Jugendschutzgesetz sein. Dieses besagt beispielsweise, dass Rauchen unter 18 Jahren in der Öffentlichkeit verboten ist (§ 9 JUSchG). Von derartigen gesetzlich vorgeschriebenen Verboten dürfen auch Eltern ihre Kinder nicht befreien – eher im Gegenteil: Eltern und Pflegekräfte machen sich strafbar, wenn sie das Rauchen Jugendlichen unter 18 Jahren erlauben.

?

1. Wie heißen die Phasen des Heimübergangs?
2. Auf welchen Ebenen finden Veränderungen statt, wenn ein Mensch in ein Heim gezogen ist?
3. Was sind die Bestandteile der Pflegedokumentation im Heim?
4. Warum ist der Besuch der Pflegedienstleitung oder Primary Nurse (oder Wohnbereichsleitung) in der eigenen Häuslichkeit des zukünftigen Bewohners so wichtig?
5. Definieren Sie den Begriff Deprivation.
6. Beschreiben Sie die Phasen, die ein Kind durch die Trennung von den Eltern durchlebt.
7. Beschreiben Sie, wie sich ein Trennungstrauma beim Kind zeigt.
8. Erklären Sie das Modell zur Krankenhausverarbeitung von Saile und Schmidt.
9. Nennen Sie Punkte, die einen Krankenhausaufenthalt eines Kindes möglichst positiv beeinflussen.
10. Formulieren Sie die Forderungen der EACH-Charta kurz und in Stichpunkten.
11. Erklären Sie, warum die Integration der Eltern wichtig ist.
12. Erklären Sie, wie die Pflegekraft zur positiven Integration der Eltern beitragen kann.

1. Recherchieren Sie, welche Formulare in Ihrer Einrichtung zur Verlegung in einem Heim zur Verfügung stehen.
2. Überlegen Sie, welche Veränderungen Frau Panke bezogen auf die soziale, ökologische, körperliche und psychische Ebene bei ihrem Heimeintritt durchlebte.
3. Welche Maßnahmen würden Sie als Heimmitarbeiter am Beispiel von Frau Pankes Situation in die Wege leiten zu den Zeitpunkten: vor dem Einzugstag, am Einzugstag und nach dem Einzugstag. Stellen Sie z. B. eine Liste mit allen Informationen zur Umgebung und dem Tagesablauf zusammen. Planen Sie, wann Frau Panke welche Informationen erhalten soll, damit sie einerseits nicht überfordert ist, andererseits jedoch auch relevante Informationen rechtzeitig erhält.
4. Auf Ihrer Station arbeitet eine Kollegin, die ihre Pflegeausbildung vor 40 Jahren gemacht hat. Sie schwärmt davon, wie schön und einfach es für alle Beteiligten war, als die Eltern nicht 24 Stunden bei ihren Kindern im Krankenhaus waren. Eine weitere Kollegin, die ebenfalls schon lange im Dienst ist, stimmt ihr zu. Teilen Sie die Klasse in vier Gruppen. Eine Gruppe trägt Argumente der ersten Kollegin und eine der zweiten Kollegin, die die Abwesenheit der Eltern als angenehm empfunden hat, zusammen. Zwei weitere Gruppen stellen Gesundheits- und Kinderkrankenpflegerinnen dar, die eine Mitaufnahme der Eltern befürworten. Diese Gruppen sollen Argumente suchen, die für diese Vorgehensweise sprechen. Spielen Sie eine kurze Diskussionsrunde im Schwesternzimmer nach.

5 Stellen Sie sich vor, Sie sind eine Gruppe aus Architekten und Innenarchitekten und versuchen den Auftrag für die Erstellung einer idealen Station für Kinder und Jugendliche zu bekommen. Die Station ist ein einstöckiger Anbau an ein bereits bestehendes Krankenhaus und soll ein Zentrum für an Diabetes mellitus erkrankte Kinder verschiedener Altersklassen werden. Ihnen stehen alle finanziellen Mittel zum Bau zur Verfügung. Erstellen Sie in einer Kleingruppe aus Bastelmaterial diese Station in Miniaturversion. Später soll jede Kleingruppe einer gewählten Krankenhausverwaltung (Mitschülerin) ihre Planung vorstellen, um den Auftrag für den Anbau zu erhalten. Die Krankenhausverwaltung entscheidet nach der Präsentation der einzelnen Planungen, wer den Auftrag erhält.

Altenbericht der Bundesregierung: Bericht zur Lage der älteren Generation in der Bundesrepublik Deutschland. Bericht der Sachverständigenkommission an das Bundesministerium für Familie, Senioren, Frauen und Jugend (Hrsg). Erscheint jährlich zu verschiedenen Themen.

Arenz, Jochen: Heimeinzug. Zufriedene Bewohner, optimierte Abläufe. Vinzentz Verlag, Hannover 2001

Hoehl, Mechthild: Ich werde untersucht, aber wie? Kindern Untersuchungen erklären. Georg Thieme Verlag. Stuttgart 2006

Janosch: Ich mach dich gesund, sagte der Bär : Die Geschichte, wie der kleine Tiger einmal krank war. Diogenes Verlag. Zürich 1985

Keller, Sabine: Leben und Wohnen im Alter. Stiftung Warentest, Berlin 2006

Kohnstamm, Rita: Praktische Kinderpsychologie. Huber Verlag. Bern 2006

Kruse, Andreas, Wahl, Hans Werner: Altern und Wohnen im Heim: Endstation oder Lebensort? Hans Huber Verlag, Bern 1994

Oerter, Rolf/Montada, Leo (Hrsg.): Entwicklungspsychologie. 5., Aufl. Beltz Verlag. Weinheim Basel Berlin 2002.

Wingenfeld, Klaus/Korte-Pötters, Ursula/Heitmann, Dieter: Qualitätsmaßstab. Unterstützung beim Einzug in eine Pflegeeinrichtung. Version 1, in Wingenfeld, Klaus/Korte-Pötters, Ursula/Heitmann, Dieter: Referenzmodelle zur Förderung der qualitätsgesicherten Weiterentwicklung der vollstationären Pflege, Institut für Pflegewissenschaft an der Universität Bielefeld 2006

www

www.bmfsfj.de – Bundesministerium für Familie, Senioren, Frauen und Jugend

www.akik.de– Bundesarbeitsgemeinschaft Kind und Krankenhaus e.V.

www.gkind.de – Seite der Gesellschaft der Kinderkrankenhäuser und Kinderabteilungen in Deutschland. Hier findet man versciedene Arbeitsgruppen und Verweise auf Partnerorganisationen.

www.kinderhospital.de/bakuk – Informationen zur BAKUK – Bundesarbeitsgemeinschaft Kind im Krankenhaus e.V.

www.each-for-sick-children.org – EACH Homepage

3 Anwenden des Pflegeprozesses

Herr Reinhold Steinmetz, 53 Jahre, kommt heute zu einer Herzkatheteruntersuchung mit einer möglichen koronaren Dilatation (Herzkranzgefäßerweiterung) auf die kardiologische Station. Herr Steinmetz hat schon seit mehreren Monaten immer wieder Probleme mit dem Herzen. Er schafft die drei Stockwerke in seine Wohnung nur noch sehr langsam und nur mit mindestens einer Verschnaufpause. Oben angekommen, muss er sich immer erst einmal setzen, da er kurzatmig ist. Nachdem zum dritten Mal ein Stechen in der Brust mit Beklemmungsgefühlen und leichter Atemnot aufgetreten war, hatte er einen Termin bei seinem Hausarzt vereinbart. Dieser hatte Herrn Steinmetz das letzte Mal vor drei Jahren wegen einer Grippe behandelt. Nach eingehender Untersuchung äußert er den Verdacht auf Angina pectoris.

Olga betreut Herrn Steinmetz und will mit ihm zusammen den Pflegeprozess erstellen. Doch schon bei der Pflegeanamnese treten erste Schwierigkeiten auf. Man sieht es Herrn Steinmetz an, dass er gerne isst: Er wiegt 124 Kilo bei einer Körpergröße von 172 cm. In den letzten zehn Jahren hätte er so zugenommen, seit er ein eigenes Unternehmen gegründet hat. Seitdem käme er gar nicht mehr zum Einkaufen, geschweige denn zum regelmäßgen Essen, sondern würde sich hauptsächlich von Fast-Food-Angeboten ernähren. Sein Blutdruck ist deutlich erhöht, ebenso seine Blutfette und Leberwerte, laut Aussage des Patienten „schon einige Zeit". Auf die Frage, ob und wie viel Alkohol er trinkt, antwortet er nur ausweichend: „Naja, abends sind das schon immer so zwei bis drei Bierchen, es kann auch mal mehr sein, oder ein Verdauungsschnäpschen nach dem Essen ist auch ganz hilfreich. Und am Wochenende feiere ich ganz gerne mit meinen Freunden beim Fußball."

1 Wie könnte Olga genauere Informationen aus Herrn Steinmetz herausbekommen? Welche Methoden und Fragen kennen Sie?

2 Ab dem 35. Lebensjahr steht jeder versicherten Person alle zwei Jahre ein kostenloser Gesundheitscheck zu. Diskutieren Sie, warum nur ca. jeder 5. daran teilnimmt. Was könnten die Gründe im Fall von Herrn Steinmetz sein?

3 Bei einem erhöhten Cholesterinwert sind entsprechende Maßnahmen wie cholesterinarme Kost, Gewichtsreduktion und eine Diätberatung indiziert. Finden Sie diese Maßnahmen bei Herrn Steinmetz sinnvoll? Begründen Sie Ihre Meinung.

4 Herr Steinmetz trinkt regelmäßig Alkohol. Ab wann spricht man Ihrer Meinung nach von Alkoholismus? Wie sollte sich Olga Herrn Steinmetz gegenüber verhalten?

Pflegeprozess, Grundlagen Band 1, E 1

Der Pflegeprozess ist die Grundlage jedes pflegerischen Handelns. Nur eine geplante zielgerichtete Pflege kann den entsprechenden Erfolg bringen. Die einzelnen Schritte des Pflegeprozesses gleichen dem eines ganz alltäglichen Problemlösungsprozesses.

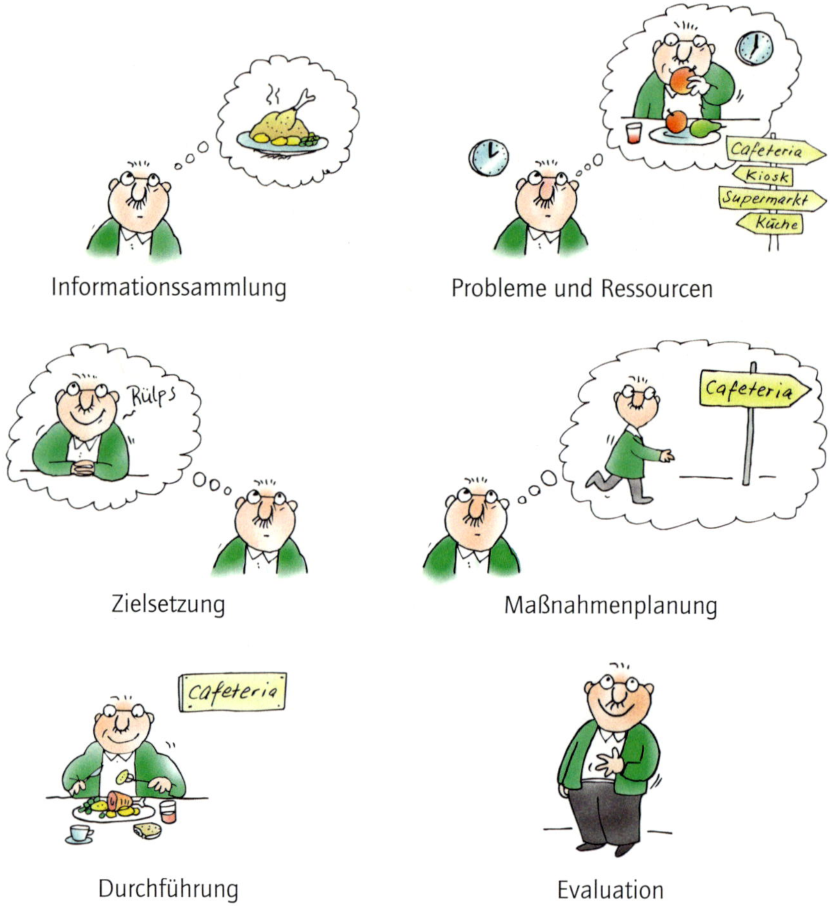
Cafeteria
Kiosk
Supermarkt
Küche
Informationssammlung
Probleme und Ressourcen
Rülps
Cafeteria
Zielsetzung
Maßnahmenplanung
Cafeteria
Durchführung
Evaluation

Pflegeprozess als Problemlösungsprozess am Beispiel: Ich habe Hunger!

3.1 Kind mit Begleitperson

Kind im Krankenhaus Band 2, A 2.2

Muss ein Kind ins Krankenhaus, ist dies eine außergewöhnliche Situation: Aufgrund der Krankheit befindet sich das Kind schon in einem von ihm mehr oder weniger bedrohlich erlebten Ausnahmezustand und zusätzlich muss es seine gewohnte Umgebung verlassen.

Besonders bei jüngeren Kindern lässt sich deshalb meist ein Elternteil mit dem Kind aufnehmen. Die Begleitperson ist demnach 24 Stunden am Tag bei dem Kind und muss zumindest psychisch mitbetreut werden. Die Kosten für die Mitaufnahme werden bei Kindern bis zu 6 Jahren meist von der Krankenkasse übernommen. Bei älteren Kindern müssen sie von der Begleitperson selbst getragen werden oder der Arzt muss die medizinische Notwendigkeit dieser Maßnahme feststellen. In der Regel erhalten jedoch auch kleinere Kinder ohne Begleitperson deutlich mehr Besuch als Erwachsene, so dass tagsüber meist eine vertraute Person als Ansprechpartner vor Ort ist.

Prinzipiell sollte bei der Pflege immer das Umfeld, also auch die Familie einbezogen werden. Bei der Pflege von Kindern ist dies ein Muss, da sie eng in dem Familienverband leben und von diesem abhängig sind. Eltern sind für ihre Kinder unter 18 Jahren verantwortlich. Sie müssen mit allen medizinischen und pflegerischen Handlungen einverstanden sein. Da sie zudem noch wichtige Faktoren für die Kontinuität von Handlungen sind, die später vom Patienten selbst durchgeführt werden, müssen sie aktiv in den Pflegeprozess einbezogen werden.

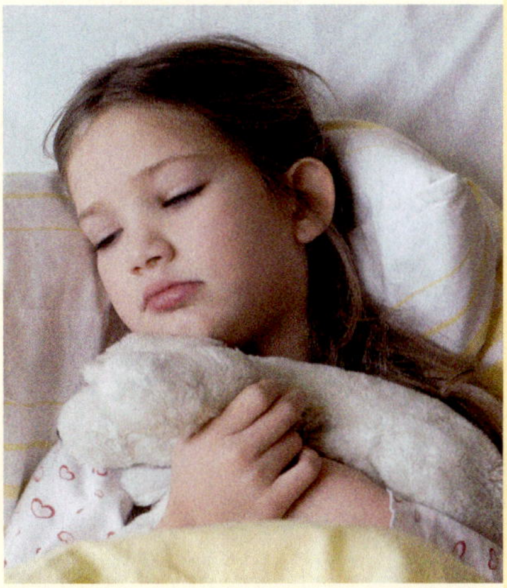

Larissa Slowitz, 5 Jahre, ist ein zierliches, blasses, zurückhaltendes Mädchen. Sie liebt alle Tiere mit einem weichen Fell, spielt mit ihren Puppen und malt gerne. Am allerbesten gefällt es ihr, wenn ihre Mama ihr abends vor dem Schlafengehen eine Geschichte vorliest. Ihr Appetit ist eher mäßig, am liebsten isst sie Obst und Pizza und trinkt Wasser. Besonders im Winterhalbjahr leidet Larissa häufig an grippalen Infekten.

Frau Slowitz, ihre Mutter, ist allein erziehend und 21 Jahre alt. Der Vater kümmert sich nicht um seine Tochter und zahlt auch nur unregelmäßig Unterhalt. Frau Slowitz ist als Kassiererin halbtags in einem Supermarkt tätig. Als sie mit 15 Jahren unverheiratet schwanger wurde, hatte sich ihre Familie von ihr abgewandt. Sie ging zunächst in eine vom Jugendamt betreute Wohngruppe für junge Mütter und zog dann mit 18 Jahren in ihr eigenes kleines Appartment. Selbstständigkeit und finanzielle Unabhängigkeit sind ihr sehr wichtig. „Dann muss ich auf niemanden Rücksicht nehmen und mich nicht ständig bedanken."

Frau Slowitz liebt ihre Tochter über alles und hat oft Angst, im Umgang und in ihrer Erziehung Fehler zu machen. Sie weiß, dass sie Larissa aufgrund der sehr geringen finanziellen Mittel nicht all das bieten kann, was andere Kinder in diesem Alter haben. Sie würde Larissa gerne eine ökologische Ernährung bieten, kann sich aber nur die Produkte aus dem Billigdiscounter leisten. Während Frau Slowitz arbeitet, ist Larissa im Kinderhort. Der schließt schon um 18:00 Uhr, so dass Larissa immer dann, wenn ihre Mutter länger arbeiten muss, von einer Freundin abgeholt wird. Diese ist auch allein erziehend und hat eine 6 Jahre alte Tochter.

Nach mehrmaligen Antibiotikatherapien hat der Hals-Nasen-Ohrenarzt zu einer operativen Entfernung der Tonsillen geraten.

3.1.1 Informationen sammeln

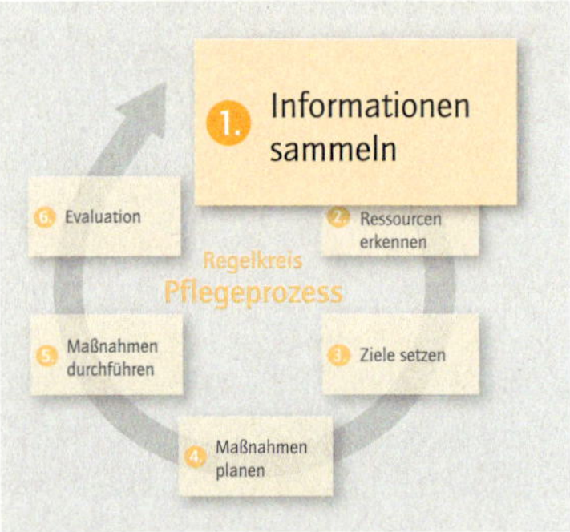

Die Informationssammlung, auch als Pflegeanamnese bezeichnet, dient als Grundlage aller Pflegetätigkeiten. Nur wenn man über den zu pflegenden Menschen genau informiert ist, kann man ihn entsprechend beraten und pflegen. Außerdem bietet sie eine gute Gelegenheit zum Beziehungsaufbau mit dem Patienten.

Die Informationssammlung bei Kindern muss je nach Alter des Kindes unterschiedlich gestaltet werden. Je älter das Kind ist, desto mehr Auskünfte kann es über sich selbst und über seine Vergangenheit geben. Angehörige sind hier eine unverzichtbare Quelle der Informationen. Eltern kennen ihr Kind sehr gut und wissen nicht nur über die Krankheitsgeschichte Bescheid, sondern können wertvolle Hinweise zum Verhalten in bestimmten Situationen liefern, z. B. über das Verhalten bei Schmerzen.

Larissa soll heute operiert werden und kommt mit ihrer Mutter auf Station. Nachdem Larissa und ihrer Mutter das Zimmer und alle wichtigen Einrichtungen gezeigt wurden, holt Pia Pflegeanamnesebogen, Kurve und verschiedene Messinstrumente wie Thermometer, Blutdruckmanschette, Stethoskop und Waage, um die Pflegeanamnese durchzuführen. Sie setzt sich zusammen mit Larissa, die auf dem Schoß von Frau Slowitz sitzt, an den Tisch und fragt Larissa: „Was hast du denn da Niedliches mitgebracht? Ist das etwa dein Hase?" „Ja", antwortet Larissa, „das ist meiner." „Ich habe zu Hause ein ganz süßes Meerschweinchen, das ist zwar viel kleiner als dein Hase, aber ich glaube, die beiden würden sich prima verstehen. Moritz heißt es. Hat dein Hase einen Namen?" „Der heißt Flocki, weil er so weißes Fell hat. Und der hat gar keine Angst vor dem Krankenhaus", antwortet Larissa tapfer und schaut dabei immer wieder zu ihrer Mutter. „Flocki braucht auch keine Angst zu haben, wir passen ja gut auf ihn auf. Wollen wir ihn mal wiegen?"

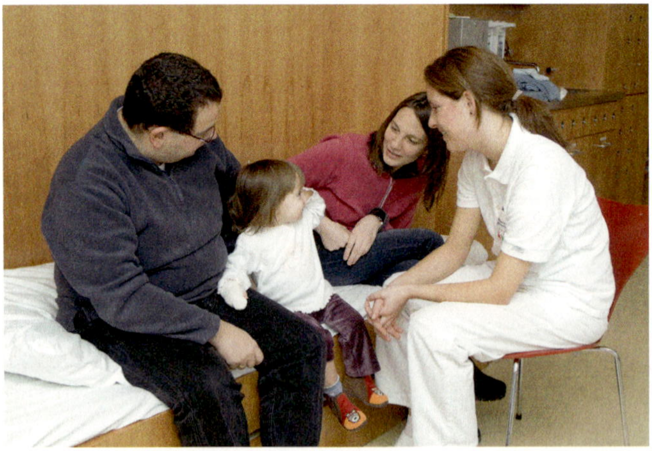

Kommunikation auf Augenhöhe

Die Pflegeperson nimmt am besten zuerst Kontakt zu dem Kind auf und dann erst zur Mutter. So erwirbt man das Vertrauen des Kindes und bekommt Informationen direkt von ihm. Eine andere Möglichkeit ist es, die Angehörigen zu befragen. Fragen nach dem Befinden des Kindes sollten aber direkt an das Kind gestellt werden.

Die Aufnahme von Larissa war geplant. So konnte das Zimmer und der Tagesablauf der Pflegenden entsprechend vorbereitet werden. Bei Notfällen muss sich Pflege schnell umorganisieren und Prioritäten setzen, die meist nicht auf der Erhebung einer Pflegeanamnese liegen.

Notoperationen
Band 4, G 1

Da Pia während ihrer nächsten Dienste für Larissa zuständig ist, muss sie die Pflegeanamnese erheben. Pia sorgt für eine ruhige Atmosphäre bei dem Gespräch. Sie stellt über den Hasen Kontakt zu Larissa her und bezieht sie aktiv in die folgenden Geschehnisse ein. In den Pflegeanamnesebogen und die Patientenkurve trägt sie die nun erhobenen Informationen ein. Schon in den Pflegeanamnesen spiegelt sich das in der Einrichtung gelebte Pflegemodell wider. Pia hält sich bei der Anamnese an die vorgegebenen Struktur des Formulars:

- Stammdaten
- krankheitsbezogene Daten
- individuelle Lebensgewohnheiten
- körperliche Untersuchung

Die Stammdaten sind schnell erledigt, da die Patienten, bevor sie auf Station kommen, meist zuerst in der Aufnahme waren. Dort wurden alle abrechnungsrelevanten Formalien geregelt und die persönlichen Aufkleber vergeben. Diese sind mit allen wichtigen Daten des Patienten und meist mit einem Barcode versehen. Sie werden auf jedes Formular, das den Patienten betrifft, aufgebracht, so dass keine Verwechslung geschehen kann. Hier sollten zur Sicherheit einige Daten wie das Geburtsdatum oder die Adresse nachgeprüft werden.

Dokumentation
Abrechnung
Band 1, E 3

Barcode/Aufnahmenummer: **400483628**

Slowitz, Larissa
Burgweg 5
54322 Gutleben

23.11.2003

AOK Gutleben

Klinikum Gutleben
Kinderstation

Pflegeanamnesebogen des Klinikums Gutleben

Slowitz, Larissa
Burgweg 5
54322 Gutleben

Nationalität: deutsch

Geschlecht: [X] weiblich [ ] männlich

Einweisungsdiagnose: rezidivierende Tonsillitis

Medikamente: [X] nein [ ] ja, folgende:

Allergien: [ ] nein [X] ja, folgende: evtl. Pflasterallergie

Größe: 95 cm Gewicht: 11,3 kg Diäten/Kostform: Vollkost

Probleme/Einschränkungen – Essen: [ ] nein [X] ja, folgende: isst gern Ost und Pizza, mag keine Tomaten und kein Vollkornbrot

Probleme/Einschränkungen – Trinken: [X] nein [ ] ja, folgende: gerne Wasser

Unterstützungsbedarf: [ ] nein [X] ja, folgender: Essenszubereitung (-> Mutter)

Ausscheidung

Veränderungen/Besonderheiten – Urin: [X] nein [ ] ja, folgende:

Veränderungen/Besonderheiten – Stuhl: [ ] nein [X] ja, folgende: heute morgen Durchfall

Unterstützungsbedarf: [ ] nein [X] ja, folgender: Hygienemaßnahmen (-> Mutter)

Aktivität und Bewegung

Bewegungseinschränkungen: [X] nein [ ] ja, folgende:

Unterstützungsbedarf: [ ] nein [X] ja, folgender: Kleiden (-> Mutter); Körperpflege (-> Mutter)

Relevante vitale Funktionen

Beschwerden: zur Zeit keine

Maßnahmen: keine

Schlaf und Ruhe

Gewohnheiten: braucht Schmusetier und Gute-Nacht-Geschichte (-> Mutter)

Allgemein

Auffälligkeiten: Larissa ist ein sehr blasses und zierliches Mädchen. Sie ist sehr zurückhaltend. Ihre Mutter ist ihre wichtigste Bezugsperson.

Umgang mit Krankheit: Laut Mutter klagt Larissa nicht, wenn sie Beschwerden hat. Halsschmerzen würde sie ihr immer nur an ihren veränderten Ess- und Spielgewohnheiten anmerken (trinkt dann nur noch Wasser, mag nicht essen oder spielen). Hat jetzt große Angst vor der Operation.

Zu den krankheitsbezogenen Daten kann Pia die mitgebrachten Papiere zu Rate ziehen. Auch hier sollte sie die Angaben immer noch einmal von der Mutter bestätigen lassen. Zu diesen Daten gehören die Einweisungsdiagnose, Befunde, andere Erkrankungen, Beschwerden, bisherige Maßnahmen, Medikamente, Allergien oder Diäten. Dazu kann man auch die erhobenen Vitalwerte zählen. Es wird immer wieder diskutiert, ob die krankheitsbezogenen Daten eher in die pflegerische oder in die medizinische Anamnese gehören. Egal wer diese Informationen erhebt, sie sollten in jedem Fall anschließend an beide Berufsgruppen weitergegeben werden.

Bei der Erfassung der individuellen Lebensgewohnheiten geht es darum, die für die Klinik und den Aufenthalt relevanten Gewohnheiten zu erfassen, um sie in die Pflege integrieren zu können. Oft verwendet man hier die Vorgaben des angewandten Pflegemodells wie die AEDL von Krohwinkel, die ATL von Juchli oder die LA von Roper. Zudem ist es bei Kindern besonders wichtig, ihren aktuellen Entwicklungsstand zu erfahren, um sie entsprechend unterstützen zu können. Besonders bei kleineren Kindern, deren Sprachvermögen noch nicht entwickelt ist, sind spezielle Begriffe oder Handlungen zu erfragen, die sie benutzen, um auf etwas aufmerksam zu machen. Auch die bisherigen Strategien der Krankheitsbewältigung oder das Verhalten bei bestimmten Symptomen sollte dokumentiert werden, damit dies in Abwesenheit der privaten Bezugsperson von dem Pflegepersonal entsprechend gedeutet werden kann.

Pflegetheorien
Band 1, F 1.3

Die körperliche Untersuchung bezieht sich meist ausschließlich auf aktuelle Veränderungen. Leidet z. B. ein Kind an Psoriasis (Schuppenflechte) würde man sich ein Bild über das Ausmaß machen bzw. eine Fotodokumentation erstellen. Die allgemeine körperliche Untersuchung findet nach und nach bei den verschiedenen Pflegehandlungen statt, sollte dann aber in die Pflegeanamnese nachgetragen werden.

Nachdem Pia die Pflegeanamnese beendet und alles dokumentiert hat, geht sie zu ihrer Mentorin Frau Schneider und sagt: „Die ist ja süß, die Kleine, wenn auch ganz schön dünn. Sie wiegt nur 11 Kilo. Ich frage mich, warum Larissa so wenig wiegt, obwohl ihre Mutter doch eher dazu neigt, sie überzubehüten." Frau Schneider stimmt ihr zu und bittet Pia, in der Pflegeplanung diesen Aspekt zu berücksichtigen.

3.1.2 Probleme und Ressourcen erkennen

Unter der Pflegeplanung versteht man die nächsten drei Schritte des Pflegeprozesses:

- Erkennen von Problemen und Ressourcen
- Zielsetzung
- Planung der Maßnahmen

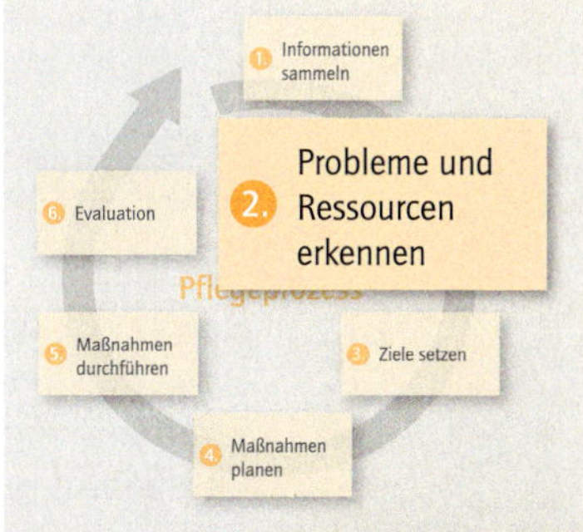

Für das Erkennen von Problemen und Ressourcen ist die enge Absprache mit dem Patienten und den Angehörigen sehr wichtig, da nur der informierte Patient sich entsprechend verhalten kann. So legt der Patient bzw. Angehörige unter Umständen auf ganz andere Probleme, Ziele oder Maßnahmen wert als die Pflege. Umgekehrt kann die Pflege aufgrund ihres Fachwissens Inhalte erkennen, die der Patient nicht wahrnimmt.

Probleme beziehen sich immer auf die pflegerische Tätigkeit, wobei einige Probleme auch andere Berufsgruppen betreffen können. Ein Beispiel dafür ist Fieber: Hier muss zum einen der Arzt die Ursache herausfinden und eine geeignete Therapie anordnen, zum anderen müssen die Pflegenden z. B. die Ernährung und den Flüssigkeitshaushalt anpassen sowie auf den erhöhten Ruhebedarf des Patienten eingehen. Auch die Krankengymnastik muss dies bei ihren Übungen berücksichtigen, um den Patienten nicht zu überfordern.

Ressourcen beziehen sich immer auf Fähigkeiten oder Hilfen, die der Patient zur Lösung von Problemen heranziehen kann. Im Falle von Kindern stellen die Eltern immer eine wichtige Ressource zur Unterstützung des Patienten und der Pflegenden dar.

Pia beginnt zunächst für sich, die individuellen Probleme und Ressourcen von Larissa einander zuzuordnen:

		Ressourcen
Aktuelle Probleme	Angst vor der OP	Mutter ist als Begleitperson mit aufgenommen
Verdeckte Probleme	Untergewicht Öfters Durchfälle	Mutter achtet auf eine gesunde Ernährung
Potentielle Probleme	postoperative Blutungen	Larissa ist ein ruhiges Kind, das mit Puppen spielt und gerne vorgelesen bekommt

3.1.3 Ziele setzen

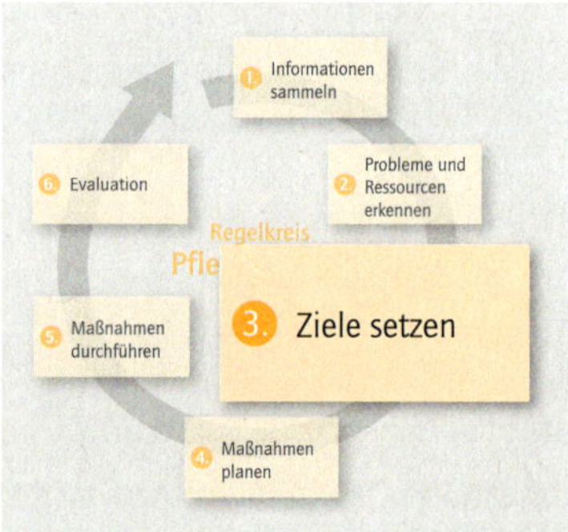

Um zielgerichtete Maßnahmen in der Pflege planen und durchführen zu können, muss festgelegt werden, was man mit den Maßnahmen erreichen will. Die Zielformulierung erweist sich bisher in der Praxis als einer der schwierigsten Schritte des Pflegeprozesses. Häufig werden folgende Fehler begangen:

- anstelle von Zielen werden Maßnahmen beschrieben
- Ziele in weiter Ferne können unerreichbar erscheinen
- das Ziel ist nicht überprüfbar

Nachdem Pia die Probleme formuliert hat, geht sie damit zu Larissa und Frau Slowitz, um diese gemeinsam zu besprechen und Ziele dazu zu formulieren. Frau Slowitz geht davon aus, dass Larissa die Angst nicht ganz genommen werden kann. So einigt man sich darauf, dass Larissa möglichst wenig Angst haben soll. Da dieses Ziel jedoch nicht überprüfbar ist, schlägt Pia die Ballskala vor, eine stationsinterne Messgröße für Angst:

Die Murmel steht für ein ganz kleines bisschen Angst (Wert 1)

Der Tennisball steht für wenig Angst (Wert 2)

Der Fußball bedeutet ziemlich viel Angst (Wert 3)

Eine riesengroße Angst ist so groß wie ein Medizinball (Wert 4)

Zurzeit hat Larissa eine Angst von 2 und Frau Slowitz glaubt, dass Pias genaue Erklärungen, was jetzt geschieht, und die Einbeziehung von Blacky dazu beigetragen haben. Sie glaubt jedoch nicht, dass der Angstwert vor der Operation noch weiter verringert werden kann. Wenn Larissa erst einmal ein bis zwei Tage hier ist, wäre das aber möglich. Danach bespricht Pia die Ziele zu den potentiellen Problemen, die die Operation mit sich bringt.

Pia lässt die verdeckten Probleme zunächst beiseite. Dafür kann es verschiedene Gründe geben:

- Unsicherheit, ob die eigenen Beobachtungen valide (gültig) sind
- falscher Zeitpunkt
- falsche Person

Wichtig ist aber, dass auch diese Probleme angesprochen werden. Dies gilt besonders für unangenehme Themen wie z. B. häusliche Gewalt oder psychische Probleme.

Pia hat folgende Ziele zu den Problemen formuliert:

Aktuelle Probleme	Ziel
1. Angst vor der OP	Am OP-Tag ist die Angst nicht größer als 2 (Ball-Skala) Am 1. Post-OP-Tag nicht größer als 1 Am 2. Post-OP-Tag gleich null Die Evaluation findet jeweils bei den Mahlzeiten und bei Bedarf statt.
Potentielle Probleme (postoperativ)	
2. Wundschmerz	Schmerz ist nie größer als 2 auf der Wong-Baker-Skala (Evaluation bei jeder Vitalwertkontrolle und bei Verdacht auf Schmerzen)
3. Schmerzen beim Schlucken /Gewichtsabnahme	Larissa isst alle Mahlzeiten auf (mind. 1.500 kcal/Tag) und trinkt mind. 1,5 L Flüssigkeit (Ess- und Trinkprotokoll) Sie hält ihr Gewicht während des Aufenthaltes (1 x tägl. vor dem Frühstück wiegen)
4. Blutungen	Es treten keine starken Blutungen auf (Kontrolle bei jedem Kontakt)
5. Infektion der Braunüle	Braunüle ist nicht infiziert (Kontrolle 1 x tägl. im Frühdienst)

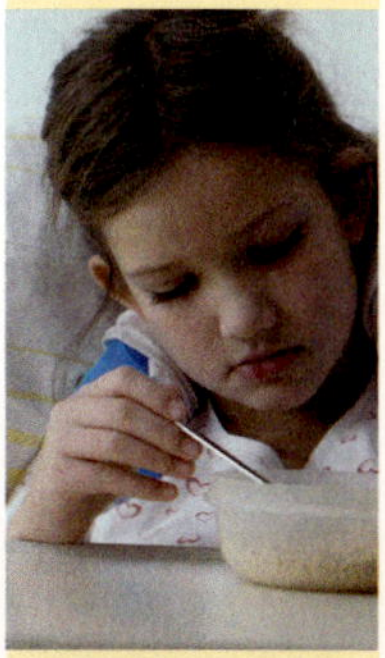

3.1.4 Maßnahmen planen

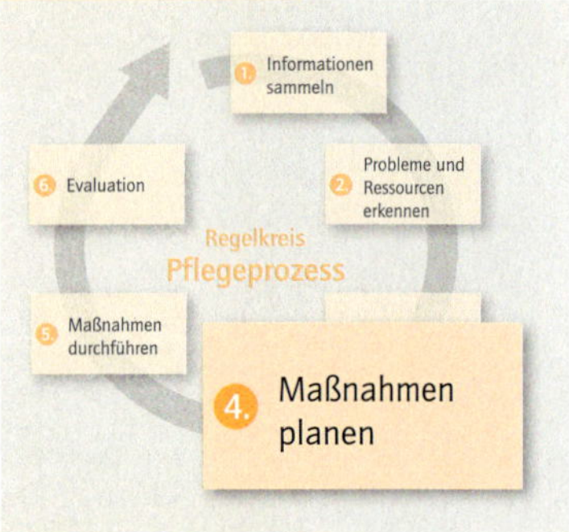
1 Informationen sammeln
2 Probleme und Ressourcen erkennen
4. Maßnahmen planen
5 Maßnahmen durchführen
6 Evaluation
Regelkreis Pflegeprozess

Die Qualität der geplanten pflegerischen Maßnahmen ist abhängig von dem Wissen und der Erfahrung der Pflegeperson. Je größer das Repertoire an Pflegehandlungen ist, desto individueller kann der Maßnahmenplan gestaltet werden. Zu beachten ist jedoch, dass die Kolleginnen sowohl die Fähigkeiten als auch das Material haben müssen, um die Maßnahmen entsprechend durchführen zu können. Wenn z. B. geplant ist, dass der Patient kinästhetisch im Bett bewegt wird, aber nur die planende Fachkraft diese Technik beherrscht, kann die Maßnahme von keiner anderen Pflegeperson durchgeführt werden.

Die Maßnahmenplanung muss mit dem Patienten besprochen werden. Der Patient sollte genau wissen, welche Maßnahmen wann und wie durchgeführt werden, damit er entsprechend mithelfen kann. Im Idealfall werden Maßnahmen, die der Patient eigenständig durchführen soll, ebenfalls geplant.

Im Fall von Larissa ist die Pflegeplanung zum Teil standardisiert, da es sich bei der Tonsillektomie um einen Eingriff handelt, der häufig vorkommt und die Maßnahmen zu den potentiellen Problemen vorgegeben sind.

Tonsille = Gaumenmandel; **Ektomie** = operative Entfernung; **Tousillektomie** = chirurgische Entfernung der Gaumenmandeln

Pia bespricht mit Larissa und ihrer Mutter die Maßnahmen: „Also Larissa, deine Mama wird mit bis in den OP kommen und ist auch wieder da, wenn wir dich wieder abholen.“ Zu den postoperativen Maßnahmen erklärt Pia, dass zur Schmerzstillung und zur Verringerung der Blutungsneigung eine Eiskrawatte nötig sei. Diese müsse mindestens zweistündlich erneuert werden. Frau Slowitz äußert Bedenken, dass Larissa sehr schnell frieren könnte. Pia geht darauf ein, indem sie ihr vorschlägt, erst einmal den zweistündlichen Rhythmus auszuprobieren, man könne die Abstände dann verlängern.

Außerdem würde Larissa alle sechs Stunden ein Schmerzmittel erhalten, das sie auch nehmen soll, wenn sie noch keine Schmerzen habe. Pia bittet Frau Slowitz um intensive Mithilfe bei der Schmerzerkennung. Falls Larissa doch wider Erwarten stärkere Schmerzen bekommen sollte, könne sie jederzeit ein zusätzliches Schmerzmittel haben. Dann geht Pia auf das Essen ein und entwickelt einen den Umständen angepassten, auf Larissa abgestimmten Speiseplan.

Es gibt einen vorgefertigten Pflegemaßnahmenplan, in dem alle Maßnahmen angekreuzt und zum Teil mit individuellen Maßnahmen und handschriftlichen Eintragungen ergänzt werden können.

Pflegemaßnahmenplan

Pflegeproblem/Ressource	Maßnahme
1. Angst vor der OP	Frau Slowitz und Flocki bleiben, bis sie in den OP-Vorraum geschoben wird, bei Larissa und begleitet die Pflegenden, wenn sie nach der Operation abgeholt wird. Alle Pflegemaßnahmen werden zuerst gemeinsam mit Larissa an Flocki durchgeführt.
2. Wundschmerz	Larissa erhält sofort nach der Operation bis zum 2. Post-OP-Tag 2stdl. eine Eiskrawatte, danach bei Bedarf 6 stdl. Schmerzmittelgabe (siehe Anordnung) Bei Schmerzen > 3 Schmerzmittelgabe (siehe Anordnung)
3. Schmerzen beim Schlucken/Gewichtsabnahme	½ Stunde vor den Mahlzeiten Eiskrawatte erneuern 5 Minuten vor den Mahlzeiten Xylocainspray auf Wundgebiet sprühen Breiige Kost mind. 1.500 kcal/Tag (Morgens kalter Kakao und Bananenquark, Mittags (Broccoli-) Cremesuppen, abends Erdbeereis, zwischendurch 2 x 200 ml Fresubin (Geschmack nach Wahl)) Stündlich zum Trinken anhalten, trinkt mind. 1.500 ml/Tag Ess- und Trinkprotokoll führen 1x tgl. vor dem Frühstück wiegen
4. Blutungen	Breiige Kost (siehe oben) Eiskrawatte (siehe oben) Mund nur mit Wasser ausspülen, nicht Zähneputzen Keine körperliche Anstrengung, Larissa mit Malen, Puppe spielen und vorlesen beschäftigen 30° Oberkörperhochlagerung, auch nachts
5. Infektion der Braunüle	1 x tgl. Verbandswechsel der Braunüle mit hypoallergenem Pflaster

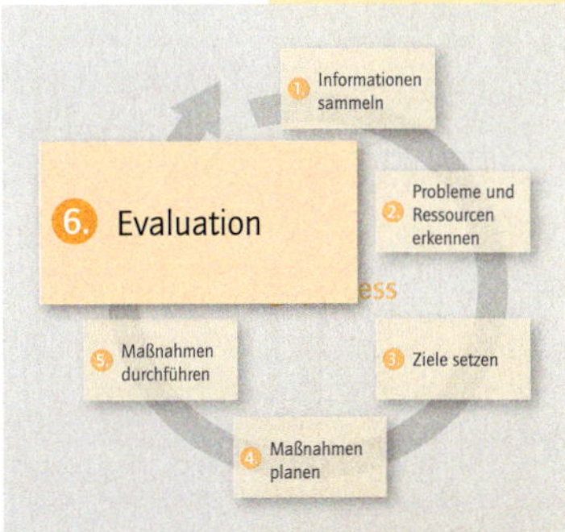

3.1.5 Durchführen und Evaluieren

Bei der Durchführung der Pflegemaßnahmen sollte die Dokumentation immer vor Ort sein, damit man sein Handeln entsprechend der Planung ausrichten kann. Leider ist dies nicht immer möglich, da die pflegerische Dokumentation meist ein Teil der Gesamtakte des Patienten darstellt und auch für andere Personengruppen zur Verfügung stehen muss. Es sollte jedoch auf eine zeitnahe Dokumentation geachtet werden. Sie verhindert, dass am Ende einer Schicht wichtige Inhalte in Vergessenheit geraten.

Bei jedem Patientenkontakt findet eine Evaluation statt, indem der Patient genau beobachtet und wahrgenommen wird. Bei Larissa würde z. B. auf Anzeichen von Angst, Schmerzen oder einer starken Blutung geachtet werden. Manche Ergebnisse werden nur zu bestimmten Zeiten evaluiert, wie in Larissas Fall das Gewicht oder die Lage der Braunüle.

Nach der OP ist Larissa wach, aber noch ziemlich verschlafen. Sie weint und zittert vor Kälte. Von Pia erhält sie zunächst eine zweite Decke und ein warmes Kirschkernsäckchen auf den Bauch. Erst als ihr langsam wieder wärmer wird, erhält sie die erste Eiskrawatte.

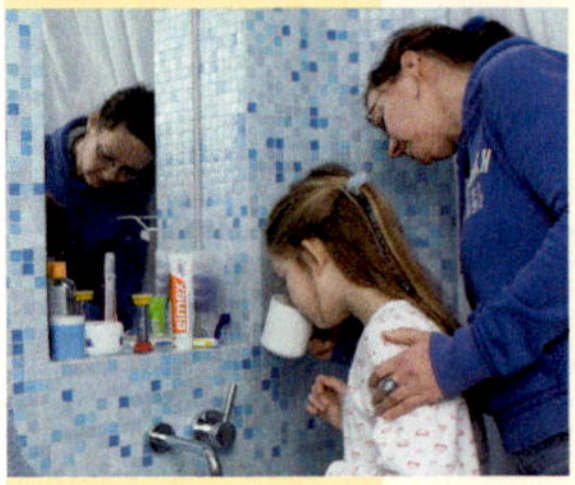

Am zweiten post-operativen-Tag stehen Frau Slowitz und Larissa schon am Waschbecken. Larissa spült sich gerade den Mund aus, als Pia dazu kommt. Ihre Mutter fragt Pia, wann Larissa das erste Mal wieder duschen dürfe. Pia antwortet: „Ich denke, das müsste heute möglich sein, aber fragen Sie bitte den Arzt noch einmal bei der Visite. Ich nehme auch an, dass wir die Braunüle heute entfernen, deshalb verbinde ich sie jetzt noch nicht frisch. Sollte sie doch bleiben, dann hole ich das vor dem Mittagessen noch nach."

Pia musste aufgrund der aktuellen Situation von der Pflegeplanung abweichen. Die Abweichung hat sie mit einer Begründung im Pflegebericht vermerkt.

Pflegebericht

Datum	Uhrzeit		Hz.
19.01.	*14:00*	*Larissa hat nach der Operation stark gefroren, erhielt ein warmes Kirschkernsäckchen und eine zweite Decke und zunächst keine Eiskrawatte.*	
	15:30	*Larissa friert nicht mehr, 2. Decke noch belassen, hat jetzt die erste Eiskrawatte erhalten.*	

Wichtig ist oftmals nicht die unbedingte Durchführung der geplanten Pflege, sondern eine der Situation angepasste, fachgerechte Pflege.

Der aktuelle Pflegebedarf wegen des starken Frierens von Larissa, der eine einmalige Situation während ihres Aufenthalts bedeutete, wurde von Pia lediglich im Pflegebericht dokumentiert. Es handelt sich dabei um eine einmalige Handlung, die nicht im Sinne des Pflegeprozesses anhand der sechs Schritte dokumentiert werden muss. Hier genügt die Dokumentation im Pflegebericht.

Doppeldokumentationen kosten Zeit und sind unnötig.

So müssen z. B. in der Kurve vermerkte, problemlose Verbandswechsel oder Medikamentengaben nicht im Durchführungsnachweis oder im Pflegebericht vermerkt werden.

3.2 Pflegediagnosen im Krankenhaus

Der Pflegeprozess im Krankenhaus bezieht sich meist auf die aktuell vorliegenden Probleme. Die durchschnittliche Verweildauer im Krankenhaus beläuft sich zurzeit auf etwa acht Tage. In dieser kurzen Zeit erwartet weder der Patient eine Lösung seiner generellen Gesundheitsprobleme, noch kann die Pflege dies leisten. Sie kann jedoch diese Probleme bewusst wahrnehmen, dem Patienten aufzeigen und beratend tätig werden.

Die Anwendung und Dokumentation des Pflegeprozesses dient der Qualitätssicherung, der rechtlichen Absicherung und der Kommunikation innerhalb der Pflege und mit anderen Berufsgruppen. Er dient auch als Nachweis der geleisteten Pflege. Je nach Aufwand der Pflege kann hier der Schweregrad der DRG erhöht werden.

DRG
Band 1, D 2.5

Viele Krankenhäuser haben ihre Dokumentation auf die elektronische Patientenakte umgestellt. Für die Pflege bedeutet dies, dass die gesamte Dokumentation über bestimmte Computerprogramme durchzuführen ist. Je nach Programm sind die unterschiedlichsten Verknüpfungen denkbar.

elektronische
Patientenakte
Band 1, E 3.6

Besonders geeignet für diese Dokumentationsform sind Pflegediagnosen, die sich aber auch bei der herkömmlichen Papierdokumentation anwenden lassen.

Pflegediagnosen sind klare Definitionen von bestehenden oder drohenden pflegerischen Problemen. Sie können sich zum Teil mit den Diagnosen anderer Berufgruppen überschneiden. Wird eine Pflegediagnose gestellt, wissen dadurch alle anderen Pflegenden der Station oder Einrichtung, was darunter zu verstehen ist.

Pflegediagnosen
Band 1, E 1.3.4

Die Pflegediagnose sollte immer aus folgenden Elementen bestehen:

- Name der Pflegediagnose
- Symptome
- zu Grunde liegende Faktoren
- Risikofaktoren
- mögliche Ziele
- mögliche Maßnahmen

Verknüpfungsmöglichkeiten der elektronischen Patientenakte

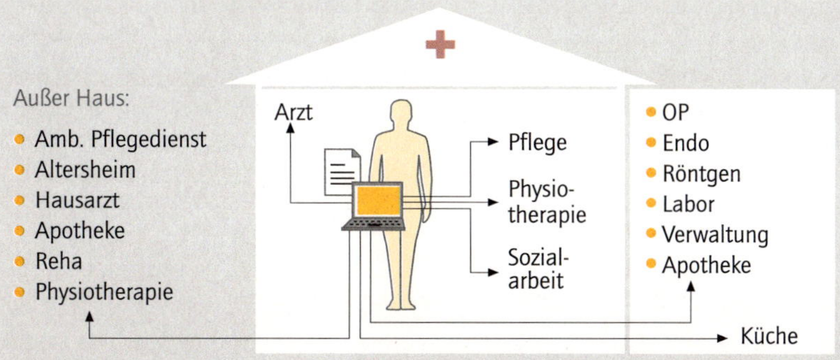

Horst Lavender, 91 Jahre, ist eigentlich ein rüstiger Rentner. Trotz einer frühen Kinderlähmung, durch die sein rechter Arm gelähmt wurde, und seines hohen Alters ist er noch viel unterwegs. Gemeinsam mit seiner 18 Jahre jüngeren Frau reist er mit dem Wohnmobil oft durch Europa. Zu seinen beiden Kindern und deren Familien hat er sehr guten Kontakt. Seine Tochter, mit 63 selbst schon Rentnerin, lebt im gleichen Ort wie er. Sein Sohn lebt und arbeitet schon seit 30 Jahren in den Vereinigten Staaten.

In letzter Zeit fühl sich Herr Lavender ständig müde. Er ist sehr schnell erschöpft und sieht blass aus. Bei einem Besuch des Hausarztes stellt dieser eine Anämie fest und sucht nun nach einer Ursache. Er hat mit Herrn Lavender besprochen, dass während eines Krankenhausaufenthaltes alle nötigen Untersuchungen stattfinden können. Herr Lavender wird heute im Krankenhaus Gutleben auf der Internistischen Station aufgenommen. Er kommt mit der Einweisungsdiagnose Anämie unklarer Genese und soll eine Koloskopie, Gastroskopie und diverse Blutuntersuchungen erhalten.

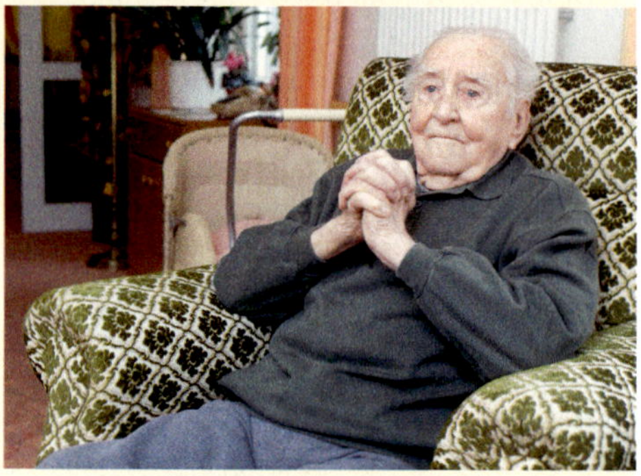

Wann immer es geht, nimmt Herr Lavander den gelähmten Arm mit

3.2.1 Informationen sammeln

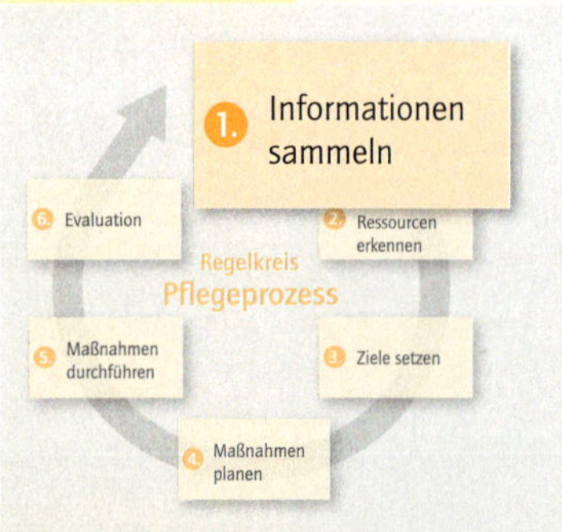

Schon in der letzten Woche war Herr Lavender zur Voraufnahme im Krankenhaus.

Tim soll ihn während seiner nächsten Frühdienste betreuen. Als Herr Lavender mit seiner Frau um 08:30 Uhr auf der Station erscheint, begrüßt ihn Tim und bittet ihn, mit ins Büro zu kommen. Auf die Frage, ob er seine Frau mitnehmen möchte, antwortet Herr Lavender: „Meine Frau und ich haben keine Geheimnisse voreinander".

Im PC ruft Tim die von der Aufnahme angelegte Kurve von Herrn Lavender auf und überprüft ein paar wichtige Daten wie Vorname, Geburtsdatum und Einweisungsdiagnose, indem er sie vorliest und sie von dem Patienten bestätigen lässt. Dann legt er eine Pflegeanamnese an. Diese ist auch schon mit den Stammdaten von Herrn Lavender versehen. Sie orientiert sich an den AEDLs von Krohwinkel.

Kommunizieren – Schwerhörig, trägt an beiden Ohren Hörgeräte, die er selbstständig bedient

Sich bewegen – rechter Arm seit über 60 Jahren gelähmt, ist zurzeit schon nach kurzen körperlichen Anstrengungen schnell erschöpft

Essen und trinken – trägt Zahnprothese oben und unten, isst Vollkost, seine Frau reinigt ihm die Prothesen jeden Abend gründlich und zerkleinert ihm die Mahlzeiten mundgerecht, bzw. hilft ihm beim Brotschmieren

Ausscheiden – Bei Durchfällen hat Herr Lavender ein paar „Einlagen", mit denen er sich selbst versorgt

Sich waschen, kleiden und pflegen – Seine Frau hilft ihm beim Rückenwaschen und An- und Auskleiden

Ruhen und schlafen – ist seit einigen Wochen ständig müde, schläft viel

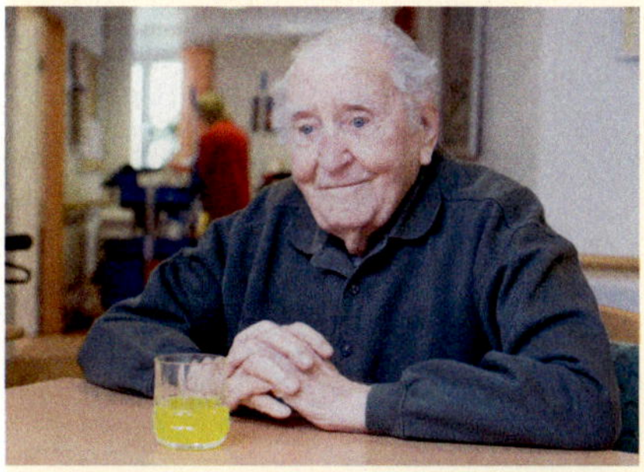

Bei den anderen AEDLs gibt er Selbstständigkeit an.

Herr Lavender legt Tim im Anschluss einen eng auf beiden Seiten beschriebenen DIN-A 4 Zettel vor. Auf ihm sind alle bisherigen Erkrankungen, Operationen und Diagnosen von Herrn Lavender mit den entsprechenden Jahreszahlen vermerkt – von dem 1932 gezogenen Weisheitszahn bis zum Zeckenbiss vor drei Jahren. Tim sieht sich den Zettel aufmerksam an und nickt anerkennend. Er fragt Herrn Lavender, ob er diesen Zettel kopieren und der Krankenakte beilegen darf. Dieser stimmt zu. Tim erhebt nun noch die auf Station bei einer Aufnahme üblichen Vitalparameter.

Nachdem alle Informationen vollständig sind, zeigt das Programm verschiedene Pflegediagnosen an, aus denen Tim folgende auswählt:

Eingeschränkte Hörfähigkeit

Erschöpfung

Einschränkungen bei der Nahrungsaufnahme

Stuhlinkontinenz

Einschränkungen bei der Körperpflege

Einschränkungen beim An- und Auskleiden

Müdigkeit

In dem beschriebenen Fall führt Tim den Patienten zum Aufnahmegespräch in das Büro und nicht in das Patientenzimmer, in dem noch zwei weitere Patienten mithören würden, um dessen Privatsphäre zu schützen.

Tim orientiert sich bei der Pflegeanamnese an den vorgegebenen AEDLs und gibt alle wichtigen Antworten sofort in das Formular ein. Es gibt zu den einzelnen Punkten Fragen, die je nach Bedarf zusätzlich beantwortet werden können. Einige Pflegende finden es unangenehm, wenn sie beim Patientenkontakt am Computer arbeiten. Es besteht jedoch nur wenig Unterschied, ob die Antworten auf Papier aufgeschrieben oder in den PC eingegeben werden.

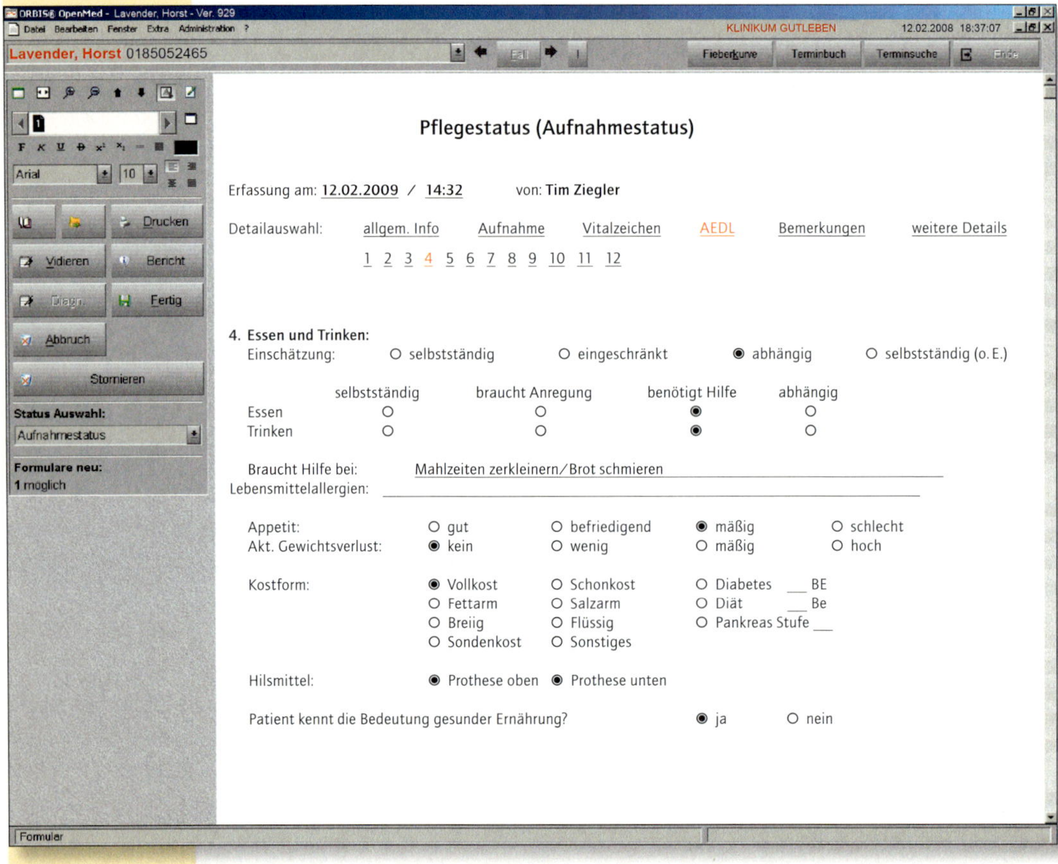

Pflegestatus (Aufnahmestatus)

Erfassung am: 12.02.2009 / 14:32 von: Tim Ziegler

Detailauswahl: allgem. Info | Aufnahme | Vitalzeichen | AEDL | Bemerkungen | weitere Details

1 2 3 4 5 6 7 8 9 10 11 12

4. Essen und Trinken:

Einschätzung: ○ selbstständig ○ eingeschränkt ◉ abhängig ○ selbstständig (o. E.)

	selbstständig	braucht Anregung	benötigt Hilfe	abhängig
Essen	○	○	◉	○
Trinken	○	○	◉	○

Braucht Hilfe bei: Mahlzeiten zerkleinern/Brot schmieren

Lebensmittelallergien: ______

Appetit:	○ gut	○ befriedigend	◉ mäßig	○ schlecht
Akt. Gewichtsverlust:	◉ kein	○ wenig	○ mäßig	○ hoch
Kostform:	◉ Vollkost	○ Schonkost	○ Diabetes __ BE	
	○ Fettarm	○ Salzarm	○ Diät __ Be	
	○ Breiig	○ Flüssig	○ Pankreas Stufe __	
	○ Sondenkost	○ Sonstiges		
Hilsmittel:	◉ Prothese oben	◉ Prothese unten		

Patient kennt die Bedeutung gesunder Ernährung? ◉ ja ○ nein

Mit der detaillierten Krankengeschichte ist Tim richtig umgegangen. Er hat sie sich genau angesehen und ihre Relevanz für die Pflege beurteilt. Dabei kam er zu dem Entschluss, dass sie nicht relevant für die momentane Pflege von Herrn Lavender ist, sehr wohl aber den Ärzten Hinweise geben könnte. Deshalb nimmt er die Informationen an deren Stelle an und leitet sie weiter.

Aufgrund der vorhandenen Informationen zeigt das Programm alle Pflegediagnosen an, bei denen diese Informationen eine Rolle spielen. Die Pflegeperson muss nun aufgrund ihrer Fachkenntnisse die richtige Pflegediagnose auswählen. Dabei muss sie die individuellen Angaben des Patienten berücksichtigen.

Die Stuhlinkontinenz bei Durchfall würde bei einem Krankenhausaufenthalt in der Regel keine Rolle spielen. Da Herr Lavender sich zur Vorbereitung der Koloskopie Abführmaßnahmen unterziehen muss, hat Tim diese Pflegediagnose dennoch ausgewählt.

3.2.2 Probleme und Ressourcen erkennen

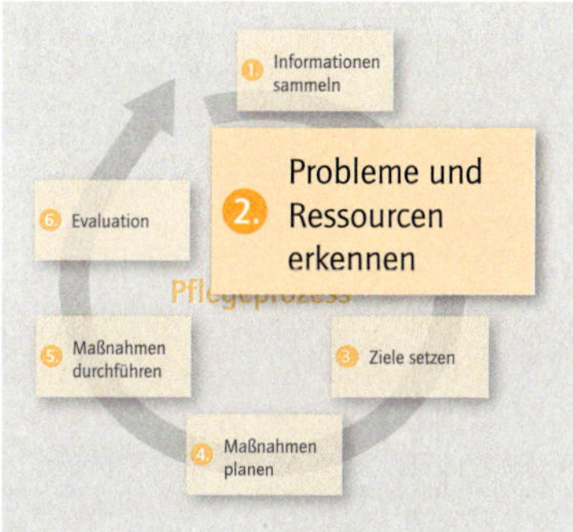

Tim erläutert Herrn Lavender und dessen Frau die gestellten Pflegediagnosen und definiert mit ihm die genauen Probleme und Ressourcen.

- Eingeschränkte Hörfähigkeit – hört auf beiden Ohren schwer, trägt tagsüber an beiden Ohren Hörgeräte, die er selbst bedient und nachts entfernt.
- Erschöpfung – ist zurzeit schon nach kurzen körperlichen Anstrengungen schnell erschöpft, kann deshalb keine Treppen laufen; merkt selbst, wenn es ihm zu Viel wird.
- Einschränkungen bei der Nahrungsaufnahme – trägt Zahnprothese oben und unten, die er abends nicht alleine reinigen kann; rechter Arm ist gelähmt, deshalb kann er sich die Mahlzeiten nicht mundgerecht zerkleinern bzw. Brot selbst schmieren, wird mittags und abends von der Ehefrau übernommen.
- Patient kann selbst bestimmen, was, wann und wie viel er essen möchte.
- Stuhlinkontinenz – nur bei Durchfällen (während der Abführmaßnahme), Patient kann Inkontinenzmaterial selbst benutzen.
- Einschränkungen bei der Körperpflege – rechter Arm ist aufgrund einer Kinderlähmung gelähmt, kann sich deshalb den Rücken nicht waschen, kann von Ehefrau übernommen werden.
- Einschränkungen beim An- und Auskleiden – rechter Arm ist gelähmt, braucht deshalb Hilfe beim An- und Ausziehen der Oberbekleidung.
- Müdigkeit – aufgrund der Anämie ständig müde, verordnet sich selbst viel Schlaf.

Herr Lavender hat sehr viele Ressourcen, die zum Teil schon während der allgemeinen Informationssammlung erhoben wurden. Man kann sie unterteilen in

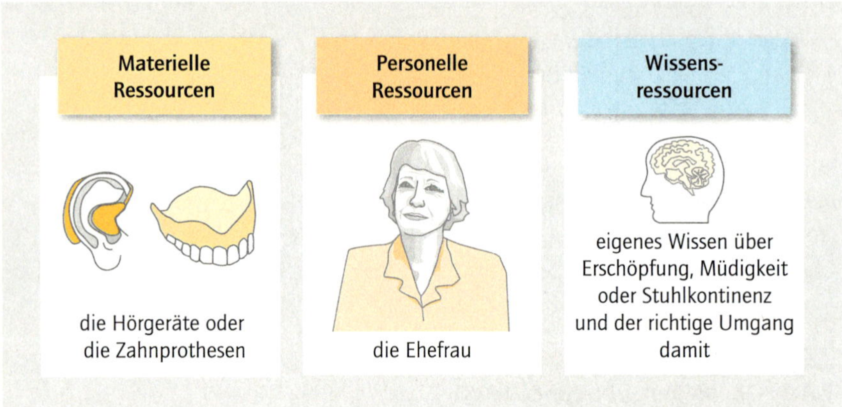

Bis auf die Stuhlinkontinenz, die ein potentielles Problem ist, sind alles bestehende Probleme, die die Pflege berücksichtigen muss.

Tim sucht die Pflegeprobleme, die auf Herrn Lavender zutreffen, aus und ergänzt diese. Sieht er Probleme, die in dem Programm nicht zur Auswahl stehen, kann er diese ergänzen.

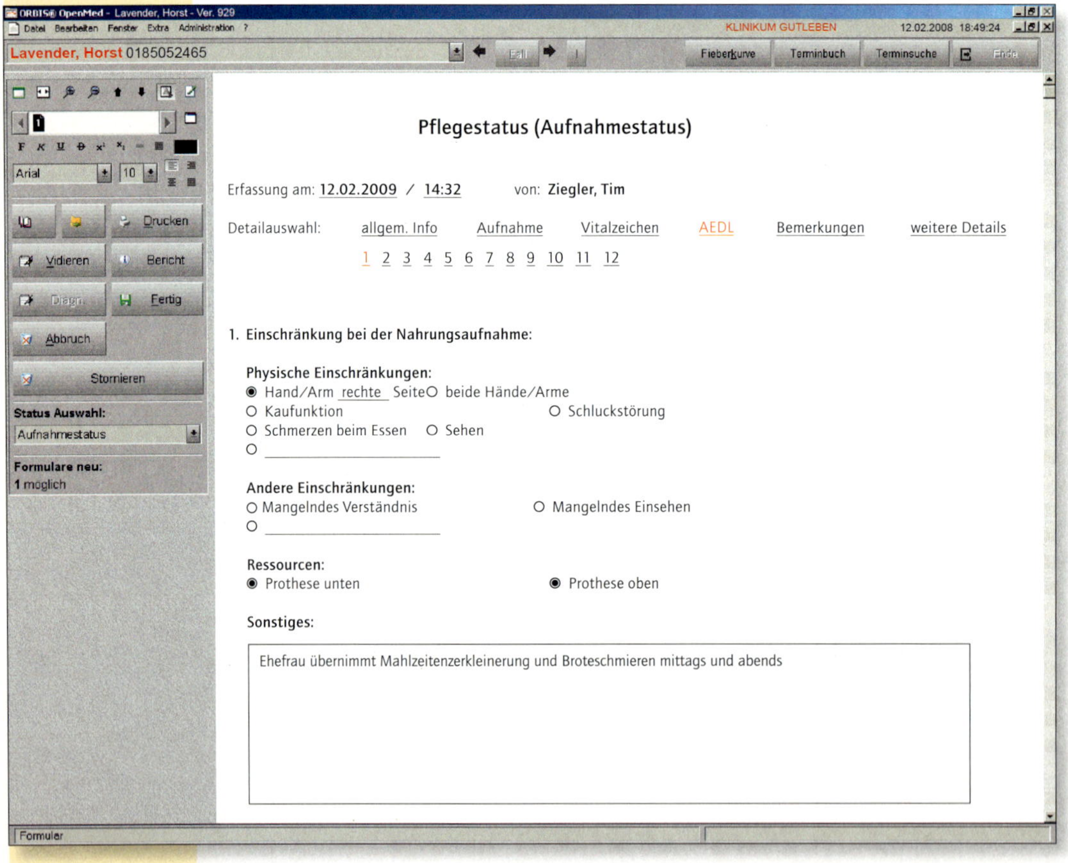

Pflegestatus (Aufnahmestatus)

Erfassung am: 12.02.2009 / 14:32 von: **Ziegler, Tim**

Detailauswahl: allgem. Info Aufnahme Vitalzeichen AEDL Bemerkungen weitere Details

1 2 3 4 5 6 7 8 9 10 11 12

1. Einschränkung bei der Nahrungsaufnahme:

Physische Einschränkungen:
◉ Hand/Arm rechte Seite ○ beide Hände/Arme
○ Kaufunktion ○ Schluckstörung
○ Schmerzen beim Essen ○ Sehen
○ ____________________

Andere Einschränkungen:
○ Mangelndes Verständnis ○ Mangelndes Einsehen
○ ____________________

Ressourcen:
◉ Prothese unten ◉ Prothese oben

Sonstiges:

Ehefrau übernimmt Mahlzeitenzerkleinerung und Broteschmieren mittags und abends

3.2.3 Ziele setzen

Allgemeine Ziele werden durch die Pflegediagnosen schon vorgegeben und müssen auf den Patienten individuell zugeschnitten werden, z. B. der Zeitpunkt der Zielerreichung oder ein zu erreichender messbarer Wert. Auch hier können wieder individuelle Ziele vorgegeben werden. Die Ziele können sich sowohl an der Pflegediagnose als auch an den einzelnen Problemen orientieren.

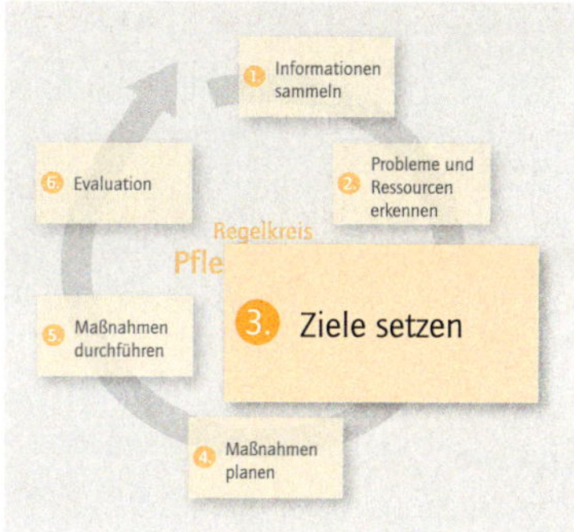
1. Informationen sammeln
2. Probleme und Ressourcen erkennen
3. Ziele setzen
4. Maßnahmen planen
5. Maßnahmen durchführen
6. Evaluation
Regelkreis
Pfle

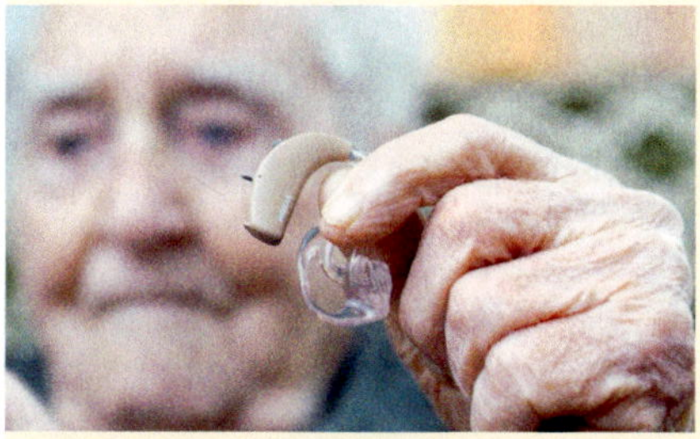

Tim wählt aus den vorgegebenen Zielen die passenden für Herrn Lavender aus und bespricht sie mit ihm. „Welches Ziel hätten wir bei der Schwerhörigkeit? Eigentlich geht es hier ja nur darum, dass Sie Ihre Hörgeräte tragen, wenn wir Ihnen etwas mitzuteilen haben", sagt Tim. „Und die bediene ich selbst", meint dazu Herr Lavender. Seine Frau ergänzt: „Aber nachts, da muss ich immer mit dir schreien. Ich weiß nicht, ob das hier im Krankenhaus für deine Mitpatienten so angenehm ist. Vielleicht solltest du dann doch wenigstens ein Gerät nehmen?" Herr Lavender nickt zustimmend und Tim fragt weiter: „Sie sagten, dass Sie selbst gut merken, wenn Ihnen etwas zu viel wird? Sie müssen uns das sagen. Wir nehmen dann entsprechend Rücksicht darauf. Ebenso werden wir das mit der Müdigkeit halten. Der Schlaf hat bei Ihnen Vorrang." „Naja, so schlimm ist das mit dem Schlaf nicht", meint Herr Lavender, „wenn ich zurzeit meine Nächte durchschlafen und zwei Stunden Mittagruhe halten kann, dann reicht das für mich." „Dann hätten wir da noch das Essen, den Rücken waschen und an- und ausziehen." „Ich denke, da brauchen Sie sich keine großen Sorgen zu machen", greift Herr Lavender sofort ein, „das meiste kann ich ja selbst und so soll es auch bleiben."

Da Herr Lavender nur einer unterstützenden Pflege bedarf und diese entsprechend seinen Bedürfnissen einfordern kann, ist dies das Hauptziel der Pflegehandlung. Herr Lavender legt seinen Forderungen seine individuellen Ziele zu Grunde. Er gibt der Pflege keinen Anlass, an deren Richtigkeit zu zweifeln. Es kann vielmehr unausgesprochen davon ausgegangen werden, dass die Ziele des Patienten und die der Pflege übereinstimmen, deshalb müssen sie nicht noch einmal im Detail aufgezählt werden.

Anders müsste Tim handeln, wenn Herr Lavender z. B. unter- oder übergewichtig oder ungepflegt wäre. Dann müsste er sich mit dessen persönlichen Zielen auseinandersetzen und sie mit denen der Pflege abstimmen.

3.2.4 Maßnahmen planen

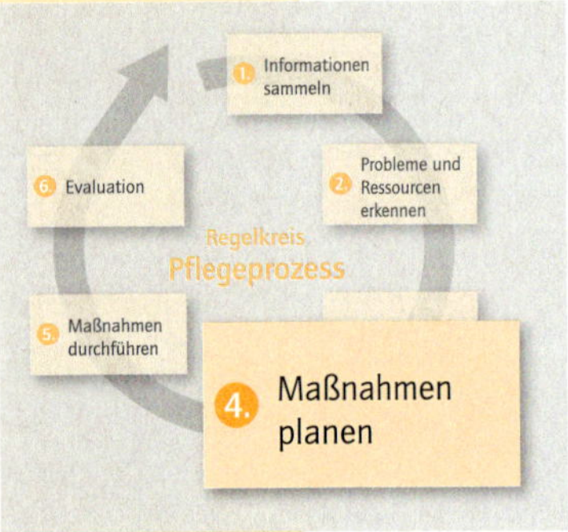

Bei der Maßnahmenplanung mit Pflegediagnosen werden entsprechend den Problemen, Ressourcen und Zielen eine breite Palette von Maßnahmen angeboten, aus denen die entsprechenden für den Patienten ausgewählt und individuell ergänzt werden müssen. Da es sich im Fallbeispiel um unterstützende Pflege handelt, müssen bei der Maßnahmenplanung und bei der Durchführung der Pflege die Wünsche und Gewohnheiten des Patienten berücksichtigt werden. Herr Lavender wird voraussichtlich nur wenige Tage in der Klinik bleiben, deshalb steht der Zeitaufwand einer konkreten Auflistung all seiner Bedürfnisse und Gewohnheiten in keinem Verhältnis zum Nutzen. Er kann bei der Durchführung der Maßnahmen nach seinen konkreten Wünschen befragt werden.

Im Fallbeispiel hat der Patient im Verlauf des bisherigen Pflegeprozesses schon sehr viele Wünsche bezüglich der Maßnahmen geäußert, so dass ein Maßnahmenplan wie folgt aussehen könnte:

Pflegemaßnahmenplan

Pflegeproblem	Maßnahme
1. *Eingeschränkte Hörfähigkeit*	*Bei Patientenkontakt darauf achten, dass er mindestens ein Hörgerät trägt, b. Bed. Zeit lassen, es einsetzen zu können*
2. *Erschöpfung*	*Wünsche und Bedürfnisse des Patienten bezügl. seiner Belastbarkeit berücksichtigen*
3. *Einschränkungen bei der Nahrungsaufnahme*	*Wünsche und Bedürfnisse des Patienten bezüglich der Zerkleinerung der Mahlzeiten und Vorbereiten der Brote berücksichtigen*
4. *Stuhlinkontinenz*	*Dem Patienten während der Abführphase Schmetterlings-Inkontinenzeinlagen hinlegen*
5. *Einschränkungen bei der Körperpflege*	*Abends Zahnprothesen reinigen, Wünsche und Bedürfnisse des Patienten bezüglich der Körperpflege berücksichtigen*
6. *Einschränkungen beim An- und Auskleiden*	*Wünsche und Bedürfnisse des Patienten bezügl. des An- und Auskleidens berücksichtigen*
7. *Müdigkeit*	*Alle Maßnahmen außerhalb des Nachtschlafes (von 22:00 bis 07:00 Uhr) und des Mittagschlafes (12:30 bis 14:30 Uhr) legen.*

Als Tim den Maßnahmenplan erstellt, findet er, dass nun doch nur sehr wenige Maßnahmen im Verhältnis zu den vielen Pflegediagnosen geplant wurden. Als er den Maßnahmenplan mit Herrn Lavender bespricht, meint dieser misstrauisch: „Meine Frau taucht ja darin gar nicht auf. Sie wird aber doch einiges für mich übernehmen, wenn sie mich besucht. So haben wir uns eigentlich gedacht, dass ich mich erst nachmittags dusche, damit sie mich unterstützen kann und wir das Pflegepersonal entlasten." Wir sind Ihrer Frau dankbar für die Unterstützung. Bei unserer Dokumentation taucht Ihre Frau jedoch „nur" als Ihre Ressource auf, über die nur sie und nicht wir verfügen können. Deshalb müssen wir auf Ihre Wünsche und Bedürfnisse achten und Sie sagen uns, was wir anstelle Ihrer Frau erledigen sollen." antwortet Tim.

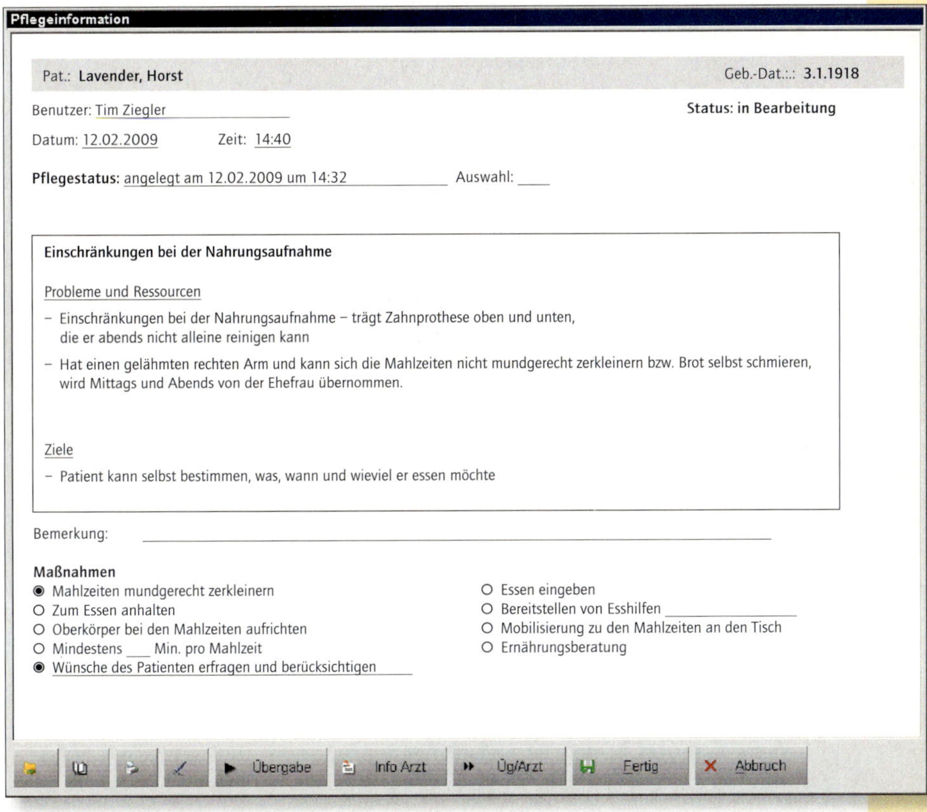

Pflegeinformation

Pat.: **Lavender, Horst** Geb.-Dat.:.: **3.1.1918**

Benutzer: Tim Ziegler **Status: in Bearbeitung**

Datum: 12.02.2009 Zeit: 14:40

Pflegestatus: angelegt am 12.02.2009 um 14:32 Auswahl: ____

Einschränkungen bei der Nahrungsaufnahme

Probleme und Ressourcen

- Einschränkungen bei der Nahrungsaufnahme – trägt Zahnprothese oben und unten, die er abends nicht alleine reinigen kann
- Hat einen gelähmten rechten Arm und kann sich die Mahlzeiten nicht mundgerecht zerkleinern bzw. Brot selbst schmieren, wird Mittags und Abends von der Ehefrau übernommen.

Ziele

- Patient kann selbst bestimmen, was, wann und wieviel er essen möchte

Bemerkung: ____

Maßnahmen

- ◉ Mahlzeiten mundgerecht zerkleinern
- ○ Zum Essen anhalten
- ○ Oberkörper bei den Mahlzeiten aufrichten
- ○ Mindestens ___ Min. pro Mahlzeit
- ◉ Wünsche des Patienten erfragen und berücksichtigen
- ○ Essen eingeben
- ○ Bereitstellen von Esshilfen ____
- ○ Mobilisierung zu den Mahlzeiten an den Tisch
- ○ Ernährungsberatung

Übergabe | Info Arzt | Üg/Arzt | Fertig | Abbruch

3.2.5 Durchführen und Evaluieren

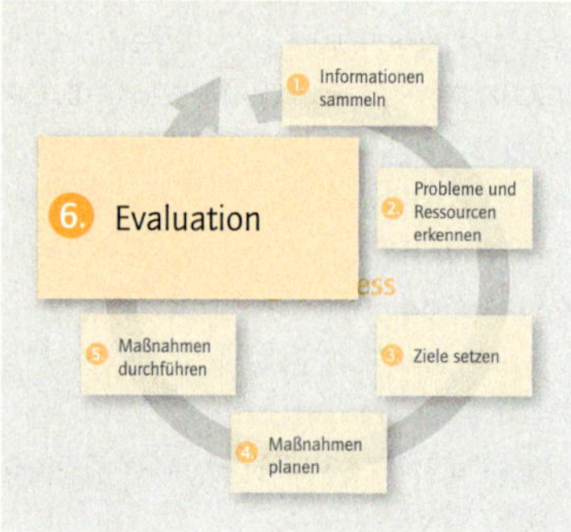

Leider kommt es während eines Krankenhausaufenthaltes nicht immer zur Besserung. In manchen Fällen verschlechtert sich der Zustand und es entsteht ein veränderter größerer Hilfebedarf.

Die Evaluation dient dazu, die Veränderungen des Pflegebedarfes zu erkennen und die Pflege daran anzupassen. Konkret heißt das für Tim, dass er nun die vorhandene Informationssammlung ergänzen muss, neue Probleme und Ressourcen erkennt, die entsprechenden Ziele festlegt und die Maßnahmen plant. Dabei kann er sich zum Teil auf die Planung der chirurgischen Station stützen, zum Teil auf seine bisherigen Informationen. Er muss aber auch die vollkommen neue Situation berücksichtigen.

Schon am späten Vormittag beginnt für Herrn Lavender die Vorbereitung zur Darmreinigung. Er muss insgesamt 4 Liter einer darmreinigenden Flüssigkeit trinken, die stark abführend wirkt. Die Pflege verläuft wie geplant. Herr Lavender versorgt seine Stuhlinkontinenz selbst, zu essen bekommt er an diesem Tag nur klare Suppe. Zum Mittagsschlaf kommt er wegen dem Abführen nicht. Als Tim am Nachmittag nach Hause geht, ist Herr Lavender schon sehr erschöpft, beteuert aber, dass es ihm gut ginge und er keine Hilfe brauche.

Am nächsten Vormittag schläft Herr Lavender fast ausschließlich. Um 11:00 Uhr bringt Tim ihn zu den Untersuchungen, die in einer Kurznarkose geplant sind, und holt ihn um 13:00 Uhr, kurz vor der Übergabe, mit seiner Mentorin, Frau Quast wieder ab. Herr Lavender ist noch sehr verschlafen, aber ansprechbar.

Als Tim am nächsten Morgen zum Frühdienst kommt, wurde Herr Lavender schon auf die Chirurgie zur Hemikolektomie (Entfernung eines Teils vom Darm) verlegt, da ein Koloncarzinom (Darmkrebs) festgestellt wurde.

Eine Woche später wird Herr Lavender wieder auf die internistische Station zurückverlegt. Tim erkennt ihn fast nicht mehr wieder. Die Operation hat ihn sichtlich mitgenommen. Herr Lavender hat sichtbar abgenommen und ist jetzt sehr schwach. Er muss zum Waschen und zum Essen an den Tisch mobilisiert werden, wo er dann jedoch nur unter gutem Zureden wenigstens die Hälfte der Mahlzeiten zu sich nimmt. Außerdem besitzt er nun einen Anus praeter (künstlichen Darmausgang), der versorgt werden muss. Seine Frau ist nun den ganzen Tag über bei ihm und unterstützt ihren Mann. Beide haben sehr große Angst vor der bevorstehenden Chemotherapie.

Tim betrachtet sich die Inhalte des von ihm geplanten Pflegeprozesses und stellt fest, dass davon nicht mehr viel stimmt und geändet werden muss.

3.3 Pflegestandards in der Altenpflege

Während sich der Pflegeprozess in Akuteinrichtungen wie Krankenhäusern meist auf die Erkrankung und deren akute Probleme bezieht, muss in Einrichtungen, in denen Menschen über einen langen Zeitraum betreut werden wie in Altenheimen, der Pflegeprozess unfassender gestaltet werden. Hinzu kommt, dass sich die hier erbrachten Leistungen fast ausschließlich auf Pflege beziehen und die Dokumentation des Pflegeprozesses abrechnungsrelevant ist: Zum einen als Nachweis für die erbrachten Leistungen, zum anderen als Hilfe zur Eingruppierung in die jeweilige Pflegestufe.

Pflegestufen
Band 1, B 3.3.2

Das macht sich vor allem in der ausgedehnten Informationssammlung mit Biografiearbeit und einem sehr detaillierten Maßnahmeplan bemerkbar.

Bei der Dokumentation des Pflegeprozesses ist zu beachten, dass in der Altenpflege nicht ausschließlich examiniertes Personal arbeitet, sondern auch viele angelernte Hilfskräfte. Die Dokumentation ist entsprechend verständlich zu verfassen und mit den jeweiligen Helfern zu besprechen.

§

Laut § 5 Abs. 1 HeimPersV (Heimpersonalverordnung) wird ein Fachkkräfteanteil von mindestens 50 % des Pflegepersonals vorgeschrieben. Aus Kostengründen stellen nur wenige Heime mehr Fachpersonal ein.

Hier können Pflegestandards sehr hilfreich sein. Pflegestandards beziehen sich auf bestimmte Pflegesituationen und sollten ähnlich dem Pflegeprozess aufgebaut sein. Sie beschreiben das Problem, die Ziele und die dazugehörenden Handlungen. Die Dokumentation kann mit Hilfe von Standards deutlich verkürzt werden.

Dieter Lentz ist 72 Jahre alt. Es erlitt vor 14 Jahren einen Apoplex mit Halbseitenlähmung links. Er selbst bezeichnet sich als Kämpfernatur und hat damals mit eisernem Willen an allen Rehabilitationsmaßnahmen teilgenommen und sich mit seiner Frau zu Hause auf die Behinderung eingestellt. Heute kann er mit Hilfe eines Gehwagens wenige Schritte gehen. Die meiste Zeit bewegt er sich mit Hilfe eines Rollstuhls vorwärts. Der linke Arm und die Hand sind deutlich schwächer. Aber mit viel Zeit und Ruhe kann Herr Lentz fast alle Handlungen wieder durchführen. Gemeinsam mit seiner Frau kam er gut zu Hause zurecht. Vor einem halben Jahr ist Frau Lentz plötzlich verstorben. Trotz der Unterstützung seiner Kinder und der des ambulanten Pflegedienstes kommt Herr Lentz allein zu Hause nicht zurecht.

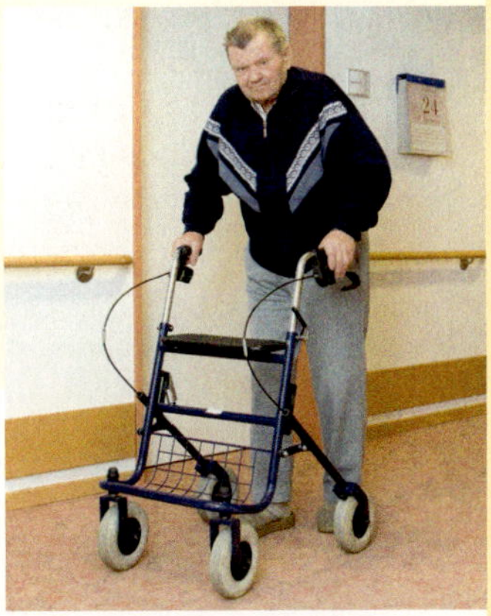

3.3.1 Informationen sammeln

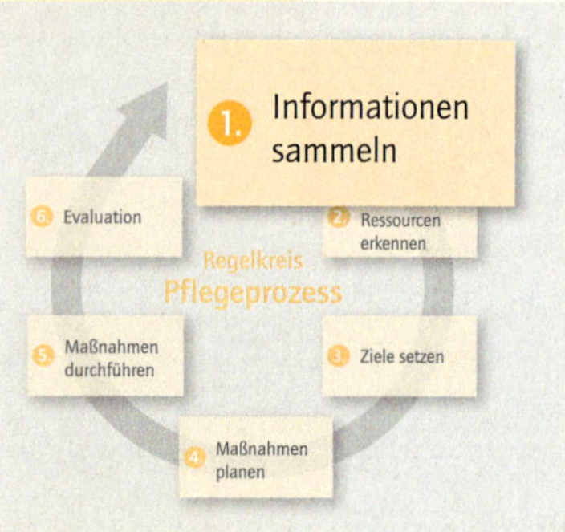

Heute zieht Herr Lentz in das Altenheim Gutleben ein. Olga wurde von ihrer Mentorin beauftragt ihn zu empfangen und während der ersten Tage zu betreuen. Gemeinsam sind sie vorher noch einmal den Standard „Einzug eines Bewohners" durchgegangen und Olga hat schon einige Vorbereitungen getroffen.

Um 10:00 Uhr wird Herr Lentz von seiner Tochter gebracht. Sie werden von der Pflegedienstleitung begrüßt und in die Hände von Olga übergeben. Diese führt ihn und seine Tochter durch das Haus, zeigt ihm die wichtigsten Räume und sein Zimmer. Sie erklärt ihm, was am Einzugstag alles so geschieht und verabredet sich, ihn zum Mittagessen abzuholen und ihm danach ein paar Fragen zur Pflegeanamnese zu stellen. Um 11:30 Uhr holt sie Herrn Lentz in seinem Zimmer ab und bringt ihn in den Speiseraum. Dort stellt sie ihn seinen Tischnachbarn vor.

Nach dem Mittagessen beginnt sie mit ihm in seinem Zimmer die Pflegeanamnese: „Ich hoffe Ihnen hat die erste Mahlzeit bei uns geschmeckt?" Herr Lentz nickt: „Das war ja meine Leibspeise: Schweinebraten, Bratkartoffeln und grüne Bohnen!" „Ihre Tochter war so nett und hat sie uns verraten. Deshalb müsste ich jetzt noch mehr über Ihre Gewohnheiten wissen, was Essen und Trinken betrifft." Olga erhält innerhalb von wenigen Minuten von Herrn Lentz alle Informationen zu dem Thema, die auf dem Pflegeanamneseformular gefordert werden.

Dann geht sie über zu anderen Bereichen. „Ist es richtig, dass der Grund Ihres Einzuges bei uns der Tod Ihrer Frau ist, die Sie bei der Verrichtung einiger Tätigkeiten zu Hause unterstützt hat?" Herrn Lentz treten die Tränen in die Augen, er braucht einen Moment, bis er mit zittriger Stimme antwortet: „Ja, ich komme jetzt zu Hause so alleine nicht mehr zurecht. Die Kinder haben mir zwar versucht zu helfen, aber die führen halt ihr eigenes Leben." Olga nickt: „Ja und den Ehepartner können andere nicht so einfach mal ersetzen." Nach einer kleinen Pause fährt sie fort und fragt: „Bei welchen Tätigkeiten brauchen Sie denn genau unsere Unterstützung?" „Also, aus dem Bett, in den Rollstuhl, auf Sofa oder auch auf die Toilette komme ich gut alleine, in der Dusche bei dem rutschigen Boden ist das schon schwieriger." Olga blättert in der Pflegeanamnese zu den Bereichen Körperpflege, Kleiden und Bewegung und erhält im Gespräch mit Herrn Lentz hier alle notwendigen Informationen.

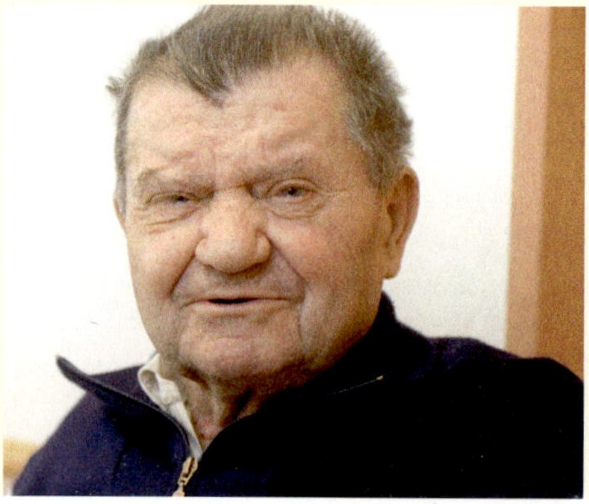

Zum Abschluss erklärt sie Herrn Lentz den Standard „Einzug eines Bewohners" und fragt ihn, ob er sich Änderungen im Ablauf wünscht.

Die Informationssammlung in einem Altenheim läuft meist in mehreren Phasen ab. Schon in der Zeit vor dem Einzug können wichtige Informationen erfasst werden. Mit der Anmeldung und den dazugehörigen Formularen, die meist von den zukünftigem Bewohner und dessen Angehörigen selbst ausgefüllt werden, erfährt man alle wichtigen Daten des Bewohners. Je nach Formular werden hier auch schon Erkrankungen, Behinderungen, besondere Wünsche und Bedürfnisse erfasst und der Pflegeprozess begonnen, um sich für eine angemessene Pflege in den ersten Tagen vorbereiten zu können. Einige Einrichtungen führen Hausbesuche bei den zukünftigen Bewohnern durch, die dazu dienen, einen ersten persönlichen Kontakt herzustellen, offene Fragen vor dem Einzug zu klären und die bisherige Lebenswelt des Menschen kennen zu lernen.

Erstbesuch
Band 2, A 2.1

Am Einzugstag und den darauf folgenden Tagen findet dann die weitere Pflegeanamnese statt. Da der Umzug in ein Altenheim für den Bewohner ein einschneidendes Ereignis ist und er sich in allen Bereichen seines Lebens neu orientieren muss, ist es ratsam, die Informationssammlung auf mehrere Gespräche über mehrere Tage zu verteilen, um den Bewohner damit nicht zu überlasten und ihm Raum für die Verarbeitung der neuen Eindrücke zu lassen.

Heimeinzug
Band 2, A 1.4

In dem Fallbeispiel beginnt Olga zunächst das Gespräch, indem sie mit einem für diesen Bewohner unverfängliches Thema beginnt, dem Essen. Erst als sie sich darüber ein wenig kennen gelernt haben und das Gespräch im Fluss ist, leitet sie auf die dem Bewohner dringenden Bedürfnisse über. Olga überlässt es dem Bewohner, diese selbst zu definieren, indem sie ihn nach seinen Hilfswünschen fragt. Olga benennt ein vermutetes Problem: den Tod der Ehefrau und zeigt Verständnis für seine Reaktion, ohne Herrn Lentz jedoch ein Gespräch darüber aufzuzwingen.

Beispiel: Nach vier Tagen hat Olga alle für die Pflegeanamnese relevanten Informationen von Herrn Lentz erfahren, einen ersten Maßnahmeplan erstellt und mit dem Bewohner besprochen. Immer wieder hat sie nach den Gesprächen den Biografiebogen ergänzt. Einige Punkte darauf sind jedoch noch ganz leer oder nur unvollständig ausgefüllt. Olga nimmt sich vor, an jedem Tag ein anderes Thema bei Herrn Lentz anzusprechen, heute soll es „Bildung und Beruf" sein. Bei der Morgenpflege fragt sie: „Was haben Sie früher beruflich gemacht?" Herr Lentz erzählt ihr, dass er keine große Berufswahl gehabt hätte. Er sei auf dem Lande groß geworden und hätte nach der Volksschule im landwirtschaftlichen Betrieb seiner Eltern mitgeholfen.

Biografie-
arbeit
Band 1, A 1.2

Mögliche Inhalte einer Biografiearbeit

Kindheit	Familie	Beruf	eigene Person
Eltern, Geschwister, Schule, Religion, Spiele, Interessen als Kind, Rituale, Kriegs- oder Nachkriegserlebnisse	Partner, Kinder, Enkel, sonstige Familienangehörige, Freunde	Berufsausbildung, Studium, Betriebszugehörigkeit, ausgeübte Berufe	Hobbys, Lebensmotto, Charaktereigenschaften, Haustiere, herausragende Ereignisse

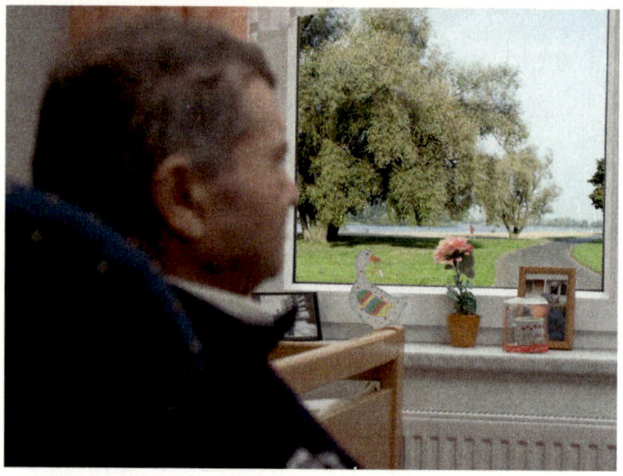

Auch die Biografie eines Menschen kann nicht in einem einzelnen Gespräch erfragt werden. Zudem muss man berücksichtigen: Je älter der Mensch ist, desto länger und inhaltsreicher ist seine Biografie. Altenheime haben in der Regel einen Biografiebogen mit den wichtigsten Punkten eines Lebens. Man muss jedoch davon ausgehen, dass einige relevante biografische Informationen erst genannt werden, wenn eine entsprechende Situation aufgetreten ist oder eine vertrauensvolle Beziehung aufgebaut wurde. In dem Fallbeispiel bindet Olga die Erfassung der Biografie in Alltagsgespräche ein. Dies entspricht der Realität vieler Altenheime, in denen Pflegende unter Zeitdruck stehen und oft nur wenig Zeit für Gespräche haben.

3.3.2 Probleme und Ressourcen erkennen

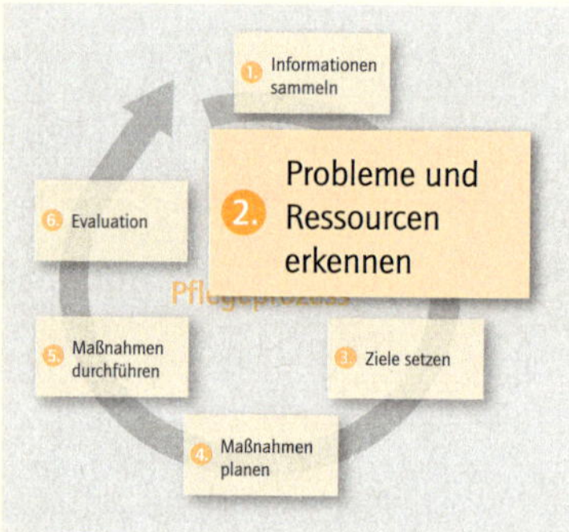

Olga füllt zur Erkennung des Dekubitusrisikos die Nortonskala aus und stellt zur Erkennung des Sturzrisikos die entsprechenden Risikofaktoren fest. Dass er ein erhöhtes Sturzrisiko besitzt, verwundert Herrn Lentz nicht, da er zu Hause schon öfter hingefallen sei. Es erstaune ihn aber, dass er dekubitusgefährdet sei. Olga wählt die hauseigenen Standards zur Versorgung von Herrn Lentz aus: Dekubitusprophylaxe und Sturzprophylaxe. Alle anderen Probleme formuliert sie frei in der Pflegeplanung.

Olga spricht dann noch einmal den Tod der Ehefrau an: „Ihre Frau, die fehlt Ihnen sehr, das kann man merken. Haben Sie denn mal ein Bild von ihr?" Herr Lentz nickt und zieht seine Brieftasche hervor, leise sagt er: „Das war an ihrem 70sten Geburtstag." Als er nicht mehr weiterspricht, beginnt Olga erneut: „Da sieht sie total unternehmenslustig aus. Sie sprechen nicht gerne über Sie?" Herr Lentz blickt Olga erstaunt an: „Wirkt das so? Nein, ich würde gerne viel mehr über sie sprechen, aber hier kennt sie ja keiner. Und außerdem fange ich dann oft das Weinen an oder werde total wütend, vor all den Fremden hier!" „Ich dachte mir, dass Sie einen Grund haben, warum Sie nicht darüber sprechen. Ganz viele Bewohner hier haben Ähnliches mitgemacht wie Sie und jeder hat so seine Strategie entwickelt, um damit umgehen zu können ..." verwickelt Olga ihn weiter in das Gespräch.

Schon bei der Informationssammlung forderte Olga Herrn Lentz auf, Probleme und Ressourcen, die er sieht, selbst zu formulieren. Zusätzlich benutzt sie erprobte Assessmentinstrumente, um bestimmte Risiken fachgerecht beurteilen zu können.

Dekubitusprophylaxe, Sturzprophylaxe Band 2, K 3.3 K 3.4

Die erprobten Skalen berücksichtigen verschiedene Faktoren und lassen eine objektive Einschätzung des Risikos zu.

Es gibt viele pflegerische Bereiche, die aufgrund der individuellen Ausführungen nicht in Standards zusammengefasst werden, sondern frei formuliert werden müssen. Bei prinzipiellen Tätigkeiten hingegen, wie Prophylaxen, geben die Standards richtungsweisende Hilfen, die mit den individuellen Komponenten des Bewohners ergänzt werden müssen.

Olga erkennt auch die psychischen Probleme von Herrn Lentz und spricht diese an, um herauszufinden, was seine Bedürfnisse dabei sind. Je nach Stimmungslage kann es in solchen Situationen passieren, dass der Bewohner nicht auf dieses Thema eingeht, sondern z. B. abblockt, verneint oder auch zu weinen anfängt. Die Pflegende muss deshalb sehr sensibel mit diesem Thema umgehen und entsprechend reagieren. Nur wenn der Bewohner sich entsprechend dazu äußert, hat die Pflege die Möglichkeit, adäquat damit umzugehen.

3.3.3 Ziele setzen

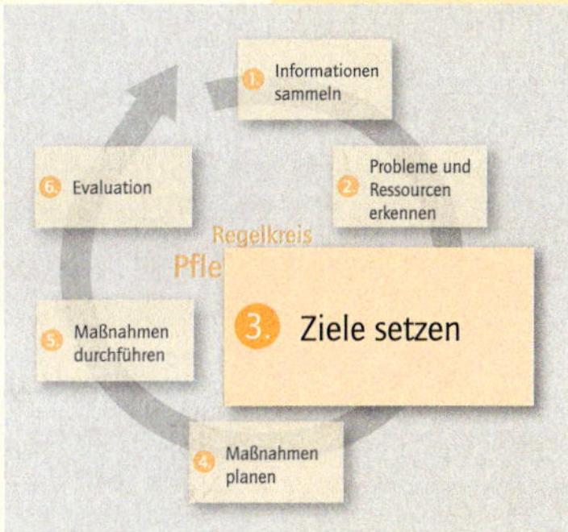
Informationen sammeln
Probleme und Ressourcen erkennen
Regelkreis
3. Ziele setzen
Maßnahmen planen
Maßnahmen durchführen
Evaluation

Bei der Zielsetzung werden sich Olga und Herr Lentz schnell einig: Herr Lentz möchte seine Selbstständigkeit und bestehende Gesundheit in allen Bereichen erhalten. Bei den Prophylaxestandards sind schon verschiedene Ziele zur Auswahl vorgegeben. Probleme hat Olga bei dem Thema „Trauer", sie hat Herrn Lentz zwar auf seine Trauer angesprochen, befürchtet aber, dass er sich zurückzieht, wenn sie es als Problem benennt und Ziele dazu formulieren möchte. Deshalb geht sie zu ihrer Mentorin, die rät ihr: „Es kommt vor, dass Bewohner über einige Probleme nicht sprechen oder diese nicht wahrhaben wollen. Aber das ist doch bei Herrn Lentz nicht so. Mit dir hat er doch schon über seine Trauer geredet und auch darüber, wie für ihn Trauer aussieht. Daraus musst du jetzt die geeigneten Maßnahmen ableiten und sehen, wie Herr Lentz darauf reagiert. Ich würde das Thema jetzt in der Planung berücksichtigen, mit all den Informationen, die du von Herrn Lentz dazu hast, und erst später nochmal mit ihm besprechen, wenn sich die geeignete Gelegenheit dazu ergibt."

Im Fall von Herrn Lentz kommen hauptsächlich Erhaltungsziele in Frage. Die Einschränkungen, mit denen er als Spätfolgen des Schlaganfalls lebt, besitzt er schon seit Jahren und hat für sich im Umgang damit die maximale Selbstständigkeit erlangt. Auch bei den Prophylaxen geht es ausschließlich um die Erhaltung des jetzigen Zustandes.

Trauer Band 5, E 6

Bei dem Thema Trauer hat Olga erkannt, dass es sich hier um ein sensibles Thema handelt. Der Rat ihrer Mentorin ist eine Möglichkeit, damit umzugehen. Wichtig ist, dass es bei der Pflege berücksichtigt wird.

3.3.4 Maßnahmen planen und durchführen

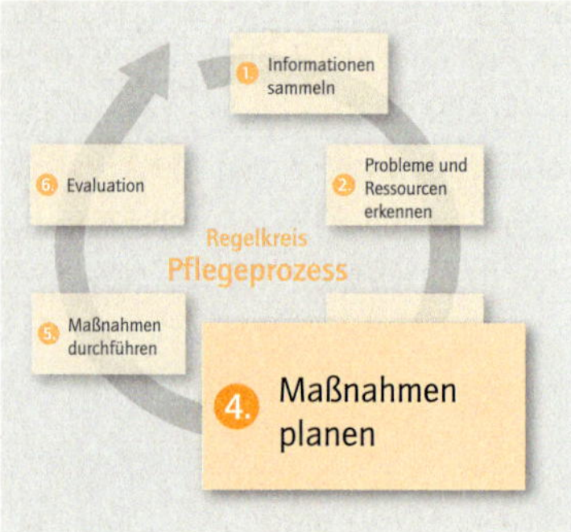
1. Informationen sammeln
2. Probleme und Ressourcen erkennen
6. Evaluation
Regelkreis
Pflegeprozess
5. Maßnahmen durchführen
4. Maßnahmen planen

In dem Fallbeispiel kommt der Standard „Einzug ins Heim" zur Anwendung. In ihm wird davon ausgegangen, dass es sich hier um ein allgemeingültiges Problem handelt, das bei jedem neuen Heimbewohner auftritt. Daher ist es in diesem Standard schon benannt, ebenso das Ziel. Auch die entsprechenden Maßnahmen dazu sind im Sinne der Qualitätssicherung schon festgelegt und müssen bei Durchführung nur noch abgezeichnet werden. Das Problem und die Ziele werden hier meist nicht mit dem Bewohner geklärt, über die Maßnahmen muss er aber sehr wohl informiert werden.

Anders verhält es sich bei den Prophylaxestandards. Hier ist sowohl eine Problem- und Zielklärung als auch die gemeinsame Festlegung der Maßnahmen mit dem Bewohner notwendig, da er nur dann die Pflege verstehen und unterstützen kann.

3.3.5 Evaluieren

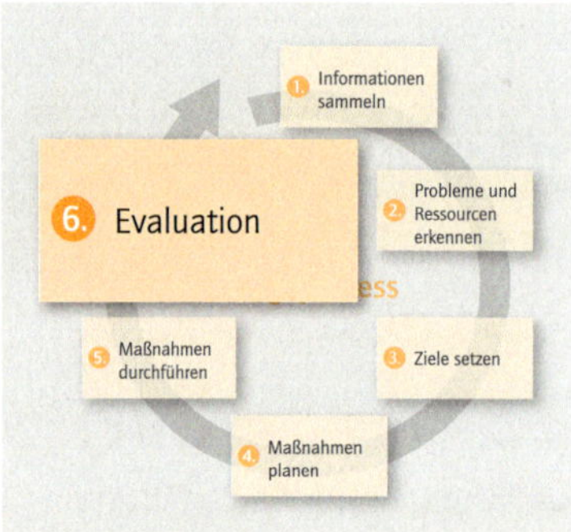
1. Informationen sammeln
6. Evaluation
2. Probleme und Ressourcen erkennen
5. Maßnahmen durchführen
3. Ziele setzen
4. Maßnahmen planen

Auch im Langzeitpflegebereich findet die Evaluation zum Teil bei der täglichen Pflege statt. Werden hier Veränderungen erkannt oder andere Maßnahmen als notwendig erachtet, muss dies in der Dokumentation sichtbar und bei der weiteren Pflege berücksichtigt werden. Viele Veränderungen und die dazugehörenden Pflegemaßnahmen verlaufen jedoch schleichend und werden kaum als solche bemerkt. Deshalb ist es hier wichtig, in regelmäßigen Abständen Termine für eine Evaluation festzulegen. Dies wird von den einzelnen Altenheimen sehr unterschiedlich gehandhabt. Einige evaluieren alle Bewohner in regelmäßigen Abständen zwischen 6 und 12 Wochen, andere machen diese Zeitabstände von der Pflegeintensität abhängig (Pflegestufe 1 2 x jährlich, Pflegestufe 2 4 x jährlich, Pflegestufe 3 12 x jährlich).

Es können unterschiedliche Formen der Evaluation gewählt werden: das Gespräch mit dem Bewohner, die Fallbesprechung oder auch die einfache Beobachtung während der Pflege. Eine besondere Form der Evaluation stellen die Pflegevisiten dar.

Visite, lat. visitare = besuchen, meist auf den ärztlichen Besuch aller Patientenzimmer bezogen, hier ein Besuch von Pflegenden.

Pflegevisiten werden meist in Langzeitpflegeeinrichtungen wie Altenheimen oder Rehabilitationskliniken durchgeführt, da dort die pflegerische Versorgung im Vergleich zur medizinischen stark im Vordergrund steht. Bei der Pflegevisite besucht die Bezugspflegeperson eventuell mit anderen an der Pflege Beteiligten gezielt den Bewohner, um vor Ort die Pflegeplanung zu überprüfen und mit ihm zu besprechen, sofern er dazu in der Lage ist. Anlass kann ein veränderter Pflegebedarf sein. In manchen Heimen werden Pflegevisiten jedoch auch zur regelmäßigen Evaluation durchgeführt.

Bei einer Pflegevisite sollten folgende Punkte beachtet werden:

- Bewohner über den Termin informieren
- Gesprächsfördernde Atmosphäre herstellen, z. B. auf Augenhöhe, keine Störungen
- Beurteilung des geplanten Pflegeprozesses und der durchgeführten Pflege anhand der Dokumentation, z. B.
  - Sind Ergänzungen bei der Informationssammlung nötig?
  - Haben sich neue Probleme ergeben?
  - Stimmen die Ziele noch?
  - Sind die Maßnahmen geeignet?
  - Treten Probleme bei der Umsetzung auf?
  - Was sind die Konsequenzen für die zukünftige Pflege?
- Bewohner die Gelegenheit geben, Wünsche und Bedürfnisse zu sonstigen Themen zu äußern bzw. „Problemthemen" gezielt ansprechen, z. B. vermutete Probleme.
- Dokumentation der neuen Erkenntnisse und Vereinbarungen in der Bewohnerakte.
- Information aller Beteiligten über das Ergebnis, z. B. im Rahmen der Übergabe.

> Die Pflegevisite wird häufig als Instrument der Qualitätssicherung im Sinne eines Audits benutzt. Hier steht die Überprüfung der geleisteten Qualität im Vordergrund, d.h. andere Kriterien wie die Durchführung der Pflege, Einhalten von Standards, Überprüfung der Dokumentation. Diese Art der Pflegevisite wird meist durch die Leitung oder den Qualitätsmanagementbeauftragten mit den Pflegenden anhand einer Checkliste durchgeführt.

Die Biografiearbeit wird immer weiter geführt. Herr Lentz war früher Vorleser in der Kirche. Die Pflegenden haben sein Können, vor Publikum deutlich sprechen zu können, in eine tägliche Aktivität eingebaut. Das Vorlesen der Tageszeitung gibt Herrn Lentz eine tägliche Aufgabe, die er bewältigen kann, ihm Freude macht und das Gefühl gibt, etwas Nützliches getan zu haben.

1 Benennen Sie die sechs Schritte des Pflegeprozesses.
2 Worin liegt der Unterschied der Einbeziehung der Verwandten für die Informationssammlung bei Kindern und Erwachsenen?
3 Worin liegt der Vorteil der gemeinsamen pflegerischen und ärztlichen Anamnese?
4 Erklären Sie die Begriffe krankheitsbezogene Daten, individuelle Lebensgewohnheiten und körperliche Untersuchung in Bezug auf die Pflegeanamnese.
5 Nennen Sie die drei Kategorien von Problemen und geben Sie jeweils ein Beispiel dafür.
6 Welche Fehler können bei der Zielformulierung gemacht werden?
7 Nennen Sie Faktoren, die bei der Maßnahmenplanung zu beachten sind.
8 Wie gehen Sie mit Abweichungen von der geplanten Pflege um?
9 Aus welchen Elementen sollte eine Pflegediagnose bestehen?
10 Nennen Sie Ziele der Pflegestandards.

1 Begutachten Sie die Pflegedokumentation Ihres jetzigen Einsatzgebietes. Wie ist sie aufgebaut? Sind alle sechs Schritte des Pflegeprozesses zu erkennen? Ist sie anwenderfreundlich aufgebaut? Diskutieren Sie mit Ihrer Mentorin.
2 Suchen Sie sich ein immer wiederkehrendes Pflegeproblem in Ihrem momentanen Einsatzbereich und erstellen Sie dazu einen Standard. Berücksichtigen Sie dabei sowohl das aktuelle Wissen wie auch die Praktikabilität in der Anwendung.

Kim, Mi Ja / McFarland, Gertrude K. / McLane, Audrey M.: Pflegediagnosen und Pflegeinterventionen. Ullstein Medical Verlagsgesellschaft mbH & Co, Wiesbaden 1999

Bruijns, Susanne / Buskop-Kobussen, Margot: Pflegediagnosen und -interventionen in der Kinderkrankenpfege. Urban & Fischer Verlag, München 1999

Budnik, Birgitt: Pflegeplanung – leicht gemacht. Urban & Fischer Verlag, München 1999

Ehmann, Margit/Völkel, Ingrid: Pflegediagnosen in der Altenpflege. Urban & Fischer Verlag, München 2000

Georg, Jürgen (Hrsg.): Nanda-Pflegediagnosen-Definitionen und Klassifikation 2005–2006.0 Verlag Hans Huber, Bern 2005

Henke, Friedhelm: Pflegeplanung nach dem Pflegeprozess. Individuell – prägnant – praktikabel. Kohlhammer Verlag, Stuttgart 2006

Georg, Jürgen (Hrsg.): Der Pflegeprozeß in der Praxis. Verlag Hans Huber, Bern 2007

4 Kommunikation mit Profis

Pia hat ihren Einsatz auf der Kinderintensivstation. Sie war vor dem Einsatz dort schon sehr aufgeregt und hatte große Angst, etwas falsch zu machen und damit einem Kind zu schaden.

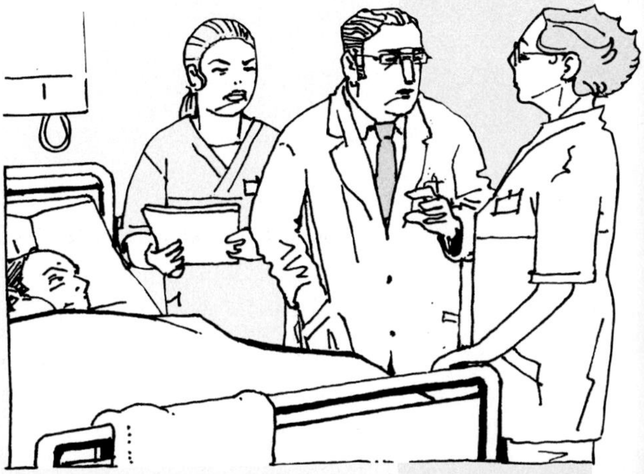

Mittlerweile ist sie schon die vierte Woche dort und hat in dieser Woche ein Kind unter Aufsicht ihrer Mentorin fast alleine betreut. Insgesamt ist sie sehr zufrieden mit ihrer Arbeit, nur über die Oberarztvisite ärgerte sie sich. Ausgemacht war, dass sie als Ansprechpartner bei der Oberarztvisite mit zu „ihrem Patienten geht". So stand sie dann auch mit der Patientenakte am Patientenbett, doch der Oberarzt würdigte sie keines Blicks, sondern sah immer nur ihre Mentorin an, wenn er etwas wissen wollte oder wenn er Anordnungen zu treffen hatte. Pia hätte bei der Visite auch alle Antworten zu den aktuellen Symptomen und diagnostischen Ergebnissen geben können. Als der Oberarzt jedoch eine neue Therapie festlegte, war sie froh, dass sie diese nicht mitschreiben musste. Viele von den Medikamenten hatte sie vorher noch nie in ihrem Leben gehört.

Als Pia nach der Visite ihre Mentorin darauf anspricht, meint diese: „Tut mir leid, dass das nicht so geklappt hat. Aber ich habe nicht daran gedacht unseren Oberarzt vorher über deine Zuständigkeit zu informieren. Und als wir dann dort waren, habe ich es total vergessen. Das nächste Mal solltest du mich gleich darauf aufmerksam machen. Aber jetzt kannst du den Patienten ja wieder übernehmen und die Anordnungen ausarbeiten. Kommst du klar damit?" Pia lässt sich noch die verschiedenen Medikamentenanordnungen erklären und erledigt anschließend diese Aufgabe.

Bei der Übergabe an die nächste Schicht, die auf dieser Station am Bett der Patienten stattfindet, erklärt sie ihrer nachfolgenden Kollegin den aktuellen Zustand des Kindes und die neuen Anordnungen.

Auf dem Weg nach Hause ist Pia froh, dass sie nicht dauerhaft auf dieser Station arbeiten muss. Sie fragt sich, wie die Kolleginnen von der Intensivstation diese Belastungen, wie häufige akute Zwischenfälle, die nicht immer gut ausgehen, das Leid der Kinder, die Gespräche mit den besorgten Eltern und die hohe Verantwortung eigentlich aushalten.

1 Was macht Ihrer Meinung nach eine gute Visite aus? Tauschen Sie sich mit Ihrem Nachbar aus.

2 Welche Formen der Übergabe kennen Sie? Beschreiben Sie deren Abläufe.

3 Haben Sie für sich Strategien zum Umgang mit den von Pia genannten Belastungen entwickelt? Diskutieren Sie mit Ihren Mitschülern.

Die Zusammenarbeit mit direkten Kolleginnen und anderen Berufsgruppen an einem Patienten definiert sich immer über den Austausch von Informationen. Dieser Austausch kann sowohl schriftlich als auch mündlich stattfinden und wird allgemein als Kommunikation bezeichnet.

Die Informationen können den Patienten direkt betreffen, wie seinen Gesundheitszustand oder seine Bedürfnisse, aber auch indirekte Informationen müssen ausgetauscht werden, z. B. die Bestellung von Essen oder Medikamenten oder die Anmeldung zu Untersuchungen.

Kommunikation Band 5, A

Zur Vereinfachung der Kommunikation kann eine Fachsprache dienen. Im Gesundheitswesen orientiert sich diese meist an der Medizin. Es entwickeln sich aber auch berufsinterne Fachsprachen. Mit den entsprechenden Fachwörtern können ausschweifende Erklärungen vermieden werden, da sie klar definiert sind.

4.1 Kommunikation mit Kolleginnen

Da die professionelle Pflege von Menschen oft täglich stattfinden muss, kann sie nie von einem Pflegenden alleine übernommen werden. Sie geschieht im Team und meist im Schichtdienst. Das Pflegeteam muss sich untereinander verschiedene Informationen zukommen lassen. Im Fokus dieser Kommunikation steht meist der zu betreuende Patient, aber auch die Organisation der Arbeit.

Nicht alle Pflegende, wie z. B. im Krankenhaus oder in Altenheimen, haben die Möglichkeit der direkten Kommunikation miteinander wie in der Übergabe. In der ambulanten Pflege z. B. gibt es keine Schicht-zu-Schicht-Übergabe. Hier müssen andere Medien benutzt werden. Das wichtigste Medium zur Information über den Patienten ist die Pflegedokumentation, für aktuelle Informationen besonders der Pflegebericht.

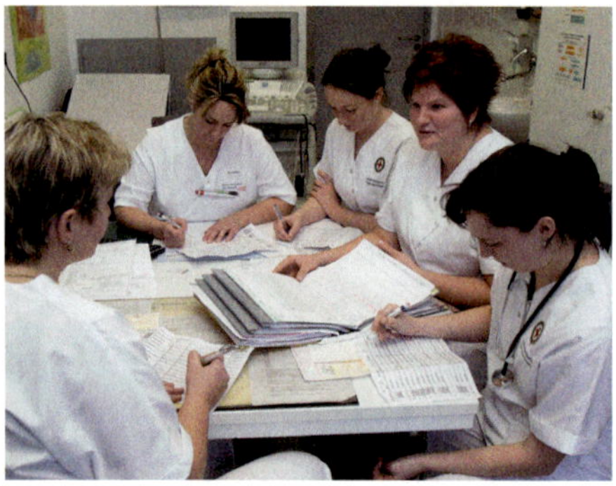

In den meisten Teams werden neben den täglichen Übergaben in regelmäßigen Abständen Teamsitzungen durchgeführt. Einladende ist meist die Stationsleitung, die diese Sitzungen inhaltlich vorbereitet. Themen können sowohl prinzipielle organisatorische Probleme sein, z. B.

- das Vorkommen bestimmter Fehler
- Arbeiten, die nicht durchgeführt werden

als auch Neuerungen, z. B.

- Umstellung der Küchenbestellungen auf EDV
- vermehrt andere Krankheitsbilder bei den Patienten
- die Weiterentwicklung des Teams, z. B. Umstellung auf ein neues Pflegesystem oder die Umsetzung von Leitsätzen.

Diese Sitzungen werden in der Regel protokolliert, so dass sie für alle Teammitglieder nachzuvollziehen sind. Eine Kopie des Protokolls geht an die Pflegedienstleitung, damit sie über die Entwicklung im Team als Vorgesetzte informiert ist.

Auch Pflegende sind nur Menschen, die während ihrer Arbeit Fehler machen können. Trotz einer guten Selbstdisziplin und Professionalität können ihnen Fehler unterlaufen. Diese können sowohl das Verhalten Patienten gegenüber betreffen als auch die pflegerischen Handlungen am Patienten. Sind die Fehler gravierend für den Patienten, muss sofort eingeschritten und die Handlung korrigiert werden. Sind es nur kleinere Fehler, müssen sich Pflegende trotzdem gegenseitig darauf aufmerksam machen, da nur dann die Chance besteht, diese nicht mehr zu begehen. Diese Kritik sollte in ruhigem Ton, in einer geeigneten Situation konstruktiv hervorgebracht werden. Gerade Schüler haben aufgrund ihrer Position viele Fragen zu Pflegehandlungen zu stellen, da sie noch im Lernprozess stehen. Diese Fragen regen viele examinierte Pflegende dazu an, ihr eigenes Wissen aufzufrischen und ihre Handlungen anzupassen. Diese Art von Kommunikations- und Kritikkultur ist zunächst nicht einfach und muss eingeübt werden.

Hat die Kritik keine Wirkung, muss der Vorgesetzte auf diesen Fehler hingewiesen werden.

Beobachtete Fehler und Fehlverhalten in der Pflege müssen immer kommuniziert werden, da daraus Schaden für den Patienten entstehen kann.

4.1.1 Der Pflegebericht

Der Pflegebericht ist ein Bestandteil der Patientenakte, besonders der pflegerischen Dokumentation. Er ist als aktuelle Ergänzung zur gesamten Pflegedokumentation zu sehen und ergibt einen guten Überblick über den Verlauf und die Wirkung der Pflege. Doppeldokumentationen sind zu vermeiden. Alles, was schon an einer anderen Stelle dokumentiert wurde, muss nicht noch einmal im Pflegebericht festgehalten werden, z. B. alle durchgeführten geplanten Maßnahmen, die schon im Durchführungsnachweis abgezeichnet sind, oder erhobene Parameter, die in der Kurve eingetragen wurden.

Pflegebericht

Datum	Uhrzeit		Hz.
22.02.	*11:00*	*Der Bewohner wurde wie geplant gewaschen und erhielt Hilfe beim ankleiden. Hat heute nur ½ Brötchen gegessen.*	*St.*

Während es sich bei dem ersten Satz um eine Doppeldokumentation handelt, da diese Maßnahme im Maßnahmenplan abgezeichnet wurde, beschreibt der zweite Satz eine Abweichung von den normalen Gewohnheiten des Bewohners, die weiter beobachtet werden muss.

Im Rahmen des Pflegeprozesses dient er dazu, aktuelle Geschehnisse, Pflegergebnisse oder auch das subjektive Befinden des Patienten zu dokumentieren.

Der Pflegebericht sollte in einer einfachen, klaren, anschaulichen, knappen und präzisen Formulierung verfasst sein. Abkürzungen sollten allgemein anerkannt sein. Unklare Abkürzungen können zu Fehlern führen, z. B. BE für Blutentnahme und für Broteinheit oder AP für Angina Pectoris oder Anus Praeter.

Prinzipiell sollten beim Verfassen von Pflegeberichten folgende Fragen gestellt werden

- Ist der Inhalt vollständig und sachlich?
- Hat man sich klar und verständlich ausgedrückt?
- Ist die Dokumentation übersichtlich, zweckmäßig und lesefreundlich?
- Wurden alle Ws genannt (z. B. Wer, was, wie, wann, wie oft, wo, wozu, warum, mit welchem Erfolg)?
- Ist ein Verlauf erkennbar?

In den meisten Krankenhäusern gibt es die Vorgabe, dass mindestens einmal pro Schicht eine Eintragung in den Pflegebericht vorzunehmen ist. Die Eintragung sollte zeitnah zu dem Geschehen stattfinden und immer mit Datum, Uhrzeit und dem Handzeichen der Verfasserin versehen sein. Da der Patient im Krankenhaus meist an einer akuten Erkrankung leidet, können hier meist aussagekräftige Eintragungen vorgenommen werden. Schwieriger ist das für Pflegende in Langzeiteinrichtungen wie der stationären und ambulanten Altenpflege. Hier kann es vorkommen, dass über mehrere Tage keine pflegeberichtrelevanten Vorkommnisse geschehen. Deshalb ist die Frequenz der Eintragungen hier meist niedriger.

Zu vermeiden sind nicht aussagekräftige Eintragungen oder Floskeln. „Dem Patient geht es gut" bedeutet, dass dies die Meinung einer professionellen Pflegeperson ist. Eine Aussage, die den Aufenthalt eines Patienten im Krankenhaus in Frage stellen könnte. Besser wäre hier eine Eintragung, die klar macht, dass dies die Meinung des Patienten ist: „Patient sagt, es geht ihm gut." Ähnlich verhält es sich mit regelmäßigen Eintragungen wie „n. B." (nichts Besonderes), o. B. (ohne Befund) oder „Patient ist unauffällig". Diese Eintragungen haben in der Regel keine Aussagekraft und sollten vermieden werden.

Formulierungshilfen

Formulierungen mit wenig Aussagekraft bzw. negativ formuliert	**Formulierungen mit Aussagekraft bzw. positiv formuliert**
Patient geht im Park spazieren	Patient testet seine Belastbarkeit im Park
Bewohnerin hat Besuch	Tochter pflegt familiären Kontakt zu der Mutter und bezieht sie ins Familienleben ein
Verbandwechsel wurde abgelehnt	Patient hat Angst vor großen Schmerzen beim Verbandwechsel. Möchte, dass Schwester Anja den Verbandwechsel vornimmt.
Patient liegt im Bett und liest Zeitung	Patient interessiert sich wieder für aktuelle Geschehnisse
Bewohner hat Schmerzen und gibt diese nicht zu	Bewohner sagt, er habe keine Schmerzen, ist aber sehr blass, hat eine deutliche Schonhaltung und stöhnt leise.

Sollen subjektive Wahrnehmungen von Pflegenden dokumentiert werden, sollten diese mit objektiven Beobachtungen belegt werden. So ist es ein Unterschied, ob die Eintragung lautet: „Patient ist depressiv" (stellt eine Diagnose dar) oder „Patient wirkt depressiv, weint viel, spricht und isst wenig, schaut viel regungslos aus dem Fenster". Ebenso dürfen keine bewertenden, nicht pflegerelevanten Aussagen über den Patienten getroffen werden, die die nachfolgenden Pflegenden negativ beeinflussen könnten, wie „Patient lebt im sozialen Brennpunkt der Stadt" oder „Patient hat keinen Schulabschluss".

Eine Hilfe zum Verfassen eines Pflegeberichts kann das Denken in folgenden Kategorien sein:

- Beurteilung der Wirksamkeit der Pflegemaßnahmen
- Beurteilung der Wirksamkeit der medizinischen Therapie aus pflegerischer Sicht
- subjektive Äußerungen des Patienten oder der Angehörigen
- objektive Beobachtungen
- Compliance/Noncompliance des Patienten
- Krankheitsverlauf
- aktuelle Geschehnisse
- Abweichungen von der geplanten Pflege
- nicht geplante Pflegemaßnahmen

§

Der Pflegebericht gilt wie die gesamte Patientenakte als Dokument und muss als solches behandelt werden:

- die einzelnen Formulare müssen dem Patienten klar zuzuordnen sein
- alle Eintragungen müssen lesbar und verständlich sein
- es dürfen nur dokumentenechte Stifte benutzt werden
- es muss klar erkennbar sein, wer wann welche Eintrgung vorgenommen hat
- Tipp-Ex, überkleben oder unkenntlich machen von Eintragungen gilt als Fälschung

4.1.2 Übergabe

Die Übergabe findet in stationären Einrichtungen zu jedem Schichtwechsel statt und dauert je nach Arbeitsbereich zwischen 15 und 60 Minuten.

In der ambulanten Pflege ist dies meist nicht möglich, da die Schichten keine Überlappungszeit und keinen festen Arbeitsort haben. Eigentlich wäre hier die Pflegedokumentation das richtige Medium, sich über den Verlauf bei einem Kunden zu informieren. Da diese jedoch bei dem Kunden aufbewahrt wird, werden häufig Übergabebücher verwandt, in die die wichtigsten aktuellen Informationen zu einzelnen Kunden eingetragen werden.

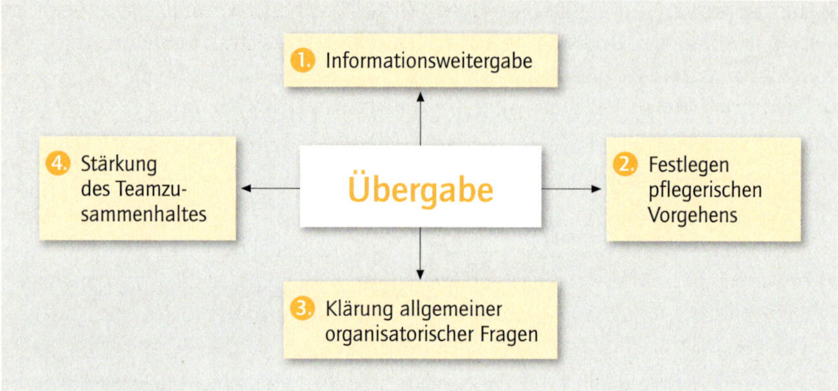
1. Informationsweitergabe
4. Stärkung des Teamzusammenhaltes
Übergabe
2. Festlegen pflegerischen Vorgehens
3. Klärung allgemeiner organisatorischer Fragen

Die Übergaben in Altenheimen und in Krankenhäusern unterscheiden sich. Während im Altenheim mehr das tägliche Leben und die Pflege im Vordergrund steht und Veränderungen seltener sind, muss im Krankenhaus deutlich intensiver auf krankheitsbedingte Veränderungen und medizinische Inhalte eingegangen werden, da der Patient meist an einer akuten Krankheit leidet.

Meist ist die Übergabe von Früh- auf Spätdienst die längste, da hier alle für den weiteren Tages- und Therapieverlauf relevanten Informationen, Besonderheiten und Veränderungen benannt werden. Naturgemäß ist sowohl der Kontakt zu den Pflegenden im Tagdienst intensiver als auch zu den anderen beteiligten Berufsgruppen.

In der Übergabe von Nacht- auf Frühdienst liegt der Schwerpunkt auf besonderen Vorkommnissen der Nacht und wichtigen Informationen vom Vortag. Bei der Übergabe von Spät- auf Nachtdienst wird bei der Pflegenden, die schon mindestens eine Nacht gewacht hat, nur für die Nacht Relevantes benannt. Bei der ersten Nacht werden alle Patienten kurz vorgestellt.

Wenn vier Personen aus dem Spätdienst 15 Minuten auf den Beginn der Übergabe warten müssen, können sie die vorherige Schicht nicht richtig unterstützen, da ihnen die Informationen zu den Patienten fehlen. Insgesamt ist das eine Stunde Arbeitszeit (4 x 15 Minuten), die so verloren geht.

Vor der Übergabe sollten einige vorbereitende Maßnahmen getroffen werden:

- Wird Bereichspflege praktiziert, hat sich der folgende Dienst in die verschiedenen Bereich aufzuteilen.
- Vom Personal der vorherigen Schicht ist ein Außendienst zu bestimmen, der während der Übergabe mögliche Störungen fernhält, z. B. Telefon, Patientenruf, Anfragen von anderen Berufsgruppen oder Besuchern.
- Vorbereitung des Übergaberaumes, z. B. Tisch abräumen, lüften, Schild an der Tür anbringen „Dienstgespräch, bitte nicht stören".
- Vorbereitung des Dokumentationssystems, z. B. Vorhandensein aller Patientenakten, letzte Eintragungen vornehmen.

Während der Übergabe sollten sich alle Beteiligten auf die Übergabe konzentrieren. Nebentätigkeiten wie Gespräche, Essen oder Trinken sorgen für Unruhe und Ablenkung. Bei Fragen und Unklarheiten sind die allgemeinen Gesprächsregeln zu beachten.

Sachliche, relevante Inhalte werden strukturiert vermittelt. Deshalb ist es von Vorteil, wenn stationsinterne Vorlagen bestehen, die klar strukturieren, welche Inhalte in der Übergabe benannt werden sollen.

Im Anschluss an die Übergabe der Patienten können noch aktuelle betriebs-, stations- oder pflegeinterne Themen besprochen werden wie z. B. Dienstplan, Materialbestellung oder Fortbildungsteilnahme.

Gesprächsregeln Band 5, A 2

Eine andere Übergabe ist die Übergabe mit dem Patienten. Sie ist nicht zu verwechseln mit der Übergabe am Patientenbett, wie sie z. B. auf Intensivstationen durchgeführt wird. Dort läuft die Übergabe inhaltlich normal ab, nur findet sie am Bett des Patienten statt, damit die Pflegende einen ersten Eindruck vom Patienten erhält.

Bei der Übergabe mit dem Patienten wird der Patient aktiv in das Geschehen einbezogen. Zunächst findet eine Kurzübergabe mit den wichtigsten Informationen wie Name, Alter, Erkrankung und Besonderheiten im Stationszimmer statt. Dann gehen die zuständigen Pflegenden beider Schichten zu dem Patienten und tauschen sich mit ihm aus. Wichtig ist hier, dass nicht über, sondern mit dem Patienten gesprochen wird. Als Grundvoraussetzung gilt, dass der Patient wach und ansprechbar ist.

4.2 Kommunikation mit anderen Berufsgruppen

Zur optimalen Versorgung der Patienten ist eine gute Kommunikation mit allen an der Pflege und Behandlung beteiligten Berufsgruppen notwendig. Der Pflege unterliegt oft die Koordination der verschiedenen Abläufe. Die Pflegenden stellen einen ständiger Ansprechpartner für die Berufsgruppen dar, der sie mit wichtigen Informationen über den Patienten versorgt.

multiprofessionelles Team Band 1, C 2

Es können jedoch nur bekannte Informationen weitergegeben werden. Deshalb ist es Aufgabe der Pflege, eine regelmäßige Kommunikation mit allen Berufsgruppen aufrechtzuerhalten.

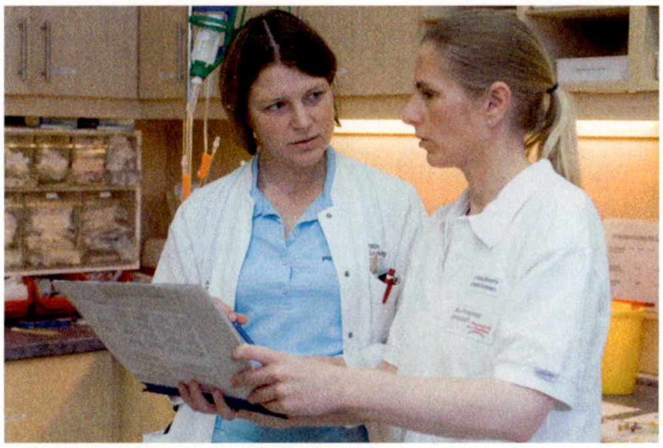

Am einfachsten gestaltet sich die Kommunikation mit anderen Berufgruppen in stationären Einrichtungen des Akutbereichs. Dort stellt die Patientenakte, in der alle Dokumente zusammengeführt werden müssen, ein wichtiges Kommunikationsinstrument dar. Zum Teil gibt es verschiedene Verfahren und Abläufe, zu denen eine klare Kommunikationsstruktur vorgegeben ist, z. B. die Anmeldung zu Untersuchungen oder die Übernahme nach einer Operation. Dafür gibt es meist einrichtungsinterne Formulare.

Alle Berufsgruppen, die regelmäßig an der Betreuung und Therapie des Patienten teilnehmen, sollten in der Patientendokumentation geeignete Stellen oder Formulare zur Dokumentation haben. Die alleinige mündliche Weitergabe von wichtigen Informationen ist ineffektiv, da sie im Alltagsgeschehen untergehen kann, nicht allen zugängig ist und deshalb oft nicht berücksichtigt wird.

Schwieriger ist die Kommunikation mit Berufsgruppen, die nur selten Patientenkontakt haben wie die Seelsorge, die Sozialarbeit oder die Diätassistentin. Hier sollten gemeinsam effektive Strukturen der Informationsweitergabe überlegt werden. So könnten z. B. klare Plätze zur Dokumentation festgelegt werden.

Die Visite stellt eine besondere Form der Kommunikation zwischen Pflege, Medizin und Patient dar. Aufgabe der Pflege ist es, die Ärzte bei der aktuellen Information über den Patienten zu unterstützen, die Anordnungen umzusetzen und bei Bedarf anwaltschaftlich für den Patienten zu handeln.

Die räumliche Nähe der verschiedenen Arbeitsplätze und der gemeinsame Arbeitgeber bieten vielfältige Möglichkeiten der direkten Kommunikation, etwa eine spontane Unterredung, eine geplante Fallbesprechung oder auch gemeinsame Übergaben.

?

1 Welche Aufgaben hat eine Fachsprache?
2 Welche Formen der Teamkommunikation gibt es in ambulanten Pflegeeinrichtungen?
3 Warum sollte ein Fehlverhalten oder Fehler bei der Pflege immer angesprochen werden?
4 Welche Prinzipien/Fragen sollten beim Verfassen eines Pflegeberichtes berücksichtigt werden?
5 Warum ist in der Altenpflege meist eine niedrigere Frequenz der Eintragungen in den Pflegebericht notwendig als in der Krankenpflege?
6 Welche Inhalte können in einem Pflegebericht festgehalten werden?

1 Nehmen Sie alle Pflegeberichte eines Ihnen unbekannten zu Pflegenden und lesen Sie diese. Können Sie aus den Pflegeberichten einen Verlauf der Pflege erkennen?
2 Entwerfen Sie eine Aufstellung, welche Informationen über die zu Pflegenden in Ihrem jetzigen Aufgabengebiet in welcher Reihenfolge übergeben werden sollten.
3 Mit welchen Berufsgruppen arbeiten Sie in Ihrem jetzigen Arbeitsgebiet zusammen und wie ist die Kommunikation mit ihnen organisiert?

Kirchner, Helga: Gespäche im Pflegeteam. Mit Beispielen aus der Führungspraxis. Georg Thieme Verlag, Stuttgart 1998

Brandenburg, Hermann (Hrsg.): Kooperation und Kommunikation in der Pflege. Ein Ratgeber für Pflegeberufe. Pflegebibliothek – Freiburger Schriften, 2004

Fitzgerald, Annelies/Dauz, Edgar/Toplak, Heidemarie: Kooperative Kommunikation im Krankenhaus. Wilhelm Maudrich KG, Verlag für medizinische Wissenschaft, Wien 1999

Löser, Angela Paula: Pflegeberichte endlich professionell schreiben. Tipps und Vorschläge für Mitarbeiter in stationären Altenpflegeeinrichtungen. Schlütersche Verlagsgesellschaft, Hannover 2007

Nähe und Distanz

Intimität wahren und Sexualität leben

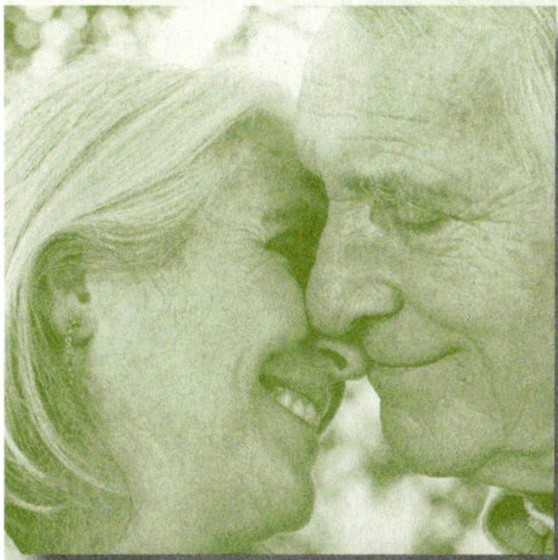

B

Wolfgang Mahler, 65 Jahre, ist ein lebenslustiger Mensch. Seit vielen Jahren lebt er allein in seiner Innenstadtwohnung und genießt das Single-Leben. Als ehemaliger Vortänzer einer Tanzschule liebt er es, zu geselligen Tanzabenden die anwesenden Frauen auf dem Parkett mit seinen flotten Tanzschritten zu beeindrucken. Dabei hat er aber nur Augen für seine eigene Freundin, die er seit zwei Jahren kennt. Neben den gemeinsamen Unternehmungen und Reisen spielt auch Sexualität für beide eine große Rolle.

Nach einer Routineuntersuchung beim Hausarzt wurde bei Herrn Mahler ein Prostatakarzinom festgestellt. Heute ist er bereits im Krankenhaus und wartet auf die bevorstehende radikale Prostatektomie (vollständige Entfernung der Prostata). Im Rahmen der präoperativen Aufklärung wurde er auch darauf hingewiesen, dass durch die Operation die für die Erektion verantwortlichen Nervenbahnen verletzt werden und sich in der Folge eine Erektionsstörung entwickeln kann. Als Tim nach ihm sieht, sagt er mit traurigem Gesichtsausdruck: „Jetzt kann ich mich ja endgültig von meinem Mann-Sein verabschieden."

Tim weiß zwar, dass die Sexualität nach einer solchen Operation beeinträchtigt werden kann, aber bisher hat niemand mit ihm darüber gesprochen, was man in einem solchen Moment sagen könnte. Da geht es schließlich nicht nur um die körperlichen Auswirkungen des Eingriffs, sondern auch um die seelischen Folgen. Tim reagiert ausweichend und nimmt sich vor, das Problem mit Olga und Pia zu besprechen. Deren Antworten sind dann aber auch nicht hilfreich. Pia sagt: „Ich könnte doch mit einem Mann, der beinahe so alt wie mein Großvater ist, nicht über dessen Sexualität sprechen. Da käme ich mir ja ganz komisch dabei vor. Das wäre mir total peinlich!" Und Olga kommentiert die Situation so: „Na ja, aber dafür überlebt er schließlich seine Krebserkrankung. Das ist doch was wert, oder? Außerdem ist das nicht meine Aufgabe, mich auch noch um so was zu kümmern – das soll doch der Arzt machen!"

1 Welche Bedeutung messen Sie dem Thema Sexualität im Zusammenhang mit Ihrer zukünftigen Pflegetätigkeit zu?

2 Hat Sie überhaupt schon einmal ein Patient darauf angesprochen? Falls nein, was vermuten Sie, warum nicht?

3 Welche Hilfestellungen benötigen Sie, um das Thema gegenüber einem Patienten offen ansprechen zu können? Welche Unterstützung erwarten Sie dabei von Ihrem Pflegeunterricht?

4 Welche Antwort würden Sie Tim anstelle von Olga und Pia in der beschriebenen Situation geben?

5 Versuchen Sie sich an Situationen zu erinnern, in der Sie sich geschämt haben.

6 Wo gibt es Ihrer Meinung nach Situationen in der Pflege-Praxis, in denen es „peinlich" werden kann?

1 Anatomisch-physiologische Grundlagen

Nach Dienstschluss hat sich Tim mit seiner Kollegin Sabine zu einem Stadtbummel verabredet. Sabine hatte gefragt, ob ihre ältere Schwester mitkommen kann, damit sie anschließend gemeinsam mit dem Auto nach Hause fahren können. Tim war einverstanden und so treffen sie Sabines Schwester Martina auf dem Parkplatz vor dem Krankenhaus.

Tim ist überrascht. Er kann nicht glauben, dass die beiden Geschwister sind, weil sie völlig verschieden aussehen: Sabines Schwester hat schwarze Haare und braune Augen, aber Sabine selbst hat rote Haare und blaue Augen. Sabine hat eine schlanke sportliche Figur, ihre Schwester ist eher etwas pummelig. Auch beim weiteren Stadtbummel verhalten sich beide unterschiedlich. Im Gegensatz zu Sabine ist Martina eher schweigsam und zurückhaltend. Nur wenn beide lachen, glaubt Tim Ähnlichkeiten zu erkennen. Tim macht sich so seine Gedanken – Wie kann das sein? Ob sie vielleicht verschiedene Väter haben? Oder vielleicht eine der beiden adoptiert wurde? Aber er traut sich nicht, sie zu fragen und so bleibt er bei diesem Thema im Ungewissen. Vielleicht klärt sich das ein anderes Mal, denn bei einem ist er sich sicher: Das war nicht der letzte Stadtbummel mit den beiden.

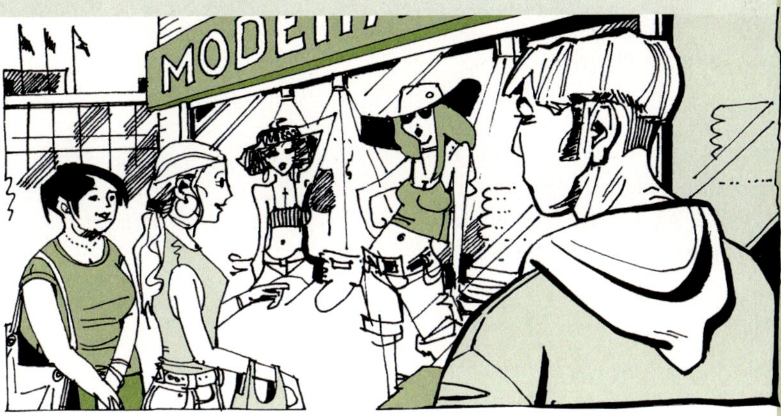

1 Haben Sie sich schon einmal Gedanken darüber gemacht, dass Ihr Körper aus einer Unmenge kleinster Einheiten besteht – aus Zellen? Was wissen Sie darüber?

2 Versuchen Sie, Ähnlichkeiten bei Geschwistern festzustellen. Waren Sie dabei schon einmal in einer Situation wie Tim? Woran machen Sie diese Ähnlichkeiten fest?

3 Was glauben Sie, was alles vererbt wird – Haarfarbe, Verhalten, Geschmack?

1.1 Der menschliche Körper – vom Organsystem zur Zelle

Um den menschlichen Körper verstehen und erklären zu können, unterteilt man ihn in funktionelle Einheiten. Eine davon ist z. B. das Herz als Organ. Organe sind aber keine Einzelkämpfer, sondern arbeiten zusammen. Dieser Zusammenschluss wird als Organsystem bezeichnet. Demnach unterscheidet man zehn verschiedene Organsysteme:

- Hautsystem
- Bewegungssystem
- Herz-Kreislaufsystem
- Atmungssystem
- Verdauungssystem
- Harnsystem
- Fortpflanzungssystem
- Hormonsystem
- Nervensystem
- Immunsystem

Zu einem Organsystem gehören mehrere Organe und anatomische Strukturen, die eine gemeinsame Aufgabe erfüllen. So besteht das Nervensystem zum Beispiel aus Gehirn und Nerven. Organsysteme müssen also nicht zwangsläufig in räumlicher Nähe zueinander liegen. Ein Organ besteht aus verschiedenen Geweben, die in räumlicher Nähe zueinander liegen und eine gemeinsame Aufgabe erfüllen.

Epithelgewebe
Band 2, D 1

Es werden vier Grundgewebearten unterschieden, aus denen der Mensch besteht.

1. Epithelgewebe
2. Binde- und Stützgewebe
3. Nervengewebe
4. Muskelgewebe

Binde- und
Stützgewebe
Band 2, F 1

Gewebe werden wiederum durch mehrere unterschiedlich arbeitende Zellen gebildet, deren Aktivitäten durch den Aufbau und das Zusammenwirken zahlreicher Moleküle bestimmt werden.

> **Gewebe** sind ein Zusammenschluss von Zellen, die eine gemeinsame Funktion erfüllen.

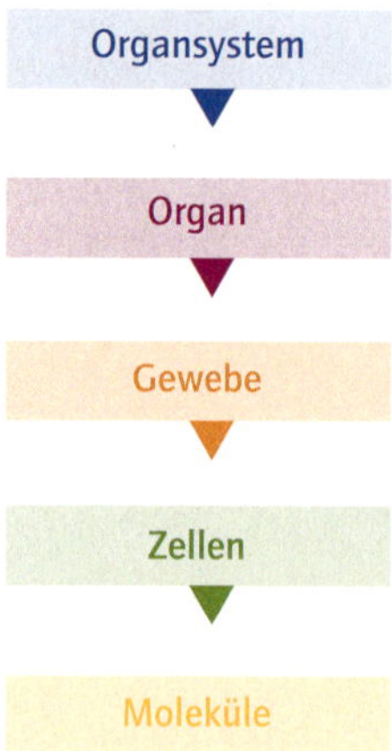

Moleküle, wie bestimmte Eiweiße, können das menschliche Erbgut (DNA) beeinflussen, das wiederum über den Aufbau der Moleküle bestimmt, aus denen Zellen und Organe aufgebaut sind. Alle Funktionseinheiten des Körpers haben Wechselwirkungen untereinander. Letztendlich kennzeichnet den Menschen aber mehr als nur ein perfektes Zusammenspiel von Molekülen.

1.2 Die Zelle als grundlegende Funktionseinheit des Lebens

Die Zelle ist die Grundeinheit aller lebenden Organismen. Sie ist der kleinste Baustein unseres Körpers mit Lebenseigenschaften, das bedeutet,

- sie hat einen Stoffwechsel,
- sie kann wachsen,
- sie kann sich bewegen,
- sie kann kommunizieren,
- sie kann sich fortpflanzen.

Zellen unterscheiden sich zum Teil stark, u. a. in Größe, Form, Gestalt und Funktion. Es finden sich im Körper unter anderem:

- Muskelzellen (können sich zusammenziehen und erschlaffen)
- Nervenzellen (können Impulse weiterleiten)
- Leberzellen
- Blutzellen
- Zellen, die Flüssigkeiten absondern (Drüsenzellen, z. B. Insulin, Hormone, Enzyme, Sekret)
- Zellen, die behaart sind (z. B. Bronchialzellen mit Flimmerhärchen)

Vielfalt der Zelltypen

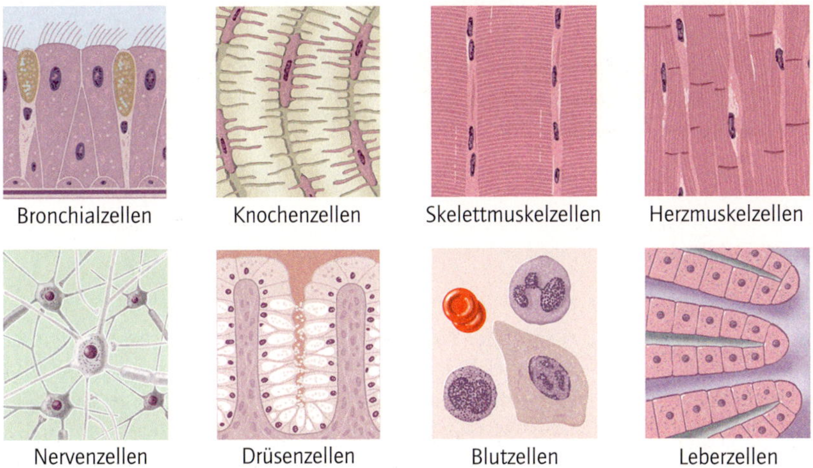

In der Histologie werden die Zellen und ihr Aufbau unter dem Mikroskop bestimmt. Dabei können zum Beispiel an gynäkologischen Zellabstrichen mögliche Zellveränderungen erkannt werden.

Trotz ihrer Unterschiedlichkeit sind alle Zellen nach dem gleichen Grundprinzip aufgebaut. Eine Zelle besteht aus:

- Zellleib und Zellmembran
- Zellorganellen
- Zytoplasma (Zellflüssigkeit) mit Zytosol und Zytoskelett

1.2.1 Zellmembran

Die Zellmembran ist eine flexible Hülle, die die Zelle nach außen abgrenzt und schützt. Sie ist wie ein Sandwich aufgebaut, denn sie besteht aus zwei Fettschichten mit eingelagerten Proteinen (Eiweißen). Außen liegen Zuckermoleküle wie ein „Zuckerguss" darüber. Die Zellmembran ist halbdurchlässig (semipermeabel), d. h., sie selektiert, welche Stoffe in die Zelle kommen (z. B. Sauerstoff, Kohlendioxid und Nährstoffe) und welche sie verlassen (z. B. Insulin). Die Durchlässigkeit ist von folgenden Faktoren abhängig:

- Molekülgröße
  Kleine Moleküle wie Wasser, Sauerstoff und Kohlendioxid können die Membran durchdringen, große Moleküle wie Proteine nicht.
- Fettlöslichkeit
  Je fettlöslicher ein Stoff ist, desto besser wird er von der Membran aufgenommen.
- elektrische Ladung (Ionenkonzentration innerhalb und außerhalb der Zelle)

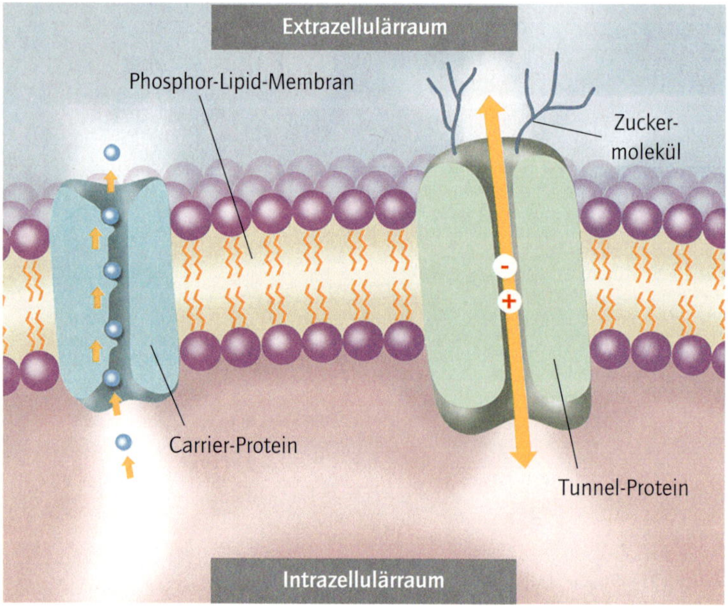

Die Zellmembran kontrolliert den „In- und Export" sowie die Kontakte zu anderen Zellen

Aktions-
potential
Band 2, C 1

Jede Zelle hat ein „inneres Milieu" aus Ionen- und Stoffkonzentrationen. Daher können Ionen die Membran meist nicht ohne weiteres durchdringen. Sie sind auf so genannte Tunnelproteine angewiesen, welche die Zellmembran vollständig durchdringen und eine Verbindung zwischen Innen- und Außenseite der Membran herstellen.

Eine Besonderheit stellen so genannte Carriermoleküle (Trägerproteine) dar. Sie machen ein Molekül, das die Zellmembran durchdringen soll, fettlöslich. Daneben befinden sich in der Zellmembran auch Rezeptorproteine für bestimmte Botenstoffe, zum Beispiel Hormone oder Neurotransmitter. Der „Zuckerguss" bildet in Verbindung mit den Membranproteinen die spezifische Oberfläche jeder Zelle. Auf den roten Blutzellen (Erythrozyten) lassen sich dadurch zum Beispiel die Blutgruppen unterscheiden.

1.2.2 Zellorganellen

Die Zellorganellen sind die nächst kleiner definierten funktionellen Einheiten innerhalb der Zelle. Sie sind ein Zusammenschluss von vielen chemischen Verbindungen und Molekülen und grenzen sich in der Regel durch eine Membran nach innen und außen ab.

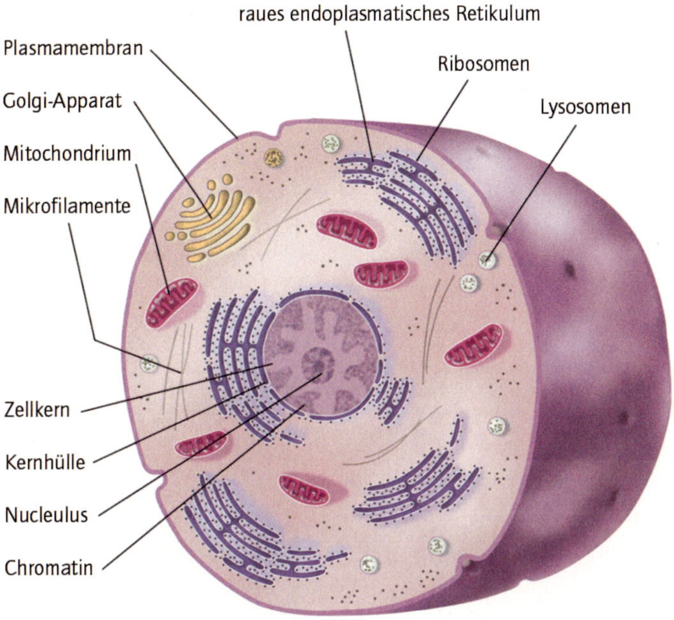

Menschliche Zelle

Zellkern (Nukleus)

Der Zellkern steuert die Lebensvorgänge in der Zelle (Steuerungszentrum des Zellstoffwechsels). Er ist die größte Zellorganelle.

Der Zellkern enthält die **DNA** (engl. desoxyribonucleic acid) und die RNA (engl. ribonucleic acid). Die DNA stellt die Baupläne für die Proteine des Körperaufbaus dar und ist daher die Erbinformation, der genetische Code. Die RNA ist für die Umsetzung von genetischer Information in Proteine verantwortlich. Sie ist hierbei sowohl als Informationsträger beteiligt als auch als katalytisches Molekül bei der Übersetzung dieser Information in ein Protein.

Die DNA ist ein Molekül, das wie eine Strickleiter aufgebaut ist. Die beiden Stränge der Strickleiter sind Zuckermoleküle (Desoxyribose) und eine Phosphatgruppe. Die Sprossen der Strickleiter werden von Basen gebildet, wobei jeweils zwei zusammengehören: Adenin und Thymin sowie Guanin und Cytosin. Eine Sprosse bezeichnet man als Nukleotid. Da die beiden Stränge der DNA ineinander verdreht sind, spricht man von der DNA-Helix.

Vier verschiedene Nukleotide werden unterschieden:

1. Adenin – Thymin
2. Thymin – Adenin
3. Guanin – Cytosin
4. Cytosin – Guanin

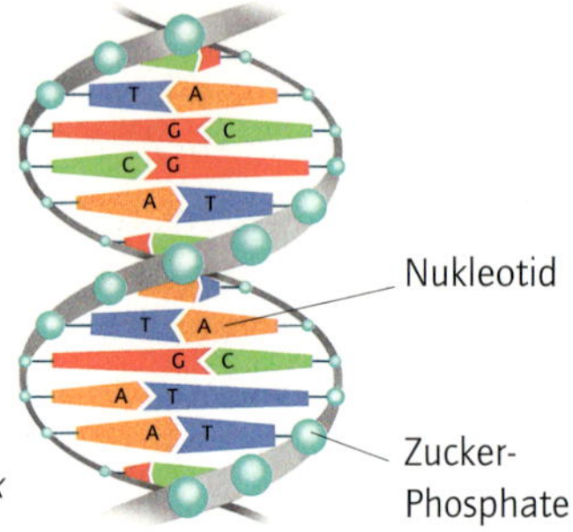

Typische Struktur der DNA-Helix

Eine DNA enthält Millionen Nukleotide. Ein DNA-Abschnitt mit etwa 1000 Nukleotiden (Sprossen) wird als Gen (Erbeinheit) bezeichnet. Ein Mensch hat etwa 100 000 Gene.

Die Organisationsstruktur der DNA ist ein Chromosom. Der Begriff kommt aus dem griechischen und bedeutet Farbe und Körper, kann also mit Farbkörperchen oder anfärbbares Körperchen übersetzt werden. Ein Chromosom ist ein langer, kontinuierlicher DNA-Doppelstrang, der um eine Vielzahl von Kernproteinen herumgewickelt und mehrfach zu einer kompakten Form spiralisiert ist (Abbildung S. 93).

Mitochondrien

Mitochondrien sind die „Kraftwerke der Zelle", deren Aufgabe es ist, die Energievorräte der Zelle in Form von ATP (Adenosintriphosphat) ständig aufzufüllen. Dabei wird Sauerstoff verbraucht und Kohlenstoff entsteht.

Zellen enthalten je nach Energiebedarf unterschiedlich viele Mitochondrien, so haben Herzmuskelfasern viele, Knorpelfasern aber nur wenige.

Ribosomen

Ribosomen sind die Orte, an denen die aus dem Zellkern kommende RNA andockt und aus verschiedenen Aminosäuren das fertige Protein entsteht. Sie sind für die Eiweißsynthese verantwortlich.

Lysosomen

Lysosomen können Fremdstoffe in sich aufnehmen und durch Enzyme verdauen. Ebenso können sie nicht mehr funktionsfähige Zellorganellen abbauen und die Abbauprodukte der Zelle anschließend wieder zur Verfügung stellen (Recycling).

Endoplasmatisches Retikulum

Das endoplasmatische Retikulum (ER) ist ein Kanalsystem, das den Stoff- und Flüssigkeitstransport in der Zelle steuert. Es stellt Verbindungswege zwischen den Zellorganellen her. Eine wichtige Aufgabe hat das ER außerdem bei der Synthese von Fetten, wie zum Beispiel Cholesterin.

Golgi-Apparat

Der Golgi-Apparat liegt immer in der Nähe der Zellmembran. Dort werden Flüssigkeiten, die vom endoplasmatischen Retikulum kommen, portionsweise aus der Zelle ausgeschleust. Durch diese Ausscheidungsfunktion ist der Golgi-Apparat besonders wichtig bei Zellen, die Flüssigkeiten (Hormone, Sekrete, Enzyme) produzieren. Außerdem ist er bei der Bildung von Lysosomen beteiligt.

1.2.3 Zellflüssigkeit

Im Zellleib befindet sich die intrazelluläre Flüssigkeit (Zytoplasma), die aus dem **Zytosol** (Flüssigkeit) und dem **Zytoskelett** (Filamente) besteht.

Das Zytoplasma ist der „Lebensstoff", da es die lebensnotwendigen chemischen Elemente Kohlenstoff, Stickstoff, Sauerstoff und Wasserstoff enthält. Es hat eine stabilisierende Struktur (Zytoskelett), die hauptsächlich aus Mikrotubuli und Mikrofilamenten besteht. Mikrofilamente sind fadenförmige Gebilde, die aus den Proteinen Aktin und Myosin bestehen. Sie sind oft zu Bündeln zusammengelagert und heißen dann Fibrillen, z. B. Myofibrillen in Muskelzellen. Mikrotubuli sind röhrenförmig und bestehen aus dem Protein Tubulin. Manche sind dauerhaft und tragen somit zur Zellform bei oder sind Bestandteil von Zellorganellen. Andere werden nur zeitweise aufgebaut, z. B. die Mitosespindel zur Zellteilung.

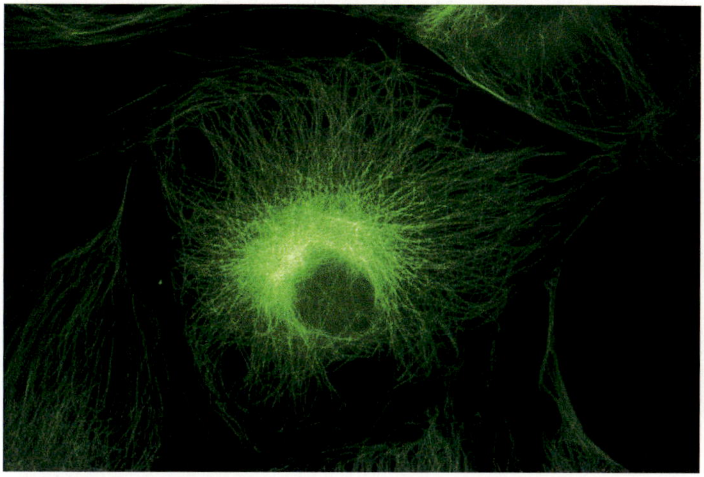

Das Zytoskelett, sichtbar gemacht mit Fluoreszensfarbstoffen

Das Zytoplasma enthält die Zellorganellen. Im Zytosol finden Stoffwechselprozesse statt. Es besteht zu ¾ aus Wasser und zu ¼ aus Eiweißen, Fetten, Kohlenhydraten und Ionen.

1.2.4 Stoffwechsel zwischen den Zellen – Moleküle und Atome

Der Austausch von Stoffen findet meistens gelöst in Flüssigkeiten statt, daher besteht der Mensch zu einem großen Teil aus Wasser. Neben der oben beschriebenen intrazellulären Flüssigkeit kann man noch extrazelluläre Flüssigkeit unterscheiden.

Nährstoffe werden mit der Nahrung aufgenommen und im Verdauungssystem aus der Nahrung aufgespalten. Die Nährstoffe gelangen dann im Blut zu den Zellen. Die Blutgefäße haben aber keine direkte Verbindung zu den Zellen, sondern geben die Nährstoffe in einen Flüssigkeitsraum ab, der die Zellen umgibt. Diesen Raum nennt man **Interstitium** (lat. „Zwischenraum"). Hier befindet sich die extrazelluläre Flüssigkeit. Durch die selektive Permeabilität der Zellmembran wird der notwendige Konzentrationsunterschied zwischen Zellinnerem und äußerer Umgebung (Interstitium) aufrechterhalten.

Extrazelluläre Flüssigkeit befindet sich neben dem Interstitium auch im Plasmaraum (Blutgefäße) und im transzellulären Raum (Liquor, Kammerwasser des Auges und Gelenksflüssigkeit).

Die kleinste Einheit, aus der die Zelle, die Zellorganellen und die Nährstoffe bestehen, sind die Atome. Der Mensch besteht hauptsächlich aus Wasserstoff, Kohlenstoff, Sauerstoff und Stickstoff.

Mehrere Atome bilden gemeinsam ein Molekül. Moleküle sind z. B. Eiweiße, Fette, Kohlenhydrate und Vitamine.

Für viele Körperfunktionen besonders wichtig sind die Eiweißmoleküle (Proteine). Über sie werden die meisten Vorgänge in den Zellen gesteuert und durchgeführt. Sie dienen beispielsweise bei der Verdauung als Enzyme, bei der Immunabwehr als Antikörper oder binden den Sauerstoff in den roten Blutkörperchen.

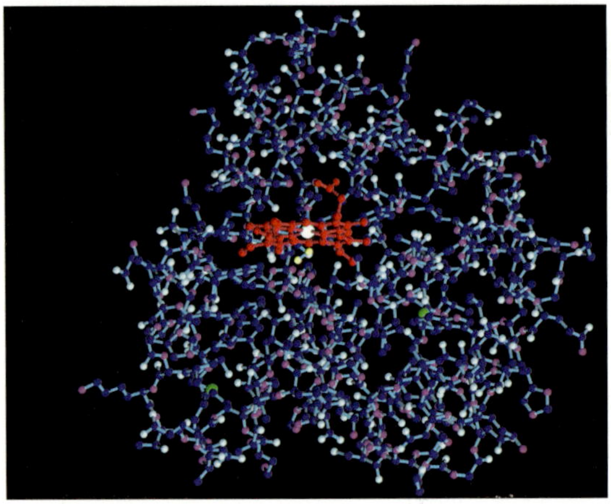

Myoglobin – ein Proteinmolekül in räumlicher Darstellung (bindet Sauerstoff in Muskelzellen)

1.3 Zellteilung

1.3.1 Teilung einer Körperzelle

Ein Kennzeichen der Zelle ist ihre Fähigkeit, sich zu teilen. Diesen Vorgang nennt man **Mitose**.

Das Leben einer Zelle (Zellzyklus) umfasst fünf Phasen:

1. Interphase
2. Prophase
3. Metaphase
4. Anaphase
5. Telophase

Interphase

Die Interphase ist die längste Phase der Zelle. Sie kann weiter unterteilt werden in

- präsynthetische Wachstumsphase (G1-Phase)
- Synthesephase (S-Phase)
- postsynthetische Wachstumsphase (G2-Phase)

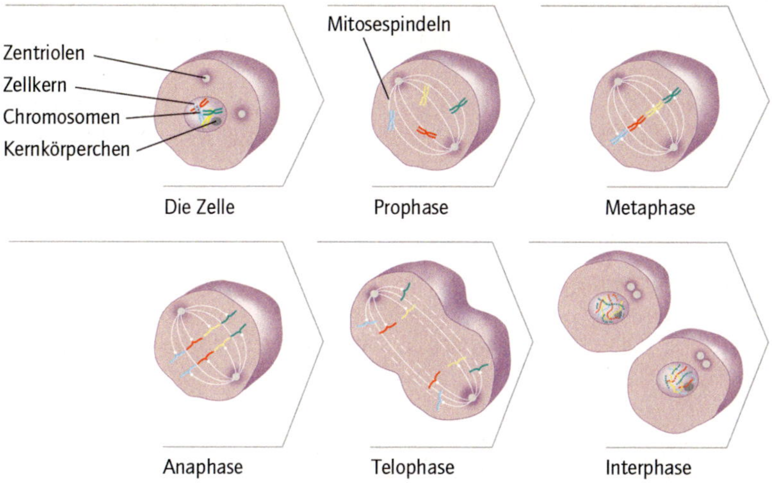

Phasen der Zellteilung (Mitose) in Körperzellen

Nach einer Zellteilung tritt die Zelle zunächst in die präsynthetische Wachstumsphase, in der die Zelle alle nötigen Proteine aufbaut. Diese Phase kann Stunden bis Jahre andauern.

In der anschließenden Synthesephase erfolgt die Verdoppelung der Chromosomen. Sie dauert etwa 5–10 Stunden.

Die Phase kurz vor einer erneuten Zellteilung heißt postsynthetische Wachstumsphase. Sie dauert ca. 4 Stunden.

Bevor sich eine Zelle teilen kann, erfolgt erst die Teilung des Zellkerns. Die Zellkernteilung verläuft in vier Phasen, die der ersten Phase, der Interphase, folgen.

Prophase

Bei ruhenden, sich nicht teilenden Zellen liegen die 46 Chromosomen wie lose, vielfach gewundene Fäden im Zellkern. Während der Kernteilung wickeln sich die 46 Chromosomen zu einer kompakten Struktur auf (Wollknäuel), dem Chromosomenschenkel mit einem kurzen und einem langen Schenkel (2 Chromatiden). Die Verbindung der Chromatiden heißt Zentromer.

Vor jeder Kernteilung werden die beiden Chromosomenschenkel verdoppelt, man spricht daher von zwei Chromatiden-Chromosomen. Ebenso verdoppeln sich die Zellorganellen. Weitere Kennzeichen dieser Phase sind:

- die Auflösung der Zellkernmembran
- Vorbereitungen zum Wachstum einer Mitosespindel zwischen den Zellpolen

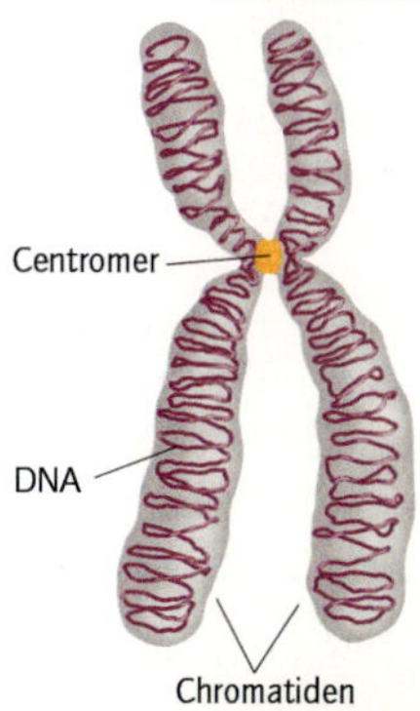

Metaphase

In dieser Phase ordnen sich die Chromatiden in der Mittellinie, zwischen den Zentriolenpaaren an den Mitosespindeln an.

Anaphase

Durch die Fasern der Mitosespindel werden die Chromatiden getrennt und bewegen sich entlang den Fasern zu den Zellpolen.

Telophase

Um die 46 Chromosomen an einem Zellpol bildet sich eine Hülle, die die neue Zellkernmembran darstellt. Zum Schluss werden die Chromosomen entspiralisiert und die Mitosespindel löst sich auf.

Die Teilung der Zellmembran (Abschnüren der zweiten Zelle) beginnt in der Anaphase und ist nach der Telophase abgeschlossen.

1.3.2 Teilung einer Geschlechtszelle – Meiose

Der Mensch besitzt 23 Chromosomen, die jeweils in doppelter Ausführung vorliegen. Insgesamt enthält demnach jede Zelle 46 Chromosomen (diploider Zustand). In einer Ei- bzw. Samenzelle liegt nur jeweils der halbe Chromosomensatz vor, aus denen später in der befruchteten Eizelle ein vollständiger Chromosomensatz entsteht.

Chromosomen werden in zwei Gruppen aufgeteilt. Die homologen Autosomen sind in Form, Größe und Bandenmuster identisch, dazu gehören alle Chromosomen bis auf die Geschlechtschromosomen. Beim Menschen sind das 22 Chromosomenpaare, von denen im doppelten Chromosomensatz jeweils zwei homolog sind. Die zweite Gruppe sind die Gonosomen, die Geschlechtschromosomen, die unter anderem für die Geschlechtsbestimmung zuständig sind.

Es gibt beim Menschen zwei verschiedene Geschlechtschromosomen, das X-Chromosom und das Y-Chromosom. Menschen mit zwei X-Chromosomen sind Frauen (XX), Menschen mit einem X- und einem Y-Chromosom sind Männer (XY). Eine Frau besitzt also 22 Autosomenpaare und zwei identische Geschlechtschromosomen, ein Mann 22 Autosomenpaare und zwei unterschiedliche Gonosomen.

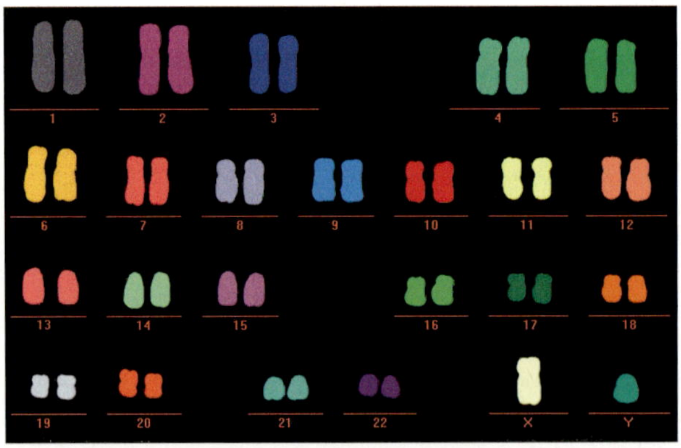

Für ein Karyogramm werden die Chromosomen einer Zelle zu Beginn der Zellteilung (Mitose) fotografiert, ausgeschnitten und sortiert.

Die Teilung der Geschlechtszelle heißt **Meiose**.

In der Meiose erfolgt eine besondere Form der Zellteilung, damit es nicht zur Verdoppelung des Erbgutes kommt, wie das bei einer normalen Zellteilung passieren würde. Der normale diploide (doppelte) Chromosomensatz (2 x 23) wird auf einen haploiden (einfachen) Chromosomensatz reduziert (1 x 23). Man nennt das Reduktionsteilung, wobei zwei Phasen unterschieden werden:

1. Reifeteilung:

Homologe, einander entsprechende Chromosomen väterlicher und mütterlicher Herkunft werden auf zwei Tochterzellen verteilt. Jede Tochterzelle enthält nun den haploiden Chromosomensatz. Das Down Syndrom beruht auf einer Störung während dieser Teilungsphase. Dabei erhält eine Tochterzelle drei statt nur zwei Chromosomen 21 (Trisomie 21).

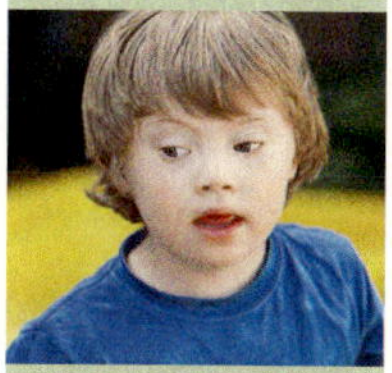

Kind mit Down Syndrom

2. Reifeteilung:

Die beiden Tochterzellen teilen sich erneut wie bei einer normalen Zellteilung, wobei die Chromatiden getrennt und auf die Tochterzelle verteilt werden.

Nach beiden Reifeteilungen sind aus einer unreifen männlichen Geschlechtszelle vier reife Spermien mit haploidem Chromosomensatz (1 x 23) geworden. Bei der weiblichen unreifen Geschlechtszelle entsteht nur eine reife Eizelle (1 x 23) mit drei kleinen Polkörperchen, die absterben.

1.3.3 Alterung der Zellen

Das Altern ist ein vielschichtiger Prozess in einer Mehrzahl von Teilschritten, die schon nach der Geburt beginnen. Es handelt sich um ein genetisch festgelegtes Geschehen, das durch äußere Faktoren beeinflussbar ist. Die aktuelle Altersforschung vermutet in der DNA Gene, die unser Leben verkürzen, also den Alterungsprozess starten. An den Körperzellen können folgende Veränderungen beobachtet werden:

- abnehmender Wassergehalt der Zellen
- vermehrte Fetteinlagerung in der Zellmembran
- Zellvergrößerung, wodurch Hohlräume in den Zellen entstehen
- verminderte und verlangsamte Zellteilung

Durch diese Prozesse werden die Organsysteme beeinflusst. Dies führt u. a. zu

- einer verminderten Pumpleistung des Herzens,
- einer geringeren Luftaufnahme in der Lunge,
- einem verlangsamten Stoffwechsel,
- einer Abnahme der Muskelmasse,
- verringerter Durchblutung.

Der Alterungsprozess sollte aber nicht nur als Abbau von Funktionen verstanden werden. Auch im Alter besteht die Möglichkeit der Zunahme von Funktionen –, so kann Blasentraining bis ins hohe Alter noch erfolgreich sein –, Wissen, Erfahrungen und Kompetenzen können ausgebaut werden. Keine der heutigen Alterstheorien kann jedoch eine vollständige Erklärung zu den Altersprozessen liefern. Der Mensch ist als Individuum mehr als nur die Summe seiner Zellen.

1.4 Geschlechtsorgane

1.4.1 Geschlechtsmerkmale

Die Geschlechtsmerkmale ermöglichen es, einen Menschen mehr oder weniger eindeutig dem weiblichen bzw. männlichen Geschlecht zuzuordnen. Bei den primären Geschlechtsmerkmalen handelt es sich um genetisch festgelegte, bei der Geburt vorhandene innere und äußere Sexualorgane. Die sekundären Geschlechtsmerkmale sind „typisch" für das jeweilige Geschlecht, können jedoch auch beim jeweils anderen Geschlecht vorkommen (z. B. Schambehaarung).

Die Geschlechtsorgane (Genitalien) dienen der sexuellen Aktivität und Fortpflanzung. Systematisch werden innere (im Körperinneren befindliche Strukturen) und äußere Sexualorgane (äußerlich sichtbare Strukturen) unterschieden. Sie entstehen bei Frauen und Männern während der Embryonalentwicklung (Embroygenese) unter dem Einfluss von genetischen und hormonellen Faktoren aus indifferenten (unspezifischen) Anlagen.

Embryogenese
Band 3, A

1.4.2 Weibliche Geschlechtsorgane

Bei der Frau zählen zu den inneren Geschlechtsorganen:

- Ovarien (Eierstöcke), die beidseitig angelegt sind und der Reifung von Eizellen und Hormonen dienen,
- Nebeneierstöcke (Parovarium),
- von den Eierstöcken ausgehenden Eileiter (Tuba uterina); sind der Ort der Befruchtung und dienen dem Transport der Eizellen; sie führen in den
- Uterus (Gebärmutter), der mit dem Muttermund (Ostium uteri) in die
- Scheide (Vagina) mündet

Eileiterschwangerschaft
Band 3, A

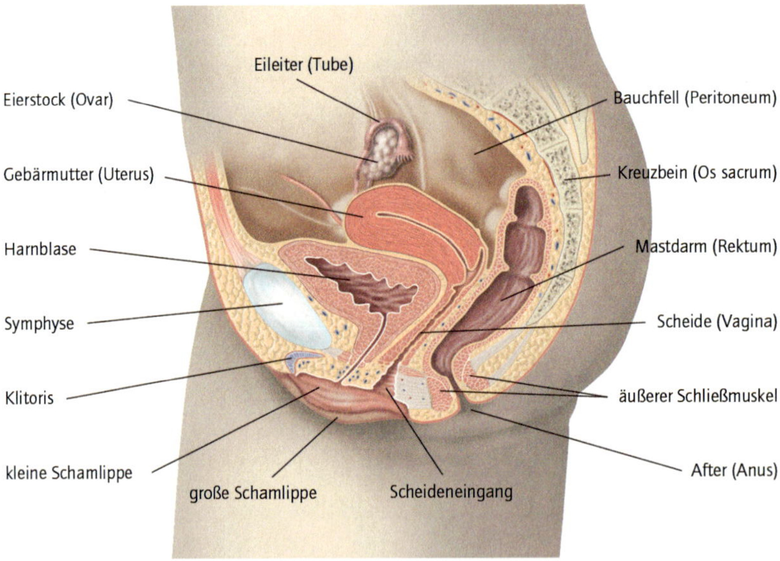

Die weiblichen Geschlechtsorgane

In den Ovarien reifen die Eizellen, die schon vor der Geburt angelegt wurden. Das Ei reift in einem Follikel, der dann nach dem Eisprung zum so genannten Gelbkörper (Corpus luteum) wird. Dieser produziert das Gelbkörperhormon Progesteron. Außerdem stammt auch das Hormon Östrogen aus dem Ovar.

Der **Uterus** ist ein muskelstarkes, birnenförmiges Organ, das zwischen Blase und Rektum liegt und im nichtschwangeren Zustand maximal 7–9 cm lang ist. Die Gebärmutterwand besteht aus mehreren Schichten glatter Muskulatur (Myometrium), die während der Geburt für die Kontraktion des Uterus verantwortlich ist, ausgelöst durch das Hormon Oxytocin und stimuliert durch den Parasympathikus.

Gegen Ende der Geschlechtsreife bilden sich im Uterus oft gutartige Muskeltumore, die Myome.

Während der Schwangerschaft kommt es zu einer außerordentlichen Vergrößerung des Organs, die sogar das Austragen von Mehrlingsschwangerschaften (z. B. Drillinge) ermöglicht. Das Innere ist mit der Uterusschleimhaut (Endometrium) ausgekleidet, die von der Pubertät bis zu den Wechseljahren (Klimakterium) unter dem Einfluss von Ovarialhormonen zyklischen Veränderungen unterliegt.

weiblicher Zyklus Band 1, C 1

Äußerlich spricht man beim Aufbau der Gebärmutter von:

- Gebärmutterhöhle (Fundus uteri)
- Gebärmutterkörper (Corpus uteri)
- Gebärmutterhals (Cervix uteri)
- Muttermund (Portio uteri)

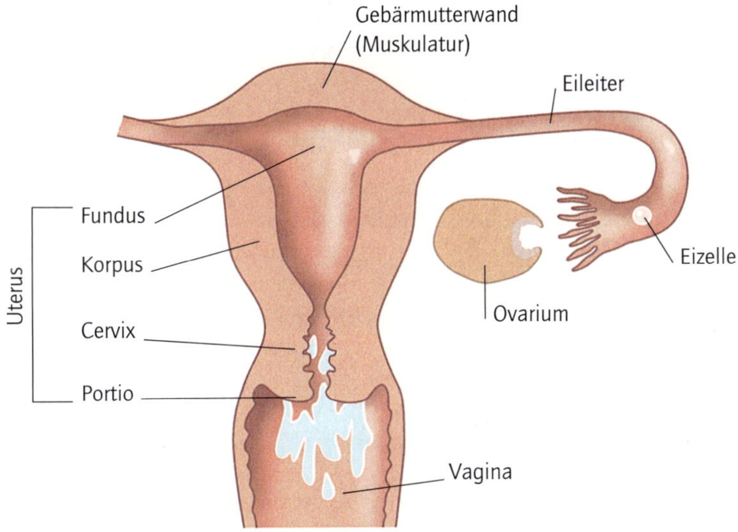

Uterus mit Eileiter und Ovar

Im kleinen Becken ist der Uterus über Bänder so fixiert, dass er in zwei Winkeln nach vorne geneigt liegt: Zum einen im Verhältnis zur Scheide (Anteversio), zum anderen in sich selbst (Anteflexio).

Bei manchen Frauen ist der Uterus gerade oder sogar nach hinten abgeknickt (Retroflexio). Das ist meist nicht auffällig, kann aber Ursache von Beschwerden wie z. B. Rückenschmerzen sein.

Die äußeren Genitalorgane der Frau bestehen aus:

- Schamberg (Mons pubis)
- Scheidenvorhof (Vulva)
- großen und kleinen Schamlippen (Labia majora und minora)
- Klitoris
- Scheidenvorhof mit den Vestibulardrüsen (Glandulae vestibulares)
- Öffnungen von Harnröhre und Vagina

Die beiden großen Vestibulardrüsen (Bartholin-Drüsen) liegen im hinteren Drittel der großen Schamlippen. Ihr Ausführungsgang mündet in den Scheidenvorhof. Bei sexueller Erregung scheiden die Vestibulardrüsen ein Sekret aus (Lubrikation), das das schmerzfreie Eindringen des Penis in die Scheide ermöglicht. Die kleinen Schamlippen sind mit zahlreichen sensiblen Nervenendigungen besetzt; bei sexueller Erregung kommt es zu einer deutlichen Anschwellung und Rötung.

Die **Klitoris** besteht aus der Eichel (Glans clitoridis) sowie dem Klitorisschwellkörper. Es handelt sich dabei um eine paarige Struktur, die zunächst voneinander entfernt unterhalb der Schambeinfuge (Symphyse) fest verbunden mit den Schambeinästen verläuft und sich dann durch ein unvollständiges Septum (Scheidewand) geteilt zum Klitorisschaft vereinigt, an dessen Ende sich die Eichel befindet.

Im Bereich des Scheidenvorhofs befinden sich auch noch die Vorhofschwellkörper (Bulbi vestibuli). Das sind ebenso paarig angelegte Schwellkörper, die an der Basis der kleinen Schamlippen liegen und über Venengeflechte miteinander verbunden sind.

1.4.3 Männliche Geschlechtsorgane

Die übliche Einteilung der männlichen Geschlechtsorgane in innere und äußere Geschlechtsorgane ist missverständlich, denn Hoden und Nebenhoden liegen ursprünglich im Körperinneren und werden erst im Verlauf der Entwicklung nach außen in den Hodensack verlagert. Dadurch werden auch anatomische Besonderheiten und Fehlentwicklungen leichter verständlich. Beim Hodenhochstand (Maldescensus testis) bleibt beispielsweise die Wanderung der Hoden vom Bauchraum in den Hodensack aus. Dieses Problem tritt bei ca. 3 % aller männlichen Neugeborenen auf. Bei einem Teil der Kinder wandern die Hoden in den ersten Lebensmonaten noch spontan nach unten, so dass am Ende des ersten Lebensjahres nur noch bei 0,8 % aller Jungen ein Hodenhochstand zu beobachten ist.

Beim Mann zählen zu den Geschlechtsorganen:

- beidseitig angelegte Hoden (Testis, Orchis)
- wie die Hoden paarig angelegte Nebenhoden (Epididymis)
- Samenleiter (Ductus deferens), ein etwa 50 cm langer dickwandiger Gang
- Bläschendrüsen (Vesicula seminalis)
- Prostata (Vorsteherdrüse)
- Glied (Penis)

Aus den **Hoden** münden kleine Ausführungsgänge in den Nebenhodengang (Ductus epididymis). Größe und Gewicht der Hoden können erheblich variieren, auch im Seitenvergleich. Die Zellen des Hodengewebes (Hodenparenchym) sind von einer derben, unnachgiebigen Bindegewebskapsel (Tunica albuginea) umgeben; dadurch wird ein gleich bleibender Hodeninnendruck erzeugt und aufrechterhalten, der für den Transport der Spermien von Bedeutung ist.

Die **Nebenhoden** (Epididymis) sind etwa 5–10 mm dicke Organe, die den Hoden aufliegen und aus einer bindegewebigen Hülle und dem stark gefalteten Nebenhodengang bestehen. Während ihrer Wanderung durch den Nebenhoden reifen die zunächst unbeweglichen und nicht befruchtungsfähigen Samenzellen unter dem Einfluss verschiedener dort freigesetzter Substanzen weiter. Von den Nebenhoden führt der etwa 50 cm lange, dickwandige Samenleiter (Ductus deferens) in einem Samenstrang (Funiculus spermaticus) durch den Leistenkanal bis zur Unterseite der Harnblase. Der Samenstrang stellt die wesentliche Versorgungsleitung zwischen Körperstamm und Hoden dar und besteht aus Samenleiter und -hülle sowie Nerven, Blut-, und Lymphgefäßen. Im Bereich der Nebenhoden und der Samenleiter erfolgt der Transport der Spermien durch peristaltische Kontraktionen der Wandmuskulatur.

Hoden, Nebenhoden und Samenstränge werden vom **Hodensack** (Scrotum) umschlossen. Die Wand des Hodensacks besteht aus vielen, funktionell sehr unterschiedlichen Schichten. Sie enthält u. a. ein Geflecht aus glatter Muskulatur und elastischen Fasern, das sich bei sexueller Erregung und Kälte zusammenzieht (Kremasterreflex). In der meist stärker pigmentierten Haut des Hodensacks befinden sich zahlreiche Schweißdrüsen, die eine für die Spermienbildung optimale kühle Temperatur gewährleisten, sowie zahlreiche Nervenendigungen (erogene Zone) und große Talgdrüsen.

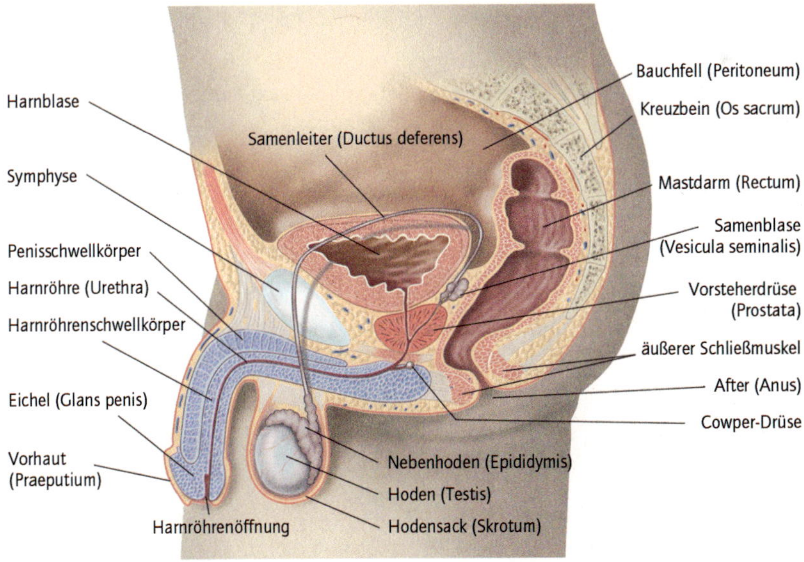

Die männlichen Geschlechtsorgane

Die Samenstränge vereinigen sich mit dem Ausführungsgang der Bläschendrüsen (Vesicula seminalis) zum Ductus ejaculatorius (Ausspritzungsgang).

Die Bläschendrüse (Vesicula seminalis) erscheint als ein paariges Organ an der Rückseite der Prostata und produziert ein gelatinöses, fruktosehaltiges, alkalisches Sekret, das die Hauptmenge der Samenflüssigkeit darstellt. Der eben erwähnte Ausspritzungsgang ist ein Gangabschnitt des Samenleiters und verläuft innerhalb der Prostata (Vorsteherdrüse). Beim Samenerguss (Ejakulation) wird durch die Muskulatur der Prostata der spermienhaltige Inhalt des Samenleiters sowie das spermienfreie Sekret der Bläschendrüsen herausgepresst.

Das Glied (Penis) besteht aus Peniswurzel, Penisschaft, Eichel und Vorhaut. Im Inneren befinden sich die schwammartigen Schwellkörper, versorgende Blutgefäße, die Harnröhre sowie zahlreiche Nervenbahnen. Bei den Schwellkörpern werden die beiden paarig angelegten Penisschwellkörper sowie der Harnröhrenschwellkörper unterschieden, der in der konisch geformten Eichel (Glans penis) endet.

Bei sexueller Erregung, aber auch reflektorisch auslösbar (z. B. bei der Körperpflege) kommt es zu einem vermehrten Bluteinstrom in die Schwellkörper und dadurch gleichzeitig zu einer Drosselung des venösen Abflusses. Die Schwellkörper dehnen sich aus und das Glied richtet sich auf. Die Zunahme von Länge und Durchmesser ist dabei individuell sehr unterschiedlich.

Die Eichel ist gegenüber dem Penisschaft durch einen vorspringenden Rand (Corona glandis) mit einer Ringfurche (Sulcus coronarius) abgesetzt. Eine gut verschiebliche Vorhaut (Praeputium) überdeckt die Eichel ganz oder teilweise; an ihrer Unterseite befindet sich das Vorhautbändchen (Frenulum praeputii).

?

1 Erklären Sie den Zusammenhang zwischen Zellen, Geweben, Organen und Organsystemen.
2 Beschreiben Sie den Aufbau der Zellen und Zellorganellen.
3 Erklären Sie die Funktion der Zellmembran.
4 Erklären Sie die Phasen der Zellteilung.
5 Erklären Sie die Meiose.
6 Beschreiben Sie den Aufbau der DNA.
7 Erklären Sie die Bedeutung der DNA.
8 Nennen Sie die inneren Geschlechtsorgane der Frau.
9 Beschreiben Sie den Aufbau der Gebärmutter.
10 Nennen Sie die inneren Geschlechtsorgane des Mannes.
11 Beschreiben Sie die Funktion der Hoden.

2 Sexuelle Entwicklung

Olga, Pia und Tim treffen sich beim Mittagessen. Olga äußert zu Tim gewandt: „Ich glaube, unsere Bemerkungen über den Patienten mit der bevorstehenden Prostataoperation hast du nicht als besonders hilfreich erlebt. Ich habe noch einmal darüber nachgedacht. Er hat doch zu dir gesagt, dass er sich von seinem Mann-Sein verabschieden kann. Ich habe mich gefragt, wie man eigentlich zu einem Mann wird und was das ausmacht, sich als ein richtiger Mann zu fühlen. Vielleicht könnte man ihm über diesen Weg helfen, auch eine neue Sichtweise zu entwickeln. Was meint ihr?"

1 Was bedeutet für Sie „Frau-Sein" und „Mann-Sein"?
2 Wie wird man im Verlauf seiner Entwicklung zu einer Frau bzw. einem Mann?
3 Welche Bedeutung messen Sie der Sexualität im menschlichen Leben zu?
4 Ändert sich das Sexuelle in unterschiedlichen Lebensabschnitten – und wenn ja, wie?

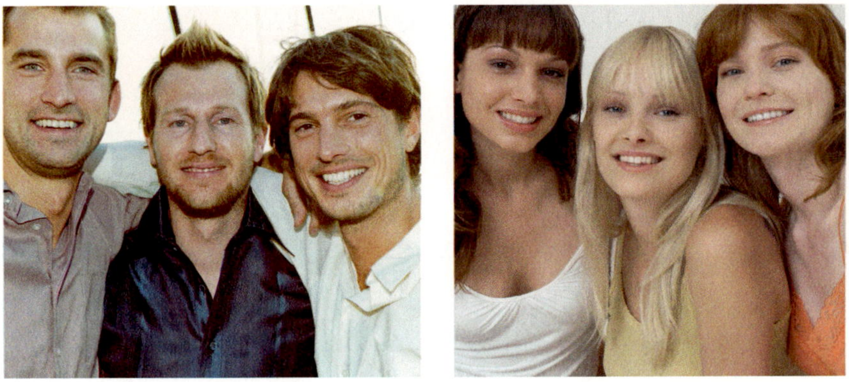

An den biologischen Merkmalen kann man Mann und Frau gut unterscheiden – aber wie erlebt sich der Einzelne?

Für das Verständnis der sexuellen Entwicklung erscheint es sinnvoll, zwischen den biologischen Voraussetzungen und Entwicklungslinien (engl.: sex) und den subjektiv und gesellschaftlich-kulturell möglichen Ausdrucksformen (engl.: gender) zu unterscheiden. Die subjektiv erlebte Geschlechtsidentität kann dabei unter unterschiedlichen Perspektiven betrachtet werden: als innerpsychische Orientierung im Sinne von „Weiblichkeit" oder „Männlichkeit", andererseits als interpersonelle Orientierung in Richtung Heterosexualität, Bisexualität (d. h., das sexuelle Interesse und sexuelle Aktivitäten richten sich auf Partner beiderlei Geschlechts) und/oder Homosexualität. Davon ist dann auch noch das Geschlecht als öffentlich präsentierte Rolle („Geschlechtsrolle") zu unterscheiden. Die biologischen Merkmale sind nicht ausschließlich dafür maßgebend, wie Geschlecht und Geschlechtlichkeit von Menschen erlebt, gelebt und nach außen dargestellt werden.

2.1 Biologisches Geschlecht

Die Zuordnung zu einem biologischen Geschlecht als „weiblich" oder „männlich" erfolgt üblicherweise auf der Grundlage von unterschiedlichen körperlichen Merkmalen:

- Das Kerngeschlecht (genetisches Geschlecht) wird durch die chromosomale Ausstattung (XX = weiblich oder XY = männlich) bestimmt.
- Das hormonale Geschlecht (gonadales Geschlecht) entwickelt sich üblicherweise durch das chromosomale Geschlecht und bezieht sich auf die Entwicklung der Keimdrüsen, also auf die Hoden bzw. Eierstöcke.
- Das phänotypische Geschlecht wird durch die äußeren und inneren Geschlechtsorgane und die sekundären Geschlechtsmerkmale, d. h. die Summe aller Merkmale, erkennbar.

Menschen sind in dem Maße weiblich oder männlich, wie sie diesen körperlichen Kriterien entsprechen. Die Entwicklung beginnt bereits in den ersten Wochen nach der Empfängnis und wird durch genetische und hormonelle Einflüsse gesteuert. Wird bei der Befruchtung der weiblichen Eizelle durch das eindringende Spermium ein X-Chromosom hinzugefügt, entwickelt sich genetisch bedingt ein Mädchen mit einem XX-Chromosomenpaar. Bei Zugabe eines Y-Chromosoms entwickelt sich ein Junge mit einem XY-Chromosomenpaar. Ein auf dem Y-Chromosom lokalisiertes Gen ist für die Entwicklung der Hoden verantwortlich, die bereits sieben Wochen nach der Befruchtung mit der Produktion der Geschlechtshormone Testosteron und Dihydrotestosteron beginnen. Damit wird die Entwicklung der äußeren männlichen Geschlechtsorgane in Gang gesetzt. Fehlt das Y-Chromosom und die daraus resultierende Entwicklung der Hoden, entwickeln sich die weiblichen Geschlechtsorgane mit Eierstöcken, Eileitern, Uterus und Vagina. Das gonadale Geschlecht ist in seinen Grundzügen im dritten Schwangerschaftsmonat so weit fortgeschritten, dass die Geschlechtsorgane bereits erkennbar ausgebildet sind.

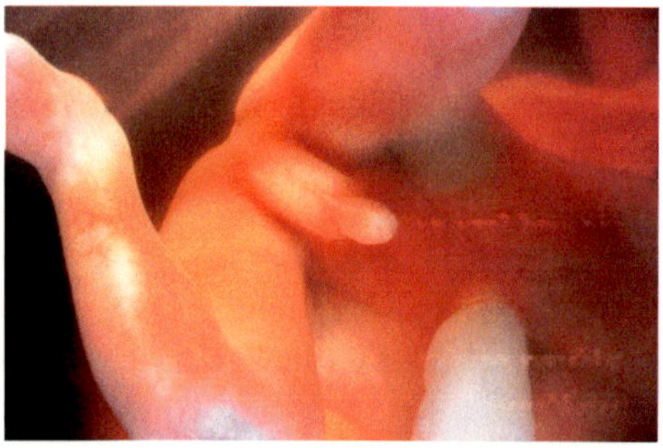

22 Wochen alter Embryo mit gut erkennbarem Geschlechtsmerkmal, intrauterin fotografiert

In der Art, wie sich ein Mensch sexuell verhält und wie er sexuell empfindet (Geschlechtsidentität), spiegeln sich neben den biologischen Faktoren seine bisherige Lebensgeschichte, seine individuellen Erfahrungen sowie die besonderen gesellschaftlichen Umstände, unter denen er aufgewachsen ist und bisher gelebt hat. Die Erziehungseinflüsse der Eltern werden in diesem Zusammenhang auf mehreren Ebenen wirksam; dabei sind nicht nur die verbalen Mitteilungen von Bedeutung, sondern in gleicher Weise nonverbale Botschaften über die Sexualität.

2.2 Pubertät

Die Pubertät stellt eine wichtige Entwicklungsperiode zwischen Kindheit und Erwachsenenalter dar, die mit tiefgreifenden körperlichen, seelischen und sozialen Veränderungen einhergeht und bei Mädchen früher als bei Jungen einsetzt.

Bei den Pubertierenden kommt es zu verstärktem Längenwachstum. Eine vermehrte Androgenproduktion durch die Nebennierenrinde führt zur Reifung der Sexualzentren in einem Teil des Zwischenhirns, dem Hypothalamus, und dadurch zur Ausschüttung von Hormonen, die alle weiteren Schritte der Pubertät steuern. Bei den Mädchen kommt es zur Verbreiterung des Beckens, der Brustentwicklung, Produktion von Gonadenhormonen, der Entwicklung der Schambehaarung und der ersten Menstruation (Menarche). Schamlippen und Klitoris entwickeln sich und es entsteht ein regelmäßiger Zyklus von Ovulation (Eisprung) und Menstruation.

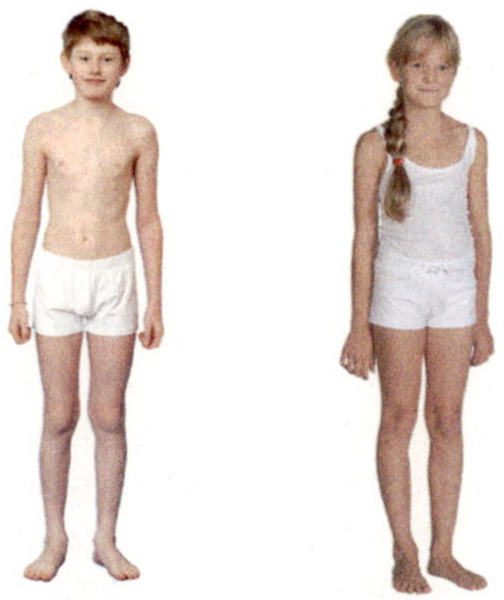

vor der Pubertät

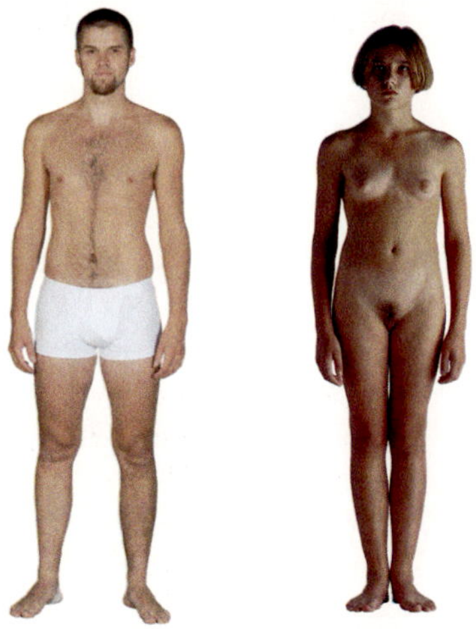

nach der Pubertät

Die vermehrte Androgenproduktion in der Nebennierenrinde führt u. a. zum Wachstum der Scham- und Achselbehaarung. Bei den Jungen setzt die Produktion von Gonadenhormonen, Samenzellen und Prostatasekret ein. Penis und Hoden wachsen, ebenso die Bartbehaarung und der Kehlkopf mit dem typischen Stimmbruch. Durch die vermehrte Aktivität der Talgdrüsen in diesem Entwicklungsabschnitt entwickelt sich häufig die Pubertätsakne.

2.3 Menopause und Postmenopause

Bei Frauen werden durch die verringerte Östrogenproduktion die Wechseljahre (Menopause) eingeleitet. Sie können sich durch eine Reihe von unterschiedlichen Beschwerden bemerkbar machen:

- Hitzewallungen, Schwitzen
- Herzbeschwerden (Herzklopfen, Herzrasen, Herzstolpern, Beklemmungen)
- Schlafstörungen (Einschlaf- und Durchschlafstörungen, zu frühes Aufwachen)
- Gelenk-, Muskelbeschwerden (rheumaähnliche Beschwerden)
- Depressive Verstimmungen (Mutlosigkeit, Traurigkeit, Weinerlichkeit, Antriebslosigkeit, Stimmungsschwankungen)
- Reizbarkeit (Nervosität, innere Anspannung, Aggressivität)
- Ängstlichkeit (innere Unruhe, Panik)
- Körperlich-geistige Erschöpfung (allgemeine Leistungsminderung, Gedächtnisminderung, Konzentrationsschwäche, Vergesslichkeit)
- Harnwegsbeschwerden (Beschwerden beim Wasserlassen, Harndrang, unwillkürlicher Harnabgang)
- Sexualprobleme

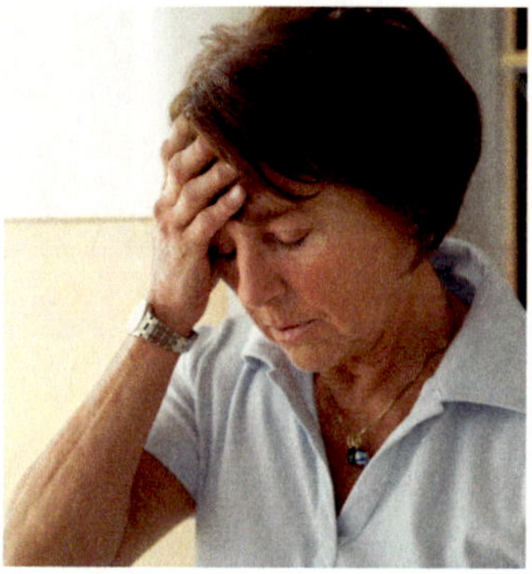

Die Wechseljahre der Frau sind häufig mit Beschwerden verbunden

Durch den Östrogenmangel kommt es zu einer verminderten Sekretionsfähigkeit der zwei Bartholin-Drüsen und dadurch zu einem nachlassenden Feuchtwerden bei sexueller Erregung (Lubrikation). Die Vagina verkürzt sich, ebenso wird die Vaginalwand dünner, trockener, verletzlicher und weniger dehnbar. Manche ältere Frauen berichten über schmerzhafte, spastische Kontraktionen des Uterus während des Orgasmus. Die unter dem Begriff „urogenitale Atrophie" zusammengefassten Veränderungen führen jedoch nicht bei jeder Frau zu Beeinträchtigungen der Sexualität. Für die Entwicklung des sexuellen Verlangens sind auf hormoneller Ebene die Androgene verantwortlich, die in der Nebennierenrinde gebildet werden. Der Abfall des Östrogenspiegels nach den Wechseljahren führt deshalb nicht automatisch zu einem verminderten sexuellen Interesse.

Bei Männern fallen die Testosteronwerte schrittweise ab. Das Maximum der Aktivität liegt um das 30. Lebensjahr, nach dem 60. Lebensjahr ist noch etwa ein Drittel der Androgenbildung gewährleistet. In den letzten Jahren hat sich für die Auswirkungen dieser hormonellen Veränderungen der wissenschaftliche Begriff des „partiellen Androgendefizits des alternden Mannes" (PADAM) durchgesetzt. Ältere Männer reagieren auf eine sexuelle Erregung oder Stimulierung nicht mehr so rasch mit einer Erektion. Sie wird langsamer aufgebaut, ist störungsanfälliger, nicht mehr so voll oder so hart wie früher, und es dauert länger, nach einer Ejakulation eine weitere Erektion zu entwickeln. Es bedarf längerer Stimulation bis zum Orgasmus, das Erleben des Höhepunkts ist teilweise weniger intensiv und die Menge des ejakulierten Spermas bei vielen älteren Männern deutlich geringer.

2.4 Alterssexualität

Viele der Patienten im Krankenhaus oder in einer Pflegeeinrichtung sind alte Menschen. Ist für sie Sexualität noch ein bedeutsames Thema? Benötigen sie dazu Information, Beratung oder Unterstützung? Von der Gesellschaft wird die Sexualität älterer Menschen immer noch weitgehend verleugnet und werden ältere Paare eher als asexuell betrachtet. „Diese ablehnende Einstellung erklärt auch, warum es nicht viele Hollywood-Filme gibt, in denen ältere Paare miteinander im Bett gezeigt werden, sondern viel eher wird in den Filmen die Vorstellung vermittelt, die ‚goldenen Jahre' seien eine Zeit der platonischen Liebe, in der eine Umarmung, das Streicheln einer Wange oder vielleicht sogar der eine oder andere Kuss akzeptabel sind, aber alles offenkundig Sexuelle pervers oder unnatürlich wäre"[I].

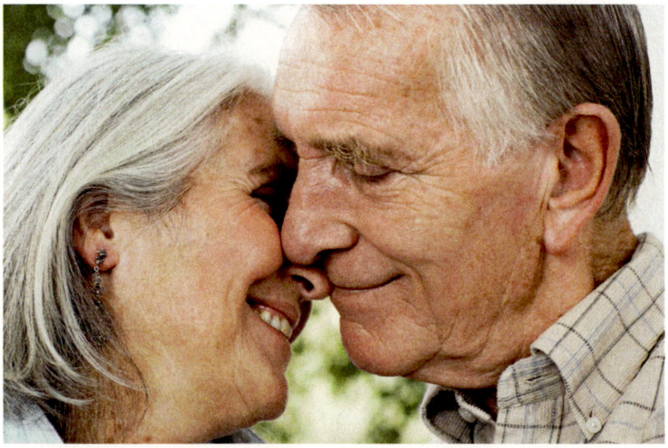

Tabu-Thema: Sexualität im Alter

Obwohl das sexuelle Erleben und Verhalten älterer Menschen zunehmend erforscht wird, liegen dazu bisher nur wenige gesicherte Erkenntnisse vor. Grundsätzlich gilt: Es kommt zwar mit zunehmendem Lebensalter zu Veränderungen der körperlichen sexuellen Reaktionen; sie sind jedoch keinesfalls mit einem Verlust der Sexualität gleichzusetzen. Ältere Menschen wissen allerdings oft erstaunlich wenig über diese altersbedingten Veränderungen.

Der Prozess des Alterns ist durch zahlreiche biologische Veränderungen gekennzeichnet, der Körper verliert an Leistungsfähigkeit und Spannkraft. „Morgens brauchen mein Körper und ich eine halbe Stunde länger!" bemerkt dazu lapidar eine 73-Jährige. Auch das Körperbild verändert sich und führt bei vielen Menschen zu Gefühlen von Unsicherheit, Scham oder Ekel. Daraus resultiert oft die Furcht, vom Partner abgewiesen zu werden, weil man sich als ungenügend, unattraktiv und nicht liebenswert empfindet.

Erkrankungen wie Diabetes mellitus, Rheuma oder Parkinson können die Sexualität beeinträchtigen. Dies gilt ebenso für eine altersbedingte Harn- oder Stuhlinkontinenz, die von vielen als peinlich empfunden wird.

Erektionsstörungen werden mit zunehmendem Alter häufiger, wie z. B. die Massachusetts Male Aging Study[II] eindeutig belegt. Zahlreiche Medikamente beeinflussen nicht nur die Sexualfunktionen, sondern auch das Interesse an der Sexualität. Bedenkt man, dass der verordnete Medikamentenkonsum bei alten Menschen steil ansteigt und dass im Durchschnitt z. B. 85–89-Jährige mehr als drei Medikamente pro Tag kontinuierlich konsumieren, stellt dies einen weiteren potenziell bedeutsamen Ursachenfaktor für sexuelle Einschränkungen dar. Dies betrifft sowohl die unmittelbaren Wirkungen der jeweiligen Arzneiwirkstoffe (z. B. Medikamente gegen Bluthochdruck) als auch deren Wechselwirkungen mit anderen Medikamenten (Arzneimittelinteraktionen).

Neben den körperlichen Ursachen spielt natürlich auch das seelische Erleben eine wichtige Rolle: Durch Verlust des Partners, depressive Verstimmungen, krankheitsbezogene Ängste oder Partnerschaftskonflikte kann die Sexualität älterer Menschen ebenso in Mitleidenschaft gezogen werden.

Grundsätzlich ist es jedoch Frauen wie Männern auch im hohen Alter möglich, Sexualität zu praktizieren und einen Koitus (Geschlechtsakt) zu erleben. Eine repräsentative Untersuchung von 450 über 60-jährigen Personen in Deutschland ergab, dass ca. 45 % im letzten Jahr sexuell aktiv waren (59 % der Männer, 31 % der Frauen), von den 61–70-Jährigen mindestens jeder zweite Mann und jede dritte Frau, von den über 70-Jährigen jeder dritte Mann und jede 14. Frau. Deutlich zeigt sich bei Bestehen einer Partnerschaft eine höhere sexuelle Aktivität.

Beispiel: Frau Theisen, eine 71-jährige Dame, die seit mehreren Jahren im Altersheim wohnt und immer allen gegenüber sehr freundlich wirkt, spricht Olga Hilfe suchend an. Ihre Nachbarin, Frau Kuhn, bekomme regelmäßig nachts Besuch von einem Mann auf ihrem Zimmer. „Es ist mir ja schon peinlich, aber da geht es doch oft ziemlich laut zu. Ich finde, in unserem Alter muss das doch nicht mehr sein – finden Sie nicht auch?"

Selbstbefriedigung wird von etwa einem Viertel bis der Hälfte aller älteren Frauen und mehr als der Hälfte der Männer praktiziert. Zu diesen empirischen Befunden lässt sich kritisch bemerken, „... dass die dominierende Koitus-Orientierung und das besondere Interesse an sexuellen Handlungen, während das Erleben eher vernachlässigt wird, der weiblichen Sexualität überhaupt nicht gerecht wird (und wohl auch nicht der männlichen)"[III].

Aber auch wenn sexuelle Fähigkeiten erhalten bleiben, sind viele ältere Menschen sexuell nicht mehr aktiv. Diese Diskrepanz wird durch unterschiedliche Faktoren bestimmt: Statistisch gesehen sind beispielsweise 70 % der Frauen über 65 Jahre verwitwet, geschieden oder ledig. Alleinstehende Menschen können jedoch schwer sexuell aktiv sein, weil in unserer Gesellschaft nach wie vor die Ehe oder eine eheähnliche Beziehung als einzig legitimer Ort zur Befriedigung sexueller Wünsche angesehen wird. Darüber hinaus sind immer noch negative Einstellungen zur Sexualität im Alter weit verbreitet, die aus einer restriktiven und sexualfeindlichen Erziehung in der Jugendzeit resultieren. Außerdem müssen die lebensgeschichtlich erworbenen sexuellen Erfahrungen berücksichtigt werden: Sexuelle Aktivitäten in früheren Lebensabschnitten können, müssen aber nicht Ausdruck von Verlangen und sexueller Befriedigung gewesen sein.

Die Sexualität eines älteren Menschen bestimmt sich weitestgehend aus seiner sexuellen Vorgeschichte. Ein sexuell aktiver Mensch bleibt auch im Alter eher sexuell aktiv, ein sexuell vielseitiger Mensch wird auch im Alter nach unterschiedlichen Formen der sexuellen Befriedigung suchen.

Sexuelles Begehren und Erleben, Erotik, Liebe und Zärtlichkeit bekommen vielleicht ein anderes Gewicht, bleiben aber mehr oder weniger lebhafter Ausdruck der jeweiligen Persönlichkeit und ihres Lebensstils. In vielen Fällen wird die gemeinsam geteilte Zärtlichkeit von älteren Paaren als wichtiger eingeschätzt als der möglichst häufige Vollzug des Beischlafs – auch wenn es natürlich eine große Spannbreite ganz unterschiedlicher individueller Erfahrungen gibt.

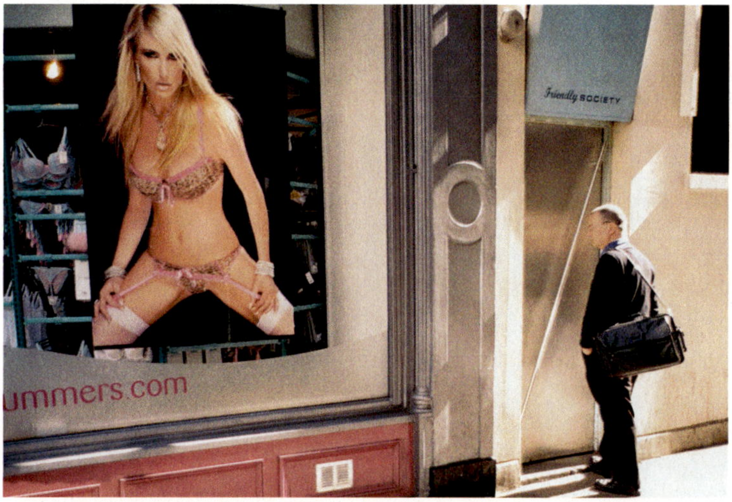

Typisches Werbeplakat: Sexualität ist in der Öffentlichkeit an Jugend gebunden

Viele ältere Menschen sehen die eigene Körperlichkeit und Sexualität bis ins hohe Alter hinein als einen wichtigen Teil der eigenen Person an. Dies zeigt sich vielleicht auch darin, dass etwa zwei Drittel der 50- bis 90-Jährigen (64 %) über erotische Träume berichten; 67–74 % der 50- bis 79-Jährigen und noch ein Drittel der 80-Jährigen und Älteren[IV]. Die Sexualität bleibt manchmal auch dann bedeutsam, selbst wenn sie schon lange nicht mehr aktiv mit einem Partner geteilt wird. Verwoerdt et al.[V] sprechen in diesem Zusammenhang von einem „interest-activity-gap".

Beispiel: „Eigentlich sollte es kein großer Verlust sein, dass ich nach der Therapie keine Erektion mehr bekommen kann, weil ich nur noch sehr selten mit meiner Frau schlafe. Aber das Gefühl, dass ich könnte, wenn ich will, war mir immer sehr wichtig. Das geht mir jetzt unwiederbringlich verloren" (69-jähriger Patient mit Prostatakrebs).

Die obigen Beispiele machen deutlich, dass das Sexuelle für ältere Menschen etwas Wichtiges sein kann, aber nicht sein muss. Daher ist gerade bei älteren Patienten darauf zu achten, dass nicht falsche Vorstellungen und Stereotype über die Alterssexualität den Umgang mit den Patienten beeinflussen. Grundsätzlich gilt dabei: Eine zentrale Voraussetzung zu einem passenden Zugang zur Sexualität älterer Menschen ist die Freiheit von eigenen Vorurteilen. Es gilt in jedem Einzelfall zu prüfen, welche Bedeutung Liebe und Zärtlichkeit für den Betroffenen hatten und haben, bevor man sich dazu entschließt, das Thema vielleicht nicht anzusprechen.

2.5 Homosexualität und Transsexualität

2.5.1 Homosexualität

Die Homosexualität zeichnet sich durch ein überwiegendes sexuelles Interesse an gleichgeschlechtlichen Partnerinnen bzw. Partnern aus. Der Übergang zur Bisexualität, d.h. dem gleichzeitigen Vorliegen homo- wie heterosexueller Tendenzen ist fließend. Die sexuelle Orientierung kann im Verlauf des Lebens (auch mehrfach) wechseln (sequentielle Homo- und Heterosexualität). Als „Coming-out" wird der Entwicklungsprozess beschrieben, der das Gewahrwerden und die schließliche Gewissheit umfasst, lesbisch oder schwul zu sein sowie die eigene Orientierung dann auch in der Öffentlichkeit zu präsentieren und einen eigenen Lebensstil zu finden.

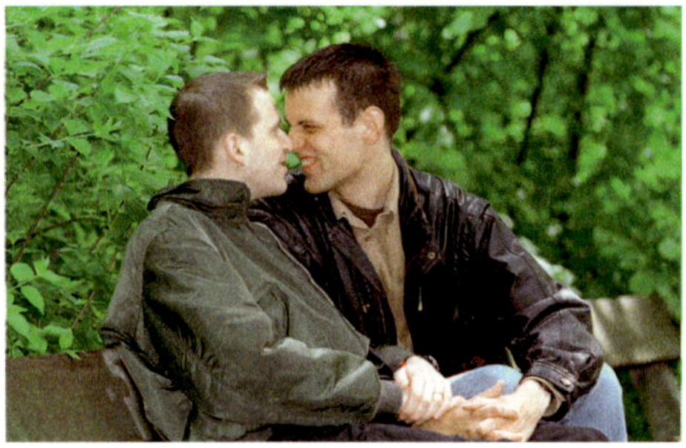

Homosexuelle Paare sind heute zunehmend gesellschaftlich akzeptiert

Über die Entstehung der Homosexualität besteht weiterhin völlige Unklarheit. Eine genetische Beteiligung ist infolge beobachteter familiärer Häufungen denkbar, der Einfluss pränataler hormoneller Faktoren umstritten. Im Gegensatz zur früheren Ausgrenzung und Verfolgung wird sie heute in Europa immer mehr gesellschaftlich akzeptiert und stellt ebenso wie die Transsexualität (siehe unten) eine der Heterosexualität gleichwertige, d.h. nicht behandlungsbedürftige Variante sexuellen Begehrens dar.

2.5.2 Transsexualität, Transvestitismus

Es gibt Menschen, die eine durch nichts zu verändernde Überzeugung haben, dem Gegengeschlecht anzugehören und zum Teil durch hormonelle und operative Angleichung das Gegengeschlecht (Frau zu Mann, Mann zu Frau) anstreben. Hinter dem Etikett „Transsexualität" verbirgt sich eine Vielzahl völlig unterschiedlicher Persönlichkeiten mit weitgehend voneinander abweichenden biographischen Entwicklungen, sodass man von „dem Transsexuellen" nicht sprechen kann. Obwohl die Transsexualität in der ICD-10 (engl.: International classification of deseases) als „Störung der Geschlechtsidentität" eingeordnet wird, sehen viele Sexualwissenschaftler heute die Transsexualität nicht als eine Störung, sondern als eine Normvariante im Bereich der menschlichen Sexualität an, hinter der sich das ganze Spektrum von psychischer Gesundheit bis zu schweren seelischen Erkrankungen verbergen kann, ohne dass eine kausale Beziehung zwischen der Transsexualität und der seelischen Befindlichkeit besteht.

Unter Transvestitismus versteht man dagegen dagegen die Neigung, Kleider, Schuhe und Perücken des anderen Geschlechts zu tragen, ohne dabei eine Übernahme des anderen Geschlechts anzustreben.

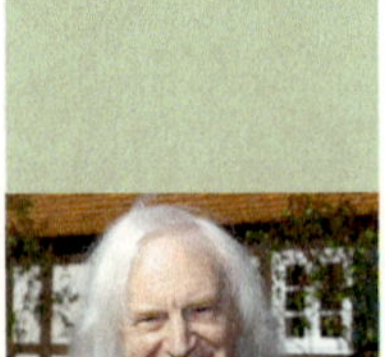

Charlotte von Mahlsdorf, deren Biografie verfilmt wurde

2.6 Sexuelle Gewalt

Sexualität ist nicht immer ein „liebevolles" Geschehen, sondern es können darin auch viele andere Motive zum Ausdruck kommen wie z. B. Vermeidung von Einsamkeit, Suche nach Erregung, Pflichtgefühl oder Neugierde. Dazu können auch aggressiv getönte Motive, z. B. Macht und Unterwerfung, Bestrafung oder Demütigung gehören. Sie äußern sich in sexueller Belästigung, sexuellem Missbrauch, sexueller Nötigung und Vergewaltigung.

Erfahrungen sexueller Gewalt sind viel weiter verbreitet, als man vielleicht denkt. Obwohl die Häufigkeit aufgrund der hohen Dunkelziffer nur schwer eingeschätzt werden kann, gehen Wissenschaftler davon aus, dass etwa 25 % aller Frauen im Verlauf ihres Lebens sexuelle Übergriffe erfahren, 13 % Opfer sexueller Gewalthandlungen werden. Ähnliche Häufigkeiten finden sich schon für die Gruppe der 14–16-Jährigen Jugendlichen.

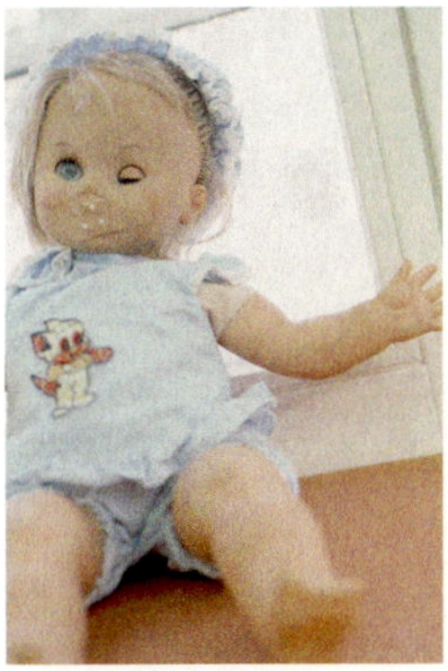

Psychosomatische Krankheiten können Folge von sexuellen Gewalterfahrungen sein

Die Häufigkeit von sexuellem Missbrauch bei Kindern in Deutschland lässt sich schwer einschätzen. Die Opferraten für Jungen und Mädchen stehen in einem Verhältnis von etwa 1:3. Die Mehrzahl der Täter sind Männer, 50-75 % davon Familienangehörige wie Väter, Stiefväter, Großväter, Brüder, Onkel und Bekannte der Familie.

Bei den betroffenen Kindern kommt es in der Folge zu Störungen der Entwicklung von Sicherheit, Vertrauen, Selbstwertgefühl, Beziehungsfähigkeit und Körpererleben.

Viele der Betroffenen sprechen aus Scham- und Schuldgefühlen die eigenen Erfahrungen nicht an, Missbrauchsopfer werden in vielen Fällen von den Tätern bedroht, um sich niemandem auf der Suche nach Hilfe zu offenbaren.

Die Gewalterfahrungen verursachen nicht nur seelische Verletzungen, die sich in psychischen Erkrankungen und Symptomen (z. B. posttraumatische Belastungsstörungen, Borderline-Störungen, selbstverletzendes Verhalten) oder sexuellen Funktionsstörungen äußern können. In vielen Fällen entwickeln sich auch psychosomatische Symptombilder wie z. B. das Colon irritabile, chronische Unterbauchschmerzen usw. Manchmal fallen die betroffenen Frauen auch in der Pflege dadurch auf, dass sie sich nur schwer im Intimbereich waschen oder untersuchen lassen oder das Einführen eines Zäpfchens oder einer Rektalsonde eine massive Abwehrreaktion auslöst.

Bei Kindern können Verletzungen der äußeren Geschlechtsorgane, dem Anus oder auch der Nachweis von Geschlechtskrankheiten Anzeichen für einen sexuellen Missbrauch sein.

Hier ist es wichtig, das Symptom nicht einfach zu „übergehen", sondern die Betroffenen vorsichtig und einfühlsam anzusprechen und sie gegebenenfalls bei der Suche nach fachlicher Hilfe zu unterstützen.

> Bisher werden die meisten Opfer sexueller Gewalt von professioneller Beratung und Hilfe nicht erreicht.

2.7 Sexuelle Störungen

Sexualität ist ein somato-psychosomatisches Geschehen, d. h., es werden sowohl körperliche als auch seelische Faktoren wirksam. Einschränkungen des sexuellen Erlebens und Verhaltens können daher auch durch körperliche und/oder seelische Ursachen bedingen. Arentewicz u. Schmidt[VI] unterscheiden sechs verschiedene Kategorien von Ursachenfaktoren:

- organische Ursachen
- Erwartungsängste
- Informations- und Erfahrungsdefizite
- Normen und Wertvorstellungen
- innerseelische Ängste und Konflikte
- Partnerschaftskonflikte

Jeder dieser Faktoren kann allein für die Entstehung und Aufrechterhaltung einer sexuellen Störung verantwortlich sein, häufig kommt es jedoch zu einer Wechselwirkung mehrerer Ursachen.

In der Fachwelt werden zum Teil erbitterte Diskussionen über den Anteil somatischer Faktoren an der Entstehung sexueller Funktionsstörungen geführt. Während in manchen Fällen eine organische Ursache deutlich erkennbar ist, z. B. bei einer Erektionsstörung nach einer radikalen Prostatektomie, ist in anderen Fällen eine solche Zuordnung nicht ohne weiteres möglich. Grundsätzlich gilt: Man darf ein Sexualproblem nicht als seelisch bedingt ansehen, bevor nicht eine mögliche körperliche Verursachung ausgeschlossen ist.

Häufige organische Ursachen sind

- Krankheitsbilder, die sexuelle Funktionen unmittelbar oder mittelbar beeinträchtigen, z. B. Diabetes mellitus, Herz-Kreislauf-Erkrankungen, Dialysepflichtigkeit usw.
- schlechter Allgemeinzustand durch eine körperliche Erkrankung
- Wundschmerzen nach operativen Eingriffen sowie Schmerzen beim Geschlechtsverkehr durch operationsbedingte Lageveränderungen innerer Organe oder Verwachsungen im Beckenbereich
- krankheits- oder behandlungsbedingte unmittelbare anatomische Schädigungen von Genitalorganen, z. B. nach Penisteilamputation
- krankheits- oder behandlungsbedingte Veränderungen sexueller Funktionen, z. B. mangelndes Feuchtwerden der Scheide (Lubrikation) nach Strahlentherapie des Beckens
- krankheits- oder behandlungsbedingte Veränderungen von Körperfunktionen oder des Körperbildes, die die Sexualität indirekt beeinflussen, z. B. Harn- oder Stuhlinkontinenz oder die Anlage eines künstlichen Darmausgangs (Stoma)
- krankheits- oder behandlungsbedingte Infertilität (Unfruchtbarkeit), z. B. nach Entfernung der Gebärmutter (Hysterektomie)
- Nebenwirkungen medikamentöser Behandlung, z. B. durch blutdruckregulierende Medikamente (Antihypertensiva)

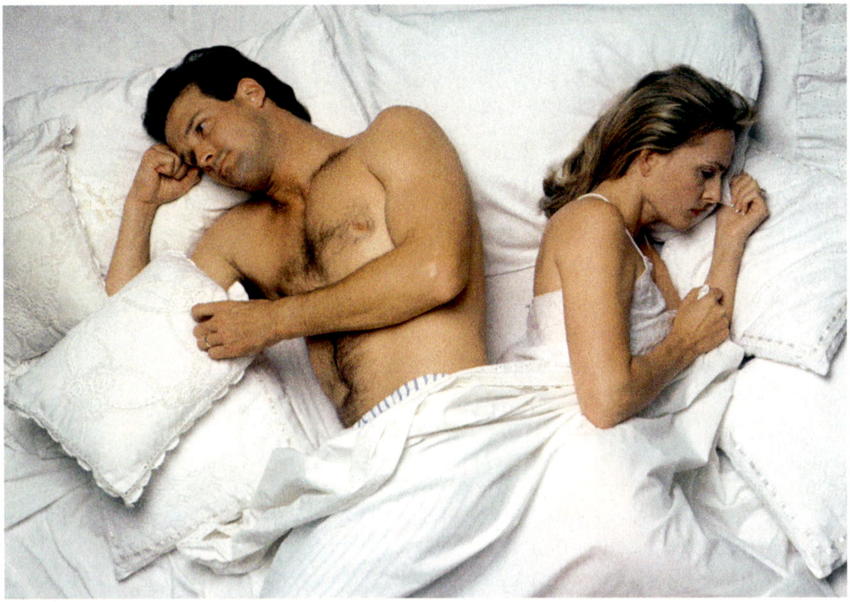

Krankheiten und Therapien können zu belastenden Störungen der Sexualität führen

Erwartungsängste verstärken Funktionsstörungen und bewirken ein zunehmendes Vermeidungsverhalten. So kann die ängstliche Erwartung eines Mannes, ob er postoperativ noch über eine ausreichend feste Erektion verfügt, die sexuelle Erregung blockieren und dadurch die Ausbildung einer Erektion verhindern. Beim nächsten Versuch wird die Erwartungsangst möglicherweise noch größer sein („Klappt es diesmal?"). Die damit einhergehende verstärkte Selbstbeobachtung macht die Entwicklung einer Erektion noch unwahrscheinlicher. Nach mehreren „erfolglosen" Versuchen kommt es häufig zu einem wachsenden Vermeidungsverhalten, d. h., der Betreffende sucht die ihn verunsichernde und beschämende Situation zu vermeiden.

Irreführende Vorstellungen über die eigene Erkrankung oder die des Partners sowie die Sexualität können ebenso zur Entstehung und Aufrechterhaltung einer sexuellen Störung beitragen. So schildert beispielsweise der Partner einer Frau mit Zervixkarzinom in der Paarberatung seine Ängste, sich bei seiner Frau „anstecken" zu können. Ein anderes Beispiel: Zahlreiche Herzinfarktpatienten fürchten den „Liebestod" durch Überbelastung ihres Herzens und vermeiden deshalb jegliche sexuelle Aktivität. Ebenso erschweren Lerndefizite die Bewältigung sexueller Störungen, z. B. wenn es um den Aufbau neuer Formen der sexuellen Befriedigung geht, zu denen der Betreffende bisher überhaupt keinen Zugang hatte.

Umgekehrt können somatische Erkrankungen und therapeutische Maßnahmen frühere Ängste und Konflikte mobilisieren, die vor der Konfrontation mit der Krankheit erfolgreich abgewehrt wurden. So wird eine Patientin mit einer aus ihrer Lebensgeschichte verstehbaren sehr unsicheren weiblichen Geschlechtsidentität möglicherweise auf eine operative Entfernung einer Brust (Mammaablatio) mit deutlich mehr Angst reagieren als eine andere Frau, die über eine zuvor sichere weibliche Identität verfügt.

Beispiel: Einer 45-jährigen Frau muss wegen eines Karzinoms die rechte Brust amputiert werden. Wie sie später in einem Beratungsgespräch berichtet, habe sie sich nach der Operation nicht mehr als begehrenswerte Frau gefühlt. Wegen der damit verbundenen tief greifenden Verunsicherung habe sie nach der Entlassung aus dem Krankenhaus auch nicht zärtlich auf ihren Mann zugehen können. Dieser habe sich umgekehrt abwartend verhalten, um sie zu schonen und ihr Zeit zu lassen. Da jedoch beiden Partnern eine offene Aussprache über dieses Thema schwer gefallen sei, habe sie sein Verhalten nicht richtig einordnen können und es als Rückzug interpretiert: „Ich dachte, er begehrt mich nicht mehr!" In der Folge sei sie zunehmend depressiver geworden, was ihn noch mehr dazu gebracht habe, sie zu schonen und seine eigenen sexuellen Wünsche vor ihr zu verbergen. Dadurch sei ihre zuvor intakte Ehe in eine schwere Krise geraten.

Als Ursache sexueller Störungen können auch zusätzliche seelische Belastungen und psychische Störungen bedeutsam sein. Die Fragen nach psychiatrischen Vorerkrankungen, der Einnahme von Psychopharmaka sowie psychotherapeutischen Vorbehandlungen sollte nicht nur deshalb bereits im Pflegeaufnahmegespräch gestellt werden. Eine Studie der Weltgesundheitsorganisation[VII] zeigt, dass etwa 20 % der Patienten, die ihren Hausarzt aufsuchen, unter einer behandlungsbedürftigen psychischen Störung leiden.

!

Seelische Faktoren beeinflussen in jedem Fall die Problemsicht des Betroffenen, seine Reaktion auf die Diagnose, seine Entscheidungen bezüglich einer weiterführenden Diagnostik oder Therapie und die dazu notwendige Bereitschaft zur Mitarbeit (Compliance).

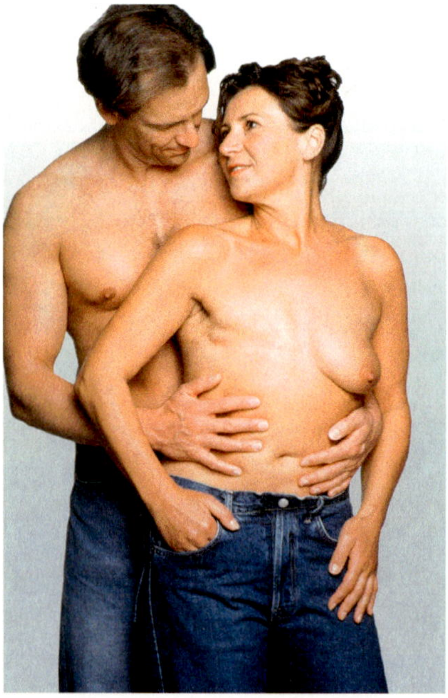

Auch die Auswirkungen auf das Selbstwerterleben, die Partnerschaft und die spätere sexuelle Zufriedenheit werden oft weniger durch das objektive Ausmaß der organischen Schädigung als durch andere Faktoren (z. B. eheliche Zufriedenheit) bestimmt. In vielen Fällen kommt es zu einer Wechselwirkung zwischen körperlichen und seelischen Faktoren.

Seelische Faktoren: Der Umgang in der Partnerschaft bestimmt mit, inwieweit z.B. eine Brustamputation die Sexualität beeinträchtigt

2.8 Sexualität als Element des Lebens

2.8.1 Individuelle Erfahrungen

In der Art, wie sich ein Mensch sexuell verhält und wie er sexuell empfindet, spiegeln sich neben den biologischen Faktoren seine bisherige Lebensgeschichte, seine individuellen Erfahrungen sowie die besonderen gesellschaftlichen Umstände, unter denen er aufgewachsen ist und bisher gelebt hat. Die Erziehungseinflüsse der Eltern werden in diesem Zusammenhang auf mehreren Ebenen wirksam; dabei sind nicht nur die verbalen Mitteilungen von Bedeutung, sondern in gleicher Weise nonverbale Botschaften über die Sexualität. Die Schilderungen der unterschiedlichen Kindheitserinnerungen von zwei Frauen machen dies deutlich:

Beispiel: „Sonntags morgens saßen wir fast immer gemeinsam beim Frühstück. Das war so etwas wie ein Ankerpunkt für unser Familienleben, der für alle verbindlich war. Die Stimmung war meistens gut – wir haben viel miteinander erzählt und geplant, was wir an dem Tag gemeinsam unternehmen wollten. Ich erinnere mich daran, dass mein Vater manchmal meine Mutter von hinten umarmte und mit einer Hand in ihren Bademantel griff und sie zärtlich berührte. Meine Mutter lachte dabei oft und gab meinem Vater einen Kuss – es gab da so ein Einverständnis zwischen den beiden; das war für mich deutlich spürbar, obwohl ich noch klein war."

„Sonntags vormittags zog sich mein Vater meistens mit meiner Mutter ins Schlafzimmer zurück. Ich glaube, es wurde nie darüber gesprochen, was sie da eigentlich machen – aber es war klar, dass wir nicht zu stören hatten. Häufig kam meine Mutter später mit einem versteinerten Gesicht wieder nach draußen und ging ins Bad, um sich zu waschen. Sie hat nie etwas zu mir gesagt – trotzdem habe ich seit damals das Gefühl, dass Sexualität für eine Frau nichts Schönes sein kann."

Es ist offensichtlich, wie die unterschiedlichen Erfahrungen der beiden Frauen ihre Konzepte über ihre Weiblichkeit und Sexualität mit geprägt haben. Die Spannweite der individuellen Bilder und Vorstellungen über die eigene Sexualität reicht von gegenteilig (aversiv) über bejahend bis impulsiv-süchtig. Alles das kann Sexualität sein, und so, wie sich die Lebensgeschichte, die Lebensumstände, die individuellen Erfahrungen und der kulturelle Kontext unterscheiden, sind auch das sexuelle Erleben und Verhalten der Menschen verschieden. Männer und Frauen messen der Sexualität unterschiedliche Bedeutung bei: Sie wird in der Regel von Männern höher bewertet als von Frauen. Beide Geschlechter stimmen jedoch darin überein, dass die Sexualität für die eheliche Zufriedenheit eine wichtige Rolle spielt. Für viele ändert sich die Bedeutung der Sexualität in verschiedenen Lebensabschnitten und Phasen einer Partnerschaft. Befragungen zeigen, dass mit zunehmender Dauer einer Partnerschaft die Bedeutung der Sexualität in den Hintergrund tritt und andere Aspekte an Bedeutung gewinnen.

In den letzten 30 Jahren hat in der Öffentlichkeit eine deutliche Liberalisierung im Umgang mit dem Thema Sexualität stattgefunden. Sexuelle Fragen werden heute offener besprochen und sind weniger mit Schuldgefühlen verbunden als früher. Sexualkunde ist zu einem regulären Bestandteil der Unterrichtspläne an den Schulen geworden. Es wird zunehmend akzeptiert, dass auch ältere Menschen einen Anspruch auf eine befriedigende Sexualität haben, und auch krankheitsbedingte Einschränkungen des sexuellen Erlebens werden nicht mehr als selbstverständlich hingenommen.

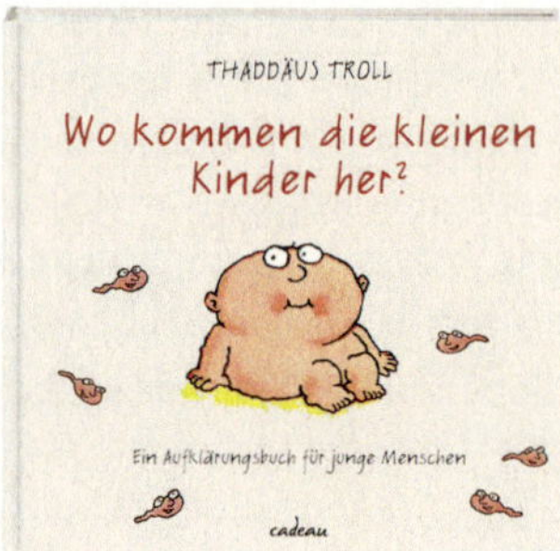

Auch Kinderbücher beschäftigen sich mit dem Thema Sexualität

Die gesellschaftlichen Einflüsse zeigen jedoch nicht nur eine befreiende Wirkung auf den Einzelnen. In Deutschland ist beispielsweise – gerade bei Männern – eine deutliche Prägung der Sexualität durch das Leistungs- und Anspruchsdenken zu beobachten: In ihr soll alles möglich sein, also sollen auch im sexuellen Bereich Spitzenleistungen erbracht werden. Und nirgendwo wirken Normvorstellungen so „hinterhältig" wie im Bereich der Intimität: Häufig wird nicht danach gefragt, wie oft eine Frau und ein Mann das Bedürfnis empfinden, miteinander zärtlich zu sein, sondern das Zusammensein wird plötzlich dadurch bestimmt, wie oft „ein Durchschnittspaar" pro Woche miteinander verkehrt. Zusätzlich erscheint die eigene Sexualität oft klein, grau und unbefriedigend neben der perfekten Sexualität, die in Fernsehen, Kino und Magazinen gezeigt wird.

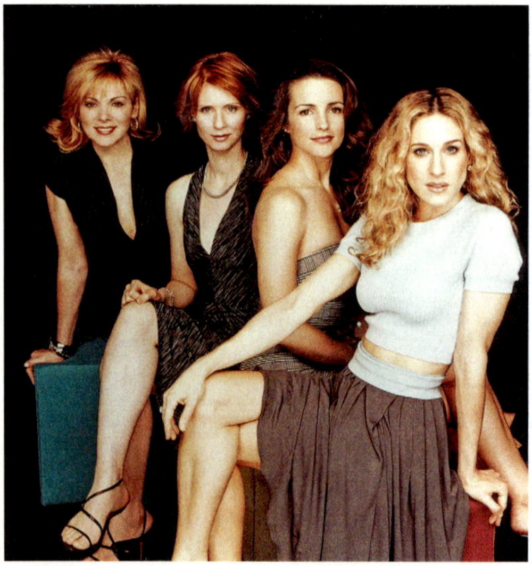

Fernsehserien wie „Sex and the City" zeigen oft ein verzerrtes Bild der Realität

Die in manchen Zeitschriftenartikeln oder Buchveröffentlichungen genannten Umfrageergebnisse sind in der Mehrzahl wissenschaftlich nicht haltbar und geben ein mehr oder weniger verzerrtes Bild der Sexualität wieder. Zusammenfassend muss festgestellt werden, dass das Bild der Sexualität, wie es von den Medien verbreitet wird, nur wenig mit der Wirklichkeit übereinstimmt. Solche Fehlinformationen sind aber mit dafür verantwortlich, dass sich viele Menschen im sexuellen Bereich unter Leistungsdruck fühlen („mindestens drei Orgasmen hintereinander") und kaum auf ihre eigenen, individuellen Bedürfnisse achten.

2.8.2 Einfluss der Kultur

Vermittelt werden die gesellschaftlichen Wert- und Normvorstellungen zur Sexualität vor allem durch die elterliche Erziehung, gesellschaftliche Institutionen wie Kindergärten, Schulen, Kirchen und natürlich auch die Massenmedien. Sie prägen das sexuelle Erleben und Verhalten in unterschiedlichster Weise, wie es die folgenden Beispiele illustrieren:

- Im Buddhismus wird der Körper als etwas Abstoßendes, Ekelhaftes und Unerfreuliches angesehen. Ein Buddhist ist auf seinen Körper nicht stolz, sondern empfindet ihm gegenüber Scham und Abneigung; sinnliche Bedürfnisse wie die Sexualität sollen durch Selbstkontrolle abgewehrt werden.
- Nach Angaben der Vereinten Nationen (WHO) wird in mehr als 30 Ländern der Erde die weibliche Beschneidung (female genital mutilation, FGM) praktiziert, vornehmlich in einem Gürtel vom westlichen bis ins östliche Afrika nördlich des Äquators. Die WHO schätzt, dass weltweit fast 6000 Mädchen täglich an ihren Geschlechtsorganen verstümmelt werden und alleine in Afrika mehr als 132 Millionen Frauen und Mädchen beschnitten sind. Die Eingriffe erfolgen mit Rasierklingen oder Scherben und führen oft zu chronischen Entzündungen und Infertilität; jede dritte stirbt an den Folgen.
- Für traditionell orientierte türkische Familien, die in Deutschland leben, mag es schwer sein, unseren sexuell eher liberalen Lebensstil zu akzeptieren und die eigenen Töchter daran teilhaben zu lassen.
- Orthodoxen jüdischen Frauen ist es verboten, während der Menstruation und in den darauf folgenden Tagen, Geschlechtsverkehr zu haben. Sie gelten während dieser Zeit als „unrein."

kultursensible Pflege Band 5, K 5

Für muslimische Patienten – die größte kulturelle Gruppe unter den deutschen Krankenhauspatienten – sind eine Reihe von Besonderheiten bei der Pflege zu beachten. Da es strenge Richtlinien für den gegengeschlechtlichen Umgang gibt, sollten männliche Patienten wenn möglich von Pflegern betreut werden. Dies gilt besonders für die Intimpflege. Es kann als problematisch erlebt werden, wenn eine weibliche Pflegekraft einen muslimischen Patienten berührt, um ihn zu trösten, indem sie z. B. seine Hand nimmt, da Körperkontakt zwischen fremden Männern und Frauen im Islam tabuisiert ist. Ebenso sollten muslimische Patientinnen möglichst von weiblichen Pflegenden betreut werden.

Sexuelle Themen sind im islamischen Kulturkreis im Gespräch mit Außenstehenden tabu. Sexuelle Schwierigkeiten werden deshalb häufig – wenn überhaupt – nur indirekt angesprochen. Türkische Mädchen werden beispielsweise oft nicht angemessen von ihren Familienangehörigen aufgeklärt. Eine ledige muslimische Frau zu fragen, ob sie Kinder hat, kann als beleidigend erlebt werden, da außerehelicher Geschlechtsverkehr verboten ist.

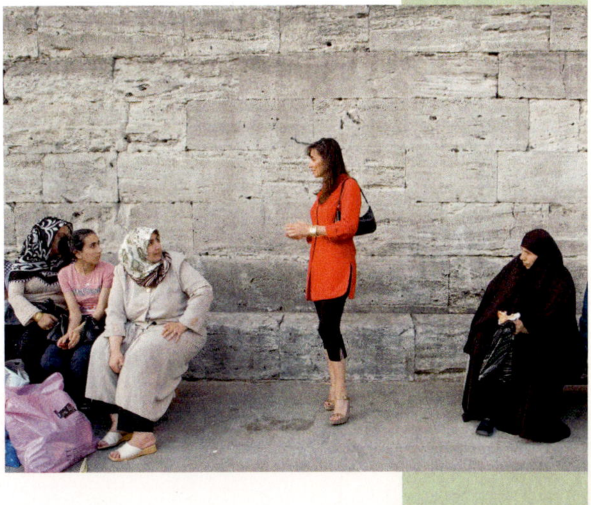

Sexualität und Kultur hängen eng zusammen

Für muslimische Mädchen gelten dieselben Tabubereiche wie für erwachsene Frauen. Mädchen sollten ab der Pubertät möglichst von weiblichen Pflegekräften behandelt werden. Mädchen werden z. B. in der Türkei ab einem Alter von etwa 10 Jahren nur noch im Beisein einer weiblichen Erwachsenen untersucht. Der Vater ist bei der Untersuchung nie dabei bzw. verlässt zuvor freiwillig den Raum.

Einige dieser Gebote sind für einen Mitteleuropäer nur schwer nachzuvollziehen oder lösen spontane Ablehnung aus und erschweren dann natürlich ein unvoreingenommenes Gespräch. Empathie und Toleranz sind jedoch eine Grundvoraussetzung, um Patienten aus anderen Kulturkreisen besser verstehen und mit ihren Bedürfnissen angemessen umgehen zu können. In manchen Fällen kann es sinnvoll sein, sich zuvor ausführlich über die entsprechenden kulturellen Gegebenheiten zu informieren oder eine Kollegin bzw. einen Kollegen anzusprechen, der aus diesem Kulturkreis stammt.

?

1 Wie entwickelt sich die menschliche Sexualität im Lebenslauf?
2 Welche Entwicklungen zeichnen die Pubertät und das Klimakterium aus?
3 Was wissen Sie über Homosexualität?
4 Erklären Sie den Begriff „Transsexualität".
5 Welche Formen sexueller Störungen bei Frauen und Männern können Sie unterscheiden?
6 Nennen Sie Beispiele für körperliche Ursachen sexueller Störungen.
7 Nennen Sie Beispiele psychosozialer Ursachen sexueller Störungen.
8 Beschreiben Sie Beispiele der Einflussnahme der Kultur auf die Sexualität. Worauf sollten Sie bei der Pflege von Patienten aus anderen Kulturen achten?

3 Sexualität in der Pflege

Der 13-jährige Michael liegt nach einem Verkehrsunfall und einer daraus resultierenden Beckentrümmerfraktur in der Kinderchirurgie und wird dort von Pia gepflegt. Der zu Beginn ganz unkomplizierte Kontakt zwischen den beiden wird plötzlich schwierig, als die morgendliche Ganzkörperwaschung ansteht. Pia ist die Prozedur selbst unangenehm, will das aber Michael nicht spüren lassen. Sie versucht deshalb, ihn durch ein Gespräch über seine Schule von dem Geschehen abzulenken. Trotzdem errötet Michael heftig, als sie ihn aufdeckt; es ist ihm sichtlich unangenehm und peinlich – auch wenn er es nicht offen ausspricht. Pia spürt seine zunehmende Verlegenheit und versucht das Waschen möglichst schnell und wortlos hinter sich zu bringen. Sie ist erleichtert, als sie Michael endlich wieder die Bettdecke überziehen kann.

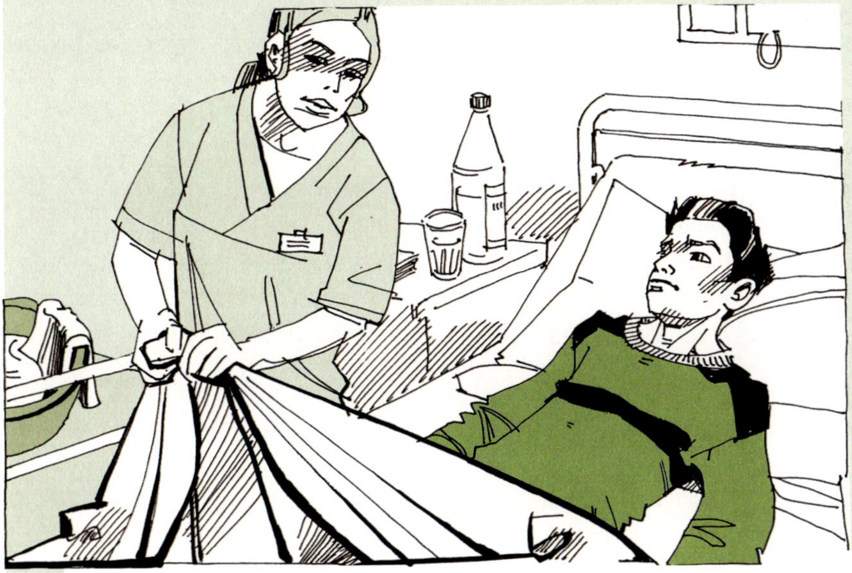

1 Welche potenziell Scham auslösenden Situationen kennen Sie aus Ihrem Arbeitsalltag?

2 Welche beschämenden Situationen möchten Sie auf keinen Fall selbst einmal erleben müssen?

3 Wie könnte Pia die Ganzkörperwaschung gestalten, um so weit wie möglich auf die Schamgefühle des Jungen Rücksicht zu nehmen?

4 Sollte sie die Schamgefühle des Jungen ansprechen? Wenn ja, wie könnte sie mit dem Thema im Gespräch umgehen?

5 Wie könnte Pia dem Jungen dabei helfen, diese Situation besser auszuhalten?

3.1 Auseinandersetzen mit dem eigenen Verständnis von Sexualität

Der Psychoanalytiker Michael Balint hat einmal den Satz geprägt: „Man kann nur das sehen, was man zu sehen gewohnt ist." Und die Schriftstellerin Anais Nin äußerte in ähnlicher Weise: „Wir sehen die Dinge nicht, wie sie sind, sondern wie wir sind." Übersetzt auf das Thema Sexualität bedeutet es: Wie man mit Patienten über das Thema Sexualität spricht, wie man ihre Schilderungen wahrnimmt, bewertet und welche Hilfestellungen man anbietet, wird wesentlich von der eigenen Sichtweise der Sexualität geprägt sein. Beispiele: Was denken wir über Sexualität? Welche Bedeutung messen wir ihr in unserem eigenen Leben bei? Über welche Erfahrungen verfügen wir? Was denken wir über Sexualität im Alter? Könnten wir uns die Anwendung eines Vakuum-Erektionshilfe-Systems vorstellen? Würden wir uns mit einem künstlichen Darmausgang (Kolostoma) noch erotisch begehrenswert finden?

Es existieren kaum menschliche Gesellschaften, in denen nicht mehr oder weniger explizite Regeln im Hinblick auf sexuelles Verhalten bestehen. Diese gesellschaftlichen Normen beeinflussen nicht nur den Patienten, sondern natürlich auch die Pflegenden. Der schon oben zitierte Michael Balint äußerte im Zusammenhang mit der Arzt-Patient-Beziehung: „Nirgends sind die Schwierigkeiten, denen sich ein Arzt gegenübersieht, so groß wie auf sexuellem Gebiet. Sobald er mit irgendeinem damit in Beziehung stehenden Problem zu tun hat, kann er nicht umhin, seine eigenen Ansichten und Überzeugungen darüber zu enthüllen"[VIII]. Gleiches gilt natürlich auch für die Pflegenden. Es ist eine Voraussetzung für einen angemessenen Umgang mit dem Thema Sexualität, eine von eigenen Vorurteilen freie Atmosphäre zu schaffen.

> **!** Eine Auseinandersetzung mit der eigenen sexuellen Entwicklungsgeschichte, den bisherigen positiven und negativen Erfahrungen, Phantasien, Wünschen und vielleicht auch Ängsten erleichtert das Gespräch mit den Patienten. Toleranz und gegenseitiges Verständnis sind dabei eine unumgängliche Voraussetzung.

Eine genauere Kenntnis der eigenen „inneren Landkarte", die das sexuellen Erleben und Verhalten bestimmt, lässt auch besser eine Unterscheidung zu, was zu den eigenen Wahrnehmungen und Empfindungen gehört und was dem anderen zuzuschreiben ist.

Beispiel: Ein Pflegender: „Ich konnte mich, glaube ich, erst dann mit Patienten offen über Sexualität unterhalten, nachdem ich mich ein Stück weit davon frei gemacht hatte, was ich von meinem Elternhaus an Botschaften mitbekommen hatte. Meine Mutter hatte immer sehr unter den sexuellen Anforderungen meines Vaters gelitten und ich konnte mir nur schwer vorstellen, dass es anderen Frauen tatsächlich ganz anders geht. Ich habe sie immer eher als Opfer ihrer Ehemänner gesehen."

3.2 Das sexuelle Erleben des Patienten ansprechen

Das Thema „Sexualität" wird bisher in den Krankenhäusern, Pflegeeinrichtungen und Altersheimen eher mit Stillschweigen behandelt, obwohl das sexuelle Erleben und Verhalten für die Lebensqualität der Patienten von wichtiger Bedeutung sein können. Die häufig unzureichende Beratung bei sexuellen Problemen berührt ein grundsätzliches Defizit, nämlich die psychosoziale Betreuung Kranker in Fragen ihrer alltäglichen Lebensführung und der Bewältigung krankheits- und therapiebedingter Einschränkungen.

!

Zu einer patientengerechten Pflege gehört auch das Angebot eines Gesprächs zu Fragen krankheits- oder therapiebedingter Einschränkungen der Sexualität. Frühzeitige Informationen beugen dabei in vielen Fällen der Entstehung chronifizierter sexueller Störungen mit einer nur noch schwer zu unterbrechenden Eigendynamik (z. B. zunehmendes Vermeidungsverhalten) vor.

In der Alltagssprache fehlen jedoch häufig Begriffe, mit denen man sich über das Sexuelle in passender Weise verständigen könnte. Dieses Phänomen wirkt sich auch unmittelbar auf die Sexualberatung aus und ein Gespräch kann einen ganz unterschiedlichen Verlauf nehmen, je nachdem, welche Art der Sprache verwendet wird. Es ist deshalb wichtig, die eigene Sprache wenn möglich der Umgangssprache anzupassen und z. B. von „Selbstbefriedigung" und nicht von „Masturbation" zu sprechen.

Kommunikation
Band 5, A 1

Die Rahmenbedingungen einer Klinik haben natürlich eine nicht unerhebliche Auswirkung auf Verlauf und Inhalte von Gesprächen zwischen Pflegenden und ihren Patienten. In einem Dreibettzimmer ist es beispielsweise kaum möglich, mit dem Kranken über vertrauliche Themen wie dessen Paarbeziehung und Sexualität zu sprechen. Immer kürzer werdende Verweilzeiten der Patienten in den Kliniken lassen kaum noch ein Vertrauensverhältnis zwischen Behandelnden und Patienten entstehen. Vertrauen ist aber für die meisten Menschen eine unumgängliche Voraussetzung, um über die eigene Sexualität sprechen zu können.

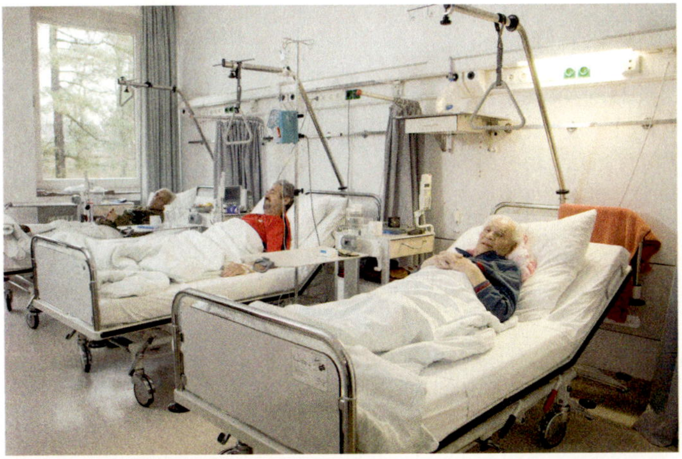

Mehrbettzimmer erschweren vertrauliche Gespräche

Auf die Frage, ob besser ein Pflegender mit Patienten bzw. eine Pflegende mit Patientinnen über das Thema Sexualität sprechen sollte, gibt es keine eindeutige Antwort. Das Verstehen eines sexuellen Problems ist nicht primär geschlechtsgebunden: Eine Frau hat nicht selbstverständlich den besseren Zugang zu einer Frau, nur weil sie selbst eine Frau ist. Es kann für einen Patienten sogar hilfreich sein, die Erfahrung zu machen, dass man mit einem Angehörigen des anderen Geschlechts über ein sexuelles Problem sprechen kann und Verständnis und Akzeptanz dafür findet. In manchen Fällen hilft es, ihn unmittelbar darauf anzusprechen: „Vielleicht ist es Ihnen ungewohnt, mit einem Mann (einer Frau) über dieses Thema offen zu sprechen." Dies eröffnet dem Patienten den Freiraum, über seine diesbezüglichen Ängste oder Schamgefühle zu sprechen. Die Frage beinhaltet aber auch das Angebot, bei zu großer Beeinträchtigung mit einem Pflegenden des eigenen (oder auch des anderen) Geschlechts sprechen zu können.

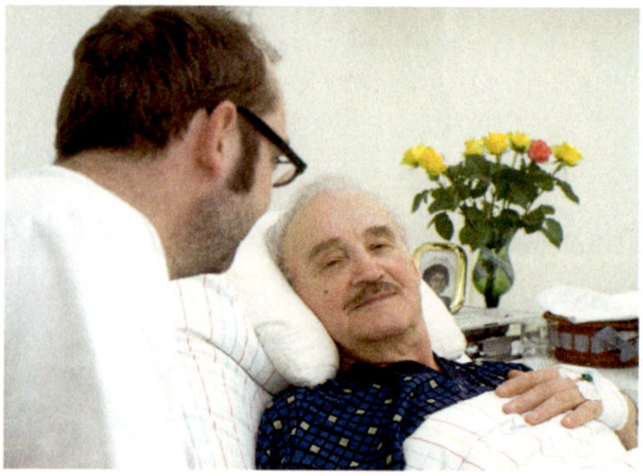

Taktvolles und offenes Ansprechen

In Gesprächen mit Pflegenden werden immer wieder Hemmungen deutlich, das Sexuelle anzusprechen, dem Patienten damit vielleicht zu nahe zu treten und gegenteilige Reaktionen zu provozieren. Der Alltag zeigt, dass dies bei taktvollem Vorgehen jedoch ausgesprochen selten geschieht. Offene Fragen wie „Hat sich denn durch ihre Erkrankung etwas in ihrer Partnerschaft und Sexualität verändert?" lassen ebenso eine Abwehr zu (Patient: „Nein, da ist alles normal!") wie auch ein schrittweises Sich-Einlassen auf das Thema (Patient: „Ja, aber es fällt mir schwer, darüber zu sprechen").

Die medizinische Ausbildung führt eher zu einer „symptomorientierten Sichtweise", d. h., sie fragt nach Krankheiten, Symptombildungen oder Funktionsausfällen usw. Dieser Ansatz ist als Zugangsweg zum Thema Sexualität eher ungeeignet, da die Patienten ihre sexuellen Probleme häufig selbst als „Versagen" interpretieren. Es wirkt entlastend, nach der Zufriedenheit oder möglichen Veränderungen der Sexualität zu fragen. Die problemorientierte Ausrichtung eines Gespräches verführt auch dazu, schnell nach einer „Lösung" zu suchen und sie dem Patienten anzubieten. Das vorschnelle Angebot von Lösungen verhindert in einer Reihe von Fällen die zuvor notwendige Auseinandersetzung mit Gefühlen oder eine notwendige Trauerarbeit über irreversible Verluste von sexuellen Funktionen. Diese Form eines eher ressourcenorientierten Fragens vermeidet auch die „genitale Zentrierung", die bei irreversiblen Funktionseinbußen für alle Beteiligten zu einer Falle wird: Für den Patienten, der die Fähigkeit zum Koitus unter allen Umständen wiedergewinnen möchte, wie auch für den Pflegenden, der sich andere Formen sexueller Befriedigung vielleicht nur schwer vorstellen kann.

3.3 Umgehen mit Schamgefühlen

Scham ist das Empfinden, in einer bestimmten Situation seine Selbstachtung zu verlieren, sich als mangelhaft, defizitär, entwürdigt zu erleben. Man fühlt sich schutzlos und den bewertenden Blicken anderer ausgesetzt. In diesem Gefühl spürt die betreffende Person eine Diskrepanz zwischen ihrem Idealselbst – d. h. der Vorstellung davon, wie sie gerne sein möchte – und dem Realselbst, d. h. dem, was und wie sie gerade ist oder in ihrem Erleben zu sein scheint. Im Moment des Schamempfindens wird der Blickkontakt unterbrochen, die Augen sind gesenkt, manchmal kommt es zum Erröten und es besteht der Wunsch, der Situation zu entkommen. Erfahrungen des Sich-Schämens prägen sich tief ein und bleiben lange erinnerbar. So berichten manche Erwachsene sehr bewegt über solche Erfahrungen in ihrer Kindheit – so als ob es gerade erst gestern passiert sei.

Beispiel: Eine Patientin: „Für mich war es immer ganz schrecklich, wenn sich mein Vater in Anwesenheit von meinen Freundinnen über mich lustig gemacht hat. Ich hätte da in den Boden versinken können."

Scham ist allgegenwärtig und beginnt buchstäblich bei Adam und Eva. Die Auslösesituationen für Schamgefühle sind zwar in den verschiedenen Kulturkreisen unterschiedlich, aber das Gefühl selbst zählt zu den grundlegenden Emotionen des Menschen.

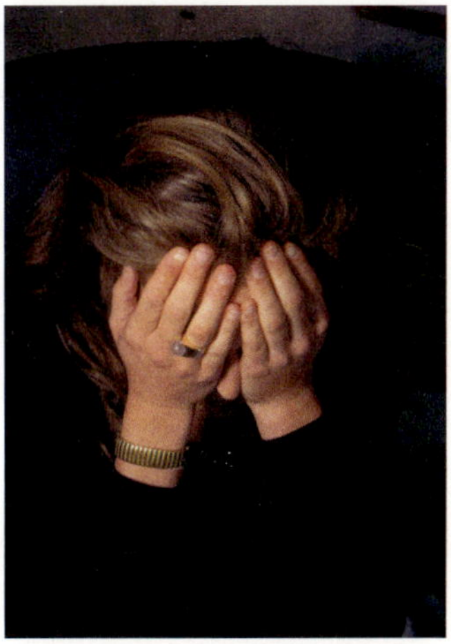

Scham ist eine grundlegende Emotion des Menschen

Das Gefühl von Peinlichkeit ist weniger belastend, weil der Anlass des Gefühls nicht als so zentral für das eigene Idealselbst erlebt wird. Als peinlich wird von vielen Patienten z. B. die Situation erlebt, in Anwesenheit anderer die Bettpfanne benutzen zu müssen oder das Erleben von Untersuchungen wie einer Rektoskopie oder Koloskopie. Auf die Intimsphäre wird dabei oft zu wenig Rücksicht genommen.

Der Pschyrembel[IX] definiert **Intimsphäre** wie folgt: „(engl.) privacy; Bezeichnung für denjenigen Bereich des Menschen, der eines besonderen Schutzes vor dem Eindringen anderer bedarf; auf die Verletzung der Intimsphäre wird mit Scham reagiert".

Im Klinikalltag besteht häufig eine „Schamblindheit", d. h., dass auf die Intimsphäre der Patienten selten oder nie Rücksicht genommen wird. Empfindungen von Scham oder Peinlichkeit sind die unausweichliche Folge.

In gleicher Weise sind viele medizinische Eingriffe mit Auswirkungen auf das Selbsterleben verbunden. Der durch einen operativen Eingriff wie die Anlage eines künstlichen Darmausgangs bedingte Verlust der Sphinkterkontrolle ist ein Beispiel für eine von vielen als zutiefst beschämend erlebte Erfahrung: In einer Befragung von Köhler et al.[X] fühlen sich 31 % der Kolostoma-Träger in ihrem Selbstbild gestört, für 27 % stellt das Stoma einen Makel dar, 8 % ekeln sich vor ihrem Stoma. Viele ziehen sich sozial zurück, mehr als die Hälfte der Stomaträger ist sexuell nicht mehr aktiv. Die fachgerechte Information über die Stomaversorgung reicht alleine nicht aus, um den Betroffenen bei der Bewältigung ihrer Schamgefühle zu helfen.

Sexualität und sexuelle Beziehungen zu anderen Menschen sind in besonderer Weise mit Schamgefühlen verbunden. Wenn man an die offene Zur-Schau-Stellung sexueller Inhalte in den öffentlichen Medien denkt, könnte man meinen, dass dies nicht mehr der Fall sei.

> Die öffentliche Freizügigkeit im Umgang mit dem Thema Sexualität (z. B. in den Medien) ist nicht automatisch mit einem Rückgang individuellen Schamempfindens gekoppelt.

Menschen unserer Kultur sprechen von sich aus in der Regel nur ungern über ihre eigene Sexualität. Das erklärt auch, warum sexuelle Probleme so selten in der Klinik zum Thema werden: Die Betroffenen schämen sich. Die Erfahrung zeigt allerdings auch, dass man den anderen dazu ermutigen kann, darüber zu sprechen. Und dazu ist es wichtig, nicht selbst durch Schamgefühle blockiert zu sein („Darf ich das überhaupt fragen?"), sondern möglichst offen und selbstverständlich damit umzugehen. Es kann hilfreich sein, mögliche Schamgefühle indirekt anzusprechen und dem Patienten beispielsweise zu sagen: „Es ist für Sie vielleicht sehr ungewohnt, mit einem fremden Menschen wie mir über Ihre Sexualität zu sprechen."

Vertrauen ist eine unumgängliche Voraussetzung dafür, Schamgefühle überwinden und sich öffnen zu können. Die häufig viel engere Beziehung zwischen Pflegenden und ihren Patienten macht es dann manchmal für die Patienten leichter, über Sexuelles zu sprechen, als mit dem Arzt. Trotzdem muss auch hier oft eine Schamschwelle überwunden und das Gespräch von den Pflegenden einfühlsam darauf hingelenkt werden.

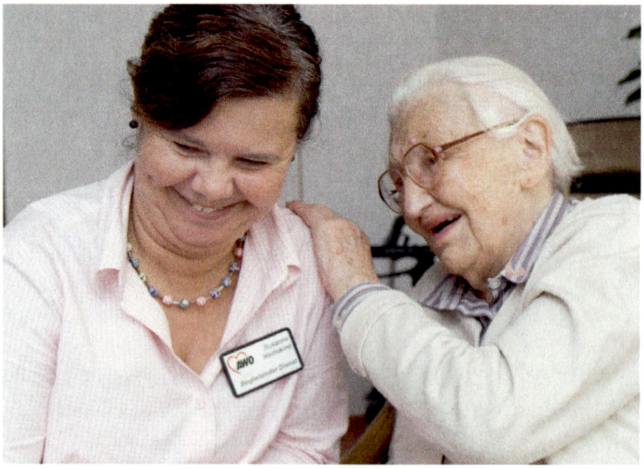

Vertrauen ermöglicht offene Gespräche

Die Schamgefühle rufen manchmal eine Tendenz zur Verharmlosung der sexuellen Probleme hervor. So schildert z. B. Fennesz[XI] das Verhalten einiger Frauen, die nach einer Hysterektomie die Wiederaufnahme eines regelmäßigen sexuellen Verkehrs angaben, bei denen sich jedoch in einer Nachuntersuchung herausstellte, dass dies aufgrund der Schleimhautatrophie sowie des engen Scheideneingangs gynäkologisch gesehen unmöglich erschien.

Während eines vertraulichen Gespräches über die Sexualität werden möglicherweise Punkte berührt, die zu sehr mit Schamgefühlen besetzt sind und dadurch ein Schweigen auslösen. Hier ist eine einfühlsame Reaktion wichtig, die das Gefühl des Patienten in akzeptierender Form anspricht, z. B.: „Es scheint Ihnen sehr schwer zu fallen, darüber zu sprechen."

> Keinesfalls darf der Versuch unternommen werden, die Gefühle des Patienten zu „unterlaufen" und durch möglichst geschicktes Fragen doch noch in ihn einzudringen. Gelingt es dem Patienten nicht, sich zu einer bestimmten Frage zu äußern, sollte dies akzeptiert und das Gespräch auf andere Inhalte gelenkt werden.

Es gibt auch immer wieder Patienten, die sich „schamlos" zu verhalten scheinen und damit das Behandlungsteam in Konflikte bringen.

Beispiel: In einer Gesprächsgruppe für Klinikmitarbeiter, die von einem Psychologen geleitet wird und u. a. die Beziehungen zwischen Behandlern und Patienten zum Thema hat (Stationssupervision) berichten die Pflegenden über eine 28-jährige Patientin mit Lymphdrüsenkrebs, die sich in „distanzloser Weise" verhalte. Sie biete jedem das „Du" an, erzähle in ungewohnter Offenheit über sich und habe scheinbar auch kein Schamempfinden, da sie sich immer wieder weitgehend unbekleidet in ihrem Zimmer aufhalte. Gerade in Anwesenheit von Pflegern rutsche ihr häufig das Nachthemd herunter. Bei einigen habe das schon die Phantasie ausgelöst, dass das ja kein Zufall sein könne. Sie habe auch mehrere Männerbekanntschaften, die abwechselnd zu Besuch kämen. Betrete man das Zimmer, treffe man die Patientin oft in einer engen Umarmung mit einem der Männer vor. Mehrere Pflegende gingen deshalb von sich aus kaum noch in das Zimmer, weil ihnen das peinlich sei. In der Supervisionsgruppe wird ein Gefühl von Unmut deutlich, verbunden mit dem Wunsch, die Patientin „in die Schranken zu weisen." Eine Schwester: „Am liebsten würde ich ihr sagen: Schämen Sie sich eigentlich nicht? – Aber das darf ich natürlich nicht."

In der weiteren Besprechung taucht die Vermutung auf, dass die Patientin vielleicht angesichts ihrer schweren Erkrankung und der sehr unsicheren Prognose das Gefühl entwickelt hat: „Ich will vom Leben alles haben, was ich noch bekommen kann. Und dazu gehört auch, dass ich mich als Frau fühlen will, dass ich spüren will, dass ich verführen kann und begehrenswert bin. Wer weiß, wie lange ich mich noch so lebendig fühlen werde."

In gleicher Weise können auch psychische und psychiatrische Erkrankungen zu einem schamlosen Verhalten führen. Patienten mit einer Schizophrenie oder einer schizoaffektiven Psychose masturbieren gelegentlich schamlos in aller Öffentlichkeit. Eine Manie oder Demenz kann zu einem sexuell enthemmten oder distanzlosen Verhalten führen, mit dem nicht immer einfach umzugehen ist. Während viele Medikamente einen eher hemmenden Effekt auf die Sexualität zeigen, steigern andere Substanzen das sexuelle Verlangen. Von dem krankheitsbedingten Verhalten können Mitpatienten, aber auch Pflegende betroffen sein. Ein Umgang mit diesen Patienten gelingt eher, wenn man sich die Motive bewusst zu machen versucht (z. B. zwanghafte Masturbation als Mittel gegen quälende Gefühle der Einsamkeit), gleichzeitig aber den Patienten in aller Ruhe über bestehende Regeln und Grenzen im Stationsalltag aufklärt.

Es ist verständlich, dass durch den alltäglichen Umgang mit „eigentlich" beschämenden Situationen in der Klinik eine gewisse Tendenz zur „Schamblindheit" besteht oder sich entwickeln kann. Patienten werden auf ihre Krankheit reduziert und eine emotionale Beziehung so weit wie möglich gemieden. Ein Pflegender: „Wenn ich Frauen dauernd so nahe komme, muss ich das einfach abschalten, sonst kann ich nicht arbeiten. Es ist für mich wichtig und auch für meine Patientinnen, dass ich mich da gefühlsmäßig raushalte. Ich will gar nicht erst in Konflikte geraten, mit denen ich dann vielleicht nicht umgehen kann."

Dieser (notwendige) Schutz kann aber auch zur Gefahr werden, wenn Gefühle des Patienten nicht mehr wahrgenommen und die Intimsphäre in beschämender Weise überschritten wird. Der hilfreich gemeinte Ausspruch: „Sie brauchen sich nicht zu schämen!" hilft in der Regel überhaupt nicht, sondern kann dem Patienten ein zusätzliches Problem bereiten: Nicht nur, dass er sich sowieso schon schämt, jetzt muss er sich auch noch dafür schämen, dass er sich weiterhin schämt. Gefühle von Peinlichkeit und Scham kann man nicht „ausreden". Es geht darum, sich im Krankenhausalltag immer wieder potenziell beschämender Situationen bewusst zu werden und sie – wo immer möglich – überhaupt zu vermeiden. Beispiele dafür sind:

- vor dem Betreten eines Patientenzimmers anklopfen und warten
- bei der Intimpflege im Mehrbettzimmer auf ausreichenden Sichtschutz vor den Mitpatienten achten
- Patienten nicht längere Zeit unbekleidet auf ihre körperliche Untersuchung warten lassen
- benutzt ein Patient einen Toilettenstuhl, Schild an der Zimmertür anbringen: „Bitte nicht stören!"

Wenn eine Situation unvermeidbar erscheint, ist es hilfreicher, das Schamgefühl nicht zu verleugnen, sondern offen anzusprechen, z. B. „Das ist für Sie sicher nicht einfach, was da jetzt auf Sie zukommt."

Schamgefühle belasten jedoch nicht nur die Patienten, sondern können sich auch bei Pflegenden entwickeln. Bei der Körperpflege werden z.B. Berührungen erforderlich, die sonst nur im Rahmen einer intimen Beziehung gestattet wären und dort mit sexuellen Gefühlen verbunden sind. In der Pflege sind erotische Empfindungen gegenüber Patienten jedoch tabuisiert und führen dadurch zu Schamgefühlen.

Beispiel: Ein Pflegeschüler wechselt während seines Einsatzes auf einer chirurgischen Intensivstation das verschwitzte Flügelhemd einer bewusstlosen und beatmeten Patientin. Während die junge Patientin nackt vor ihm liegt, spürt er eine zunehmende sexuelle Erregung. Er spürt einen heftigen Konflikt zwischen dem Wunsch, die Patientin weiter zu betrachten und der Scham darüber, überhaupt so zu fühlen. In einem nachfolgenden Gespräch mit einem Freund macht er sich deswegen später selbst Vorwürfe: „Wie kann ich nur in einer solchen Situation an Sex denken?"

Aber fast jede Pflegekraft macht in ihrer praktischen Tätigkeit Erfahrungen mit Patienten, die sie zumindest verunsichern. Die in den jeweiligen Situationen aufgetretenen Gefühle werden jedoch selten ins Bewusstsein gerufen, eigene erotische Empfindungen im Umgang mit Patienten werden kaum angesprochen. Es gehört sicher viel Mut und Ermutigung dazu, sich offen mit diesen schambesetzten Gefühlen auseinander zu setzen, aber das bisher weit verbreitete „Totschweigen" vergrößert eher die Schwierigkeiten, mit diesen Empfindungen angemessen umzugehen.

Sexualität und Pflege Band 3, B 4

?

1 Nennen Sie potentiell schamauslösende Situationen im Klinikalltag.
2 Wie kann im Pflegealltag die Intimsphäre eines Patienten geschützt werden?

1 Machen Sie eine Umfrage unter Ihren Kolleginnen und Kollegen, wie häufig und in welcher Form sie im Klinikalltag mit dem Thema Sexualität konfrontiert werden. Wie häufig werden sie von Patienten darauf angesprochen? Wie gehen sie mit solchen Anfragen um? Gibt es an Ihrer Klinik Mitarbeiter, die Patienten bei Einschränkungen des sexuellen Erlebens und Verhaltens beraten können? Wohin können Betroffene nach der Entlassung aus der Klinik überwiesen werden?
2 Erstellen Sie einen kurzen Fragebogen für Patienten, in dem Sie danach fragen, ob sie sich durch ihre Erkrankung oder die therapeutischen Maßnahmen in ihrem sexuellen Erleben und Verhalten beeinträchtigt fühlen, ob sie diesbezüglich sich eine Beratung im Krankenhaus wünschen würden und ob sie dies auch gegenüber den Pflegenden von sich aus zu erkennen geben würden.
3 Führen Sie mit einer Kollegin oder einem Kollegen ein Rollenspiel durch, das das Gespräch mit einem Patienten zum Thema Sexualität zum Inhalt hat. Welche Sprache benutzen Sie dabei? Welche Fragen oder Formulierungen fallen Ihnen leicht, bei welchen zögern Sie oder vermeiden sie sogar ganz?
4 Diskutieren Sie folgende Situation, die Ihnen jederzeit begegnen könnte: Während Sie einen Patienten auf einer unfallchirurgischen Station im Bad duschen und seine Haare waschen, bemerkt dieser mit einem anzüglichen Grinsen: „Das könnte ich immer haben! Überhaupt – haben Sie heute nach Dienstschluss schon etwas vor? Sie könnten mich gerne auf meinem Zimmer besuchen!" Wie reagieren Sie auf diese offensichtliche „Anmache"?

Beier, Klaus/Bosinski, Hartmut/Hartmann, Uwe/Loewit Kurt: Sexualmedizin. Urban & Fischer, Jena, 2. Auflage 2005

Kleinevers, Sonja: Sexualität und Pflege. Bewusstmachung einer verdeckten Realität. Schlütersche Verlagsanstalt, Hannover 2004

Dressler, Stephan/Zink, Christoph: Pschyrembel Wörterbuch Sexualität. Walter de Gruyter, Berlin 2002

Zettl, Stefan: Krankheit, Sexualität und Pflege. Kohlhammer, Stuttgart 2000

www.dgfs.info – Die Förderung der Sexualwissenschaft in Forschung, Lehre und Praxis ist das Ziel der 1950 gegründeten Deutschen Gesellschaft für Sexualforschung (DGfS). Die Homepage bietet ausführliche Informationen zu Zielen, Vorstand, Forschungsstellen und -projekten, Mitgliedschaften, Publikationen und Tagungen der DGfS.

www.isg-info.de – Informationszentrum für Sexualität und Gesundheit e.V. (ISG) am Universitätsklinikum Freiburg. Die Internetseiten enthalten Tipps zur Früherkennung, Prophylaxe und Therapie von sexuellen Funktionsstörungen. Mehrere Broschüren und Ratgeber (auch mit „Selbst-Tests") können heruntergeladen bzw. bestellt werden.

www2.hu-berlin.de/sexology – Das Magnus-Hirschfeld-Archiv der Humboldt-Universität zu Berlin. Die Seite enthält ein „kritisches Wörterbuch der Sexualwissenschaft" und zahlreiche andere Angebote können auf der Homepage eingesehen werden.

www.profamilia.de – Neben Beiträgen über Sexualität und Behinderungen lassen sich die Adressen von Beratungsstellen und medizinischen Zentren ausfindig machen.

www.sexologie.org – Webseite der Deutschen Gesellschaft für Sozialwissenschaftliche Sexualforschung (DGSS) mit einem Adressenverzeichnis sexualwissenschaftlicher Beratungsstellen.

www.sexualmedizin-akademie.de – Homepage der Akademie für Sexualmedizin mit Literaturhinweisen und einem nach Postleitzahlen orientierten Suchprogramm, um einen wohnortnahen Sexualtherapeuten ausfindig zu machen.

I *Masters, William H./Johnson, Virginia E.:* Human sexual response. Little & Brown, Boston 1966, S. 481

II *Feldman, H. A./Goldstein, I./Hatzichristou, D./Krane, R. J./McKinlay, J. B.:* Impotence and its medical and psychosocial correlates: results of the Massachusetts male aging study. J Urol 151/1994, S. 54–61

III *Sydow, Kirsten von:* Sexuelle Lebensformen älterer Frauen als Thema der psychotherapeutischen, beraterischen und ärztlichen Praxis. Psychosozial 18 (2)/1995, S. 62

IV ebd. S. 61–70

V *Verwoerdt, A./Pfeiffer, F./Wang, H. S.:* Sexual behavior in senescence II: Patterns of sexual activity and interest. Geriatrics 24/1969, S. 137–154

VI *Arentewicz, Gerd/Schmidt, Gunter:* Sexuell gestörte Beziehungen. Springer, Berlin Heidelberg, 2. Auflage 1986

VII *Linden M./Maier, W./Achberger, M./Herr, R./Helmchen, H./Benkert, O.:* Psychische Störungen und ihre Behandlung in Allgemeinpraxen in Deutschland. Nervenarzt 67/1996, S. 205–215

VIII *Balint, Michael:* Der Arzt, sein Patient und die Krankheit. Klett-Cotta, Stuttgart 1980, S. 306

IX Pschyrembel. Klinisches Wörterbuch. Walter de Gruyter Berlin, 258. Auflage, S. 772

X *Köhler, L./Helle, G./Troidl, H.:* Lebensqualität und Colostoma. Ilco-Praxis 16(4)/1989, S. 6–10

XI *Fennesz, U.:* Körperliche und seelische Reaktionen als Folge medizinischer Eingriffe am Beispiel der Hysterektomie. In: Springer-Kremser M., Ringler M., Eder A. (Hrsg.) Patient Frau. Springer, Berlin Heidelberg New York 1991

Du hast Nerven!

Berühren und berührt werden

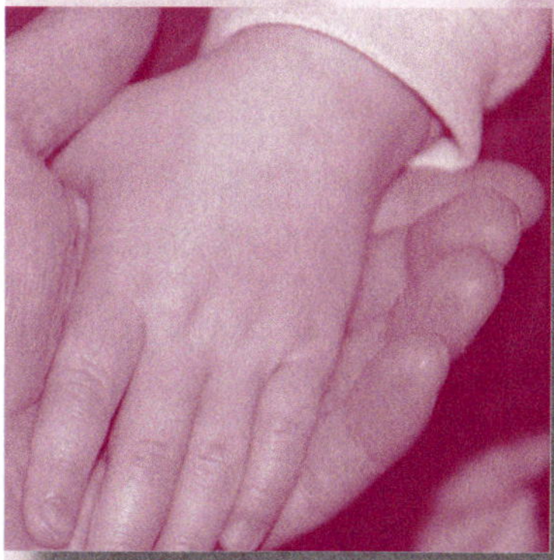

C

Als Olga ihr Praktikum in einer stationären Altenpflegeeinrichtung außerhalb von Gutleben beginnt, ist sie sehr motiviert. Schließlich ist Altenpflegerin ihr Berufsziel und bisher waren ihre Erfahrungen mit der Betreuung alter Menschen, z. B. ihrer eigenen Oma, sehr gut. Auch aufgrund ihres Alters ist sie der Meinung, dass sie sich besser in ältere Menschen hineinversetzen kann als ihre jüngeren Kolleginnen.

Doch schon in den ersten Tagen wird sie von dem Verhalten der Bewohner dort ziemlich verunsichert. Einige von ihnen sitzen am Tisch und starren stumm geradeaus, andere wiederum laufen unruhig in den Gängen herum.

Einmal gab es große Aufregung, als die Bewohnerin Frau Ilse Sander auf die Straße gegangen war und versucht hatte, ohne Geld mit dem Bus zu fahren. Frau Sander hatte nur leicht bekleidet auf der Straße gestanden, als Olga mit einer Kollegin zu ihr kam. „Frau Sander, kommen Sie doch wieder zu uns hinein, das Wetter heute ist nicht besonders schön" sagte die Kollegin. „Ich muss aber dringend zu Kurt, das ist mein Mann, der hat heute Geburtstag" antwortete Frau Sander. Sie wirkte sehr unruhig und es war ihr offensichtlich sehr unangenehm, den Geburtstag ihres Mannes zu verpassen. Olga wusste, dass Frau Sanders Mann schon seit einigen Jahren tot war. Es war schwer, die Frau wieder zum Umkehren zu bewegen, und Olga tat es sehr leid. „Frau Sander ist dement, das heißt, ihr Gehirn funktioniert nicht mehr so gut wie früher. Sie vergisst viel und lebt zugleich teilweise in der Vergangenheit" informierte sie ihre Kollegin.

Richtig unterhalten kann Olga sich mit den meisten Bewohnern nicht, viele erzählen Geschichten aus der Vergangenheit, als wären sie gerade erst passiert. Das ist dann doch eine ganz andere Welt, als Pia sie von ihrer Oma her kennt. Es würde ihr schon eine Menge helfen, wenn sie die Ursachen für solche Verhaltensweisen kennen und vor allem auch wissen würde, wie man als Mensch und Profi damit umgehen soll.

1 Kennen Sie Veränderungen des zentralen Nervensystems, die zu dem von Pia beschriebenen Verhalten der Heimbewohner führen?

2 Diskutieren Sie: Verändert sich das Gehirn im Alter automatisch oder kann man etwas dafür tun, dass seine Leistungsfähigkeit erhalten bleibt?

3 Überlegen Sie, wie Olga mit Frau Sander in der Situation umgehen sollte. Wie schätzen Sie die Aussage ihrer Kollegin ein?

1 Anatomisch-physiologische Grundlagen: Nervensystem

Tim ist heute mit einigen Kollegen der chirurgischen Abteilung unterwegs zu einem Stationsausflug im Naturschutzgebiet bei Gutleben. Es ist ein sehr heißer Tag im August und Tim hat sich die Schuhe ausgezogen. Er läuft gemeinsam mit einem älteren Kollegen, mit dem er sich sehr gut versteht. Soeben muss die Gruppe eine Asphaltstraße überqueren. Zunächst denkt Tim noch „angenehm warm", als er mit seinen nackten Füßen den Straßenboden betritt. Doch Sekunden später ändert sich das Gefühl und es wird unerträglich heiß. „Aua!" ruft er und fängt an zu hüpfen. „Mist, ich hätte mir die Schuhe wieder anziehen sollen!", schimpft er und reibt seine Füße im kühlen Gras. Seine Kollegen haben leider nur Gelächter für ihn übrig ...

1 Betrachten Sie in dieser Situation das Nervensystem von Tim: Was passiert? Welcher Reiz wird verarbeitet mit welchen Folgen?

2 Nennen Sie Strukturen des Gehirns, die Ihnen bereits bekannt sind. Welche Rolle spielen sie in Tims Situation?

Der Mensch ist ständig den unterschiedlichsten Reizen ausgesetzt. Um sie einordnen und darauf reagieren zu können, benötigt er Sinneszellen (zur Reizaufnahme), und ein Nervensystem (zur Reizverarbeitung). Einer der intensivsten Reize ist die direkte Berührung. Tausende von Sinneszellen sind in der Haut untergebracht, die zum Beispiel Druck und Temperatur an das Gehirn melden. Gehirn und Nerven sind der Schlüssel zu einer Reaktion des Menschen mit seiner Umwelt.

Aufbau der Haut Band 2, D 1
Sinnesorgane Band 5, A 2

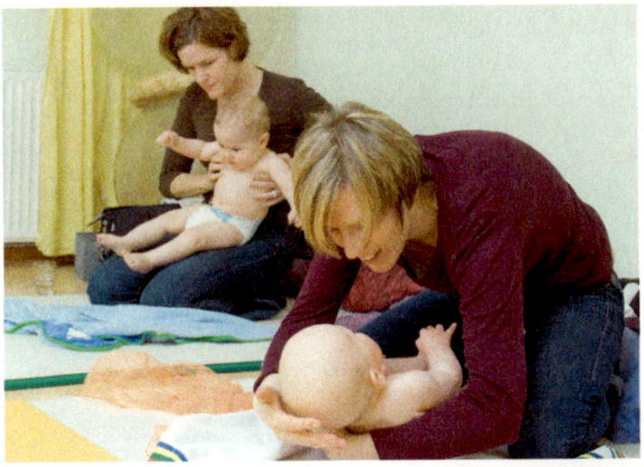

Berührung fördert die Entwicklung: PeKiP-Gruppe (Frühförderung von Babys)

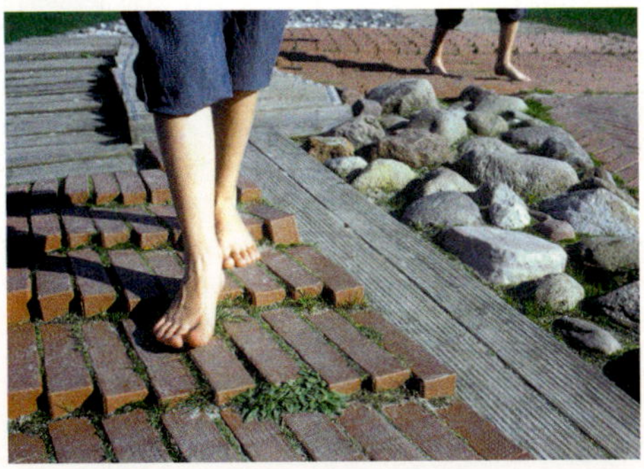

Jede Berührung stimuliert das Gehirn

1.1 Das Nervensystem im Überblick

Das **Nervensystem** ist die Gesamtheit aller Nervenzellen in einem Organismus und die Art und Weise, wie diese angeordnet und miteinander verbunden sind. Das Nervensystem nimmt Informationen auf, speichert sie und leitet sie weiter. Gemeinsam mit dem Hormonsystem regelt es die Funktion aller menschlichen Organe und die Anpassungsleistung des Gesamtorganismus an die Außenwelt.

Das Nervensystem wird in zwei Abschnitte unterteilt:

- zentrales Nervensystem (ZNS), das die übergeordneten Zentren Gehirn und Rückenmark umfasst
- peripheres Nervensystem (PNS), zu dem alle Nervenzellen und -bahnen gehören, die außerhalb des ZNS liegen und dieses mit dem übrigen Körper verbindet

Weiterhin wird unterschieden:

- somatisches Nervensystem (willkürliches Nervensystem), das die Steuerung aller Funktionen und Informationen übernimmt, die dem Bewusstsein und dem Willen unterworfen sind, z. B. Gedanken
- autonomes Nervensystem (vegetatives Nervensystem), das hauptsächlich die Steuerung der Organe übernimmt, die dem Willen nicht unterworfen sind

Das willkürliche und das vegetative Nervensystem arbeiten eng mit dem Hormonsystem zusammen. Ihre Funktionen können daher nicht ohne ihre Beziehung zum Hormonsystem betrachtet werden.

Übersicht über das Nervensystem

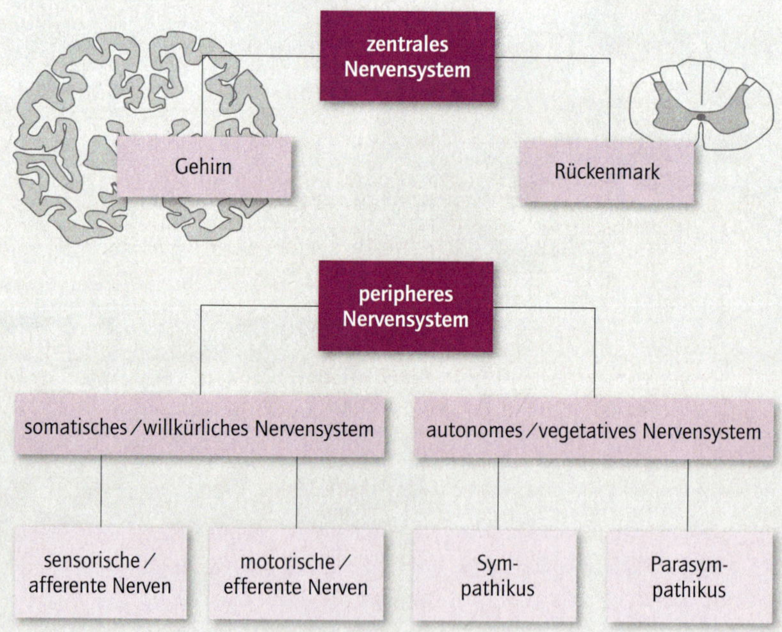

1.2 Funktion des Nervensystems

Die Nervenzellen sorgen für die Zusammenarbeit der Innenwelt des Körpers (Verständigung der Körpergewebe untereinander) und für die Kommunikation des Körpers mit der Umwelt. Dazu können sie Reize bzw. Informationen aufnehmen, transportieren, verarbeiten und speichern, Impulse bilden.

Um diese Aufgaben zu erfüllen, hat das Nervensystem spezialisierte Messfühler (Rezeptoren), mit denen es Veränderungen im Körper und Reize aus der Umwelt aufnimmt.

1.2.1 Reize aufnehmen

Bei der Aufnahme von Reizen bzw. Informationen aus der Umwelt handelt es sich z. B.

- um ein Geräusch, das mit den Ohren aufgenommen wird,
- um ein Bild, das mit den Augen sichtbar wird,
- um einen Geruch, den mit der Nase wahrnimmt,
- um einen Geschmack, den man mit dem Mund schmeckt,
- um Temperatur, die mit den Händen zu fühlen ist,
- um Schmerzen, die wahrnimmt.

Informationen bzw. Reize aus dem eigenen Körper sind z. B.

- die Höhe des Blutdrucks,
- die Höhe des Blutzuckerspiegels,
- die Körpertemperatur,
- den Anteil von Sauerstoff Blut.

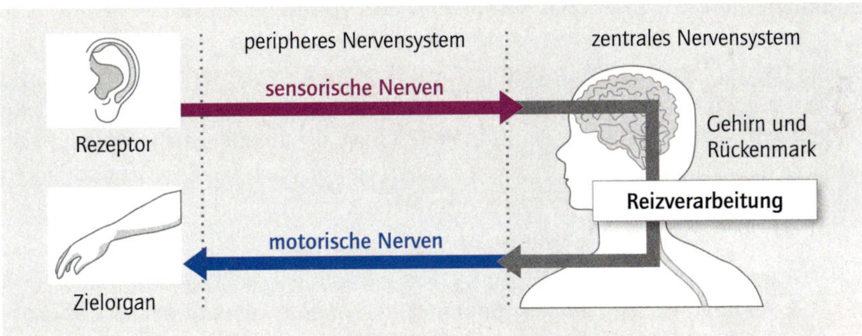

Das Nervensystem sorgt für die Verständigung der Körpergewebe untereinander (Innenwelt) und mit der Umwelt (Außenwelt).

1.2.2 Erregung weiterleiten

Reflexe
Band 2, C 1.3.5

Reize bzw. Informationen werden in Form von Erregung bis zum Gehirn weitergeleitet. Eine Ausnahme bilden die so genannten Eigenreflexe wie z. B. der Kniesehnenreflex, bei dem die Erregung nur bis ins Rückenmark gelangt und das Gehirn nicht beteiligt wird.

Nervenbahnen, die die Reize bzw. Informationen zum Gehirn weiterleiten, nennt man **afferente Nervenbahnen**. Im Gehirn erfolgt dann eine Verarbeitung und Speicherung der Informationen. Wenn daraufhin eine Reaktion erfolgen muss, wird von Nervenzellen im Gehirn ein Impuls abgesendet. Die Weiterleitung dieses Impulses vom Gehirn zum Erfolgsorgan erfolgt über **efferente Nervenbahnen**.

Beispiel: Die Höhe des Blutdrucks wird im Gehirn als zu niedrig eingestuft, daraufhin erfolgt der Impuls an die Niere ein Hormon auszuschütten (Renin), das den Blutdruck steigen lässt.

Leiten afferente Nervenfasern Informationen von Sinneszellen oder Organen zum Gehirn weiter, werden sie sensible oder sensorische Nervenfaser genannt. Ziehen efferente Nervenfasern vom Gehirn zu einem Muskel, sind es motorische Nervenfasern. Die Fasern des autonomen Nervensystems bezeichnet man als vegetative Nervenfasern. Damit werden drei Faserqualitäten unterschieden: Motorische, sensible und vegetative.

1.2.3 Somatisches und autonomes Nervensystem

Das Nervensystem ist zum Teil dem Willen unterworfen (willkürlich, somatisch), z. B. in der Fortbewegung, arbeitet aber auch ohne Willen (autonom, vegetativ), z. B. im Herzen und bei der Verdauung.

Es gibt viele Reize, die wir erst im Laufe unseres Lebens erlernen, z. B. sehen wir eine brennende Kerze, berühren die Flamme, verbrennen uns den Finger und ziehen ihn schnell weg. Diese Erfahrung wird im Gehirn gespeichert – wenn wir das nächste Mal eine Flamme sehen, ziehen wir gleich den Finger weg. Diese Reaktion wird **willentlich** gesteuert. Daneben gibt es Reaktionen, die **unwillkürlich** gesteuert werden, z. B. riechen wir zum ersten Mal ein Essen, das uns anschließend gut schmeckt. Beim nächsten Mal läuft uns schon das „Wasser im Mund zusammen", bevor wir etwas davon gegessen haben.

Das **autonome (vegetative) Nervensystem** besteht aus den sympathischen und den parasympathischen Nervensträngen, dem Sympathikus und dem Parasympathikus. Es überträgt Signale, die den Stoffwechsel und das innere Milieu vieler innerer Organe betreffen. Dazu gehören z. B. die glatte Muskulatur, Herzmuskulatur, Organe des Verdauungs- und Ausscheidungs- und Hormonsystems (siehe Abbildung auf S. 146). Diese Beeinflussung geschieht in der Regel so, dass sie dem Menschen nicht bewusst wird.

Wenn Sympathikus und Parasympathikus dieselben Organe innervieren (mit Impulsen versorgen), haben sie oft eine gegenteilige (antagonistische) Wirkung.

In vielen Fällen arbeiten willkürliches und autonomes Nervensystem zusammen. Wird vom Gehirn z. B. ein Abfall der Temperatur registriert, sorgt das autonome Nervensystem für eine Engstellung der Gefäße und das willkürliche Nervensystem für das Zittern der Muskulatur.

1.3 Physiologie der Erregung

1.3.1 Nervengewebe

Das Nervengewebe besteht aus zwei unterschiedlichen Zelltypen:

Neuronen (Nervenzellen)	Gliazellen (Stützzellen)

Neuronen sind hoch spezialisierte Zellen mit besonderen Fähigkeiten und bilden die funktionelle Einheit des Nervensystems. Sie können sich jedoch weder selbst stützen noch ernähren. Diese Aufgaben übernehmen für sie die **Gliazellen**.

Bündel von Axonen bilden einen Nerv

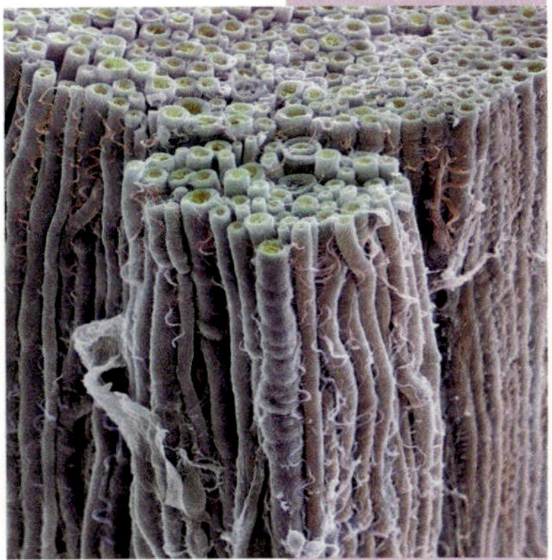

Das menschliche Gehirn besteht aus Milliarden Neuronen. Die Neurone haben folgende Kennzeichen:

- eine Zellmembran, die elektrische Signale erzeugen kann = Reizbildung
- Zellfortsätze, die Reize aufnehmen können (Dendriten = Reizaufnahme)
- einen Zellfortsatz, der Erregung weiterleiten kann (Axon = Erregungsleitung)
- einen Zellkörper, der Impulse analysieren und speichern kann
- mehrere Tausend Kontaktstellen (Synapsen) mit anderen Zellen

Axone und Dendriten

Neben dem Zellkörper besitzt ein Neuron viele Zellfortsätze: Bei den meisten Nervenzellen sind das ein Axon und mehrere Dendriten.

Dendriten sind meist kurze, verzweigte Fortsätze, die Erregungsimpulse aus benachbarten Zellen aufnehmen und zum Zellkörper weiterleiten.

Axone sind längliche Zellfortsätze, die sich am Ende verzweigen. Sie leiten Impulse an andere Nervenzellen, Drüsenzellen oder Muskelzellen weiter. Sie können bis zu 1,5 Meter (in der Peripherie) lang sein. Axone übertragen die Impulse über Synapsen zum nächsten Neuron. Die Verzweigungen am Axon-Ende sind knopfförmige Gebilde, die präsynaptischen Endknöpfe. Diese enthalten Bläschen (synaptische Vesikel), in denen Überträgerstoffe (Neurotransmitter) gespeichert sind.

Synapse
Band 2. C 1.3.3

Afferente und efferente Neuronen

Wie oben beschrieben, werden die Nervenzellen je nach Richtung der Signalleitung in afferente und efferente Nervenzellen unterschieden. Versorgen efferente Nervenbahnen die Skelettmuskulatur, werden sie als motorische Nervenfaser bezeichnet.

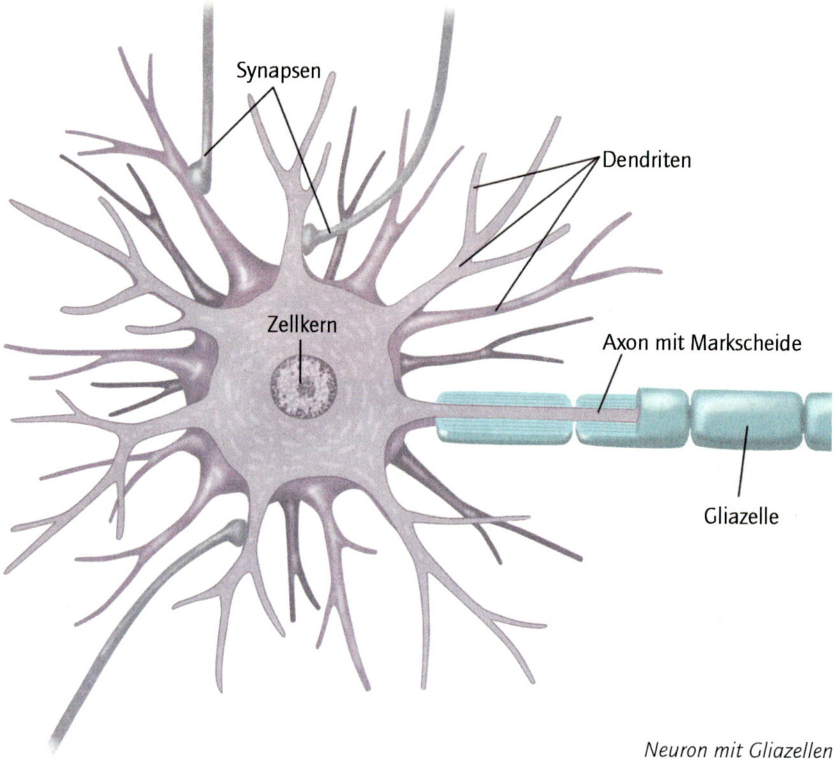

Neuron mit Gliazellen

Gliazellen

Durch ihre Spezialisierung haben Neuronen die Fähigkeiten verloren, sich zu schützen, zu ernähren und zu teilen (nach Abschluss des Gehirnwachstums).

Die Aufgabe der Ernährung und des Schutzes übernehmen die Gliazellen. Sie können keine Impulse aufnehmen oder weiterleiten. Stattdessen erfüllen sie Stütz-, Ernährungs- und immunologische Schutzfunktionen. Beispiele für Gliazellen sind Astrozyten oder Oligodendrozyten. Bei den peripheren Nerven wird jedes Axon von einer Myelinschicht als Isolierung umhüllt, ähnlich einer Isolierung um ein Stromkabel. Die Myelinschicht besteht aus speziellen Gliazellen, den **Schwannschen Zellen**.

Axon und Myelinschicht gemeinsam bilden eine Nervenfaser. Bündel von mehreren parallel verlaufenden Nervenfasern, die gemeinsam in eine Bindegewebshülle eingebunden sind, bilden einen Nerv. Er kann motorische und sensorische Nervenfasern enthalten.

1.2.2 Ruhe- und Aktionspotential der Neuronen

Die Fähigkeit von Neuronen, Informationen aufzunehmen und weiterzuleiten, wird durch elektrische und biochemische Prozesse in Gang gesetzt. Innerhalb und außerhalb der Zelle befindet sich eine unterschiedliche Konzentration von geladenen Teilchen (Ionen), wodurch eine elektrische Spannung (**Membranpotenzial**) entsteht. Erhält eine Zelle keine oder nur sehr schwache Informationen, verbleibt sie in einem Ruhezustand (**Ruhepotenzial**). Dabei besteht im Zellinneren gegenüber der äußeren Zellhülle eine negative Spannung von etwa –70 mV.

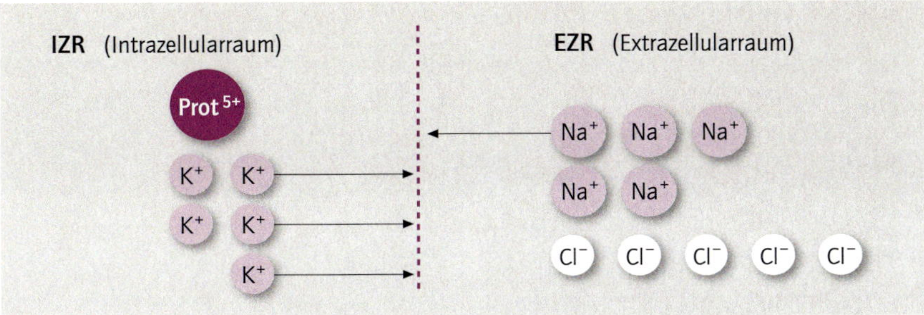

Dieses Spannungsverhältnis ändert sich in dem Moment, in dem das Zellinnere von den Synapsen durch eine Information aktiviert wird. Je nachdem, ob es sich um erregende oder hemmende Reize handelt, wird das Ruhepotenzial abgeschwächt (**Depolarisation**) oder weiter gesenkt (**Hyperpolarisation**). Geht die Stärke des Reizes über ein bestimmtes Maß hinaus, wird am Axonhügel das Aktionspotenzial der Zelle ausgelöst.

Ablauf eines Ationspotentials

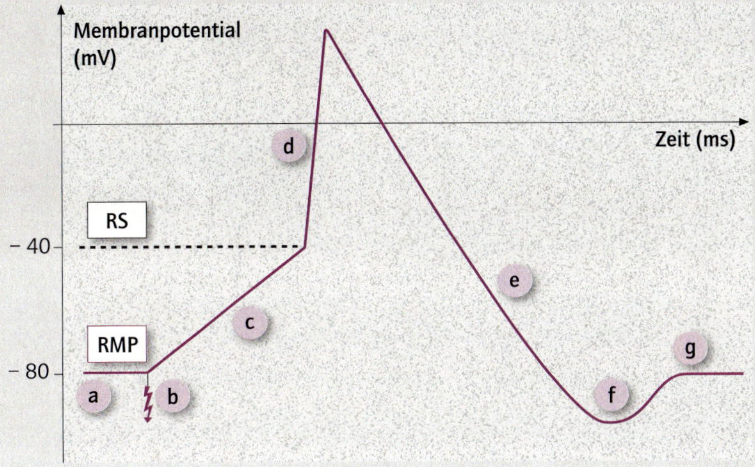

a Ruhemembranpotenzial: Zelle ist im Inneren negativ geladen

b Reizeinwirkung: Natrium-Durchlässigkeit der Zellmembran steigt

c Depolarisation: lokale Erregung durch erhöhten Natrium-Einstrom

d Aktionspotenzial: massiver Einstrom positiver Ionen ins Zellinnere mit Fortleitung der Erregung über weitere Zellen

e Repolarisation: der Konzentrations- und damit der Ladungsunterschied zwischen Zellinnerem und extrazellulärem Raum nimmt ab; dadurch wird der Natrium-Einstrom schwächer; jetzt öffnen sich auch Kalium-Kanäle, die den Ausstrom positiver Ionen verstärken – das Ruhemembranpotential wird wieder hergestellt

f Hyperpolarisation: kurzzeitiges Überschießen der Repolarisation

g Refraktärzeit: kurze Zeit, in der keine neue Erregung möglich ist (Schutz vor Dauererregung)

1.3.3 Reizübertragung

Am Ende eines jeden Axons befindet sich eine Synapse, über die Impulse von einer Zelle auf eine andere übertragen werden. Das Neuron hat demnach keinen direkten Kontakt zur Zielzelle. Ausnahmen hierfür sind Punkt-zu-Punkt-Kontakte im Gehirn.

Über die Synapse wird der Impuls auf

- einen Muskel,
- Drüsengewebe oder
- eine andere Nervenzelle

übertragen. Synapsen wirken wie Ventile, der Impuls oder Reiz wird nur in eine Richtung übertragen, und zwar vom prä- zum postsynaptischen Teil.

Neurotransmitter

Eine Synapse besteht aus dem **präsynaptischen Endknopf**, dem **synaptischen Spalt** und der **postsynaptischen Membran** der Zielzelle, mit Rezeptoren für die entsprechenden Neurotransmitter.

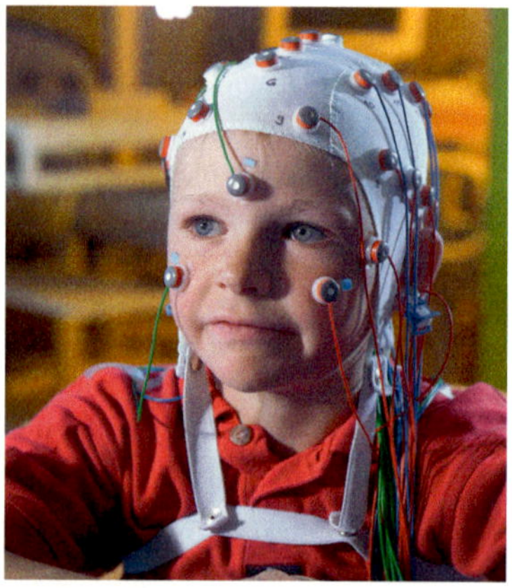

Kind mit EEG

Der Impuls aus dem Nervenzellkörper ist ein elektrischer Impuls, der z. B. im EEG (Elektroenzephalogramm) messbar ist.

Er durchläuft das Axon bis zur Synapse. Dort wird das elektrische Signal in ein chemisches umgewandelt. Eine in der signalgebenden Nervenzelle erzeugte elektrische Entladung führt dazu, dass **Neurotransmitter** (Überträgerstoffe) ausgeschüttet werden, die den Impuls über den synaptischen Spalt bringen – ähnlich einer Fähre, die Personen von einem Ufer (präsynaptischer Anteil) zum anderen Ufer (postsynaptischer Anteil) befördert. Die Neurotransmitter erregen dann die signalempfangende Zelle.

Funktion der Neurotransmitter

Die Moleküle des Neurotransmitters werden in den Nervenzellen produziert und wandern verstaut in kleinen Bläschen (Vesikeln) zum Synapsenendknöpfchen des Axons, das den präsynaptischen Teil der Synapse darstellt. Die Freisetzung von Neurotransmittern wird dort durch einen Anstieg der intrazellulären Kalzium-Konzentration innerhalb weniger Millisekunden ausgelöst.

Ausgewählte Neurotransmitter und ihre Aufgaben

Acetylcholin	überträgt Impuls von Nerv zu Muskel
Dopamin	beeinflusst Bewegung sowie Emotionen
Noradrenalin	wirkt gefäßverengend
Adrenalin	steigert die Leistung des Herzens

Durch die Wirkung von abbauenden Enzymen verschwinden die Transmitter an der Synapse schnell wieder, sodass eine Repolarisierung der Membran erfolgen kann. Einige Transmitter werden nicht abgebaut: Sie werden wieder vom Axon oder von Gliazellen aufgenommen.

Eine Vielzahl von Medikamenten oder Giftstoffen entfalten ihre Wirkung an den Synapsen, z. B. Betablocker, Nikotin, Atropin, Kokain und Curare. Sie stören oder unterbinden die Funktion der Synapse, so dass der Impuls nicht übertragen werden kann.

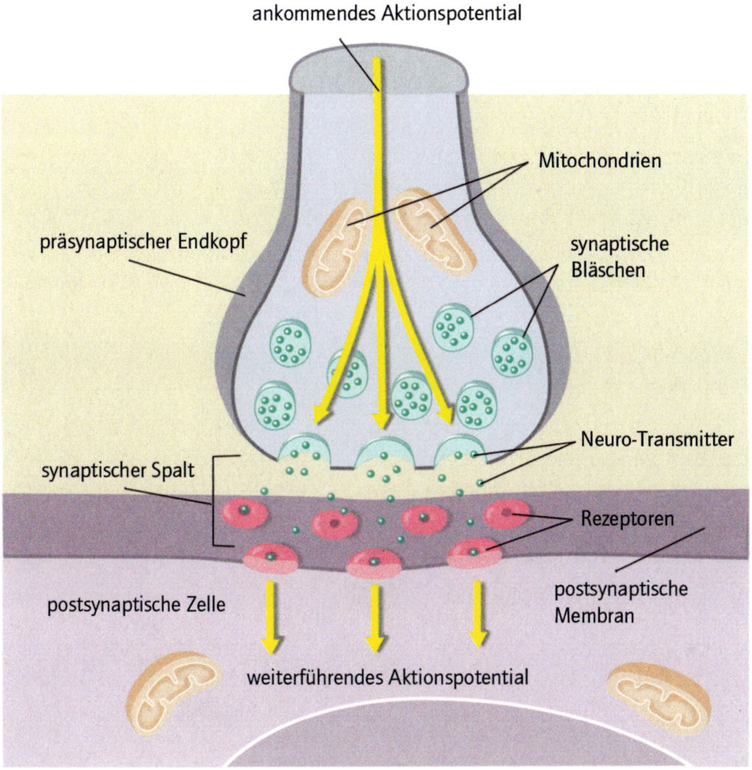

Synapse

Muskelzellen
Band 2, F 1.4

Motorische Endplatte

Die Befehle des Zentralen Nervensystems zur Kontraktion von Muskeln werden ebenfalls über das Aktionspotential erteilt. Diese Übertragung erfolgt ähnlich wie bei einer Synapse mit einem Unterschied: der hier vorkommende Transmitter ist immer das Acetylcholin.

Curare, ein Indianerpfeilgift, ist in der chemischen Struktur dem Acetylcholin so ähnlich, dass es die postsynaptischen Rezeptoren besetzen kann, ohne zu depolarisieren (die Folge: Lähmung, da keine Muskelkontraktion mehr möglich ist). Von Cuare abgeleitete Stoffe werden deshalb als Narkosemittel bei Operationen eingesetzt. Auch die Atemmuskeln werden dadurch gelähmt, deshalb muss während einer Operation immer beatmet werden.

1.3.5 Reflexe

Eins der Grundprinzipien in der Arbeitsweise des Nervensystems stellen die Reflexe dar.

Eigenreflexe

Motoneuronen Band 2, C 1

Beim Eigenreflex ist das Gehirn nicht beteiligt. Über einen Rezeptor im peripheren Nervensystem (z. B. Dehnen der Patellarsehne am Knie) wird ein Reiz in Erregung umgewandelt. Das Aktionspotenzial setzt sich bis ins Rückenmark fort und wird dort durch das Motoneuron (über nur eine Synapse) sofort zum Muskel (Musculus quadriceps am Bein) weitergeleitet. Typisch ist, dass die Reaktion am gleichen Organ erfolgt, an dem die Erregung ausgelöst wurde.

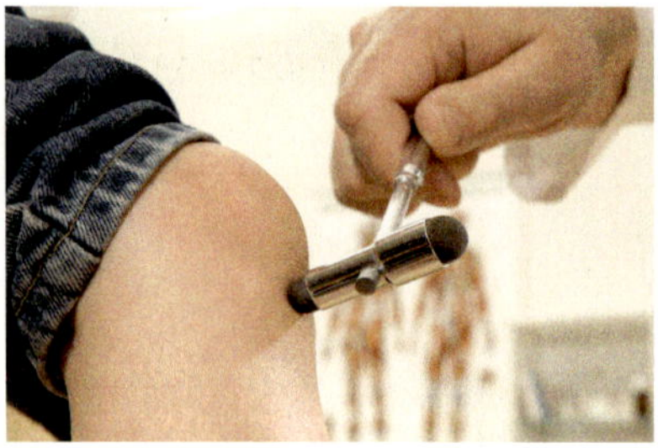

Beim Neurologen: Reflexprüfung mit Hämmerchen

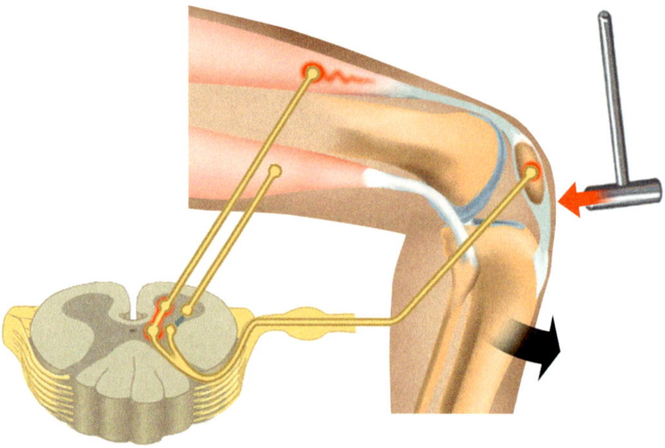

Ablauf des Patellarsehenreflexes

Fremdreflexe

Bei diesen Reflexen wird das Gehirn mit einbezogen. Reiz und Reaktion finden oft an unterschiedlichen Organen statt. Allerdings werden auch hier die Informationen verarbeitet und eine Reaktion ausgelöst, ohne dass das Bewusstsein davon etwas mitbekommt. Ein Beispiel für einen Fremdreflex ist der Bauchdeckenreflex. Streicht man über die Bauchdecke, löst das Gehirn eine Kontraktion der Bauchmuskeln aus. Auch der Saugreflex beim Säugling oder der Schluckreflex funktionieren auf diese Weise.

1.4 Aufbau des Nervensystems

Je nach der Lage der Nervenzellen werden zwei Nervensysteme unterschieden:

- zentrales Nervensystem (ZNS). Dazu gehören das Großhirn, das Kleinhirn, das Zwischenhirn, der Hirnstamm, die Formatio reticularis, zwölf paarige Hirnnerven und das Rückenmark.
- peripheres Nervensystem (PNS). Zu ihm gehören alle Zellen, die sich außerhalb des Gehirns und des Rückenmarks befinden.

Sind die Nervenzentren des Gehirns und des Rückenmarks große Netzwerke von Nervenzellen, dann werden kleine Netzwerke als **Ganglien** bezeichnet.

1.4.1 Gehirn

Das Gehirn ist der Sitz des Zentralen Nervensystems und kann grob in sechs Teile unterschieden werden:

- Großhirn (Cortex, Endhirn)
- Zwischenhirn (mit Thalamus)
- Kleinhirn (Cerebellum)
- Mittelhirn }
- Brücke (Pons) } Hirnstamm
- verlängertes Mark (Medulla oblongata) }

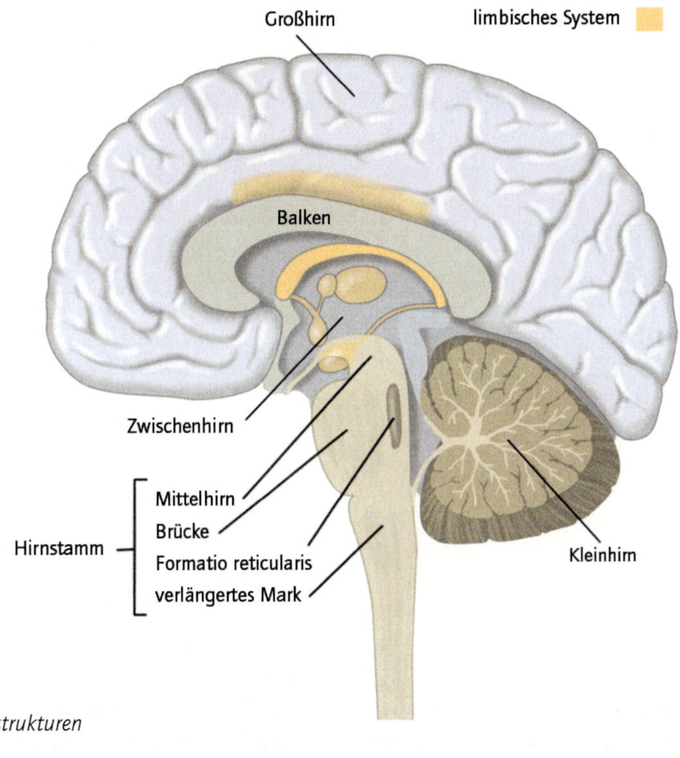

Gehirnstrukturen

Großhirn

Das Großhirn liegt direkt unter dem Schädelknochen und stülpt sich wie ein Hut über Mittelhirn und Zwischenhirn. Es ist der Sitz des Bewusstseins, das heißt, es

- nimmt Empfindungen und Gefühle auf,
- steuert Handlungen des Willens,
- steuert das Gedächtnis
- und ermöglicht Kreativität.

An der äußeren Oberfläche des Großhirns liegt die **Großhirnrinde**. Ihr typisches Aussehen geben ihr Windungen (Gyri) und Furchen (Sulci). Eine Längsfurche teilt das Großhirn in eine rechte und linke Hälfte (Hemisphäre), die nur in der Tiefe durch einen so genannten **Balken** (Corpus callosum) verbunden sind. Kleinere Furchen teilen das Großhirn in vier Großhirnlappen:

- Stirnlappen (Lobus frontalis)
- Scheitellappen (Lobus parietalis)
- Schläfenlappen (Lobus temporalis)
- Hinterhauptslappen (Lobus occipitalis)

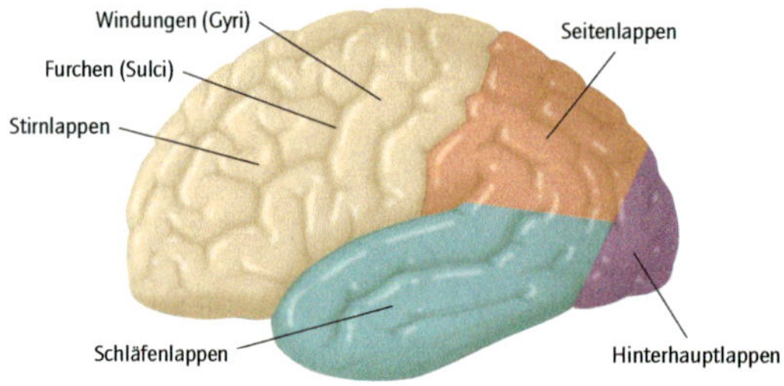

Seitenansicht der Großhirnrinde

Graue und weiße Substanz

Die Großhirnrinde enthält 70 % aller Nervenzellen. Dadurch erhält sie ein besonderes Aussehen: Ansammlungen von Nervenzellkörpern bezeichnet man wegen ihres Erscheinungsbildes unterm Mikroskop als graue Substanz.

Die weiße Substanz besteht aus Nervenfaserbündeln, die verschiedene Hirnabschnitte miteinander verbinden. Man unterscheidet Kommissurenbahnen, Assoziationsbahnen und Projektionsbahnen.

Kommissurenbahnen laufen durch den Balken und verbinden gleichartige Teile der Großhirnhälften miteinander. **Assoziationsbahnen** verlaufen zwischen verschiedenen Hirnbereichen einer oder beider Hirnhälften.

Projektionsbahnen laufen vom Großhirn zu anderen Bereichen des Zentralnervensystems.

Rindenfelder

Es gibt Gebiete auf der Hirnrinde, in denen man Ansammlungen von Nervenzellen erkennen kann. Diese Rindenfelder enthalten Nervenzellen mit einer gemeinsamen Funktion und sind entweder sensorisch oder motorisch. Es werden drei Rindenfelder unterschieden:

- **Motorische Rindenfelder**

  Von hier verlaufen efferente Nervenbahnen zu Muskeln und steuern die Bewegung der Skelettmuskulatur.

- **Sensorische Rindenfelder**

  Hier münden afferente Nervenbahnen mit Sinnesreizen aus der Umwelt, die hier auch verarbeitet werden.

Zusätzlich gibt es **Assoziationsfelder**, die einen Großteil der Hinrinde in Anspruch nehmen. Hier werden die Impulse der verschiedenen Rindenfelder miteinander verknüpft (verknüpfen = assoziieren).

Berührung
Band 2, C 3

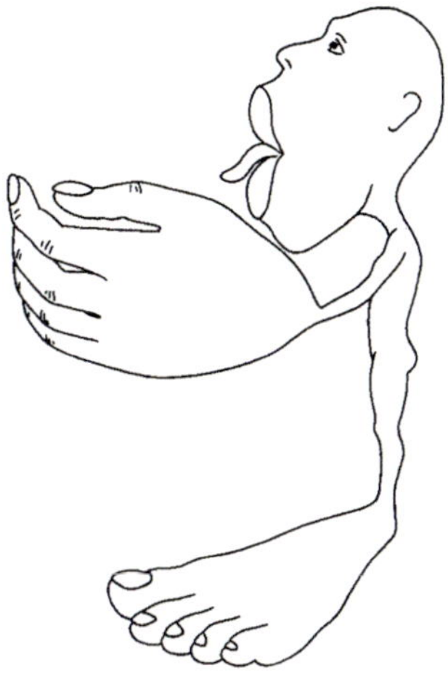

„Gefühlter Mensch": Die Lippen sind sensibler als der Rücken

Beispiel: In der Einstiegssituation ist Tim bei großer Hitze barfuß unterwegs und gerät auf eine Asphaltstraße. Über die sensorischen Felder erhält er die Information, dass der Boden zu heiß ist für seine Füße. Sofort wird diese Information verbunden z. B. mit den motorischen Feldern, was dazu führt, dass er anfängt zu hüpfen. Eine andere Verknüpfung ist die zum limbischen System, das die emotionale Bewertung des Vorgangs übernimmt – mit dem Ergebnis, dass Tim sich ärgert. Das wiederum in Verbindung mit Sprache, Denken und Erinnerung führt dazu, dass er schimpft, sich selbst die Schuld gibt usw.

Primäre und sekundäre Rindenfelder

Die Rindenfelder werden unterschieden in primäre und sekundäre Rindenfelder. Die sekundären sind den primären Rindenfeldern übergeordnet. In sekundären motorischen Rindenfeldern sind frühere Bewegungsabläufe gespeichert. Im Sprachzentrum ist zum Beispiel eine bestimmte Bewegung der Sprachmuskulatur und Stellung von Lippen und Gaumen gespeichert, die das Wort „Pflege" ergeben.

In sekundären sensorischen Rindenfeldern sind Erfahrungen früherer Empfindungen gespeichert, die mit neuen Sinneseindrücken kontrolliert werden, z. B. Geschmackssinn. Wenn wir etwas schmecken, erinnern wir uns blitzschnell, ob wir diesen Geschmack schon kennen und welche Gefühle wir damit verbinden. Große Sinnesorgane haben eigene Rindenfelder, z. B. das Sehzentrum, das Hörzentrum, das Riechzentrum, das Lesezentrum und das Zentrum für Sprachverständnis.

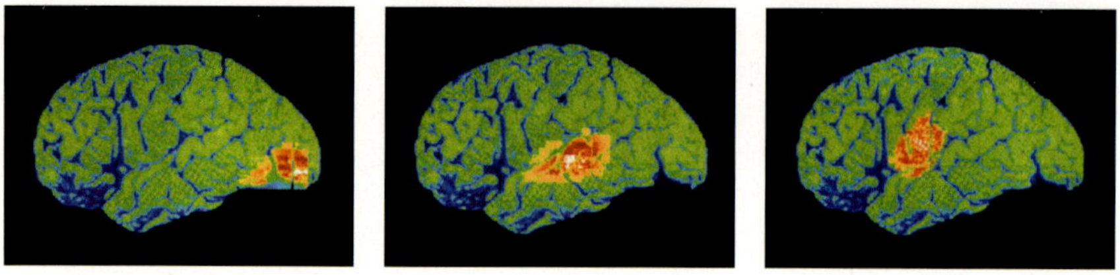

Gehirnaktivität beim Sehen, Hören und Sprechen

Aphasien
Band 5, B 1.1

Sprachzentren

BROCA-Zentrum (im Lobus frontalis der linken Gehirnhälfte); Sprachproduktion, Artikulation; Störungen hier führen dazu, dass Wörter nur undeutlich oder gar nicht mehr ausgesprochen werden können (Broca Aphasie).

WERNICKE-Zentrum (im Lobus parietalis der linken Gehirnhälfte) Sprachverstehen; Störungen hier führen dazu, dass Patienten die Bedeutung der Wörter nicht mehr verstehen und selbst zwar flüssige, aber nicht sinnvolle Sätze, teilweise auch eigene Phantasiewörter bilden.

Pyramidenbahn

Von den motorischen Rindenfeldern zum Rückenmark verlaufen unterschiedliche Nervenbahnen. Pyramidal verlaufen die Nerven vom primären motorischen Rindenfeld zum motorischen Kern und zum Rückenmark.

Die **Pyramidenbahn** enthält Nervenfasern zur Steuerung der willkürlichen Bewegung. Die Fasern kreuzen im hinteren Hirnstamm. Demnach steuern Nervenbahnen aus dem linken Großhirn die Bewegung der rechten Körperhälfte und Nervenbahnen aus dem rechten Großhirn die linke Körperhälfte.

Das kann man beobachten, wenn Menschen einen Schlaganfall erleiden. Liegt die zentrale Schädigung z. B. im rechten Großhirn, betrifft die periphere Schädigung (Lähmung) die linke Körperhälfte.

Zusätzlich verlaufen Nerven extrapyramidal, ebenfalls vom Großhirn zum Rückenmark. Sie stehen mit dem Großhirn, dem Kleinhirn, dem visuellen System sowie dem Gleichgewichtssinn in Verbindung und können deshalb die Bewegungen aufeinander abstimmen, willentlich und unwillkürlich. Sie modifizieren die Körperbewegung und steuern somit den Muskeltonus.

Basalganglien

Ein weiteres Kerngebiet im Großhirn sind die Basalganglien (Stammganglien). Sie liegen tiefer (basal) als die pyramidalen oder extrapyramidalen Leitungssysteme und gehören als wichtiges motorisches Koordinationszentrum zum extrapyramidalen motorischen System. Die größte Kernhäufung der Stammganglien ist der Streifenkörper (Corpus striatum). Der Streifenkörper ist den übrigen Stammganglien als höheres Koordinationszentrum der unwillkürlichen Motorik übergeordnet. Parkinson ist zum Beispiel eine bekannte Erkrankung infolge einer Störung des extrapyramidalen Systems.

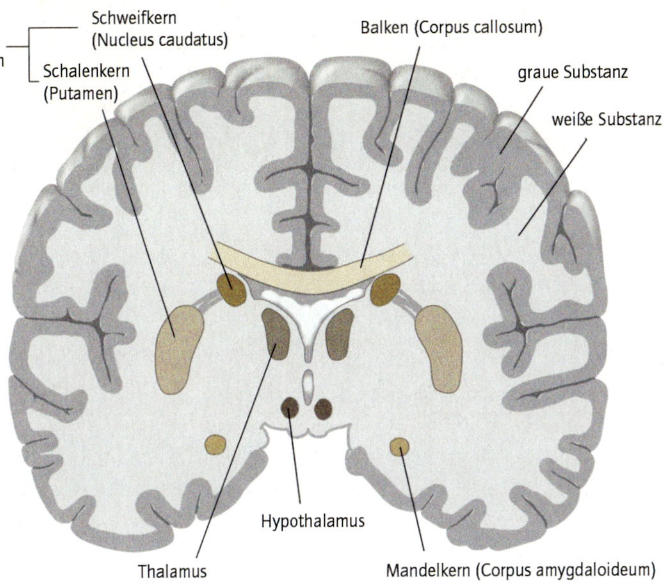

Basalganglien

Limbisches System

Das limbische System ist für Gefühle und Emotionen verantwortlich. Es besteht aus Strukturen des Großhirns, des Zwischenhirns und des Mittelhirns. Zum limbischen System gehören der Mandelkern, der Hippocampus und Teile des Hypothalamus, über den das limbische System Einfluss auf Körperfunktionen nimmt, z. B. Durchfall bei Prüfungsangst, Blutdruck- und Pulsanstieg bei Wut.

Kleinhirn

Das Kleinhirn liegt unterhalb des Großhirns. Es ist mit dem Großhirn, dem Mittelhirn, dem Rückenmark und dem Gleichgewichtsorgan verbunden. Es hat die Funktion eines Koordinationszentrums. Durch seine Verbindungen koordiniert es die Grundspannung der Muskeln und stimmt Bewegungen aufeinander ab, z. B. die Körperhaltung beim Gehen im Gleichgewicht. Es verarbeitet die Informationen des Gleichgewichtsorgans, des Tastsinns und der Tiefensensibilität.

Zwischenhirn

Das Zwischenhirn ist die Schaltstelle zwischen dem Großhirn und dem Hirnstamm. Es besteht aus dem Thalamus und dem Hypothalamus. Der **Thalamus** arbeitet wie ein Filter, der dafür verantwortlich ist, dass das Bewusstsein nicht von Signalen überflutet wird. Er sammelt über Rezeptoren Informationen aus der Innenwelt und aus der Umwelt des Körpers, verarbeitet sie und leitet sie über Projektionsbahnen zur Großhirnrinde und zum limbischen System weiter, wo sie dem Menschen bewusst werden.

Der **Hypothalamus** liegt unterhalb des Thalamus und steuert viele Körpervorgänge. Dazu erhält er Informationen über das vegetative Nervensystem und hormonell über den Blutweg, daher ist er das zentrale Bindeglied zwischen Nervensystem und Hormonsystem.

Hormonsystem
Band 2, C 2

Hirnstamm

Der Hirnstamm ist der unterste Abschnitt des Gehirns. Er besteht aus drei Anteilen, dem Mittelhirn, der Brücke und dem verlängerten Mark.

Das **Mittelhirn** liegt zwischen dem Zwischenhirn und der Brücke. In ihm befinden sich das akustische und optische Reflexzentrum. Es enthält Pyramidenbahnen zum Austausch von motorischen und sensiblen Informationen zwischen Rückenmark, verlängertem Mark, Brücke, Kleinhirn, Thalamus und Großhirn. Das Zwischenhirn enthält außerdem Kerngebiete des extrapyramidalen Systems, die schwarze Substanz (Substantia nigra) und einen so genannten roten Kern. In der schwarzen Substanz entstehen bei der Erkrankung Morbus Parkinson pathologische Veränderungen.

Schädelknochen Band 2, F 1.6.1

Die **Brücke** (Pons) verbindet durch längs verlaufende Nervenbahnen das Großhirn und das Rückenmark und mit quer verlaufenden Fasern das Großhirn und das Kleinhirn. Sie ist das Ursprungsgebiet mehrerer Hirnnerven.

Das **verlängerte Mar**k ist der unterste Teil des Hirnstamms und damit der Übergang vom Gehirn zum Rückenmark. In ihm kreuzen die Pyramidenbahnen (Pyramidenbahnkreuzung). Es enthält lebenswichtige Steuerungszentren für das Herz-Kreislaufsystem, das Atemzentrum sowie das Schluck-, Husten-, Nies- und Brechzentrum. Die Zentren erhalten ihre Information nervös z. B. über das vegetative Nervensystem (Hirnnerven), sensorisch (z. B. pH-Wert, Sauerstoff und Kohlenstoffdioxidrezeptoren) und direkt aus dem verlängerten Mark. Im verlängerten Mark befinden sich Kerngebiete mehrerer Hirnnerven. Verletzungen des verlängerten Marks, z. B. durch Schädelbasisbruch oder Einklemmung im Hinterhauptsloch durch Druckanstieg im Schädel bei einer Blutung, können tödlich sein oder zum Apallischen Syndrom (Wachkoma) führen.

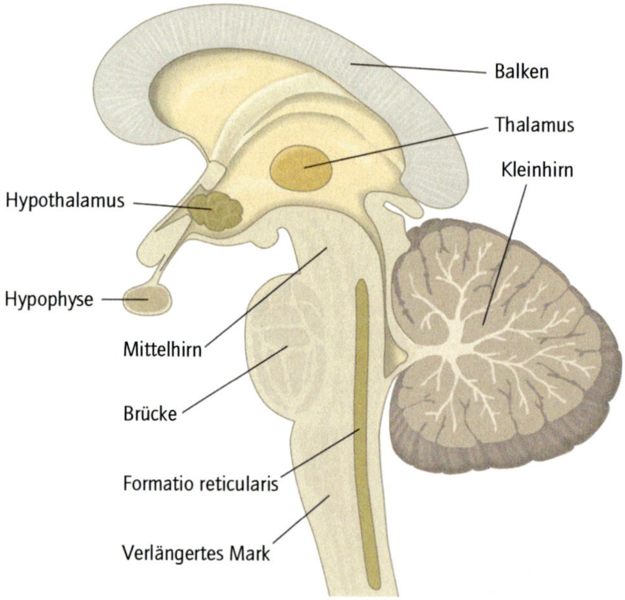

Funktionszentren im Hirnstamm

Bewusstsein, Schlaf
Band 5, K 3.1

Formatio reticularis

Die Formatio reticularis (lat. reticularis: netzartig) ist ein ausgedehntes, diffuses Neuronennetzwerk im Hirnstamm, das vom verlängerten Mark bis zum Thalamusbereich des Zwischenhirns reicht. Es hat die Aufgabe der Verschaltung der Hirnnerven und reguliert somit die Aktivitäten des gesamten Nervensystems. Es spielt damit eine entscheidende Rolle bei der Steuerung der Bewusstseinslage. Die zu höheren Hirnzentren aufsteigenden Neuronen haben sensorische Funktionen, während die zum Rückenmark absteigenden motorische Funktionen besitzen.

Im Einzelnen beeinflusst die Formatio reticularis

- den Blutkreislauf durch Blutdruckanstieg und -abfall,
- das Atemzentrum in der Steuerung von Inspiration und Expiration,
- das Brechzentrum,
- die extrapyramidale Steuerung der Motorik,
- die Funktion der Miktion (Harnblasenentleerung),
- die Modulation der Schmerzempfindung.

1.4.2 Hirnnerven

Als Hirnnerven werden die Nerven bezeichnet, die direkt dem Gehirn entspringen, die meisten davon dem Hirnstamm. Die anderen Nerven des Körpers entspringen dem Rückenmark (Spinalnerven). Eine weitere Ausnahme ist der Nervus accessorius (Hirnnerv XI), der eigentlich dem Rückenmark entspringt, aber parallel zur Schädelbasis verläuft und daher zu den Hirnnerven gezählt wird. Die ersten beiden Hirnnerven (Riechnerv und Sehnerv) sind eigentlich keine Nerven, sondern Teile des Gehirns, sie werden aufgrund der traditionellen Sicht dennoch weiterhin als Gehirnnerven bezeichnet. Es gibt insgesamt zwölf paarige Hirnnerven, die mit römischen Zahlen nummeriert werden. Paarig bedeutet, dass sie an beiden Gehirnhälften vorkommen.

Bis auf den Nervus trochlearis, der an der rückwärtigen Seite des Gehirns austritt, verlassen alle Hirnnerven das Gehirn an der Hirnbasis.

Ein wichtiger Teil des vegetativen Nervensystems ist der **Nervus vagus** (Hirnnerv X). Er ist sehr lang und beeinflusst viele innere Organe als Gegenspieler des sympathischen Nervenstrangs innerhalb des autonomen Nervensystems. Im Allgemeinen innerviert der Parasympathikus Vorgänge in Organen, die den Energieverbrauch drosseln, z. B. einen verlangsamten Herzschlag oder Verdauung. Im Gegensatz dazu erhöht der Sympathikus den Stoffwechsel und bereitet generell den Körper auf das Handeln vor: schneller Herzschlag, weite Bronchien usw.

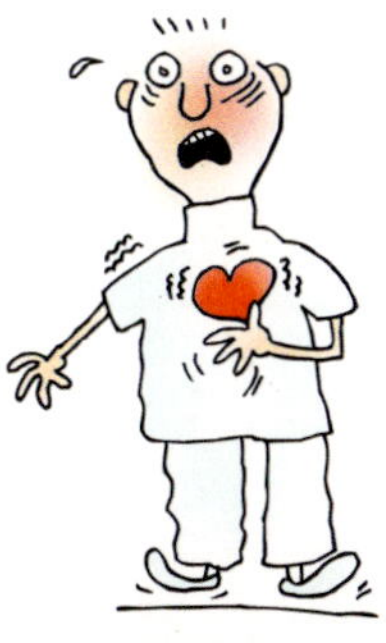

Sympathikus

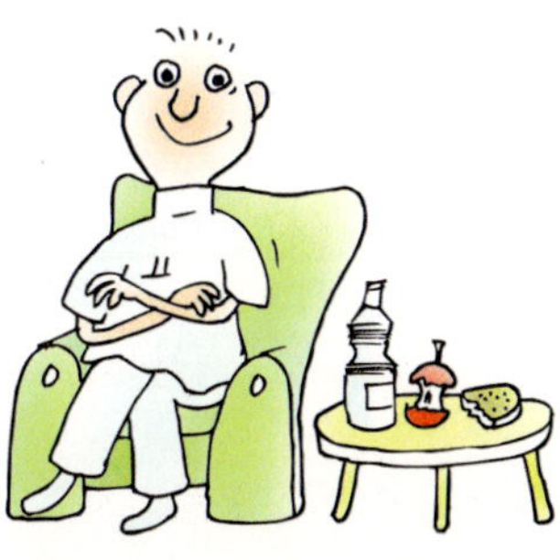

Parasympathikus

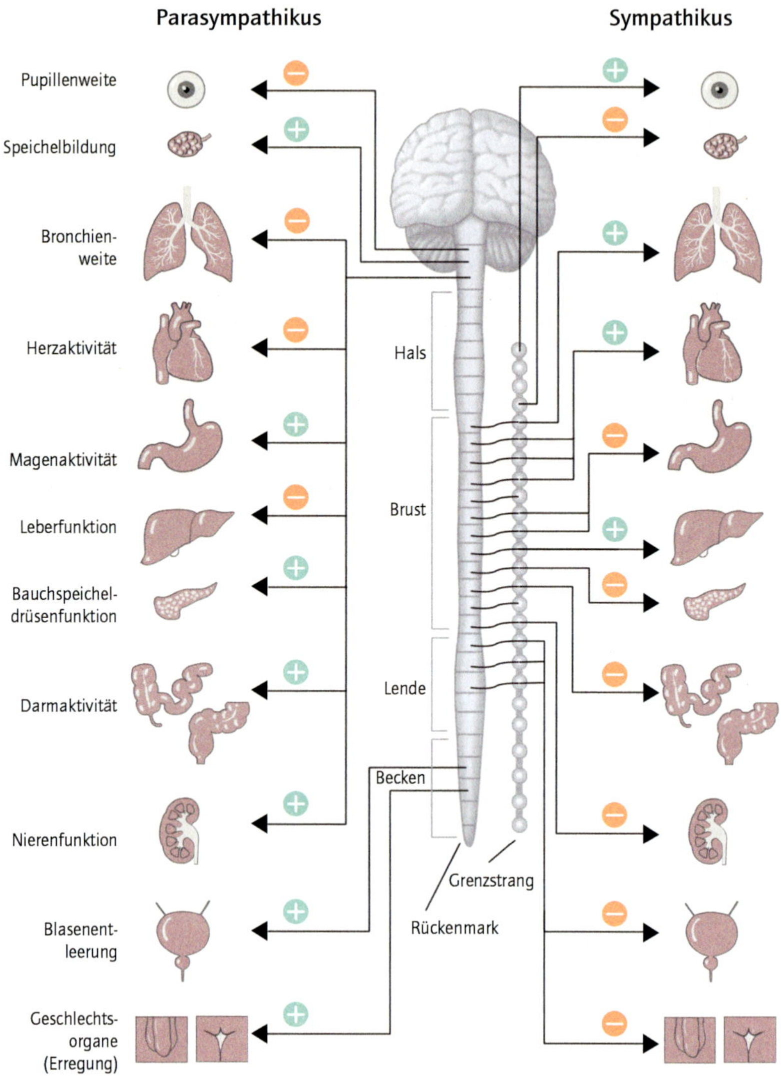

Funktionen des autonomen (vegetativen) Nervensystems

Merksatz für die deutsche Bezeichnung der Hirnnerven

„**R**einer **s**ieht **a**m **A**bend **d**auernd **A**ctionfilme, **G**erda **h**ört **z**ur **U**nterhaltung **z**auberhafte **U**rlaubsmusik."

Die zwölf Hirnnerven

Nr.	Hirnnerv	Qualität	Funktion
I	**Nervus olfactorius** Riechnerv	sensorisch	leitet Signale von der Nase zum Gehirn
II	**Nervus opticus** Sehnerv	sensorisch	leitet die Signale der Netzhaut zum Gehirn
III	**Nervus oculomotorius** Augenbewegungsnerv	motorisch/ parasympathisch	steuert Augen- und Lidbewegung sowie die Regenbogenhaut (Iris)
IV	**Nervus trochlearis** Augenrollnerv	motorisch	steuert den schrägen oberen Augenmuskel
V	**Nervus trigeminus** Drillingsnerv	sensorisch/ motorisch für Kaumuskeln	leitet sensible Informationen aus dem ganzen Gesichtsbereich zum Gehirn und innerviert die Kaumuskulatur
VI	**Nervus abducens** Augenwegführnerv	motorisch	innerviert den seitlichen Augenmuskel
VII	**Nervus facialis** Gesichtsnerv	motorisch/ sensorisch für Geschmack/ parasympathisch für Drüsentätigkeit	steuert die Muskulatur der Mimik, vermittelt auch die Geschmackswahrnehmung in den vorderen zwei Dritteln der Zunge und innerviert alle Kopfdrüsen außer der Parotis
VIII	**Nervus vestibulocochlearis** Hör-Gleichgewichtsnerv	sensorisch	leitet Informationen von der Gehörschnecke und dem Gleichgewichtsorgan ans Gehirn
IX	**Nervus glossopharyngeus** Zungen-Rachennerv	sensorisch/ motorisch für Rachenmuskeln/ parasympathisch für Parotis	leitet Signale des hinteren Zungenabschnittes zum Gehirn und innerviert die Muskeln des Rachens; wichtig für den Schluckakt
X	**Nervus vagus** umherschweifender Nerv	parasympathisch	Hauptnerv des Parasympathikus; Regulation der Tätigkeit vieler innerer Organe
XI	**Nervus accessorius** zusätzlicher Nerv	motorisch	steuert den Musculus trapezius und den Musculus sternocleidomastoideus
XII	**Nervus hypoglossus** Unterzungennerv	motorisch	steuert die Zungenbewegung

1.4.3 Rückenmark

Über das Rückenmark werden die Nervenimpulse zum Gehirn oder vom Gehirn weitergeleitet. Im Rückenmark gehen die Nerven dann in das periphere Nervensystem über, mit Ausnahme der Hirnnerven. Die Übertrittstelle ist das große Hinterhauptsloch im Schädelknochen (Foramen magnum). Danach folgen 31 Nervenwurzelpaare, die das Rückenmark auf gleicher Höhe rechts und links verlassen. Die Nervenwurzelpaare werden entsprechend der Stelle benannt, an der sie die Wirbelsäule verlassen. Der jeweilige Bereich, z. B. Halsbereich, wird Segment genannt:

- Halssegmente (Zervikalmark) C1 – C8
- Brustsegmente (Thorakalmark) Th1 – 12
- Lendenwirbelbelsegmente (Lumbalmark) L1 – L5
- Kreuzbeinsegmente (Sakralmark) S1 – S5
- Steißbeinsegmente 1 – 3

In jedem Segment befinden sich eigene Zentren für die Verschaltung der Nerven und für Reflexe.

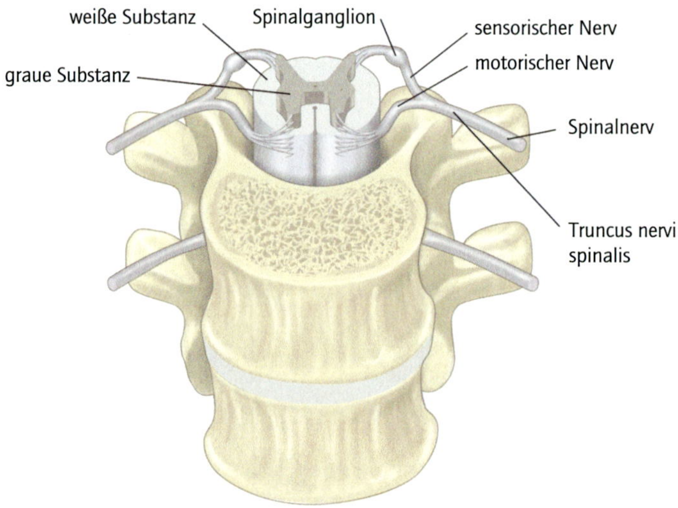

Rückenmark mit Spinalnerven

1.4.4 Peripheres Nervensystem

Das periphere Nervensystem (PNS) umfasst den Teil des Nervensystems, der außerhalb des Gehirns und Rückenmarks gelegen ist. Die Abgrenzung des PNS vom ZNS wird nur zur Veranschaulichung vorgenommen, funktionell arbeiten das PNS und das ZNS zusammen.

Nervenzellen bestehen stets aus einem Zellkörper und seinen Fortsätzen. Die motorischen und vegetativen Neurone haben ihren Zellkörper im ZNS und ihren Axon im PNS. Die sensiblen Neurone haben ihren Zellkörper in Nervenknoten im PNS und ihre Axone ziehen fast alle ins ZNS, wo die eigentliche Informationsverarbeitung stattfindet und bewusste oder unbewusste Reaktionen ausgelöst werden.

Spinalnerven

Den Hauptteil des PNS bilden die Spinalnerven. In Höhe eines jeden Wirbels tritt ein solches Spinalnervenpaar aus dem Wirbelkanal und verzweigt sich in der Peripherie.

Jeder Spinalnerv hat einen efferenten und einen afferenten Anteil, die als Nervenwurzeln im Wirbelkanal auch räumlich getrennt sind.

Die Zellkörper der afferenten Nerven registrieren über Rezeptoren Empfindungen aus dem Körper und von der Körperoberfläche und leiten diese über ihr Axon zum Rückenmark und zum Gehirn, wo die bewusste Wahrnehmung erfolgt.

Die Zellkörper der efferenten Nerven befinden sich im Rückenmark und ihr Axon tritt jeweils an entsprechender Stelle aus dem Wirbelkanal. Sie vereinigen sich mit dem Axon der afferenten Nerven zu einem gemeinsamen Stamm (Truncus nervi spinalis). Der Truncus nervi spinalis verlässt den Wirbel über das Zwischenwirbelloch. Danach teilt er sich in einen Ramus posterior für die Versorgung der Haut und Muskulatur des Rückens und einen Ramus anterior für die Versorgung der Haut und Muskulatur der bauchseitigen Körperteile.

Unteres und oberes Motoneuron

Da die efferenten Nervenfasern die Muskulatur des Körpers innervieren und somit für alle Bewegungsabläufe verantwortlich sind, werden sie Motoneuron oder motorisches Neuron genannt. Man unterscheidet das untere (zweite) Motoneuron und das obere (erste) Motoneuron.

Das untere Motoneuron ist der eigentliche Impulsgeber für die Muskeln. Die Zellkörper seiner Neurone für den Rumpf und die Gliedmaßen liegen im Rückenmark. In jedem Rückenmarkssegment verlassen Axone über den Spinalnerv den Wirbelkanal. Dieser zieht, sich in mehrere Äste teilend, zu den motorischen Endplatten der Muskeln seines Versorgungsgebietes. Das untere Motoneuron ist der ausführende Nerv für alle Bewegungen und Reflexe.

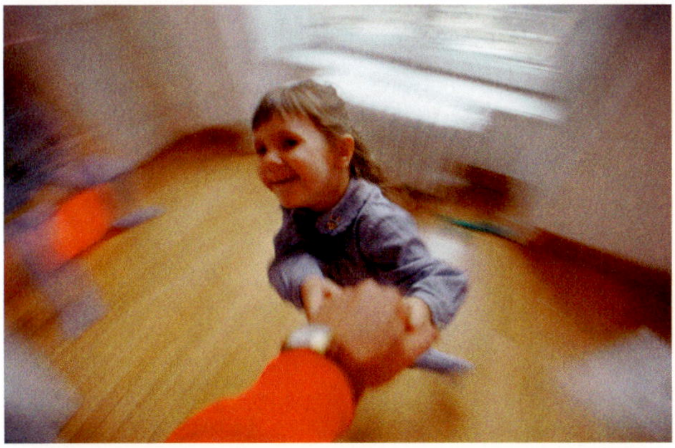

Motorik

Das obere Motoneuron ist für die bewusste Auslösung der Bewegung zuständig (Willkürmotorik) und steuert die Körperhaltung. Sein Ursprung liegt im Gehirn. Seine Nerven ziehen nicht direkt zu den Muskeln, sondern immer zum unteren Motoneuron, d. h., seine Aktionen werden stets über das untere Motoneuron im Rückenmark vermittelt.

1.4.5 Schutzeinrichtungen des ZNS

Liquor

Klare Flüssigkeiten im Körper werden oft als Liquor (Flüssigkeit) bezeichnet, z. B. die Gehirn- und Rückenmarksflüssigkeit (Liquor cerebrospinalis) oder die Flüssigkeit im Herzbeutel (Liquor pericardii).

Der Liquor cerebrospinalis (kurz Liquor) ist eine Körperflüssigkeit, die mit der interstitiellen Flüssigkeit (in den Zellzwischenräumen) des Gehirns in Verbindung steht. Er füllt Hohlräume im zentralen Nervensystem aus und hat die Aufgabe, es vor Erschütterungen, Reibung und Druck zu schützen, zu denen es kommt, wenn der Mensch sich bewegt (ähnlich einem Stoßdämpfer).

Da im Interstitium die Blutgefäße des Gehirns verlaufen, besteht hier der Kontakt zwischen Blut und Liquor, der als Blut-Liquor-Schranke bezeichnet wird. Diese Schranke ist wichtig, damit keine schädlichen Stoffe aus dem Blut zum Nervengewebe gelangen.

Man unterscheidet einen äußeren Liquorraum von einem inneren Liquorraum, die miteinander in Verbindung stehen. Der innere Liquorraum wird von vier Ventrikeln (Kammern) im Gehirn und vom Zentralkanal des Rückenmarks gebildet.

Täglich werden etwa 500 bis 1000 ml Liquor in den Ventrikeln des Gehirns aus Blutplasma gebildet. Der Abfluss geschieht im Subarachnoidalraum in das venöse Blut und über die Lymphe. Ist der Abfluss gestört, entsteht Hirndruck, der zu schweren Schädigungen führen kann.

Wird zuviel Liquor gebildet oder kann dieser nicht richtig abfließen, kommt es zu einem **Hydrozephalus** („Wasserkopf"). Durch die Erweiterung der Ventrikel entsteht ein erhöhter Hirndruck mit der tödlichen Gefahr, dass wichtige Gehirnareale abgedrückt werden. Neben Gehirnentzündungen oder Tumoren ist die Hauptursache eine Störung in der Embryonalentwicklung. Da am kindlichen Schädel die Schädelnähte noch nicht verwachsen sind, nimmt der Kopfumfang stark zu. Zur Behandlung wird durch einen Shunt der überflüssige Liquor z.B. in die Bauchhöhle abgeführt.

Punktionen
Band 4, A 3.7

Liquor kann zu diagnostischen Zwecken durch eine Punktion des Rückenmarkkanals gewonnen werden (Lumbalpunktion).

Hirnhäute

Zum weiteren Schutz ist das Gehirn ist von drei Hirnhäuten umgeben. Von außen (Schädelknochen) nach innen (Gehirn) unterscheidet man

- Dura mater (harte Hirnhaut); sitzt fest am Schädel
- Arachnoidea (Spinnenhaut); gefäßlose Haut mit Höhlen für Liquor
- Pia mater (weiche Hirnhaut); liegt direkt auf dem Gehirn und enthält Blutgefäße zur Versorgung des Nervengewebes

Zwischen der Arachnoidea und Pia mater besteht ein Spalt, der Subarachnoidalraum, der mit Liquor gefüllt ist.

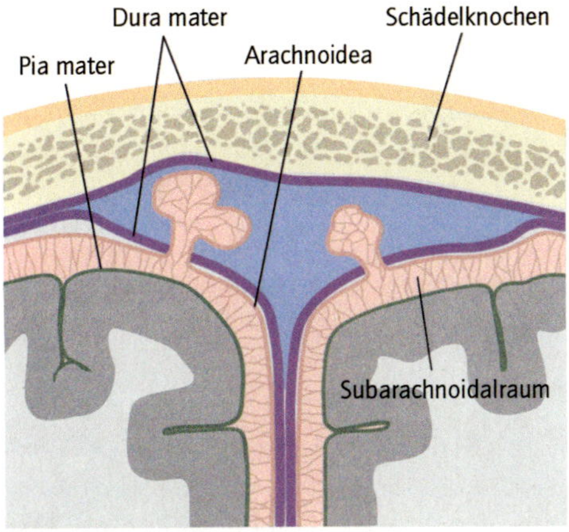

Hirnhäute und Ventrikel

Blut-Hirn-Schranke

Die Zellmembranen der Zellen der Hirnhäute und der Blutkapillaren liegen sehr eng, wie „vernietet" dicht nebeneinander. Diese engen Verbindungsstellen bewirken, dass Ionen und größere Moleküle nicht in den Interzellularraum gelangen können und damit auch nicht von den Zellen aufgenommen werden. Auf diese Art sind die Nervenzellen des Gehirns vor einer Störung des inneren Gleichgewichts, z. B. durch Toxine, Hormone oder viele Krankheitserreger, geschützt. Medikamente, die an den Zellen des Gehirns wirken sollen, müssen daher so aufgebaut sein, dass sie die Blut-Hirn-Schranke passieren können. Keinen Schutz bietet diese Schranke gegen Alkohol oder Drogen.

Durchblutung des Gehirns Band 2, H 1.3.7

?

1 Nennen Sie die Bereiche, aus denen das Nervensystem besteht.
2 Was versteht man unter dem autonomen Nervensystem?
3 Zeichnen Sie den Aufbau eines Neurons.
4 Fassen Sie zusammen, welche Vorgänge beim Ablauf eines Aktionspotentials stattfinden.
5 Erklären Sie die Vorgänge an einer Synapse.
6 Welche Bestandteile gehören zum peripheren Nervensystem?
7 Welche Neurotransmitter gibt es?
8 Erklären Sie die Wirkungsweise des Pfeilgifts Curare.
9 Nennen Sie die Bestandteile des Gehirns.
10 Welche Funktion hat der Hirnstamm?
11 Nennen Sie eine Schnittstelle zwischen Nerven- und Hormonsystem.

1 Rufen Sie sich aus Ihren Praxiseinsätzen oder aus der privaten Erfahrung Patienten in Erinnerung, die einen Schlaganfall erlitten haben. Welche Sprachstörungen konnten Sie bei diesen Menschen erkennen? Wenn Ihr Praxiseinsatz noch bevorsteht, nehmen Sie sich die Aufgabe für die Zukunft vor.
2 Informieren Sie sich, welche Reflexprüfungen ein Neurologe bei seiner Erstuntersuchung am Patienten vornimmt. Testen Sie sich dann gegenseitig.

2 Anatomisch-physiologische Grundlagen: Hormonsystem

Pia, Olga und Tim sitzen in der Schulpause zusammen. Tim hat eine naturwissenschaftliche Zeitschrift dabei, für die er von seinem Onkel ein Abo geschenkt bekommen hat. „Hört euch das mal an", sagt er, und liest vor: „Leonid Stadnik wurde in das Guiness-Buch der Rekorde aufgenommen. Der Mann hat ein Problem: Er kann nicht aufhören zu wachsen. Schuld daran ist vermutlich eine Gehirnoperation." „Wie groß ist er denn?" will Olga wissen. „Aktuell ist er bei 2,57 Metern. Oje, der hat bestimmt eine Menge Probleme."

1 Versuchen Sie sich den Zusammenhang zwischen einer Hirnoperation und verstärktem Wachstum zu erklären.

2 Welche Hormone kennen Sie bereits?

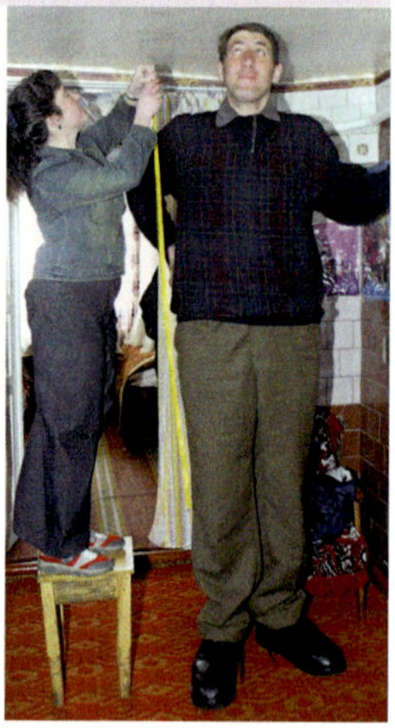

Leonid Stadnik

Hormone sind chemische Botenstoffe, die langsame Regulationsvorgänge im Körper steuern. Das Hormonsystem beeinflusst die biologischen Abläufe im Körper sowie die Empfindungen und das Verhalten eines Menschen.

Hormone

- regulieren die chemische Zusammensetzung des inneren Millieus eines Organismus, den Stoffwechsel und Energiehaushalt,
- unterstützen den Körper bei Belastungssituationen, z. B. Infektionen, Stress,
- fördern Wachstum und Entwicklung,
- steuern die Fortpflanzung, z. B. Eizell- und Spermienbildung.

Hormone werden von endokrinen Geweben abgegeben und mit dem Blut im Körper verteilt. Organe, an denen Hormone wirken, nennt man Erfolgsorgane. Sie haben spezifische Hormonrezeptoren (Schlüssel-Schloss-Prinzip). Die Hormonausschüttung wird über so genannte Releasing (auslösende) Hormone und Inhibiting (hemmende) Hormone gesteuert.

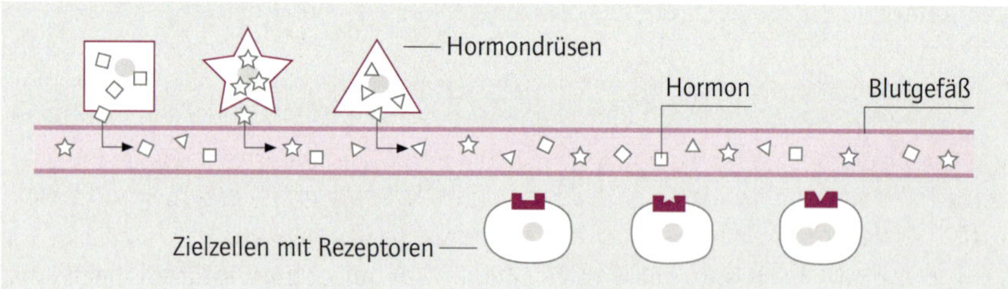

Jedes Hormon passt an spezielle Rezeptoren eines Erfolgsorgans

Das Hormonsystem wird gebildet durch:

- Hypothalamus und Hypophyse
- Epiphyse
- Schilddrüse
- Thymus
- Nebenschilddrüse
- Nebennieren
- Eierstöcke bzw. Hoden
- viele endokrine Zellen, z. B. Langerhans-Insel-Zellen in der Bauchspeicheldrüse

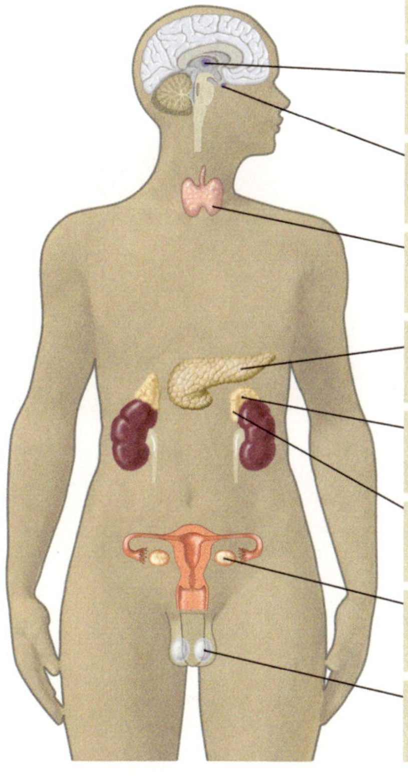

Drüse	Hormone
Hypothalamus	Freisetzungs-hormone
Hypophyse	Somatotropin, FSH, LH
Schilddrüse	Thyroxin
Pankreas	Insulin, Glukagon
Nebennierenmark	Adrenalin, Noradrenalin
Nebennierenrinde	Cortisol
Eierstöcke	Östrogene, Progesteron
Hoden	Testosteron

Verteilung der Hormondrüsen im Körper

2.1 Hypothalamus

Der Hypothalamus ist die übergeordnete Hormondrüse und kann nervale Reize in hormonelle Botschaften umsetzen. Er produziert die Hormone **Oxytocin** und **Adiuretin (ADH),** die im Hypophysenhinterlappen gespeichert werden. Oxytocin ist u. a. verantwortlich für das Auslösen der Wehen vor der Geburt. Adiuretin, auch als antidiuretisches Hormon (ADH) bezeichnet, ist ein Hormon, das bei Wassermangel im Körper ausgeschüttet wird und auf das Nierengewebe einwirkt.

Außerdem steuert der Hypothalamus die Hormonproduktion in den Körperdrüsen indirekt durch **Releasing und Inhibiting Hormone.** Diese Hormone bewirken in der Hypophyse das Ausschütten von Hormonen, die direkt an der Drüse wirken:

- für die Schilddrüse: TRH (Thyreotropin Releasing Hormon)
- Für die Nebennieren: CRH (Corticotropin Releasing Hormon)
- für die Sexualorgane: Gn-RH (Releasing Hormon für FSH und LH aus der Hypophyse
- Wachstumhormone: GH-RH (Growth Hormon Releasing Hormon)
  GH-IH (Somatostatin)
- für die Milchdrüsen: PRL-RH (Prolaktin Releasing Hormon)
  PRL-IH (Prolaktin Inhibiting Hormon)

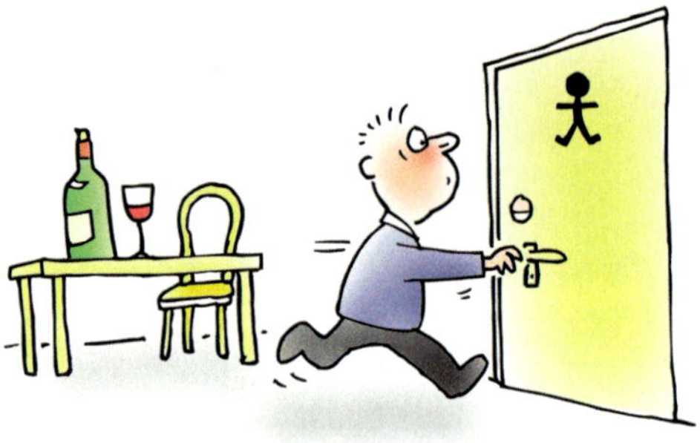

Alkohol verringert die Wirkung von Adiuretin

2.2 Hypophyse

Die Hypophyse liegt unterhalb des Hypothalamus (Hirnanhangdrüse) und wird in zwei Lappen aufgeteilt, 75 % der Hypophyse bilden den **Hypophysenvorderlappen** (HVL), 25 % bilden den **Hypophysenhinterlappen**. Die Hypophyse steuert die Funktion der anderen Hormondrüsen über die glandotrope (auf eine Drüse bezogen) und nicht glandotrope Hormone.

Hormone der Hypophyse

Hormon der Hypophyse	Funktion
TSH Thyreoidea stimulierendes Hormon	stimuliert die Hormone der Schilddrüse
ACTH Adrenocorticotropes Hormon	beeinflusst die Hormonbildung der Nebennierenrinde
FSH Follikel stimulierendes Hormon	stimuliert die Follikelreifung in den Eierstöcken fördert Bildung der Spermien
LH Luteinisierendes Hormon	stimuliert Eierstöcke und die Spermienentwicklung

Die **Epiphyse** (Zirbeldrüse) ist noch wenig erforscht. Sie liegt ebenfalls im Gehirn und bildet das Hormon **Melatonin**. Die Funktion des Melatonin ist noch nicht genau bekannt. Vermutlich steuert es den Tag-Nacht-Rhythmus des Körpers.

2.3 Schilddrüse

Die Schilddrüse liegt im Halsbereich, rechts und links vom Kehlkopf.

Hormon der Schilddrüse und Nebenschilddrüse	Funktion
Thyroxin (Tetrajodthyronin T4) Trijodthyronin (T3)	– erhöhen die Aktivität des Nervensystems – fördern das Wachstum und die Reifung des Gehirns – steigern den Energieumsatz im Körper
Parathormon (Nebenschilddrüse)	erhöht den Kalziumspiegel im Blut, indem es körpereigene Reserven angreift
Calcitonin (Nebenschilddrüse)	senkt den Blutkalziumspiegel und hemmt den Knochenabbau durch Einlagerung von Kalzium

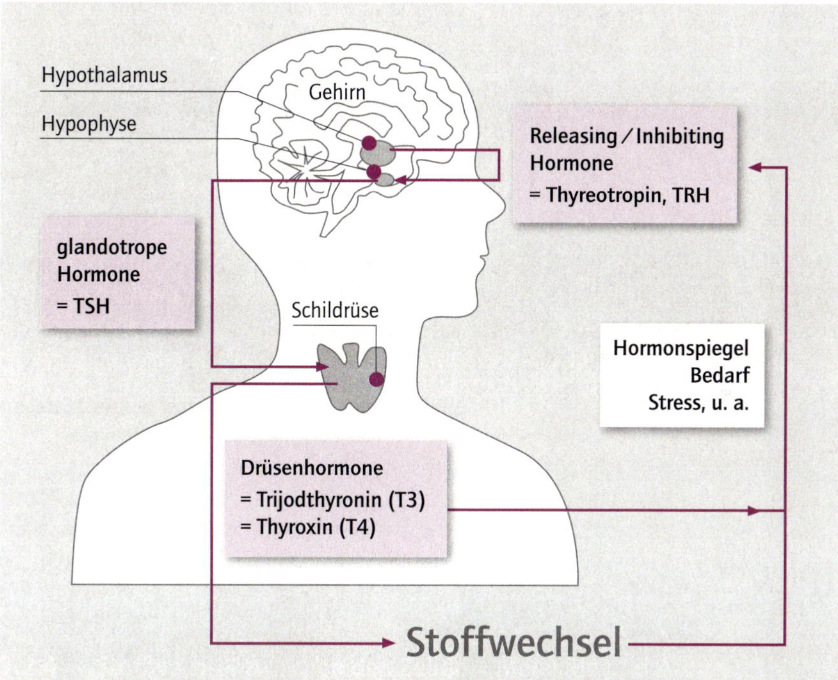

Es gibt einige nicht selten auftretende Krankheiten, die auf einer Fehlfunktion der Schilddrüse beruhen.

Da die Hormone der Schilddrüse Jod benötigen, wirkt sich Jodmangel negativ auf die Funktion der Schilddrüse aus. Der geringe Hormonspiegel im Blut bewirkt, dass vermehrt TSH von der Hypophyse gebildet wird, was u. a. zu einem Wachstum der Schilddrüse führt (**Struma**).

Eine **Hyperthyreose** (Schilddrüsenüberfunktion) verursacht eine vermehrten Grundstoffwechsel, schnellen Herzschlag, Gewichtsabnahme. Eine **Hypothyreose** bewirkt einen sehr geringen Grundumsatz mit einer geringen Leistungsfähigkeit, Gewichtszunahme und teigiger Haut (Myxödem).

Erkrankungen der Schilddrüse Band 3, C 4.4
Medikamentöse Therapie von Schilddrüsenerkrankungen Band 4, D 6.2

2.4 Thymus

Der Thymus liegt im Brustkorb über dem Herzbeutel. Er ist nur bei Kindern und Jugendlichen voll ausgebildet. Dann produziert er das Hormon Thymosin oder Thymopoetin zur Reifung der Immunzellen. Beim Erwachsenen ist er inaktiv.

2.5 Nebennieren

Anatomisch sitzen die Nebennieren wie Mützen auf den Nieren. Man unterteilt diese kleinen Organe noch in Nebennierenrinde und Nebennierenmark, da beide Strukturen sehr unterschiedliche Hormone produzieren.

Hormon der Nebennierenrinde	Funktion
Glukokortikoide (Cortison)	– wirkt entzündungshemmend
Aldosteron	– fördert die Rückresorption von Natrium in der Niere – verursacht Durstgefühl
Sexualhormone (Androgene)	– beeinflussen und entwickeln der männlichen Geschlechtsorgane

Hormone des Nebennierenmarks	Funktion
Adrenalin/Noradrenalin	– erhöhen den Blutzuckerspiegel (Abbau von Glykogen) – steigern den Grundstoffwechsel als „Stresshormon"; werden bei Stress ausgeschüttet (erhöhter Herzschlag, weite Bronchiolen usw.; siehe Sympathikus)

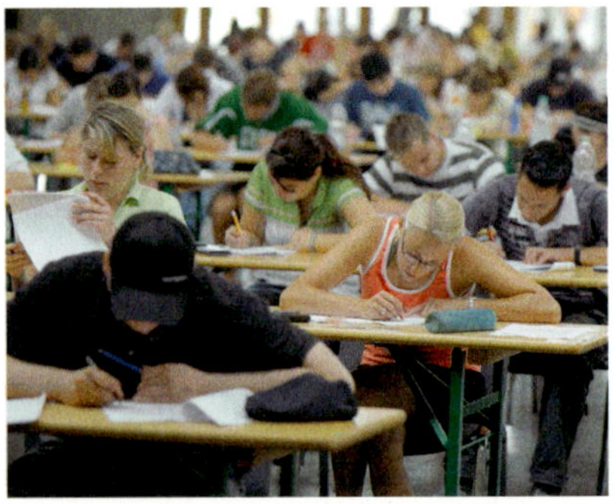
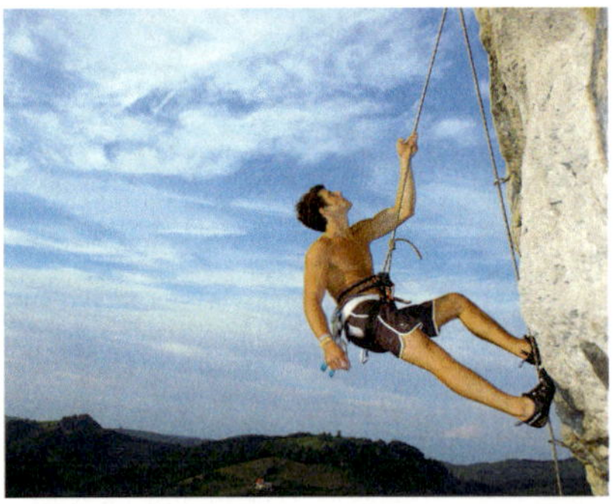

Höchstleistungen mit Adrenalin

2.6 Hoden

Die Hoden sind die Keimdrüsen beim Mann. Sie produzieren die männlichen Geschlechtshormone (Androgene), von denen das wichtigste das Testosteron ist. Testosteron ist verantwortlich für die Ausprägung der männlichen Geschlechtsmerkmale und fördert das Wachstum der Muskulatur.

Geschlechtsorgane
Band 2, B 1.4

2.7 Eierstöcke

Die fruchtbare Phase einer Frau beginnt mit der Pubertät und hält in der Regel 40 Jahre an. Jeden Monat, im Durchschnitt dauert der Zyklus von Eisprung und Regelblutung 28 Tage, bereitet sich ihr Körper auf eine Schwangerschaft vor. Ausgelöst und gesteuert wird dieser Vorgang von den Sexualhormonen **Östrogen** und **Progesteron** (Gelbkörperhormon), die jeweils in den Eierstöcken bzw. Letzteres vorwiegend im Gelbkörper und im Mutterkuchen (Plazenta) produziert wird. Weiterhin spielen zwei Hormone der Hypophyse eine entscheidende Rolle: FSH (follikelstimulierendes Hormon) und LH (luteinisierendes Hormon).

Der weibliche Zyklus wird in mehrere Phasen eingeteilt, deren Ablauf von dem jeweiligen Zustand der Gebärmutterschleimhaut abhängig ist. Für eine genaue Beschreibung des Zyklus können vier Phasen unterschieden werden:

- Menstruationsphase (Blutungsphase)
- Proliferationsphase (Aufbauphase)
- Sekretionsphase (Gelbkörperphase)
- Ischämiephase (Sauerstoffmangelphase)

Menstruationsphase	Proliferationsphase	Sekretionsphase	Ischämiephase
1. bis 7. Tag	5. bis 14. Tag	15. bis 28. Tag	Ende des Zyklus
Mit dem ersten Tag der Menstruation beginnt der Zyklus. Die oberste Schicht der Gebärmutterschleimhaut (Funktionalis) löst sich und vermischt sich mit Blut, das wiederum mit Unterstützung der Gebärmuttermuskulatur ausgeschieden wird.	Unter dem Einfluss von Östrogenen, die das Follikel im Eierstock ausschüttet, wird die Funktionalis der Gebärmutterschleimhaut wieder aufgebaut. Übersteigt die Konzentration von Östrogen im Blut ein bestimmtes Maß, beginnt die Hypophyse mit der vermehrten Ausschüttung von LH, welches wiederum den Eisprung auslöst.	Nach dem Eisprung gibt der Gelbkörper Progesteron ab, was die Drüsen der Gebärmutterschleimhaut zu einer vermehrten Produktion von Sekret anregt. So kann in die Gebärmutterschleimhaut vermehrt Glykogen (Speicherform von Glukose) eingelagert werden, zur Ernährung eines möglichen Embryos in den ersten Wochen.	Bei ausbleibender Schwangerschaft stellt der Gelbkörper die Produktion von Progesteron ein. Die Arterien der Gebärmutter verengen sich und es entsteht ein Sauerstoffmangel (Ischämie), der wiederum zum Absterben der Funktionalis führt.

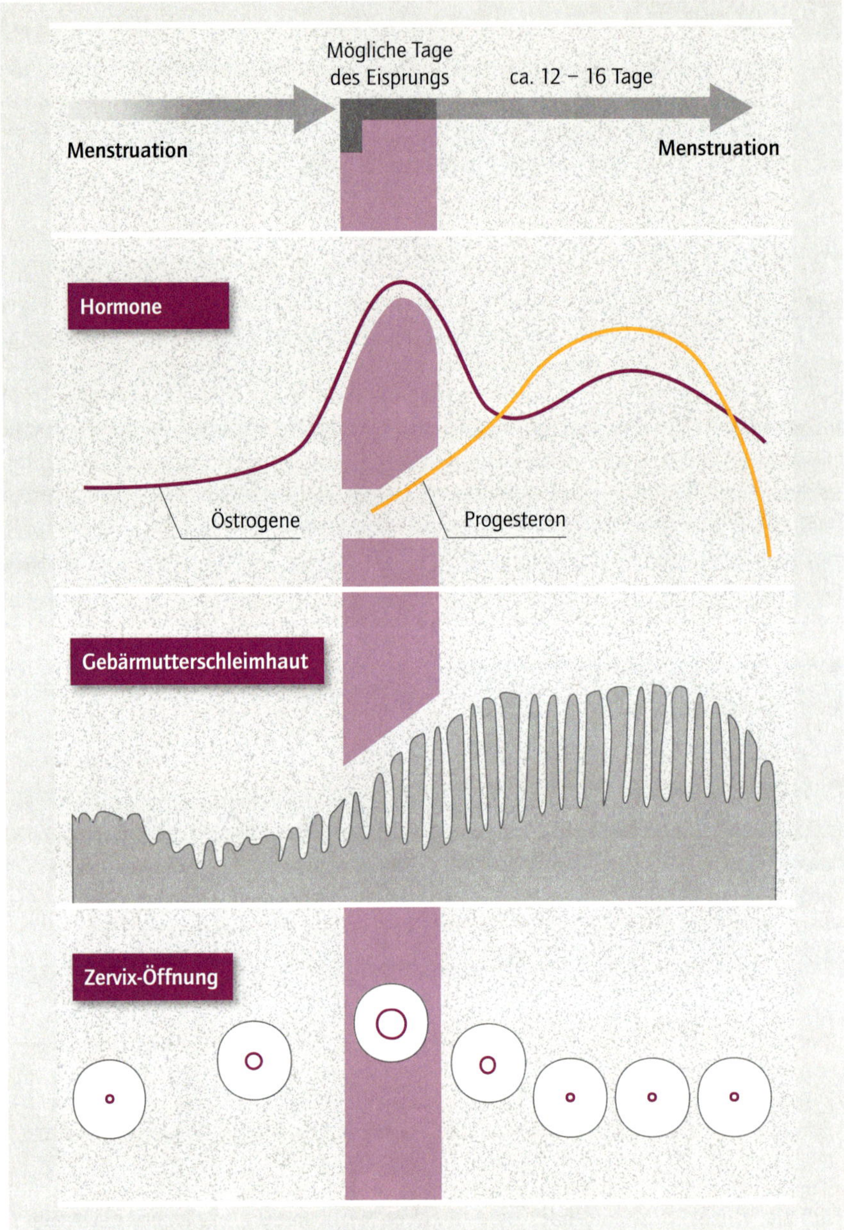

2.8 Hormone produzierende Zellen

Im gesamten Körper befinden sich einzelne Zellen, die Hormone produzieren. Am bekanntesten sind die Zellen, die sich im Verdauungstrakt befinden und den Verdauungsprozess beeinflussen. Dazu gehören die Zellen der Bauchspeicheldrüse, z. B. die Langerhans-Inseln.

Bei der Beschreibung der Funktion dieser Hormone muss man beachten, dass viele von ihnen ihre Wirkung nur im Zusammenspiel mit anderen Molekülen erreichen. Einige dieser Stoffe, z. B. Serotonin, wirken im Gewebe als Hormon und gleichzeitig im Nervensystem als Neurotransmitter.

Hormone produzierende Zellen und ihre Funktion

Zellen	Hormon	ausgewählte Funktionen
ß-Zellen (Langerhans-Inseln) der Bauchspeicheldrüse	Insulin	senkt Blutzuckerspiegel
α-Zellen	Glukagon	erhöht den Blutzuckerspiegel
δ-Zellen	Somatostatin	hemmt Ausschüttung von Insulin und Glukagon
γ-Zellen	Gastrin	fördert die Magensäurebildung
Zellen der Dünndarm-schleimhaut	Cholezystokinin-Pankreozymin	fördert Peristaltik; Gallenblasenmus-kulatur
Zellen der Dünndarm-schleimhaut	Sekretin	hemmt Gastrin; stimuliert Insulin
Zellen der Darmschleimhaut	Serotonin	fördert Darmperistaltik
Zellen des Nierengewebes	Renin	wirkt regulierend bei Blutdruckabfall
Leberzellen	Angiotensin	blutdruckregulierend gefäßverengend; wird aktiviert durch Renin
Nervenzellen	Histamin	vielfältige Funktionen; u. a. Jucken und Schmerz bei Entzündungen (wichtig bei Allergien)
Zellen aller Gewebe	Prostaglandin	sehr vielfältig; u. a. Gefäßkontraktion, auslösen von Wehen

?

1 Nennen Sie mindestens vier Organe, die Hormone produzieren.
2 Erklären Sie die Funktion der Hypophyse.
3 Nennen Sie Hormone, die von der Schilddrüse produziert werden. Wie werden sie beeinflusst?
4 Nennen Sie hormonproduzierende Zellen und deren Funktion.
5 Nennen Sie das Hormon, das auch als „Stresshormon" bezeichnet wird. Erklären Sie seine Bedeutung für den menschlichen Körper.
6 Erläutern Sie in einen Regelkreis der Hormone am Beispiel der Schilddrüse.

Zeichnen Sie einen Zeitstrahl über einen Monat. Tragen Sie anschließend die Phasen des weiblichen Zyklus ein (Beginn der Blutung, möglicher Zeitpunkt der Ovulation, erneuter Beginn der Blutung). Zeichnen Sie anschließend die ungefähre Verteilung der Hormone Östrogen und Progesteron ein.

3 Berührung in der Pflege

Der 45-jährige Otto Müller liegt nach einem schweren Schlaganfall auf der neurologischen Station. Pia soll ihn bei der Morgentoilette unterstützen. Er ist motorisch stark eingeschränkt und reagiert auch nur verzögert auf Ansprache. Zuvor hatte sie schon beobachtet, wie alle Pflegepersonen, Ärzte, Physiotherapeuten zu Beginn und am Ende jeder Maßnahme Herrn Müller verbal informieren und dabei eine Hand auf seine linke Schulter legen. Pia versucht es zunächst mit einem zaghaften „Guten Morgen!". Herr Müller reagiert darauf so gut wie nicht. Erst als sie ihm ihre Hand auf die Schulter legt, schaut er sie an und versucht ihr zu antworten. Im Laufe der Zeit merkt sie, dass er ihr immer dann aufmerksam zuhört, wenn sie ihn gleichzeitig an der Schulter berührt.

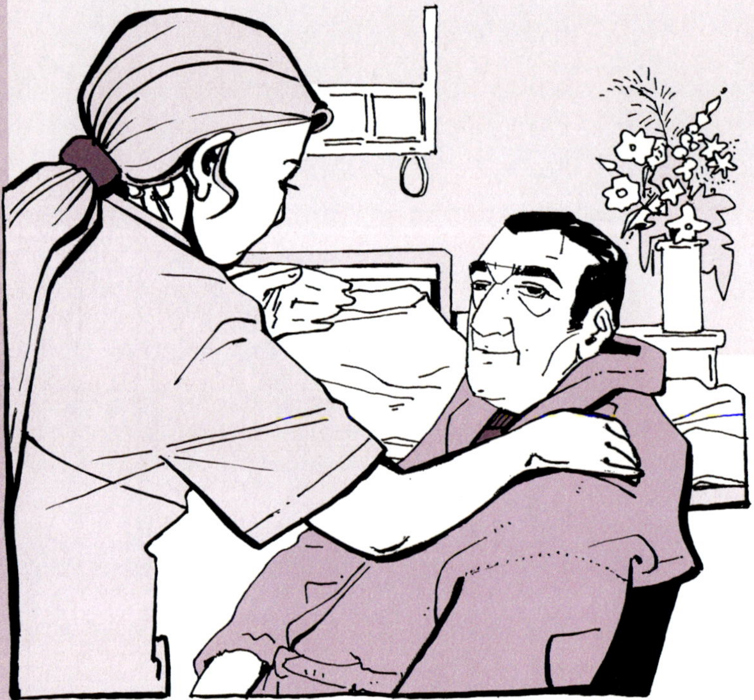

1 Nennen Sie mögliche Gründe für die verbale Information und die gleichzeitige Berührung an der Schulter zu Beginn und Ende jeder Maßnahme am Patienten.

2 Was kann diese Berührung bei Herrn Müller bewirken?

3 Warum genügt es nicht, den Patienten verbal zu informieren?

4 Wie kann erreicht werden, dass alle, die mit dem Patienten umgehen, die Berührung beim Patienten an der gleichen Körperstelle durchführen?

3.1 Initialberührung

Das in der europäischen Kultur übliche Begrüßungsritual zwischen Menschen besteht aus einem kurzen Blickkontakt, dem Händeschütteln, einer nickenden Kopfbewegung, einem Lächeln und dem gesprochenen Gruß. Diese Form der Kontaktaufnahme setzt voraus, dass beide Seiten kommunikations- und wahrnehmungsfähig sind. Schwieriger gestaltet sich die Kontaktaufnahme mit einem Menschen der in seiner Wahrnehmungs- und Kommunikationsfähigkeit eingeschränkt ist. Dann hört man häufig den Satz: „Der hat nicht mehr alle Sinne beisammen." Auf diesen Menschen kann eine plötzliche Kontaktaufnahme erschreckend wirken. Dies kann zu Angst, Rückzugsverhalten, Abwehr und auch Aggressivität führen. Eine ritualisierte Begrüßung in Form einer Initialberührung ermöglicht Vertrauen. Der Mensch fühlt sich als Person wahrgenommen, respektiert und kann für sich Sicherheit und Wohlbefinden entwickeln.

Berührungen vermitteln Informationen über den Berührenden und den, der berührt wird. Berührungen können, wenn die Informationen nicht eindeutig sind, ebenso wie die verbale Sprache, schnell missverstanden werden. Zu schnelle, oberflächliche und punktuelle Berührungen können verunsichern oder verwirren. Meistens werden in der Pflege routinierte, schnelle und zweckmäßige Berührungen durchgeführt. Die Berührungen sind Mittel zum Zweck, über ihre Wirkung wird nicht oder nur selten nachgedacht.

verbale und nonverbale Kommunikation Band 5, A 1

Die **Initialberührung** ist eine von einer Person ausgeführte, eindeutige, flächenhafte, deutlich beginnende und endende Berührung, die als Angebot einer ritualisierten Begrüßung und/oder Verabschiedung nach verbaler Ansprache verstanden sein will.

3.1.1 Berührungen als wesentlicher Teil der Kontaktaufnahme und Kommunikation

Bewusstes Berühren heißt, dass die Pflegekraft nicht einfach so berührt, sondern vorher reflektiert wie, wann und wo sie den Patienten berührt.

Da Berührungen bedeutend für die emotionale, psychosoziale und psychische Entwicklung sind und einen Einfluss auf das körperliche Wohlbefinden haben, sind bewusste Berührungen für Patienten jeden Lebensalters und unabhängig von der Schwere ihrer Erkrankung wichtig. Nicht die Häufigkeit, sondern die Qualität der Berührungen steht im Vordergrund der Pflegebeziehung.

Besonders wichtig ist das bewusste Berühren jedoch für die in ihrer Wahrnehmung, Bewegung und Kommunikation eingeschränkten Menschen, z. B.

- somnolente, desorientierte und an Demenz erkrankte Menschen, da deren verbale Kommunikationsfähigkeit beeinträchtigt ist und die Bedeutung von Spür- und Tastinformationen zunimmt. Berührungen werden intensiver wahrgenommen.
- bewusstlose, sedierte und beatmete Menschen, Patienten mit SHT (Schädel-Hirn-Trauma) und Appalischem Syndrom, da sie in ihrer Wahrnehmung, Bewegung und Kommunikation stark beeinträchtigt sind und die Haut als Sinnesorgan des Körpers den einzigen Kommunikationszugang bietet; deshalb benötigen diese Patienten eindeutige, klare und angekündigte Berührungen. Bei flüchtigen, oberflächlichen Berührungen können diese Patienten erschrecken und mit Abwehr reagieren.

- bewegungseingeschränkte Patienten, da sie über Berührungen der Haut ihre Körpergrenzen wahrnehmen. Bei oberflächlichen, flüchtigen Berührungen erhalten diese Patienten kaum die Möglichkeit, ihre Körperwahrnehmung entwickeln zu können.
- Hemiplegiepatienten, da ihre Wahrnehmungsfähigkeit auf der gelähmten Körperseite eingeschränkt ist und diese über bewusstes Berühren wieder gefördert werden kann.
- Menschen, die in ihrer Seh- und/oder Hörfähigkeit eingeschränkt sind, da sie die herannahende Person nicht oder nur eingeschränkt wahrnehmen und dadurch bei Berührungen leicht erschrecken können.
- zu früh geborene Kinder, da ihre körperliche Entwicklung noch nicht abgeschlossen ist und der natürliche Schutz der Gebärmutter fehlt. Sie können auf Berührungsreize mit Erschrecken reagieren.
- schwerkranke und sterbende Patienten, da sie in ihrer Bewegung, Wahrnehmung und Kommunikation häufig eingeschränkt sind und aufgrund der schwere ihrer Erkrankung weniger berührt werden.

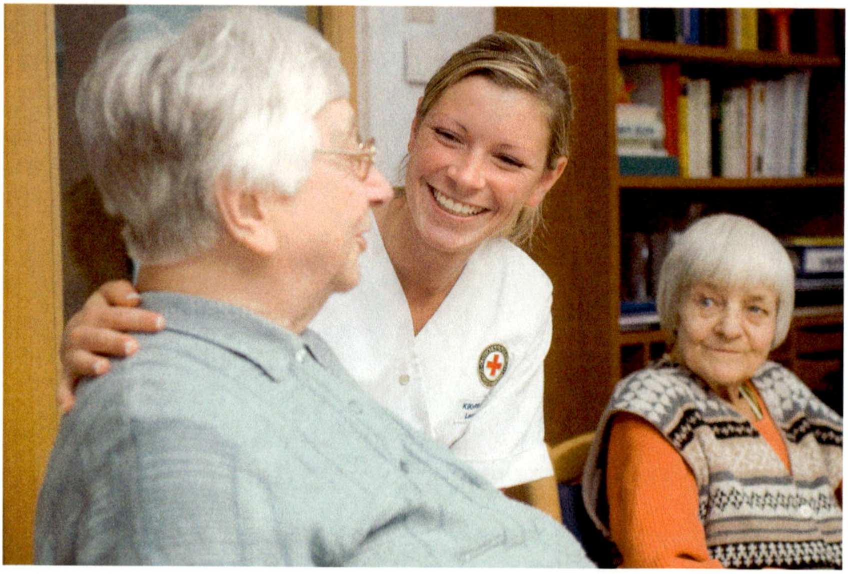

Kontaktaufnahme mit Berührung

Probleme

- Patienten erschrecken bei Berührungen.
- Patienten verlieren das Gefühl für ihre Körpergrenzen.
- Patienten können verbal keine Rückmeldung zur Berührungsqualität geben.

Ressourcen

- Patienten/Angehörige können sich verbal äußern – und über Vorlieben und Rückmeldungen zur Berührungsqualität berichten.
- Patienten sind in der Lage, bei unangenehmen Berührungen nonverbal zu kommunizieren, z. B. Abwehr zu signalisieren oder den Muskeltonus zu erhöhen.

Ziele

- gezielt Informationen über den Körper geben
- in Kommunikation mit den Patienten treten
- über die Berührung Vertrauen, Sicherheit und Respekt vermitteln

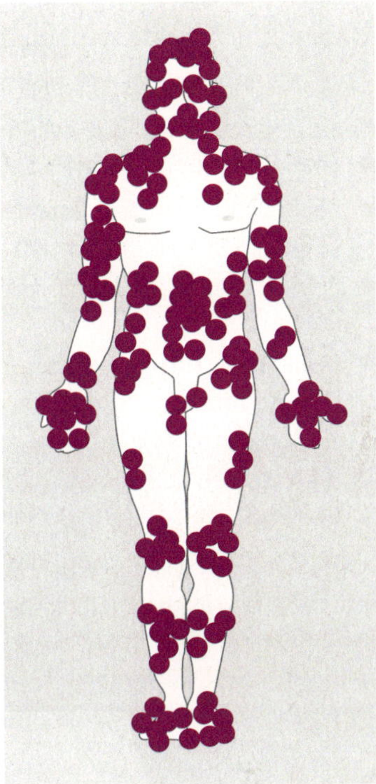

Berührung eines Patienten durch Pflegende über 24 h

3.1.2 Initialberührungen durchführen

> Die Initialberührung sollte bei allen Patienten, die ihr Umfeld nicht mehr selbst kontrollieren können, durchgeführt werden.

Die Initialberührung ist eine Art Begrüßungsritual, das bedeutet, sie sollte von allen, die mit dem Patienten arbeiten, in gleicher Art und Weise ausgeführt werden.

Biografische Anamnese

Bezogen auf die Initialberührung ist es für das Pflegeteam wichtig folgende Fragen zu besprechen:

Biografiearbeit Band 1, A 1.2

- Welche Möglichkeiten der Beziehungsaufnahme hat der Patient?
- Wie hat der Patient früher Kontakt zu seinen Mitmenschen aufgenommen?
- Welche Kontaktaufnahme ist ihm unangenehm/angenehm?

Ablauf der Initialberührung

Zur Kontaktaufnahme sollte man den Patienten deutlich mit Namen ansprechen und ihn dann in einem individuellen Bereich berühren.

Über die folgende Aktivität (z. B. Pflegemaßnahme) wird der Patient dann verbal informiert. Anschließend wird die Aktivität umgesetzt. Zum Abschluss der Aktivität sollte man den Patienten an demselben Bereich berühren und ihn über das Ende der Aktivität informieren.

Wesentliche Aspekte zur Initialberührung

Um klare Informationen zu übermitteln, sollten die Berührungen

- von einer Person, nicht mehreren gleichzeitig, durchgeführt werden
- eindeutig (mit konstantem Druck) sein
- flächenhaft (mit der gesamten Handfläche, bei Kindern genügt mitunter ein Finger), durchgeführt werden
- deutlich den Beginn und das Ende (ritualisierte Initialberührung) einer Handlung anzeigen
- verbliebene Fähigkeiten des Patienten zur Kontaktaufnahme, z. B. Hand geben oder Kopfnicken, einbeziehen
- von sämtlichen Mitarbeitern, die Kontakt mit dem Patienten haben, durchgeführt werden. Zumindest sollten alle, z. B. über ein Info-Blatt im Zimmer des Patienten, darüber informiert sein

Weiterhin ist es wichtig, einen wahrnehmungsgestörten Patienten immer von derselben Seite anzusprechen und den Körperkontakt während einer Pflegemaßnahme kontinuierlich aufrechtzuerhalten. Wenn möglich, sollten die üblichen Körperzonen für die Berührung gewählt werden, z. B. Hände, Arme oder Schulter. Bei Bettlägerigen verschwimmen allerdings die Konturen an der Peripherie, so dass mitunter die Berührung am Körperstamm sinnvoller sein kann.

Beobachten Sie zunächst die Reaktion des Patienten auf die Berührung, eventuell ist sie ihm unangenehm.

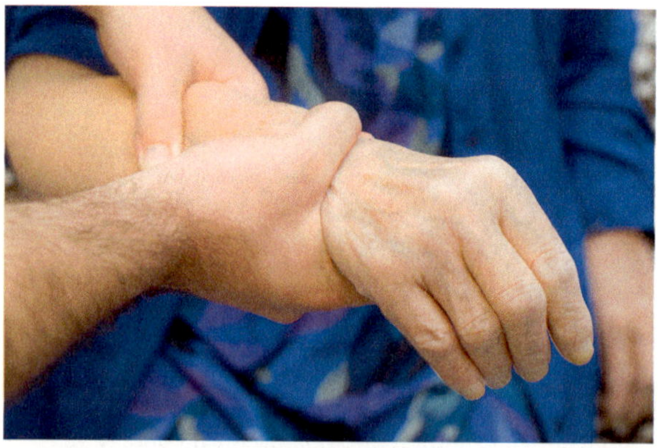

Gezielte, nicht oberflächliche Berührung

3.1.3 Patientengruppen, für die Berührungen eine besondere Bedeutung haben

Frühgeborene

Beispiel: Pia beobachtet auf der Frühgeborenenstation wie Lea, 7 Monate, 975 g im Inkubator (Brutkasten) versorgt wird. Lea schreit und ist sehr unruhig, das Gesicht ist zyanotisch (bläulich, durch Sauerstoffmangel im Blut) verfärbt. Die Pflegende tritt ruhig an den Inkubator heran und legt eine Hand an die Fußflächen des Kindes, mit der anderen Hand umfasst sie das Köpfchen, sie verweilt eine Zeitlang in dieser Haltung. Während dieser Handlung spricht sie in einem sehr ruhigen und tiefen Ton mit dem Kind. Pia beobachtet, dass das Kind plötzlich ganz ruhig im Inkubator liegt und das Schreien aufhört.

Da körperliche Nähe und der Hautkontakt zu den elementarsten menschlichen Bedürfnissen zählen, sind diese für Frühgeborene und Säuglinge überlebenswichtig. Welche Bedeutung Berührungen für Frühgeborene haben, konnte durch Forschungen gezeigt werden.

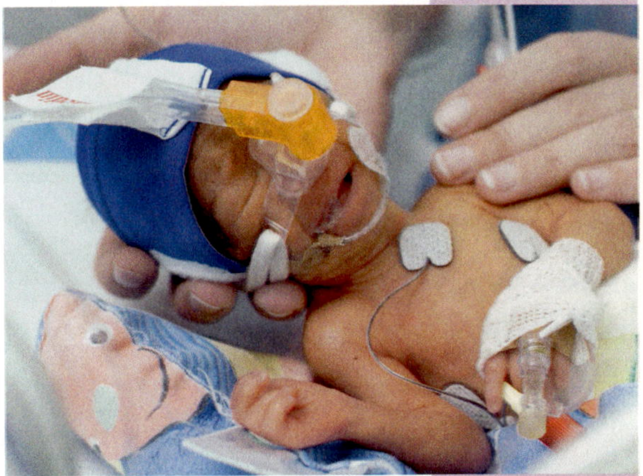

Bei regelmäßiger Massage dreimal täglich entwickeln sich Frühgeborene besser, sie nehmen rascher zu, sind gesundheitlich stabiler als jene ohne persönlichen Kontakt. Die durchgeführten Berührungen machen Frühgeborene unempfindlicher gegen Geräusche, sorgen für einen tiefen Schlaf und beseitigen Atemstörungen. Auf Frühgeborenenstationen wird daher großer Wert auf die Durchführung einer Initialberührung gelegt.

Frühgeborene kommen zu früh aus der reizarmen Umgebung der Gebärmutter. Je unreifer das Kind, desto unangenehmer sind ihm die Umgebungsreize, pflegerischen Maßnahmen und Berührungen. Das Kind benötigt in dieser Phase viel Ruhe. Sobald es Berührungen als weniger belastend erlebt, wird die Eltern-Kind-Beziehung durch Känguruen unterstützt und gefördert. Beim Känguruen wird das Kind auf den unbekleideten Oberkörper der Mutter oder des Vaters gelegt. Dieser direkte Haut- und somit Körperkontakt, das Wahrnehmen der Stimme und Atmung der Eltern vermittelt dem Kind Geborgenheit, Sicherheit und Wärme.

Berühmt geworden ist das Experiment, das Kaiser Friedrich II (1194–1250) mit Säuglingen durchführen ließ. Mehrere Babys wurden von Ammen zwar gesäugt und körperlich versorgt, die Ammen durften aber nicht mit den Kindern sprechen und sie nicht streicheln oder liebkosen. Das grausame Ergebnis war, dass alle Säuglinge starben. Offensichtlich ist Berührung für ein Kind überlebenswichtig. Ursprünglich wollte Kaiser Friedrich herausfinden, welche Sprache Kinder „von Natur aus" sprechen, wenn ihnen nichts vorgegeben wird.

Frühgeborenenpflege
Band 3, A 2.5

Ältere Menschen

Beispiel: Olga betreut zum ersten Mal Erna Krause, 88 Jahre, auf einer geriatrischen Station. Olga möchte Frau Krause zum Frühstück an den Tisch mobilisieren. Als Olga sie darüber informiert und ihre Hand auf Frau Krauses Unterarm legt, zuckt sie zurück. Ihre Augen sind voller Angst auf Olga gerichtet und sie bittet Olga, sie bei der anstehenden Mobilisation nicht so grob anzufassen.

Ältere Menschen werden immer wieder, etwa bei der Mobilisation oder Nahrungsaufnahme ohne Ankündigung berührt. Da das Berühren für die Pflegenden meist Mittel zum Zweck ist, werden Berührungen häufig routiniert, zweckmäßig und zügig ausgeführt. Über die Quantität und Qualität der Berührungen wird nur wenig nachgedacht. Zeit und Zuwendung stehen in einem engen Zusammenhang.

Menschen benötigen ihre Sinne, um selbst die Umwelt wahrnehmen zu können. Bei Älteren reduzieren sich häufig die Sinneswahrnehmungen. Das Seh- und Hörvermögen nimmt ab, der Tastsinn reduziert sich, oftmals auch bedingt durch Erkrankungen, wie z. B. Diabetes mellitus oder Durchblutungsstörungen. Das Temperaturempfinden verändert sich, z. B. nimmt das Kälteempfinden zu. Auch das Geschmacksempfinden kann sich verändern.

Gerade Menschen mit Demenz reagieren je nach Stadium ihrer Demenz sehr unterschiedlich auf Berührungen. Speziell für Kommunikationsschwierigkeiten mit an Demenz erkrankten Menschen hat die Pflegeforscherin Naomi Feil die so genannte Validation entwickelt.

Stadien der Validation nach Naomi Feil[1]:

Stadium I: Mangelhafte/unglückliche Orientierung

Die Menschen ziehen sich vor allzu vertraulichen Berührungen zurück, fühlen sich teilweise bedroht. Pflegende sollten es beim Händeschütteln oder einer Berührung am Arm belassen.

Stadium II: Zeitverwirrtheit – Verlust der kognitiven Fähigkeiten

Die Menschen reagieren mit Stressverlust auf Blickkontakt und fürsorgliche Berührungen.

Stadium III: Sich wiederholende Bewegungen ersetzen die Sprache

Feil fordert hier zu intensiven, sanften Berührungen der Handflächen, der Wangen, des Nackens auf.

Stadium IV: Vegetieren – totaler Rückzug nach Innen

Die Menschen benötigen eine beruhigende, fürsorgliche Stimme, Berührung und Fürsorge.

Validation
Band 5, K 4.2.2

Dieses Konzept wurde 1993 von Nicole Richard weiterentwickelt hin zur Integrativen Validation.

Schwerstkranke Menschen

Beispiel: Tim betreut Anton Ziegs, 68 Jahre, auf einer Palliativstation. Herr Ziegs liegt mit geschlossenen Augen im Bett und scheint zu schlafen. Tim wurde von der Stationsleitung beauftragt, bei ihm die Körperpflege durchführen. Er spricht beim Betreten des Zimmers den Patienten an, dieser reagiert jedoch nicht. Tim ist verunsichert und weiß nicht so recht, wie er sich jetzt dem Patienten gegenüber verhalten soll.

Gerade Schwerstpflegebedürftige und Sterbende sind meist in ihrer Wahrnehmungsfähigkeit und Beweglichkeit sehr stark eingeschränkt. Doch das Berührungsempfinden bleibt bei den meisten Menschen erhalten.

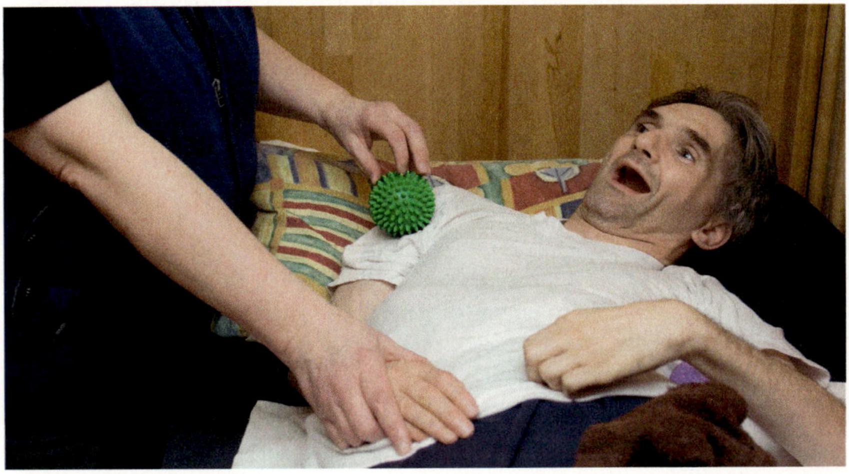

Der Umgang mit Schwerstpflegebedürftigen und Sterbenden erzeugt bei Pflegekräften und auch Angehörigen oft Angst und Unsicherheit. Wenn man an Pflegebedürftigkeit und den Tod denkt, setzt man sich mit seiner eigenen Vergänglichkeit, dem Verlust der Selbstbestimmung und des Lebens auseinander. Die Abhängigkeit von anderen und die Ungewissheit mit der Frage: „Was kommt nach dem Tod?" erzeugt häufig Angst. Die Nähe zum Schwerkranken und Sterbenden wird daher gern vermieden. Mangel an verbaler und nonverbaler Kommunikation (z. B. Berührungen) mit den Betroffenen sind die Folgen. Umso mehr sollte man sich ins Bewusstsein rufen, dass auch Schwerkranke und sterbende Menschen das Bedürfnis nach Selbstverwirklichung, Sicherheit, Zuwendung, Anerkennung und Wertschätzung haben.

Um zwischen Ruhe und Aktivität abwägen zu können, ist eine gezielte Beobachtung des Patienten notwendig. Der Betroffene sollte, wenn möglich, zu seinen Bedürfnissen befragt werden und die Pflegekraft sollte die nötige Sensibilität entwickeln, um körperliche Signale des Patienten richtig zu werten und danach zu handeln.

3.2 Basale Stimulation

Beispiel: Frau Irene Albert ist 61 Jahre alt, sie leidet unter einer Kleinhirnatrophie und liegt zurzeit wegen einer Pneumonie auf der internistischen Station. Frau Albert ist bettlägerig und hat eine flache Atmung. Ab und zu ist sie stark bewusstseinseingetrübt. Das Sprechen fällt ihr sehr schwer und sie ist nur sehr schlecht zu verstehen. Der Puls ist mit 56 Schlägen pro Minute erniedrigt, der Blutdruck bei 90/60 mmHg ebenso. Die Patientin ist anorektisch (untergewichtig), sie friert sehr schnell und leidet unter Einschlafstörungen. Da sie sich kaum noch bewegt, ist ihr Muskeltonus stark verringert.

Basale Stimulation® umfasst alle pflegerischen Maßnahmen zur Förderung von Menschen, deren Fähigkeiten zur Wahrnehmung, Bewegung und Kommunikation eingeschränkt sind. Menschen soll über die zielgerichtete Anregung ihrer Sinne eine Orientierung über ihren eigenen Körper ermöglicht werden.

basal = Grundlage, Ausgangspunkt, **Stimulation** = Anregung, Angebot

Pflegekonzepte Band 1, E

Atemskala nach Bienstein Band 2, K 1

Basale Stimulation ist ein Konzept, das in den 1970er Jahren von Andreas Fröhlich (Sonderpädagoge und heilpädagogischer Psychologe) entwickelt wurde. Zunächst war es für die Früh- und Wahrnehmungsförderung von geistig und körperlich behinderten Menschen entwickelt worden. Gemeinsam mit Christel Bienstein hat Fröhlich dieses Konzept in den 1980er Jahren in die Pflege übertragen.

Ziel der Basalen Stimulation ist die Begleitung und Förderung des Patienten in der Fähigkeit zur Wahrnehmung, Bewegung, Orientierung und Kommunikation. „Basale Stimulation ist die Strukturierung des Selbstverständlichen" (A. Fröhlich).

3.2.1 Anwendungsbereiche der Basalen Stimulation

Alle Menschen, die in ihrer Fähigkeit zur Wahrnehmung, Bewegung, Orientierung und Kommunikation eingeschränkt sind, können durch Basale Stimulation gefördert werden. Beispiele sind:

- bewusstseinsbeeinträchtigte Menschen
- beatmete Menschen
- immobile Menschen
- desorientierte Menschen
- somnolente Menschen
- Schädel-Hirn-traumatisierte Menschen
- sterbende Menschen
- an Demenz erkrankte Menschen
- Menschen mit hemiplegischem oder apallischem Syndrom
- Menschen mit Behinderungen
- Frühgeborene (für eine begrenzte Zeit ihrer Entwicklung)

3.2.2 Zentrale Ziele der Basalen Stimulation

> „Basale Stimulation hat das Ziel, den Menschen dort ‚abzuholen', wo er wahrnehmen kann und ihn von dort aus in einem Sicherheit vermittelnden Umfeld zu fördern. Die Zugangspforten zu seiner Wahrnehmung zu finden, ist eine der vornehmsten Aufgaben der Pflege." (C. Bienstein)

2003 veröffentlichten Bienstein/Fröhlich in ihrem Buch „Basale Stimulation in der Pflege" eine Weiterentwicklung ihres Konzeptes der Basalen Stimulation. In dieser Veröffentlichung wurden erstmals zentrale Ziele aus der Perspektive der betroffenen Menschen heraus formuliert. Es erfolgte ein Perspektivenwechsel: Wo bislang die Angebote, d. h. pflegerische Interventionen im Vordergrund standen, sind nun das Individuum mit seinen Bedürfnissen, seiner aktuelle Situation und die Bedürfnisse der Angehörigen im Zentrum der pflegerischen Aufmerksamkeit.

Folgende zentrale Ziele der Basalen Stimulation wurden von Bienstein und Fröhlich formuliert[II]:

- Leben erhalten und Entwicklung erfahren
- das eigene Leben spüren
- Sicherheit erleben und Vertrauen aufbauen
- den eigenen Rhythmus entwickeln
- das Leben selbst gestalten
- die Außenwelt erfahren
- Beziehungen aufnehmen und Begegnung gestalten
- Sinn und Bedeutung geben und erfahren
- Autonomie und Verantwortung leben

Pflegeziele könnten wie folgt formuliert sein:

- Gesundung und Wohlbefinden des Patienten im psychischen und physischen Bereich fördern
- Orientierung anbieten
- Sicherheit und Vertrauen fördern
- den individuellen Tagesrhythmus ermöglichen
- Interaktion und Kontakt fördern
- Körperwahrnehmung ermöglichen
- Bewegung, Kommunikation fördern/unterstützen

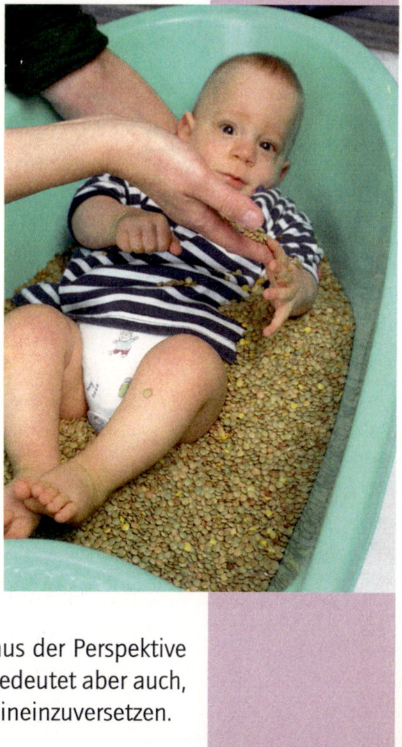

Das eigene Leben spüren

Die Ziele orientieren sich an den zentralen Zielen und werden aus der Perspektive des Patienten heraus, wenn möglich mit ihm, festgehalten. Das bedeutet aber auch, dass die Pflegekräfte versuchen, sich in die Lage der Patienten hineinzuversetzen.

3.2.3 Wahrnehmung nach dem Konzept der Basalen Stimulation

Bezugswissenschaften: Entwicklungspsychologie, Neurophysiologie

Das Konzept der Basalen Stimulation beschäftigt sich stark mit der Wahrnehmung und den unterschiedlichen Wahrnehmungsbereichen.

Wahrnehmung, Bewegung und Kommunikation stehen in wechselseitiger Beziehung zueinander.

Wahrnehmung (Perzeption) ist der Vorgang, durch den Lebewesen Informationen über sich selbst und ihre Umwelt aufnehmen und verarbeiten können.

Um Informationen aufnehmen zu können, benötigt der Mensch die Fähigkeit der Kommunikation (verbal/nonverbal) und eine ausreichende Möglichkeit an Bewegung. Eine neue Umgebung wird erkundet, indem man herumläuft, sich umschaut, mit anderen Menschen spricht oder auch zuhört.

Daraus setzt sich eine „normale" Sicht der Welt zusammen.

Wer nicht mehr in der Lage ist, zu kommunizieren und sich zu bewegen, kann die Umwelt nur noch eingeschränkt wahrnehmen. Eine sinnvolle Informationsverarbeitung aus der Umwelt und über sich selbst ist dann kaum mehr möglich – man ist in seiner Wahrnehmung eingeschränkt.

Da Menschen die Fähigkeit besitzen, sich selbst wahrzunehmen und diese Erfahrungen im Gedächtnis zu speichern, entwickeln sie ein Bewusstsein für sich selbst und ihren Körper. Um mit der Umwelt und sich selbst umgehen zu können, benötigt der Mensch außerdem die Fähigkeit, sich zu bewegen und zu kommunizieren. Wie wichtig diese Fähigkeiten für das Erleben sind, wird erst bei einer Störung deutlich.

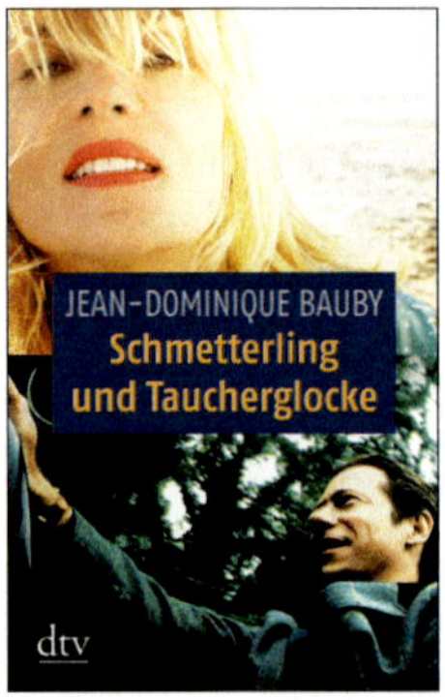

Den Verlauf einer zunehmenden Einschränkung der Wahrnehmung der Außenwelt infolge einer schweren Krankheit beschreibt Jean-Dominique Bauby in seinem Buch „Schmetterling und Taucherglocke".

3.2.4 Wahrnehmungsbereiche

Die menschliche Wahrnehmungsfähigkeit über die verschiedenen Sinne entwickelt sich bereits intrauterin (innerhalb der Gebärmutter). Schon ab dem 4. Schwangerschaftsmonat funktioniert die sensorische Basis. In den letzten Monaten der Schwangerschaft reifen die Sinnesfunktionen heran. Das Kind kann zuerst hören, dann sehen. Schon bei der Geburt ist der Geruchs- und Geschmackssinn weitgehend vorhanden.

!

In der Basalen Stimulation wird versucht, an die frühen Erfahrungsbereiche, die jeder Mensch in seiner embryonalen Entstehung erlebt, anzuknüpfen. Darüber wird versucht, mit dem scheinbar kommunikationslosen Menschen in Kontakt zu treten.[III]

Aus der Sicht der Basalen Stimulation unterscheidet Fröhlich sieben Wahrnehmungsbereiche. Die Wahrnehmung erfolgt über die verschiedenen Sinne.

1	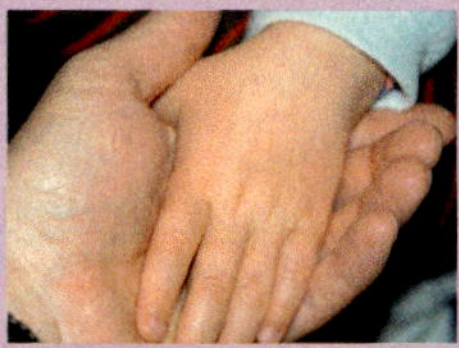	**Somatische Wahrnehmung:** Über den Hautsinn werden Empfindungen der Körperoberflächen- und Körpertiefensensibilität wahrgenommen. Empfindungen wie Druck, Temperatur und Schmerz.
2	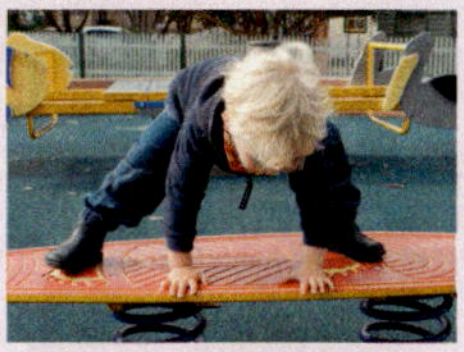	**Vestibuläre Wahrnehmung:** Über den Gleichgewichtssinn erfolgt die Orientierung der Lageveränderung und eigenen Position im Raum. Augenbewegung, visuelle Eindrücke.
3	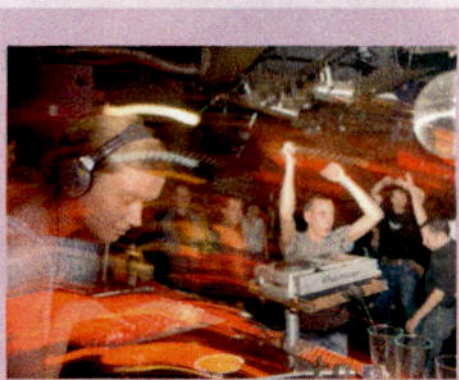	**Vibratorische Wahrnehmung:** Über die Erschütterung der Haut durch Schallwellen (vorwiegend durch das Skelettsystem weitergeleitet, z. B. beim Gehen und Sprechen) werden Informationen über die Körpertiefe wahrgenommen.
4	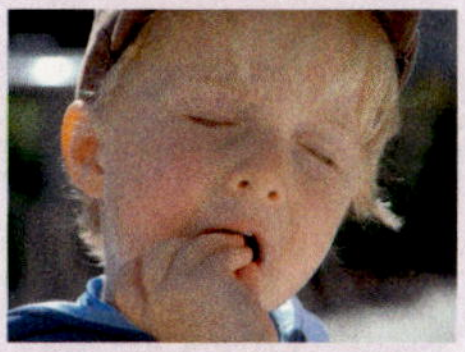	**Oral (gustativ)/olfaktorische Wahrnehmung:** Über den Geschmacks- und Geruchssinn erfolgt das Schmecken/Riechen.
5	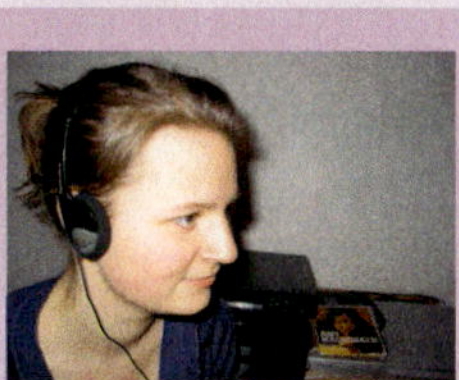	**Auditive Wahrnehmung:** Über den Hörsinn werden Geräusche wahrgenommen. Das Hören ermöglicht die Richtungsbestimmung von Geräuschen.
6	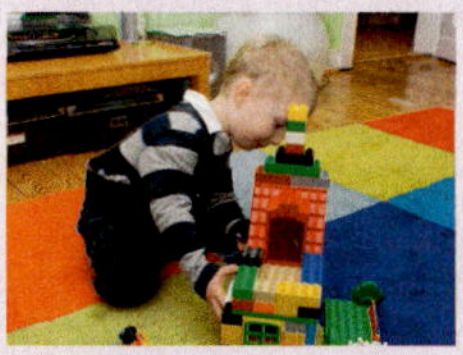	**Taktil-haptische Wahrnehmung:** Über den Berührungssinn begreifen, tasten, Spüren und identifizieren wir die Umwelt. Die Lippen und Fingerkuppen sind ausgeprägt sensibel.
7	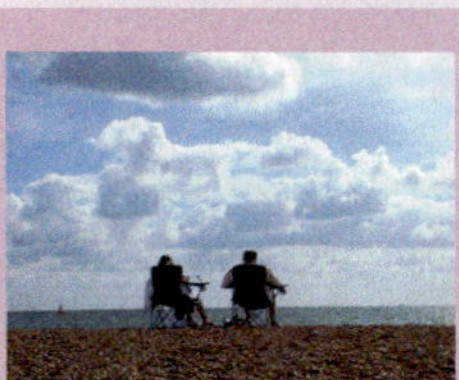	**Visuelle Wahrnehmung:** Über den Sehsinn, das menschliche Auge werden Farben, Größen und Kontraste (Hell, Dunkel) wahrgenommen. Die visuelle Wahrnehmung wird auch von nicht sichtbaren Parametern, wie z. B. Erinnerungen und Gefühle, beeinflusst.

3.2.5 Körperbewusstsein

Um den Begriff des Körperbewusstseins besser verstehen zu können, erfolgt eine Differenzierung in die Begriffe Körperschema, Körperbild und Körpergefühl.

Körperschema

Das Körperschema scheint schon im Embryonalstadium vorhanden zu sein. Es beschreibt kategorisierend unseren Körper und gibt uns die Möglichkeit, uns selbst als Menschen und andere Lebewesen als Nichtmenschen zu erkennen. Beispiel: Ich gehe aufrecht, ich habe zwei Beine, ich bin ein Mensch. Es gibt neurologisch bedingte Störungen des Körperschemas, z. B. den Phantomschmerz, bei dem Betroffene Schmerzen in Gliedmaßen spüren, die sie nicht mehr haben. Andere können vorhandene Körperteile nicht mehr wahrnehmen.

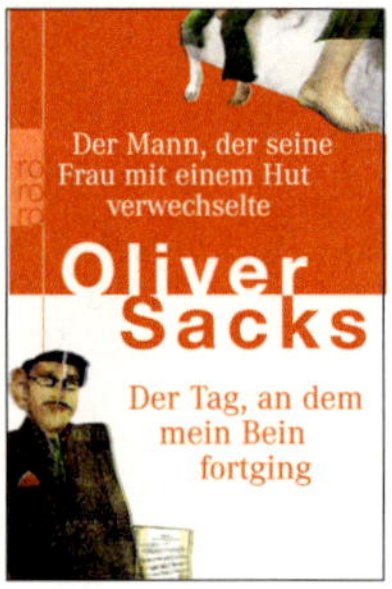

Körperbild

Das Körperbild ist die persönliche Form des Körperschemas. Beispiel: Meine Beine sind lang oder kurz, ich gehe in einer bestimmten Art und Weise aufrecht usw.

Körpergefühl

Das Körpergefühl spiegelt das momentane Körperbild wider. Beispiel: Meine Beine fühlen sich heute leicht oder schwer an. Ich spüre meine Beine nicht mehr.

3.2.6 Wahrnehmungsstörungen

Durch Bewegungen erhält der Mensch differenzierte Informationen über sein Körperempfinden und die Umwelt. Wenn man sich nicht mehr bewegen kann, reduzieren sich diese Informationen und es können Wahrnehmungs- und Orientierungsstörungen auftreten.[IV] Neben den Sinnesrezeptoren in Sinnesorganen und der Haut gibt es auch Tiefenrezeptoren in der Muskulatur, die den Spannungszustand der Muskeln messen und so Auskunft über die Lage des eigenen Körpers geben.

Beispiel: Olga betreut Frau Schmidt, 88 Jahre, auf einer geriatrischen Station. Sie hat Frau Schmidt zum Frühstück im Bett aufgesetzt und stellt ihr das Tablett so vor den Körper, dass Frau Schmidt gut zugreifen kann. Die alte Dame nimmt den Trinkbecher in die Hand, führt ihn aber nicht zum Mund, sondern zum Hals. Olga beobachtet auch, dass Frau Schmidt immer wieder auf dem Tablett an den Gegenständen vorbeigreift. Sie nestelt immer wieder an ihrer Serviette und klopft rhythmisch mit ihrer Hand auf dem Tablett herum.

Stereotypie ist das griechische Wort für die ständige, gleichförmige Wiederholung von Verhaltensweisen, meist Bewegungen, die völlig funktionslos wirken.

Frau Schmidt im Fallbeispiel zeigt stereotypes Verhalten. Oft ist es zu erleben, dass Patienten an der Bettdecke, an den Infusionsschläuchen oder anderen peripheren Zugängen nesteln. Schaukelbewegungen des Oberkörpers, körperliche Unruhe bis zur Neigung, das Bett zu verlassen, zielloses Durch-die-Luft-Bewegen der Hände gehören zu den bekannten Symptomen dieser Störung. Manchmal werden die Patienten dann sediert oder auch fixiert. Doch damit verkennt man die Ursachen des Problems. Aufgrund der Ruhigstellung erleidet der Patient eine Sinnesfunktionseinschränkung mit der Folge von Wahrnehmungsstörungen. In solchen Situationen ist einfühlsames, orientierendes Umgehen mit den Patienten wichtig.

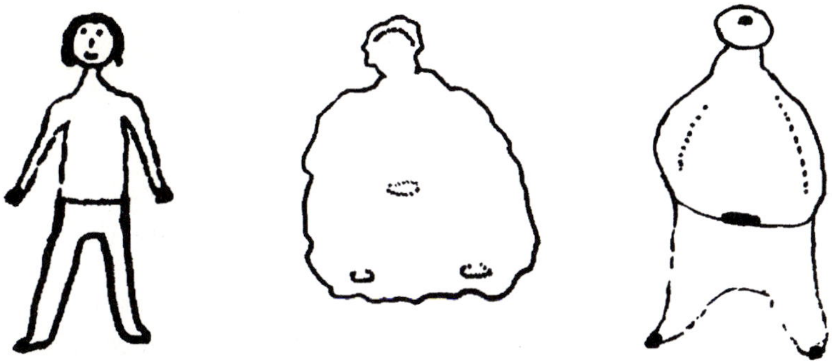

Körpergefühl vor und nach 30-minütigem, ruhigem Liegen, auf einer harten bzw. weichen Unterlage

Habituation

Habituation ist der Prozess, in dem sich die Wahrnehmung an eine nahezu immer gleiche – reizarme oder reizüberflutende – Situation degenerierend anpasst."[VI]

degenerieren = verfallen, verkümmern

Wenn ein Reiz sich nicht verändert, wird dieser nicht mehr oder stark verändert wahrgenommen.

Beispiele:

Reiz wird verändert wahrgenommen: Jemand liegt regungslos für mehrere Stunden in einem Raum und entwickel Missempfindungen, z. B. nimmt er seinen Körper in seiner Lage im Raum nur unzureichend war.

Reiz kann nicht zugeordnet werden: Ein Patient auf Station hört das Sprudeln des Sauerstoffgerätes und kann die ganze Nacht nicht schlafen. Er macht sich Sorgen und meint, dass der Heizungsmonteur dringend die undichte Heizung reparieren sollte.

Gewöhnung an einen Reiz: Man hört, obgleich man an einem Bahngleis wohnt, die vorbeifahrenden Züge nicht mehr.

Autostimulation

Bei der Autostimulation (auto = selbst; Stimulation = Anregung) versucht der Mensch durch eine Eigenanregung z. B. Streichen über die Bettdecke, Hin- und Herwiegen des Oberkörpers und/oder der Extremitäten, Drehbewegungen des Kopfes im Kissen u. a., Informationen über sich selbst oder auch seine Umwelt zu erhalten.

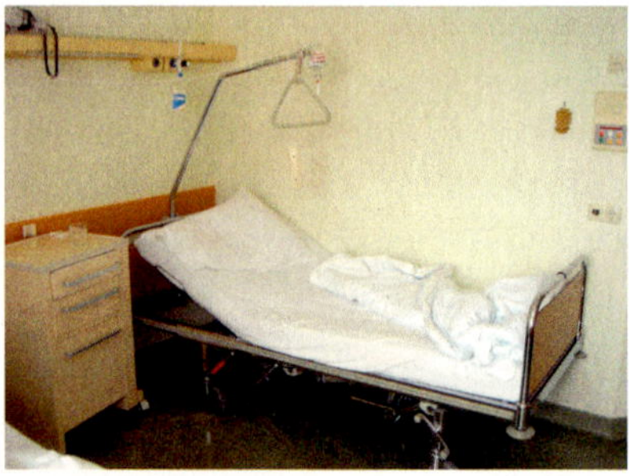

Reizarme Umgebung

3.2.7 Wirkungsweise der somatischen Stimulation

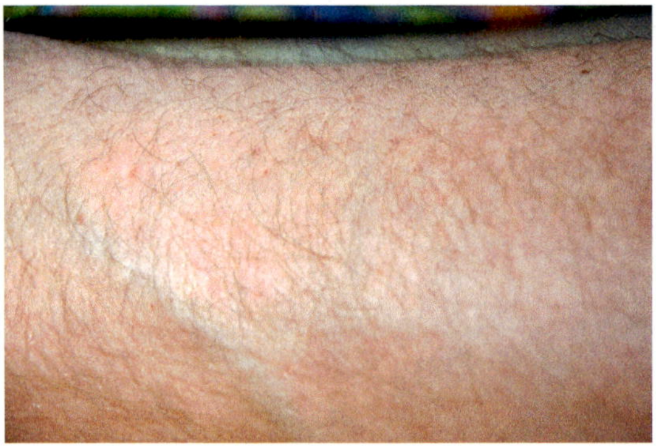

Eine Stimulation und somit Wahrnehmung des Körpers erfolgt z. B. bei einer basal stimulierenden Waschung durch die **Mechanorezeptoren** der Haut. Schon im Mutterleib haben die Körperhaare des Kindes eine wahrnehmungsfördernde Funktion. Der Körper des Kindes wird durch das Fruchtwasser umspült und die Haare (Lanugohaar) kommen in Bewegung. Diese Bewegung der Haare löst elektrische Impulse aus, die wiederum zum Gehirn weitergeleitet werden. Daher spielen die Körperhaare und die Haarwuchsrichtung bei der Waschung eine wichtige Rolle. Jedes Körperhaar ist an der Wurzel mit einem Nervengeflecht umgeben, das die Informationen, die von außen kommen, durch sensible Bahnen ins Gehirn weiterleitet.

Mechanorezeptoren dienen als wichtige Wahrnehmungskanäle. Sie registrieren jede Berührung am Körper und leiten diese als Informationen ans Gehirn weiter.

Haut, Haare
Band 2, D 1

Die **Thermorezeptoren** der Haut sind für die Temperaturweiterleitung und das Temperaturempfinden verantwortlich. Diese leiten die Informationen über spezielle Nervenbahnen an das Gehirn weiter.

!

Eine Berührung in Körperhaarwuchsrichtung wird als entspannend empfunden. Im Gegensatz hierzu wird eine Berührung gegen die Haarwuchsrichtung als anregend empfunden.

Jede Berührung wird über die Drucksensoren der Haut aufgenommen und an das Gehirn weitergeleitet. Je nach gefühlter Temperatur auf der Haut kommt es zur Entspannung oder Anspannung der Muskulatur.

3.2.8 Bedingungen der Basalen Stimulation

Analyse der Ausgangssituation

Die Basale Stimulation setzt an bereits gemachten Erfahrungen des Patienten an. Die gezielte individuelle Förderung setzt eine umfassende Pflegeanamnese der Pflegeprobleme und-–ressourcen sowie der Gewohnheiten und Vorlieben des Patienten voraus. Es ist wichtig Angehörige mit einzubeziehen, denn sie können häufig Aussagen zu Gewohnheiten der Betroffenen machen.

Pflegeanamnese Band 1

Gute Beobachtungsgabe

Das Gesamtbild des Patienten soll erfasst werden, die eigenen Beobachtungen sind ein wesentlicher Aspekt bei der Förderung der Patienten und der Auswahl der Angebote. Angehörigen können dabei eine Hilfe sein.

Frühzeitiges Beginnen der Stimulation

Je weniger weit die zugrunde liegende Erfahrung zurückliegt, desto schneller kann sich eine Reaktion beim Patienten einstellen.

Abklärung der Wahrnehmungskanäle

Es ist nicht sinnvoll, erblindete Menschen visuell über ein Bild stimulieren zu wollen. Die Reizsituationen sollten immer wieder verändert werden, eine Überforderung des Patienten ist dabei aber zu vermeiden: Wahrnehmung erfolgt über veränderte Reizangebote, sonst kann sich eine Habituation einstellen. Aber auch eine Reizüberflutung kann zur Gewöhnung führen.

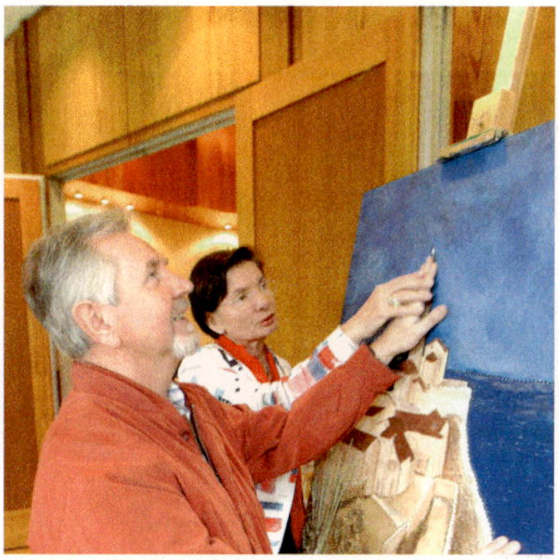

Regelmäßige Durchführung über einen längeren Zeitraum

Damit der wahrnehmungseingeschränkte Mensch die Möglichkeit erhält, auf die angebotene Stimulation reagieren zu können, ist eine regelmäßige und langfristige Stimulation nötig.

Eine Pflegeperson genügt

Eine Beziehung zwischen Gepflegtem und Pflegenden ist Grundvoraussetzung: Informationen können besser aufgenommen und verarbeitet werden, wenn der Patient keine unterschiedlichen Berührungsinformationen erhält.

Eindeutige Signale

Der Patient soll mit Berührungen und verbaler Information auf jede Aktion, die an oder mit ihm durchgeführt werden soll, vorbereitet werden. Dabei ist besonders die Art der Berührungsqualität von hoher Bedeutung (Zeit, Art, Ort, Druck, Rhythmus, Anfang und Ende).

Sicherstellung von Ruhezeiten

Insbesondere sollte der Schlafrhythmus, d. h. ungestörte Traumschlafphasen, ermöglicht werden.

3.2.9 Basale Stimulation anwenden

Um die Wahrnehmung, Bewegung, Orientierung und Kommunikation zu fördern und zu erhalten, bietet das Konzept der Basalen Stimulation einige pflegetherapeutische Interventionsmöglichkeiten an – es handelt sich hierbei jedoch nicht um standardisierte Vorgehensweisen, sondern um ein Methodenrepertoire, das immer wieder dem einzelnen Patienten entsprechend angepasst werden muss. Um vom „üblichen" Vorgehen abweichen zu können, muss die Pflegekraft über fachliche, soziale, personale, und methodische Kompetenzen verfügen.

Die Pränatalforschung hat gezeigt, dass das ungeborene Kind bereits ab dem 4. Schwangerschaftsmonat über die drei elementaren Wahrnehmungsbereiche (somatische, vestibuläre und vibratorische Wahrnehmung) verfügt. Allein mit der Arbeit in diesen elementaren Bereichen kann der Kontakt auch zu schwer wahrnehmungsbeeinträchtigten Menschen hergestellt werden.

Im **somatischen Wahrnehmungsbereich** ist z. B. die beruhigende/belebende Ganzkörperwäsche eine geeignete pflegerische Interventionsmöglichkeit, um die folgende Ziele zu erreichen:

- Der Patient soll die Haut als Grenze und Kontaktorgan erleben.
- Dem Patienten soll das Körperschema bewusst gemacht werden.
- Dem Patient soll Orientierung und Wohlbefinden vermittelt werden.

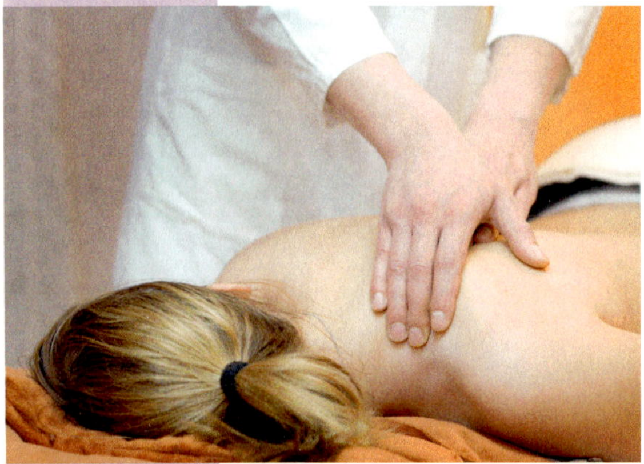

Bei der Ganzkörperwaschung können unterschiedliche Waschrichtungen, Wassertemperaturen, Wasch- und Wäschematerialien verwendet werden.

Der Patient wird sich bei der Waschung den Reizen, die über die Haut vermittelt werden, nicht entziehen können. Die Wassertemperatur (warm/kalt), Waschrichtung (entgegen dem Haarwuchs/mit dem Haarwuchs), das Waschmaterial (raue/weiche Frotteehandtücher/Waschlappen oder enge/weite Kleidung) wird über das größte Wahrnehmungsorgan, die Haut unwillkürlich wahrgenommen.

Auch Einreibungen wirken somatisch. Sie können je nach Körperhaarrichtung belebend oder beruhigend durchgeführt werden. Einreibungen sind eine sehr gute Möglichkeit, um wahrnehmungsbeeinträchtigte Menschen gezielt zu fördern.

Im **vestibuläre Wahrnehmungsbereich** stehen als Ziele die Förderung des Gleichgewichtes, die Orientierung im Raum und die Wahrnehmung von Beweglichkeit im Vordergrund. Um diese Ziele zu erreichen, eignen sich alle pflegerischen Maßnahmen, die einen direkten Einfluss auf das Gleichgewichtsorgan nehmen. Zum Beispiel konsequente Lagewechsel, Mobilisation des Patienten in Rollstuhl, leichtes Schaukeln des Patienten am Bettrand sitzend, mittels Patientenlifter, Hängematten etc.

Im **vibratorischen Wahrnehmungsbereich** soll die Erfahrung von Körpertiefe und -fülle und eine erhöhte Aufmerksamkeit für das eigene Körpergefühl vermittelt werden.

Hierzu eignen sich alle pflegerischen Interventionen, die Schwingungen körpernah ermöglichen (enger Körperkontakt verbunden mit sprechen, summen, singen oder atmen, sowie der Einsatz von Hilfsmitteln wie z. B. Massagegeräte, Rasierapparat, elektrische Zahnbürsten, Vibraxgeräte, Wechseldruckmatratzen). Die Vibrationsrezeptoren an den Gelenken und Sehnen nehmen einen regulierenden Einfluss auf den Muskeltonus und das Bewegungsempfinden. Da Schwingungen ein sehr tiefes Körperempfinden verursachen, sollten pflegerische Interventionen aus dem vibratorischen Wahrnehmungsbereich unter Beobachtung des Patienten vorsichtig angewendet werden. Vibrationen können nicht nur beruhigend, sondern auch beunruhigend wirken.

Wahrnehmungsbereiche	Pflegetherapeutische Interventionen
somatisch	Therapeutische Waschungen: (Beispiele) – beruhigende Ganzkörperwaschung (GKW) – belebende Ganzkörperwaschung (GKW) Einreibungen: – ASE (Atemstimulierende Einreibung) – Babymassage
vestibulär	Lagerungen: – V-Lagerung – A-Lagerung – T-Lagerung – Nestlagerung Mobilisation Schaukelbewegungen
vibratorisch	Körperkontakt verbunden mit sprechen, summen, singen oder atmen Hilfsmittel wie z. B. Rasierapparat, Massagegerät, Vibraxgerät, elektrische Zahnbürste, Wechseldruckmatratzen Musikinstrumente
oral, gustatorisch	Mundpflege Nahrungsaufnahme
olfaktorisch	Aromatherapie
auditiv	Musiktherapie Geräusche anbieten (Radio, CD) Geschichten erzählen
taktil-haptisch	Hände führen und unterschiedliche Oberflächenstrukturen ertasten lassen
visuell	Umfeld gestalten: – Farben, Bilder, Videos, Poster

Stimulationen gezielt einsetzen und eine Reizüberflutung vermeiden, denn auch das kann wieder zu einer Habituation (Gewöhnung) führen. Es ist wichtig, auf die Reaktionen des Patienten zu achten (Atmung wird schneller, Muskeltonus steigt, Schweißausbrüche, Augenbewegungen, Körperbewegungen, Mimik und Gestik verändert sich). Diese Reaktionen können Ausdruck von Freude, aber auch von Abwehr sein.

?

1. Woran können Sie erkennen, wann die Art der Berührung dem Patienten angenehm bzw. unangenehm ist?
2. Wie sollten Berührungen durchgeführt werden, um dem Menschen, den man berührt, klare Informationen zu geben?
3. Was versteht man unter dem Begriff Initialberührung?
4. Bei welchen Patienten ist es sinnvoll, eine Initialberührung durchzuführen?
5. Welche Körperstellen erscheinen geeignet, um eine Initialberührung durchzuführen?
6. Was versteht man unter dem Begriff der Basalen Stimulation?
7. Erläutern Sie die folgenden Begriffe: Körperschema, Körperbild und Körpergefühl.
8. Was versteht man unter dem Begriff der Habituation?
9. Welche Menschen benötigen basal stimulierende Pflege?
10. Welche Voraussetzungen sind wichtig, um basal stimulierend pflegen zu können?

1. Überlegen Sie, an welchen Körperstellen und wie häufig ein Patient von Pflegenden über 24 Stunden berührt wird. Bei welchen Maßnahmen berühren Sie die Patienten und mit welchen Hilfsmitteln (z. B. Handschuhe, Pinzette etc.) führen Sie diese Berührungen durch? Erarbeiten Sie eine Liste.
2. Nehmen Sie die Abbildung eines menschlichen Körpers von vorn und von hinten. Kopieren Sie diese Seite oder zeichnen Sie die Skizze ab. Kennzeichnen Sie in der kopierten bzw. selbst gezeichneten Skizze mit drei verschiedenen Farben, wo Sie selbst sich von welchen Menschen berühren oder nicht berühren lassen würden.

   Rot = In diesem Bereich möchte nur ich selbst mich berühren, höchstens noch von meiner Partnerin oder meinem Partner berührt werden.

   Blau = In diesem Bereich möchte ich mich nur von Familienangehörigen und guten Freunden berühren lassen.

   Grün = In diesem Bereich würde ich mich von ziemlich allen Menschen berühren lassen

   Stellen Sie sich gegenseitig in der Klasse Ihre Abbildungen vor.

   Was resultiert für Sie aus diesen Ergebnissen – was können Sie für Ihr pflegerisches Handeln im Umgang mit Patienten übertragen?

3 Sammeln Sie die notwendigen Informationen, die Sie benötigen, um die geeignete Körperstelle zur Durchführung einer Initialberührung ausfindig zu machen – von wem können Sie beispielsweise diese Informationen erhalten?

4 Ein Patient liegt nach einer Spondylodese-OP (Versteifungsoperation bestimmter Wirbelsäulensegmente) in Rückenlage im Bett. Das Bett ist flach gestellt und er darf sich nicht auf die Seite drehen. Versuchen Sie, sich in die Situation des Patienten hineinzuversetzen. Nehmen Sie gedanklich seine Lage, Position, Haltung ein. Denken Sie an eine Abteilung, auf der Sie schon einmal gearbeitet haben, und stellen Sie sich die Atmosphäre dort vor.

Versuchen Sie folgende Fragen zu beantworten:

a) Was fühlt der Patient?

b) Was sieht der Patient?

c) Was riecht der Patient?

d) Was schmeckt der Patient?

e) Was hört der Patient?

5 Legen Sie sich einen Gegenstand in die Hand (z.B. Radiergummi, Gummibärchen, ...) Versuchen Sie diesen Gegenstand in der Hand liegen zu lassen, ohne ihn zu bewegen. Schließen Sie während der Übung die Augen und versuchen Sie festzustellen, ob der Gegenstand sich in irgendeiner Form verändert. Verändert sich das Gewicht, die Form, die Temperatur?

6 Gehen Sie davon aus, dass Sie auf der Station, wo Sie im nächsten Einsatz eingesetzt sind, das Konzept der Basalen Stimulation einführen sollen.

Welche Informationen benötigt das Team auf Ihrer Station über das Konzept der Basalen Stimulation?

Welche Voraussetzungen sollten erfüllt sein, um das Konzept Basale Stimulation bzw. Teile daraus umzusetzen?

Erstellen Sie hierzu einen Plan, der die Informationen und Voraussetzungen zur Umsetzung des Konzeptes umfasst.

Bauby, Jean-Dominique: Schmetterling und Taucherglocke, Deutscher Taschenbuch Verlag, München 2008

Bienstein, Christel/Fröhlich, Andreas: Basale Stimulation in der Pflege. Die Grundlagen. 2. Auflage. Herausgeber: Bundesverband für Körper- und Mehrfachbehinderte e.V., Düsseldorf und der Kallmeyer'schen Verlagsbuchhandlung 2004

Bienstein, Christel/Fröhlich Andreas (Hrsg.): Bewusstlos. Eine Herausforderung an Angehörige, Pflegende und Ärzte. Verlag selbstbestimmtes Leben, Düsseldorf 1994

Bienstein, Christel Zegelin, Angelika (Hrsg.): Handbuch Pflege. Verlag selbstbestimmtes Leben, Düsseldorf 1995

Buchholz, Thomas et al.: Begegnungen – Basale Stimulation in der Pflege – Ausgesuchte Fallbeispiele. Verlag Hans Huber, Bern 2001

Fröhlich, Andreas: Basale Stimmulation in der Pflege – das Arbeitsbuch. Kallmeyer, Seelze-Velbert 2006

Helmbold, Anke: Berühren und berührt werden in der Pflege [Abdruck des Vortrags auf der Dritten Internationalen Konferenz Pflegetheorien in Nürnberg] PR-INTERNet für die Pflege 7–8/01, S. 49–52

Nydahl, Peter/Bartoszek, Gabriele: Basale Stimulation. Neue Wege in der Pflege Schwerstkranker. 4. Auflage. Urban u. Fischer Verlag, München 2003.

Pickenhain, Lothar: Basale Stimulation – Neurowissenschaftliche Grundlagen. Verlag selbstbestimmtes Leben, Düsseldorf 1997

Oliver Sacks: Der Tag, an dem mein Bein fortging. Rowohlt Verlag, Reinbek 1991

Schiff, Andrea: Schlafförderung durch Atemstimulierende Einreibung bei älteren Menschen. Eine pflegewissenschaftliche Interventionsstudie. Huber-Verlag, Bern 2006

Werner, Birgit: Konzeptanalyse – Basale Stimulation® 2. Aufl. Huber-Verlag, Bern 2002

www

www.basale-stimulation.de

www.basale.at

I vgl. *Feil, Naomi:* Validation. Ein Weg zum Verständnis verwirrter alternder Menschen. Ernst Reinhardt Verlag, München 2000, S. 49 ff.

II *Bienstein, Christel/Fröhlich, Andreas:* Basale Stimulation in der Pflege. Die Grundlagen. Kallmeyer, Seelze-Velbert 2004, S. 80

III vgl. *Bienstein/Fröhlich*, S. 41

IV vgl. *Nydahl, Peter/Bartosze, Gabriele:* Basale Stimulation. Neue Wege in der Pflege Schwerstkranker. Urban und Fischer, München 2000, S. 18–20

V vgl. *Nydahl, Bartoszek*, S. 20

VI *Nydahl, Bartoszek*, S. 23

Sich in seiner Haut wohl fühlen

Bei der Körperpflege unterstützen

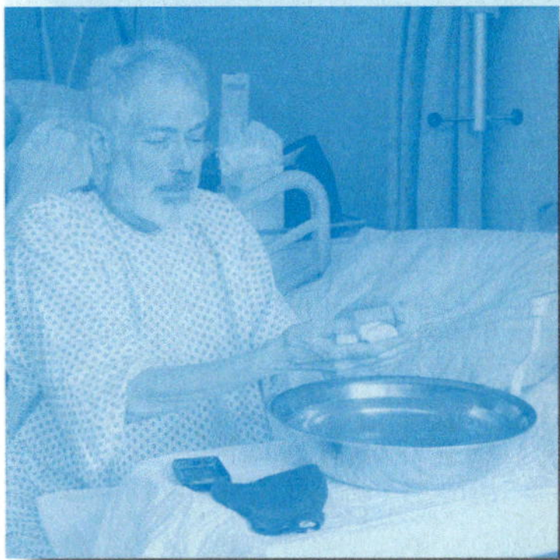

D

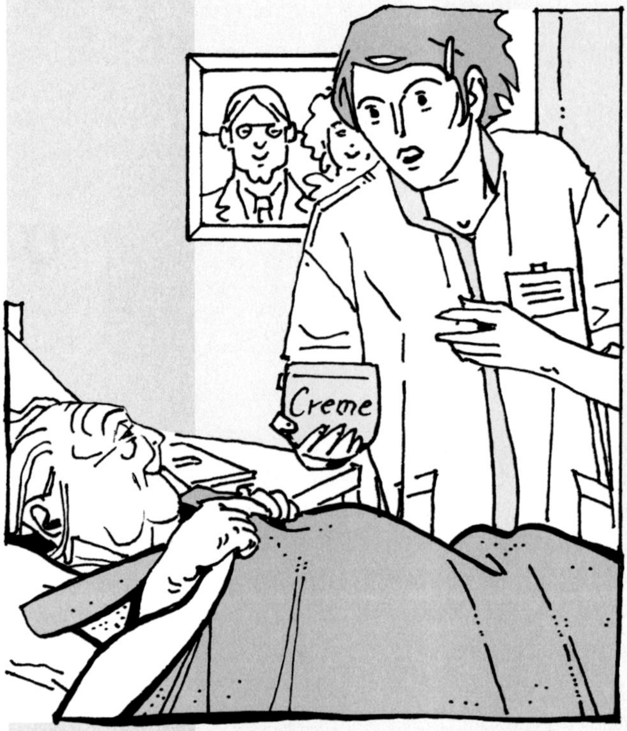

Heute bekommt Olga zum ersten Mal den Auftrag, der Bewohnerin Ilse Schulz bei der Körperpflege zu helfen. Sie denkt sich: Waschen kann doch jeder, das wird sicher nicht schwierig werden.

Frau Schulz ist körperlich sehr schwach und kreislaufinstabil, aber ihr Denken ist nicht beeinträchtigt. In den Jahren vor dem Aufenthalt im Seniorenheim lebte sie allein in einem großen Haus auf dem Dorf. Es war ihr immer wichtig, sich trotz des Alters nicht gehen zu lassen, sich selbst jeden Tag Essen zu kochen und sich auch jeden Tag selbstständig waschen zu können. Ihre Kinder hatten ihr ein neues Bad eingebaut, mit einer flachen Dusche und einem Toilettenaufsatz. Dort hat sie bevorzugt am Abend geduscht, da das wöchentliche Bad ohne Unterstützung zu beschwerlich wurde.

Jetzt sagt sie Olga ganz genau, wie und womit sie gewaschen werden möchte. Olga merkt, dass es doch nicht so einfach ist, wie sie es sich vorgestellt hatte.

Es ist Olga etwas unangenehm, den Genitalbereich der Bewohnerin zu waschen, aber Frau Schulz hilft ihr darüber hinweg, indem sie sagt, dass Olga sehr einfühlsam ist. Dann unterhält sie sich ganz normal weiter. Dadurch schaffen sie es, von der peinlichen Situation abzulenken.

Anschließend bittet Frau Schulz noch darum, eingecremt zu werden. Da fällt es Olga heiß ein: Das hatte sie ja völlig vergessen! Und das, obwohl sie es bei den Kollegen gesehen hat. Die haben immer sofort, nachdem sie eine Körperregion gewaschen hatten, diese auch eingecremt. Olga hat trotzdem nicht das Gefühl, etwas falsch gemacht zu haben. Frau Schulz wirkt zufrieden.

1 Denken Sie an sich selbst und Ihre eigenen Gewohnheiten bei der täglichen Körperpflege: Angenommen, Sie liegen
   a) im Krankenhaus
   b) als alter Mensch im Heim: Welche Gewohnheiten würden Sie auch unter den Umständen einer Bettlägerigkeit weiter beibehalten wollen?

2 Diskutieren Sie die Bedeutung der Individualität bei der Körperpflege.

3 Welche Bedeutung kann ein Gespräch während der Körperpflege haben?

4 Gibt es nur einen richtigen Ablauf der Körperpflege oder sind verschiedene Methoden möglich?

1 Anatomisch-physiologische Grundlagen

Bei der Hautpflege ist Olga aufgefallen, dass sich die Haut von Frau Schulz nicht überall gleich anfühlt und gleich aussieht. An den Füßen ist sie härter als an den Händen, im Gesicht ist sie faltiger als am Rücken und an der Oberschenkelinnenseite ist sie am weichsten und Frau Schulz war dort am empfindlichsten. Als sie ihr die Füße gewaschen hat, haben beide gelacht.

1 An welchen Körperstellen ist der Mensch besonders empfindlich? Warum ist das so?

2 Manche Stellen des Körpers sind behaart, andere nicht. Versuchen Sie, Erklärungen dafür zu finden.

Die Haut ist das größte Organ des Körpers (1,2 – 2 m²) und wiegt ca. 15 % des Körpergewichtes. Ihr pH-Wert liegt zwischen 5,4 und 5,9. Dieses saure Milieu entsteht durch Milchsäure, Fettsäuren und Aminosäuren. Die Haut ist das am frühesten entwickelte und sensibelste Organ des menschlichen Körpers. Die Tastentwicklung beginnt bereits in der 8. Schwangerschaftswoche. Der Embryo kann zu diesem Zeitpunkt wahrnehmen und auf die Wahrnehmung reagieren, obwohl Augen und Ohren noch nicht entwickelt sind.

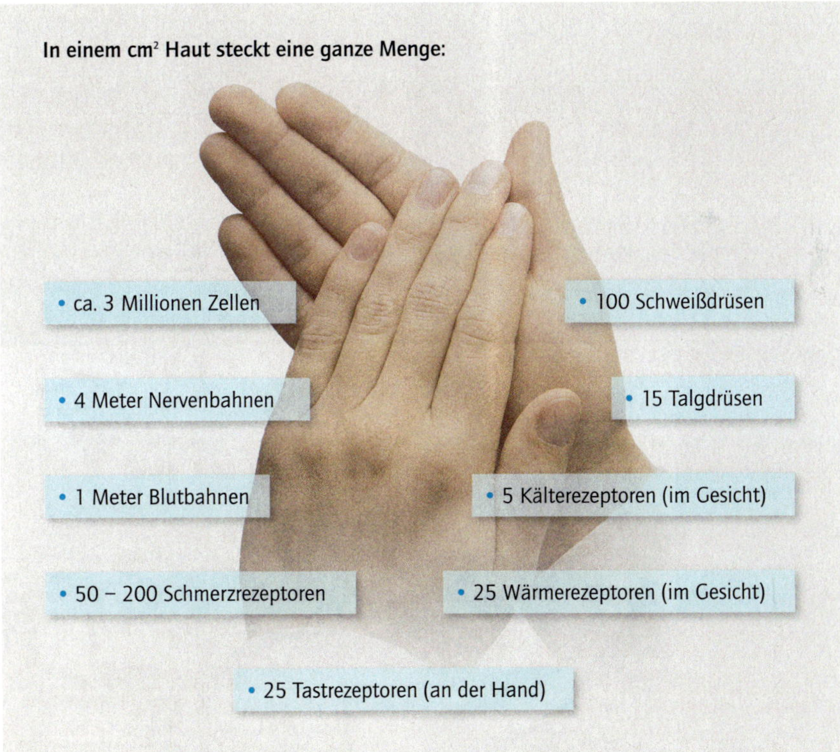
In einem cm² Haut steckt eine ganze Menge:
• ca. 3 Millionen Zellen
• 100 Schweißdrüsen
• 4 Meter Nervenbahnen
• 15 Talgdrüsen
• 1 Meter Blutbahnen
• 5 Kälterezeptoren (im Gesicht)
• 50 – 200 Schmerzrezeptoren
• 25 Wärmerezeptoren (im Gesicht)
• 25 Tastrezeptoren (an der Hand)

1.1 Epithelgewebe

Die Haut gehört zum Epithelgewebe. Das Epithelgewebe ist ein Grundgewebe des Körpers. Insgesamt unterscheidet man vier Grundgewebe:

- Epithelgewebe
- Binde- und Stützgewebe
- Muskelgewebe
- Nervengewebe

Gewebearten Band 2, F 1

Das **Epithelgewebe** bedeckt innere und äußere Oberflächen, z. B. außen in Form der Haut, innen als Schleimhaut und Oberfläche von Organen und Hohlräumen.

Die Aufgaben des Epithelgewebes sind:

- Schutz vor mechanischen und chemischen Einwirkungen
- Stoffabgabe, z. B. Drüsenepithel in der Bauchspeicheldrüse
- Stoffaufnahme, z. B. Resorptionsepithel im Darm
- Stofftransport, z. B. Transportepithel in den Atemwegen (mit Flimmerhärchen)
- Reizaufnahme, z. B. Sinnesepithel in der Netzhaut des Auge

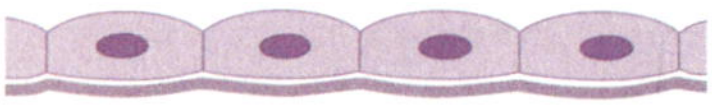

einschichtiges Plattenepithel, z. B. Endothel der Blutgefäße

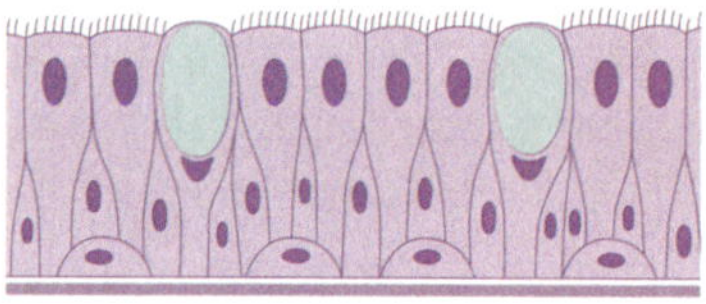

Flimmerepithel, z. B. in den Atemwegen

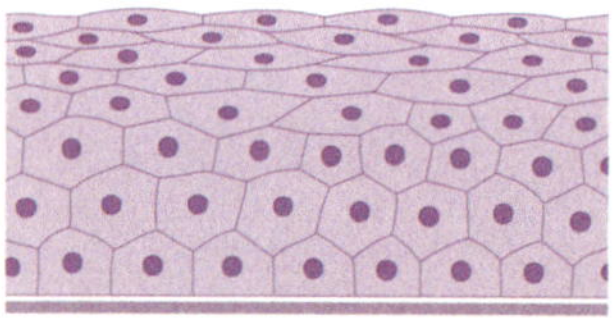

mehrschichtiges, nicht verhornendes Plattenepithel, z. B. in der Mundhöhle

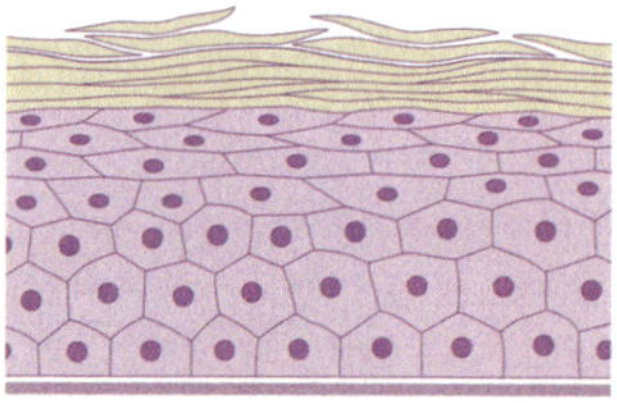

mehrschichtiges, verhornendes Plattenepithel, z. B. die Oberhaut

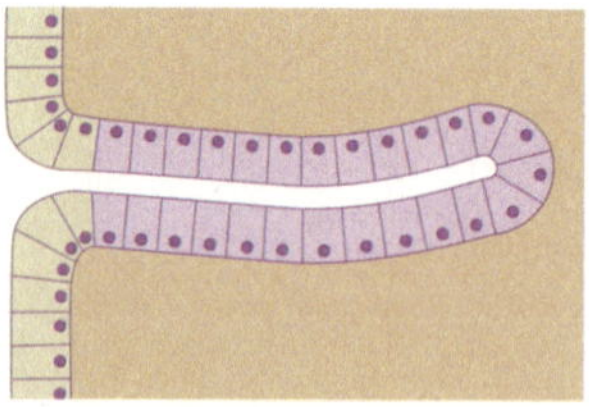

Drüsenepithel

1.2 Haut

Die Aufgaben der Haut ähneln denen des Epithelgewebes.

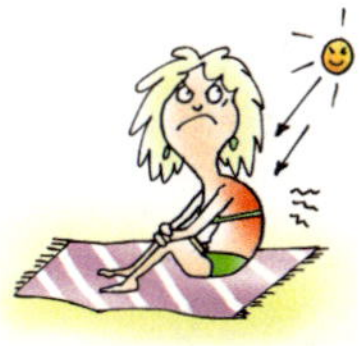

- Schutz des Körpers vor schädlichen Umwelteinflüssen
  - mechanisch, z. B. Stoß, Schnitt, Druck
  - chemisch, z. B. Desinfektionsmittel, Säuren
  - biologisch, z. B. Bakterien
  - physikalisch, z. B. Sonnenstrahlen und andere

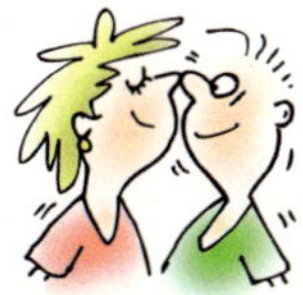

- Aufnahme von Sinneseindrücken aus der Außenwelt
  - Temperatur (Wärme/Kälte)
  - Druck und Tasten (hart/weich)
  - Berührung allgemein
  - Schmerzen

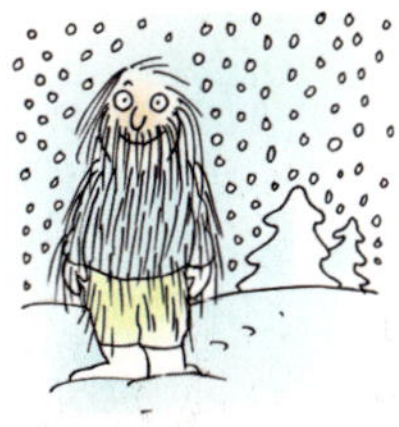

- Regulation des Wasserhaushalts durch
  - Verdampfung von Wasser
  - Ausscheidung von Schweiß
- Regulation der Körperwärme durch
  - Hautdurchblutung
  - Schwitzen
  - Körperbehaarung
- Synthese von Vitamin D (Calziferol) bei UV-Bestrahlung
- Energiespeicher durch Fetteinlagerung in der Subkutis (Unterhautgewebe)
- Kommunikationsorgan/Kontaktorgan
  - z. B. zwischen Müttern und Babys. In der taktilen Phase, die wichtig für die Persönlichkeitsentwicklung ist, tasten sich Mutter und Säugling aneinander an.
  - bei nonverbaler Kommunikation über Berührung
  - mit geschlossenen Augen Dinge fühlen, z. B. ein Frottehandtuch oder eine Bürste (kann von Bedeutung sein bei Menschen, die bewusstlos sind)
  - zeigt innere Zustände an, z. B. Erröten bei Scham, Blässe bei Erschrecken, oder Krankheiten, z. B. einen Ikterus bei Leber- und Gallenerkrankungen

Berührung
Band 2, C 3

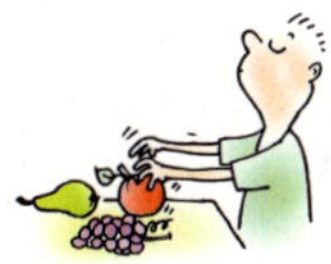

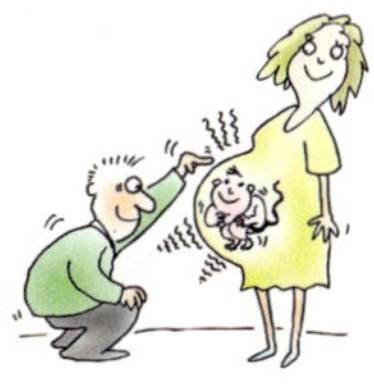

- Besondere Aufgaben im Uterus
  - Schutz vor Aufweichung durch Fruchtwasser
  - Stimulierung des Embryos
  - Reaktion des Embryos auf physikalische, chemische, hormonelle und neurale Änderungen
  - Reibung an der Haut durch die Geburt als Signal, das Atmung und Verdauung einsetzen lässt

Die Haut als „Spiegel der Seele"

Eine weitere Aufgabe der Haut ist oft nicht bewusst, obwohl von großer Bedeutung: Sie repräsentiert einen Menschen nach außen und kann seelische Zustände widerspiegeln.

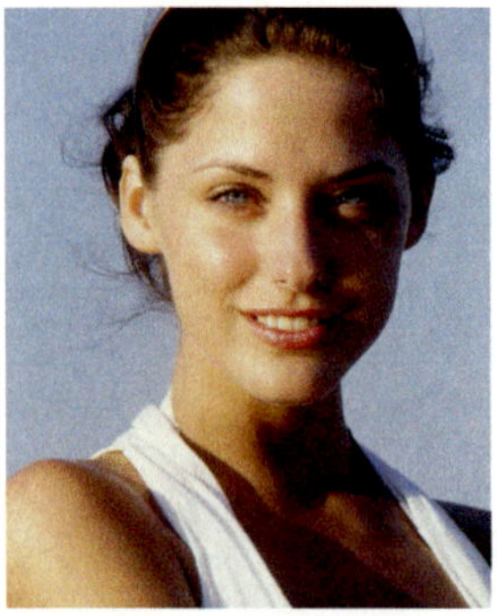

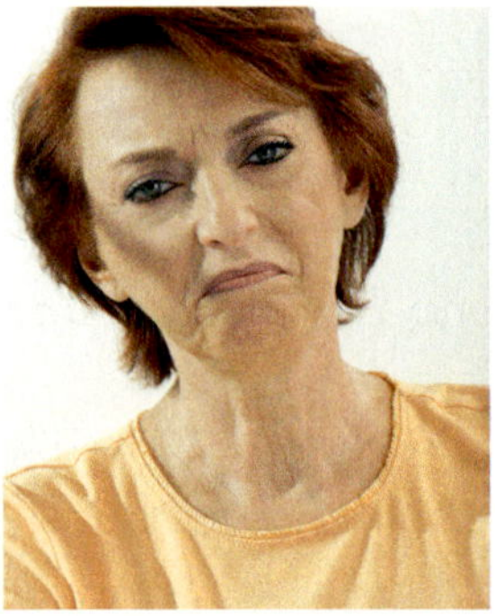

Menschen schließen oft vom Aussehen der Haut auf Eigenschaften anderer, z. B. bedeutet eine schöne glatte Haut „gesunde Haut". Daher ist für viele Menschen das Aussehen sehr wichtig. Durch Bräunen auf der Sonnenbank oder das Verwenden von getönten Tagescremes soll Gesundheit vorgetäuscht werden, auch wenn gerade ein Zuviel an UV-Strahlung das Gegenteil bewirkt.

Die Haut ...
- ist die Visitenkarte des Körpers (Fingerabdruck)
- ist die „Tapete" des Körpers (rosig = gesund)
- zeigt, ob der Mensch jung oder alt ist
- zeigt, ob man friert oder schwitzt
- zeigt, ob man verlegen oder aufgeregt ist
- grenzt den Körper nach außen ab (Schutzhülle)
- nimmt Kontakt mit der Außenwelt auf (Berührung)

1.2.1 Aufbau der Haut

Die Haut wird in drei Schichten unterteilt:
- Oberhaut (Epidermis)
- Lederhaut (Korium oder Dermis)
- Unterhaut (Subkutis)

Oberhaut (Epidermis)

Die Oberhaut ist die äußere Schicht der Haut. Sie ist gefäßlos und besteht aus mehrschichtigem verhornendem Plattenepithelgewebe. Daher kann sich bei besonderer Belastung einer Hautregion, z. B. der Hände oder Füße, Hornhaut als besondere Schutzschicht bilden. Die Hornhaut wird von Zellen (Kreatinozyten) gebildet, die das Eiweiß Kreatinin produzieren. Zwischen den Kreatinozyten befinden sich Melanozyten, die Melanin produzieren, ein Pigment, das der Haut ihre Farbe gibt. Pigmente sind Farbstoffe, die die Färbung der Gewebe bestimmen. Melanin schützt die Haut vor den ultravioletten Strahlen des Sonnenlichts. Die Anzahl der Pigmente ist im Körper unterschiedlich und individuell verteilt, je nach Veranlagung und Sonneneinwirkung. Eine Form von Hautkrebs, das Melanom, entsteht durch ein verändertes Wachstum der Melaninzellen.

Lederhaut (Korium)

Die Lederhaut besteht aus kollagenen und elastischen Fasern des Bindegewebes. Dadurch ist die Haut elastisch und bis zu einem gewissen Grad reißfest. Die Grenze zur Oberhaut ist nicht gerade, sondern gewellt. Dadurch wird sie noch dehnbarer. In der Lederhaut befinden sich

Bindegewebe
Band 2, F 1.2

- Blutkapillaren, die auch die Oberhaut mit Sauerstoff und Nährstoffen versorgen
- Ausführungsgänge von Schweißdrüsen an die Hautoberfläche
- Haarfollikel, eine beutelähnliche Struktur, die die Haarwurzel und das Haar enthält
- Talgdrüsen, die die Haut und die Körperhaare fetten und damit geschmeidig halten

Unterhaut (Subkutis)

Die Unterhaut ist die Verschiebeschicht der Haut zu der darunter liegenden Muskelschicht bzw. Knochenhaut und besteht deshalb aus lockerem Bindegewebe. Die Unterhaut enthält die Schweißdrüsen und eine unterschiedliche Menge an Fettzellen. Diese Fettzellen bilden das subkutane Fettgewebe und dienen als Stoßpuffer, Kälteschutz und Energiespeicher.

Die s.c. (subkutan)-Injektionen, z. B. von Insulin, werden an Oberarm, Oberschenkel und Bauch durchgeführt, wo die Subkutis besonders dick ist.

s. c.-Injektion
Band 4, E 3.1.1

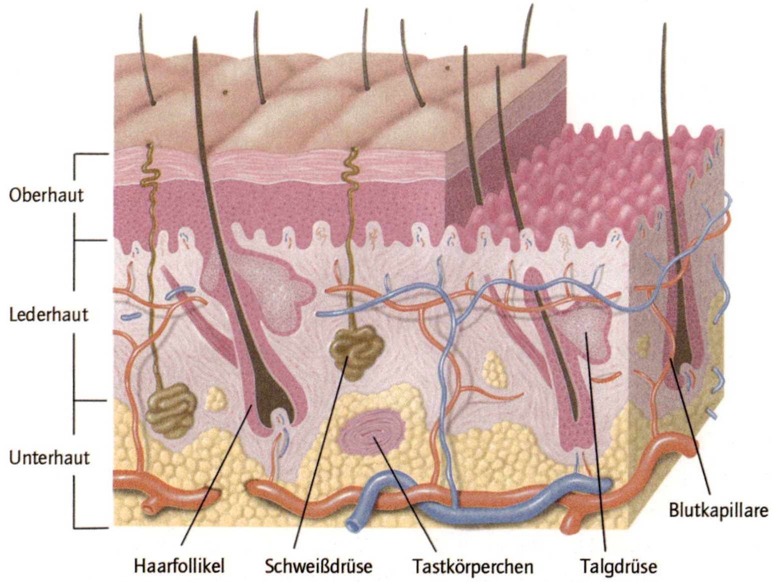

Haut im Querschnitt

Hautrezeptoren

In der Lederhaut und in der Unterhaut befinden sich wichtige Rezeptoren, mit denen Reize aus der Umwelt aufgenommen werden. Die Rezeptoren gehören zum Nervengewebe und sind am Körper unterschiedlich verteilt. Besonders viele sind imm Gesicht und in den Fingerspitzen verhanden. Die Hautsensibilität wird durch folgende Hautrezeptoren gewährleistet:

- Berührungsrezeptoren
  - mechanische Reize, z. B. Druck und Zug: Meissner-Tastkörperchen, Merkel-Tastscheiben, Ruffini-Körperchen
  - Vibrationsimpulse durch Vater-Pacini-Lammellenkörperchen
- Thermorezeptoren
- Schmerzrezeptoren

Schmerz
Band 5, E 2.1

Zudem wird jedes Körperhaar von einem Nervengeflecht umgeben, über das man z. B. die Windrichtung wahrnehmen kann.

Die Funktionsfähigkeit der Hautrezeptoren nimmt bei alten Menschen ab. Druck, z. B. durch Liegen, wird dadurch weniger stark empfunden. In der Folge kann es sein, dass der ältere, bettlägerige Mensch zu selten seine Lage wechselt. So kann es zu einer Minderdurchblutung vor allem an den Körperstellen kommen, an denen Knochen dicht unter der Haut liegen und Blutgefäße komprimiert werden. Durch die Minderdurchblutung kann die Haut absterben. Diesen Zustand bezeichnet man als Druckgeschwür oder Dekubitus.

Dekubitus
Band 4, H 1.3.1
Dekubitus-prophylaxe
Band 2, K 3.3

1.2.2 Hautanhangsorgane

Hautanhangsgebilde sind anatomische Strukturen, die die Hautoberfläche durchstoßen:

- Haare
- Nägel
- Hautdrüsen

Haare

Haare haben eine Schutzfunktion. Die Kopfhaare schützen den Kopf vor Sonneneinstrahlung, Augenbrauen und Wimpern schützen das Auge vor Fremdkörpern, ebenso wie Nasenhärchen die Nase. Anatomisch gesehen sind alle Haare gleich aufgebaut. Sie sind ein Faden von zusammengeflochtenen, verhornenden Zellen. In der Haut wachsen sie in einem Haarfollikel, in dem sich die Haarwurzel mit ihrem zwiebelförmig verdickten Ende befindet. Dieser Teil wird Haarbulbus genannt. An ihm befindet sich die Haarpapille, die viele Blutgefäße enthält, um das wachsende Haar mit Sauerstoff und Nährstoffen zu versorgen. Außerhalb der Haut wächst der Haarschaft. Zu jedem Haar gehören eine Talgdrüse, ein Muskel und ein Nervengeflecht.

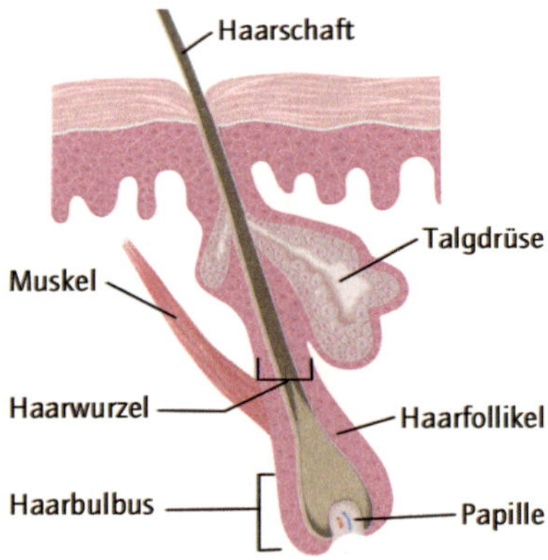

Haar

Nägel

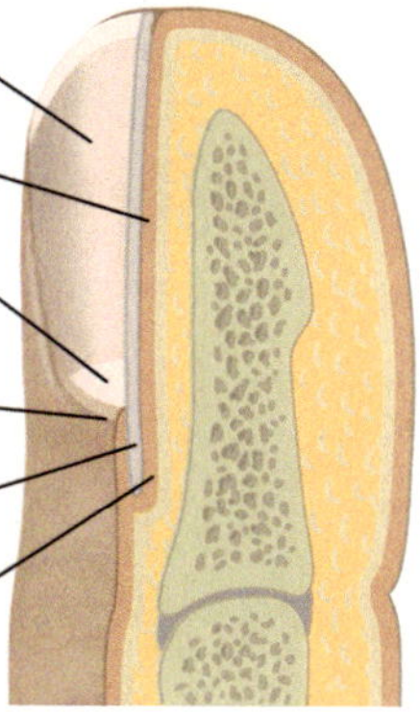

Fingernagel

Nägel erleichtern das Greifen und verhindern Verletzungen an den Finger- und Zehenenden. Sie sorgen für den nötigen Widerstand zwischen Finger- und Zehenspitzen. Sie bestehen aus verhornenden Zellen der Oberhaut, sind hart und bis zu einem gewissen Grad biegsam. Der Nagel ist an der Haut in eine kleine Hautfalte eingebettet, den Nagelwall. Der Nagelwall faltet sich nach innen, macht nach wenigen Millimetern wieder einen Umschlag und bildet so das Nagelbett. Der Nagel ist vollständig mit dem Nagelbett verwachsen. Er wächst aus dem zweiten Umschlag, der Nagelwurzel.

Hautdrüsen

Man unterscheidet im Körper drei Hautdrüsen mit unterschiedlicher Funktion:

- Schweißdrüsen
- Duftdrüsen
- Talgdrüsen

Talgdrüsen sind an Haarfollikel gebunden, sitzen aber auch einzeln in der Lederhaut. Sie sondern Talg ab, der ein natürliches, individuelles Hautpflegemittel ist: Er fettet die Haut und schützt vor Austrocknung. Talg besteht aus Fetten, Cholesterin, Wasser, Salzen, Eiweiß und Harnstoff des Körpers. In 24 Stunden wird ca. 1–2 g Talg produziert. Spezielle Talgdrüsen im Ohr bilden das Ohrenschmalz (Cerumen).

Da Talg wasserlöslich ist, wird er bei der Körperpflege abgewaschen. Zwar führt das zu einem angenehmen Sauberkeitsgefühl, es wird dadurch der Haut aber zugleich das eigene Pflegemittel entzogen. Zu häufiges Waschen birgt das Risiko, die Haut zu schädigen. Im höheren Alter nimmt die Talgproduktion ab.

> Eine zu hohe Talgproduktion kann dazu führen, dass die Talgdrüsengänge verstopfen (Mitesser), die sich entzünden und gerötete Pusteln („Pickel") bilden können. In größerem Ausmaß findet das beim Krankheitsbild der Akne statt. Grund dafür ist eine erhöhte Talgproduktion in Kombination mit einer verstärkten Verhornung der Hautoberfläche (Talg kann nicht abfließen), wie es während der Pubertät häufig der Fall ist.

Duftdrüsen sind spezialisierte Schweißdrüsen und befinden sich in den Achselhöhlen, der Schamregion und im Bereich der Brustwarzen. Sie produzieren ein duftendes Sekret. Dadurch entsteht der individuelle Körpergeruch, der im Zusammenhang mit Sympathie und Antipathie vielfach wissenschaftlich untersucht wurde.

Im Tierreich erfüllen die Duftdrüsen oft wichtige Funktionen z.B. beim Markieren von Revieren oder der Feindesabwehr. Beim Menschen ist ihre Bedeutung nicht mehr so offensichtlich. Unter anderem sondern die apokrinen Duftdrüsen eine Form des Sexualhormons Testosteron ab, das vermutlich bei der Wahl des Sexualpartners eine Rolle spielt. Derzeit wird diskutiert, ob und in welcher Weise Menschen von so genannten Pheromonen (Botenstoffe) beeinflusst werden. Diese Stoffe werden bereits chemisch hergestellt und Parfümen beigesetzt, obwohl ihre Wirkung noch umstritten ist.

Beobachtung von Schweiß Band 2, E 2.4

Die Aufgaben der **Schweißdrüsen** sind die Regulation der Körpertemperatur und das Ausscheiden von Stoffwechselendprodukten. Das saure Sekret der Schweißdrüsen trägt zum Säureschutzmantel der Haut bei, der wiederum das Keimwachstum auf der Hautoberfläche hemmt. Die Schweißdrüsen sind unterschiedlich auf der Körperoberfläche verteilt.

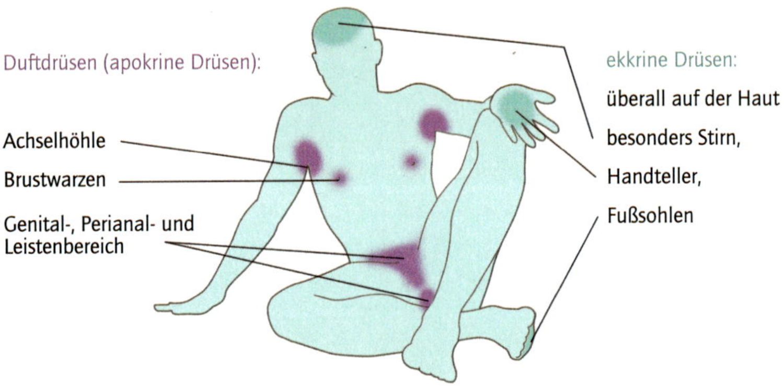

Lage der Duft- und Schweißdrüsen im Körper

?

1 Nennen Sie zwei Formen von Epithelgewebe mit ihrer Funktion.
2 Nennen Sie mindestens fünf Aufgaben der Haut.
3 Nennen Sie die Drüsen des Körpers.
4 Erklären Sie den Aufbau der Haut.
5 Erläutern Sie die Funktion der Haare.

Erstellen Sie selbstständig eine Tabelle mit den drei Schichten der Haut und den Hautanhangsorganen sowie deren Funktion.

2 Beobachtung der Haut

Frau Bellmann ist gerade erst ins Seniorenzentrum eingezogen und benötigt Hilfe bei der Körperpflege. Während Olga Frau Bellmann das Handtuch hinhält, erkennt sie unter den Brüsten rote Flecken.

Sie berichtet das anschließend der Pflegekraft und schildert genau das Aussehen der Flecken. Diese lobt Olga: „Gut beobachtet – da wir das jetzt wissen, können wir ab jetzt einer Verschlimmerung dieser wunden Stellen vorbeugen".

Überlegen Sie, welche Probleme man durch aufmerksames Beobachten bei einer Körperwaschung erkennen kann.

2.1 Hautfarbe

Die Hautfarbe ist abhängig vom Melaningehalt und von der Durchblutung der Haut. Als normale Hautveränderungen werden Leberflecken, Muttermale, Sommersprossen oder Dehnungsstreifen angesehen.

Hautverfärbungen

Färbung	Ursachen
Blässe	physiologisch: – geringer Melaningehalt der Haut pathologisch: – niedriger Hämoglobingehalt (Anämie) – Kreislaufversagen (schnelles Erblassen) – Blutverlust (langsames Erblassen) – im Gesicht bei niedrigem Blutdruck oder im Schockzustand – an Extremitäten bei arteriellen Gefäßverschlüssen (Embolien) Graue Blässe – bei starkem körperlichem Verfall (Krebs, Nierenerkrankungen)
Rötung	– bei Anstrengung oder in warmer Umgebung, z.B. Sauna Generelle Rötung bei – Fieber, – evtl. Bluthochdruck
Blaufärbung (Zyanose)	– blau verfärbte Lippen als Anzeichen von Kälte – Sauerstoffmangel, z. B. Atemnot – zuerst an Fingerspitzen, Nasenspitze und Lippen sichtbar – Hämatom („blauer Fleck"), durch innere Blutung
Gelbfärbung (Ikterus)	bei Leber und Gallenerkrankungen, zuerst in den Augen erkennbar (Ikterus) – bei Vergiftungen, z. B. mit Arsen, Nikotin, Medikamenten – hämolytische Anämie
Schwarzfärbung	abgestorbe Haut, z. B. Nekrose bei einem Dekubitus
bräunlich-bronzefarbene Verfärbung	bei Erkrankungen der Niere durch Harnfarbstoffablagerung in der Haut

Lebererkrankungen Band 3, J 2.4

2.2 Hautbeschaffenheit

Bei der Beobachtung der Hautbeschaffenheit kann man normale, fettige und trokkene Haut unterscheiden.

Die Beobachtung dieser verschiedenen Hauttypen ist von Bedeutung für die Auswahl einer geeigneten Hautpflege.

Hautanalyse
Band 2, D 3.4.1

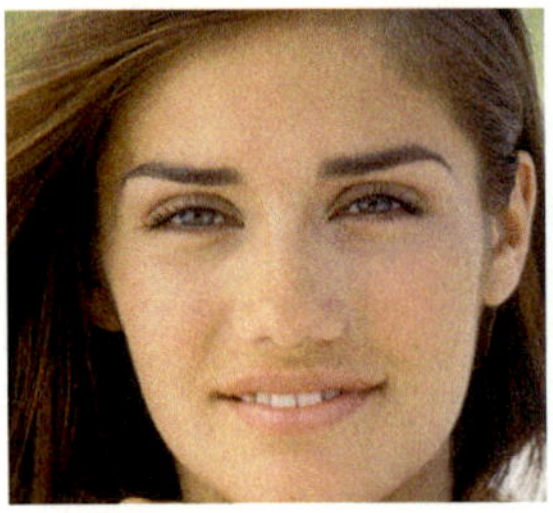
Normale Haut

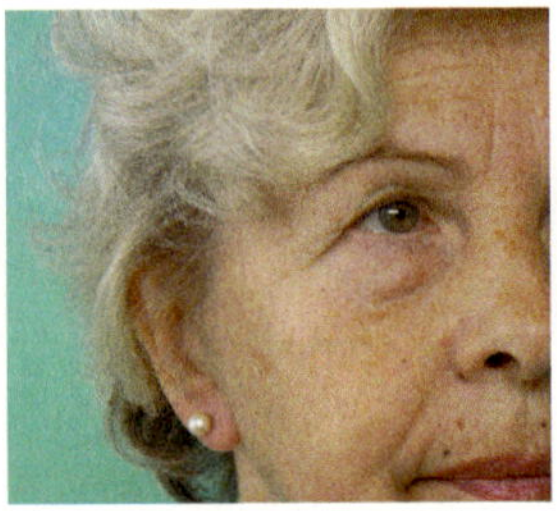
Trockene Haut

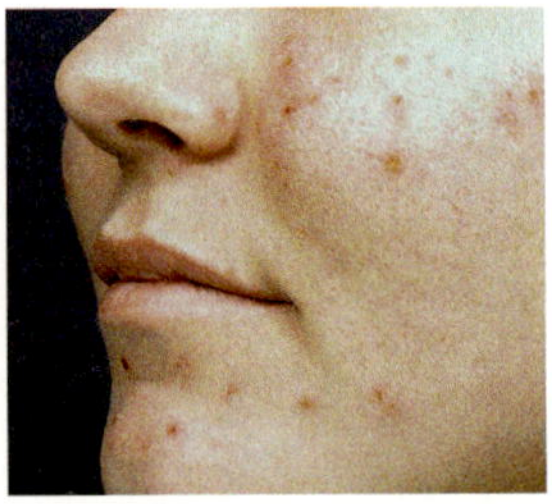
Fettige Haut mit Akne

Hauterkrankungen
Band 3, D 1

Zahlreiche Hauterkrankungen, wie z. B. Ekzeme, Schuppenflechte oder Pilzbefall, können typische Zeichen auf der Haut hinterlassen, die eine Pflegekraft beobachten und dokumentieren muss, auch wenn das Erkennen der dazugehörigen Krankheit nicht immer einfach ist.

2.2.1 Spannungszustand

Den **Spannungszustand** der Haut nennt man auch Hautturgor (lat. turgere = geschwollen sein). Im Pflegeberuf wird mit dem Hautturgor meist der Flüssigkeitsgehalt der Haut, selten eine Schwellung der Haut, z. B. bei Verletzungen, beschrieben.

Dabei werden unterschieden:

- ein erhöhter Hautturgor bei Ödemen (Ansammlungen von Körperflüssigkeit im Gewebe)
- ein niedriger Hautturgor bei Dehydratation oder Exsikkose (Austrocknung).

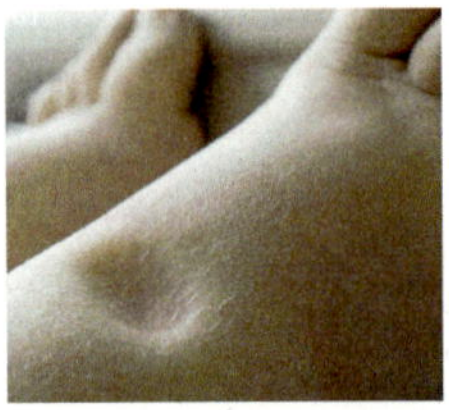

Bei der Beobachtung des Spannungszustands können zwei pflegerische Tests durchgeführt werden.

Bei dem Verdacht auf Ödem wird mit einem Finger eine Delle in die Haut gedrückt, bei dem Verdacht auf Austrocknung wird an der Haut eine Falte hochgezogen. Bei gesunden Menschen werden Delle und Falte sekundenschnell wieder von der Haut ausgeglichen, da der Spannungszustand der Haut gut ist. Bei pathologischen Veränderungen des Spannungszustands kann die Delle längere Zeit bestehen bleiben (Minuten), wenn es sich um ein Ödem handelt. Die Falte wird längere Zeit bestehen bleiben, wenn zu wenig Flüssigkeit im Körpergewebe ist.

2.2.2 Zustand der Schleimhaut

Eine gesunde Schleimhaut sieht feucht, intakt, gut durchblutet und glänzend aus. Schleimhaut kommt im Mund-, im Intim- und im Analbereich vor. Beobachtet werden kann z. B.:

- die Zunge und die Mundschleimhaut, z. B. eine belegte oder trockene Zunge, Soorbeläge in der Mundschleimhaut, Aphthen oder Rhagaden

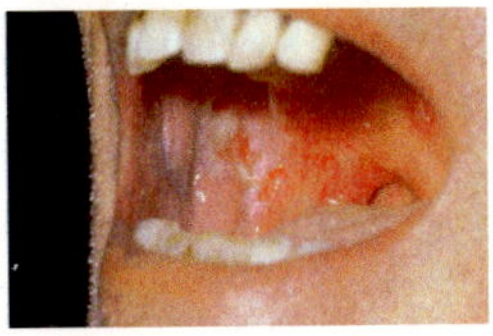

Soorbefall

Aphthen sind rote, runde oder ovale Schleimhautdefekte mit einem weißen Fibrinbelag, Rhagaden kleine Einrisse an den Mundwinkeln. Beides kann durch eine Abwehrschwäche entstehen und ist sehr schmerzhaft. Eine trockene, rissige Zunge ist ein erstes Anzeichen für einen Flüssigkeitsmangel. Eine besonders gerötete Zunge tritt bei Lebererkrankungen (Lackzunge) oder bei Scharlach (Himbeerzunge) auf.

- Rötungen oder Pilzerkrankungen im Intimbereich
- Hämorrhoiden im Analbereich

Soor- und Parotitisprophylaxe Band 2, K 5.1

2.3 Junge und alte Haut

Im Sinne der Körperpflege können Unterschiede in der Haut von Säuglingen oder alten Menschen beobachtet werden.

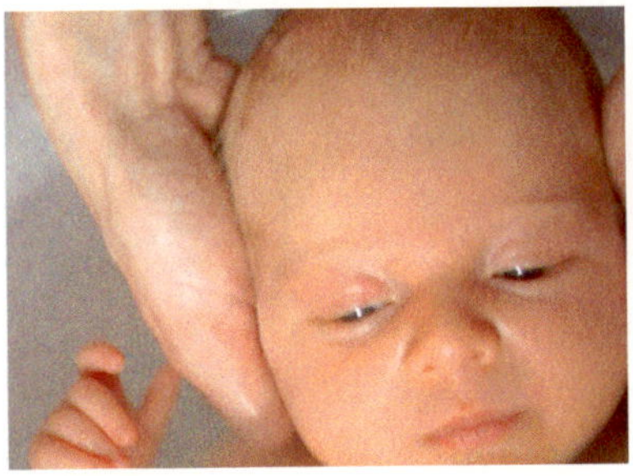

Säuglingshaut

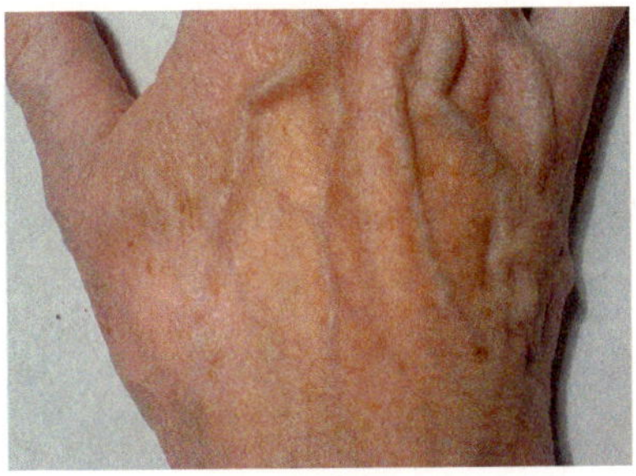

Altershaut mit Altersflecken

Babyhaut wird in der Regel als schöne und erstrebenswerte Haut angesehen. Aber sie ist noch nicht perfekt im Vergleich mit der Haut eines Erwachsenen:

- Epidermis und Dermis sind dünner als beim Erwachsenen, daher ist sie leichter reizbar und anfälliger für mechanische Verletzungen.
- Die Subkutis ist dünner, daher bietet sie nur einen unzureichenden Schutz vor Wärmeverlust.
- Die Barrierefunktion ist vermindert, daher hat die Haut nur einen geringen Eigenschutz vor Wasserverlust (Austrocknungsgefahr) und eine höhere Durchlässigkeit für die Haut schädigende Substanzen
- Die Pigmentbildung ist vermindert, daher sind Säuglinge anfälliger für einen Sonnenbrand.
- Die Talgdrüsenproduktion ist vermindert, daher kann die Haut von Säuglingen leichter austrocknen.
- Die Schweißdrüsenaktivität ist vermindert, daher hat ein Säugling eine verminderte Wärmeregulation bei erhöhter Körpertemperatur.

Mit zunehmendem Alter verändert sich die Haut.

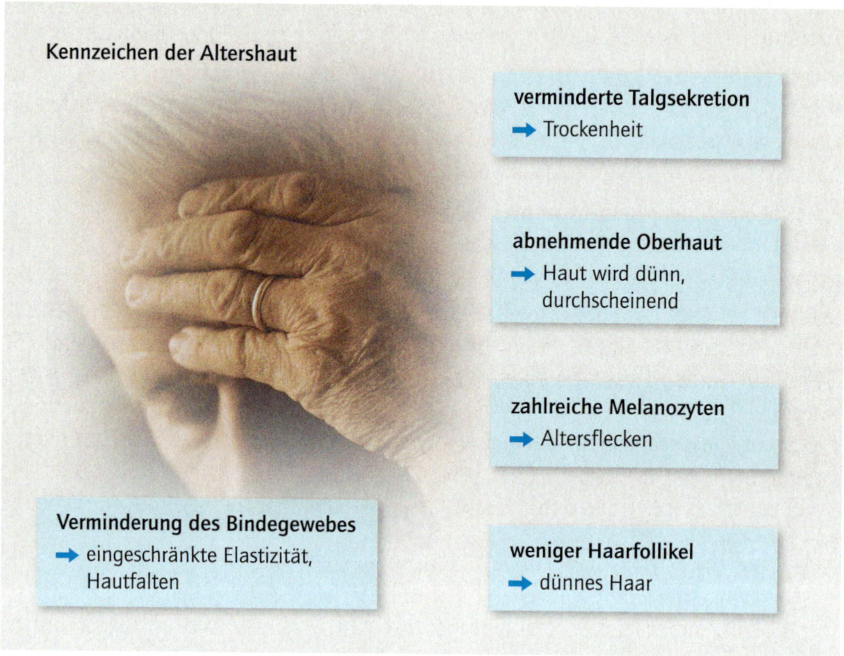

Kommen im Alter noch mangelnde Durchblutung durch Arteriosklerose, Verschiebung des pH-Wertes der Haut bei Diabetes (Alkalität) oder häufigere Waschungen bei Inkontinenz hinzu, dann erhöht sich die Wahrscheinlichkeit von Hautirritationen.

2.4 Beobachtung der Hautanhangsorgane

Zur Hautbeobachtung gehören auch die Hautanhangsorgane sowie die Funktion der Hautdrüsen (Schweiß).

2.4.1 Finger- und Fußnägel

Finger- und Fußnägel sind ein Zeichen für die Qualität der Körperpflege.

Normale Veränderungen an den Nägeln sind Brüchigkeit, weiße Flecken oder bestimmte Formveränderungen, z.B. der Krallennagel. Pathologisch sind dagegen Uhrglasnägel durch dauerhafte Verminderung der Blutzirkulation im Gewebe. Nagelbettentzündungen oder das Einwachsen der Nägel sind dabei Gefahren, die es zu vermeiden gilt. Der Befall mit Fußpilz ist behandlungsbedürftig.

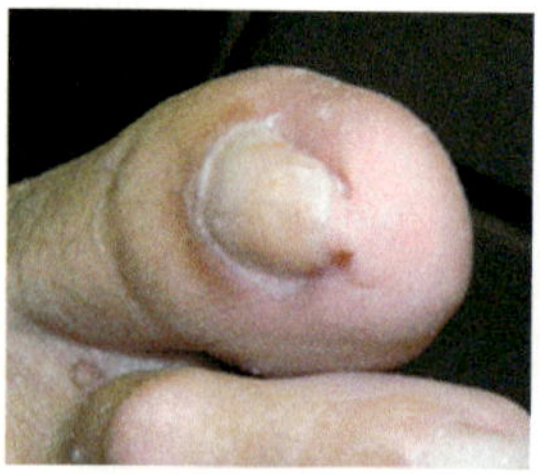

Eingewachsener Nagel

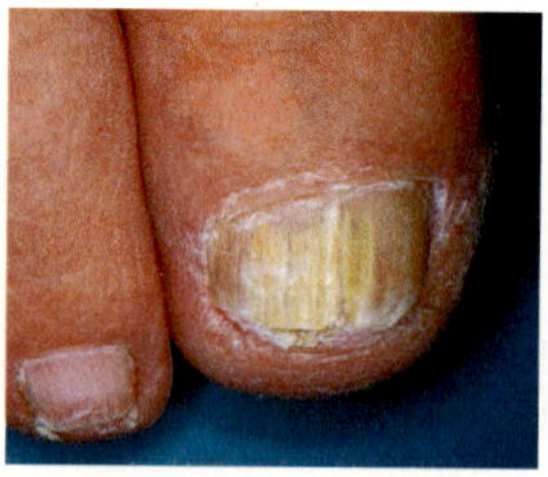

Nagelpilz

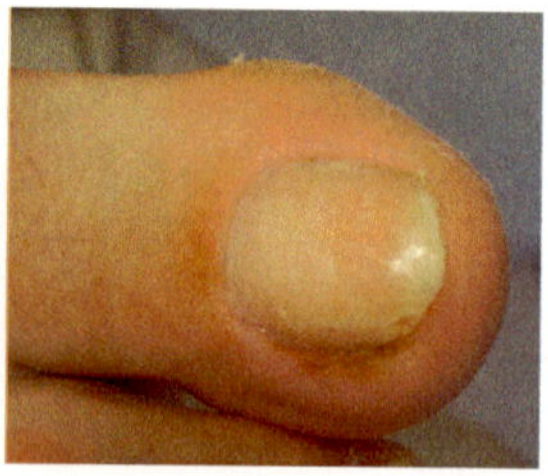

Uhrglasnägel

2.4.2 Körperbehaarung

Haare befinden sich an fast allen Stellen des Körpers in sehr unterschiedlicher Ausführung. Unbehaart sind z. B. grundsätzlich Fußsohlen und Handinnenflächen.

Haare haben eine Lebensdauer von etwa 2 bis 6 Jahren. Ihre Färbung erhalten sie durch den Farbstoff Melanin. Wird davon im Alter weniger produziert, werden die Haare sichtbar grau. Weniger Haarfollikel sorgen im Alter außerdem dafür, dass das Haar dünner wird bis hin zum Haarausfall.

Zytostatika
Band 4, E 6.2

Dieser kann aber auch durch Medikamente hervorgerufen werden, z. B. durch Zytostatika, die zur Behandlung bei Krebs gegeben werden.

Aus dem Pflegezustand der Haare, z. B. fettige Haare, kann man schließen, wie sich der Mensch im Allgemeinen pflegt. Dabei ist aber Vorsicht geboten, denn es gibt auch Veränderungen der Haare, die nicht durch Pflege zu ändern sind. Ein Beispiel dafür sind strohige Haare bei Alkoholismus: Einerseits können die Haare aufgrund des Alkoholismus verändert sein, andererseits kann ein alkoholkranker Mensch seine Körperpflege vernachlässigen. Und nicht jeder Mensch mit strohigen Haaren ist Alkoholiker. Es ist Vorsicht dabei geboten, vorschnell vom Pflegezustand der Haare auf den allgemeinen Pflegezustand des Menschen oder auf Krankheiten zu schließen.

Haarpflege
im Bett
Band 2, D 3

2.4.3 Körpergeruch

Es gibt einen individuellen Körpergeruch, der meist kaum bewusst wahrgenommen wird. Er entsteht durch Sekret der Duftdrüsen.

Gerüche, die auf eine Krankheit hinweisen können, sind z. B.

- Mundgeruch, kennzeichnet eine mangelhafte Mundpflege, bestimmte Zahnerkrankungen oder Magenerkrankungen
- Harngeruch, z. B. durch Inkontinenz oder Nierenerkrankungen
- Azetongeruch, bei manchen Menschen mit Diabetes mellitus

?

1 Nennen Sie drei unterschiedliche Hautverfärbungen mit möglichen Ursachen.
2 Nennen Sie drei verschiedene Hauttypen.
3 Was versteht man unter dem Hautturgor?
4 Nennen Sie Unterschiede zwischen der Säuglingshaut und der Haut von Erwachsenen.
5 Nennen Sie typische Veränderungen der Altershaut.
6 Nennen Sie drei Veränderungen, die an Fußnägeln vorkommen können und deren Ursachen.
7 Nennen Sie die Ursachen für die Graufärbung des Haares im Alter und den altersbedingtenHaarausfall.

Erarbeiten Sie in Kleingruppen einen Überblick über verschiedene Hauttypen. Ergänzen Sie dazu jeweils mögliche Ursachen und Pflegetipps. Tauschen Sie sich anschließend gemeinsam darüber aus.

3 Körperpflege durchführen

Olga arbeitet zurzeit auf einer inneren Station des Krankenhauses Gutleben und soll heute Morgen fünf Patientinnen und einen Patienten bei der Körperpflege unterstützen. Da es um 8.30 Uhr Frühstück gibt, hat sie für jeden Patienten 20 Minuten Zeit. Sie findet, dass das ein bisschen wenig ist. Hinzu kommt, dass sie schon weiß, dass Frau Sommer ihre Haare waschen möchte und dass sie sich nicht sicher ist bei der Körperpflege eines Mannes. Wie soll sie das nur alles schaffen?

1 Wie viel Zeit würden Sie für die Körperpflege eines Patienten einplanen?

2 Müssen Ihrer Meinung nach immer alle Patienten vor dem Frühstück gewaschen sein?

3 Wie oft sollte Ihrer Meinung nach dem Patienten im Krankenhaus das Waschen der Haare angeboten werden?

4 Diskutieren Sie die Thematik „Pflegende wäscht einen Mann", bzw. „Pflegender wäscht eine Frau".

3.1 Körperpflege und Intimität

Die Körperpflege ist für die meisten Menschen der Beginn des Tages. Man kann sie auch als den Beginn der Pflegesituation ansehen. Wenn der Patient mit der Körperpflege zufrieden ist, wird er auch im weiteren Verlauf der Pflege eher ein zufriedener zu pflegender Mensch sein.

Beruhigende Waschung Band 3, D 3

Es gibt Situationen, in denen eine Körperpflege am Nachmittag oder Abend sinnvoll ist, z. B. wenn dann mehr Zeit für eine aufwendige Körperpflege zur Verfügung steht oder wenn die Körperpflege im Sinne der Basalen Stimulation durchgeführt wird.

Um Zufriedenheit bei der Körperpflege herzustellen, sollte man sich bewusst machen, dass durch die Hilfe bei der Körperpflege eine sehr intime Situation zwischen dem zu pflegenden Menschen und der Pflegenden entsteht. Selbst Menschen, die intim miteinander sind, haben manchmal Probleme damit, von dem anderen bei der Körperpflege Hilfe annehmen. Daher ist es von großer Wichtigkeit, besonders taktvoll und einfühlsam vorzugehen. Entblößungen sollten so kurz wie möglich stattfinden und der Patient sollte immer wieder bedeckt werden, z. B. durch ein Handtuch. In Mehrbettzimmer ist ein Sichtschutz zu verwenden.

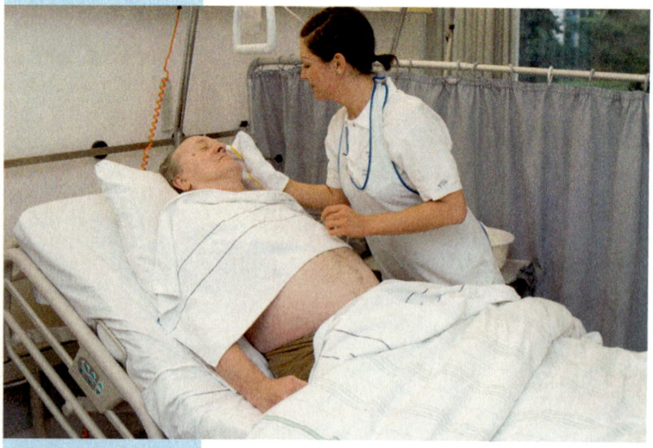

Intimität wahren: Ein Handtuch zum Abdecken und ein Sichtschutz zum Nachbarbett

Man sollte den zu Pflegenden möglichst so waschen und pflegen, wie er es selbst machen würde, also möglichst individuell.

Gute Körperpflege hat aber auch mit Berührung zu tun. Sie sollte für den zu Pflegenden angenehm sein, nicht zu fest, nicht zu flüchtig, nicht zu kurz, nicht zu lang. Es bedarf einiger Übung und des Nachfragens, ob der Berührungsdruck bei der Körperpflege für den Menschen angenehm war. Besonders in den Intimzonen möchte sich kaum einer gern von Fremden berühren lassen. Bei der Pflege eines Menschen ist dies aber oft nicht zu umgehen. Behutsames Berühren sollte an diesen Stellen selbstverständlich sein. Dies gilt besonders für Menschen, die bewusstlos sind, da sie die Situation nicht visuell erfassen können.

Durch die Berührung während der Körperpflege kann der zu Pflegende spüren, ob z. B. in Hektik oder Ruhe gearbeitet wird oder ob jemand sicher oder unsicher ist.

Die Überschreitung der Distanzzonen bei der Körperpflege ist für den Menschen erträglicher, wenn er dabei angesprochen wird. Deshalb ist eine laufende Information über das, was von der Pflegenden getan wird, wichtig. Wenn möglich sollte während der Körperpflege ein Gespräch entstehen. Die Körperpflege ist eine gute Möglichkeit, den Pflegebedürftigen besser kennen zu lernen und Vertrauen aufzubauen. Aus der Berührungsqualität wird so eine Beziehungsqualität.

3.2 Formen der Körperpflege

Es gibt nach dem Grad der Unterstützung und dem Ort der Durchführung verschiedene Formen der Körperpflege.

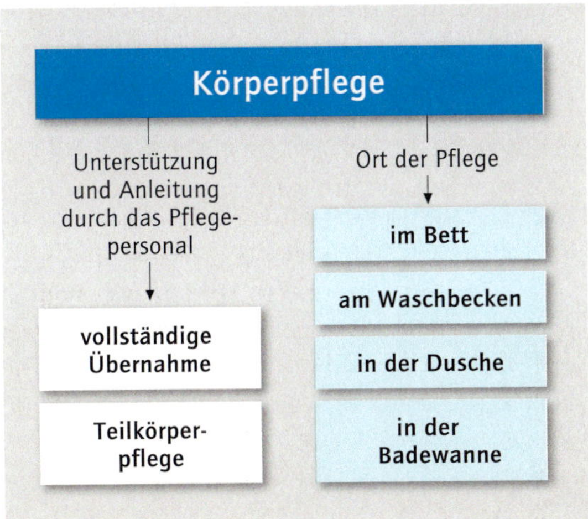

Der Grad der Abhängigkeit von fremder Hilfe bei der Körperpflege ist am höchsten bei einer vollständigen Übernahme der Körperpflege im Bett und geringer, wenn eine Pflegekraft beim Duschen oder Baden zur Unterstützung anwesend ist. Grundsätzlich sollte eine Form gewählt werden, die eine geringe Abhängigkeit und eine Aktivierung des zu Pflegenden bedeutet (aktivierende Körperpflege).

Das Ziel der Pflege ist es immer, dass der zu Pflegende die Körperpflege so weit wie möglich selbstständig durchführt.

3.3 Mundpflege

3.3.1 Mundhygiene

Die Mundhygiene dient der Prophylaxe von Krankheiten an Zähnen und Mundschleimhaut, vor allem Karies, Parodontitis und Schleimhautinfektionen.

Zur hygienischen Mundpflege sollten Patienten, vor allem Kinder, angeleitet und beraten werden.

Gesundheitsförderung Band 5, D 1.2

Durch das Zähneputzen werden Speisereste und beginnende Verbindungen von Bakterien und Kohlenhydraten entfernt und ein gesundes (pH-neutrales) Milieu im Mund geschaffen. Bleiben diese Ablagerungen von Bakterien und Kohlenhydraten im Mund, bilden sich an der Zahnoberfläche so genannte Plaques, aus denen Karies entstehen kann. Deswegen ist es sinnvoll, nach jeder Mahlzeit die Zähne zu putzen. Auch Speichel trägt dazu bei, das saure Milieu im Mund zu neutralisieren. Er schützt die Zähne, in dem er Mineralien für die Zahnschmelzhärtung zur Verfügung stellt und für ein gesundes Milieu im Mund sorgt.

Die Mundpflege kann zu Beginn oder am Ende der Körperpflege durchgeführt werden, je nachdem, wie es für den Patienten angenehm ist. Bei gesunden Menschen besteht die Mundpflege in der Regel aus dem Putzen der Zähne. In Pflegesituationen unterscheidet man:

- Allgemeine Mundpflege
- Spezielle Mundpflege

3.3.3 Allgemeine Mundpflege

Unter allgemeiner Mundpflege versteht man das Entfernen von Speiseresten und das Reinigen der Zähne. Soweit der zu Pflegende es nicht selbst übernehmen kann, sollte das Eindringen in den Mund sehr vorsichtig geschehen. Eventuell kann sich die Pflegende dabei hinsetzen, damit der Patient nicht seinen Kopf hochstrecken muss und dadurch für ihn die Gefahr der Aspiration entsteht. Die Zahnpflege kann auch in Seitenlage durchgeführt werden, aber eine sitzende Position ist am besten geeignet.

Die Ziele der Mundpflege sind:

- Das Wohlbefinden des zu Pflegenden
- Erhalten oder Wiederherstellen einer gesunden Mundflora

Zur Mundpflege gehört folgendes Material:

- Zahnbürste
- Zahnpasta – alternativ z. B. Elmex-Gelee, das notfalls auch ohne Zahnbürste aufgetragen werden kann
- evtl. Zungenbürste
- Trinkgefäß mit Wasser
- evtl. Mundwasser
- Nierenschale
- Handtuch
- Einmalhandschuhe

Durchführung der Mundpflege

Zähne dürfen nicht zu locker und nicht zu fest geputzt werden. Neben den Zähnen wird auch die Zunge beobachtet und wenn nötig gereinigt. Der Ablauf ist in der Regel folgendermaßen:

- den zu Pflegenden informieren
- bequeme Lagerung durchführen, am besten Oberkörperhochlagerung
- Handtuch unter das Kinn des zu pflegenden Menschen legen
- den Mund mit Wasser und/oder Mundwasser ausspülen lassen
- Reinigung der Zähne und Massage des Zahnfleisch mit der Zahnbürste (alle vier Kauflächen)
- evtl. Reinigen der Zunge
- Ausspülen des Mundes
- nach Bedarf Lippenpflege mit einem Balsam

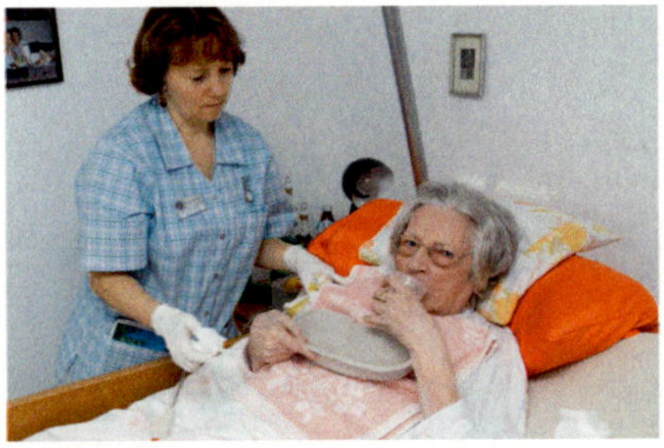

Durchführen der Mundpflege im Bett

Reinigen von Zahnersatz

Die Mundpflege wird auch bei den Menschen durchgeführt, die einen herausnehmbaren Zahnersatz tragen. Zunächst muss der Zahnersatz herausgenommen werden, auch wenn es nur ein Teilersatz ist. Noch vorhandene Zähne sind zu reinigen. Das Zahnfleisch wird massiert und auf Druckstellen sollte geachtet werden. Schlecht sitzende Prothesen können die Mundschleimhaut aufreiben und sollten von einem Zahnarzt angepasst werden.

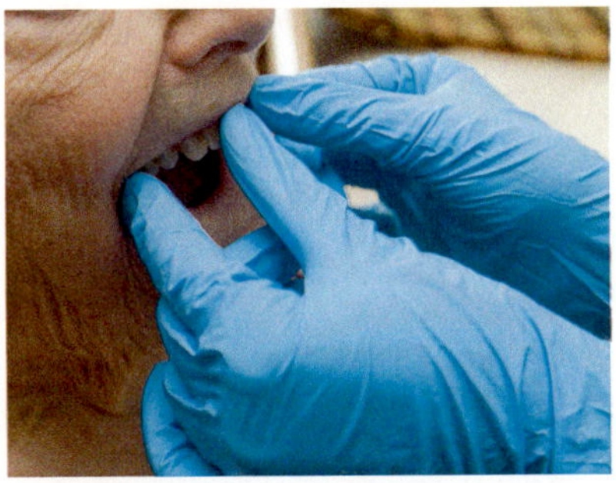

Herausnehmen einer Vollprothese

Die Prothese benötigt eine spezielle Reinigung. Sie erfolgt oft durch eine Reinigungstablette über Nacht in einem speziellen Gefäß. Die Zähne werden je nach Herstellerhinweis mit der Reinigungstablette und Wasser in dem Gefäß belassen und anschließend unter fließendem Wasser abgespült. Es ist auch möglich die Zahnprothese mit Zahnpasta und Zahnbürste zu reinigen.

Wenn Vollprothesen über mehrere Tage hinweg nicht eingesetzt werden, kann sich der Gaumen verformen, sodass die Prothese nicht mehr passt. Viele Patienten finden es angenehmer, wenn die Prothese auch über Nacht im Mund bleibt.

Auswischen des Mundes

Postoperative Pflege Band D, G 4

Zur allgemeinen Mundpflege kann es auch gehören, den Mund mit einer Kompresse auszuwischen. Das kann mit einem behandschuhten Finger, um den eine Kompresse gewickelt ist, geschehen, oder mit einem Tupfer in einer Klemme. Günstig ist das für Patienten, die eine Zahnbürste nicht mehr tolerieren. Auch kurz nach Operationen empfinden Patienten diese Art des Mund-Anfeuchtens oft als sehr angenehm, da der Mund nach einer Vollnarkose sehr trocken sein kann.

3.3.2 Spezielle Mundpflege

Unter spezieller Mundpflege versteht man das Anfeuchten und Pflegen der Mundschleimhaut bei Patienten, die nicht mehr durch den Mund ernährt werden oder eine zeitweise Nahrungskarenz einhalten müssen. Da es hier um eine feuchte Schleimhaut und weniger um die Mundhygiene geht, können fast alle Mittel zur Mundpflege verwendet werden, die der Patient mag (wenig geeignet ist Alkoholisches).

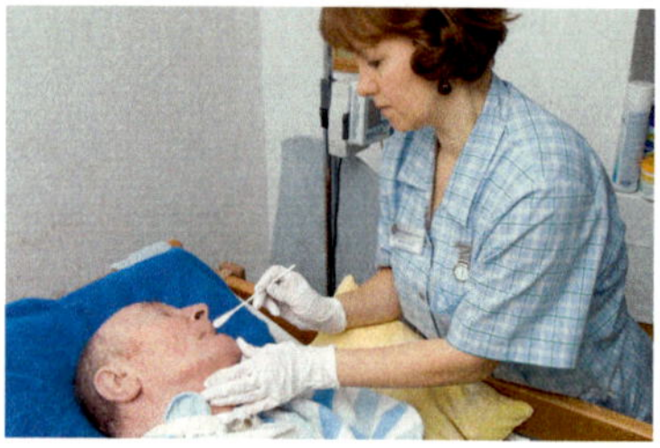

Wichtig ist hier besonders die Beobachtung der Mundschleimhaut, da die Betroffenen oft selbst nicht mehr dazu in der Lage sind.

Spezielle Mundpflege

Mittel zur Mundpflege

Mundpflege zur Parotitisprophylaxe Band 2, K 5.1

Pflegemittel (Auswahl)	Hinweise
Sprays mit künstlichem Speichel	halten gut feucht; je nach Empfinden des Patienten anwenden
antiseptische Lösungen, z.B. Chlorhexidin	nur bei Entzündungen der Mundschleimhaut
Salbei- oder Kamillentee	befeuchtet und wirkt entzündungshemmend
Stäbchen mit Zitronengeschmack (Lemon-Sticks)	fördern den Speichelfluss
Auswischen mit Flüssigkeiten, z.B. Bratensoße	zunächst nur die Lippen bestreichen, um zu schauen, ob der Patient den Geschmack mag; dann fördert es den Speichelfluss
Kauen von Lebensmitteln, z.B. Brot, Gemüse, Lakritze	das Kauen und der Geschmack fördern den Speichelfluss; es ist fast alles geeignet, was der Patient mag; Mittel in eine Kompresse geben (wie in einen Beutel), darauf kauen lassen, ein Ende festhalten, damit nur der Speichel, nicht aber die Kompresse verschluckt wird (Aspirationsprophylaxe)
Butter	gegen Mundtrockenheit; kann Borken und Beläge ablösen

3.4 Unterstützung beim Waschen

3.4.1 Materialien zu Körperpflege

- 1–3 Handtücher
- 1–2 Waschlappen, wenn möglich zusätzlich Einmalwaschlappen
- Einmalhandschuhe
- evtl. Waschschüssel
- Waschlotion
- Haarpflegeartikel
- Zahnpflegeartikel
- Hautpflegeartikel
- Persönliche Pflegeartikel, z. B. Deodorant und Parfüm
- Hände- und Flächendesinfektionsmittel
- Windeln für Kinder oder Inkontinenzartikel

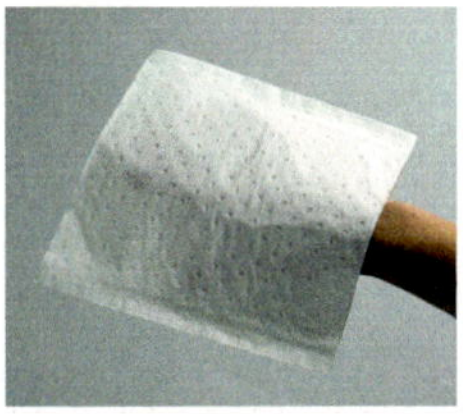

Einmalwaschlappen

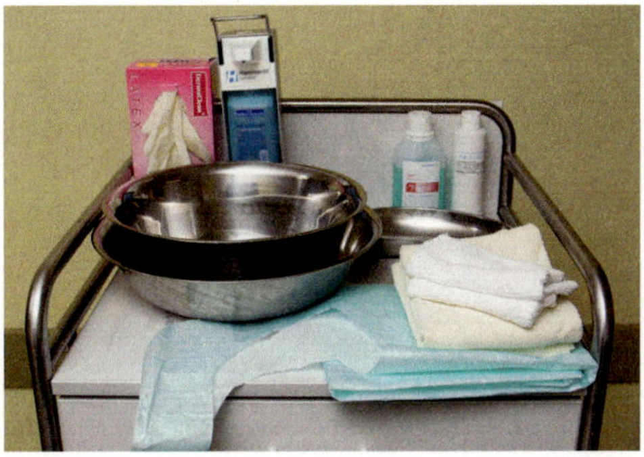

Waschbürsten sollten nicht verwendet werden, weil dadurch zum einen die Haut durch die Bürsten beschädigt wird (Mikroverletzungen) und zum anderen bei Naturborsten die Gefahr besteht, dass es durch den Haarkanal der Borsten zu einer Keimverschleppung kommt.

Das Tragen von Einmalhandschuhen ist grundsätzlich nur bei der Genital- und Analpflege nötig. Unter dem Aspekt der Berührung in der Körperpflege ist es aus Sicht des zu Pflegenden verständlich, dass eine permanente Berührung mit Handschuhen eher unangenehm ist und nicht zu seinem Wohlbefinden beiträgt. Die Handschuhe könnten sogar eine Barriere zwischen der Pflegeperson und dem zu Pflegenden darstellen, die eine sinnvolle Pflegebeziehung verhindert.

Waschsubstanzen und Pflegemittel

So wie ein Spülmittel das Fett von Geschirr abwäscht, so waschen Seifen den Fettmantel der Haut (Talg) ab. Dabei spielt auch die Wassertemperatur eine Rolle. Je heißer das Wasser ist, desto besser wird das Fett gelöst. Für die Körperwäsche bedeutet das: Je heißer das Waschwasser, desto mehr Hautschutz wird abgewaschen. Deshalb ist es sinnvoll, das Waschwasser so kühl wie möglich zu halten, solange der zu Pflegende sich noch wohlfühlt.

Die Rückfettung der Haut nach der Waschung kann problematisch sein, da sich nicht alle Menschen direkt nach dem Waschen eincremen wollen und nicht alle Cremes sinnvoll sind.

Um der Haut etwas von dem verlorengegangenen Schutz zurückzugeben, haben moderne „Waschmittel" einen rückfettenden Anteil. Trotzdem sollten so wenige Waschzusätze verwendet werden wie möglich.

Ein besonderes Problem entsteht, wenn zu Pflegende inkontinent sind. Dann muss häufiger eine Waschung im Intimbereich vorgenommen werden, was die Haut stärker schädigt. Im Zusammenhang mit Immobilität entsteht dadurch ein erhöhtes Risiko für einen Dekubitus.

Inkontinenz und Immobilität ▶ häufiges Waschen ▶ Austrocknen der Haut ▶ Schädigung der Haut ▶ Dekubitus

Zur Auswahl einer geeigneten Hautpflege ist es hilfreich, folgende Fragen zu beantworten[1]:

- Welcher Hauttyp liegt vor?
  - Normal (glatt, geschmeidig, glänzt ohne fettig zu wirken, Poren sichtbar)
  - Trocken (Oberfläche dünn, gespannt, glanzlos, matt, Poren nicht sichtbar)
  - Fettig (fettig schuppig oder fettig glatt)
- Wo ist welcher Hauttyp dominant?
- Wie ist der Pflegezustand der Haut?
- Zeigt die Haut farbliche Veränderungen?
- Wie ist der Hautturgor?
- Hat die Haut Verletzungen?
- Zeigt die Haut Schweißabsonderungen (klein- oder großperlig, kalt oder warm)?
- Geruch der Schweißabsonderung?
- Zeigen sich an der Haut Veränderungen der Blutgefäße, z. B. Krampfadern?
- Zeigt die Haut pathologische Veränderungen, z. B. Allergien, Kratzspuren?
- Hat die Haut Blasen, Warzen, blaue Flecke oder Ähnliches?
- Zeigt die Haut Rhagaden, Schuppungen, Verbrennungen?
- Ist die Wärmeregulation der Haut intakt? (Schwitzt oder friert der Mensch)?
- Ist der Mensch bei Anwendungen besonders wärme- oder kälteempfindlich, z. B. bei einer Wärmflasche?
- Zeigt die Haut bei Anwendungen besonders starke Reaktionen, z. B. bei Salben?
- Ist die Sensibilität der Haut erhalten?
- Ist der Mensch gegen Hautpflegemittel allergisch?
- Gebraucht der Mensch bestimmte Hautpflegemittel?
- Reagiert der Mensch auf Stress mit Hautreaktionen?
- Belastet den Menschen eine bestimmte Hautauffälligkeit?

Wenn man Hautpflegemittel verwenden möchte, sollten wenn möglich die Produkte verwendet werden, die der Pflegebedürftige auch zu Hause benutzt. Geeignet für die Hautpflege sind sogenannte Wasser in Öl (W/O) Präparate, dabei ist der Öl-Anteil höher als der Wasser-Anteil, z. B. Nachtcremes. Die so genannten Tagescremes enthalten mehr Wasser (Öl in Wasser, O/W Präparate) und sind daher weniger fettig. Durch den hohen Wasser-Anteil kommt es zum Aufquellen der Oberhaut, dies führt zur Vergrößerung der Hautoberfläche und somit zu vermehrter Verdunstung von Wasser. Die Verdunstung geschieht so schnell, dass der Körper seine gespeicherten Wasserreserven angreift und die Haut austrocknen kann.

Geeignet für die Hautpflege sind Wasser-in-Öl-Emulsionen. In diesen Emulsionen ist der Ölanteil höher als der Wasseranteil, wodurch die Haut besser gepflegt wird.

Vaseline oder Öl ist zur Hautpflege nicht zu empfehlen. Durch beide Produkte werden die Hautporen verschlossen, wodurch der Wärmeaustausch mit der Umwelt unterbrochen wird. Die Haut beginnt unter der Vaseline oder Ölschicht zu schwitzen, verliert Flüssigkeit und trocknet dadurch aus.

Bei besonders trockener Haut werden auch Ölbäder angewendet. Sie sollten nur ein- bis zweimal pro Woche stattfinden und keine Zusätze enthalten, die Allergien auslösen können.

Puder für das Trocknen von Hautstellen sollte nicht verwendet werden, weil es Krümel bildet und dadurch das Wundsein fördert.

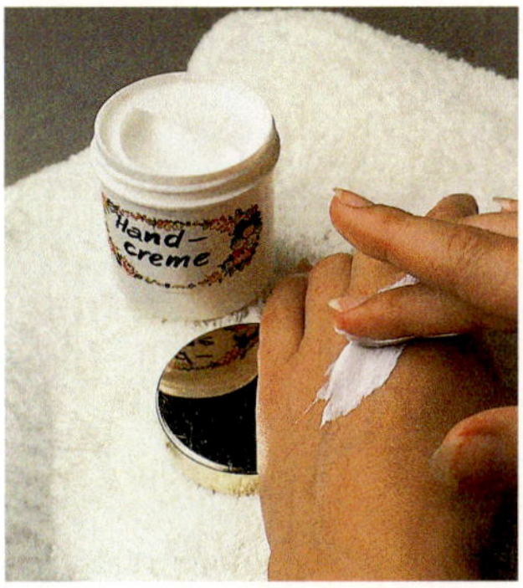

Wasser-in-Öl-Emulsion

Seifen

Synthetische Waschlotionen und Kinderseifen sind besser für die Waschung des Körpers geeignet als Seifen, weil sie zur Rückfettung der Haut beitragen. Die Verwendung von Seifen ist nicht unproblematisch, weil sie den natürlichen pH-Wert der Haut verändern und so zu Juckreiz, Austrocknung, negativer Beeinflussung der Hautflora und Allergien führen können. Einige Seifen sind jedoch „pH-neutral" und daher besser verträglich.

- Seifen, auch Flüssigseifen, bestehen zu 94 – 98 % aus Natriumsalzen. Im Zusammenhang mit Wasser lagern sie sich als Alkalisalze unter der Hornhaut ab. Das führt zu Juckreiz und damit verbundenem Kratzen, das die Haut schädigt.
- Alkalisalze führen zum Aufquellen der Hornhaut, wodurch die Hautoberfläche vergrößert wird und es zu vermehrter Verdunstung und damit verbunden zur Austrocknung kommt.
- Seifen enthalten ein Desinfektionsmittel, das die Hautflora angreift und verändert und dadurch die natürliche Abwehr der Haut beeinträchtigt.
- Parfümseifen können Allergien auslösen. Sie sollten nicht im Intimbereich verwendet werden.

Seifen werden besser nur sparsam eingesetzt und müssen anschießend gut wieder abgewaschen werden.

aktivierende Pflege Band 1, E

3.4.2 Körperpflege am Waschbecken

Wenn möglich sollte auch immobilen Menschen diese Form der Körperpflege ermöglicht werden, da eine Körperpflege im Bett, ohne fließendes Wasser, immer nur ein eingeschränktes Frischegefühl nach der Körperpflege gibt.

Eine Form der Mobilisation kann es sein, den Patienten in einen Dusch- oder Toilettenstuhl zu transferieren, mit dem er dann ans Waschbecken oder zur Dusche gefahren werden kann.

Zusätzlich sollte man den Patienten immer die Möglichkeit geben und sie dazu motivieren, sich so weit wie möglich selbstständig zu waschen (**aktivierende Körperpflege**).

Sich in der Gegenwart von anderen Menschen zu waschen, ist eine sehr intime Situation. Daher sollte die Körperpflege von einer Pflegefachkraft allein durchgeführt werden, es sei denn, es wird zur Unterstützung beim Stehen eine zweite Pflegende benötigt. Das gilt besonders für Menschen, die an Demenz erkrankt sind. Wird ein Mensch in dieser intimen Situation zusätzlich von zwei Menschen gleichzeitig berührt, kann das zu Verunsicherung führen, die er in seinem Zustand nicht kognitiv steuern kann.

Eine Hauptaufgabe des Pflegepersonals bei der Körperpflege am Waschbecken ist es, den zu Pflegenden zu motivieren, so viel wie möglich selbst zu waschen. Meist beginnt die Körperpflege mit dem Waschen des Gesichts, der Arme, der Hände und des Oberkörpers. Von diesen Tätigkeiten übernimmt der zu Pflegende so viel wie möglich selbst. Körperregionen, die er nicht selbständig waschen kann, übernimmt das Pflegepersonal. Meistens jedoch wäscht das Pflegepersonal den Rücken und die Beine. Das Waschen der Beine sollte aus Gründen des rückenschonenden Arbeitens vorher oder nachher im Bett erfolgen.

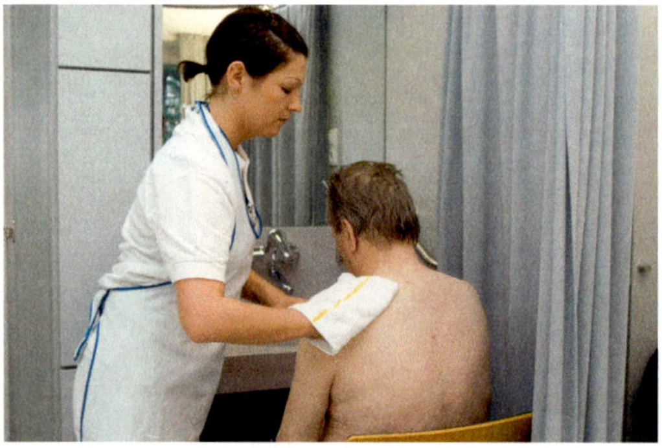

Unterstützung am Waschbecken: Rücken waschen

Zum Waschen des Anal- und Intimbereichs am Waschbecken sollte der zu Pflegende stehen können. Dabei kann er sich gut und sicher am Waschbecken festhalten. Um ihn zu motivieren, den Intimbereich selber zu waschen, kann das Pflegepersonal ihn auch stützen oder halten. Da es durch ungenügende Intimpflege leicht zu Entzündungen kommen kann, sollte das Pflegepersonal besonders beobachten, ob der Patient die Intimpflege gründlich und korrekt durchführt.

3.4.4 Nabelpflege

Durch den Bauchnabel ist der Fötus in der Gebärmutter mit dem Blutkreislauf der Mutter verbunden und erhält so alle nötigen Nährstoffe und Sauerstoff. Nach der Geburt wird diese Verbindung getrennt. Am Bauchnabel verbleibt dann eine Nabelklemme, bis der „Stumpf" des Bauchnabels von alleine abfällt. Es sollte darauf geachtet werden, dass sich der Nabel nicht außerhalb der Windel befindet. Er ist mit einer Kompresse abgedeckt und die Bezugsperson sorgt für die Reinhaltung der Region, bis der Bauchnabelstumpf abfällt.

Später ist keine besondere Bauchnabelpflege erforderlich. Er muss gereinigt und gut abgetrocknet werden, damit keine Seifenreste verbleiben. Besonders in der Urlaubszeit entsteht durch Sonnencreme, Sand und Schweiß ein kleiner „Klumpen", der sich durch Austrocknung verhärtet und zu einem Bauchnabelstein führt, der sich entzünden kann.

Besonders wichtig ist die Bauchnabelpflege für Personen, die ein Bauchnabelpiercing tragen, weil durch die Öffnung des Piercing Bakterien in die Haut gelangen und sich dann weiter verbreiten können. Der Bauchnabel kann bei Bedarf mit einem Watteträger gereinigt werden, im Normalfall reicht das Handtuch aus. Bei starken Verschmutzungen kann zur Nabelpflege auch ein Baby-Öl verwendet werden.

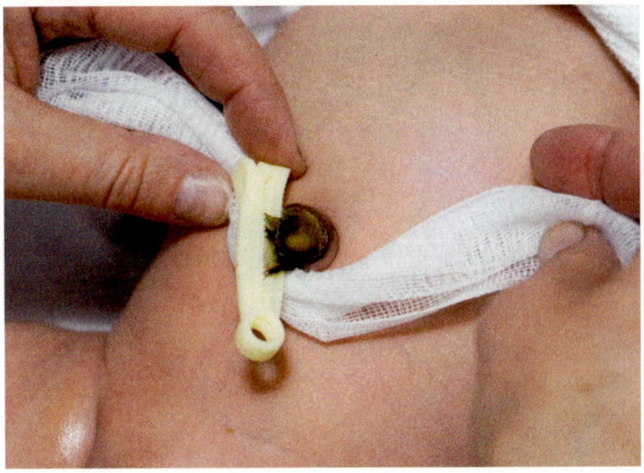

Nabelpflege beim Säugling

3.4.3 Intimpflege

Intimpflege umfasst die Pflege des Intimbereichs, der nicht nur aus den äußeren Genitalien und dem Analbereich besteht, sondern auch das obere Drittel der Oberschenkel, die Hüften, den Gürtelbereich abwärts vom Bauchnabel und beide Gesäßhälften einschließt.

Die Intimpflege dient nicht nur dem Sauberkeitsgefühl, sondern auch der Prophylaxe, z. B. der Vermeidung einer Harnwegsinfektion.

Der Intimbereich ist besonders anfällig für Infektionen und Geruchsbildung. Wenn möglich sollte er ohne Waschzusätze oder mit einer pH-neutralen Seife gewaschen werden. Beim Abtrocknen ist starkes Reiben zu vermeiden.

Intertrigo-prophylaxe Band 2, K 6

Besonderer Wert sollte bei der Pflege auf die Hautfalten gelegt werden, denn durch Wärme- und Schweißbildung sowie das Aufeinanderreiben der Haut können hier nässende Defekte entstehen. Durch Einlegen von Baumwoll- oder Mullstreifen kann entstehender Schweiß aufgesaugt und die Reibung der Hautfalten aufeinander verhindert werden. Es ist darauf zu achten, dass sich keine Puder- oder Salbenreste in den Hautfalten befinden oder dort entstehen können.

Mit frischem Wasser, Handschuhen und einem sauberen Waschlappen/Handtuch werden zunächst das äußere Genital, dann die Schambehaarung und dann die Leiste gewaschen. Bei bestehender Infektion im Genitalbereich erfolgt das Vorgehen in umgekehrter Reihenfolge.

Wenn möglich, sollte dem zu Pflegenden die Möglichkeit gegeben werden, die Intimpflege selbst durchzuführen. Es sollte auch möglich sein, dass die Intimpflege von Angehörigen durchgeführt wird.

Intimpflege bei der Frau

Zur Intimpflege wird die Frau gebeten, die Beine aufzustellen und zu spreizen. Dann werden die äußeren Schamlippen und der Genitalbereich gewaschen. Dabei ist die Wischrichtung immer in Richtung Anus, um eine Keimverschleppung zu vermeiden.

Es ist auch möglich, dass die Frau zur Intimpflege auf einem Steckbecken sitzt und die Pflegeperson Wasser über den Genitalbereich laufen lässt. Auch wenn dies etwas aufwendiger ist, schafft es für die Frau häufig ein besseres Gefühl des Gepflegtseins. Diese Form der Intimpflege wird auch als Genitalspülung, z. B. nach einer Operation im Intimbereich, bei bettlägerigen Frauen durchgeführt.

Spezielle Maßnahmen bei der Intimpflege einer Frau:

- im Bett die Beine der Frau anstellen, im Stehen die Beine breit machen lassen
- immer von vorn nach hinten wischen, d.h. zum Anus hin
- Spülungen im Bett mit Steckbecken oder auf einem Bidet

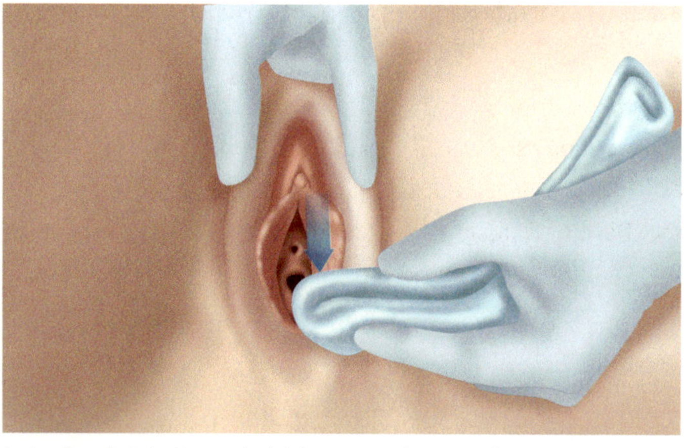

Intimpflege bei der Frau: Wischrichtung von der Harnröhre weg

Intimpflege beim Mann

Der Penis wird mit der Hand gehalten und die Vorhaut dann vorsichtig zurückgestreift. Beläge auf und hinter der Eichel (Smegma) werden mit einem feuchten Waschlappen vorsichtig entfernt (Waschrichtung von der Harnröhre weg). Anschließend wird die Vorhaut wieder über die Eichel gestreift, da sonst die Gefahr einer Paraphimose (Einschnürung des Penis mit schweren Durchblutungsstörungen) besteht. Anschließend werden Penisschaft und Hodensack (Skrotum) gewaschen und gut abgetrocknet.

Bei kleinen Kindern kann es vorkommen, dass aufgrund einer Phimose (verengte Vorhaut) die Vorhaut nicht zurückgeschoben werden kann. Dies sollte dann nicht mit Gewalt versucht werden.

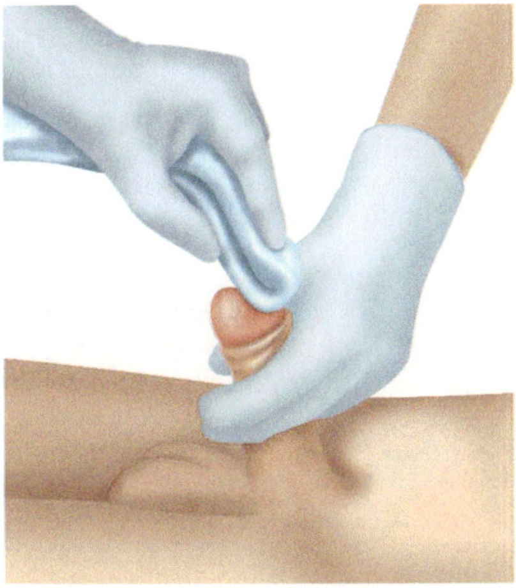

Intimpflege beim Mann: Reinigen der Eichel bei zurückgezogener Vorhaut

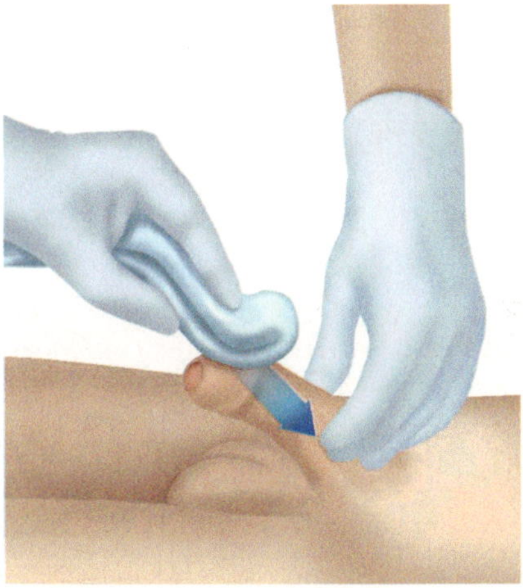

Reinigen des Penis mit vorgezogener Vorhaut

Bei der Waschung des Analbereiches ist darauf zu achten, dass die Wischrichtung immer vom Genitalbereich und der Harnröhre wegführt, damit es nicht zur Keimverschleppung kommt.

Besonders eine Keimverschleppung zwischen

- dem Genitalbereich und dem Analbereich
- zwischen den Füßen und dem Intimbereich

ist zu verhindern. Die Verwendung von Einmalwaschlappen ist dabei eine Hilfe.

3.4.5 Körperpflege im Bett

Bei der Körperflege im Bett ist es nötig, alle Materialien zunächst bereitzustellen, um während des Waschens nicht ständig das Bett verlassen zu müssen und etwas zu holen. Der Ablauf kann so aussehen:

- Den Raum vorbereiten, z. B. Fenster schließen, Sichtschutz anbringen
- Platz schaffen, um benötigte Materialien auf dem Nachttisch abzustellen
- Bett auf Arbeitshöhe einstellen und Lagerungshilfsmittel soweit wie möglich entfernen
- Das Kopfteil des Bettes einstellen

Wenn möglich, sollte der zu Pflegende zur Waschung des Gesichts, des Oberkörpers, zur Zahnpflege und zur Haarpflege im Bett sitzen, um die Körperpflegesituation zu realisieren, und aktiv daran beteiligt sein.

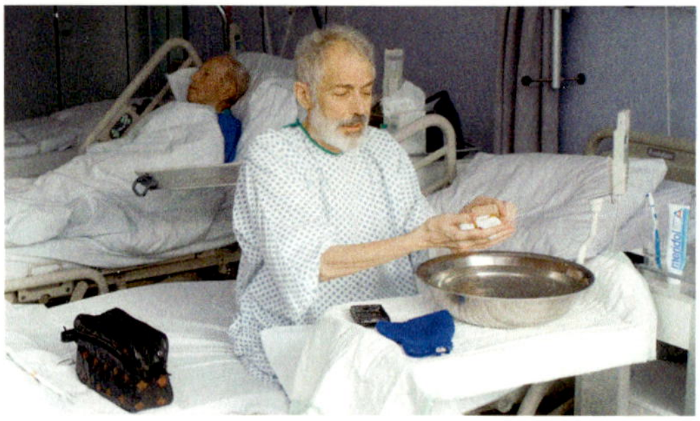

- Händedesinfektion
- Mund- und Zahnpflege

  Dazu wird dem Patienten etwas zu trinken angeboten, um die Mundschleimhaut zu befeuchten.
- Gesicht, Ohren, Hals, Oberkörper, Arme und Hände mit einem Waschlappen waschen

  Ist dies dem Patienten nicht möglich, übernimmt das die Pflegende. Dazu muss sie darauf achten, unbekleidete Stellen mit einem Handtuch abzudecken.

> Auch das Gesicht gehört bei vielen Menschen zu einer intimen, berührungsempfindlichen Zone und sollte dementsprechend vorsichtig gewaschen werden.

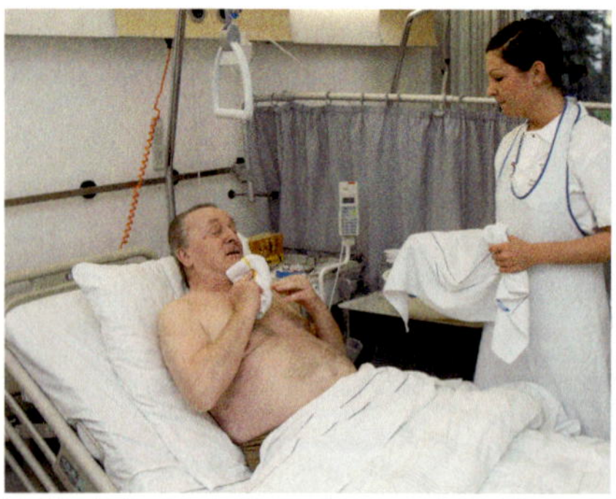

Patient wäscht sein Gesicht selbst

- Rücken waschen durch die Pflegeperson

  Ist es dem Patienten nicht möglich, sich dafür nach vorn zu beugen, kann der Rücken zu einem späteren Zeitpunkt auf der Seite liegend gewaschen werden.

- Waschen des Intimbereichs

  Nach dem Waschen des Oberkörpers gibt es verschieden Methoden des weiteren Vorgehens, die alle dem gleichen Zweck dienen, nämlich eine Keimverschleppung zwischen dem Intimbereich und anderen Körperregionen zu verhindern. Letztendlich muss jede Pflegende ihr Vorgehen immer der individuellen Pflegesituation anpassen. Möglichkeiten sind:

  - den Intimbereich mit Einmalwaschlappen waschen, die anschließend nicht mehr ins Waschwasser zurückgetaucht werden. So wird das Wasser nicht mit Keimen, die normal im Intimbereich sind, verunreinigt und die Körperpflege kann mit dem Waschen der Beine fortgesetzt werden.
  - nach dem Waschen des Intimbereichs erfolgt ein Wasserwechsel und die Beine und Füße des Patienten werden mit frischem Wasser gewaschen.

- Waschen der Beine und Füße

  Dabei ist darauf zu achten, dass eine Keimverschleppung von der Fußregion zum Intimbereich oder umgekehrt verhindert wird. Auch hier besteht die Möglichkeit, mit Einmalwaschlappen zu waschen, einen Wasserwechsel vorzunehmen oder andere Alternativen zu wählen. Es sollte ein Handtuch unter die Beine gelegt werden, um das Bett trocken zu halten.

- Lagerung auf die Seite und Waschen von Rücken, Gesäß und Analregion

  Nach dem Waschen der einzelnen Körperregionen wird selbstverständlich abgetrocknet. Da die Pflegende nicht empfinden kann, ob die Haut trocken ist, empfiehlt es sich, ihn zu fragen, ob er sich trocken fühlt.

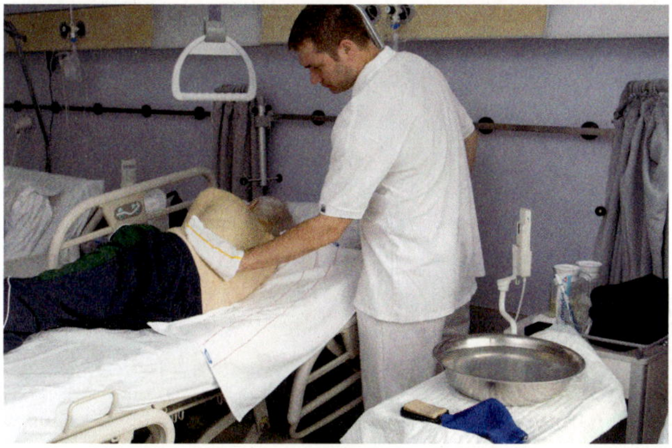

Seitenlagerung während des Waschens

> Damit der Patient nicht auskühlt, sollten immer nur einzelne Körperteile hintereinander gewaschen werden. Es werden nur die gerade zu waschenden Körperstellen entblößt, der restliche Körper bleibt weitgehend angezogen oder abgedeckt. Handtücher unter den zu waschenden Körperteilen verhindern, dass der Patient länger im Nassen liegt.

3.4.6 Duschen und Baden

Viele Menschen duschen jeden Morgen und fühlen sich erst danach richtig wohl. Eine Waschung am Waschbecken reicht ihnen nicht aus.

Duschen

Ein Duschstuhl gibt auch Patienten, die nicht lang stehen können, die Möglichkeit, im Sitzen zu duschen. So fühlen sie sich in der Regel gründlicher gereinigt als bei der Ganzwaschung im Bett oder am Waschbecken. Auch beim Duschen sollte der zu Pflegende so viel wie möglich selbstständig durchführen. Die Wassertemperatur sollte nicht zu heiß und dem Patienten angenehm sein. Der Körper des Patienten sollte nicht auskühlen. Dies passiert durch Verdunstungskälte des nassen Körpers relativ schnell.

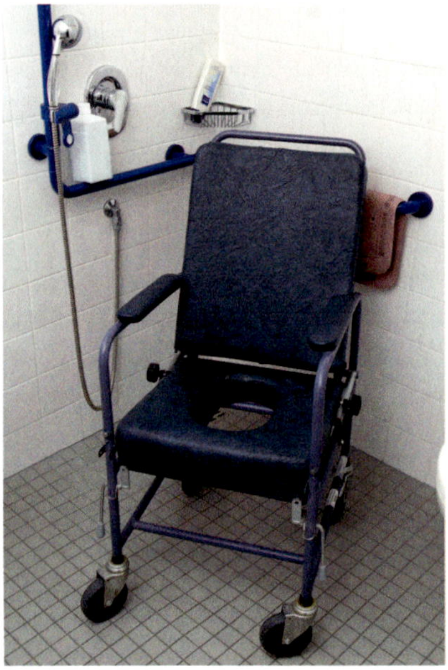

Duschstuhl

> Duschen kostet oft nicht mehr Zeit als das Waschen am Waschbecken.

Baden

Durch ein Bad wird die Haut aufgeweicht und Pyrolidinsulfat herausgeschwemmt, das für die Wasserbindung in der Haut verantwortlich ist. Untersuchungen haben gezeigt, dass alte Haut mehr als drei Stunden nach einem Vollbad braucht, um den vorherigen Zustand wieder zu erreichen.

So wird das Baden heute seltener zur Körperreinigung in Pflegesituationen eingesetzt. Es ist aber eine Aktivität, die eher der Psyche des Menschen gut tut. Durch die Wärme des Wassers kommt es zu einer Gefäßerweiterung und zu einer verminderten Wärmeproduktion. Der Druck des Badewassers auf den Körper unterstützt diese anregende Wirkung auf den Blutkreislauf, die Muskulatur und das Nervensystem. Durch den Wasserauftrieb kommt es auch zur erhöhten Beweglichkeit des Körpers. Kinder haben in der Regel am Baden mehr Spaß als am Waschen.

Badeformen, Badezusätze Band 4, F 2.3

Durch die Wirkung auf den Blutkreislauf kann es beim Aussteigen aus der Wanne zu einem Blutdruckabfall kommen. Es ist daher sinnvoll, vorher die Hälfte des Wassers herauszulassen. Aber auch ohne die Beeinflussung des Blutkreislaufs kann das Einsteigen in die Wanne bzw. das Aussteigen aus der Wanne zu einem Hindernis werden. Daher gibt es verschiedene Hilfsmittel, die dieses erleichtern, z. B. rutschfeste Unterlagen in der Wanne oder vor der Wanne, einen Wannensitz oder auch Badewannen, die sich in der Höhe verstellen lassen. Die Wassertemperatur sollte vor allem bei Kindern und Patienten, die sich nicht äußern können, mit einem Thermometer überprüft werden.

Säuglingsbad

Werden Säuglinge gebadet, sollten zuvor ein warmer Platz und ein großes Handtuch vorbereitet sein. Das Gesicht wird in der Regel außerhalb der Badewanne gewaschen, damit keine Keime aus dem Badewasser dahin gelangen. Es werden zuerst Hals, Arme, Hände, Oberkörper und Bauch gewaschen, anschließend Beine und Füße. Zwischendrin können die Babys auf den Bauch gedreht werden. In dieser Stellung fühlen sie sich meist wohler.

Eine moderne Form ist das Bad im Badeeimer. Hier befindet sich der Säugling in sitzender Position, ähnlich der Position in der Gebärmutter. Säuglinge können dort deswegen oft besser entspannen. Die Gefahr des Untertauchens ist geringer.

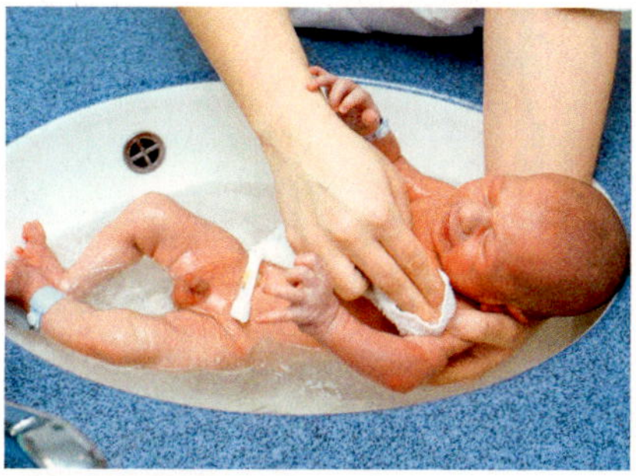

Halten des Säuglings

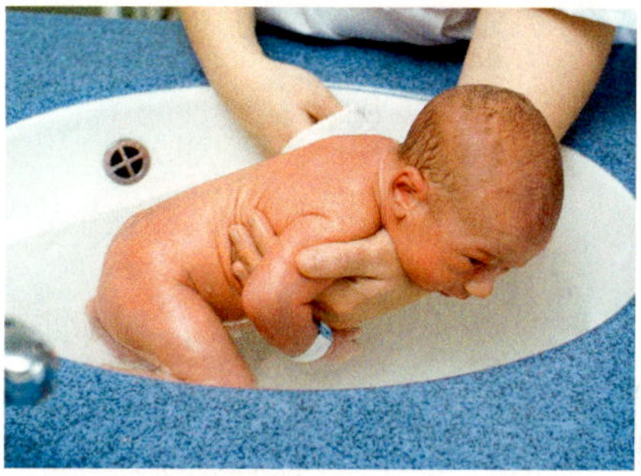

Drehen in die Bauchlage

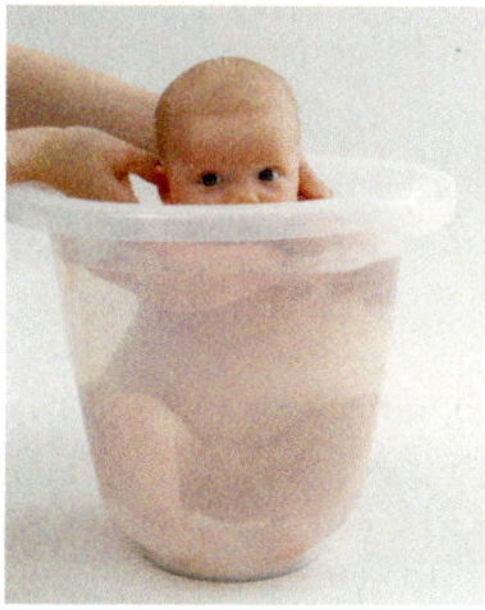

Badeeimer

Weder beim Baden noch beim Duschen sollten Pflegebedürftige allein gelassen werden. Zum einem besteht durch das Wasser eine erhöhte Sturzgefahr, zum anderen können die Wirkungen des warmen Wassers zu einem Blutdruckabfall führen.

3.4.7 Ohren-, Nasen- und Augenpflege

Ohrenpflege

Ohrenschmalz ist ein wichtiges physiologisches Pflegemittel, auch wenn sichtbarer Ohrenschmalz als Zeichen von Ungepflegtheit gewertet wird. Daher reinigen viele Menschen ihre Ohren täglich mit einem Watteträger. Dies ist aber nicht zu empfehlen, weil das Ohrenschmalz dadurch in den Gehörgang verschoben wird und dort als Pfropf die Hörfähigkeit beeinträchtigen kann. Tägliches Entfernen des Ohrenschmalz führt außerdem zum Austrocknen des Gehörgangs und zu leichterem Befall mit Bakterien. Dadurch wird wiederum das Hören beeinträchtigt.

Anatomie/ Physiologie des Ohres Band 5, A 1

Eine besondere Ohrenpflege ist bei der täglichen Körperpflege also nicht erforderlich. Das tägliche Reinigen der Ohrmuschel mit einem Waschlappen reicht aus. Es sollte dabei kein Seifenwasser ins Ohr gelangen.

Nasenpflege

Nasenspray Band 4, D 2.8

Eine besondere Nasenpflege ist bei der täglichen Körperpflege nicht erforderlich. Wenn erforderlich, unterstützt die Pflegende den Patienten mit einem Taschentuch beim Reinigen der Nase. Ist der zu Pflegende dazu nicht in der Lage, kann die Nase auch mit einem Absaugkatheter gereinigt werden.

Besondere Pflege ist manchmal an den Nasenöffnungen erforderlich, z. B. wenn sich kleine Einrisse (Rhagaden) an den Rändern der Nase befinden oder wenn der zu Pflegende aus medizinischen Gründen eine Sonde in der Nase trägt. Dann werden die Ränder der Nasenöffnung mit einer Wund- und Heilsalbe, die mit einem Watteträger aufgetragen wird, gepflegt. Die Sonde kann mit einer kleinen Kompresse abgepolstert werden.

Augenpflege

Augentropfen Band 4, D 2.8

Eine besondere Augenpflege ist bei der täglichen Körperpflege nicht erforderlich. Wenn ein zu Pflegender eine verminderte Bildung von Tränenflüssigkeit hat oder das Augenlid nicht ganz geschlossen werden kann, kommt es evtl. zu vermehrten Verkrustungen an den Augenlidern, besonders nach dem Nachtschlaf. Diese Verkrustungen können mit einem Tupfer und klarem Wasser gelöst werden, dabei ist die „Wischrichtung" von außen nach innen, das heißt in Richtung der Nase. Auf diese Weise werden auch Fremdkörper entfernt oder Augenspülungen durchgeführt. Eine Ausnahme besteht, wenn die Flüssigkeit nicht von einem Auge in das andere überfließen darf, z. B. bei Augeninfektionen. Dann wird das Auge von der Nase weg nach außen gereinigt.

3.4.8 Haarpflege

Haare waschen

Gepflegte Haare sind ein wichtiges Zeichen für einen gepflegten Körper. Bei mobilen zu pflegenden Menschen wird die Haarpflege mit dem Duschen verbunden oder am Waschbecken durchgeführt. Bei bettlägerigen Patienten ist die Haarwäsche im Bett etwas aufwendig, daher wird oft darauf verzichtet und gewartet, bis er wieder aufstehen kann. In solchen Situationen muss beachtet werden, dass sich der Mensch nach einer kompletten Körperpflege im Bett doch nicht frisch und sauber fühlt. Daher ist es gut, wenn man sich die Mühe macht, die Haare auch im Bett ein- bis zweimal pro Woche zu waschen.

Zur Haarwäsche im Bett benötigt man folgendes Material:

- spezielles Waschbecken aus Plastik, das auf das Kopfende des Bettes gestellt werden kann und von dem aus ein Plastikschlauch in einen Eimer abgeleitet werden kann
- einen Eimer mit lauwarmem Wasser und ein Gefäß, mit dem das Wasser über die Haare des zu pflegenden Menschen gegossen werden kann
- evtl. ein Plastikbettschutz, der unter das Waschbecken gelegt wird
- ein großes Handtuch, das unter den Oberkörper des Menschen und unter das Waschbecken gelegt wird
- Schutzschürze für das Pflegepersonal

- 2 – 3 Handtücher zum Abtrocknen der Haare und des Gesichts des zu pflegenden Menschen und der eigenen Hände
- evtl. Waschlappen zum Schutz der Augen
- Haarshampoo (Säuglinge können auch ohne Shampoo gewaschen werden)

Durchführung

Die Haare werden nass gemacht, eine kleine Menge Haarshampoo in den Händen verteilt und auf das Haar aufgetragen. Wenn es dem zu Pflegenden möglich ist, kann er seine Haare auch selbstständig einschäumen. Dies erhöht das Gefühl des Gepflegtseins, fördert die Mobilität und das Selbstwertgefühl.

Beim Haare waschen im Bett sollte das Bett flach gestellt und eventuell das Kopfteil des Bettes abgenommen werden. Der Kopf des Patienten sollte möglichst bequem auf dem Becken aufliegen. Für Kinder, die Angst haben, muss man sich Möglichkeiten einfallen lassen, um die Augen zu schützen, z.B. mit einem Waschlappen über den Augen.

Nachdem die Haare gewaschen sind, wird das Shampoo wieder gründlich aus den Haaren ausgespült. Dabei ist darauf zu achten, dass kein Shampoo in die Augen oder Ohren gelangt.

> Diese Art der Haarwäsche ist ungeeignet, wenn eine Erkrankung vorliegt, die eine flache Lagerung ausschließt, z. B. Luftnot.

Nach dem Waschen wird die Haarpflege nach Möglichkeiten und Wünschen des Menschen durchgeführt. Zum Schluss wird die Kleidung und Bettwäsche auf Feuchtigkeit kontrolliert und gegebenenfalls gewechselt.

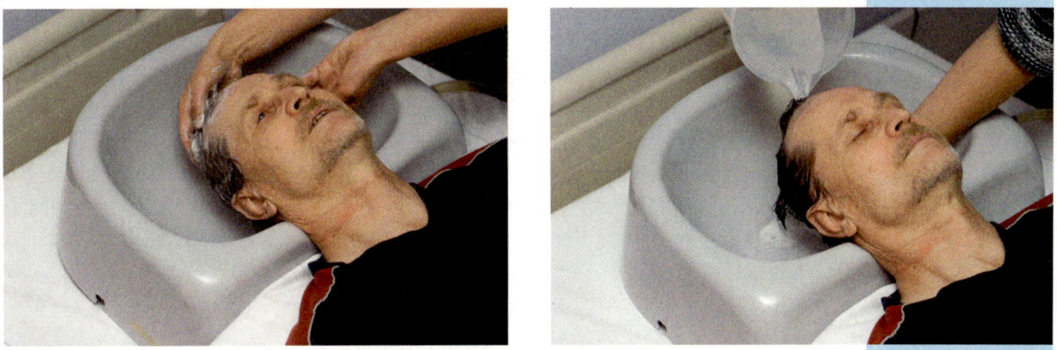

Haarwäsche im Bett

Haare kämmen und frisieren

Bei der täglichen Körperpflege sollten die Haare mindestens einmal pro Tag durchgekämmt werden. Das Kämmen wird an den Haarspitzen begonnen, damit Schmerzen, die durch das Kämmen von „verknoteten" Haaren entstehen können, möglichst gering gehalten werden. Die Haarpflege ist besonders bei Menschen mit Fieber wichtig, weil die Haare in dieser Situation durch das Schwitzen leicht verfilzen und verkleben können.

Wie die Haare getragen werden, ist ein wichtiger Ausdruck der Persönlichkeit, daher sollten sie immer so gekämmt werden, wie es der zu Pflegende wünscht. Bei bettlägerigen Menschen ist es manchmal erforderlich, lange Haare seitlich zu einem Zopf zu binden, um Druckstellen am Kopf zu verhindern. Das sollte dem Menschen erklärt und nach seinem Einverständnis gefragt werden. Aus dem gleichen Grund sollte möglichst auf den Einsatz von Haarspangen und -nadeln verzichtet werden.

Manchmal ist es erforderlich, dass Kopfhaare oder Intimbehaarung für Untersuchungen oder Therapien entfernt werden müssen. Hier muss der Patient über die Gründe gut aufgeklärt werden und nach seiner Zustimmung gefragt werden. Ohne Einverständnis dürfen Haare nicht abgeschnitten werden.

Die Haarpflege kann auch von Angehörigen übernommen oder zumindest mit ihnen gemeinsam, vielleicht an einem Wochenende, durchgeführt werden. Die Möglichkeit, Friseure zur Haarpflege ins Krankenhaus oder Pflegeheim zu bestellen, sollte immer in Betracht gezogen werden. In ambulanten Pflegesituationen gibt es mobile Friseure, die die Haarpflege zu Hause durchführen.

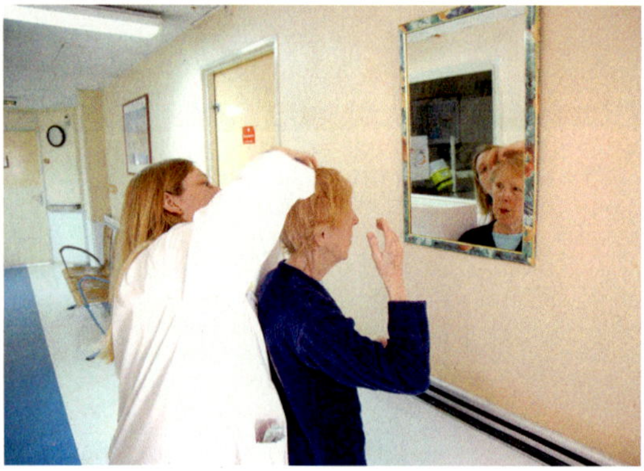

Professionelle Haarpflege vor Ort

Rasur

Unter Rasur wird hier die Bartrasur beim Mann verstanden. Bei Frauen kann es im Alter, bedingt durch hormonelle Veränderungen, auch zum Bartwuchs kommen, was eine Rasur erfordert, die die Frau individuell durchführt. Diese individuelle Vorgehensweise wird vom Pflegepersonal berücksichtigt und angewendet.

Grundsätzlich werden dabei zwei Formen unterschieden:

- die Nassrasur
- die trockene oder elektrische Rasur

Die elektrische Rasur wird vor der Körperpflege durchgeführt, weil dann die Barthaare trocken sind und so gut vom Rasierer erfasst werden können. Die Nassrasur kann besser nach der Körperpflege durchgeführt werden, weil dann die Barthaare weicher sind und besser von der Klinge entfernt werden können.

Den Rasierer nicht zu stark aufdrücken, sondern die Haut nur leicht berühren und den Rasierer in einem Winkel von 30 Grad zur Haut führen. Es ist wichtig, dass die Klinge scharf ist. Einer der häufigsten Fehler ist, eine stumpfe, schlecht rasierende Klinge stärker gegen die Haut zu drücken. Dadurch steigt das Risiko von Hautverletzungen, die Rasur wird aber nicht gründlicher.

Es gibt Krankheiten, bei denen eine Nassrasur besser nicht durchgeführt werden sollte, weil das Verletzungsrisiko hier größer ist, z. B. bei herabgesetzter Blutgerinnung.

Vorgehen bei der Nassrasur:

- Haut mit warmem Wasser waschen oder anfeuchten
- Rasierschaum auftragen
- mit dem Rasierer vorsichtig entgegen der Haarwuchsrichtung rasieren, mit der anderen Hand die Haut straffen, Rasierer zwischendurch im warmen Wasser ausspülen
- Reste des Rasierschaums im Anschluss mit einem Lappen entfernen und Gesicht abtrocknen
- je nach Wunsch des Patienten ein Rasierwasser oder Creme auftragen

Für eine leichte und gründliche Rasur wird die Haut am Wangenknochen gestrafft, indem man sie nach oben zieht. Dadurch richten sich die Barthaare von der Haut auf. Die Rasur wird dann mit der Haarwuchsrichtung, z. B. Richtung Kinn durchgeführt. Am Hals wird die Haut nach unten gezogen und nach oben rasiert. Die Straffung der Haut kann der Patient auch durch „Grimassen" selbst herbeiführen. Dadurch verringert sich auch das Verletzungsrisiko.

Nagelpflege

Gepflegte Fingernägel sind ein Zeichen für den Pflegezustand des Menschen. Daher muss bei der Körperpflege auch der Zustand der Fingernägel beachtet werden. Durch das Waschen oder durch ein Handbad können die Fingernägel gereinigt werden. Beim Schneiden der Fingernägel wird halbrund abgeschnitten, bei den Fußnägeln eher gerade, weil sie sonst einwachsen können.

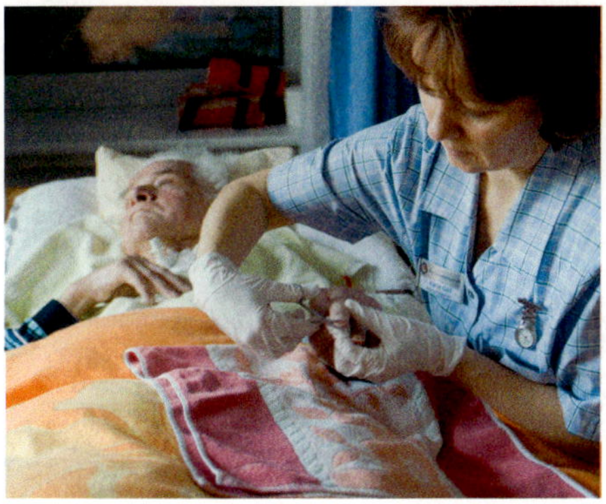

Nagelpflege

Beim Schneiden der Nägel, besonders nach einem Bad, kann es leicht zu Verletzungen kommen. Diese Wunden heilen schlechter als andere Wunden, weil die Füße die am schlechtesten durchblutete Region des Körpers sind. Bei Menschen mit Diabetes mellitus ist diese Gefahr noch vergrößert, weil ihre Blutgefäße häufig durch den hohen Blutzucker geschädigt sind.

Deshalb sollte die Fußpflege von einem medizinischen Fußpfleger mit entsprechenden Instrumenten durchgeführt werden. Dies gilt besonders bei Patienten mit eingewachsenen Fußnägeln.

Prophylaxen und Körperpflege

Notwendige Prophylaxen, die bei einem zu Pflegenden durchgeführt werden müssen, können sehr gut in die Körperpflege einbezogen werden.

Prophylaxen Band 2 K

3.4.9 Körperpflege – eine individuelle Pflegesituation

Körperpflege ist eine komplexe Tätigkeit, die zu den zentralen und wichtigsten Aufgaben eines Pflegenden gehört. Die Körperpflege ist immer individuell auf den Menschen und die Situation abgestimmt. Am besten bespricht man den Ablauf zuvor mit dem Patienten. Es gibt keinen allein richtigen Ablauf. Es ist möglich, die Körperpflege mit dem Waschen des Gesichtes zu beginnen, oder aber mit dem Waschen der Füße. Wenn ein Patient in der Lage ist, seinen Oberkörper am Waschbecken selber zu waschen, aber seine Beine und Füße nicht selbstständig waschen kann, ist es mitunter sinnvoll, die Beine und Füße des Patienten im Bett zu waschen, weil dies für Pflegende rückenschonender ist.

Besondere Formen der Körperpflege Band 4, D

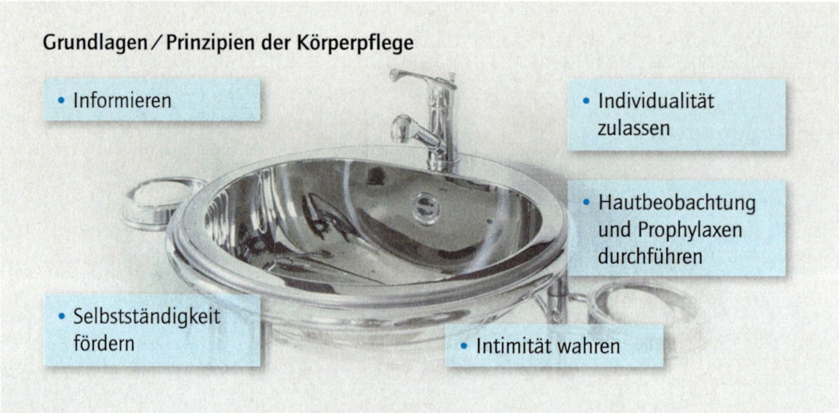
Grundlagen / Prinzipien der Körperpflege
• Informieren
• Individualität zulassen
• Hautbeobachtung und Prophylaxen durchführen
• Selbstständigkeit fördern
• Intimität wahren

1 Erläutern Sie die Rolle von Berührungen während der Körperpflege.
2 Welche Waschsubstanz ist für die Körperpflege am besten geeignet?
3 Nennen Sie Tätigkeiten, die in die Körperpflege integriert werden können.

Waschen Sie sich gegenseitig. Probieren Sie dabei aus, wie unterschiedliche Berührungen auf Sie wirken. Berichten Sie sich danach gegenseitig:

a) Wie haben Sie sich (als Pflegende und als zu Pflegende) gefühlt?
b) Welche Berührungen waren Ihnen besonders angenehm oder unangenehm?

Bienstein, Christel / Schröder, Gerhard / Braun, Michael / Neander, Klaus-Dieter (Hrsg.): Dekubitus. Herausforderung für Pflegende. Thieme Verlag, Stuttgart 1997

I nach Bienstein, Christel / Schröder, Gerhard / Braun, Michael / Neander, Klaus-Dieter: Dekubitus. Herausforderung für Pflegende. Thieme Verlag, Stuttgart 1997, S. 130 ff.

Das geht mir an die Nieren

Einen Menschen bei der Ausscheidung unterstützen

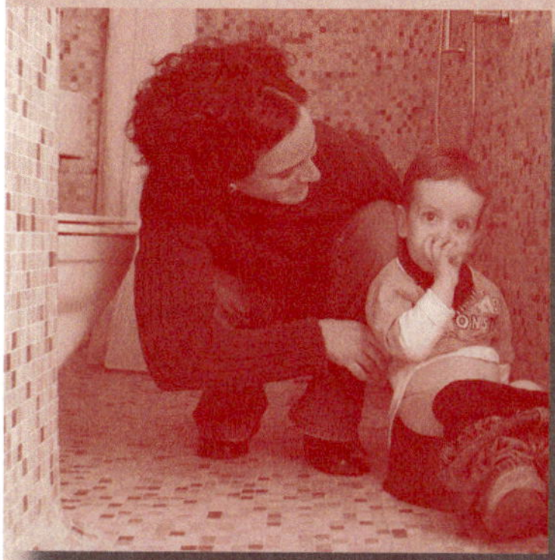

E

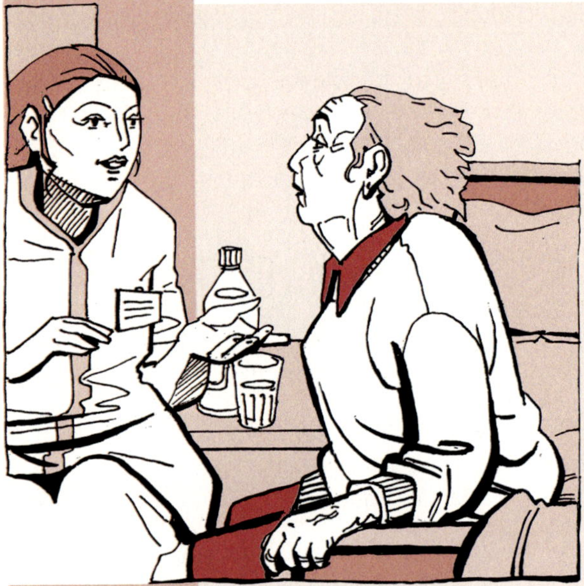

Olga arbeitet auf der Pflegestation im Seniorenzentrum Gutleben. Sie betreut heute die 75-jährige Gerda Schuster. Frau Schuster hatte vor sechs Monaten einen Schlaganfall. Seither ist sie durch eine Halbseitenlähmung links in ihrer Mobilität eingeschränkt und auf Hilfe beim Waschen, Ankleiden und für den Toilettengang angewiesen. Die Bewohnerin hat in der vergangenen Woche zweimal eingenässt und nun äußert sie ängstlich ihre Bedenken, dass ihr das wohlmöglich noch einmal passiert. „Das ist mir wirklich sehr unangenehm, ständig habe ich das Gefühl auf die Toilette zu müssen", wendet sich Gerda Schuster vertrauensvoll an Olga. „Frau Schuster, was halten Sie davon, wenn ich Sie alle zwei Stunden frage, ob Sie zur Toilette möchten. Dann kann ich Ihnen jeweils helfen und Sie müssen keine Angst mehr haben", bietet Olga der sichtlich erleichterten Bewohnerin an.

Zur gleichen Zeit arbeitet Tim auf der chirurgischen Station im Klinikum Gutleben. Der 35-jährige Lukas Tillmann wurde an einer Leistenhernie operiert. Die Operation verlief ohne Probleme. Mit seiner Praxisanleiterin Yvonne Maurer betreut Tim den Patienten im Spätdienst. „Neben der Überwachung des Kreislaufs müssen wir darauf achten, dass Herr Tillmann auch Urin lässt. Das kann manchmal nach einer Operation für die Patienten schwierig sein", informiert Yvonne Tim. Als am Abend Herr Tillmann nach der Operation zum ersten Mal mobilisiert wird, meldet er sich auch für die Toilette. Yvonne Maurer erklärt Tim, dass das postoperative Urinlassen wichtig ist, da so die Nierentätigkeit geprüft werden kann und der Patient beginnt, die Flüssigkeit, die er während der Operation als Infusion erhalten hat, wieder ausscheidet.

Pia hingegen genießt gerade ihren freien Tag. Einmal in der Woche geht Pia in der kalten Jahreszeit in die Sauna. Sie staunt immer wieder, wie viel Schweiß ihr Körper dabei verliert. Dabei findet sie das gar nicht unangenehm – ganz anders als bei einem hektischen Arbeitstag auf Station, wenn sie ins Schwitzen gerät. Um den Verlust auszugleichen, trinkt Pia am Abend viel Apfelschorle. Trotzdem dauert es eine Weile, bis sie zum ersten Mal die Toilette aufsuchen muss. „Eigentlich klasse, wie der Körper das selbst steuert", denkt Pia bei sich.

1 Tragen Sie alle Erfahrungen aus der Praxis zusammen, die Sie zum Thema „Ausscheidung" bereits sammeln konnten.

2 Weshalb sind das Ausscheiden und der Flüssigkeitshaushalt ein so wichtiges Thema in der Pflege?

1 Anatomisch-physiologische Grundlagen

Heute ist Dienstag. Ein Krankenwagen hält vor dem kleinen weißen Haus, in dem die Zimmermanns wohnen. Frau Schneider, Pias Mutter, steht am Fenster und schaut zu. „Der alte Herr Zimmermann wird mal wieder abgeholt zu Dialyse", sagt sie zu Pia, die am Küchentisch sitzt und Kaffee trinkt. „Er muss dreimal in der Woche in ein Dialysezentrum. Seine Frau sagt, ihr Mann hofft auf eine Spenderniere, aber sie meint, er sei dafür zu alt. Was machen die bei einer Dialyse eigentlich genau? Du müsstest das doch wissen!" Pia hat leider keine Ahnung. Auf jeden Fall weiß sie aber, dass eine Dialyse mit dem Versagen der Nieren zusammenhängt. Am Abend schaut sie im Internet nach und findet eine Seite, auf der sich Betroffene austauschen. Dort liest sie den Beitrag einer Erkrankten: „Ich bin seit 12 Jahren an der Dialyse. Ich konnte mich damals entscheiden, Hämodialyse oder Peritonealdialyse." Pia ist zwar immer noch nicht klar, was diese Begriffe genau bedeuten, aber das weiß sie: Um darüber kompetent reden zu können, muss sie zunächst die Aufgaben der Niere verstanden haben.

1 Kennen Sie jemanden, der zur Dialysebehandlung muss? Berichten Sie von Ihren Erfahrungen.

2 Nennen Sie alle Funktionen der Niere, die Sie schon kennen.

1.1 Harnsystem im Überblick

Zum Harnsystem gehören alle Organe, die an der Ausscheidung des Urins beteiligt sind. Gemeinsam mit den Sexualorganen wird das Organsystem auch als Urogenitalsystem bezeichnet. Diese beiden Systeme werden oft in der Betrachtung zusammengezogen, weil ihre embryonale Entwicklung im gleichen Zusammenhang steht.

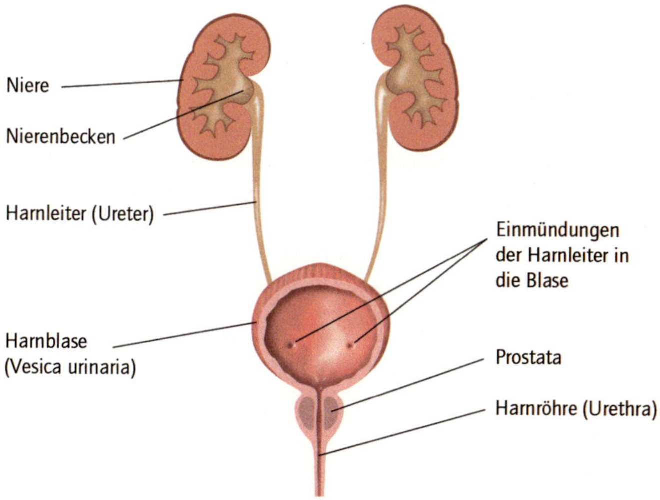

Das Harnsystem

Der Mensch besteht zu 55–60 % aus Flüssigkeit. In den Flüssigkeiten werden lebenswichtige Stoffe transportiert, z. B. Sauerstoff und Nährstoffe zu den Körperzellen und Abbauprodukte des Stoffwechsels von den Körperzellen zur Ausscheidung.

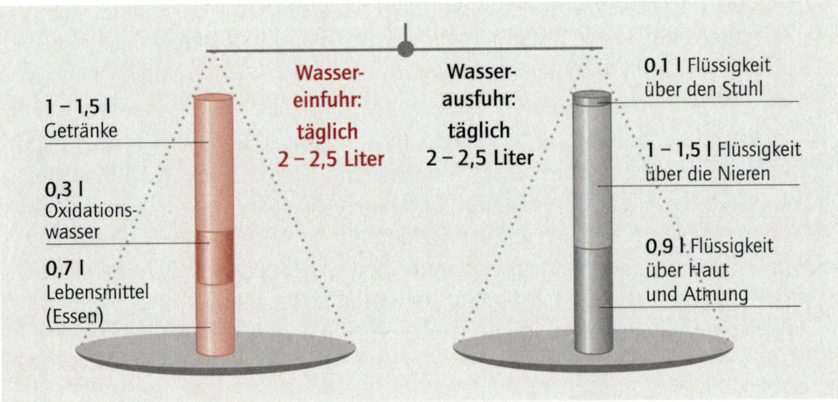

1.2 Niere

Die Niere ist das wichtigste Ausscheidungsorgan. Sie produziert aber nicht nur den Harn, sondern ist auch eines der wichtigsten Regulationsorgane des Körpers. Sie hat folgende Funktionen:

- **Entgiftungsfunktion**
  Ausscheidung harnpflichtiger Substanzen. Im Blut befindliche Substanzen, z. B. Medikamente oder Stoffwechselprodukte wie z. B. Harnstoff werden entfernt.
- **Regulation des Wasserhaushaltes**
  Etwa 1–2 l Urin werden täglich ausgeschieden. Aus dem zunächst unkontrolliert aus dem Blut gefilterten Primärharn wird eine große Menge an Wasser in der Niere rückresorbiert. Die Menge hängt von der jeweiligen Stoffwechselsituation ab. So wird bei Volumenmangel, etwa infolge eines Blutverlustes, mehr Flüssigkeit resorbiert als bei ausgeglichenem Flüssigkeitshaushalt.
- **Regulierung der Elektrolytkonzentration**
  Besonders die Salze Natrium, Kalium, Kalzium und Phosphat werden von der Niere nach Bedarf rückresorbiert.
- **Aufrechterhaltung des Säure-Basen-Gleichgewichts (pH-Wert)**
  Auch Stoffe, die das Säure-Basen-Gleichgewicht aufrechterhalten (Protonen und Puffersubstanzen) können von der Niere – je nach Bedarf – rückresorbiert werden.
- **Blutdruckregulation**
  Bildung des Hormons Renin, das die Aktivierung der stärksten Substanz zur Engstellung der Gefäße (Vasokonstiktion), das Angiotensin, stimuliert. Außerdem kann durch die Rückresorption des Wassers das Gesamtvolumen und damit der Kreislauf stabilisiert werden.
- **Blutbildung**
  durch das Hormon Erythropoetin, das die Blutbildung im roten Knochenmark anregt. Bei Nierenkranken tritt oft eine renale Anämie (durch die Nieren bedingte Blutarmut) ein, da dieses Hormon fehlt.

Der Weg von Flüssigkeiten durch den Körper (vereinfacht)

Über den Mund gelangt die Flüssigkeit in die Speiseröhre, den Magen und den Darm. Im Dünndarm wird die Flüssigkeit in den Pfortaderkreislauf resorbiert und zur Leber weitergeleitet. In der Leber wird die Flüssigkeit zur Aufnahme in den Körper umgewandelt oder mit Giftstoffen zur Ausscheidung weitergeleitet.

Von der Leber gelangen die Flüssigkeiten mit dem Blut über Venen in die untere Hohlvene und zum rechten Herzen. Von dort fließen sie durch den Lungenkreislauf zum linken Herzen und gelangen dann in den Körperkreislauf. Im Körperkreislauf zweigen von der Bauchaorta die Nierenarterien ab, die das Blut zur Niere transportieren. Dort wird die Flüssigkeit mit den harnpflichtigen Substanzen zum Primärharn aus dem Blut gefiltert. Ein Teil des Wassers wird in einem zweiten Schritt von der Niere dem Blut wieder zurückgegeben.

1.1.1 Aufbau der Nieren

Die Niere ist ein paariges Organ, das zum Schutz in eine Fett- und eine Bindegewebekapsel eingelagert ist. Sie liegt retroperitoneal, unterhalb des Zwerchfells rechts und links neben der Wirbelsäule.

Die Niere besteht aus drei Teilen:

- Nierenrinde
- Nierenmark
- Nierenbecken

Etwa mittig befindet sich ein Hilus (Nabel), in dem folgende Gefäße in die Niere münden:

- Arteria renalis
- Vena renalis
- Ureter (Harnleiter)
- Lymphgefäße, Nerven (Plexus renalis)

Am oberen Nierenpol befindet sich ein selbstständiges, etwa kastaniengroßes Organ: die Nebenniere. Sie wird noch unterteilt in Nebennierenrinde und Nebennierenmark und produziert wichtige Hormone, z. B.: Aldosteron, Cortison, Testosteron und Adrenalin.

Hormone
Band 2, C 2

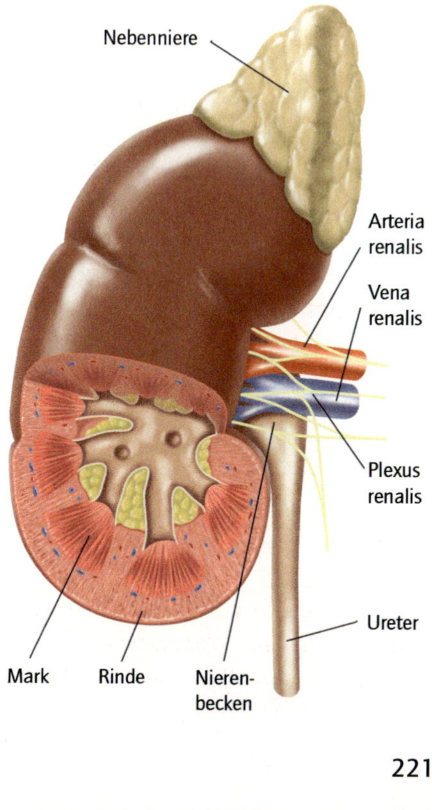

Niere und Nebenniere

Feinaufbau der Niere

Die wichtigste Funktionseinheit der Niere ist das **Nephron**. Es gibt davon in jeder Niere ca. eine Million. Sie liegen in der stark durchbluteten Nierenrinde. Jedes Nephron besteht aus den folgenden Untereinheiten:

- **Glomerulus (Nierenkörperchen)**
  Eine zuführende Kapillare bringt Blut in das Nephron und bildet Gefäßschlingen um den Glomerulus. Die Wände zwischen Blutgefäß und Glomerulus sind wie Filter gebaut. Durch den Filtrationsdruck, der abhängig ist vom Blutdruck, wird das Blut durch die Filtermembran abgefiltert und es entsteht der erste Urin **(Primärharn)**.
- **Bowmann-Kapsel**
  Hier wird der Primärharn wie in einem Sammelbecken aufgefangen.
- **Proximaler Tubulus**
  In diesem Sammelgefäß findet die Rückresorption von Wasser und Elektrolyten statt, allerdings hier noch ohne Einwirkung von Hormonen. Außerdem wird hier Harnstoff in den Tubulus sekretiert (abgesondert).
- **Henle-Schleife**
  Der Tubulus bildet an einer Stelle eine Schleife, in der durch massive Wasser-Rückresorption der Harn konzentriert wird.
- **Distaler Tubulus**
  In diesem Abschnitt findet die regulierte, d. h. durch Hormone beeinflusste Rückresorption statt.
- **Sammelrohr**
  Im Sammelrohr wird der im Nephron gebildete Urin gesammelt und an das Nierenbecken weitergeleitet.

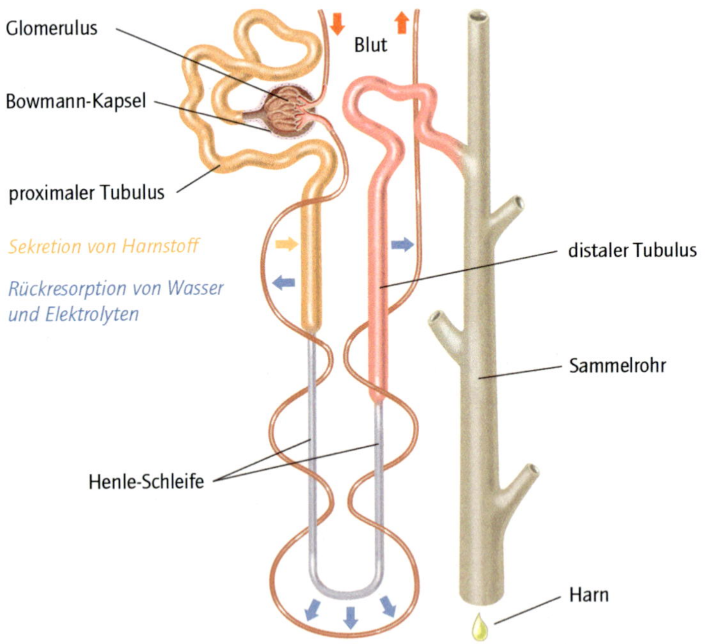

Aufbau eines Nephrons

1.1.2 Harnbereitung in der Niere

Filtration

Filtration im Nephron ist der Durchtritt von Wasser und Elektrolyten durch die Gefäßwand der Glomeruluskapillaren in die Bowmann-Kapsel. Die treibende Kraft, die zur Filtration führt, nennt man **Filtrationsdruck**.

Der Filtrationsdruck ist abhängig von zwei Faktoren:

- hydrostatischer Druckunterschied (Druck einer Flüssigkeit auf eine Wand) zwischen Glomerolus und Bowman-Kapsel
  Durch diesen Druckunterschied steigt der Filtrationsdruck.
- osmotischer Druckunterschied zwischen Blut und Primärharn
  Blut hat einen höheren Anteil an osmotischen Teilchen als der Primärharn. Dadurch entsteht der osmotische Druckunterschied zum Harn. Da Blutteilchen (z. B. Proteine) die Filtrationsmembran nicht durchdringen können, wird der Druckausgleich durch Anziehen von Wasser angestrebt. Dieser Vorgang bremst den Flüssigkeitsstrom, der durch den hydrostatischen Druckunterschied vom Blut in Richtung Harn stattfindet.

Filtrationsdruck = hydrostatischer Druckunterschied − osmotischer Druckunterschied

Sinkt der Blutdruck stark ab, z. B. bei einem Schock, sinkt auch der Druckunterschied. Die Folge ist eine schwächere Filtration, wodurch weniger Harn entsteht (Oligurie). Das kann bis zum Nierenversagen führen, wenn kein Harn mehr filtriert wird (Anurie). Bei sehr hohem Blutdruck übersteigt die Filtrationsrate den Anteil der rückresorbierten Flüssigkeit. Dadurch wird viel Urin ausgeschieden, der zum großen Teil aus Wasser besteht. Bei normalen Blutdruckschwankungen reguliert die glatte Muskulatur des zuführenden Gefäßes die Gefäßweite durch Zusammenziehen oder Entspannen der Muskelfasern, so dass die Nierendurchblutung und damit auch der Filtrationsdruck immer konstant gehalten wird (Autoregulation des Nierenkörperchens). Durch die Filtrationsmembran können nur Stoffe bis zu einer bestimmten Molekülgröße gelangen.

Rückresorption

Der proximalen Tubulus ist der Ort der Rückresorption. Hier können Teile des Primärharns wieder an das Blut zurückgegeben werden. Wasser und Ionen gelangen je nach Konzentrationsunterschied ohne besondere Einwirkungen zurück ins Blut. Andere Stoffe müssen aktiv durch die Membran gepumpt werden. Dazu gehören z. B. Natrium, Kalzium, Kalium, Glukose und Aminosäuren. Glukose wird an dieser Stelle vollständig rückresorbiert, sodass im Harn davon nichts mehr übrig bleibt.

Bei Menschen mit Diabetes sind die Transportmechanismen der Glukose durch den hohen Blutzuckeranteil überlastet und es gelangt Glukose in den Urin. Da der Transport von Glukose an Wasser gekoppelt ist, scheidet ein Diabetiker mehr Flüssigkeit aus als normal.

Diabetes
Band 3, J 3

Sekretion

Im Bereich des proximalen Tubulus gelangen Stoffe vom Blut in den Tubulus durch Sekretion (Absonderung). Dazu gehört vor allem der **Harnstoff**. Harnstoff ist ein stickstoffhaltiges Abbauprodukt, das toxisch wirkt, wenn es mit dem zentralen Nervensystem in Berührung kommt. Außerdem unterliegen körperfremde Stoffe wie z. B. Medikamente der Sekretion.

Dialyse
Band 3, E 1

Bei Nierenversagen bleibt Harnstoff im Blut und bewirkt schwere Schäden an allen Organen. Deshalb müssen Menschen mit nicht funktionierenden Nieren eine Dialysebehandlung erhalten, bei der das Blut durch eine Maschine von den harnpflichtigen Stoffen gereinigt wird.

Konzentration

In der Henle-Schleife wird der größte Teil des Primärharns rückresorbiert. Hier befinden sich Natrium-Pumpen, die Natrium-Ionen aktiv aus dem Tubulus entfernen. Zusammen mit dem Natrium wird eine große Menge Wasser rückresorbiert. Pro Tag bilden sich ca. 180 l Primärharn, von dem noch 1–2 l Sekundärharn übrig bleiben.

Regulation

Im distalen Tubulus wird die Rückresorption reguliert. Wasser und Elektrolyte werden in Abhängigkeit von Hormonen rückresorbiert. Dazu gehören das Aldosteron (das „Dursthormon“ hemmt die Kalium-Rückresorption) und das Adiuretin (ADH, stimuliert Wasser-Rückresorption).

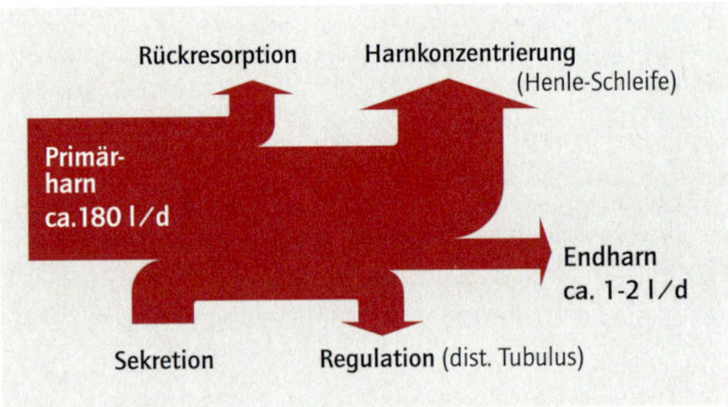

Entstehung des Harns

Zusammensetzung des Urins

Der Sekundärharn besteht aus folgenden Bestandteilen:

- 95 % Wasser
- Harnstoff: Stoffwechselendprodukt des Eiweißstoffwechsels, wird in der Leber gebildet, erhöht bei Niereninsuffizienz
- Harnsäure
- Kreatinin: Stoffwechselendprodukt des Muskelstoffwechsels und der Fleischverdauung; erhöhte Werte im Blut deuten auf eine Niereninsuffizienz (Nierenschwäche) hin
- Urochrome: Farbstoffe des Urins aus dem Hämoglobinabbau
- Urinsalze, z. B. NaCl (Kochsalz)
- Phospate
- Säuren (z. B. Zitronensäure, Oxalsäure)

Folgende Stoffe sind nur infolge bestimmter Krankheiten im Harn zu finden:

- Eiweiße, z. B. bei chronischen Erkrankungen des Glomerulus
- Erythrozyten (rote Blutkörperchen), z. B. bei Nierensteinen oder Blasentumoren
- Leukozyten (weiße Blutkörperchen), v. a. bei Entzündungen des Harntraktes
- Zucker (Glukose), z. B. bei Diabetes mellitus

Urin-
untersuchung
Band 4, A 3.2

1.3 Harnableitende Organe

Nierenbecken

Der sekundäre Harn fließt vom distalen Tubulus in einen Sammelkanal (Sammelrohr). Die Sammelkanäle münden in 8–10 Nierenkelche, die wiederum das Nierenbecken bilden. Vom Nierenbecken gehen die Harnleiter ab, die in die Hinterwand der Blase münden, so dass ein Rückfluss verhindert wird.

Harnleiter (Ureter)

Der Ureter ist ein ca. 30 cm langer Schlauch, der aus dem Nierenbecken entspringt und in die Blase einmündet. Durch ihn gelangt der Urin aus dem Nierenbecken in die Harnblase.

Harnblase

Die Harnblase ist ein Hohlmuskel, der mit Schleimhautfalten ausgekleidet ist. In der Blase wird der Urin gespeichert und abgegeben. Am Übergang zur Harnröhre befindet sich ein Schließmuskel, der den unwillkürlichen Abgang von Urin verhindert.

Die Schleimhautfalten in der Harnblase bilden an der Stelle, an der die Harnröhre aus- und die beiden Harnleiter eintreten, das so genannte Blasendreieck. Es befindet sich im hinteren, unteren Blasenteil.

Miktion

> Unter **Miktion** versteht man den Vorgang der Harnblasenentleerung.

Bei einer Menge von ca. 100–150 ml Urin wird durch Dehnungsrezeptoren in der Blasenwand ein Impuls über sensorische Nervenbahnen zum Miktionskontrollzentrum im Großhirn übermittelt. Dadurch kommt es zum Gefühl des Harndrangs.

Ein Impuls vom Miktionskontrollzentrum führt unwillkürlich zur Anspannung der glatten Muskulatur der Blasenwand. Durch die Kontraktion der Blasenmuskulatur kommt es zur Erweiterung des inneren Schließmuskels. Die anschließende Erschlaffung des äußeren Schließmuskels ermöglicht dann das Ablassen des Urins.

Harn-
inkontinenz
Band 2, E 2.1.6

Die Impulse vom Miktionskontrollzentrum verlaufen über ein Reflexzentrum im Rückenmark. Die Kontrolle über den Schließmuskel hat allerdings das Großhirn. Der Vorgang ist demnach willentlich steuerbar. Störungen im Gehirn oder im Rückenmark (z. B. bei Querschnittlähmung) können zu einer Harninkontinenz führen.

Harnröhre (Urethra)

Über die Harnröhre wird der Urin von der Blase nach außen geleitet.

Bei Männern fließt der Samen bei der Ejakulation durch die Harnröhre. Bei Frauen ist die Harnröhre nur ca. 4 cm lang. Ihre Öffnung liegt zwischen Klitoris und Vagina.

Die Harnröhre ist besonders bei Frauen aufgrund ihrer Kürze anfällig für Infektionen. Über sie können Keime bis in die Blase (Blasenentzündung) und unter Umständen weiter bis in das Nierenbecken wandern (Nierenbeckenentzündung). Deshalb ist besonders im Umgang mit Blasenkathetern Sauberkeit bzw. steriles Arbeiten wichtig.

1 Nennen Sie die Aufgaben der Niere.
2 Beschreiben Sie die Lage und den Grobaufbau der Nieren.
3 Erklären Sie die Begriffe Nephron, Glomerulus und Nierenhilus.
4 Welche Funktion hat ein Nephron und wie ist es aufgebaut?
5 Beschreiben Sie die Bildung des Primärharns unter Einbezug der Funktion der Filtermembran und des Filtrationsdrucks.
6 Erklären Sie die Bildung des Sekundärharns.
7 Erklären Sie die Selbstregulation der Nierendurchblutung.
8 Beschreiben Sie den Zusammenhang, der zwischen dem Blutdruck und dem Filtrationsdruck besteht. Was passiert bei Abweichungen des Blutdrucks?
9 Beschreiben Sie den Weg des Urins vom Nierenkörperchen zur Ausscheidung. (Verwenden Sie dabei die Begriffe primärer und sekundärer Harn.)
10 Beschreiben Sie den physiologischen Ablauf der Harnblasenentleerung.
11 Dialysepatienten wird empfohlen, wenig zu trinken. Erklären Sie diese Empfehlung.

1 Nehmen Sie ein Blatt Papier und zeichnen Sie aus dem Kopf schematisch den Aufbau des Harnsystems (Lage der Nieren, Blase usw.).
2 Erstellen Sie einzeln oder in der Gruppe eine Tabelle, in der Sie einerseits die physiologischen Bestandteile des Harns, andererseits die pathologischen Bestandteile auflisten.

Menche, Nicole (Hrsg.): Biologie, Anatomie, Physiologie. Urban und Fischer Verlag, München 2003

2 Beobachtung von Ausscheidung

Olga, Tim und Pia treffen sich an ihrem Schultag und tauschen sich über ihre Erlebnisse der vergangenen Woche aus. Pia, die gerade auf der Entbindungsstation arbeitet, berichtet: „Die Arbeit mit den Neugeborenen macht Spaß. Alles ist so klein, auch die Windeln, unglaublich. Wenn dann plötzlich alle gewickelt werden müssen, geht es ganz schön her im Kinderzimmer. Ich hätte nicht gedacht, dass die Ausscheidungen von den Kleinen so stark riechen." Tim nickt zustimmend: „Ich habe eine Patientin betreut, die hatte Blutstühle. Ganz schrecklich sage ich euch. So was habe ich vorher auch noch nie gesehen. Die Einlagen mussten ständig gewechselt werden. Und die Patientin schwitzte so stark, dass das ganze Zimmer manchmal danach gerochen hat." Neugierig schauen die beiden Olga an. „Nein, solche Dinge habe ich nicht erlebt. Wir haben im Heim eine neue Bewohnerin. Die ältere Frau leidet an Demenz und findet häufig die Toilette nicht rechtzeitig. Jetzt haben wir begonnen, sie regelmäßig auf die Toilette zu führen und seither nässt sie nicht mehr ein."

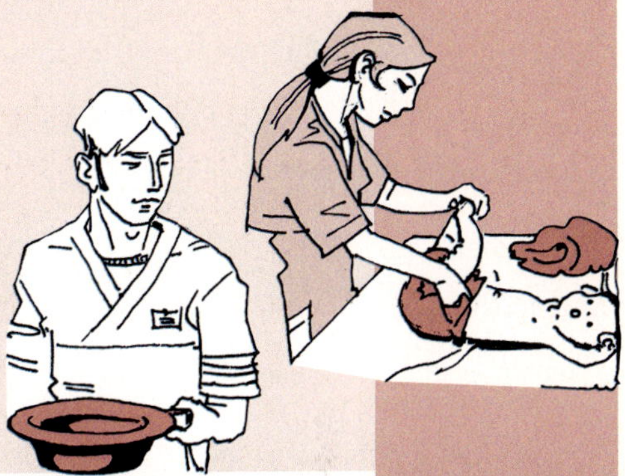

1 In der Situation spricht Pia von Kinderwindeln, Tim von Einlagen für Erwachsene. Diskutieren Sie die Unterschiede.

2 Überlegen Sie, wie sich die Personen in den Erzählungen von Tim und Olga fühlen im Zusammenhang mit ihren Ausscheidungsproblemen. Wie könnten sie angemessen unterstützt und für ihr Wohlbefinden gesorgt werden?

2.1 Beobachtung des Urins

Als **Urin** wird das Ausscheidungsprodukt der Niere bezeichnet. In der Niere produziert, wird er in der Harnblase gesammelt, bis durch nervale Reize die Blasenentleerung angezeigt wird (Harndrang).

Der Urin als Ausscheidungsprodukt der Niere kann auf

- Qualität (Farbe, Beimischungen und Geruch),
- Produktion (Menge),
- Ausscheidungsfrequenz (Häufigkeit),
- Veränderungen des Miktionsstrahls

beobachtet werden.

Bei sorgfältiger Kontrolle der Urinausscheidung können eventuelle Veränderungen im Körper oder Komplikationen frühzeitig erkannt und entsprechend behandelt werden. Die Beobachtungen sind bei Auffälligkeiten kontinuierlich im Sinne einer Verlaufskontrolle zu dokumentieren.

Dokumentation Band 1, E 2.1

2.1.1 Urinfarbe und Aussehen

Normalerweise ist Urin gelb in unterschiedlichen Ausprägungen, abhängig von der zugeführten Flüssigkeitsmenge. Personen, die viel trinken, haben einen weniger konzentrierten Urin, er erscheint hellgelb bis klar. Dies findet sich auch im Rahmen einer Polyurie (erhöhte Urinausscheidung). Bei Menschen, die zu wenig Flüssigkeit aufnehmen oder anders als über die Niere verlieren, z. B. durch Durchfall oder Schwitzen, ist der Urin konzentrierter; die Farbe variiert von gelb bis dunkelgelb.

Veränderung der Urinfarbe und die Ursachen

Urinfarbe	Mögliche Ursache
Lachsfarben, rot bis frischblutig (Hämaturie)	Blutbeimischungen im Urin; muss abgeklärt werden, kann auf Verletzung der Schleimhaut hinweisen, z. B. nach Kathetereinlage; kann Hinweis auf entzündliche Prozesse in der Niere (Nierenbeckenentzündung) oder auf Tumor in der Blase sein
Trüber, flockiger Urin	Hohe Eiweißkonzentration im Urin, z. B. bei Blasenentzündungen
Rostbraun (Bilirubinurie)	Erkrankungen der Leber mit erhöhter Ausscheidung an Bilirubin (Gelbsucht) über den Harn oder bei Urämie; Schaumbildung, wenn der Urin geschüttelt wird.
Schwarz	Bei Melanomen durch zerfallende Erythrozyten
Grün oder blau	Ausscheidung von Kontrastmittel zur Überprüfung der Nierenfunktion; normalisiert sich, wenn Kontrastmittel vollständig ausgeschieden ist
orangefarbene Ablagerung in der Windel von Neugeborenen; ähnlich wie älteres Blut	„Ziegelmehlsediment" – entsteht beim Abbau von Harnsäure und ist eine normale Erscheinung

Wichtige Begriffe im Zusammenhang mit der Urinfarbe sind **Hämaturie** (Ausscheidung von rotem Blutfarbstoff über die Nieren; meist bei einer Blutung) und **Pyourie** (Harnausscheidung mit Eiter bei entzündlichen Prozessen).

Die Farbe des Urins kann sich jedoch auch durch bestimmte Nahrungsmittel oder Medikamente verändern. Beobachtet man Veränderungen der Urinfarbe, sollten diese Möglichkeiten abgeklärt werden. So färbt z. B. Rhabarber den Urin sehr gelb. Bei der Einnahme von Vitaminpräparaten ist eine orangefarbene Veränderung zu beobachten. Dunkelgrün bis schwarz wird er hingegen bei der Einnahme von Kohlepräparaten.

Darüber hinaus kann der Urin Beimischungen enthalten, die in der Flüssigkeit schwimmen. Dies können beispielsweise Blutkoagel oder Eiterkoagel sein. Der Urin kann als klar, trüb bis hin zu schaumig wahrgenommen werden. Eine Trübung des Urins weist häufig auf eine Infektion hin. Bei erhöhter Glukoseausscheidung über die Niere (z. B. ein erhöhter Blutzuckerspiegel im Rahmen eines Diabetes mellitus) zeigt sich der Urin oft schaumig.

Diese Beobachtungen lassen sich am besten analysieren, wenn der Betroffene den Urin in ein Gefäß (Urinbecher, Urinflasche oder Bettpfanne) abgibt. Auch im Urinbeutel bei liegendem Blasendauerkatheter lassen sich diese Veränderungen gut feststellen. Daher sollte ein Blick immer dem so abgeleiteten Urin gelten.

Gewinnung von Untersuchungsmaterial Band 4, A 3.2

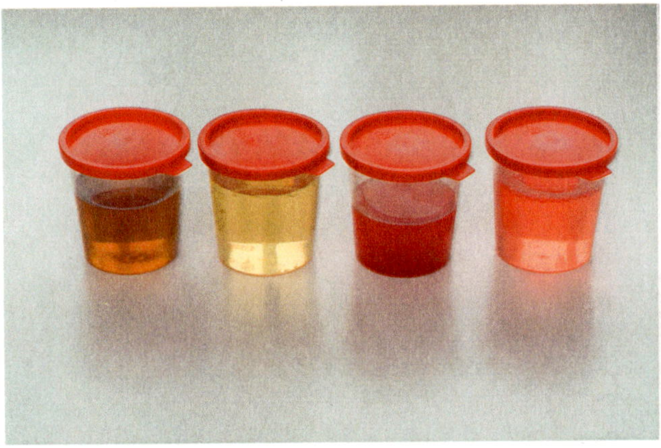

Aussehen und Farbe von Urin

Veränderungen des Urins werden von den Pflegenden wahrgenommen und dokumentiert. Meist bemerkt auch der betroffene Patient die Veränderung und fragt eventuell bei den Pflegenden nach der Ursache. Wenn diese sich nicht sicher sind oder die Veränderung im Rahmen einer diagnostizierten Krankheit auftritt (fällt unter die Aufklärungspflicht des Arztes), ist es angeraten, den Patienten an eine erfahrene Kollegin bzw. den Arzt zu verweisen.

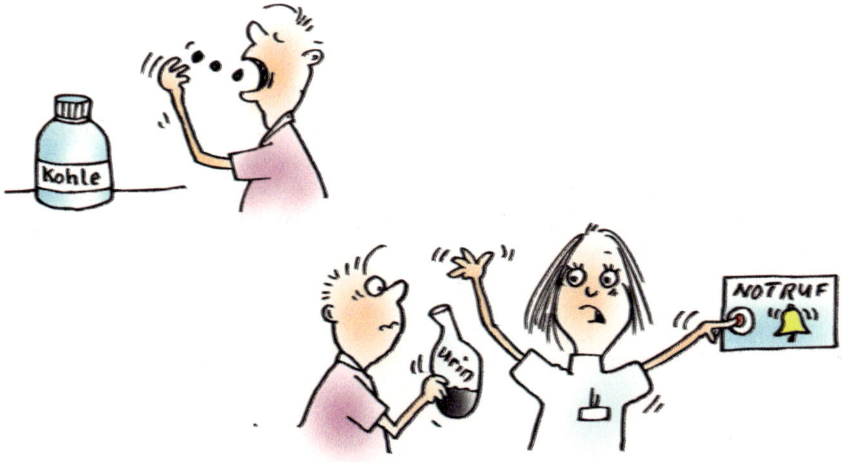

2.1.2 Uringeruch

Frisch abgesetzter Urin riecht kaum. Mit zunehmender Urinkonzentration (z. B. bei ungenügender Flüssigkeitszufuhr) entsteht ein stärker nach Harnsäure und Ammoniak riechender Urin. Dies geschieht ebenfalls, wenn frischer Urin längere Zeit steht, etwa zu Diagnosezwecken oder beim Urin im Beutel beim Dauerkatheter. Der Geruch kann sich pathologisch (krankheitsbedingt) oder auf anderen Ursachen beruhend verändern. Diese Veränderungen sind insbesondere

Diabetes mellitus Band 3, J 3
Überwachung des Urins Band 4, A 2.7

- übelriechender Uringeruch bei einer Harnwegs- oder Harnblasenentzündung
- säuerlich riechender Urin bei Ausscheidung von Ketonkörpern im Rahmen eines schlecht eingestellten Diabetes mellitus
- fauliger Uringeruch bei Tumoren der Blase
- typischer Geruch durch bestimmte Lebensmittel, z. B. Spargel

2.1.3 Urinmenge

Normalerweise produziert die Niere ca. 1,5 Liter Harn täglich. Die Menge ist abhängig von der zugeführten Flüssigkeit, der Nierenfunktion sowie anderen Faktoren, z. B. ob der Patient Fieber hat oder ob sehr heißes Wetter herrscht und daher die Flüssigkeit über die Haut (Ausdünstung und Schweiß) verloren geht.

Bei Kindern ist die Urinmenge vom Lebensalter und der Flüssigkeitszufuhr abhängig.

	Urinmenge
Neugeborene	200–400 ml/Tag
Säuglinge	bis 500 ml/Tag
Klein- und Schulkinder	bis 1200 ml/Tag

Veränderungen der Urinmenge, die nicht auf die oben genannten Ursachen zurückgeführt werden können, müssen abgeklärt werden. Dies sind beispielsweise:

- Anurie
- Oligurie
- Polyurie

Plötzlich auftretende Anurie

Wenn der Patient ohne ersichtlichen Grund plötzlich keinen Urin mehr ausscheidet, muss an einen akuten Harnverhalt gedacht werden. Häufig kann man das im Rahmen neurologischer Beschwerden, z. B. bei einem Bandscheibenvorfall, beobachten. Auch bei liegendem Blasendauerkatheter kann die Urinausscheidung plötzlich stoppen. Hier ist immer an einen verstopften Katheter zu denken, entsprechende Maßnahmen, z. B. eine Neueinlage des Katheters, sind einzuleiten.

Veränderungen der Urinmenge

Bezeichnung	Merkmale	Ursachen	Therapie
Anurie	Unter 100 ml in 24 h	chronische Niereninsuffizienz und Dialyse, akute Niereninsuffizienz, z. B. im Rahmen eines Schocks Durch die zeitlich begrenzte Minderdurchblutung der Niere stellt diese ihre Funktion ein. Nach einigen Wochen kann sich die Niere erholen und ihre normale Ausscheidungsfunktion wieder aufnehmen.	lebenslange oder vorübergehende Dialyse regelmäßige Kontrollen der Blutwerte (harnpflichtige Substanzen), des Körpergewichts und Blutdrucks
Oligurie	500 ml in 24 h	nicht ausreichend zugeführte Flüssigkeit, Verlust von Flüssigkeit über die Haut (Schweiß) oder starke Durchfälle, relativer Volumenmangel (Hypovolämie bzw. Exsikkose), stark eingeschränkte Nierentätigkeit (Niereninsuffizienz)	Zufuhr von Flüssigkeit, Behandlung der Durchfälle, eventuell Dialyse bei Zeichen einer zunehmenden Insuffizienz
Polyurie	Über 3 Liter in 24 h; in Ausnahmefällen bis zu 10–20 Liter in 24 h	In der Erholungsphase nach einer akuten Niereninsuffizienz nach Schock Bei übermäßiger Flüssigkeitszufuhr Im Rahmen eines nicht behandelten Diabetes mellitus und Hyperglykämie Bei Störungen im ADH-Haushalt (antidiuretisches Hormon) bzw. bei Diabetes insipidus nach einem Hypophysentumor; bei übermäßiger Einnahme von Diuretika	Nach akuter Insuffizienz normalisiert sich die Menge von alleine, bei Diabetes mellitus Einstellung des Blutzuckers, bei Diabetes insipidus Zufuhr von ADH, z. B. Minirin® über die Nase; Überprüfung der diuretischen Medikamente

Niereninsuffizienz Band 3, E 1

2.1.4 Miktionsverhalten

Miktion ist die Fachbezeichnung für „Wasser lassen" oder Urin ausscheiden. Unter dem Begriff Miktionsverhalten versteht man:

- wie häufig der Mensch täglich Urin lässt
- wie groß die Urinportionen sind
- ob der Harn mit einem ausreichenden Strahl abgegeben werden kann (besonders relevant bei Männern, z. B. als Hinweis auf eine Harnröhrenverengung oder Prostataprobleme)
- ob der Urin ohne Schmerzen abgesetzt wird

Normalerweise sucht ein gesunder Erwachsener fünf- bis zehnmal täglich die Toilette auf, je nach Flüssigkeitszufuhr und Gewohnheit. Die Portionen sind je nach Fassungsvermögen 400–800 ml groß. Männer haben ein sehr viel größeres Fassungsvermögen als Frauen. Der Harnstrahl ist normalerweise kräftig, mit Druck. Die normale Miktion ist schmerzfrei.

Die Urinentleerung ist bei Kindern vom Lebensalter und der Flüssigkeitszufuhr abhängig. Kinder müssen das willkürliche Entleeren der Blase lernen.

	Miktionshäufigkeit
Neugeborene	1–2 mal/Tag
Säuglinge	bis 25 mal/Tag
Klein- und Schulkinder	6–8 mal/Tag

Es ist wichtig, die Eltern über die Ausscheidungsgewohnheiten ihrer Kinder zu befragen. Viele Kinder benutzen eine eigene Sprache zur Bezeichnung von Urin oder der Anzeige, dass das Kind Urin entleeren will (z. B. „Ich muss mal Pippi").

Neugeborene entleeren in den ersten 12 bis 24 Stunden nach der Geburt Urin. Eine verzögerte Urinausscheidung kann auf eine Nieren- oder Harntransportstörung hinweisen. Das erste Einnässen ist unbedingt zu dokumentieren.

Antibiotika Band 4, D 9
Zystitisprophylaxe Band 2, K 4.2

Veränderungen im Miktionsverhalten weisen fast immer auf eine vorliegende Krankheit hin. So zeigt das häufige Urinlassen (Pollakisurie), mit nur jeweils kleinen Portionen und verbunden mit Schmerzen (Algurie) in den allermeisten Fällen eine Harnwegs- oder Harnblasenentzündung (Zystitis) an. Ursache ist die Keimbesiedlung der ableitenden Harnwege. Eine Zystitis wird antibiotisch behandelt, die Patientin (meist sind Frauen betroffen) wird angehalten, viel zu trinken, um die Harnwege zu spülen.

Die Ausscheidung in kleinen Portionen lässt sich auch bei weit entwickelter Schwangerschaft häufig beobachten. Das größer werdende Kind drückt auf die Harnblase, was den Drang auslöst, diese zu entleeren. Auch bei älteren Frauen kann sich diese Miktionsveränderung zeigen. Durch das Absinken der Gebärmutter kann diese auf die Harnblase drücken – die Frauen müssen sehr häufig die Toilette aufsuchen und geben jeweils nur kleine Mengen Urin ab. Bei ausgeprägter Beeinträchtigung der Lebensqualität (viele Betroffene verlassen nur noch sehr ungern das Haus, immer in Sorge, nicht rechtzeitig eine Toilette aufsuchen zu können) sollten die Beschwerden von Urologen bzw. Gynäkologen abgeklärt werden.

Eine Veränderung des Urinstrahls kann auf Entzündungen oder Verengungen (Harnröhre, Prostata) hinweisen. Dies begünstigt die Restharnbildung. Oft müssen diese Beschwerden mit einem Eingriff behandelt werden (z. B. Aufdehnen der Harnröhre).

Harninkontinenz-
Band 2, E 2.1.6

Andere Formen des veränderten Miktionsverhaltens sind:

- **Nykturie:** vermehrte Urinausscheidung in der Nacht. Bedingt wird dies entweder durch die zu spät am Abend zugeführte Flüssigkeit oder die fälschliche Einnahme von Diuretika am Abend. In der Regel wird sie im Rahmen einer Herzinsuffizienz beobachtet. In Ruhe schafft es das Herz, die Niere besser zu durchbluten, was zu einer Steigerung der Filtrationsrate und so zu vermehrter Harnbildung bzw. -ausscheidung führt.
- **Harnretention:** der Betroffene ist unfähig, die gefüllte Harnblase zu entleeren. Diese Störung wird auch Harnverhalt genannt. Als Ursachen kommen vor allem neurologische Störungen in Frage, z. B. nach einem Schlaganfall mit Hemiplegie (Halbseitenlähmung) oder im Rahmen eines Bandscheibenvorfalls. In diesem Fall wird der die Harnblase versorgende Nerv abgedrückt, so dass der nervale Reiz zur Entleerung fehlt. Dieses Phänomen wird Caudasyndrom genannt.
- **Restharnbildung:** Unfähigkeit, die Blase nach beendeter Miktion ganz zu entleeren. Als Ursache kommen Abflussbehinderung (Steine, Tumore), aber auch Infektionen und neurogene Faktoren (Lähmungen) in Frage.

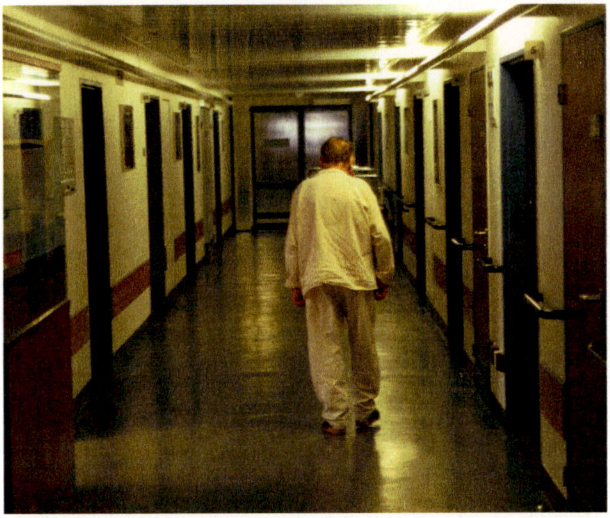

„Nachts raus müssen" – verändertes Miktionsverhalten z. B. bei Herzinsuffizienz

Unruhige Patienten

Bei einem zunehmend unruhig werdenden Patienten ist immer auch an eine Störung der Harnausscheidung zu denken. Dies vor allem bei Patienten, die sich verbal nicht äußern können. Das unruhige Hin- und Herwälzen im Bett kann Ausdruck eines Harndrangs sein. Durch abgeknickte Harnblasenkatheter kann dies auch bei Patienten eintreten, bei denen es vermeintlich „von selbst" geht. Im Zweifelsfall kann die Harnblase von einer erfahrenen Pflegenden oder einer Ärztin abgetastet und -geklopft werden. Je nach Füllungszustand entsteht ein unterschiedlicher Klopfschall.

2.1.6 Harninkontinenz

An einer **Inkontinenz** leidende Menschen sind nicht fähig, die Entleerung ihrer Harnblase willentlich zu steuern. Es kommt zu ungewolltem Urinabgang. Frauen sind häufiger betroffen als Männer.

Die Pflege von Menschen mit Harninkontinenz ist meist eine komplexe Herausforderung, da mehrere Bereiche des täglichen Lebens der Betroffenen davon beeinflusst werden.

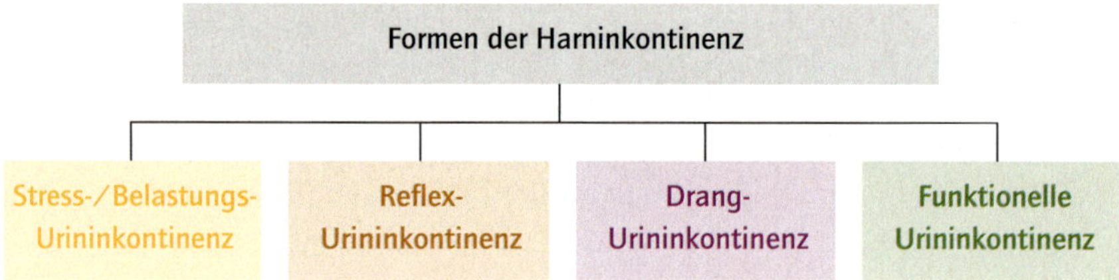

Für den Umgang mit Ausscheidungen gilt: Pflegende sollten aus Gründen des Selbstschutzes (Übertragung ansteckender Krankheiten wie HIV oder Hepatitis B) Handschuhe tragen, wenn sie mit Exkrementen umgehen.

Das Thema ist immer mit Scham und Einschränkungen verbunden. Inzwischen kann eine Harninkontinenz jedoch gut mit geeigneten Produkten versorgt werden.

Interventionen bei Inkontinenz Band 2, E 3

Unterschieden wird in:

- Stressurininkontinenz: durch eine Erhöhung des Drucks im Bauchraum kommt es zum unwillkürlichen Urinabgang. Meist sind die Portionen klein. Ursächlich wird dies beim Heben von schweren Lasten (z. B. Einkaufstasche) oder körperlicher Anstrengung, beim Husten oder Niesen, aber auch beim Lachen beobachtet. Die Stressinkontinenz kann in die Stadien I–III eingeteilt werden, die jeweils die Schweregrade bzw. die Ausprägung angeben.
- Reflexurininkontinenz: der unwillkürliche Urinabgang, wenn die Harnblase bis zu einem bestimmten Punkt gefüllt ist. Dieser Zustand ist meist vorhersagbar.
- Drangurininkontinenz: unwillkürlicher Urinabgang, unmittelbar nach einsetzendem Harndrang. Der Betroffene ist nicht fähig, rechtzeitig die Toilette aufzusuchen.
- funktionelle Urininkontinenz: ansonsten kontinente Personen schaffen es nicht, rechtzeitig die Toilette aufzusuchen. Meist verspüren sie keinen Harndrang. Die Zeit ab der Wahrnehmung der gefüllten Blase reicht nicht zum Erreichen der Toilette. Ursächlich kommen hier der Aufenthalt in fremder Umgebung, aber auch kognitive Veränderungen in Frage.
- totale Urininkontinenz: Urin wird ständig und unvorhersagbar verloren. Dies ist vor allem im Rahmen einer neurologischen Störung oder bei Verletzungen des Rückenmarks und fehlender Innervierung zu beobachten.

- iatrogene Inkontinenz: die Ursachen liegen nicht in körperlichen oder psychischen Veränderungen, sondern werden durch äußere Faktoren, z. B. bestimmte Medikamente (Psychopharmaka, Antidepressiva u. a.) hervorgerufen.
- Enuresis (Bettnässen, Einnässen): hier das nächtliche Einnässen von Kindern über vier Jahren

Einnässen
Band 2, E 3.1.2

2.2 Beobachtung des Stuhls

Als **Stuhl** wird das Ausscheidungsprodukt des Darmes bezeichnet. Die Stuhlentleerungsgewohnheiten sind individuell sehr verschieden und reichen von täglich bis nur jeden dritten Tag. Die Zusammensetzung sowie Aussehen, Beschaffenheit und Geruch sind stark abhängig von der Ernährung. Synonym werden die Begriffe Kot oder Exkremente verwendet. Patienten befragt man nach dem Stuhlgang.

2.2.1 Stuhlfarbe und Konsistenz

Normalerweise zeigt sich Stuhl in gelb-brauner, von hell bis dunkler Farbe; mitverantwortlich dafür ist der Gallensaft. Menschen, die keine Gallenblase mehr besitzen, zeigen oft einen helleren, lehmfarbenen Stuhl. Die Konsistenz (Stuhlbeschaffenheit) reicht von weich-breiig, dickbreiig-geformt bis hart oder steinig (man spricht in diesem Fall von Kotsteinen, häufig ein Symptom für erschwerten Stuhlgang und Obstipation). Farbe und Konsistenz sind individuell sehr verschieden und variabel. Auffällige Veränderungen im Stuhlaussehen haben meist krankheitsbedingte Ursachen und müssen abgeklärt werden.

Verdauung
Band 2, J 1

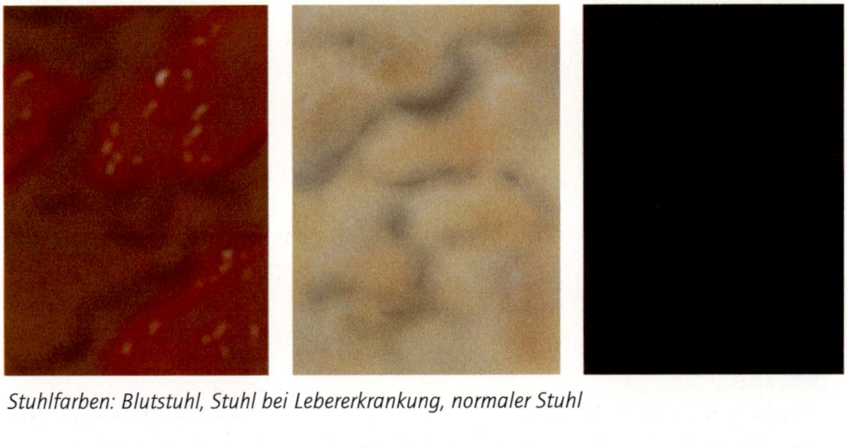

Stuhlfarben: Blutstuhl, Stuhl bei Lebererkrankung, normaler Stuhl

Veränderung der Stuhlfarbe

Stuhlfarbe	Ursache
normale Farbe mit blutigen Spritzern	Am ehesten Hämorrhoiden, die Frischblut auf dem Stuhl hinterlassen.
normale Farbe mit Auflagerungen von Blut (von hellrot bis dunkel)	Blutungen im Dickdarm, möglicherweise entzündlich oder durch einen blutenden Tumor verursacht
grau bis lehmfarben	Erkrankungen der Leber (Hepatitis), Gallenerkrankungen oder nach Gallenblasenentfernung, Fehlen von Bilirubin
rot bis dunkelrot	Blutungen im Dickdarm
schwarz (Melaena)	Blutungen in oberen Darmabschnitten oder im Magen (blutendes Magengeschwür). Die Einnahme von Eisenpräparaten färbt den Stuhl vorübergehend ebenfalls dunkel bis schwarz.
rostbraun bis braunschwarz	Rotwein, Himbeeren, rote Beete

Häufig beobachtete Veränderungen der Stuhlkonsistenz sind ein sehr harter Stuhl, oft kombiniert mit einer erschwerten Ausscheidung. Diese Verstopfung (Obstipation) kann unterschiedliche Ursachen haben. Durch die Beobachtung des Stuhlverhaltens sollte eine Obstipation frühzeitig erkannt und pflegerisch behandelt werden. Daneben kann es aufgrund unterschiedlicher Ursachen zur sehr dünnflüssigen Stuhlentleerungen kommen.

Obstipation Band 2, E 2.2.4
Darmerkrankungen Band 3, J 2

Darüber hinaus zeigen einige schwerwiegende Krankheiten Symptome in der Stuhlkonsistenz. Diese können beispielsweise sein:

- Gastroenteritis im Rahmen eines vorübergehenden Virusbefalls: dünn und wässrig
- Colitis ulzerosa: mehrmalige, schmerzhafte, schleimig-blutige Stuhlgänge täglich

2.2.2 Stuhlgeruch

Durch die Zersetzung der Nahrung im Verdauungstrakt und durch den Einfluss der Darmbakterien kommt es zum Stuhlgeruch. Dieser ist individuell verschieden und abhängig von der zugeführten Nahrung. Der normalerweise unangenehm riechende Stuhl kann sich krankheitsbedingt zusätzlich verändern. Wahrnehmungen des veränderten Stuhlgeruchs sind zu dokumentieren und weiterzuleiten, damit mögliche Ursachen abgeklärt werden können.

Zu den auffälligen Geruchsveränderungen zählen:

- stark riechend bei einer Insuffizienz der Bauchspeicheldrüse
- jauchig faulig riechend bei einer Störung der Eiweißverdauung (Fäulnisdyspepsie)
- säuerlich stechend bei einer Störung der Kohlenhydratverdauung (Gärungsdyspepsie)
- aashaft reichend bei einem Karzinom des unteren Verdauungsabschnitts (Rektum)

Auch Patienten und ihre Mitpatienten im Zimmer nehmen die Veränderungen des Stuhlgeruchs war. Dies ist besonders zu beachten, wenn der Betroffene die Toilette nicht aufsuchen kann, sondern den Nachtstuhl oder die Bettpfanne benötigt.

Zum fachkompetenten Umgang mit Ausscheidungen gehört, dass man weder die Nase rümpft oder zuhält, noch das Fenster demonstrativ öffnet. Dies sollte jeweils taktvoll geschehen. Auch der übermäßige Gebrauch von Raumlufterfrischern ist zu unterlassen. Alle Maßnahmen werden in Absprache mit dem Betroffenen durchgeführt.

2.2.3 Stuhlmenge

Eine Angabe über die Stuhlmenge ist schwierig, da sie individuell vom Stuhlverhalten und von der Menge der aufgenommenen Nahrung bzw. deren Anteil an Ballaststoffen abhängig ist. Grobe Richtwerte sind eine Stuhlmenge von ca. 100–400 Gramm täglich. Um den Stuhl zu messen (z. B. im Rahmen einer diagnostischen Abklärung), wird der Stuhl gewogen. Veränderungen der Stuhlmenge können ihre Ursachen in der Aufnahme überwiegend eiweißhaltiger Nahrung, im Rahmen einer Fastenkur oder bei Hungersnot haben. Treten ohne Veränderung der Lebens- und Essgewohnheiten kleinere Stuhlmengen auf, kann dies ein Hinweis auf eine Obstipation sein.

Eine übermäßig große Menge an Stuhl wird ausgeschieden, wenn der Darm an einer Resorptionsstörung leidet, d. h., er die Nahrungsbestandteile nicht richtig aufnehmen kann. Darüber hinaus können verschiedene Medikamente die Stuhlmenge beeinflussen. So sorgen beispielsweise verschiedene Antibiotika für größere Stuhlmengen und Durchfälle.

2.2.4 Stuhlverhalten und Entleerungsstörungen

Auch hier ist es schwierig, eine allgemein gültige Aussage zu treffen. Die Häufigkeit des Stuhlgangs ist individuell verschieden. Grundlage ist das Wohlbefinden des Betreffenden. So können Unterschiede von einmal täglichen bis zweimal wöchentlichen Stuhlentleerungen beobachtet werden. Im Rahmen des Aufnahmegesprächs ist nach den normalen Gewohnheiten des Patienten zu fragen.

Aufnahmegespräch
Band 1, E 1.2

Abweichend von den individuellen Gewohnheiten können Störungen der Stuhlentleerung beobachtet werden.

Obstipation

Darunter wird die eher seltene, in der Regel für den Betreffenden anstrengende Entleerung des Darms verstanden. Der Stuhl ist meist sehr trocken und hart, bis hin zu Kotsteinen. Die Stuhlmenge ist, durch die extreme Eintrocknung, meist klein. In einigen Fällen ist der Betreffende nicht in der Lage, genügend Kraft (Bauchpresse) aufzubringen, um den Stuhl selbstständig zu entleeren, und benötigt Unterstützung in Form von Klistieren, Einläufen oder Laxantien. **Obstipation** bezeichnet keine eigenständige Krankheit, sondern ist ein Symptom, dessen Ursache abgeklärt werden muss.

Obstipationsprophylaxe Band 2, K 4.1

Durch mangelnde Bewegung, Zufuhr von überwiegend ballaststoffarmen Nahrungsmitteln, schlechte Kaugewohnheiten und unzureichende Flüssigkeitszufuhr leiden vor allem ältere Menschen an Verstopfung. Dieser Zustand besteht in manchen Fällen schon viele Jahre, so dass von einer chronischen Obstipation gesprochen werden kann. Aber auch junge Menschen leiden unter diesen Beschwerden.

Andere Ursachen für eine Obstipation können bestimmte Medikamente (z. B. Antidepressiva, Diuretika durch den Flüssigkeitsentzug, Antihyertensiva) sein, aber auch mechanische Abflussbehinderungen oder Lumenverengungen des gesamten Darms. Neurologische Störungen (z. B. nach Schlaganfall oder bei einer Querschnittlähmung) verursachen durch den in seiner Beweglichkeit eingeschränkten Darm eine Obstipation.

Findet die Stuhlentleerung immer unter Schmerzen statt, z. B. bei einer Analfissur (kleine Schleimhauteinrisse am After), hält der Betreffende eventuell den Stuhl bewusst zurück.

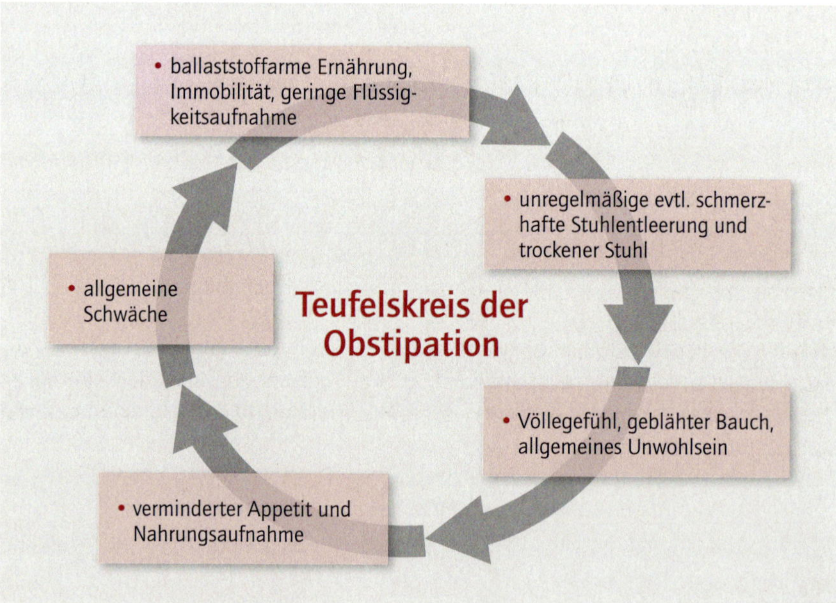

Die menschlichen Ausscheidungen sind ein mit Scham besetztes Thema. Treten Probleme oder Veränderungen auf, die durch gezielte Nachfragen bzw. im Rahmen eines pflegerischen Assessments erhoben werden, sollte dies stets mit dem nötigen Einfühlungsvermögen und unter Wahrung der Intimsphäre geschehen. Patienten mit Bettruhe, die ihre Ausscheidungen nicht auf der Toilette durchführen können, können eine Obstipation entwickeln. Die nicht gewährleistete Intimsphäre und die Scham können hier die Ursache sein. Pflegerisch bedeutet dies, stets darauf zu achten, dass auch diese Patienten für die Ausscheidungen ausreichend Zeit und Ruhe sowie die größtmögliche Wahrung der Intimsphäre zugestanden wird. Mobile Mitpatienten sollten nach Möglichkeit das Zimmer in dieser Zeit verlassen.

Unterstützung bei der Ausscheidung Band 2, E 3

Durchfall

Durchfall (Diarrhoe) ist eine von der normalen Frequenz abweichende Stuhlentleerung, d. h. bei mehr als zwei Entleerungen täglich. Häufig ist der Stuhl weich bis dünn-wässrig und übelriechend. Die Entleerung kann mit starkem Druck, in manchen Fällen unkontrolliert, stattfinden, so dass die Betroffenen die Toilette nicht mehr rechtzeitig aufsuchen können.

Ursache akuter, nur wenige Tage andauernde Durchfälle sind häufig Infektionen, aber auch unverträgliche oder verdorbene Nahrungsmittel.

Andere Ursachen für Durchfälle können sein:

- bestimmte Medikamente, z. B. Antibiotika, Missbrauch von Abführmitteln
- Resorptionsstörungen des Darms
- Veränderungen der Darmperistaltik (erhöhte Motilität)
- psychische Einflüsse, z. B. Angst vor Untersuchungen oder Prüfungen
- Stoffwechselerkrankungen, z. B. Hyperthyreose
- Darmkrankheiten, z. B. Colitis ulzerosa, Morbus Crohn

Darmerkrankungen Band 3, J 2.2

Häufig werden die Durchfälle von Blähung, Bauchschmerzen und allgemeinem Unwohlsein begleitet. Die Behandlung richtet sich nach der Ursache.

Bei Durchfall kommt es zu einem erhöhten Flüssigkeitsverlust über den Darm. Besonders Neugeborene, aber auch alte Menschen sind daher von einem Volumenmangel bedroht. Der Flüssigkeitsverlust muss in der akuten Phase daher ausgeglichen werden, indem auf eine ausreichende Trinkmenge geachtet wird. Kann dies nicht garantiert werden, wird intravenös Flüssigkeit in Form von Infusionen zugeführt.

Infusionstherapie Band 4, E 3

2.2.5 Besonderheiten bei Kindern

Neugeborene
Band 3, A 2

Bei neugeborenen Kindern wird in den ersten 24 bis 36 Stunden nach der Geburt Mekonium (Kindpech) ausgeschieden. Das Mekonium hat eine grün-schwarze Farbe, ist geruchlos und sehr zähklebrig. Wird es nicht ausgeschieden, droht die Gefahr eines Mekoniumileus. Das Ausscheiden des Mekoniums ist unbedingt zu dokumentieren.

Durch die Aufnahme von Nahrung entwickelt sich dann der Übergangsstuhl. Dieser ist schwarz-grün-gelblich und wird weniger klebrig. Er ist noch immer fast geruchlos. Die Stuhlentleerung beim Neugeborenen erfolgt ein- bis mehrmals täglich.

Im Säuglingsalter werden muttermilch- und kuhmilchernährte Kinder unterschieden. Der mit Muttermilch ernährte Säugling scheidet ein- bis fünfmal täglich Stuhl aus. Dieser kann goldgelb oder grün gefärbt sein. Die Konsistenz reicht von dünn, salbig bis pastig. Der Geruch ist leicht säuerlich, aromatisch. Der mit Kuhmilch ernährte Säugling scheidet ein- bis dreimal täglich Stuhl aus. Er hat eine hellbraune Farbe. Die Konsistenz ist dickbreiig oder geformt.

Das mit Mischkost ernährte Kind entleert einen Stuhl, der mittel- bis dunkelbraun gefärbt ist. Die Aufnahme von bestimmten Lebensmitteln kann die Stuhlfarbe verändern (z. B. Karotten – rötlich, Spinat – grünlich). Die Konsistenz ist abhängig vom Wassergehalt geformt bis dickbreiig. Der Geruch ist eher übel riechend. Abhängig von der Ernährung und der Bewegung wird ein bis zweimal pro Tag Stuhl entleert.

Stuhlveränderungen bei Erkrankungen im Kindesalter

Dyspepsiestuhl	Ernährungsstörungen des Säugling
grünlich, ockerfarben	Magen-Darm-Infektion
wässrig-breiig, zerhackt (schaumig, übelriechend)	Nahrungsunverträglichkeit
frisches Blut	Invagination (mit Schleimauflagerung)
massige Fettstühle	Maldigestion, z. B. Mukoviszidose
massige Stühle	Malabsorption, z. B. Zöliakie
Hungerstuhl (schwarz-braun-grün, dünnflüssig)	Bei Nahrungskarenz, z. B. nach OP
Parasiten und Würmer	Madenwürmer, Spulwürmer, Bandwurmglieder
Fremdkörper	Münzen, Kugeln, Büroklammern usw.
trocken, Kalkseifenstuhl (grau-weiß)	Säuglingsernährung mit unverdünnter Kuhmilch

Es ist wichtig, die Eltern über die Ausscheidungsgewohnheiten ihrer Kinder zu befragen. Viele Kinder benutzen eine eigene Sprache zur Bezeichnung von Stuhl oder der Anzeige, dass das Kind Stuhl entleeren will (z. B. „Ich muss mal einen Stinker"). Das Kind oder die Eltern sollen über die Wichtigkeit der Stuhlbeobachtung aufgeklärt werden. Sie sollen wissen, dass nach einer Stuhlentleerung der Pflegekraft der Stuhl gezeigt werden muss.

2.3 Beobachtung von Erbrochenem

Unter **Erbrechen** wird das meist unfreiwillige Entleeren des Magen und Dünndarms durch die Speiseröhre und den Mund verstanden. Das im Gehirn befindende Brechzentrum steuert diesen Vorgang, der dem Körper als Schutzmechanismus dient. So entledigt er sich von verdorbenen oder giftigen Substanzen.

Meist geht dem Erbrechen ein mehrmaliges Würgen, in vielen Fällen auch eine Übelkeit voraus. Durch die Druckerhöhung auf den Magen wird der Inhalt wellenartig oder im Schwall nach außen befördert. Oft wird ein anschließendes Gefühl der Erleichterung beschrieben. Beobachtungskriterien des Erbrechens sind:

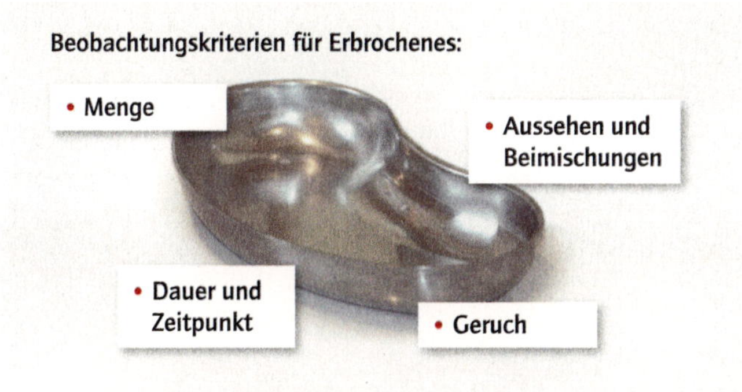

Ursachen für das Erbrechen sind unter anderem:

- Infektionen des Verdauungstrakts
- Aufnahme von verdorbenen Lebensmitteln
- Aufnahme von giftigen Substanzen, z. B. Beeren
- bestimmte Medikamente, z. B. Zytostatika, Narkosemittel
- Passage- bzw. Abflussbehinderung, z. B. Ileus (Darmverschluss)
- Schwangerschaft
- Reisekrankheit, z. B. Schiffsreise
- psychogene Faktoren
- sehr starke Schmerzen

Bei Kindern:

- bei Ernährungsbeginn zu viel Fruchtwasser im Magen
- Stenosen oder Fehlbildung im Magen-Darm-Trakt (z. B. Pylorusstenose)
- zu schnelle Nahrungsverabreichung über Magensonde
- zu hastiges oder zu viel Trinken
- Magenreflux
- Hirndrucksteigerung (Nüchternerbrechen)
- bakterielle Erkrankungen (z. B. Pertussis)
- Bluterbrechen (z. B. Ulkus, Ösophagitis, Invagination auch bei Nasenbluten)
- Behinderungen

Postoperative Überwachung Band 4, G 4.3
Pflege von Menschen mit Chemotherapie Band 4, E 6

Besondere Aufmerksamkeit muss Patienten mit unzureichendem Schutz- bzw. Hustenreflex zuteil werden. Hierzu zählen insbesondere bewusstlose Menschen, aber auch Patienten mit neurologischen Erkrankungen, z. B. Schlaganfall. Häufig erbricht der Betroffene „stumm", das heißt von Außenstehenden unbeobachtet und nicht wahrnehmbar. Das Erbrochene wird dann häufig aspiriert und gelangt in die Lunge. Dies führt zu einer aspriationsbedingten Lungenentzündung (Aspirationspneumonie). Sie wird antibiotisch behandelt. Entsprechende vorbeugende Maßnahmen sind durchzuführen, z. B. Lagerung nur auf die Seite mit nach unten gebeugtem Kopf.

Bei unreifen Kindern schließt sich der Kehldeckel nicht vollständig und sie können den Kopf nicht zur Seite drehen, da dieser Reflex noch nicht ausgebildet ist. Deshalb ist auch hier die Gefahr einer Aspiration sehr groß.

Aspiration
Band 4, B 2.4

2.3.1 Menge

Die Menge des Erbrochenen ist abhängig von der Füllung des Magens und dem Zeitpunkt der letzten Nahrungsaufnahme und daher individuell verschieden. Das Erbrochene sollte entweder in Milliliter abgemessen werden (bei sehr dünner Konsistenz) oder in Gramm abgewogen werden (bei dickerer Konsistenz und großem Anteil unverdauter Nahrungsteile). Da der Flüssigkeitsverlust schnell sehr groß sein kann, ist eine gründliche und fortlaufende Dokumentation unerlässlich. So lässt sich eine beginnende Exsikkose (Austrocknung) bei Neugeborenen, Kleinkindern und alten Menschen frühzeitig erkennen.

!

Je kleiner die Kinder, desto größer ist die Gefahr einer Exsikkose durch den Flüssigkeits- und Elektrolytverlust. Die Menge von Erbrochenem wird bei Kindern oft falsch eingeschätzt, deshalb ist eine regelmäßige Gewichtskontrolle und gute Beobachtung des Kindes wichtig.

2.3.2 Geruch

Je nach Zusammensetzung hat Erbrochenes einen anderen Geruch. Bei starker Durchmischung von Verdauungssekreten kann dieser von sauer bis sehr stark säuerlich variieren. Dies ist jeweils abhängig von der Verweildauer der Speisen im Magen. Bluterbrochenes **(Hämatemesis)** riecht häufig unangenehm süßlich. Ein faulig stuhlartiger Geruch findet sich beim Stuhlerbrechen **(Miserere)**. Eine tiefer gelegene Abflussbehinderung (Ileus, Tumor) verhindert den Transport bereits verdauter Nahrung.

2.3.3 Aussehen und Beimischungen

Auch hier variieren die Formen je nach aufgenommener Nahrung und Verweildauer im Magen bzw. Dünndarm. Die Palette reicht von schaumig-zäh bis wässrig-dünn. Ist dem Erbrochenen ein hoher Anteil Gallensaft beigemischt, geht die Farbe ins grün-gelbliche. Frischblut deutet auf eine Blutung im oberen Gastrointestinaltrakt hin, meist in der Speiseröhre (Ösophagusvarizen). Durch lang anhaltenden Würgereiz kann es zu kleinen Schleimhautblutungen von Rachen und Speiseröhre kommen. Das typische Aussehen der Hämatemesis zeigt sich durch die so genannten Blutfäden, in Magensäure geronnenes Blut. Ursache ist meist eine Blutung des Magens oder Dünndarms (Ulzera).

Das Erbrochene ist stets auf die Beimischung von unverdauten Medikamentenresten zu überprüfen. Scheidet der Patient die Tablette mit dem Erbrochenen wieder aus, hat er den Wirkstoff noch nicht aufgenommen. Dies ist besonders wichtig bei Blutdruck- und Herzmedikamenten. Werden nicht aufgenommene Medikamente beobachtet, muss der Arzt informiert werden. Eventuell wird eine erneute Einnahme des Medikaments nötig.

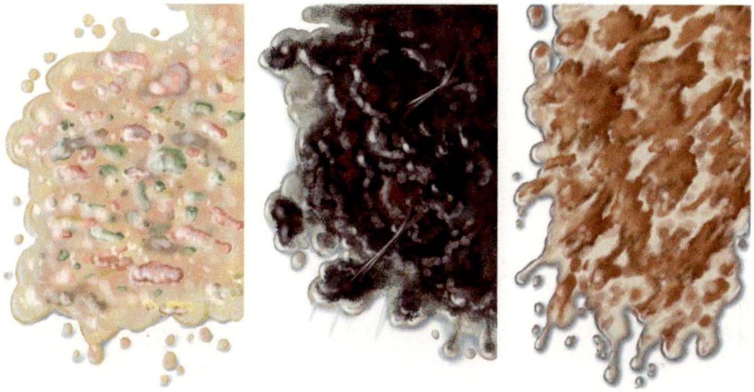

Erbrochenes: unverdaute Speisereste, Hämatemesis, Miserere

2.3.4 Dauer und Zeitpunkt

Ein weiterer Beobachtungspunkt ist der Zeitraum, über den das Erbrechen anhält. Dies kann von einer einmaligen Episode bis über den ganzen Tag andauernd variieren. Darüber hinaus wird dokumentiert, wann bzw. in welchem Zusammenhang das Erbrechen aufgetreten ist. Dies liefert wichtige Hinweise für die mögliche Behandlung der Ursachen. Mögliche auslösende Faktoren über die üblichen Ursachen hinaus können Lagerungswechsel oder eine Mobilisation sein. Wichtige Beobachtungskriterien sind auch, ob das Erbrechen vor oder nach dem Essen (hier ist der genaue Zeitpunkt zu dokumentieren, z. B. sofort nach dem Schlucken, wenige Minuten nach dem Essen, ein oder mehrere Stunden nach dem Essen), am Morgen oder am Abend stattfindet.

Beispiel: Bewusstes Herbeiführen von Erbrechen

Auch psychische Störungen können Auslöser von Erbrechen sein. Im Rahmen der Bulimie (Ess-Brech-Sucht) provozieren meist junge Frauen das Erbrechen nach dem Essen, indem sie sich den Finger in den Hals stecken. Hintergrund dieses Verhaltens ist die Angst, an Körpergewicht zuzunehmen. Die Betroffenen benötigen meist die professionelle Hilfe eines Psychologen oder Psychotherapeuten, um den Teufelskreis von übermäßigem Essen und anschließendem Erbrechen zu durchbrechen. Im Gegensatz zu den häufig sehr dünnen magersüchtigen Patientinnen fällt eine Bulimie erst sehr viel später auf, da das Körpergewicht meist im Normalbereich liegt.

Essstörungen
Band 5, C 7.1.1

Wird von Pflegenden bulimisches Verhalten beobachtet, sollte ein Arzt darüber informiert werden.

2.4 Beobachtung von Schweiß

Schweißdrüsen
Band 2, D 1.1.4

Schweiß wird das von den Schweißdrüsen abgesonderte Sekret genannt (lat.: Sudor; griech.: Hidros). Eine besondere Anhäufung dieser Drüsen findet sich auf der Stirn, unter den Achseln, an den Handinnenflächen und an den Fußsohlen. Über den Schweiß ist der Mensch in der Lage, die Temperatur der Hautoberfläche auch bei steigenden Außentemperaturen konstant zu halten. Durch das Prinzip der Verdunstungskälte entsteht ein kühlender Effekt. Voraussetzung dafür ist, dass der Mensch schwitzt. Darüber hinaus scheidet die Haut als größtes Organ des Körpers über den Schweiß bestimmte Stoffe aus.

Der Schweiß kann auf folgende Kriterien hin beobachtet werden:

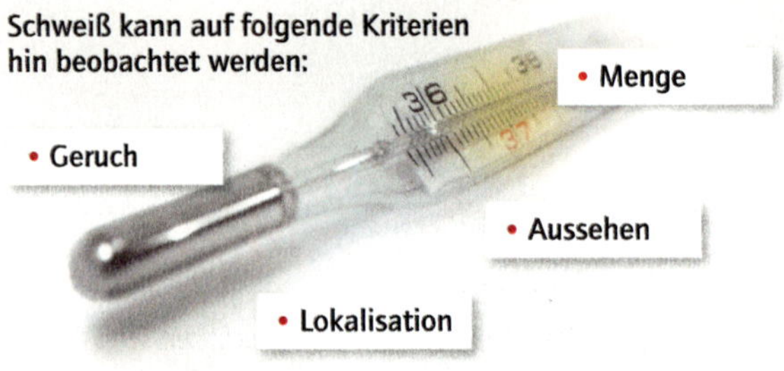

2.4.1 Aussehen

Der normale Schweiß ist klar, durchsichtig, großperlig und warm. Frischer Schweiß riecht nicht. Der typische Geruch entsteht erst durch die Zersetzung des Schweißes durch Bakterien, die auf der Haut leben. Durch die Absonderung von Schweiß reguliert der Körper seine Temperatur. Bei heißen Temperaturen wirkt Schweiß abkühlend durch das Prinzip der Verdunstungskälte auf der Hautoberfläche.

Das Auftreten von kleinperligem klebrigem Schweiß ist oft ein Alarmzeichen. Er lässt sich vor einem Kreislaufversagen (z. B. im Rahmen eines Schocks, eines Herzinfarkts oder bei einer Unterzuckerung) beobachten. Kalter Schweiß wird ebenfalls bei einer drohenden Kreislaufsituation und bei akuter Angst wahrgenommen.

Durch eine anlagebedingte vermehrte Talgproduktion der dafür verantwortlichen Drüsen entsteht eher fettig glänzender Schweiß. Diese Art von Schweiß tritt bei Gesunden, aber auch im Zusammenhang mit bestimmten Krankheiten, z. B. Morbus Parkinson, auf.

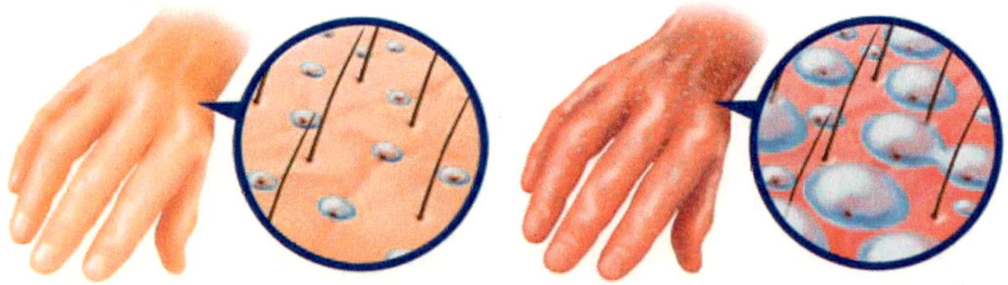

Schweißarten: kleinperliger, kalter Schweiß; großperliger, warmer Schweiß

2.4.2 Geruch

Frischer Schweiß ist geruchlos. Durch mangelnde Körperhygiene oder unangemessenes Wäschewechseln entsteht der als oft unangenehm empfundene stinkende Schweiß. Die Zusammensetzung der Nahrung hat Einfluss auf den Schweißgeruch. Auffallend ist dies beim Verzehr von Knoblauch. Durch die Benutzung von Deodorants verändert sich der Körpergeruch individuell, wenn der Mensch schwitzt.

Krankheitsbedingt verändert sich der Schweißgeruch bei Patienten mit einem Nierenversagen und im Zustand einer Urämie (die Niere scheidet keinen Urin und keine harnpflichtigen Substanzen mehr aus). Ähnliches lässt sich bei Menschen mit einer chronischen Lebererkrankung beobachten. Da die Leber ihre Entgiftungsaufgaben nur noch unzureichend erledigen kann, wird ein Teil dieser Substanzen dann in kleinen Mengen über die Haut ausgeschieden. Ein Geruch nach sauren Äpfeln lässt sich im Rahmen einer Hyperglykämie beobachten. Die übermäßig anfallenden Ketonkörper werden auch über die Haut ausgeschieden, so dass sich der Körpergeruch wie beschrieben verändert.

2.4.3 Menge

Die normale Menge des Schweißes ist abhängig von der zugeführten Flüssigkeitsmenge, den Außentemperaturen, eventuellem Fieber und körperlicher Anstrengung. Sie liegt in der Regel zwischen 400–1000 ml, kann aber bis zu 1,5 Litern betragen. Der übermäßige Flüssigkeitsverlust über die Haut (z. B. bei hohem Fieber) sollte in die Flüssigkeitsbilanzierung eingerechnet werden. Möchte man genaue Angaben über die Schweißmenge, empfiehlt es sich, die Kleidung sowie unter Umständen die Bettwäsche des Betroffenen vorher und nachher zu wiegen.

Kinder schwitzen besonders durch vermehrte Atemarbeit, Fieber, Herzinsuffizienz, Schreien und beim neonatalen Drogenentzug.

Kalten Schweiß findet man bei Kindern mit Herzfehlern und bei schlechten Kreislaufverhältnissen.

Ist der Schweiß sehr salzig, muss bei kleinen Kindern an eine Mukoviszidose gedacht werden. Diese kann durch eine Pilocarpin-Iotophorese (Kontrolle auf Natrium im Schweiß) festgestellt werden.

Mukoviszidose
Band 5, E 1.2

Viele Frauen zeigen in der Menopause eine übermäßige Schweißproduktion, die sich in der Postmenopause wieder reguliert. Krankheitsbedingt kann es zu Veränderungen der Schweißmenge kommen. Menschen, die an einer Hypothyreose leiden, schwitzen wenig. Erbliche Varianten dieser so genannten Hypohidrosis (vermindertes Schwitzen) sind ebenfalls bekannt.

Ein vermehrtes Schwitzen (Hyperhidrosis) wird bei adipösen Menschen häufig beobachtet, ebenso wie bei einer Hyperthyreose. Eine Sonderform des übermäßigen Schwitzens ist der Nachtschweiß, der häufig im Zusammenhang mit einer HIV-Infektion, aber auch bei Erkrankungen des blutbildenden Systems (Leukämie) oder einer Tuberkulose beobachtet werden kann.

?

1 Warum gehört die genaue Beobachtung und Dokumentation der menschlichen Ausscheidungen zu den wichtigen pflegerischen Aufgaben?

2 Wie sollten sich Pflegende bei beobachteten Veränderungen der Ausscheidungen eines Patienten verhalten? Begründen Sie Ihre Aussage.

3 Welche Beobachtungen im Zusammenhang mit den Ausscheidungen der Patienten sind unverzüglich dem zuständigen Arzt zu melden? Begründen Sie Ihre Aussage.

4 Welche Maßnahmen des Eigenschutzes ergreifen Sie im Umgang mit Ausscheidungsprodukten?

5 Wie unterscheidet sich das Ausscheidungsverhalten eines Neugeborenen, eines Säuglings, eines Kleinkindes und eines Erwachsenen?

1 Erstellen Sie eine Übersicht über die auffälligsten Veränderungen des Urins und des Stuhls und überlegen Sie sich mögliche Ursachen.

2 Erstellen Sie ein Merkblatt für Frauen mit einer Harninkontinenz und erläutern Sie die Unterschiede der verschiedenen Inkontinenzformen.

3 Erklären Sie einem Laien die Bedeutung des Schwitzens. Gehen Sie dabei auch auf die möglichen Veränderungen des Schweißgeruchs und der Schweißmenge ein.

Deutsches Netzwerk für Qualitätsentwicklung in der Pflege: Förderung der Harnkontinenz in der Pflege, Universität Osnabrück 2006

Lauber, Annette/Schmalstieg, Petra: Wahrnehmen und Beobachten. 2. Aufl. Thieme, Stuttgart 2007

www

www.dnqp.de – Webseite des Deutschen Netzwerkes für Qualitätssicherung. Enthält Hinweise zum Pflegestandard zur Förderung der Harnkontinenz

www.kontinenz-gesellschaft.de – Webseite der Deutschen Kontinenz Gesellschaft mit vielen Hinweise zu Miktion und Kontinenz

3 Pflegeinterventionen

Pia, die inzwischen auf der Kinderstation eingesetzt ist, ist heute für die Pflege des fünfjährigen Tobias zuständig. Er leidet an immer wiederkehrenden Durchfällen. Deshalb soll heute eine Darmspiegelung bei dem kleinen Patienten durchgeführt werden. Am Morgen ist Tobias kaum aus dem Bett zu bekommen. Beschämt zieht er die Decke bis an die Nasenspitze und möchte nicht aufstehen. Schnell bemerkt Pia, dass etwas nicht stimmt, und ihre Vermutung wird durch die später entdeckte nasse Unterlage im Bett bestätigt. Tobias hat in der Nacht eingenässt und schämt sich sehr.

Olga hingegen sieht sich einem ganz anderen Problem gegenüber. Das Team hat bei der 78-jährigen Frau Kirsch beschlossen, sie regelmäßig auf den Nachtstuhl zu setzen, um so zu verhindern, dass sie unkontrolliert einnässt. Die Haut am Steiß der Bewohnerin ist schon gerötet und dünn, da sie oft im Nassen sitzt, ohne es selbst zu merken. Erstaunlicherweise kommt auf dem Nachtstuhl, den die Pflegenden Frau Kirsch alle drei bis vier Stunden anbieten, kein Urin. Kaum sitzt die Bewohnerin jedoch wieder angezogen im Stuhl, nässt sie ein. Kollegen von Olga sind bereits über das Verhalten von Frau Kirsch verärgert. „Die macht das doch extra", meldet sich eine junge Kollegin zu Wort. Olga bezweifelt dies und beschließt, der Ursache auf den Grund zu gehen.

1 In beiden beschriebenen Fällen nässen die Patienten ein. In welchen Punkten unterscheiden sich die Beispiele?

2 Haben Sie bereits einen Menschen gepflegt, der plötzlich wieder eingenässt hat? Wo lagen die Ursachen?

3 Was könnte der Grund für das Verhalten von Frau Kirsch sein? Welche Maßnahme in dieser Situation wäre sinnvoll?

3.1 Kontinenzerziehung beim Kind

3.1.1 Unterstützung bei der Ausscheidung

Zum Ende des zweiten Lebensjahres lernt das Kind die willkürliche Miktion. Eine geeignete Kontinenzerziehung beachtet das Kind als Persönlichkeit:

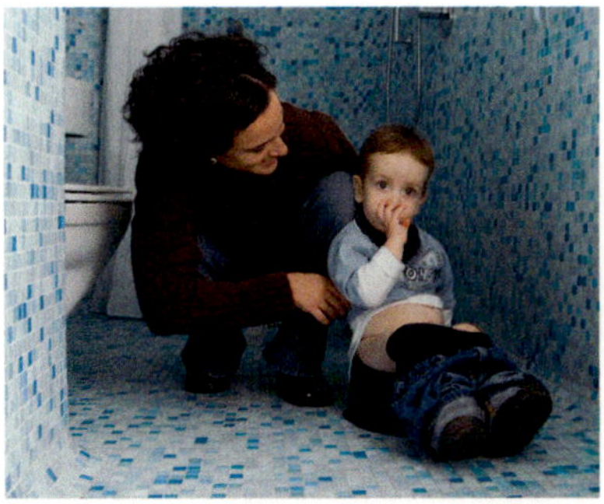

- Kind nicht zwingen oder stundenlang auf die Toilette setzen
- keine Strafen, aber loben
- Hilfsmittel benutzen (z. B. Toilettenaufsatz, Töpfchen, Tritt zur Toilette)
- Getränke möglichst gleichmäßig über den Tag verteilt anbieten
- beim Spielen und Toben an das Trinken erinnern
- vor dem Zubettgehen das Kind noch mal auf die Toilette schicken

3.1.2 Nächtliches Einnässen

Von **Enuresis** (Einnässen) spricht man, wenn ein Kind nach dem vollendeten vierten Lebensjahr noch keine dauerhafte Kontolle über seine Harnblase hat.

Enuresis nocturna – nächtliches Einnässen.

Enuresis diurna – Einnässen am Tag.

Enuresis tritt gehäuft in Familien auf, d. h., es ist genetisch bedingt. In anderen Fällen liegt eine psychosomatische Ursache vor.

Bevor man eine Behandlung der Enuresis beginnt, müssen unbedingt organische Ursachen ausgeschlossen sein. Dazu genügt eine Untersuchung des sauberen Urins, d. h., bei Kindern, die alleine zur Toilette gehen, muss man sich vergewissern, dass sie keine Entzündungen im Schambereich haben und eine hygienische Reinigung erfolgt ist.

Langfristig hilft das Anziehen einer so genannten **Klingelhose**. Eine so genannte Klingelhose besitzt einen Sensor, der auf Feuchtigkeit reagiert. Sobald Tröpfchen von Urin in die Hose gelangen, wird ein akustisches Signal (Klingeln) ausgelöst. Ziel ist es, das Gefühl des Kindes für sein nächtliches Einnässen zu schärfen und den Gang auf die Toilette anzugewöhnen. Diese Methode ist allerdings nicht ganz unumstritten. Voraussetzung für diese Therapie ist, dass das Kind selbst sein Problem erkennt und es ändern will.

Kinder werden gelobt, wenn es klappt, und keinesfalls bei einem Misserfolg bestraft.

Außerdem ist es sinnvoll, ein Einnässprotokoll zu führen. In manchen Fällen erhält das Kind zusätzlich eine Psychotherapie. Die erfolgreiche Behandlung kann ½ – 1 Jahr dauern und ist für die ganze Familie zu Beginn eine große psychische Belastung, die aber zu einem dauerhaften Erfolg führen kann.

3.1.3 Einkoten (Enkopresis)

Auch hier muss zuerst eine organische Abklärung erfolgen. Die Ursache kann monosymptomatisch sein, oder sie kann Teil einer umfassenden Störung, besonders eine emotionale oder eine Störung des Sozialverhaltens sein.

Die Therapie erfolgt anfangs meist stationär mit Toilettentraining (3x tgl. 30 Min. nach den Hauptmahlzeiten in entspannter freundlicher Atmosphäre) und psychotherapeutischer Begleitung.

Bei anhaltender Obstipation kann es zu einer Überlaufenkopresis kommen, die zunächst mit Laxantien und Nahrungsumstellung (ballaststoffreiche Vollwertkost) behandelt werden kann. Betroffene Kinder sind oft zurückhaltend, traurig, überangepasst mit niedriger Frustrationstoleranz und teilweise auch aggressiv.

Schmutzige Wäsche wird oft versteckt oder weggeschmissen. Nicht selten haben die Kinder einen permanenten gallig-herben Geruch an sich, auch wenn kein Stuhl ausgeschieden wurde. Die Kinder selbst nehmen den Geruch nicht wahr.

3.2 Unterstützung bei der Urinausscheidung beim erwachsenen und alten Mensch

In verschiedenen Situationen während der Pflege und Betreuung von Patienten und Bewohnern wird es nötig, den Betroffenen bei der Urinausscheidung zu unterstützen. Diese Unterstützung kann vom einfachen Begleiten zur Toilette bei Gangunsicherheit, über die Hilfe beim Aus- und Anziehen bis zur Versorgung mit Inkontinenzprodukten reichen.

Häufig wird eine Unterstützung nötig bei:

- in der Mobilität eingeschränkten Patienten, z. B. bei verordneter Bettruhe, bei bewusstlosen Patienten, bei gangunsicheren Patienten (z. B. im Rahmen einer Erkrankung wie Morbus Parkinson oder nach einen Schlaganfall und einer Halbseitenlähmung)
- verwirrten Patienten, die die Toilette nicht mehr selbstständig finden und aufsuchen können
- Patienten, die bei der Durchführung komplexer Handlungen Hilfe benötigen, z. B. bei sehr alten Menschen
- Patienten, die darum bitten, dass man ihnen behilflich ist, weil sie unsicher und ängstlich sind
- Patienten, die aus diagnostischen Gründen Urin sammeln müssen
- Patienten mit Drangurininkontinenz

Ausscheidung ist ein schambesetztes Thema. Niemand lässt sich gerne dabei zusehen oder ist dabei von anderen abhängig. Wann immer Pflegende einen Patienten in der Ausscheidung unterstützen, ist darauf zu achten, dass die Intimsphäre gewahrt bleibt. Ein respektvoller und wertschätzender Umgang sollte hier selbstverständlich sein.

Im Umgang mit Ausscheidungen sollten Handschuhe getragen werden. Nach verrichteter Ausscheidung sollte der Patient die Gelegenheit haben, sich die Hände zumindest an einem feuchten Waschlappen zu reinigen.

Im Umgang und im Einsatz von Inkontinenzprodukten sollte das Wohlbefinden des Betroffenen im Vordergrund stehen. Daneben zählen wirtschaftliche Belange zu den wichtigsten Faktoren für den Einsatz bzw. die Entscheidung für oder gegen ein bestimmtes Produkt.

3.2.1 Unterstützung des bettlägerigen Patienten

Häufig wird die Verrichtung der Ausscheidung im Bett nötig, z. B. wenn der Patient krankheitsbedingt nicht aufstehen darf oder kann. Dies kann für den Betroffenen sehr unangenehm sein, da man normalerweise beim Toilettengang alleine und ungestört ist. Nicht nur die Anreichungen, auch die Anwesenheit von Pflegenden und Mitpatienten kann problematisch sein. Ein einfühlsames Verhalten fördert die Akzeptanz der Situation und erleichtert das Vorgehen.

Männern steht für die Urinausscheidung im Bett die Urinflasche zur Verfügung. Falls möglich sollte der Patient sich die Flasche selbstständig anlegen. Gelingt dies nicht, wird dies von den Pflegenden übernommen. Der Penis wird in die Flasche eingelegt, wobei darauf zu achten ist, dass er nicht herausrutscht. Bei sehr unruhigen Patienten wird es manchmal nötig, die Flasche festzuhalten.

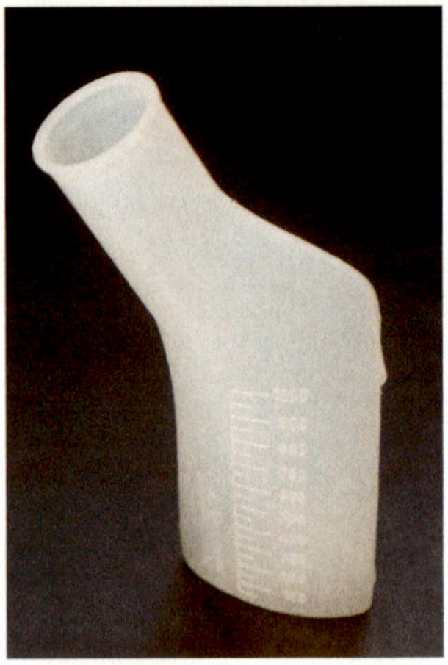

Meist befindet sich eine leere Urinflasche griffbereit in einer speziellen Halterung gleich am Bett oder im Nachttisch. Gefüllte Urinflaschen sollten regelmäßig aus hygienischen und Geruchsgründen geleert werden. Bevor der Urin weggeschüttet wird, vergewissert man sich, ob der Urin gesammelt oder speziell untersucht werden muss.

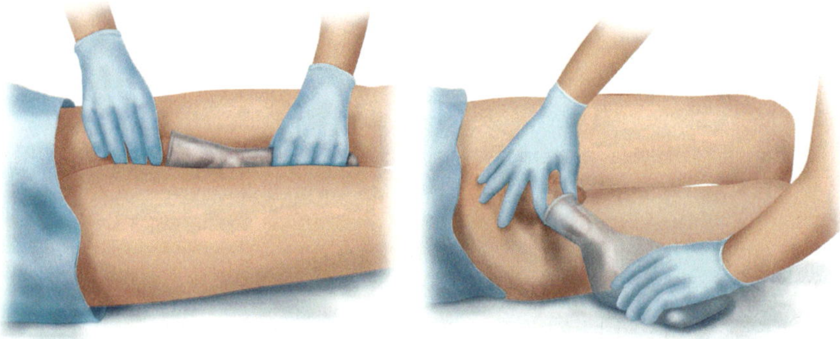

Anlegen einer Urinflasche

Gewinnung von Untersuchungsmaterial Band 4, A 3.2

Frauen benutzen für die Urinausscheidung im Bett die Bettpfanne (wird auch Steckbecken oder Topf genannt). In der Regel wird die Bettpfanne durch die Pflegende untergeschoben. Dabei ist darauf zu achten, dass die Patientin nicht zu weit vorn sitzt und die Beine etwas gespreizt werden. Sonst läuft der Urin vorne über den Topf und das Bett muss neu bezogen werden. Falls möglich sollte das Kopfteil steiler gestellt werden (nicht bei Patienten nach einer Rückenoperation).

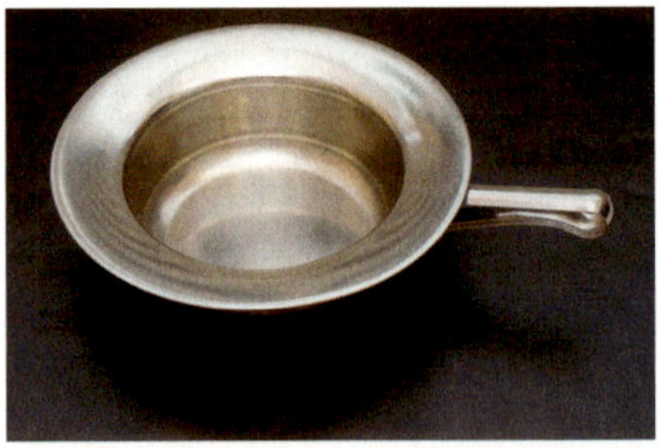

Daneben gibt es die Möglichkeit, den Frauen ein so genanntes „Schiffchen" anzubieten. Der eher flach geformte, vorne schmaler werdende Topf (ohne Griff) wird von Frauen, die in Rückenlage nur sehr schwer das Gesäß heben oder die nicht sehr lange auf einer Bettpfanne sitzen können, häufig bevorzugt. Dieses „Schiffchen" muss sehr genau platziert werden, da die Gefahr, dass der Urin danebenläuft, größer ist als bei der größeren Bettpfanne.

Kann die Patientin das Gesäß nicht heben, dreht sie sich mit Hilfe auf die Seite, die Pfanne wird vorsichtig untergeschoben, die Patientin dreht sich zurück. Die richtige Position des Topfes sollte noch einmal kontrolliert werden. Bei sehr ängstlichen oder frisch operierten Patientinnen sollte eine zweite Pflegende für die Pflegeverrichtung hinzugezogen werden. Falls möglich sollte die Patientin sich selbst abwischen, sonst wird dies von den Pflegenden übernommen.

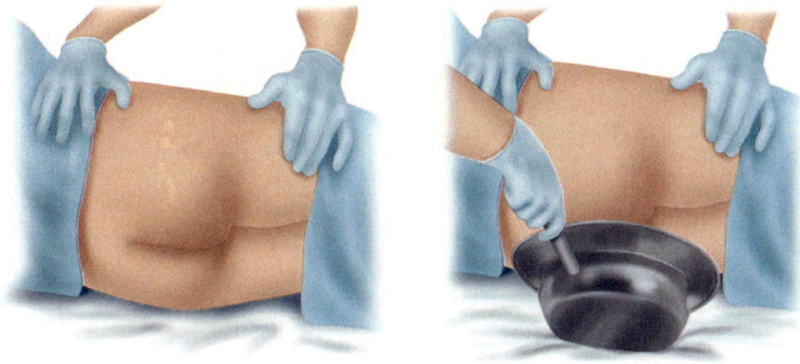

Anreichen der Bettpfanne

Es kommt vor, dass Patienten im Liegen keinen Urin lösen können. Männer sind häufiger betroffen als Frauen. Hier kann in Absprache mit dem Arzt entschieden werden, dass sich der Patient kurz an die Bettkante setzt oder sich vor das Bett stellt. Dies sind jedoch Ausnahmen. Entsprechende Vorbereitungen (Blutdruckmessen, Hilfestellung beim Aufstehen) werden nötig.

Auch die Benutzung einer Bettpfanne kann für einige Patienten problematisch sein. Durch die ungewohnte Sitzposition, durch Schmerzen oder andere Ursachen kann es zur Verkrampfung der Muskulatur kommen und der Urin kann nicht abgegeben werden. Hier ist es oft hilfreich, den Wasserhahn einige Minuten aufzudrehen. Durch das Wassergeräusch fließt der Urin dann häufig. Ein warmer Waschlappen auf der Blase (zwei fingerbreit über dem Schambein) hat eine entkrampfende Wirkung und führt in einigen Fällen ebenfalls zum Erfolg.

Befinden sich die Patienten in einem Mehrbettzimmer, wird eventuell ein Sichtschutz aufgestellt oder die Mitpatienten werden gebeten, das Zimmer kurz zu verlassen (falls möglich). Verlässt die Pflegende das Zimmer, muss die Patientenglocke in Reichweite sein.

Urinflaschen und Bettpfannen gehören weder sauber noch benutzt auf den Fußboden. Entweder werden sie kurz im Bett abgestellt oder sofort entsorgt.

3.2.2 Unterstützung des mobilitätseingeschränkten Patienten

Patienten mit gelockerter Bettruhe oder diejenigen, die mit ein oder zwei Hilfspersonen auf den Nachtstuhl gesetzt werden können, werden für die Ausscheidung aus dem Bett mobilisiert. Es empfiehlt sich, die Benutzung dieses Toilettenstuhls vorausschauend zu planen, also so in den Pflegeablauf zu integrieren, dass mehrmaliges Mobilisieren (z. B. Patient wurde gerade erst zu Bett gebracht, ohne dass vorher erfragt wurde, ob Urin gelöst werden muss) nicht nötig wird.

Unter der Sitzfläche des Toilettenstuhls besteht eine Vertiefung, in der eine Bettpfanne oder ein eigener Behälter befestigt werden kann.

Bei der Mobilisation auf den Nachtstuhl ist für eine sichere Umgebung zu sorgen. So müssen die Bremsen am Stuhl arretiert sein, damit der Stuhl während des Transfers nicht wegrutschen kann. Genügend Hilfspersonen sollten eingeplant werden. Sitzt der Patient sicher auf dem Nachtstuhl, sollte die Fußstütze in der entsprechenden Höhe angebracht werden. Dies ermöglicht dem Patienten eine bequeme Sitzposition, damit bei kleinen Patienten die Füße nicht frei in der Luft hängen.

Vorhandene Sonden und Drainagen sind so anzubringen, dass sie weder rausrutschen noch unter Zug geraten können. In der Regel lassen sich die Sonden an der Kleidung des Patienten anbringen (Vorsicht beim Aus- und Ankleiden) oder können körpernah am Bett befestigt werden.

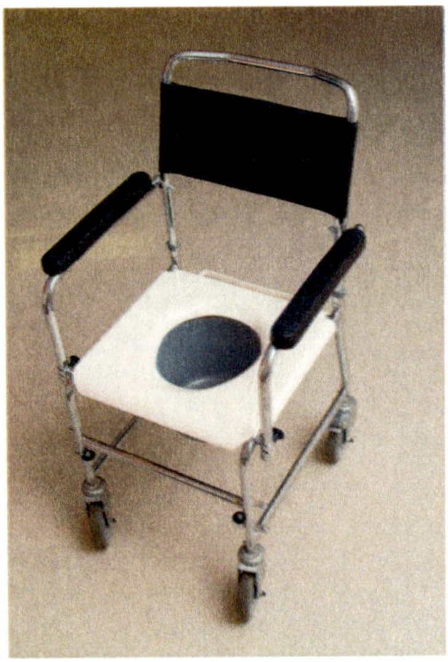

Fahrbarer Toilettenstuhl

Falls immer möglich sollte der Patient mit dem Toilettenstuhl ins Badezimmer oder in die Toilette gefahren werden. So haben die Patienten das Gefühl, trotz Einschränkung ungestört auf der Toilette zu sitzen. Voraussetzung dafür ist, dass der Patient sich so weit vom Bett entfernen kann bzw. keine nicht entfernbaren Schläuche am Bett installiert sind (z. B. Sauerstoffschlauch). Im Zweifelsfall fragt man die Ärztin, ob der Patient für diese Zeit ohne Sauerstoff auskommen kann.

Befindet sich der Patient in einem Mehrbettzimmer und verbleibt er neben dem Bett, sollte ein Sichtschutz aufgestellt werden. Darauf achten, ob der Patient direkt von der Tür gesehen werden kann. Eventuell auch hier einen Sichtschutz anbringen oder ein Schild mit „bitte nicht stören" an der Zimmertür anbringen.

3.2.3 Unterstützung des mobilen, aber hilfsbedürftigen Patienten

Auch mobile Patienten benötigen Hilfestellung bei der Ausscheidung. Eventuelle Sonden und Drainagen werden nach dem Aufstehen so fixiert, dass der Patient ungehindert und mit dem nötigen Spielraum die Toilette aufsuchen kann. Mögliche Infusionen werden am Infusionsständer befestigt.

In der Regel tragen mobile, in der Genesung bereits fortgeschrittene Patienten tagsüber bequeme Kleidung (Trainingsanzug, T-Shirt oder Ähnliches). Gerade betagte Patienten haben aber manchmal Schwierigkeiten beim Öffnen der Knöpfe oder Reißverschlüsse. Oder sie haben Bedenken, es nicht rechtzeitig zur Toilette zu schaffen und wirken unkoordiniert. Hier sollten wo nötig unterstützende Handgriffe durch die Pflegende geleistet werden, ohne den Patienten in seiner Selbstständigkeit zu gefährden. Im Zweifelsfalle fragt man den Betroffenen, in welcher Weise man am besten behilflich sein kann.

Die Toilette sollte ohne große Hindernisse aufgesucht werden können. Dies gilt vor allem in der Nacht. Hier kommt eine ausreichende Beleuchtung hinzu (eventuell das Licht im Badezimmer oder in der Toilette brennen lassen).

Sturzprophylaxe Band 2, K 3.4

3.3 Pflegeinterventionen bei Harninkontinenz

Lange ein Tabuthema in der Pflege und bei den Betroffenen, wird heute das Problem der Harninkontinenz besser wahrgenommen und geeignete Interventionen eingeleitet. Vor allem ältere Menschen leiden an einer Harninkontinenz, Frauen sind häufiger betroffen als Männer.

Die Auswirkungen einer Harninkontinenz übersteigen bei weitem die rein körperlichen Einschränkungen. Betroffene fühlen sich z. B. auch sozial isoliert, da sie sich kaum aus dem Haus trauen, immer in Sorge des ungewollten Urinabgangs.

Leiden Patienten oder Bewohner an einer Inkontinenz, ist es Aufgabe der Pflegenden, diesem Pflegeproblem mit geeigneten Maßnahmen zu begegnen. Das Deutsche Netzwerk für Qualitätssicherung in der Pflege (DNQP) hat einen Pflegestandard zum Thema Harnkontinenz entwickelt. Er beschreibt die wissenschaftlich bisher als wirksam erwiesenen Maßnahmen und Vorgehensweisen.

3.3.1 Toilettentraining

Eine geeignete Pflegeintervention zur Steigerung des Wohlbefindens und der Kontinenz kann das Toilettentraining sein.

Individuell je nach Patient, Art der Inkontinenz und Gewohnheiten wird der Betroffene zur Toilette geführt oder daran erinnert. Wird die Harnblase regelmäßig entleert, kann der Betroffene in vielen Fällen seine Kontinenz wieder erlangen.

Harninkontinenz Band 2, E 2.1.6

Voraussetzung zum erfolgreichen Gelingen dieser Maßnahme ist allerdings die konsequente Umsetzung. Gerade im Altenpflegebereich kann diese Intervention mit relativ wenig Aufwand in die tägliche Pflegearbeit integriert werden. Hilfreich ist das Erstellen eines Trainingsplans, so dass auch neue Mitarbeiter oder aushelfende Kollegen sich schnell eine Übersicht verschaffen können.

Das Toilettentraining ist nicht zu verwechseln mit dem Blasentraining. Blasentraining gilt als veraltet und sollte möglichst nur nach sehr strenger Indikationsstellung durchgeführt werden. Leider ordnen auch heute noch viele Ärzte dieses Training an. Der Katheter wird abgeklemmt und der Patient aufgefordert, sich zu melden, wenn er Harndrang verspürt. Diese Vorgehensweise rechtfertigt sich lediglich bei Patienten mit neurogenen Störungen, z. B. bei einer Querschnittlähmung oder bei Rückenoperationen. Hier wird geschaut, ob die Blase auf den Füllreiz reagiert. Bei allen anderen Patienten funktioniert die Harnausscheidung nach Entfernen des Katheters in der Regel problemlos. Das Verbleiben des Urins in der Blase über einen längeren Zeitraum fördert hingegen das Risiko eines Harnweginfekts. Sollten nach Entfernen des Katheters dennoch Probleme auftreten (Patient mit gefüllter Blase kann keinen Urin lassen), ist es aus infektionsbedingten Gründen besser, einen neuen Katheter einzulegen, als im Training die Blase immer über Gebühr zu füllen.

3.3.2 Beckenbodentraining

Als Ursache für eine Harninkontinenz kann erschlafftes Bindegewebe einhergehend mit schwacher Muskulatur im Beckenbodenbereich – vor allem bei Frauen, besonders bei jenen, die viele Kinder geboren haben – ausgemacht werden. Daher gehören heute Übungen zur Stärkung der Beckenbodenmuskulatur zum Standard der postnatalen (nach der Geburt) Betreuung.

Darüber hinaus kann das Beckenbodentraining von jeder Frau jeden Alters als Prävention durchgeführt werden. Lange blieben die Männer von diesen Programmen ausgeschlossen. Dies hat sich inzwischen geändert. Auch Männern wird z. B. nach urologischen Eingriffen ein Training der Beckenbodenmuskulatur empfohlen.

Pflege nach der Geburt Band 3, A 2

Zu den einfachen Übungen gehört das bewusste Anspannen und Entspannen der Becken- und Gesäßmuskulatur. Die Übungen sollten regelmäßig – möglichst täglich – durchgeführt werden. Angeleitet werden die betroffenen Personen in der Regel von Hebammen (nach der Geburt) oder von Physiotherapeutinnen.

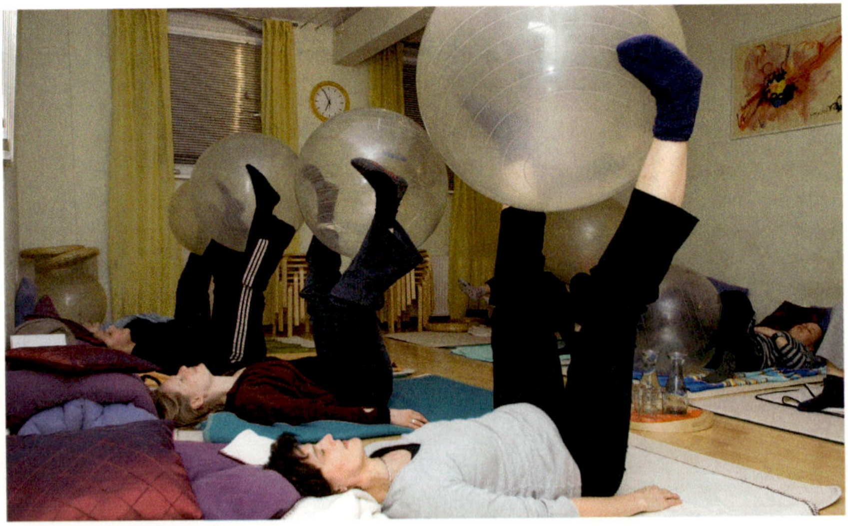

Beckenbodentraining

3.3.3 Inkontinenzprodukte

Der Bedarf an geeigneten Materialien wurde inzwischen von der Industrie erkannt. Heute ist eine Vielzahl von unterschiedlichen Produkten auf dem Markt.

Wichtigstes Unterscheidungsmerkmal ist die Aufnahme- bzw. Saugfähigkeit der Produkte, die jeweils in Millilitern angegeben auf der Verpackung ersichtlich ist. Dies bestimmt in der Regel auch die Größe der Ein- oder Vorlage. Zur Auswahl stehen meist:

- einfache, bindenähnliche Einlagen, die in die Unterwäsche gelegt werden
- größere Einlagen mit abgerundeten Ecken, die vom Schambein bis zum Anus reichen und ebenfalls in die Unterwäsche oder in einer Netzhose eingelegt werden (werden häufig auch bei Stuhlinkontinenz verwendet); die Unterscheidung ist auch farblich möglich
- sehr große Einlagen, die den ganzen Intim- und Gesäßbereich bedecken und seitlich mit Klebestreifen verschlossen werden können
- Schutzhosen; die Einlagen unterschiedlicher Saugfähigkeit sind bereits dort eingearbeitet; sie werden anstelle von Unterhosen getragen
- Neben den Einlagen besteht bei Männern die Möglichkeit, ein so genanntes Urinkondom überzusteifen. Die wie ein Kondom geformte Tüte wird über den Penis gestreift. Am unteren Ende wird anschließend ein Urinbeutel angeschlossen. Diese Alternative bietet sich vor allem für die Inkontinenzversorgung in der Nacht an und stellt eine gute Alternative zum Harnblasendauerkatheter dar. Voraussetzung ist allerdings, dass der betroffene Mann sich nicht sehr unruhig hin- und herwälzt und dabei das Urinkondom abstreift.

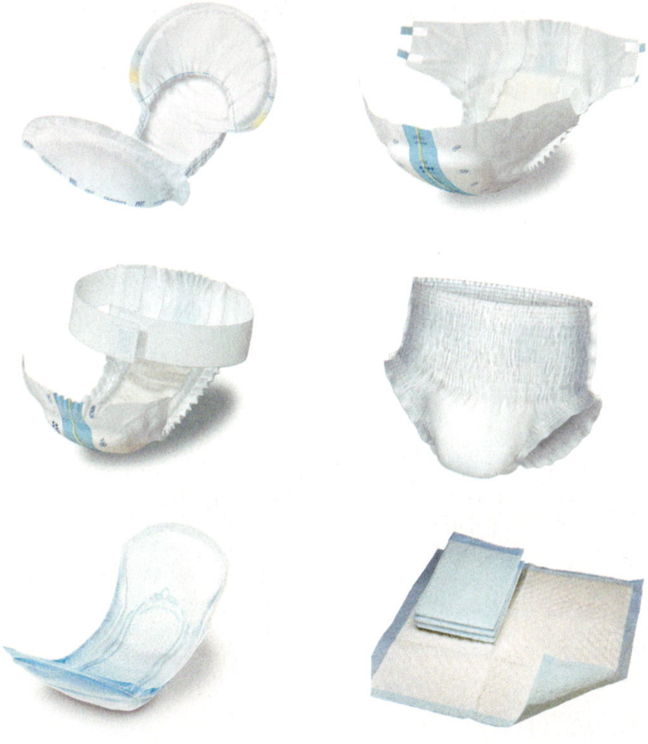

Inkontinenzprodukte

Trotz der unterschiedlichen Produkte der verschiedenen Hersteller lassen sich allgemeine Regeln für die Verwendung formulieren:

- ein der Situation und dem Betroffenen entsprechendes Produkt wählen
- den Patienten bzw. Bewohner über Sinn und Zweck dieser Maßnahme informieren
- darauf achten, dass die Einlage bequem sitzt und nicht verrutscht
- beim Mann darauf achten, dass der Penis so liegt, dass der Urin auch von der Einlage aufgenommen werden kann
- Einlagen und Schutzhosen regelmäßig wechseln
- beim Wechseln der Einlagen eine Intimwäsche durchführen, damit kein unangenehmer Uringeruch entstehen kann
- Verwendung von Inkontinenzprodukten bedeutet nicht, dass auf ein Toilettentraining verzichtet werden sollte

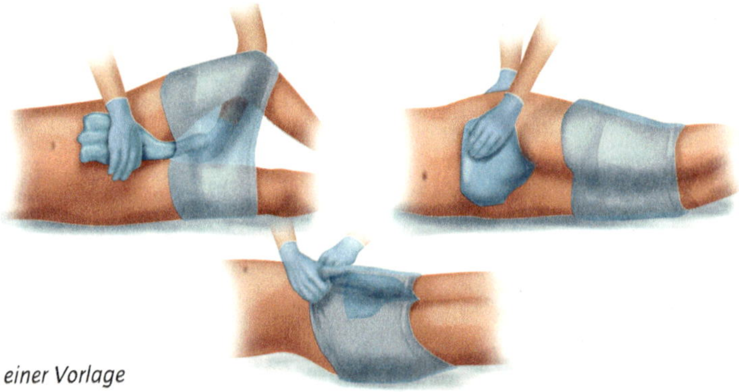

Anlegen einer Vorlage

Häufig sprechen Pflegende in der Praxis von Windeln, wenn sie Inkontinenzprodukte meinen. Patienten und Bewohner werden informiert, dass man „die Windeln wechseln möchte". Dies sollte auf jeden Fall vermieden werden. Kinder werden gewickelt, Erwachsene hingegen erhalten eine neue Ein- oder Vorlage.

Der so genannte Superabsorber sollte bevorzugt bei Menschen mit großen Mengen unfreiwilligen Harnabgangs eingesetzt werden. Seine besondere Oberfläche ist so beschaffen, dass sie ein sehr großes Fassungsvermögen ins Innere der Einlage leitet und dabei die Haut trocken hält. So wird vermieden, dass der Betroffene im Nassen liegt. So wird Hautrötungen bzw. -reizungen und möglichen Dekubiti vorgebeugt.

Dekubitusprophylaxe Band 2, K 3.3

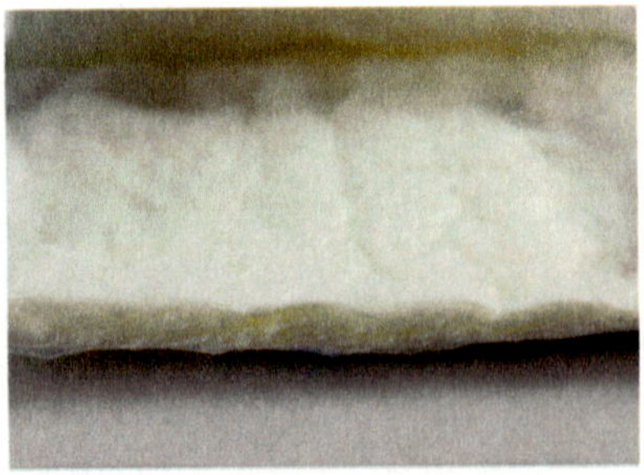

Superabsorber, Innenfläche

3.4 Unterstützung der Stuhlausscheidung beim erwachsenen und alten Mensch

Ein gut arbeitender Darm ist Voraussetzung für das Wohlbefinden des Patienten. Die Stuhlgewohnheiten sind individuell sehr unterschiedlich. Dies sollte im Pflegeplan berücksichtigt werden. Selbstständige Patienten sollten jeden Tag nach dem Stuhlgang gefragt werden, bei allen anderen ist es im Zusammenhang mit der täglichen Pflege in der Pflegedokumentation festzuhalten. Auch der Abgang von Winden (Blähungen) ist ein Zeichen dafür, dass der Darm arbeitet. Mit dem Stethoskop kann der Bauch links und rechts in Höhe des Nabels auf Darmgeräusche abgehört werden. Zu den Beobachtungskriterien gehört darüber hinaus der Bauchumfang. Ein sehr geblähter Bauch sollte dem Arzt gemeldet werden.

Es entspricht keiner guten Pflege, wenn erst mehrere Tage später festgestellt wird, dass der Patient sehr lange keinen Stuhlgang mehr hatte. Erfahrungsgemäß melden sich die wenigsten Patienten selbst, wenn Probleme auftreten, aus Angst vor möglichen unangenehmen Maßnahmen wie Klistiere oder Einläufe.

Unterstützung bei der Harnausscheidung Band 2, E 3.2

Patienten, die nicht selbstständig die Toilette aufsuchen können, bzw. bei Bettruhe oder krankheitsbedingter Immobilität wird die Bettpfanne angereicht. Hier gelten die gleichen Prinzipien wie bei der Unterstützung bei der Harnausscheidung.

Nach der Benutzung der Bettpfanne oder des Nachtstuhl sollte kurz gelüftet werden. Benutztes Toilettenpapier sollte entweder mit der Bettpfanne entsorgt oder der Abfallbehälter im Zimmer sollte anschließend gewechselt werden. Auch hier gilt: Handschuhe tragen. Bevor der Topf in der Desinfektionsmaschine gereinigt wird, vergewissern Sie sich, dass keine Probe des Stuhls zu diagnostischen Zwecken (z. B. auf okkultes Blut) benötigt wird.

Die Frage nach dem Stuhlgang kann sich schambedingt in einigen Fällen schwierig gestalten. So kann diese in der Klinik häufig routinemäßige Nachfrage bei sehr schüchternen oder ausländischen Patienten auf Unverständnis stoßen. Kulturspezifische Gewohnheiten sollten berücksichtigt und im Pflegeteam besprochen werden.

Bedeutung	Zeichen
Normaler Stuhlgang	|
Weicher Stuhl	/ (je weicher desto schräger)
Wasserdünner Stuhl	
Schleimiger Stuhlgang	
Gehackter Stuhlgang	#
Schleimig-gehackter Stuhlgang	
Harter Stuhlgang	
Übergangsstuhl	
Mekonium	
Stuhl mit Blutauflagerung	(Strich mit rotem Punkt)
Blutiger Stuhlgang	(roter Strich)

Dokumentationsbeispiel für Stuhlgang

Gewinnung von Untersuchungsmaterial Band 4, A 3.2

3.5 Unterstützung beim Erbrechen

Postoperative Phase Band 4, G 4

Pflege von Menschen mit Chemotherapie Band 4, H 6.4

Für den Patienten, der an Übelkeit und Erbrechen leidet, ist die Situation häufig sehr unangenehm. Meist ist der ganze Mensch von der Übelkeit betroffen. Die Ursache der Übelkeit sollte abgeklärt werden. Gründe dafür können sein:

- nach einem operativen Eingriff, bedingt durch die Narkose
- Unverträglichkeit von Medikamenten oder Blutkonserven (Notfall: hier ist sofort der Arzt zu verständigen)
- Verabreichung von Chemotherapeutika
- neurologische Störungen, z. B. Hirndruckerhöhung nach ausgeprägtem Schädel-Hirn-Trauma oder Schlaganfall (Notfall: hier ist sofort der Arzt zu verständigen)
- Magen- und Darmprobleme, z. B. Infektion
- sehr starke Schmerzen

Der Betreffende sollte nach Abklärung der Ursachen wenn möglich Medikamente gegen die Übelkeit und das Erbrechen bekommen (Zäpfchen oder intravenös durch den Arzt).

Aufgabe der Pflegenden ist die Förderung des Wohlbefindens und die Unterstützung in der Situation. Folgende Prinzipien sollten eingehalten werden:

- bei dem Patienten bleiben, der erbricht
- Der Patient sollte wenn möglich aufrecht sitzen, damit er das Erbrochene nicht aspiriert
- im Rahmen des Selbstschutzes Handschuhe tragen
- Brechschalen und Zellstoff in die Nähe stellen
- der Erbrechende sollte immer eine saubere Brechschale in Griffnähe haben
- volle Brechschalen direkt entsorgen; das Erbrochene sollte auf Besonderheiten beobachtet und diese dokumentiert werden
- falls nötig, das Volumen des Erbrochenen messen
- falls nötig, die Kleidung des Patienten und die Bettwäsche wechseln

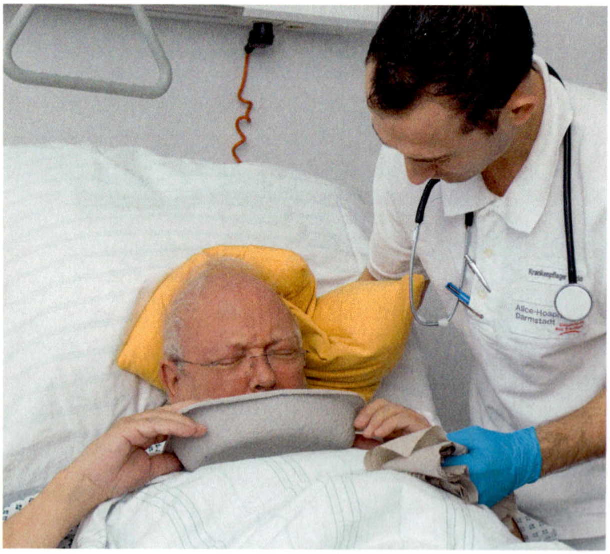

Unterstützung beim Erbrechen

- dem Patienten nach dem Erbrechen die Möglichkeit geben, den Mund auszuspülen. Vorsicht mit zugefügtem Mundwasser, eventuell kann dies neuen Brechreiz auslösen
- dem Patienten eine Erfrischung für Gesicht und Hände geben (feuchter Waschlappen
- das Zimmer lüften
- benutzte Materialen entsorgen und eine saubere Brechschale griffbereit ans Bett des Patienten stellen
- für eine bequeme Lagerung des Patienten sorgen
- das Erbrechen und die Beobachtungen dokumentieren

3.6 Unterstützen beim Schwitzen

Patienten, die stark schwitzen, werden regelmäßig erfrischt und erhalten neue Kleidung bzw. Wäsche. Ein Grund für übermäßiges Schwitzen ist in der Regel eine erhöhte Körpertemperatur und die Reaktion des Körpers darauf.

Damit der Körper des Betroffenen durch den Schweiß nicht auskühlt (Prinzip der Verdunstungskälte), wird er mit lauwarmem Wasser vorsichtig abgewaschen. Zusätze im Waschwasser erhöhen den Kühlungseffekt und haben eine schweißmindernde Wirkung. Vorsicht: zu heftiges anschließendes Abreiben erhöht die Wärmeproduktion. Nasse Kleidung und Bettwäsche sind entsprechend zu wechseln.

Starkes Schwitzen und hohes Fieber können den Kreislauf belasten. Die Vitalzeichen sollen regelmäßig kontrolliert werden. Der Verlust von Flüssigkeit über den Schweiß muss wieder ausgeglichen werden. Ist der Patient nicht in der Lage zu trinken, werden eventuell Infusionen nötig.

Infusionstherapie Band 4, E 4

Beispiel: Waschung mit Pfefferminzöl

Die ätherischen Öle des Pfefferminzes haben eine kühlende Wirkung. Bei stark schwitzenden Patienten werden dem lauwarmen Waschwasser (ca. fünf Liter) zwei bis drei Tropfen Pfefferminzöl hinzugefügt. Vorsicht: Das Wasser darf nicht in die Augen kommen. Anschließend den Betreffenden nur vorsichtig und ohne zu reiben Abtrocknen.

Steht kein Öl zur Verfügung, kann ein sehr stark konzentrierter Pfefferminztee dem Wasser hinzugefügt werden. Die Wirkung ist geringer, aber immer noch erfrischend.

Heutzutage gehört die Verwendung eines Deodorants bei vielen Menschen zur täglichen Körperpflege. Patienten, die die Körperpflege nicht selbstständig durchführen können, sollte das Deo angeboten werden. Menschen, die nicht krankheitsbedingt stark schwitzen, sondern die auf die hohen Außentemperaturen mit übermäßiger Schweißabsonderung reagieren, kann Pfefferminz- oder Salbeitee angeboten werden. Beide Tees haben eine schweißreduzierende Wirkung. Manchmal fühlen sich Patienten durch den Körpergeruch eines Mitpatienten gestört, z. B. beim Genuss von Knoblauch oder anderen Gewürzen. Andere weisen von Natur aus einen eher strengen Körpergeruch auf oder verwenden kein Deodorant. Klagen von Mitpatienten sollten ernst genommen und einfühlsam mit dem Betreffenden geklärt werden.

Körperpflege Band 2, D 3

1 Welche besonderen Hilfestellungen benötigt ein Patient mit Bettruhe im Zusammenhang mit den Ausscheidungen?

2 Wie kann auf angemessene Art und Weise mit Gerüchen im Zusammenhang mit den Ausscheidungen auf pflegerischer Seite umgegangen werden?

3 In manchen Fällen kann der Umgang mit Ausscheidungen zu Gefühlen des Ekels und der Abscheu führen. Wie können Sie als Pflegende damit umgehen?

4 In einem Aufnahmegespräch sollen Sie eine 84-jährige Frau zu ihren Ausscheidungsgewohnheiten befragen. Welche Fragen stellen Sie sinnvollerweise?

5 Was verstehen Sie unter Enuresis und Enkopresis und wie kann man Kindern mit dieser Diagnose helfen?

6 Sie haben auf Station ein Kind, das permanent nach Stuhl riecht, sich zurückzieht, nicht mit anderen Kindern spielt und selten saubere Wäsche hat. Machen Sie Vorschläge, wie man dieses Kind motivieren kann und wie würden Sie es eventuell belohnen?

1 Stellen Sie folgende Szene nach: Eine Person liegt mit einem Patientenhemd im Bett. Eine andere Person reicht dem Bettlägerigen auf unterschiedliche Art und Weise die Bettpfanne an, z. B. einmal wird die Decke weggerissen, einmal wird die Bettpfanne vorsichtig untergeschoben. Beide Personen sollen beschreiben, wie sie sich in den unterschiedlichen Situationen gefühlt haben.

2 Erstellen Sie eine Mind-Map mit den wichtigsten Aspekten zur Unterstützung eines Patienten bei der Urin- und Stuhlausscheidung.

3 Schauen Sie sich in Ihrer Einrichtung die verschiedenen Produkte zur Inkontinenzversorgung an. Erstellen Sie eine Liste mit den Produkten und nehmen Sie auf, für welche Ausprägung der Inkontinenz sie geeignet sind.

Deutsches Netzwerk für Qualitätsentwicklung in der Pflege: Förderung der Harnkontinenz in der Pflege, Universität Osnabrück 2006

Lauber, Annette/Schmalstieg, Petra: Pflegerische Interventionen. 2. Aufl. Thieme, Stuttgart 2007

www.dnqp.de – Website des Deutschen Netzwerkes für Qualitätssicherung. Enthält Hinweise zum Pflegestandard Harnkontinenz

www.kontinenz-gesellschaft.de – Website der Deutschen Kontinenz Gesellschaft mit vielen Hinweise zu Miktion und Kontinenz

Wieder auf die Beine kommen

Gesunde Bewegung beachten und unterstützen

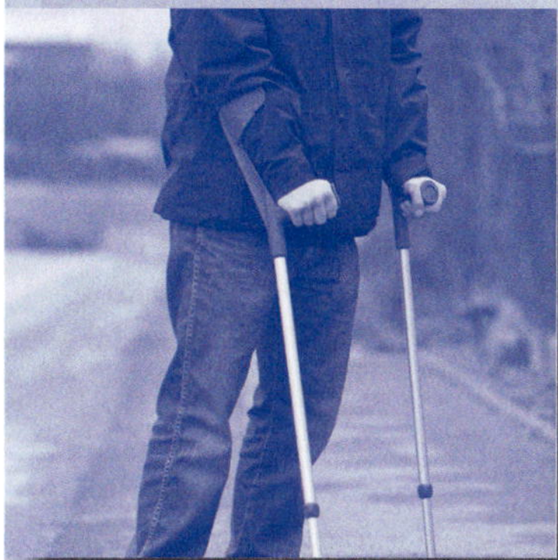

F

Pia ist zurzeit auf der neurologischen Station des Städtischen Klinikums Gutleben eingesetzt. Schon in den ersten Tagen ist sie fasziniert von der Unterschiedlichkeit der Krankheitsbilder, die dort behandelt werden. Junge und ältere Patienten werden hier stationär aufgenommen – die Therapie umfasst sowohl die Diagnostik und Behandlung von zerebralen Krampfleiden, die Versorgung von Schlaganfallpatienten auf der Stroke Unit, die Medikamenteneinstellung von Patienten mit Morbus Parkinson, Patienten mit Querschnittslähmungen und vieles mehr. Nie hätte Pia gedacht, dass Störungen der Bewegungsfähigkeit so unterschiedliche Ursachen und Symptome haben können und dass die Behandlungsmöglichkeiten so vielfältig sind.

„Am Anfang habe ich von der Übergabe nicht wirklich viel verstanden", erzählt Pia Tim, der auch in ein paar Wochen auf der Neurologie eingesetzt wird und sich schon einmal interessiert bei ihr erkundigt. „Da war die Rede von Tonuserhöhung, Akinese, Intensionstremor, Schinkengang, Bobath und vieles mehr. Ganz besonders viel habe ich gelernt, wenn ich mit Frau Wiedemann, meiner Praxisanleiterin, gearbeitet habe. Du glaubst gar nicht, was man alles an Patienten im Hinblick auf Bewegung beobachten kann. Selbst der ‚bettlägerige' Mensch kann dir eine Fülle von Informationen geben, wenn du weißt, worauf du achten musst. Auch Lagerungen sind wesentlich vielseitiger, als ich gedacht habe. Da kommt es ganz drauf an, welches Ziel du verfolgst."

Tim unterbricht sie: „Ich finde es ja toll, dass es dir dort so gut gefällt, aber ich habe von anderen Schülern schon gehört, dass der Einsatz dort, durch die vielen Mobilisationen und Lagerungen, körperlich auch sehr anstrengend ist." „Das stimmt", gibt Pia zu, „aber die Fachkräfte auf Station zeigen dir einige Tricks, wie du deinen Rücken entlasten kannst. Wenn du aber zu große Bedenken hast", sagt Pia ironisch, „ich übernehme deinen Einsatz gern!" , und lacht Tim an.

1 Beschreiben Sie Veränderungen der Bewegung bei Patienten und Bewohnern, die Sie bereits beobachten konnten und/oder im Unterricht durchgenommen haben. Denken Sie dabei nicht ausschließlich an Bewegungen wie gehen und laufen.

2 Überlegen Sie, welche unterschiedlichen Gründe es geben kann, Menschen in bestimmten Positionen zu lagern.

3 Stimmen Sie der Aussage: „Eine uneingeschränkte Bewegungsmöglichkeit hat positive Auswirkungen auf das Selbstkonzept" zu? Begründen Sie Ihre Antwort.

1 Anatomisch-physiologische Grundlagen

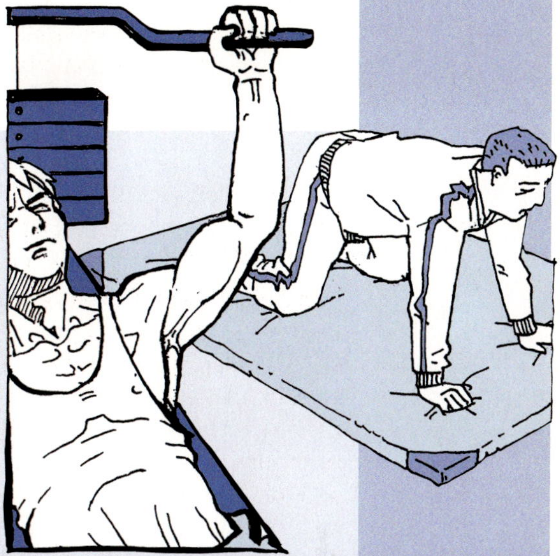

Tim ist heute mit seinem Kollegen Martin verabredet. Martin ist Ende vierzig und arbeitet schon seit vielen Jahren im Krankenhaus. Vor vier Wochen wollte Martin einen Patienten umlagern, da ist es passiert. Martin hatte einen Bandscheibenvorfall und konnte vor Schmerzen kaum noch laufen. „Jetzt soll ich es erst einmal mit Physiotherapie versuchen", erzählte er Tim. „Der Physiotherapeut geht mit mir immer ins angeschlossene Fitness-Center. Hätt' wahrscheinlich nicht geschadet, wenn ich schon vorher mal Ausgleichsport betrieben hätte ..." Das ist für Tim das Stichwort. Er beschließt, Martin ins Studio zu begleiten und sich eine Einführungsstunde geben zu lassen.

Im Fitness-Center wird Martin schon von dem Physiotherapeuten erwartet. Während Martin auf einer Matte mit seinen Übungen zur Stärkung der Rumpfmuskulatur beginnt, kümmert sich ein weiterer Mitarbeiter des Studios, Kai Braun, um Tim. „Hallo Tim, um deinen Kreislauf anzuregen, gehst du als Erstes etwa 20 Minuten aufs Ergometer und dann mach ich mit dir einmal einen Rund- und Probegang." Tim schaut sich im Raum um, während er in die Pedale tritt. „Die haben hier ja ganz schön viele verschiedene Geräte", stellt er fest. Auf dem anschließenden Probegang erklärt Kai Braun ihm alles. Jedes Gerät ist für das Training spezifischer Muskelgruppen ausgelegt, da ist z. B. der Latissimuszug für die Stärkung der Rückenmuskulatur, der Butterfly für die Brustmuskulatur. So kann sich jeder unter fachlicher Anleitung einen auf seine speziellen Bedürfnisse zugeschnittenen Trainingsplan zusammenstellen. „Na, da werde ich auf jeden Fall schon mal was für meine Rücken- und Bauchmuskulatur tun", meint Tim, „und wenn nebenbei noch ein optischer Effekt eintritt ... um so besser", grinst er.

1 Bewegung hört sich einfach an, doch haben Sie schon einmal darüber nachgedacht, wie unser Körper gebaut sein muss, um diese Aktivität möglich zu machen? Tragen Sie Ihre Gedanken zusammen.

2 Überlegen Sie: Warum kann ein Bandscheibenvorfall durch die Stärkung der Rücken- und Bauchmuskulatur therapiert werden?

3 Stellen Sie sich vor, Sie gießen Wasser in ein Glas. Beschreiben Sie, aus welchen Einzelbewegungen sich die Aktion zusammensetzt.

1.1 Stütz- und Bewegungssystem

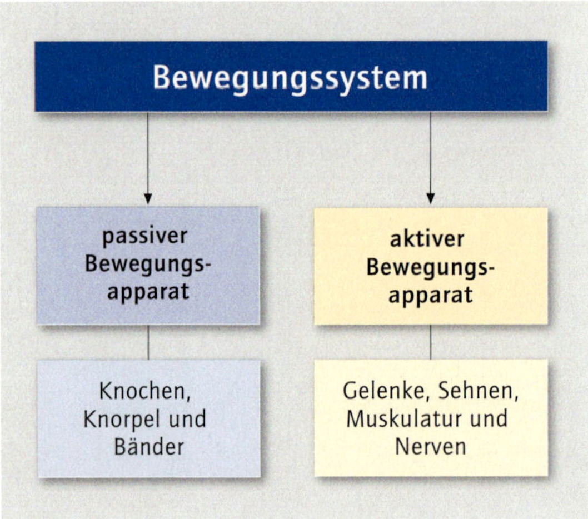

Das Stütz- und Bewegungssystem ist die Gesamtheit der an der Fortbewegung beteiligten Körperstrukturen. Es setzt sich aus dem passiven und aktiven Bewegungsapparat zusammen.

Man unterscheidet mehrere Grundgewebe, aus denen das Bewegungssystem gebildet wird.

Anatomische Struktur	Grundgewebe	Beispiel einer Funktion
Knochen	Stützgewebe	Stabilität
Knorpel	Stützgewebe	Schutz
Bänder	Bindegewebe	Zusammenhalt
Sehnen	Bindegewebe	Bewegung
Muskulatur	Muskelgewebe	Bewegung
Nerven	Nervengewebe	Impuls

Epithelgewebe
Band 2, D 1.1.1

Das Binde- und Stützgewebe ist das häufigste Gewebe im Körper. Es findet sich fast überall und ist dementsprechend an viele unterschiedliche Gegebenheiten angepasst. Diese Spezialisierung spiegelt sich in seinen vielfältigen Aufgaben:

- Formgebung und Formerhaltung des Körpers
- Stoffwechselfunktion
- körpereigene Abwehrfunktion
- Transportraum
- Wärmeregulation

Das Binde- und Stützgewebe besteht aus Bindegewebszellen, den Fibrozyten, und einer zwischen den Zellen liegenden Substanz, der Interzellularsubstanz. Die Interzellularsubstanz wird von den Zellen abgesondert und besteht aus Fasern und einer Grundsubstanz aus Proteinen und Kohlenhydraten. Die Grundsubstanz kann fest, halb flüssig (weich) oder flüssig sein. Die Fasern können kollagene, elastische oder retikuläre Fasern sein.

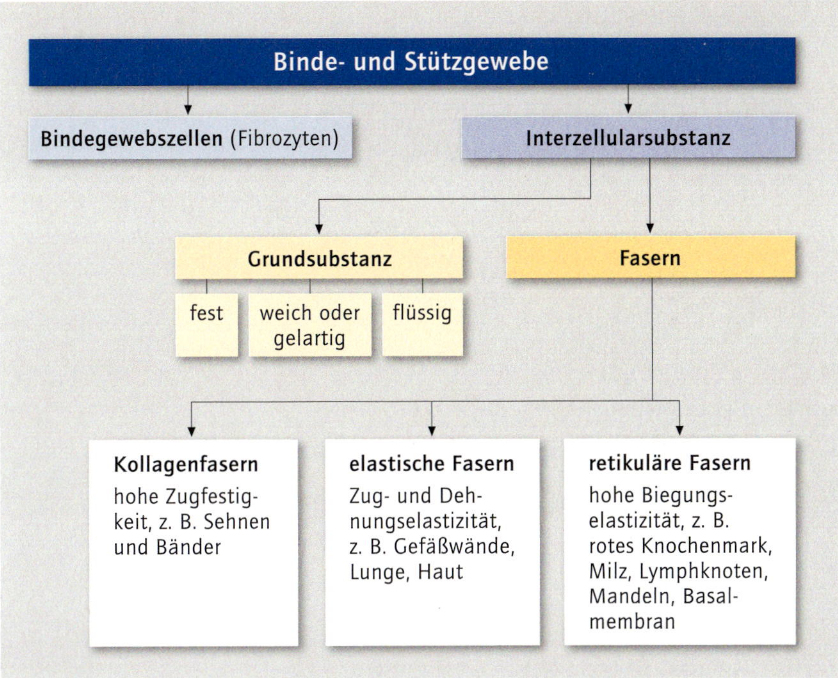

Beispiel: Ziehen Sie die Haut auf Ihrem Handrücken so weit wie möglich ab. Warum kann man die Haut nicht einfach wegziehen? Das unter der Epidermis in der Lederhaut befindliche Kollagen verhindert das. Elastin sorgt dafür, dass die Haut wieder in den ursprünglichen Zustand zurückkehrt.

Das Mischverhältnis von Fasern und Grundsubstanz ist verantwortlich für die Stärke und Festigkeit des Binde- und Stützgewebes. Danach unterscheidet man die Arten von Bindegeweben:

Bindegewebe	Stützgewebe
embryonales Bindegewebe	Knochengewebe
lockeres Bindegewebe	Knorpelgewebe
straffes Bindegewebe	
retikuläres Bindegewebe	
Fettgewebe	

1.2 Bindegewebe

1.2.1 Embryonales Bindegewebe

Dieses Bindegewebe, auch Mesenchym genannt, findet sich nur im Embryo. Es ist besonders zellreich und enthält noch viel Interzellularsubstanz. Aus ihm entwickeln sich alle Binde- und Stützgewebe des Körpers.

1.2.2 Lockeres Bindegewebe

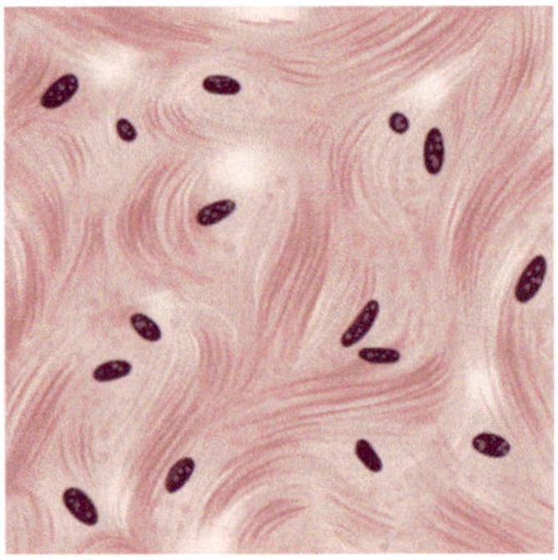

Das lockere Bindegewebe besteht aus Zellen und locker angeordneten kollagenen Fasern, denen im Wechsel elastische Fasern zugeordnet sind. Seine Aufgaben sind:

- füllt im Körper Hohlräume aus
- Stützgerüst der Organe (Stroma)
- gibt die Körperform
- Wasserspeicher
- begleitet Nervenbahnen und Gefäße
- beherbergt viele Abwehrzellen

1.2.3 Straffes Bindegewebe

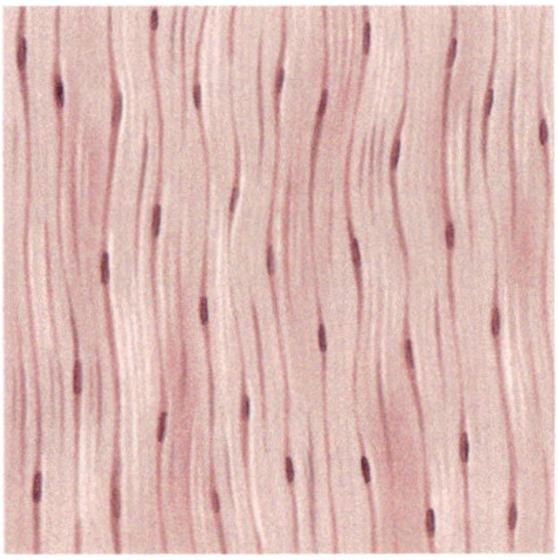

Das straffe Bindegewebe besteht aus Zellen und straff angeordneten kollagenen und elastischen Fasern. Wegen des hohen Faseranteils ist es besonders zugfest. Seine Aufgabe ist die Anpassung des Körpers an Formveränderungen. Man unterscheidet zwei Arten:

- geflechtartiges straffes Bindegewebe
  Dieses Bindegewebe bildet einen filzartigen Verband (z. B. Lederhaut des Auges, Hirnhaut, Organkapseln).
- parallelfaseriges Bindegewebe

Dieses Bindegewebe kommt in Sehnen, Bändern und in den Gelenkkapseln vor.

1.2.4 Retikuläres Bindegewebe

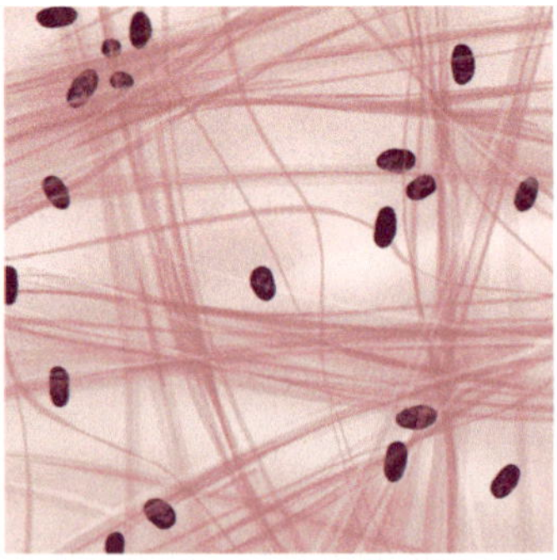

Das retikuläre Bindegewebe besteht aus Zellen und retikulären Fasern (Gitterfasern). Es ist netzartig aufgebaut und bildet das Grundgerüst von Milz, Lymphknoten, Mandeln und Knochenmark. Es umzieht spinnennetzartig die kleinen Blutgefäße. Das retikuläre Bindegewebe hat wichtige Aufgaben:

- körpereigene Abwehr
  Einige Retikulumzellen, die Makrophagen, können Fremdkörper aufnehmen und unschädlich machen (Phagozytose).
- Beteiligung an der Blutbildung

1.2.5 Fettgewebe

Das Fettgewebe ist eine Sonderform des retikulären Bindegewebes.

In den Fettzellen liegt jeweils ein Fetttröpfchen, in dem Fett gespeichert werden kann. Diese Tröpfchen können bis zu großen Kugeln anschwellen. Man unterscheidet drei Arten:

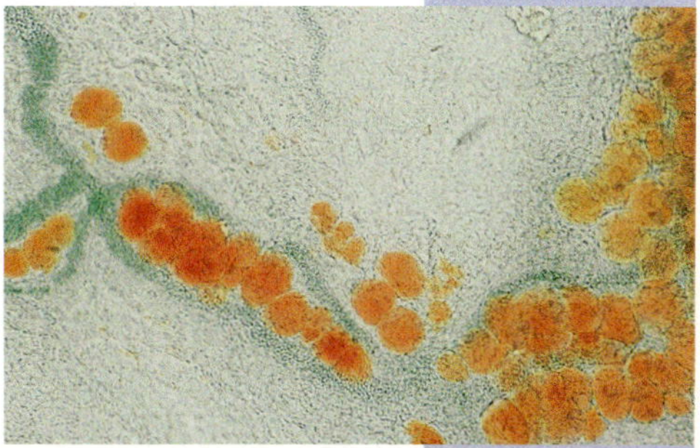

- **Speicherfett**
  Das Speicherfett bildet die Energiereserve des Körpers. Es ist daher am Stoffwechsel beteiligt. Zu finden ist es besonders im Unterhautfettgewebe.
- **Baufett**
  Das Baufett dient zur Auspolsterung mechanisch stark beanspruchter Körperstellen (z. B. Fußsohlen, Gesäß), als Wärmeschutz und zur Erhaltung der Organlage (z. B. Augenhöhle, Niere).
- **braunes Fettgewebe**
  Das braune Fettgewebe ist eine Sonderform des Fettgewebes, die sich nur im Hals- und Brustbereich von Neugeborenen findet. Die Zellen zeichnen sich durch einen besonders hohen Anteil an Mitochondrien aus.

  Dadurch ist der Stoffwechsel dieser Zellen erhöht und es kann besonders viel Wärme produziert werden.

Mitochondrien
Band 2, B 1.2.2

1.3 Stützgewebe

1.3.1 Knorpelgewebe

Das Knorpelgewebe ist druck- und biegeelastisch. Es besteht aus Knorpelzellen, einer großen Menge fester Grundsubstanz und elastischen Fasern in der Interzellularsubstanz. Es ist nicht von Blutgefäßen durchzogen, daher erfolgt seine Ernährung durch Diffusion.

Durch die geringe Durchblutung kommt es zu einer wesentlich schlechteren Regenerationsfähigkeit als in anderen Geweben. Dies führt dazu, dass Verletzungen schlechter heilen, z. B. Entzündungen durch Ohrringe. Außerhalb der Ohrmuschel findet man Knorpel noch in folgenden Körperteilen: Nase, Gelenke, Bandscheiben, Menisken als Knochenüberzug (Druckpolster).

Man unterscheidet drei verschiedene Knorpelgewebe:

- **hyaliner Knorpel** (z. B. Gelenkflächen, Nase, Kehlkopf, Spangen der Luftröhre und Bronchien)

  Der hyaline Knorpel hat ein milchglasiges Aussehen, ist druckfest und elastisch. Er überzieht Gelenkflächen als Druckpflaster. Das embryonale Skelett besteht zunächst aus dieser Knorpelart und wird später umgewandelt.

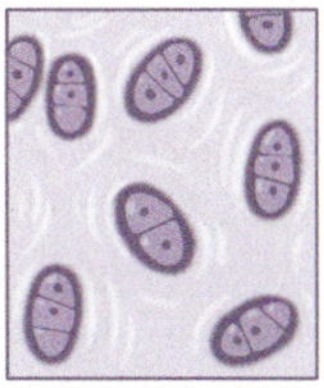

- **elastischer Knorpel** (z. B. Ohrmuschel, Kehlkopfdeckel)

  Der elastische Knorpel ist sehr beweglich durch eine hohe Anreicherung von elastischen Fasern in der Interzellularsubstanz. Er hat ein gelbliches Aussehen.

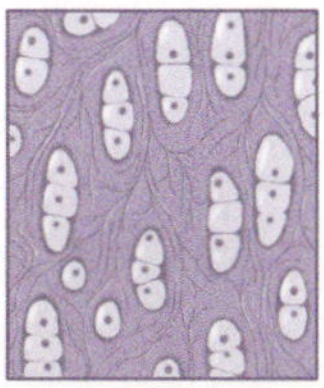

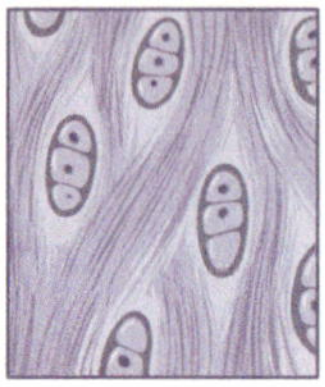

- Faserknorpel (z. B. Bandscheibe, Meniskus, iSchambeinfuge)

  Der Faserknorpel wird in der Interzellularsubstanz von zahlreichen kollagenen Fasern durchzogen und ist elastisch, druck- und zugfest. Daher ist er sehr widerstandsfähig.

1.3.2 Knochengewebe

Das Knochengewebe hat die Aufgaben:

- dem Körper äußere Gestalt zu geben
- dem Körper Stabilität zu geben
- innere Organe zu schützen
- Mineralien zu speichern
- Blutzellen zu bilden (Hämatopoese)

Knochengewebe ist die härteste Körpersubstanz. Das liegt an der speziellen Zusammensetzung des Knochens: 1/3 Grundsubstanz (Ossein), 2/3 Mineralsalze aus Kalzium, Phosphat und Magnesium. Die organische Knochengrundsubstanz wird von kollagenen Fasern durchzogen, die dem Knochen eine gewisse Biegungsfähigkeit ermöglichen.

Knochen befinden sich in einem ständigen Auf-, Um- und Abbau. Knochenzellen, die daran beteiligt sind, heißen Osteoblasten und Osteoklasten:

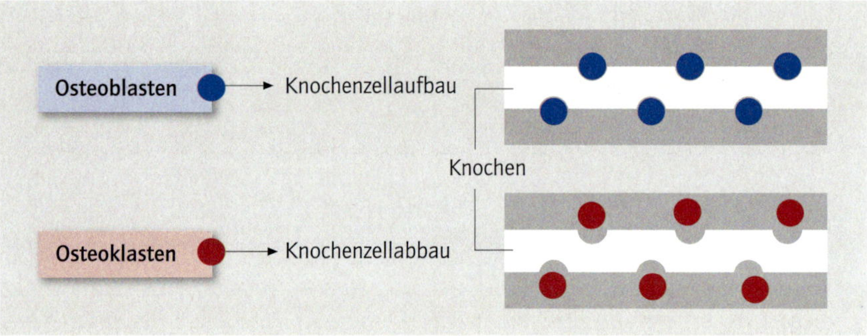

Osteoblasten sind für den Aufbau der Knochengrundsubstanz zuständig. Sie scheiden Kalziumkarbonate (Salze) aus, die schlecht löslich sind, auskristallisieren und so die Osteoblasten einmauern. Dadurch verlieren die Osteoblasten den Kontakt zur Umgebung und ihre Fähigkeit zur Zellteilung. In diesem Stadium werden die Osteoblasten als Osteozyten bezeichnet. Diese Substanz verhärtet weiter und bildet dann die extrem belastbare Knochenstruktur.

Osteoklasten können diese Struktur wieder auflösen und bauen so verbrauchte Knochengrundsubstanz wieder ab. Das geschieht besonders in der Wachstums- oder Heilungsphase.

> **!** Die Auf- und Abbauprozesse im Knochengewebe befinden sich im Gleichgewicht. Wird es gestört, kommt es zu Erkrankungen wie der Osteoporose, bei der der Knochenabbau überwiegt.

Aufbau eines Knochens am Beispiel des Röhrenknochens

Die Röhrenknochen lassen sich unterteilen in:

- Knochenschaft (Diaphyse)
- Knochenenden (Epiphysen)

Zwischen der Diaphyse und der Epiphyse liegt die Metaphyse oder die Epiphysenfuge. Dort findet das Längenwachstum der Knochen statt.

Die Epiphysenfuge ist während der Wachstumsphase in der Kindheit eine Schwachstelle. Häufig kommt es in diesem Alter deshalb zur Epiphysenfraktur, meist an einem der Unterarmknochen (Radius).

Die Knochenenden sind von hyalinem Knorpel umgeben, der den Knochen vor Reibung im Gelenk schützt.

Der Knochenschaft ist von der Knochenhaut (Periost) umgeben. Das Periost besteht aus Kollagen und elastischen Fasern und enthält Nerven und Blutgefäße, die das Innere des Knochens versorgen. Daher ist die Knochenhaut schmerzempfindlich, was nach einem Stoß gegen das Schienbein deutlich zu spüren ist. Außerdem durchdringt ein Blutgefäß das Innere des Knochens und verzweigt sich im Markraum zu einem Gefäßnetz, das den Knochen von innen versorgt.

Im Knochenaufbau können zwei Schichten unterschieden werden: Die Kortikalis bildet die feste Außenschicht (Knochenrinde, Kompakta). Die Spongiosa liegt im Inneren. Sie besteht aus Schwammknochen, einem löchrigen Verbund, in dessen Löchern sich das Knochenmark befindet. Man unterscheidet rotes, blutbildendes Knochenmark und Fettmark. Im roten Knochenmark werden weiße und rote Blutkörperchen gebildet. Zur Untersuchung kann man Knochenmark am Brustbein (Sternalpunktion) oder am Beckenkamm entnehmen.

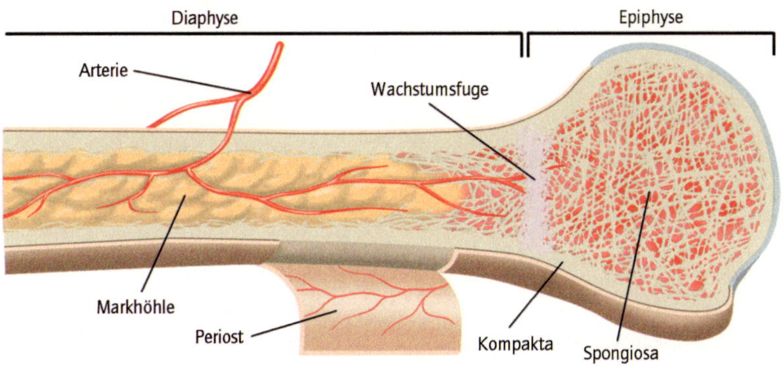

Knochentypen

Knochengewebe ist in der Lage, die unterschiedlichsten Formen zu bilden. Es ist deshalb sinnvoll, die Grundtypen von Knochenformen zu unterscheiden:

- lange Röhrenknochen (groß mit Hohlraum, z. B. Oberschenkelknochen)
- breite/platte Knochen (mit rotem Knochenmark im Inneren, z. B. Schulterblatt, Brustbein)
- kurze Knochen (z. B. Wirbel, Handwurzelknochen)
- unregelmäßige Knochen (z. B. Oberkiefer)
- Sesambeine (kleine Knochen, die Reibung verhindern, z. B. Kniescheibe)

Viele Knochen haben Löcher (Foramen) und Unebenheiten, um Nerven, Blutgefäße, Muskeln oder Sehen hindurchziehen zu lassen. Das größte Loch in einem Knochen ist das Foramen magnum (Hinterhauptsloch im Schädel), durch das das Rückenmark in den Schädel zieht.

Vermutlich um Gewicht zu reduzieren, enthalten einige Knochen luftgefüllte und mit Schleimhaut ausgekleidete Hohlräume, z. B. die Nasennebenhöhlen (Stirnbein, Siebbein, Keilbein, Oberkieferknochen).

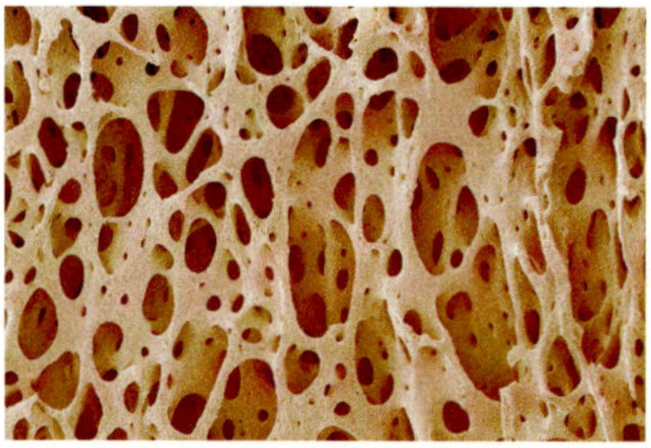

Luftgefüllte Knochenstruktur

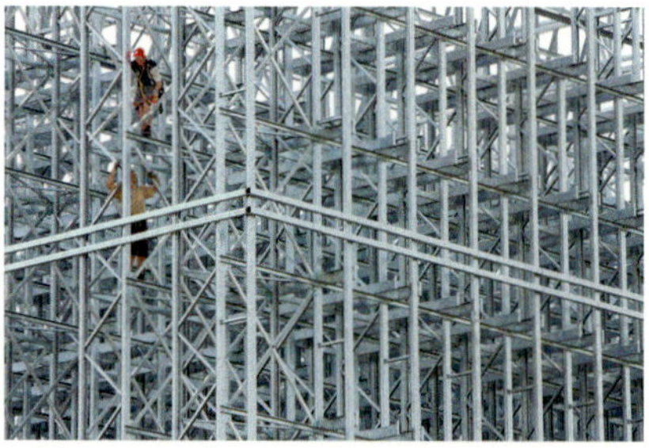

Baugerüst: leicht und stabil

1.4 Muskeln

Muskeln ermöglichen im Zusammenspiel mit dem Nervengewebe die Bewegung des Körpers (z. B. Springen, Tanzen), aber auch die Bewegungen innerhalb des Körpers (z. B. Peristaltik).

Ein Skelettmuskel besteht aus mehreren Muskelbäuchen und wird von einer **Muskelfaszie** (bindegewebige Muskelhülle) umgeben. Die Muskelfaszie setzt sich als Sehne fort und bildet die Ansatzstelle des Muskels an einem Knochen. Ein Muskelbauch wird von mehreren Muskelfaserbündeln gebildet und von einer äußeren Bindegewebshülle (Epimysium) umgeben. Ein Muskelfaserbündel wird von mehreren Muskelfasern gebildet und von einer starken Bindegewebshülle (Perimysium) umgeben. Muskelfasern sind die eigentlichen Muskelzellen. Eine Muskelfaser wird von mehreren parallel nebeneinander liegenden **Myofibrillen** gebildet und von einer feinen Bindegewebshülle (Endomysium oder Sarkolemm) umgeben.

Myofibrillen werden aus mehreren **Sarkomeren** gebildet und sind von einer netzartigen Hülle (sarkoplasmatisches Retikulum) umgeben.

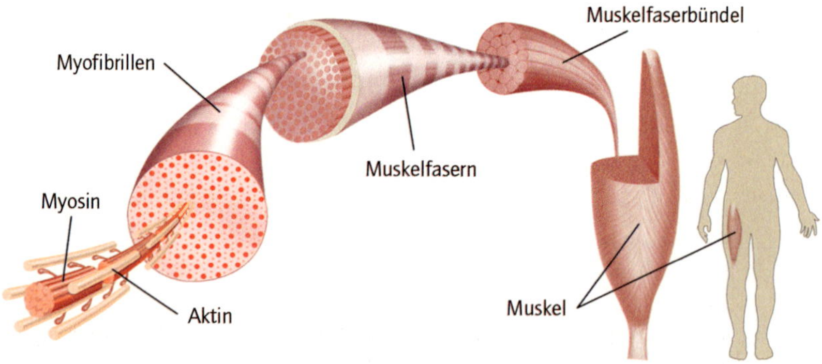

1.4.1 Muskelgewebe

Ein Sarkomer besteht aus einem **Aktinfilament** und einem **Myosinfilament**. Es ist die Arbeitseinheit des Muskels. Myosin und Aktin sind gegeneinander verschiebbar. Dadurch kann sich die Myofibrille verkürzen oder verlängern. Da die Myofibrillen an der Zellmembran der Muskelzellen verankert sind, führt eine Verkürzung zur Kontraktion und damit zur Bewegung des Muskels. Für die Verschiebung der Myosin- und Aktinfilamente benötigt der Muskel Energie in Form von ATP (Adenosin-Triphosphat).

Auch die Muskelentspannung benötigt Energie. Ein Beweis dafür liefert die Totenstarre. Da nach dem Tod die ATP-Versorgung abbricht, können die Muskeln nicht mehr gedehnt werden und bleiben steif.

Die Muskelkontraktion wird entweder durch einen Nervenreiz ausgelöst oder funktioniert autonom, wie im Bereich des Herzmuskels, von Muskelzelle zu Muskelzelle.

Nervengewebe
Band 2, C 1.3.1

1.4.2 Arten von Muskelgewebe

Je nach Anordnung der Myofibrillen in der Muskelzelle unterscheidet man glatte Muskulatur und quergestreifte Muskulatur.

Glatte Muskulatur

Glatte Muskulatur besteht aus länglichen Muskelfasern (spindelförmig), mit einem in der Mitte gelegenen Zellkern. Ihre Arbeitsweise ist eine langsame, unwillkürliche Kontraktion, die durch das vegetative Nervensystem ausgelöst wird (wellenförmig = peristaltisch). Ihre Bewegung kann man demnach nicht bewusst kontrollieren. Glatte Muskulatur kommt z. B. in den Muskelwänden des Magen-Darm-Traktes, der Harnblase und der Blutgefäße vor.

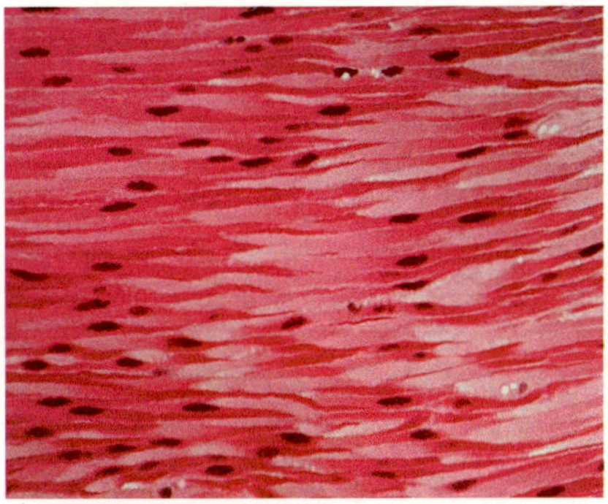

Glatte Muskelzellen

Quergestreifte Muskulatur

Die Skelettmuskulatur besteht aus großen quergestreiften Muskelfasern, die zahlreiche, am Rand liegende Zellkerne besitzen. Die Myofibrillen sind aus hellen und dunklen Elementen zusammengesetzt, deshalb wirken sie unter einem Mikroskop betrachtet quergestreift. Ihre Arbeitsweise ist eine schnelle, willkürliche Kontraktion, die durch das zentrale Nervensystem ausgelöst wird.

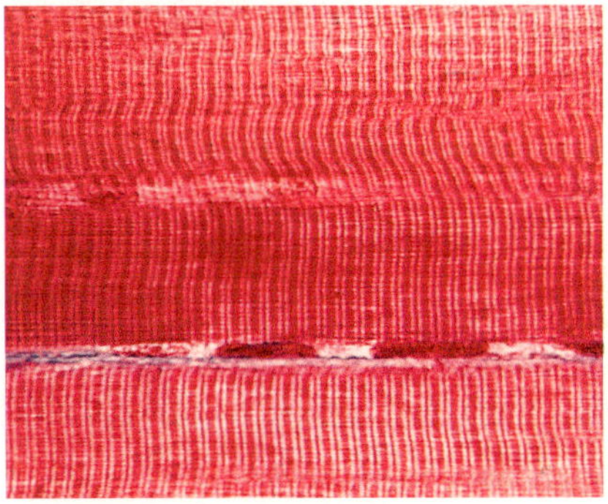

Quergestreifter Muskel

motorische
Endplatte
Band 2, C 1.3.3

Der Ausläufer eines Nervs, das Axon, nähert sich der Muskelfasermembran, berührt sie aber nicht. Am Ende des Axons befindet sich die motorische Endplatte. Dort wird eine Überträgersubstanz (z. B. Acetylcholin) freigesetzt, die die Impulsüberleitung vom Nerven auf die Myofibrillen ermöglicht.

Herzmuskulatur

Die Herzmuskulatur ist eine Sonderform der quergestreiften Muskulatur. Sie besteht aus quergestreiften Muskelzellen mit in der Mitte liegenden Zellkernen. Untereinander sind die Zellen durch Glanzstreifen (Kittlinien) verbunden und bilden dadurch ein fest verknüpftes Flechtwerk.

Der Herzmuskel arbeitet schneller als glatte Muskulatur, aber langsamer als quergestreifte Muskulatur. Er funktioniert autonom. Das bedeutet, dass seine Kontraktion durch ein eigenes Reizbildungszentrum gesteuert wird. Beeinflusst wird dieses nur durch das autonome Nervensystem.

Herzfunktion Band 2, H 1.2

Autonomes Nervensystem Band 2, C 1.2.3

1.5 Gelenke

Gelenke sind Verbindungsstellen zwischen Knochen. Sie ermöglichen die verschiedensten Bewegungen, wie z. B. das Drehen der Handflächen nach außen, das Heben der Arme. Die Fachbegriffe in Latein und Griechisch heißen Articulatio und Arthros. Diese Begriffe schlagen sich nieder in den Bezeichnungen von Erkrankungen der Gelenke wie z. B. Arthrose, Arthritis oder z. B. in der Bezeichnung für die endoskopische Untersuchung des Knies, die Arthroskopie.

Arthrose, Band 3, F 2

Arthrose ist eine degenerative (Schädigung der Zellen) Verformung eines Gelenks, z. B. durch Überanstrengung, Abnutzung des Gelenkknorpels oder durch Stoffwechselerkrankungen.

Arthritis ist eine Gelenkentzündung, z. B. durch Infektionen oder Rheuma.

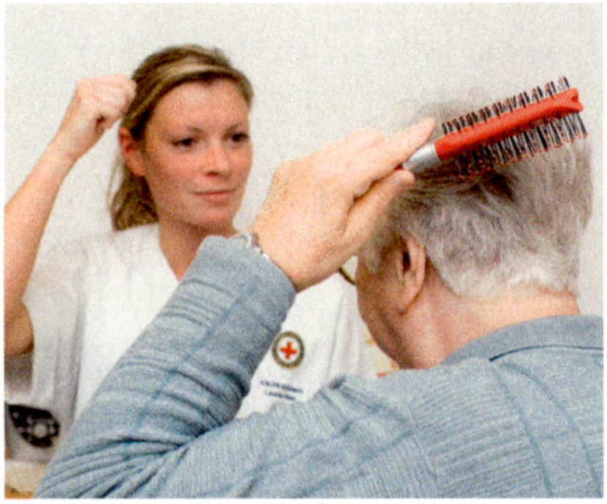

Gelenkschäden können z.B. das Haarekämmen beschwerlich machen

1.5.1 Aufbau eines freien Gelenks

Die meisten Gelenke sind frei, d. h., sie besitzen einen Gelenkspalt. Sie bestehen aus

- Gelenkflächen (aus Knorpelgewebe)
- Gelenkspalt
- Gelenkkapsel
- Gelenkflüssigkeit (Synovia)
- Schleimbeutel
- hyaliner Knorpel
- Bänder
- Sehnen

Gelenkflächen

Die Gelenkflächen werden durch die beiden Knochenenden gebildet, die mit hyalinem Knorpel überzogen sind. Der Knorpel schützt die Knochen vor Erschütterungen. Die Knochenenden bilden den so genannten Gelenkkopf und die Gelenkpfanne. Zwischen den Gelenkenden liegt bei freien Gelenken der Gelenkspalt.

Gelenkkapsel

Die Gelenkkapsel umgibt das gesamte Gelenk, sie umschließt den Gelenkspalt. Sie besteht aus straffem Bindegewebe, in das Knorpel eingeflochten ist. Dadurch gibt sie dem Gelenk Halt. Oft sind in ihr auch Bänder als Verstärkungsstreifen eingeflochten, z. B. die inneren und äußeren Bänder des oberen Sprunggelenks, die das Umknicken des Fußes verhindern.

Die Gelenkkapsel verbindet die Gelenkflächen. Man unterscheidet zwei Schichten:

- ♦ außen kollagene Fasern (Membrana fibrosa)
- ♦ innen elastische Fasern (Synovialis)

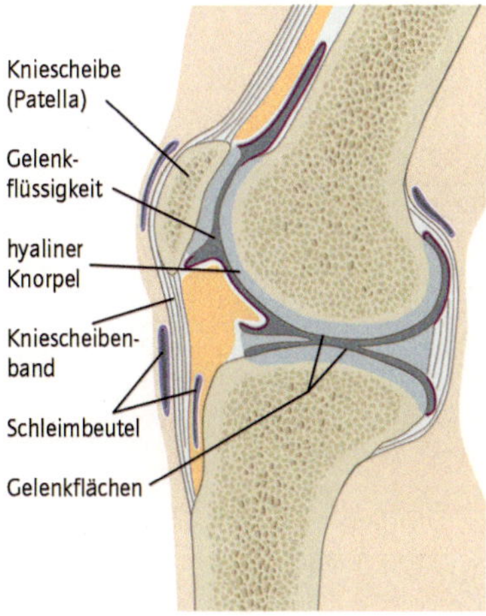

Die Gelenkkapsel sondert Gelenksflüssigkeit (Synovia) in den Gelenkspalt ab. Dadurch wird der Knorpel ernährt und das Gelenk geschmiert. Aus der Synovialmembran entstehen Schleimbeutel, die als Puffer an druckgefährdeten Stellen den Druck verteilen und dadurch das Gelenk schützen. Sie sind mit Synovia gefüllt. Im Inneren liegen Gefäße und Nerven.

Sehnen und Bänder

Bänder verbinden die Knochen miteinander und sind in die Gelenkkapsel eingeflochten. Sehnen entspringen einem Muskel und münden wieder in einen Muskel. Sie bewirken, dass das Gelenk sich bewegt. An Sehnen sitzen Schleimbeutel als Druckpolster. Lange Sehnen befinden sich zusätzlich in einer Hülle, der Sehnenscheide.

Menisken

Menisken sind besondere Knorpelscheiben, die ringförmig als Zwischenknorpel an besonders belasteten Stellen im Gelenkspalt eingelagert sind, z. B. im Kniegelenk. Sie federn Stöße ab.

Ein Kreuzbandriss betrifft die zwei Bänder, die über Kreuz durch das Kniegelenk ziehen und dort die Stabilität gewährleisten. Ein Kreuzbandriss kann durch eine falsche Bewegung beim Sport passieren und führt immer zur Instabilität des Gelenks.

Auch der Meniscus-Riss ist eine häufige Sportverletzung, bei dem es in der Regel dazu kommt, dass das Bein nicht mehr gestreckt werden kann.

1.5.2 Gelenkformen

Gelenke (Knochen)	Bewegung	Gelenkform (Beispiele)
Kopf/Hals	Drehung (1. + 2. Wirbel = Zapfengelenk 1. Wirbel und Hinterhauptsbein = Scharniergelenk	Zapfengelenk 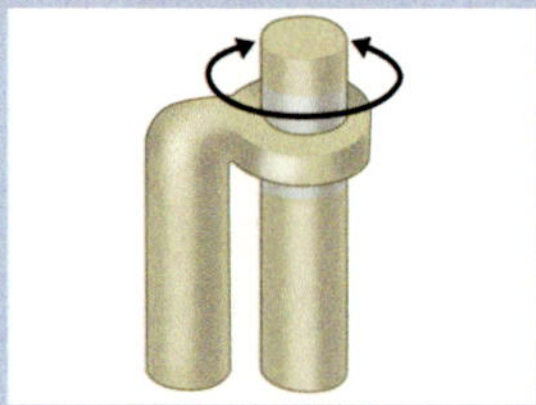
Schulter, Hüfte	Beugen und Strecken Abspreizen Drehen	Kugelgelenk 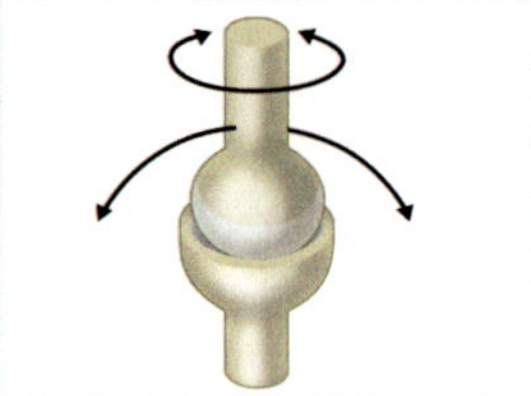
Ellenbogen, Finger, Knie, Zehen; Kiefergelenk	Beugen und strecken Drehung (zwischen Elle und Speiche, Supination und Pronation)	Scharniergelenk 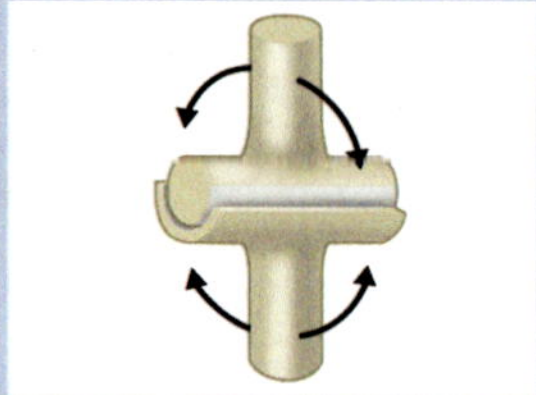
Hand/Arm Bein/Fuß	Beugen und Strecken Drehen zur Seite	Eigelenk 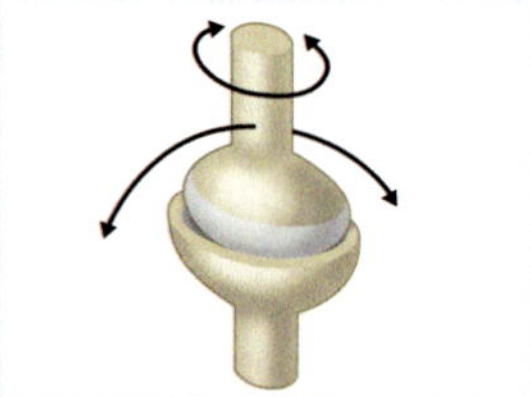
Daumen	Beugen und Strecken seitliche Bewegung von der Mittelstellung aus (Daumen)	Sattelgelenk 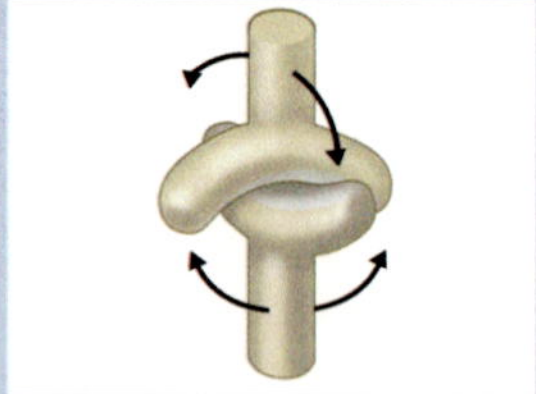

1.6 Skelett

Als Skelett bezeichnet man die Gesamtheit des Stützsystems des Menschen. Im Folgenden werden die Knochen gemeinsam mit den dazugehörigen Muskeln und Gelenken vorgestellt, soweit sie pflegerische Relevanz besitzen.

Grundsätzlich können vier Abschnitte im Skelett unterschieden werden:

- Schädel (Cranium)
- Körperstamm (Wirbelsäule, Brustkorb, Bauchraum)
- Schultergürtel und obere Extremitäten (Arme)
- Beckengürtel und untere Extremitäten (Beine)

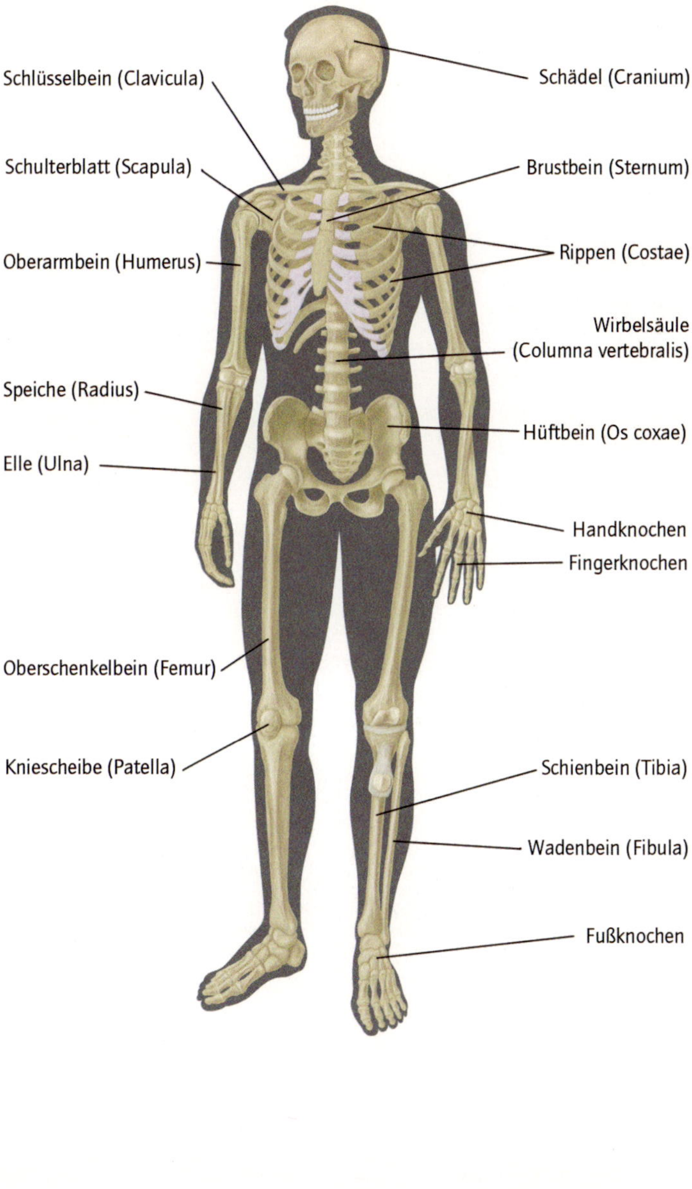

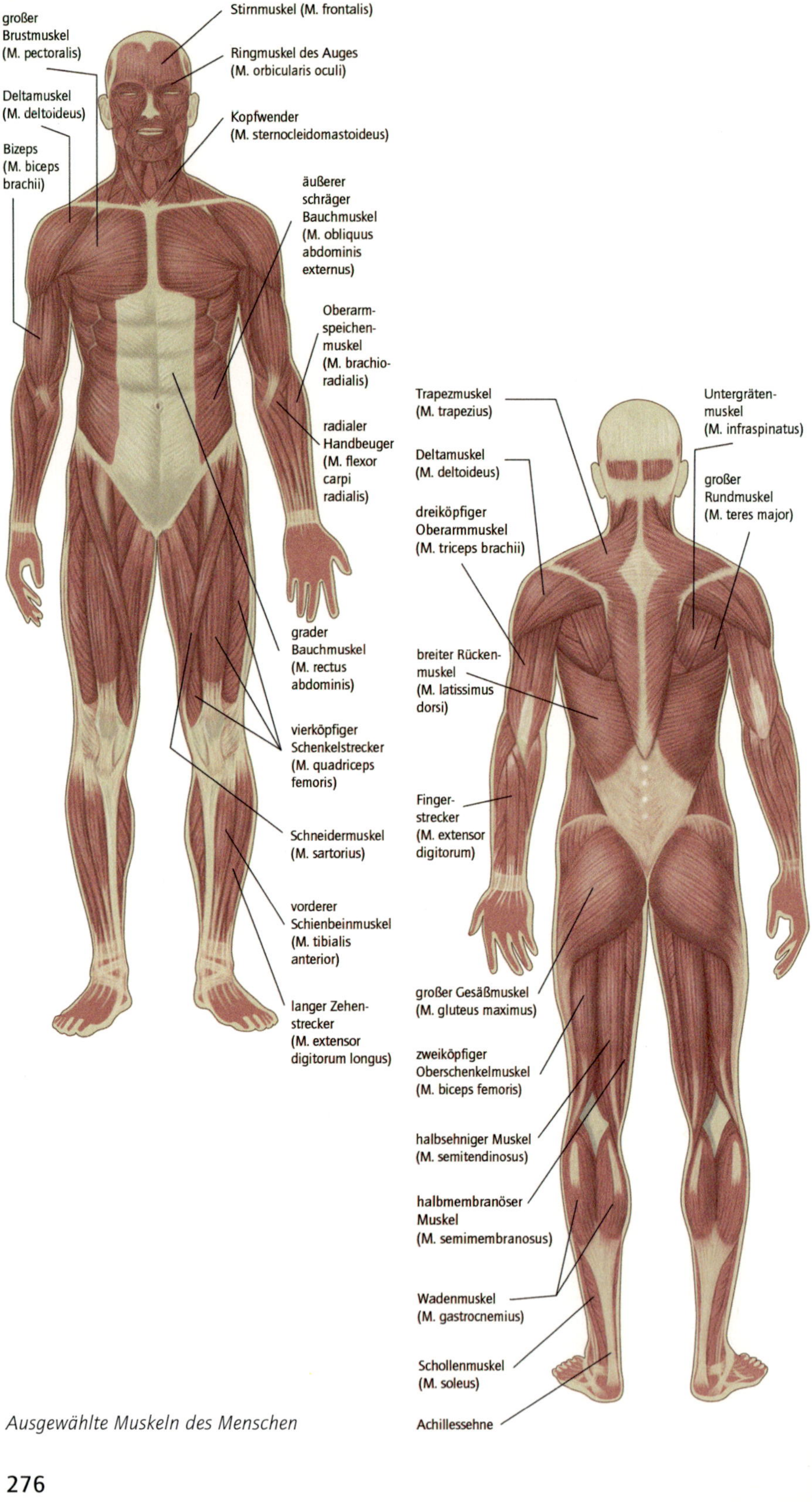

Ausgewählte Muskeln des Menschen

1.6.1 Schädel (Cranium)

Der knöcherne Schädel wird unterteilt in:

- **Hirnschädel** (Neurocranium)
  Er besteht aus dem Schädeldach und der Schädelbasis. Zusammen bilden die Hirnschädelknochen die Schädelhöhle und schützen das Gehirn vor äußeren Einwirkungen. Zum Hirnschädel gehören:
  - Stirnbein
  - Scheitelbein
  - Schläfenbein
  - Hinterhauptsbein
  - Keilbein

- **Gesichtsschädel** (Viscerocranium)
  Seine Knochen bilden die Mund-, Kiefer-, Augen-, Nasen- und Nasennebenhöhlen. Zum Gesichtsschädel gehören:
  - Nasenbein
  - Oberkiefer
  - Jochbein
  - Unterkiefer
  - Tränenbein
  - Gaumenbein
  - untere Nasenmuschel
  - Pflugscharbein

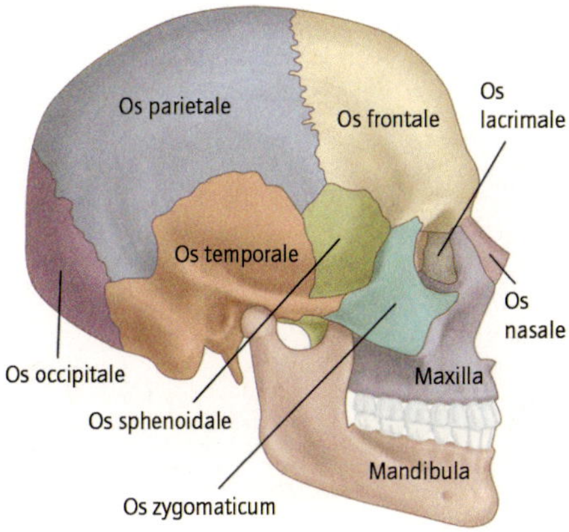

Schädel von der Seite

Schädelbasis

Die Schädelbasis ist die Schädelgrundplatte, durch die Gefäße und Nerven ins Schädelinnere zum Gehirn gelangen. Das Gehirn liegt auf der Schädelbasis auf. Sie enthält von innen treppenförmig angeordnete Schädelgruben, die die verschiedenen Lappen des Gehirns aufnehmen.

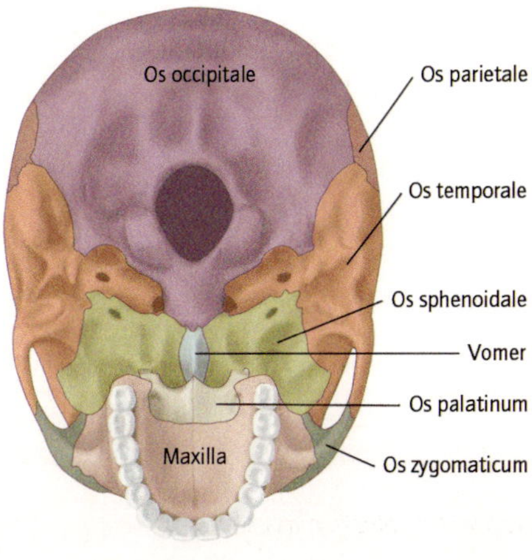

Blick auf die Schädelbasis (von unten)

Schädeldach mit Schädelnähten

Das Schädeldach besteht aus mehreren Knochenplatten. Diese sind nach der Geburt mit Bindegewebe verbunden und somit gegeneinander verschiebbar. Dadurch ist das Kopfwachstum nach der Geburt möglich. Die Nähte verschließen sich im Laufe des Wachstums.

Die **Fontanellen** sind besondere Stellen am Schädel, an denen die Knochenplatten noch nicht aneinanderliegen. Sie verschließen sich nach zwei Monaten bis zu zwei Jahren. Beim Säugling kann man die große Fontanelle sogar von außen erkennen. Neugeborene haben drei Fontanellen:

- Stirnfontanelle
- Hinterhauptfontanelle
- Seitenfontanelle (nicht im Bild)

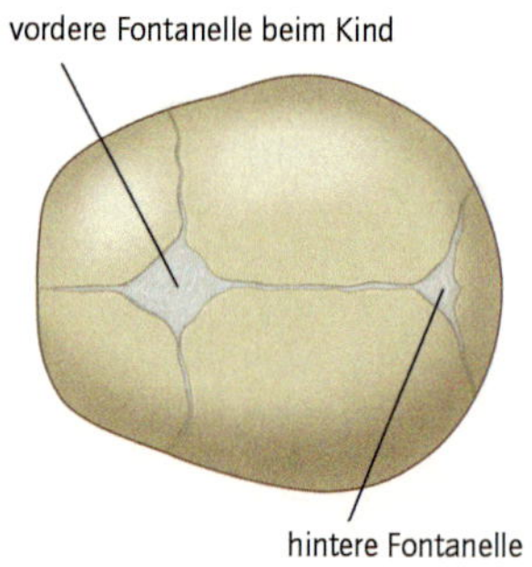

Gelenk des Schädels

♦ Unterkiefergelenk (Scharniergelenk)

Die Beweglichkeit des Kopfes ermöglicht das Atlas-Axon-Gelenk der Wirbelsäule.

Muskeln des Schädels

♦ mimische Muskulatur
♦ Stirnmuskel
♦ Augenringmuskel
♦ Mundringmuskel
♦ Kaumuskel
♦ Schläfenmuskel
♦ Zungenmuskel

1.6.2 Körperstamm

Zum Körperstamm gehören die Wirbelsäule und der Brustkorb.

Wirbelsäule

Die Wirbelsäule (Columna vertebralis) besteht aus 24 Wirbeln. Sie ist doppelt „S"-förmig gekrümmt:

♦ Krümmung nach vorne (Lordose)
♦ Krümmung nach hinten (Kyphose)

Eine seitliche Verkrümmung der Wirbelsäule ist pathologisch und heißt Skoliose.

An der Hinterfläche eines jeden Wirbelkörpers setzt eine Knochenspange an, die das Wirbelloch umgibt. Alle Knochenspangen zusammen bilden den Wirbelbogen.

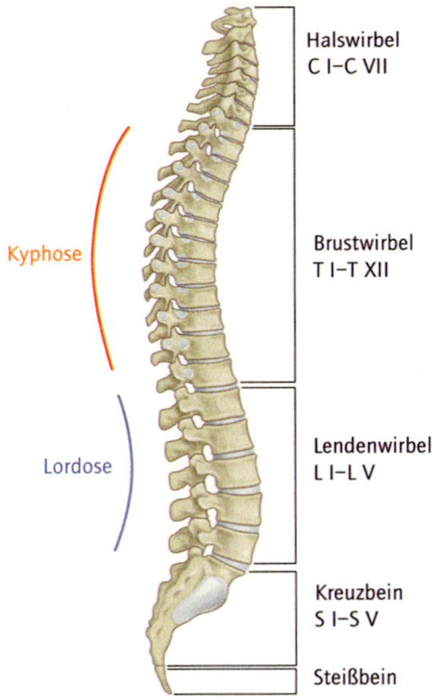

Vom Wirbelbogen gehen drei Knochenvorsprünge ab, an denen Muskeln entspringen und ansetzen. Der nach hinten zeigende Knochenvorsprung ist der Dornfortsatz. Er ist am Rücken sichtbar und fühlbar. Die Wirbellöcher zusammen bilden den Wirbelkanal (Spinalkanal), in dem das Rückenmark liegt, das vom Kopf zum Sakralbereich verläuft. Lateral (seitlich) nach rechts und links entspringen aus dem Zwischenwirbelloch periphere Nerven.

Rückenmark
Band 2, C 1.4.3

Bandscheiben

Vom 2. Halswirbel bis zum letzten Lendenwirbel liegen zwischen den einzelnen Wirbeln die Bandscheiben. Eine Bandscheibe besteht aus zwei Arten von Bindegewebe:

- im Außenring Bindegewebsfasern und Faserknorpel
- im Inneren ein gallertartiger Kern

Die Bandscheiben sind gefäßlos und haben keine Nerven. Sie erhöhen die Beweglichkeit der Wirbelsäule und wirken wie ein Stoßdämpfer.

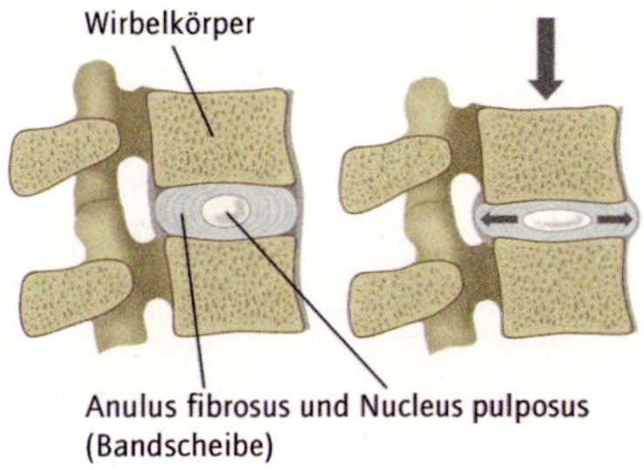

Brustkorb (Thorax)

Der Brustkorb wird vom Brustbein (Sternum), den Rippen und der Brustwirbelsäule gebildet. In ihm liegen gut geschützt das Herz und die Lunge.

Der Brustkorb besteht aus 12 Rippenpaaren. Sie sind gelenkig mit der Wirbelsäule und zum Teil mit dem Brustbein verbunden. Die Beweglichkeit des Brustkorbs ist für die Atmung unbedingt notwendig. Rippen 1 bis 7 werden als „echte Rippen" bezeichnet, weil sie direkter, gelenkig mit dem Brustbein verbunden sind. Die Rippen 8 bis 12 werden auch als „falsche Rippen" bezeichnet, weil sie nur indirekten Kontakt mit dem Brustbein (Rippenbogen) oder keinen Kontakt mit dem Brustbein haben (11 und 12).

Zwischen den Rippen liegt der **Interkostalraum.**

Das Brustbein wird in drei Abschnitte eingeteilt:

- Handgriff, liegt zwischen Schlüsselbein und erstem Rippenpaar
- Corpus
- Schwertfortsatz
  Der Schwertfortsatz dient bei einer Reanimation als Druckpunkt für die Herzdruckmassage.

Herzdruck-
massage
Band 4, B 2.3.2

Gelenke der Wirbelsäule und des Thorax

- zwischen Kopf und erstem Halswirbel (Atlas), ermöglicht das Nicken des Kopfes
- zwischen dem ersten und zweiten Halswirbel (Atlas und Axis), ermöglicht die Drehbewegung des Kopfes
- zwischen einzelnen Wirbelkörpen
- zwischen den Brustwirbeln und den Rippen
- zwischen dem Brustbein und den Rippen

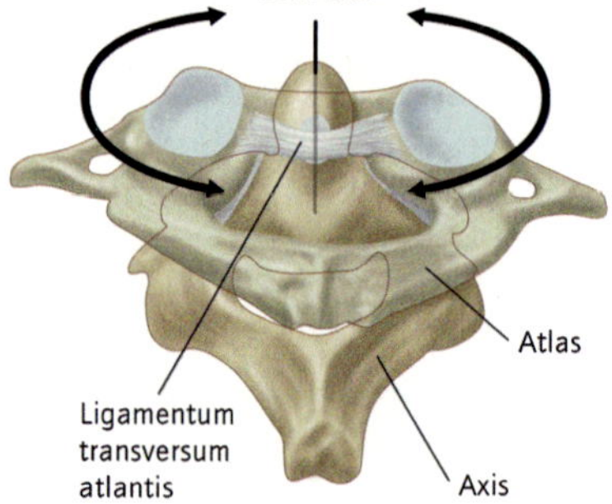

Atlas-Axon-Verbindung

Ausgewählte Muskeln des Körperstamms

- Halshautmuskel (Platysma), gehört zur mimischen Muskulatur
- Kopfwendemuskel: Musculus sternocleidomastoideus, dreht den Kopf und beugt ihn nach hinten, gehört zu den Atemhilfsmuskeln
- obere Zungenbeinmuskeln, bilden den Mundboden und öffnen den Kiefer, daher haben sie eine Bedeutung beim „Schlucktraining"
- untere Zungenbeinmuskeln, fixieren das Zungenbein und heben den Kehlkopf. Sie helfen beim Schluckakt und müssen beim Schlucktraining mit bedacht werden.

Schlucktraining
Band 3, J 1.4.1

- hintere Halsmuskeln, die die Einatmung unterstützen und die Bewegung der Halswirbelsäule mit ermöglichen
- Die Rückenmuskulatur ist das mächtigste Muskelsystem unseres Körpers. Sie streckt die Wirbelsäule, richtet den Menschen auf und ermöglicht die Drehung des Körpers. Zusammen mit dem Bandapparat der Wirbelsäule ist sie für die physiologische Krümmung der Wirbelsäule verantwortlich.
- Interkostalmuskeln (Zwischenrippenmuskeln), überspannen den Raum zwischen benachbarten Rippen, sind wesentlich am Atmungsvorgang beteiligt
- Atemhilfsmuskeln: großer und kleine Brustmuskel (Musculi pectoralis major et minor), hinterer oberer und unterer Sägezahnmuskel, vorderer Sägezahnmuskel und Treppenmuskel
- Zwerchfell (Diaphragma)

Atmungs-
mechanismus
Band 2, G 1.2

Das Zwerchfell spannt sich wie eine Kuppel zwischen dem Brustbein, den unteren sechs Rippen und der Lendenwirbelsäule. Wenn es sich zusammenzieht (kontrahiert), wird die Lunge durch den entstehenden Unterdruck nach unten gezogen. Dadurch wird die Lunge größer und es entsteht Unterdruck in der Brusthöhle und Luft fließt in die Lunge ein (Einatmung).

Wenn das Zwerchfell erschlafft, dehnt es sich nach oben aus, wodurch die Lunge kleiner wird und die Luft nach außen gedrückt wird (Ausatmung). Somit ist die Einatmung ein aktiver und die Ausatmung ein passiver Vorgang. Das Zwerchfell trennt die Brust- und Bauchhöhle. Aorta, Speiseröhre und untere Hohlvene treten durch verschiedene Löcher durch das Zwerchfell.

Bauchmuskulatur

An die Brusthöhle schließt sich die Bauchhöhle an, die durch die Bauchwand nach vorne und zur Seite abgeschlossen wird. Die Bauchhöhle wird vorwiegend durch Muskeln gebildet.

Die Bauchwand besteht aus mehreren Muskeln, die zwischen den unteren Rippenbogen und dem Becken verlaufen, z. B. der gerade Bauchmuskel (Musculus rectus abdominis) und der schräge Bauchmuskel (Musculus obliquus externus abdominis und internus abdominis). Quer über den Bauch verläuft der Bauchmuskel Musculus transversus abdominis. Die Bauchwand begrenzt die Bauchhöhle nach vorn und zur Seite.

Durch gemeinsame Kontraktion der Muskeln kann der Druck im Bauchraum erhöht werden, die so genannte Bauchpresse. Dies ist beim Heben von Lasten und bei der Ausscheidung von Bedeutung. Außerdem beugt und dreht die Muskulatur den Rumpf.

1.6.3 Schultergürtel und obere Extremitäten

Schultergürtel

Der Schultergürtel verbindet die Knochen der oberen Extremitäten mit dem Körperstamm. Er besteht auf jeder Seite aus je zwei Knochen:

- Schlüsselbein (Clavicula)
- Schulterblatt (Scapula)

Obere Extremitäten

Der Arm wird in drei Abschnitte eingeteilt:

- Oberarm mit Oberarmknochen (Humerus)
- Unterarm mit Elle (Ulna) und Speiche (Radius)
- Hand mit Handwurzelknochen, Mittelhandknochen und Fingerknochen

Die Handwurzel besteht aus acht Handwurzelknochen, die in zwei Reihen zu je vier Knochen durch Bänder miteinander verbunden sind. Drei davon (Kahnbein, Mondbein, Dreiecksbein) bilden zusammen mit der Speiche das Handgelenk. An die Handwurzelknochen schließen sich fünf Mittelhandknochen an. Die Finger werden unterteilt in Grund-, Mittel- und Endglied.

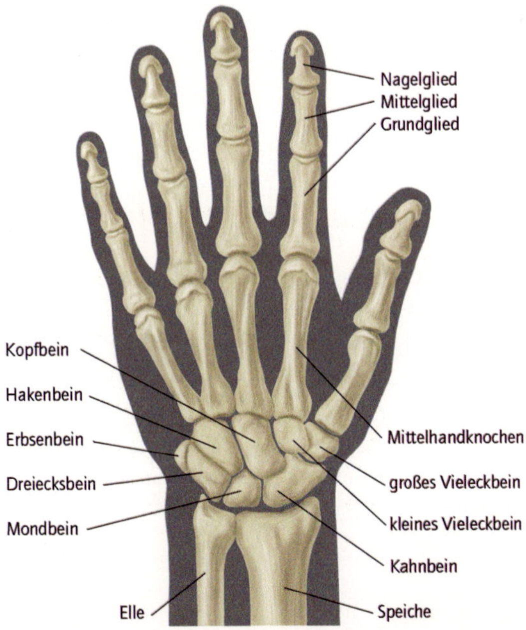

Handknochen mit Handgelenk

Ausgewählte Muskeln der oberen Extremitäten

Zum Schultergürtel gehören:

- Brustmuskeln; sie senken die Schulter
- oberflächige Rückenmuskulatur; sie hebt die Schulter und zieht sie nach hinten
- Schultermuskeln; sie bewegen den Arm, z. B. abspreizen, und ermöglichen eine Innenrotation des Armes.

  Ein großer Muskel im Schulterbereich ist der Deltamuskel (Musculus deltoideus), er überdeckt das Schultergelenk und kommt als Injektionsort für i.m. Injektionen in Frage.

Zum Oberarm gehören:

- zweiköpfiger Armmuskel (Musculus biceps brachii); er bewirkt eine Vorwärtsbewegung des Oberarmes und eine Beugung im Ellenbogengelenk.
- dreiköpfiger Armmuskel (Musculus triceps brachii); er bewirkt eine Rückwärtsbewegung des Armes und eine Streckung im Ellenbogengelenk.

Zum Unterarm gehören:

- Pronatoren; ermöglichen eine Drehung von Elle und Speiche um ihre Längsachse nach innen. Dadurch wird die Hand nach innen gedreht = Pronation
- Supinatoren; bewirken eine Drehung von Elle und Speiche um ihre Längsachse nach außen. Dadurch wird die Hand nach außen gedreht = Supination.
- Hand- und Fingerbeuger sowie Hand- und Fingerstrecker, die ihren Ursprung im Ober- und Unterarm haben und über lange Sehnen mit den Hand- und Fingerknochen verbunden sind (Sehnenscheiden). Werden diese Muskeln übermäßig strapaziert, kommt es zu Sehnenscheidenentzündung.

In der Hand befinden sich Muskeln, die die Finger spreizen bzw. zusammenziehen.

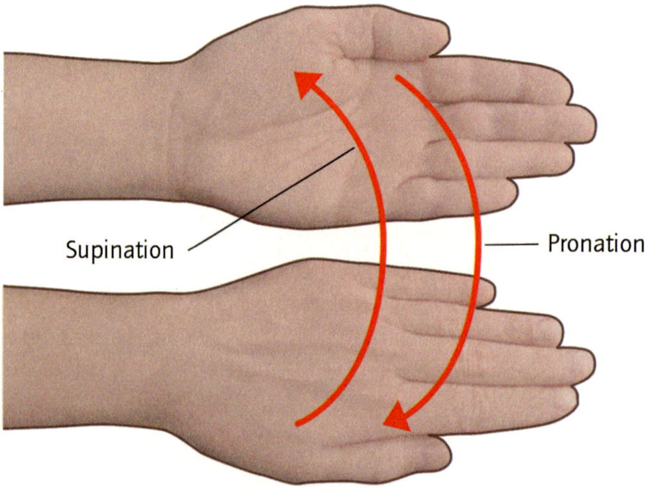

Pronation und Supination am Beispiel der Hand

1.6.4 Beckengürtel und untere Extremitäten

Der Beckengürtel verbindet die Knochen der unteren Extremitäten mit dem Körperstamm.

Das **Becken (Pelvis)** wird aus drei Knochen gebildet, die ringförmig miteinander verbunden sind:

- Kreuzbein (Os sacrum), bildet die Rückwand
- zwei Hüftbeine, die durch die Symphyse knorpelig miteinander verbunden sind

Das **Hüftbein** (Os coxae) wird gebildet aus:

- Darmbein (Os ilium)
- Sitzbein (Os ischi)
- Schambein (Os pubis)

Das **Darmbein** hat an der rechten und linken Köperseite Knochenvorsprünge, die zum Teil als Orientierung bei der i.m. Injektion dienen:

i.m. Injektionen
Band 4, E 3

- vorderer oberer Darmbeinstachel
- vorderer unterer Darmbeinstachel
- unterer hinterer Darmbeinstachel rechts und links
- Hüftbeinstachel
- Darmbeinkamm als oberer, tastbarer Rand des Darmbeins

Das Becken wird eingeteilt in das große und das kleine Becken. Die Grenze ist die Linea terminalis, unterhalb der Darmbeinschaufel. Anteile aller drei Knochen des Hüftbeins bilden gemeinsam die Hüftgelenkspfanne.

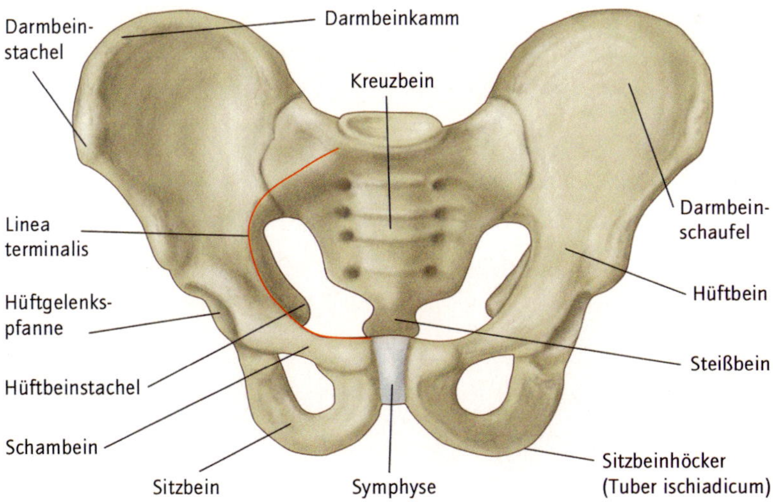

Becken

Untere Extremitäten

Die Beine bestehen aus

- ♦ Oberschenkelknochen (Femur)
- ♦ Unterschenkelknochen: Schienbein (Tibia) und Wadenbein (Fibula)
- ♦ Fuß mit Fußwurzelknochen

Der Oberschenkelknochen ist der längste und schwerste Knochen des Körpers. Er ist gelenkig mit der Hüftpfanne (Hüftgelenk) und dem Schienbein (Kniegelenk) verbunden. Die Abknickung vom Oberschenkelknochen zum Hüftgelenk wird als Schenkelhals bezeichnet. Am Schenkelhals befinden sich zwei Knochenwölbungen, sogenannte Rollhügel. Man unterscheidet

- ♦ Trochanter major = großer Rollhügel (liegt ventral)
- ♦ Trochanter minor = kleiner Rollhügel (liegt dorsal)

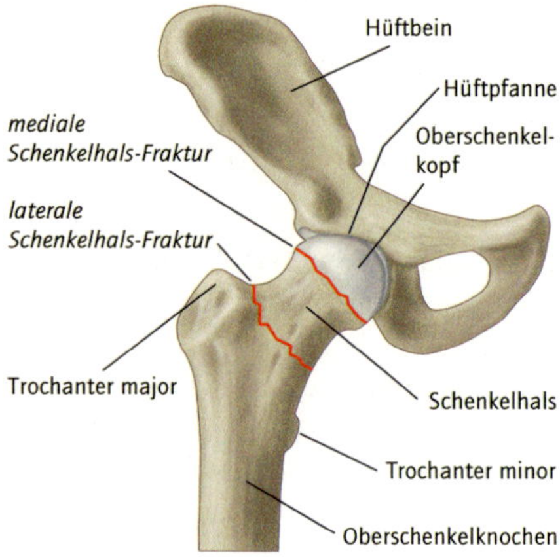

Oberschenkelhals und Hüftgelenk

> **!** Die Schenkelhalsfraktur ist ein häufiger Knochenbruch bei alten Menschen, die an der Alterserscheinung Osteoporose (Knochenschwund) leiden.

Der Fuß ist der am meisten belastete Körperteil. Er besteht aus drei Abschnitten:

- ♦ Fußwurzel mit sieben Fußwurzelknochen
- ♦ Mittelfuß mit fünf Mittelfußknochen
- ♦ Zehen

Die Fußwurzelknochen bestehen aus:

- ♦ Fersenbein (Ansatz für Achillessehne und Gelenkfläche für oberes Sprunggelenk)
- ♦ Sprungbein
- ♦ Kahnbein
- ♦ drei Keilbeine
- ♦ Würfelbein

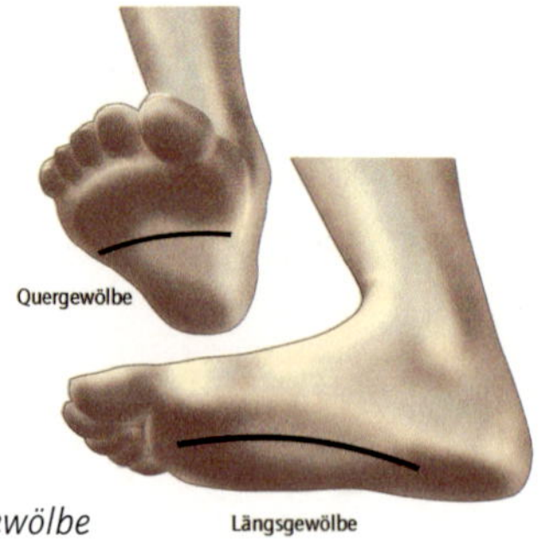

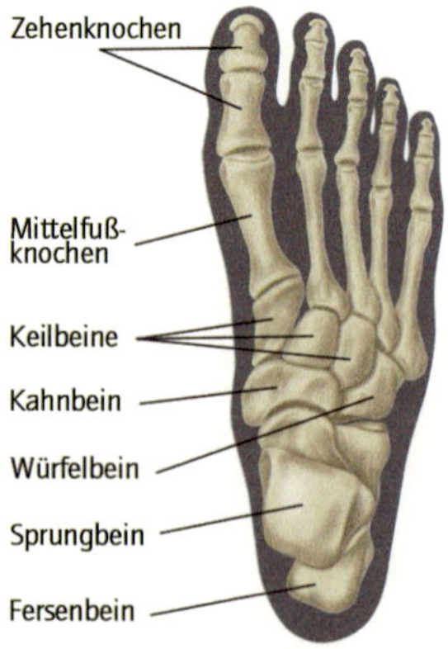

Fußknochen und Fußgewölbe

Die fünf Mittelfußknochen schließen sich an und sind gelenkig mit den Fußwurzelknochen verbunden. Die Fußwurzel- und Mittelfußknochen bilden die Fußgewölbe. Man unterscheidet das Längsgewölbe vom Quergewölbe.

Die Großzehe besteht aus zwei Knochen, die anderen Zehen bestehen aus drei Knochen. Die Zehen ermöglichen das Abrollen beim Gehen und tragen dadurch zu einem sicheren Gang bei.

Gelenke der unteren Extremitäten

- Iliosakralgelenk, ein flaches Gelenk, verbindet die Wirbelsäule mit dem Becken
- Hüftgelenk, ein Kugelgelenk, verbindet das Becken mit dem Oberschenkel
- Kniegelenk
  Dies ist das größte Gelenk des Körpers und ist am besten geschützt. Es wird gebildet aus dem Oberschenkelknochen und dem Schienbein. Die Kniescheibe liegt schützend in eine Sehne eingebettet vor dem Gelenk. Die Sehne entspringt dem Musculus quadriceps. Zwischen dem Oberschenkelknochen und dem Schienbein liegen zwei Knorpelscheiben, die Menisken (Außen- und Innenmeniskus). Die Knochen werden durch Bänder miteinander verbunden.
- Wadenbeinkopf und Schienbein
- oberes Sprunggelenk, ein Scharniergelenk, verbindet Schien- und Wadenbein mit dem Fuß, genau genommen mit dem Sprungbein, einem Fußwurzelknochen
- unteres Sprunggelenk, ein Eigelenk, eine Verbindung aus Sprungbein, Fersenbein und Kahnbein, ermöglicht in Ansätzen die Bewegung Supination und Pronation
- Zehengelenke, Scharniergelenke, die die Mittelfußknochen mit den Zehengrundknochen und diese mit den Zehenendknochen verbinden

Muskeln der unteren Extremitäten

- Beckenbodenmuskeln, verschließen das nach unten offene Becken und tragen somit das Gewicht aller inneren Organe
  Der größte Beckenbodenmuskel ist der Afterhebemuskel (Musculus levator ani). Die Beckenbodenmuskeln bilden auch die Schließmuskeln von Blase und Darm.
- Gesäßmuskel (Musculus glutaeus maximus) gibt den Gesäßbacken ihre Form und streckt die Hüfte
- Oberschenkelmuskeln (Musculus biceps femoris und Musculus quadriceps femoris), beugen und strecken den Unterschenkel im Kniegelenk
- Schneidermuskel (Musculus sartorius), ist der längste Muskel im menschlichen Körper und zieht von der Innenseite des Schienbeins zum Darmbein; sitzt man im „Schneidersitz“, wird dieser Muskel gedehnt
- lange Fußmuskeln, sind für die Form der Wade zuständig und beugen die Fußmuskeln
- Muskeln des Fußrückens strecken die Zehen, die Muskeln der Fußsohle beugen die Zehen und unterstützen das Längsgewölbe des Fußes

1 Nennen Sie die Anteile des Stütz- und Bewegungssystems.
2 Beschreiben Sie den Aufbau von Binde- und Stützgewebe.
3 Nennen Sie eine Eigenschaft von Kollagenfasern.
4 Nennen und beschreiben Sie kurz drei Arten von Bindegewebe.
5 Zählen Sie alle Arten von Knorpeln auf.
6 Erklären Sie die Begriffe „Osteoklasten" und „Osteoblasten".
7 Beschreiben Sie den Aufbau eines Röhrenknochens.
8 Was verstehen Sie unter der Epiphysenfuge?
9 Beschreiben Sie den Feinaufbau eines Muskels.
10 Wie nennt man die Stelle, an der ein Nervenimpuls auf den Muskel trifft?
11 Beschreiben Sie das Besondere an der Herzmuskulatur.
12 Nennen Sie die Bestandteile eines Gelenks.
13 Erklären Sie, wie die Atemmuskeln zur Atmung beitragen.
14 Was ist eine Fontanelle?
15 Beschreiben Sie den Aufbau der Wirbelsäule.
16 Erklären Sie den Sinn von Hand- und Kniegelenkschützern.

1 Finden Sie sich in Zweiergruppen zusammen und probieren Sie aus: Welcher Muskel spannt, wenn Sie sich in den Schneidersitz setzen? Wie fühlen sich der Musculus bizeps und Musculus trizeps am Oberarm an? Können Sie die Beckenbodenmuskeln anspannen?

2 Schlagen Sie Seite 274 auf und probieren Sie die dort beschriebenen Gelenke und ihre Bewegungsfähigkeiten und -einschränkungen an sich selbst aus.

3 Probieren Sie, Ihren Daumen an die Unterseite Ihres Unterarms zu ziehen. Manchen wird es gelingen, manchen nicht. Erläutern Sie den Grund, weshalb das so schwierig ist.

Nicole Menche (Hrsg.): Biologie, Anatomie, Physiologie. Urban&Fischer Verlag München 2003

2 In der Lagerung liegt Bewegung

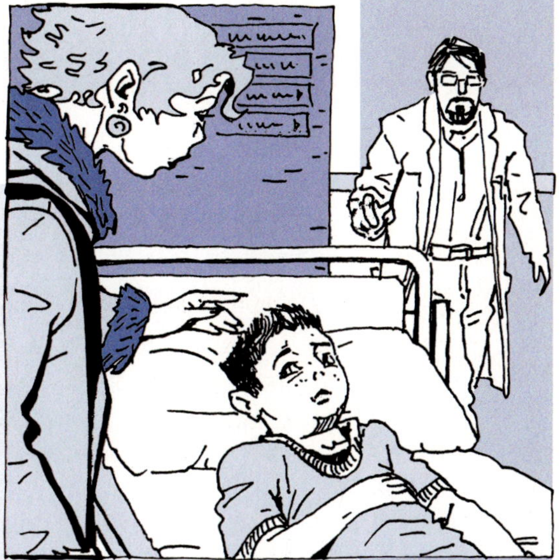

In der Notaufnahme des Städtischen Klinikums Gutleben herrscht wieder Hochbetrieb. Gerade erst ist ein Zugang, eine ältere Frau, die gestürzt ist und sich den Oberschenkel gebrochen hat, auf Station verlegt worden, und schon wird der nächste Notfall angemeldet. Dieses Mal handelt es sich um ein 6-jähriges Kind. Peter ist gestürzt, als er zu schnell mit seinem Fahrrad abgebremst hat. Er kommt mit Verdacht auf eine Fraktur des Unterschenkels.

Die Röntgenuntersuchung ergibt, dass Peter eine Trümmerfraktur hat und operiert werden muss. Nach der Operation darf er erst einmal nicht belasten und wird dann langsam mit Teilbelastung mobilisiert werden. Seine Mutter, Frau Steinemann, ist sehr beunruhigt und macht sich große Sorgen. „Wie soll denn das jetzt alles gehen? Wissen Sie, Peter ist doch so ein wilder Kerl – er hält es ja kaum zum Schlafen im Bett aus. Ich kann mir gar nicht vorstellen, wie er es lernen soll, mit Gehstützen zu gehen. Und ich habe solche Angst, dass der Bruch nicht gut abheilt. Ich kenne das von meiner Mutter. Sie hat sich mit 84 Jahren auch das Bein gebrochen. Das war eine offene Fraktur durch einen Autounfall und dann kam eine Entzündung in den Knochen und sie musste für einige Wochen im Bett bleiben. Sie ist danach nie wieder so richtig auf die Beine gekommen und konnte sich auch nicht mehr selber versorgen. Durch die lange Liegezeit hatte sich ihr Allgemeinzustand mit jedem Tag verschlechtert und das hat sie nicht mehr aufgeholt. Ihre Beine waren so dünn und hatten kaum mehr Muskeln. Ich sage Ihnen, das war echt schlimm, obwohl die Pflegekräfte sie wirklich gut versorgt haben und auch regelmäßig, sogar nachts umgelagert haben! Hoffentlich geht bei meinem kleinen Schatz alles gut." Pia kann die Ängste der Mutter gut verstehen und ermutigt sie, sich mit all ihren Sorgen und Ängsten an die Pflegekräfte auf Station zu wenden.

1 Peter ist ein aktives Kind, das sich gerne bewegt. Welche Bedeutung hat für Sie persönlich die Möglichkeit, sich frei zu bewegen?

2 Frau Steinemann macht sich große Sorgen. Sie hat im Zusammenhang mit der Behandlung und den Folgen einer Fraktur bereits Erfahrungen gemacht. Worin unterscheidet sich grundsätzlich Peters Situation von der Situation ihrer Mutter?

3 Welche Assoziationen haben Sie, wenn Sie den Begriff Lagerungs- bzw. Bewegungsplan oder auch Bettruhe hören?

2.1 Lagerung

2.1.1 Bewegung als natürlicher Prozess

Der Mensch drängt nach Bewegung. Bewegung ist Freude, ist Teilnahme am Leben – ist ein zutiefst menschliches Bedürfnis. Schon der kleine Säugling dreht seinen Kopf zur Brust der Mutter, sucht Körperkontakt zu seinen Bezugspersonen, dreht sich gezielt, um Geräusche wahrzunehmen, und vieles mehr. Bewegungen ermöglichen es uns, die Welt zu entdecken, uns selbst und unsere Fähigkeiten zu entdecken. Selbst im Schlaf hört Bewegung nicht auf.

Bewegungen spiegeln auf faszinierende Weise wider, welch hoch komplexe Prozesse im Körper ablaufen: Sinneswahrnehmungen regen zur Bewegung an, vom Gehirn aus gesteuert werden Nerven und Muskeln betätigt, die Knochen geben unserem Körper die nötige Stabilität, die Gelenke ermöglichen die Beweglichkeit, Propriozeptoren (Mechanorezeptoren im Muskel) melden die Stellung der Gliedmaßen und im Zusammenspiel dieser Faktoren – ganz vereinfacht – kommt es zu einer gezielten, erfolgreichen Handlung bzw. Bewegung.

Körperschema
Band 2, C 3.2.5

Der Mensch ist sein ganzes Leben lang gefordert zu lernen, auch motorisch zu lernen. Jedes Alter hat seine spezifischen Bewegungsmuster und Entwicklungsstufen.

Im ersten Lebensjahr macht der Mensch eine rasante motorische Entwicklung durch: Liegen – Aufrechthalten des Kopfes in verschiedenen Körperpositionen – sich Drehen über die Seite – Sitzen – Krabbeln – sich Hochziehen zum Stand – erste Gehversuche.

Entwicklung im
1. Lebensjahr
Band 5, D 2.1

Mit dem Erwerb dieser motorischen Fähigkeiten wird der Aktionsradius immer größer. Neue Eindrücke und Herausforderungen sind Voraussetzung für das Lernen auf allen Ebenen.

In den folgenden Jahren werden die Bewegungen eingeübt und die Bewegungsabläufe immer komplexer (z. B. Schwimmen, Fahrradfahren). Die Feinmotorik bildet sich aus. Es ist ein weiter Weg vom ersten Bauklotzturm über die Handhabung einer Schere bis zu diffizilen Arbeiten, wie z. B. der eines Uhrmachers.

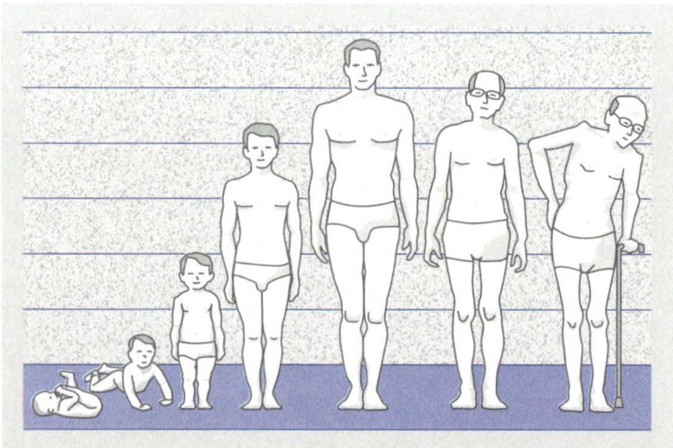

Der erwachsene Mensch zeigt sichere und gezielte Bewegungen, hat Ausdauer und Kraft. Individuell verschieden – auch in Abhängigkeit von der Lebensweise – beginnt aber in zunehmendem Alter der Leistungsabfall. Die Knochendichte verändert sich, die Muskelmasse nimmt ab. Häufig kommt es zu Osteoporose. Der alte Mensch nimmt zunehmend eine gebeugte Haltung an. Zusätzlich können Erkrankungen und Schmerzen, z. B. durch Arthrose, die Bewegungsabläufe verändern.

> Veränderungen in der Bewegungsmöglichkeit können neue Welten eröffnen oder das gewohnte Lebensumfeld einschränken.

Erkrankungen, Behinderungen, Schmerzen und damit verbundene Schon- oder Fehlhaltungen führen dazu, dass gewohnte Bewegungsmuster angepasst/verändert oder neue Bewegungsabläufe erlernt werden müssen. Aufgabe von Pflegekräften und Physiotherapeuten ist es, bei dieser Veränderung beratend und unterstützend zur Seite zu stehen, damit sich keine unphysiologischen Bewegungsmuster oder Fehlhaltungen entwickeln. Hierzu gehört die Mobilisation ebenso wie die Anleitung zum Umgang mit Hilfsmitteln wie Rollator oder Gehstützen.

2.1.2 Beobachtung von Bewegung

Erst durch eine bewusste Beobachtung von Bewegung ist es möglich, Probleme, Ressourcen oder Fähigkeiten der Pflegeempfänger zu erkennen und zu analysieren, um dann gezielte und individuelle Hilfestellungen und Beratung anzubieten.

Dabei kann die Haltung oder Bewegung eines Menschen nicht nur Auskunft geben über rein körperliche Symptome, sondern auch die psychische Situation eines Menschen widerspiegeln. Eingebettet in die jeweilige Situation können soziale Bedürfnisse oder kognitive Möglichkeiten, z. B. bei Menschen mit Demenzerkrankungen, wahrgenommen werden.

Körperhaltung: Ideal – normal – pathologisch?

Interpretiert werden können diese Beobachtungen durch den Vergleich mit der Vorstellung des Ideals von Haltung und Bewegung. Idealerweise stehen die Füße mit geformtem Fußgewölbe flach auf. Die Beine sind in sich gerade, im Verhältnis zueinander und zum Becken symmetrisch ausgerichtet. Das Becken ist leicht nach vorne gekippt, die Darmbeinstachel sind auf einer Höhe. Die Wirbelsäule zeigt ihre Doppel-S-Form: Lendenlordose, Brustkyphose, Halswirbelsäulenlordose. Der Schultergürtel ruht mittig auf dem Brustkorb, der Kopf thront auf der Halswirbelsäule und ist in allen Richtungen frei beweglich. In dieser idealen Haltung leisten alle Haltemuskeln geringe Arbeit, befinden sich aber in einem Zustand der Bereitschaft. Aus dieser Stellung heraus kann man sich leicht in alle Richtungen bewegen: sich bücken, um den Schuh zu schnüren, sich zur Seite lehnen, um an etwas heranzureichen, aufstehen, um die Tür zu öffnen.

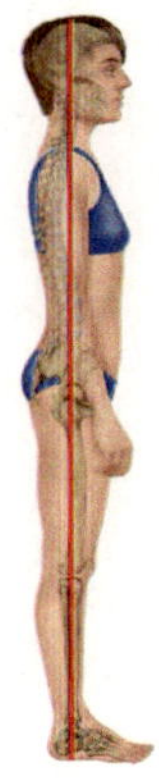

Idealer Stand

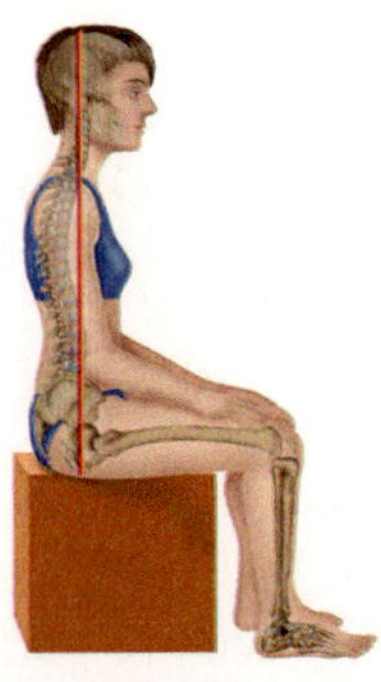

Ideale Sitzhaltung

Bei kritischer Beobachtung stellt man fest, dass sich kaum ein Mensch ideal hält, wirklich symmetrisch ist. Auch gesunde Menschen zeigen oft eine unausgeglichene muskuläre Grundspannung, sog. Dsybalancen, die entstehen, wenn einige Muskeln zu intensiv arbeiten, andere zu wenig an Haltung und Bewegung beteiligt sind. Dies führt zu verstärktem Druck auf bestimmte Gelenkabschnitte und ist eine Ursache für Knorpelschäden, Belastungen von Menisken und Bandscheiben oder, allgemeiner gesagt, für Verschleiß. Deshalb ist eine muskuläre Dysbalance auch bei gesunden Menschen eine Disposition (Veranlagung) für Gelenkbeschwerden im späteren Alter.

Trotzdem ist klar, dass nicht alle Menschen, die z. B. nicht ideal sitzen, schon auffällig oder gar krank sind. Wo liegt also die Abgrenzung zwischen – normalem – Abweichen von Ideal und Pathologie?

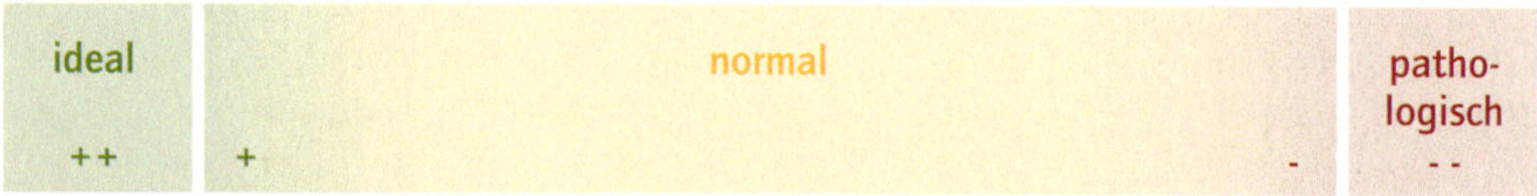

Pathologisch ist es:

- wenn Haltungen fixiert (nicht zu ändern) sind,
- wenn der Mensch nicht in seinen Bewegungen variieren kann,
- wenn einfache Bewegungen, wie z. B. aufstehen, sich bücken, essen mit Messer und Gabel, anstrengend sind
- und nur unökonomisch, d. h. mit zu viel Kraft oder nicht auf dem kürzesten Weg, durchgeführt werden können,
- wenn der zeitliche Ablauf von Bewegungen nicht stimmt (zu schnell, zu langsam), starten und stoppen nicht gelingt,
- wenn Bewegungen nicht geschmeidig, fließend sind, z. B. durch eine eingeschränkte Beweglichkeit von Gelenken oder zu hohe Muskelspannung,
- wenn Bewegung oder Haltung schmerzt.

Beobachtungskriterien

> Jede Bewegung (oder auch „Nichtbewegung") bietet dem aufmerksamen Beobachter eine Fülle von Informationen über den Menschen als biopsychosoziales Wesen.

Mögliche Beobachtungen beim Gehen eines Menschen sind: Schrittlänge, Gleichgewichtssinn, Belastbarkeit, Geschwindigkeit, Anwendung von Hilfsmitteln wie Gehstützen oder Geländer, Haltung. Speziell auf die psychosoziale Befindlichkeit kann man Rückschlüsse ziehen, indem man z. B. darauf achtet, ob der Patient oder Bewohner andere Menschen wahrnimmt oder nur unsicher an der Wand entlanggeht und den Blick nicht vom Boden hebt, ob er sich orientieren/in der Umgebung zurechtfinden kann.

Für die sitzende Position sind z. B. folgende Beobachtungen aufschlussreich: Wie ist die Haltung des Körpers? Kann der Patient oder Bewohner seinen Körper selbstständig aufrecht halten, kippt er zu einer Seite, benötigt er Hilfsmittel, um den Rücken zu stabilisieren, wie ist die Stellung seiner Füße, bewegt er seine Arme?

Die liegende Position birgt eine häufig zu wenig beachtete Möglichkeit, Informationen über einen Menschen zu gewinnen, z. B.: Liegt er symmetrisch oder asymmetrisch? Verändert er seine Position selbstständig im Bett, braucht er auch für minimale Bewegungen Unterstützung? Wendet er sich äußeren Reizen zu oder verschließt er sich vor Kontakt und Reizen? Zeigt oder äußert er Unbehagen in bestimmten Positionen? Zeigen sich unphysiologische Veränderungen wie Spastiken, Kontrakturen, Lähmungen? Stimuliert der liegende Mensch sich selbst durch Kratzen, Nesteln, Klammern?

Darüber hinaus gibt es eine ganze Reihe von Bewegungsauffälligkeiten, die Krankheiten zum Teil direkt zugeordnet werden können.

Beispiel: Patienten mit Morbus Parkinson zeigen u. a. eine typische, nach vorne gebeugte Körperhaltung, ein vermindertes oder fehlendes Mitschwingen der Arme beim Gehen sowie einen kleinschrittigen Gang.

Morbus Parkinson Band 3, F 2

2.1.3 Bewegungs- und Lagerungshilfsmittel

Bewegungshilfsmittel

Mobilität, aus eigener Motivation heraus, lässt autonome Entscheidungen zu und trägt dazu bei, Normalität leben zu können. Um bei Krankheit oder im Alter die Mobilität so lange wie möglich zu erhalten, gibt es eine Reihe von Hilfsmitteln. Bewegungshilfsmittel werden meist vom Arzt verschrieben, dann sind es Leihgeräte von der Krankenkasse, können aber auch auf eigenen Wunsch beschafft werden. Der Benutzer eines Bewegungshilfsmittels muss gemäß der Medizingerätebetreiberverordnung in die Anwendung zunächst durch einen Arzt oder Orthopädietechniker eingewiesen werden.

Im Folgenden soll kurz auf den Umgang mit einigen wichtigen Hilfsmitteln eingegangen werden:

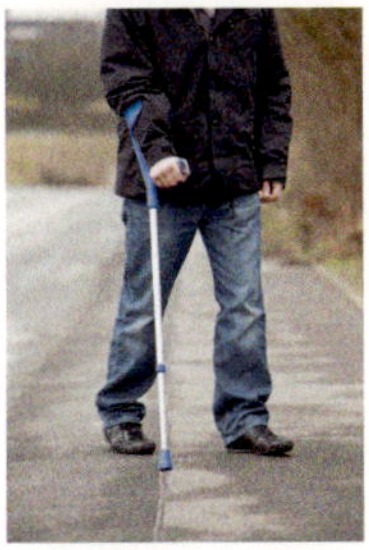

Dreipunktgang

Physiologische Gehhilfen kommen zum Einsatz, wenn ein Bein oder beide Beine nicht oder nicht vollständig belastet werden dürfen. Die Höhe muss so eingestellt werden, dass die Ellenbogengelenke nur leicht gebeugt sind (ca. 20°) und die Schultern beim Gehen nicht nach oben gedrückt werden.

Bei Benutzung nur einer Gehstütze muss diese gegenüber der verletzten Seite genutzt werden, z. B. Stütze rechts, wenn das linke Bein nicht voll belastet werden darf (sog. Dreipunktgang). Bei Benutzung zweier Gehstützen müssen die Arme mit den Gehstützen wie beim normalen Gehen rechts und links gegenläufig eingesetzt werden (Vierpunktgang).

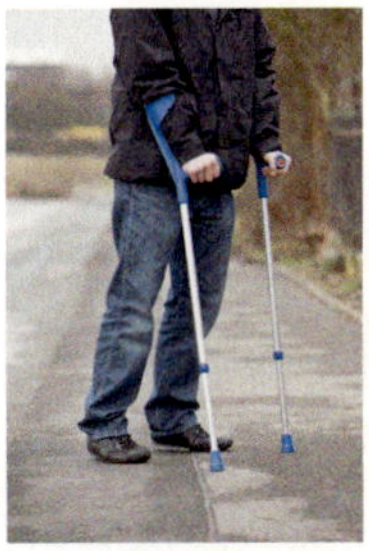

Vierpunktgang

Bei Schnee oder Eisglätte sind Gehstützen nur mit äußerster Vorsicht und mit entsprechenden Spikes zu verwenden. Neu sind Gehstützen, bei denen elektrisch auf Knopfdruck Spikes ausgefahren werden können.

Bei Benutzung eines **Rollators** ist darauf zu achten, dass der Benutzer direkt am Gerät zwischen den beiden Handgriffen steht und die Arme in physiologischer Mittelstellung angewinkelt sind.

Rollstühle, die nicht nur kurzfristig dem Transport einer Person dienen, müssen – ebenso wie Gehhilfen und der Rollator – von Orthopädietechnikern angepasst werden. Hier ist auf die richtige Höhe zwischen Fußstützen und Sitzfläche sowie auf die Sitztiefe zu achten. Wichtig ist, dass bei Rollstühlen, die von Betreuungspersonen geschoben werden, immer Bremsen bei den Handgriffen angebracht sind, um bei schiefen Ebenen Sicherheit zu gewährleisten. Bei Personen, die selbstständig mit dem Rollstuhl unterwegs sind, ist es nötig, dass die Bremsen seitlich an den Rädern angebracht sind, damit sie vom Fahrer bedient werden können. Es sollte immer ein Rollstuhltraining durch Physiotherapeuten ermöglicht werden.

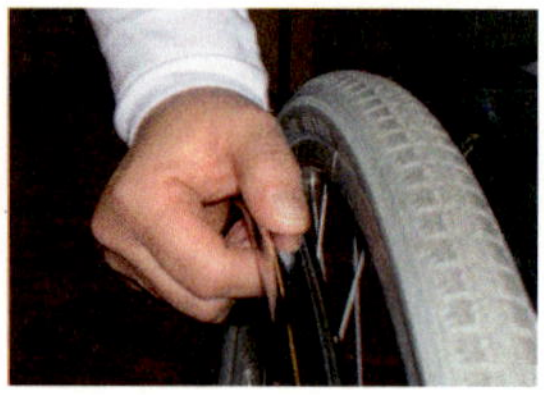
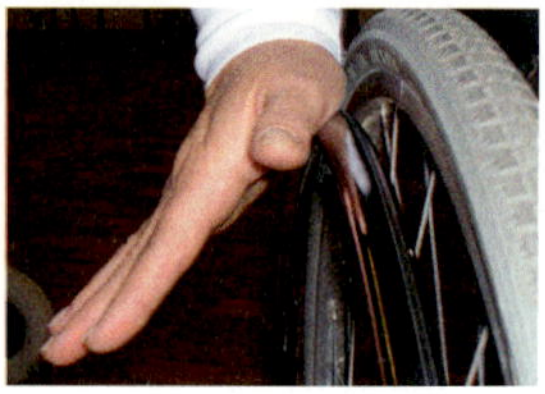

links außen: Anschieben des Rollstuhls: Hand ganz um das Schwungrad legen

links: Bremsen nur mit den Handflächen: Finger nach außen strecken, damit sie nicht zwischen die Speichen geraten – hohe Verletzungsgefahr!

Lagerungshilfsmittel

Wenn ein Patient seinen Körper oder Teile seines Körpers aus eigener Kraft nicht stabilisieren oder gezielt verändern kann, muss er dabei durch Lagerungsmaterial unterstützt werden.

Lagerungshilfsmittel sind so individuell wie die Lagerungen und die zu lagernden Menschen. Als Lagerungshilfsmittel können z. B. Handtücher, Kissen aller Art, Decken, Schaumstoffwürfel, selbst Bälle oder weitere Materialien dienen.

Beispiele:

- Handtuch zur Gestaltung eines „Nestes" für Früh- und Neugeborene
- Kissen/Handtuch zur Mikrolagerung
- zusammengerolltes Handtuch zur Fersenentlastung
- Lagerung von Menschen mit Wahrnehmungsstörungen in Bällen

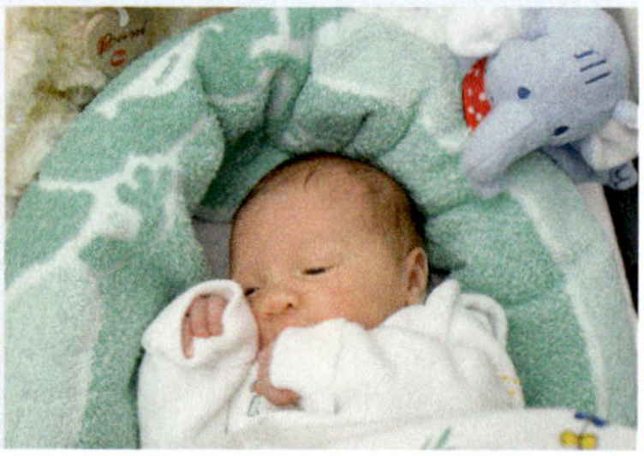

Matratzen haben insbesondere im Rahmen der Dekubitusprophylaxe eine große Bedeutung. Von der normalen bis zur Superweichmatratze findet man die verschiedensten Angebote. Vor- und Nachteile der jeweiligen Matratze müssen sorgsam abgewogen werden:

Dekubitusprophylaxe Band 2, K 3.3

Die ganz normale Matratze erleichtert durch ihren harten Untergrund dem Patienten seine Bewegungsmöglichkeiten, zeigt aber einen hohen Auflagedruck. Superweichmatratzen dagegen haben nur noch einen sehr geringen Auflagedruck, erschweren aber die selbstständige Bewegung des Patienten und führen zu einer Verringerung des Körpergefühls bei längerer Anwendung. Für viele intensivpflichtige Patienten jedoch sind sie unersetzlich. Auch Wechseldruckmatratzen werden im Rahmen der Dekubitusprophylaxe vielfach eingesetzt.

Jede Matratze ist nur so gut, wie sie individuell an die speziellen Bedürfnisse angepasst werden kann.

Wie und welche Lagerungshilfsmittel zum Einsatz kommen, entscheiden Pflegefachkräfte häufig gemeinsam im multiprofessionellen Team.

Folgende Kriterien sollten alle verwendeten Lagerungshilfsmittel erfüllen:

- Lagerungsschäden werden vermieden.
- Eine individuelle Anpassung an die Bedürfnisse ist möglich.
- leicht zu desinfizieren und zu reinigen
- unkomplizierte und sichere Handhabung
- hautfreundliches Material, z. B. luftdurchlässig
- keine Verletzungsgefahr, weder für die Patienten noch für die Pflegekräfte
- ausgeglichenes Verhältnis zwischen Kosten und Nutzen

Wie viel Material eingesetzt wird, ist abhängig von der Art der Lagerung, der damit verbundenen Zielsetzung, dem Allgemeinzustand des Patienten, aber auch von der Körpergröße und -fülle des Betroffenen.

Beispiel: Hohlräume zwischen Körper und Unterlage sind Ausdruck muskulärer Anspannung. Der Körper bzw. Körperabschnitte müssen aber vollständig aufliegen, um entspannen zu können. Daher sollten solche Hohlräume mit Lagerungsmaterial ausgefüttert werden. Ziel ist es selbstverständlich, dass durch die Lagerung die Spannung nachlässt, damit die Hohlräume geringer werden und das Lagerungsmaterial immer mehr zurückgenommen werden kann.

Es ist zu beachten: Je „fixierender" ein Mensch gelagert wird, desto eingeschränkter in seinen Bewegungsmöglichkeiten wird er.

2.1.4 Phasen der Bettlägerigkeit nach Angelika Zegelin

Der Begriff der Bettlägerigkeit ist für viele Menschen mit Immobilität, totaler Abhängigkeit und vielleicht sogar mit ausgeliefert und „unmündig" sein verbunden. Die Vorstellung, bettlägerig zu werden, ist oft mit Ängsten verbunden. Was genau ist Bettlägerigkeit? Wie kommt es, dass Menschen bettlägerig werden, welche Folgen hat dies für die Betroffenen und: was können Pflegefachkräfte tun, um Bettlägerigkeit zu vermeiden, hinauszuzögern oder diese Situation positiv zu gestalten?

Unter **Bettlägerigkeit** wird hier ein längerfristiger Daseinszustand verstanden, bei dem sich der betroffene Mensch die überwiegende Zeit des Tages (und der Nacht) im Bett aufhält. Dabei ist es unerheblich, ob dieser Mensch sich überwiegend in halb sitzender oder flach liegender Position befindet, auch das Sitzen an der Bettkante ist dabei eingeschlossen sowie alle bettähnlichen Liegemöbel.[1]

Bettlägerigkeit ist kein Zustand, der sich von jetzt auf gleich entwickelt, sondern – zumindest in den überwiegenden Fällen – ein Prozess. Angelika Zegelin definiert in ihrer Forschungsarbeit[II] fünf Phasen, um den Prozess des Bettlägerigwerdens zu verstehen. Der Verlauf dieser Phasen wird von verschiedenen Faktoren beeinflusst, wie der Individualität des bettlägerigen Menschen, seiner Liegepathologie und den kognitiven Einbußen, der Krankheitsausprägung und Komplikationen im Krankheitsverlauf, der individuellen Weltsicht und Bewältigungsstrategien, als auch vom Wissen, den Einstellungen und Möglichkeiten der pflegenden Personen.

Prozess des Bettlägerigwerdens

- Phase 1: Instabilität
- Phase 2: Ereignis
- Phase 3: Immobilität im Raum
- Phase 4: Ortsfixierung
- Phase 5: Bettlägerigkeit

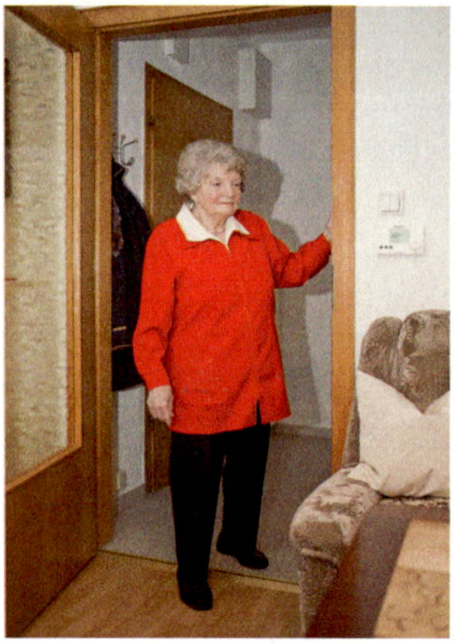

1. Phase: Instabilität

Diese Phase ist gekennzeichnet durch allgemeine Unsicherheiten des Betroffenen im Bereich der Aktivitäten des täglichen Lebens. Die Menschen verlassen die eigene Wohnung möglichst nicht mehr. Angehörige und Hausärzte verstärken die Angst und Unsicherheit oft, z. B. durch den Ratschlag, ja aufzupassen, nicht zu stürzen.

Der vertraute Wohnbereich bietet bekannte Haltemöglichkeiten und ein Gefühl der Sicherheit

Sturzprophylaxe Band 2, K 3.4

Pflegemaßnahmen:
Wohnraumberatung, Muskelaufbautraining, Interventionen zur Sturzprophylaxe

2. Phase: Ereignis

Ein Ereignis, wie z. B. ein Sturz, führt in dieser Phase dazu, dass sich die Beweglichkeit stark verschlechtert. Muss die Person aufgrund des Ereignisses in eine stationäre Einrichtung des Gesundheitswesens aufgenommen werden, erlebt sie dort häufig eine wenig mobilitätsfördernde Pflege. Das „Ausruhen im Bett, um gesund zu werden" erweist sich als Trugschluss. Mobilisationen und Transfers sind mit Ängsten behaftet, werden von jeder Pflegekraft anders ausgeführt und zum Teil als missglückt erlebt. Zu früh eingeleitete Rehabilitationsmaßnahmen überfordern die betroffenen Personen und zeigen nicht den erhofften Erfolg. Der Bewegungsradius beschränkt sich bedingt durch Kraftlosigkeit, Schmerzen oder Angst zunehmend.

Pflegemaßnahmen:
regelmäßig und sinnvoll geplante Mobilisationen, gleiche Bewegungsabläufe bei Transfers, Bewegungsübungen und Krafttraining, Interventionen und Beratung zur Sturzprophylaxe, individuell angepasste Maßnahmen der Rehabilitation

3. Phase: Immobilität im Raum

Diese Phase ist verbunden mit einer zunehmenden Bewegungseinschränkung und dem steigenden Bedarf an Unterstützung (personell oder mit Hilfsmitteln). Der Lebensraum beschränkt sich immer mehr auf einen Raum, innerhalb dessen die Position mühsam gewechselt werden kann (Bett, Stuhl ...). Aktivitäten des täglichen Lebens wie der Toilettengang oder tagesstrukturelle Gewohnheiten initiieren die Mobilisation. Der Transfer von Bett zu Stuhl, zunehmend von Pflegepersonen (auch Angehörigen) übernommen, wird von den Betroffenen selbst als Gezerre erlebt. Aus Rücksicht vor der pflegenden Person wird der Wunsch nach einer Mobilisation immer seltener geäußert. Hilfsmittel wie Lifter usw. werden angeschafft, aus Unsicherheit im Umgang jedoch oft nicht benutzt. Die Anschaffung eines Pflegebetts erleben viele Betroffene als sichtbares Zeichen der „Abwärtsentwicklung".

Folgen dieser sich erhöhenden Immobilität sind z. B.: zunehmende Kreislaufprobleme, Übelkeit und Benommenheit, Thrombosen, Dekubitalgeschwüre, Pneumonien, erneute Schlaganfälle

Pflegemaßnahmen:

Beratung und Anleitung zum Umgang mit Hilfsmitteln, Unterstützung pflegender Angehöriger durch Fachkräfte, Anregung und Stimulation der betroffenen Person durch Wohnraumgestaltung und soziale und geistige Impulse, Anwendung von kräftesparenden Bewegungskonzepten (z. B. kinästhetische Prinzipien).

Kinästhetik
Band 2, F 2.3

4. Phase: Ortsfixierung

Es findet kein selbstständiger Wechsel zwischen Bett, Stuhl, Rehastuhl u. Ä. mehr statt. Die Menschen verbringen die überwiegende Zeit des Tages im Bett oder Sessel und können diese ohne Hilfe nicht mehr verlassen. Sie sind fixiert auf einen Ort und „richten" sich ein: wichtige Dinge werden herangeholt, der Fernseher ist „greifbar", das Fenster in Sichtweite, das Bett wird mit Kissen und „schöner" Bettwäsche gemütlich gestaltet. Soziale Kontakte werden über das Telefon gepflegt, Besuche sind willkommen. Die Privatsphäre wird zunehmend eingeschränkt. Angehörige gestalten Zimmer oder Schränke um oder geben Dinge weg: „Die brauchst du ja nicht mehr ..." Damit wird den Betroffenen der Zustand der Unabänderlichkeit dieser Situation bewusst und die Einstellung der pflegenden Person kommuniziert.

Pflegemaßnahmen:

Positiv zur Bewältigung dieser Situation wirken sich aus: die Wertschätzung und Achtung von nahe stehenden Personen, das Miteinbezogenwerden in das „normale" Leben und die Tagesstruktur, nahe Zukunftsplanungen (Geburtstage, Feste im Jahreskreis ...), das Verstehen der Ursachen, die zu diesem Zustand geführt haben. Auch Personen, die einen Sinn in ihrem Dasein finden, ertragen die Situation leichter.

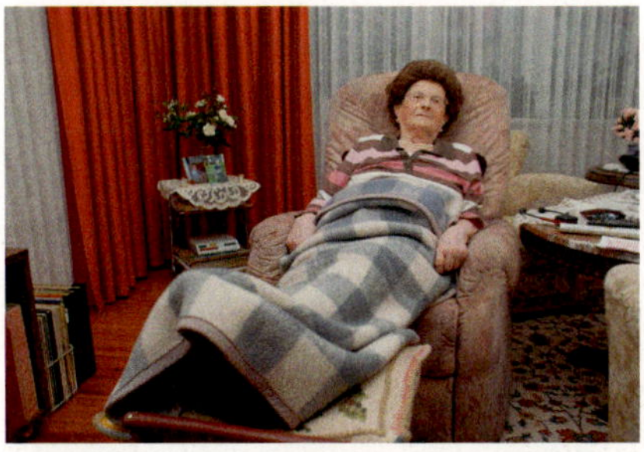

Das Sitzen in einem Raum, in dem sich auch andere Menschen aufhalten, erleichtert die Situation.

5. Phase: Bettlägerigkeit

Das Bett ist zum Mittelpunkt des Lebens geworden. Perspektiven auf eine mögliche Besserung werden nicht mehr erlebt. Die Phase ist durch Zeitverlust, Verlust des eigenständigen Handelns und Bestimmens, eine immer stärker werdende Abhängigkeit und Hilflosigkeit sowie zunehmende soziale Vereinsamung gekennzeichnet. Das Bett ist öffentlicher Arbeitsraum für Pflegende, Rückzugsmöglichkeiten sind kaum oder nicht mehr vorhanden.

Pflegemaßnahmen:

Wahrung der Privatsphäre, z. B. durch Anklopfen vor dem Eintreten in den Raum, achtsamer Umgang mit dem Bett als Lebensraum des Menschen, Einbeziehen des bettlägerigen Menschen und Berücksichtigung der Wünsche bei allen Pflegemaßnahmen, Orientierungshilfen und Anregungen geben zum Zeitgeschehen, Förderung sozialer Kontakte, wertschätzender Umgang und Ernstnehmen der Bedürfnisse.

> Bettlägerig zu sein bedeutet mehr, als im Bett zu liegen. Es ist nicht primär ein Zustand, sondern ein Prozess, der zur Bettlägerigkeit führt.
>
> Durch entsprechende Pflegeinterventionen können die Phasen beeinflusst werden.

Folgen der Bettlägerigkeit – Liegepathologie:

Die Folgen der längerfristigen Bettlägerigkeit sind vielfältig und haben Auswirkungen auf verschiedenste Organe und Organsysteme:

- Minderung der Leistungskraft von Herz und Lunge
- Magensekretion verringert sich, Appetit sinkt, Magen- und Darmperistaltik nehmen ab
- Glukosetoleranz ändert sich
- Verschiebung des Flüssigkeits- und Elektrolythaushalts mit Veränderung der Diurese
- Anschwellen der Nasenschleimhaut
- Leistungsschwäche im Bereich des Nervensystems, der Koordination, der Sinnesorgane
- Veränderung des Blutbilds, der Gerinnung (mit verstärkter Thrombusbildung) und des Immunsystems (geringere Abwehr)
- Kalziumverlust in den Knochen mit Förderung der Osteoporose
- Abschwächung der Muskelkraft (10 % pro liegende Woche)
- zunehmende Einschränkung der Gelenkbeweglichkeit mit Entstehung von Kontrakturen

2.1.5 Lagerungen und ihre Indikationen

Die Notwendigkeit einer Lagerung kann in vielen verschiedenen Indikationen begründet sein und jeden betreffen – vom frühgeborenen Kind bis zum alten Menschen. Manchmal kann ein Blick auf den Patienten genügen, um zu erkennen, dass Handlungsbedarf zur Lagerung besteht. Ein anderes Mal kann und muss die Fachpflegekraft aufgrund ihres Wissens um das Krankheitsbild bestimmte Lagerungen durchführen bzw. den Patienten/Bewohner dazu beraten.

Der hier vorgestellte Überblick zeigt nur eine Möglichkeit, um sich einen Eindruck über die Vielfältigkeit der Indikationen und Zielsetzungen zu schaffen.

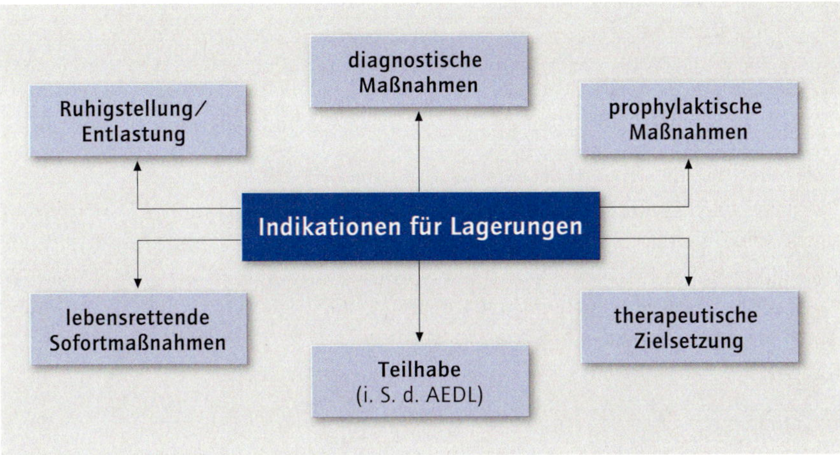

Lagerungen zur Ruhigstellung einzelner Gliedmaßen oder des gesamten Körpers

Diese Lagerungen können sowohl eine entlastende und schmerzlindernde Maßnahme für einzelne Extremitäten sein als auch eine bewusste Ruhigstellung des gesamten Körpers, z. B. bei Verletzungen der Wirbelsäule.

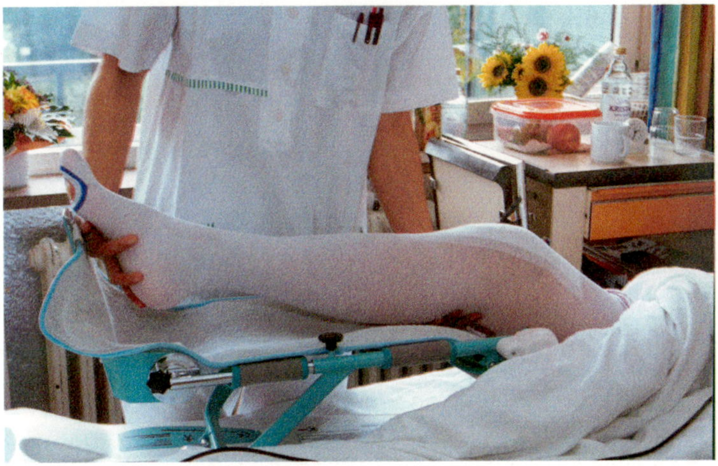

Lagerung eines Beins in einer Schiene

Lagerungen für diagnostische Maßnahmen

Viele Untersuchungen und diagnostische Eingriffe erfordern Lagerungen in bestimmten Positionen. Das reicht von der Lagerung eines Arms zur Blutentnahme oder Blutdruckmessung über die Steinschnittlage bei gynäkologischen Untersuchungen bis zur speziellen Lagerung bei Punktionen, z. B. bei Aszites oder Lumbalpunktion.

Lumbalpunktion
Band 4, A 4.4.5

Lagerungen zur Unterstützung therapeutischer Ziele

Auch therapeutische Maßnahmen können bestimmte Lagerungen erfordern.

Beispiele:

- Lagerung eines Kinds mit Mukoviszidose zum besseren Abhusten
- Seitenlagerungen zur Durchführung eines Klistiers bei Obstipation oder zur Darmreinigung
- Lagerung in Bauchlage für operative Eingriffe im Bereich der Wirbelsäule

Lagerungen dienen aber nicht nur der Vorbereitung, Durchführung oder Nachbehandlung therapeutischer und diagnostischer Maßnahmen, sondern können auch selbst eine therapeutische Wirkung haben.

Bobath-Lagerung Band 2, F 2.2.2

Känguruen Band 5, A 6.1.2

Beispiele:

- Lagerung im Würfelbett zur Förderung der Wahrnehmung bei Schädel-Hirn-Verletzten
- Lagerung von immobilen Patienten mit zerebralen Schädigungen zum Ausgleich von muskulären Dysbalancen und Förderung der Wahrnehmung nach dem Bobath-Konzept
- Känguru-Lagerung bei Frühgeborenen zur Förderung der Eltern-Kind-Beziehung

Lagerungen in Verbindung mit den AEDLs

ATL und AEDL Band 1, F 1.4, 1.4.3

Die Aktivitäten des täglichen Lebens (ATL) und die existenziellen Erfahrungen (AEDL) sind unmittelbar mit verschiedenen Körperpositionen und Bewegungen verknüpft. Durch den Wechsel von Aktivität und Ruhe erfährt der Mensch Orientierung und Tagesstruktur. Die Möglichkeit einer aktiven Teilnahme oder auch der Bewältigungserfolg der verschiedenen Aufgaben ist vielfach von der Position der Person abhängig.

Beispiele:

- Positionierung zum Essen und Trinken
- Lagerungen in Sitzpositionen, um eine Teilnahme am Stationsleben zu ermöglichen
- Lagerung zum Ruhen und Schlafen
- bequeme Position zum Stillen eines Säuglings

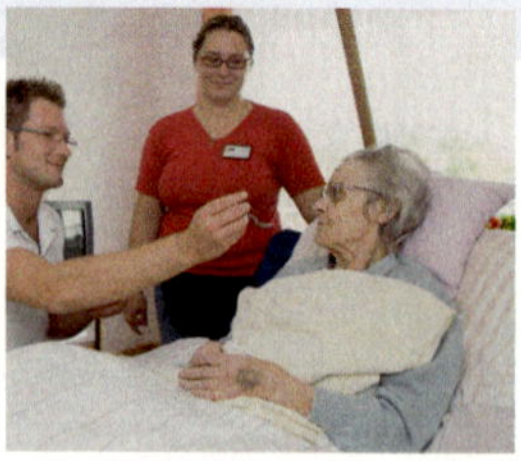

Positionierung zum Essen

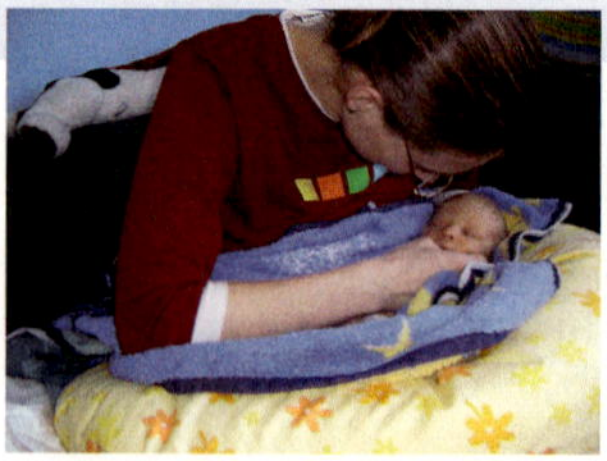

Stillkissen

Lagerungen als prophylaktische Maßnahme

Neben der Heilung von Erkrankungen und Linderung von Schmerzen wird der beratende und präventive Bereich in den neuen Alten- sowie Gesundheits- und Krankenpflegegesetzen besonders hervorgehoben.

Prophylaxen, d. h. vorausschauendes Arbeiten zur Verhütung von Folgeerkrankungen, sind täglicher Bestandteil der pflegerischen Tätigkeit – vom ersten Ausbildungstag an. Prophylaxen sind sehr oft unmittelbar mit Lagerung und Bewegung, mit Mobilisation und Aktivierung gekoppelt.

gesetzliche Grundlagen der Ausbildung Band 1, A 2.1

Prophylaxen inkl. Lagerungstechniken Band 2, K 2.3

Beispiele:
- VATI-Lagerungen zur Dehnung und besseren Belüftung der Lunge
- 30-Grad-Lagerungen und Freilagerungen zur Dekubitusprophylaxe
- Oberkörperhochlagerung zur Vermeidung einer Aspiration
- Lagerungen im Wechsel von Beugung und Streckung zur Kontrakturprophylaxe
- Beinhochlagerung zur Thromboseprophylaxe

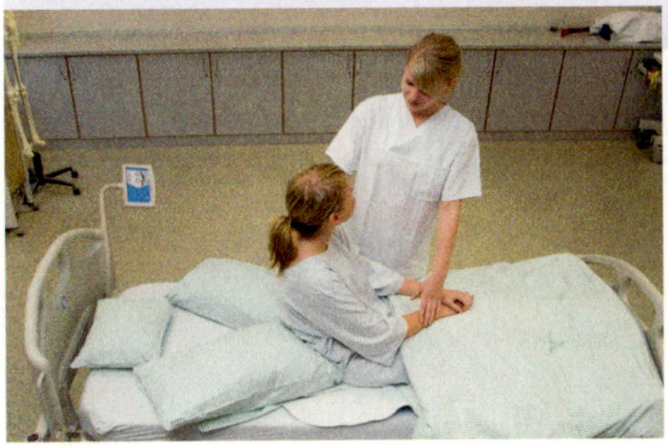

V-Lagerung

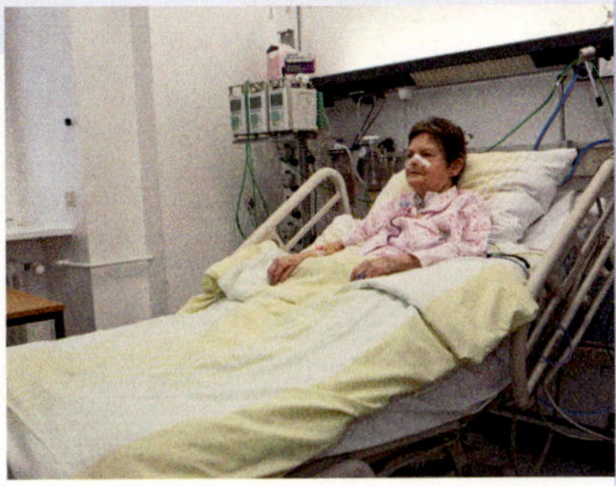

Oberkörperhochlagerung

Lagerungen im Rahmen lebensrettender Sofortmaßnahmen

Lagerungen im Rahmen der Ersten Hilfe haben andere Schwerpunkte als die bisher aufgeführten Lagerungen. Hier geht es um schnelle Lagerungsmöglichkeiten mit einfachen Mitteln.

Lagerungen in Notfallsituationen Band 4, B 1.3

Beispiele: Herzbettlagerung, Schocklagerung, stabile Seitenlagerung, Oberkörperhochlagerung bei Atemnot oder Lungenembolie

Dabei ist daran zu denken, dass auch während und nach dem Lagern von Notfallpatienten die seelische und psychische Betreuung eine wichtige Rolle spielt.

Einen Menschen zu lagern, bedeutet zunächst – neben allen medizinischen und pflegerischen Indikationen – mit einem Menschen in Kontakt zu treten. So kann die Lagerung zu einer Form der Zuwendung und der Aktivierung werden, die neben aller Fachlichkeit für ihn Teilnahme am Leben bedeutet und Einfluss auf sein Selbstkonzept, seine Körperwahrnehmung und sein Wohlbefinden hat.

2.1.6 Lagerungen und Bewegungen geplant und sicher durchführen

Erst durch die genaue Analyse der Ressourcen, Probleme (auch mithilfe der Pflegediagnosen) und der Ziele kann eine Lagerung oder das Bewegen eines Patienten oder Bewohners sinnvoll geplant, durchgeführt, evaluiert und individuell angepasst werden.

Planung der Lagerung

In der Arbeit mit Menschen beginnt eine Pflegehandlung nicht erst am Bett oder im direkten Kontakt mit dem Patienten/Bewohner. Eine gute Planung und Vorbereitung der Lagerung sparen nicht nur Zeit, sondern auch Kraft – sowohl für die Pflegeempfänger als auch für die Pflegenden.

Für bettlägerige Menschen bzw. Menschen, die Unterstützung bei der Bewegung und Lagerung brauchen, wird ein Bewegungsplan erstellt. In diesem können – je nach Standard der Einrichtung – Zeitpunkt, Art und Dauer der Lagerung sowie die Beobachtungen am Patienten beschrieben werden.

Die Frage, wie lange der Patient/Bewohner in einer bestimmten Position verbleiben soll und wann ein erneuter Lagerungswechsel notwendig ist, löst häufig Diskussionen innerhalb des Teams aus.

!

Es gibt keinen allgemeingültigen Zeitrahmen für alle Lagerungswechsel. Dieser kann allein durch die Indikation, die Art der Lagerung, das individuelle Befinden und die Wünsche des betroffenen Menschen festgelegt werden.

Extension Band 3, F 1
Dekubitusprophylaxe Band 2, K 3.3

Dehnlagerungen der Lunge beispielsweise werden für ca. 10–20 Minuten ausgeführt, eine Lagerung in einer Extension kann über mehrere Wochen notwendig sein. Auch die Lagerung in einem Sandwichbett nach einer Wirbelverletzung ist für einen längeren Zeitraum vorgesehen. Lagerungswechsel im Rahmen der Dekubitusprophylaxe müssen je nach Gefährdung individuell festgelegt werden.

Vorbereitung der Lagerung

Vorbereitung der Pflegekraft:

- Kenntnisse über die Lagerung und die Zielsetzung der Lagerung (Bewegungsplan beachten)
- Absprache im therapeutischen Team, z. B. damit die Lagerung passend zur Tagesstruktur durchgeführt wird
- Hilfsmittel bereitstellen und ggf. auf Funktionsfähigkeit kontrollieren (z. B. Lifter) oder personelle Unterstützung organisieren
- ausreichend Zeit einplanen
- auf rückenschonende Arbeitshöhe achten

Vorbereitung des Zimmers:

- Fenster schließen
- Besuche nach draußen bitten oder Angehörige mit in die Lagerung einbeziehen
- ausreichend Raum für Bewegung schaffen
- für Sichtschutz vor den Mitpatienten sorgen

Vorbereitung des Patienten:

- aktuellen Zustand und evtl. Kontraindikationen beachten
- Einwilligung und Einverständnis des Patienten einholen
- Patienten/Bewohner nach seinen Wünschen fragen
- evtl. Schmerzmittelgabe vor Lagerung bzw. Mobilisation

!

Der Patient/Bewohner sollte immer über den Zeitpunkt, die Art, den Sinn und die Dauer der Lagerung informiert werden. Nur so kann eine gute Compliance (kooperatives Verhalten) erreicht werden und die aktive Teilnahme des betroffenen Menschen gefördert werden.

Compliance
Band 5, J 3.8.1

Durchführung der Lagerung

Nachdem die Ressourcen und Probleme des Betroffenen und die Zielsetzung der Lagerung erfasst wurden, kann nun die Lagerung selbst durchgeführt werden. Die Gewährleistung der Sicherheit – sowohl für den Betroffenen als auch für die Pflegekräfte – sowie die Wahrung der Intimsphäre sind bei allen Lagerungen und Transferbewegungen wichtigster Grundsatz.

Beziehen Sie die zu lagernden Menschen immer in die Bewegungsabläufe mit ein. So können Lagerungen als aktive Bewegungen vom Betroffenen erlebt werden und die Bezeichnung Bewegungsplan statt Lagerungsplan bekommt tatsächlich ihre Berechtigung.

Nachbereitung der Lagerung

Nachbereitung des Patienten:

- prüfen, ob alle Ableitungen (Wundableitungen, Dauerkatheter), Sonden, Infusionen usw. ordnungsgemäß angebracht und funktionsfähig sind
- Patienten fragen, ob die Position bequem ist
- Patientenruf (Glocke) sowie persönlich wichtige Dinge wie Telefon, Getränke, Bücher in seine Reichweite legen

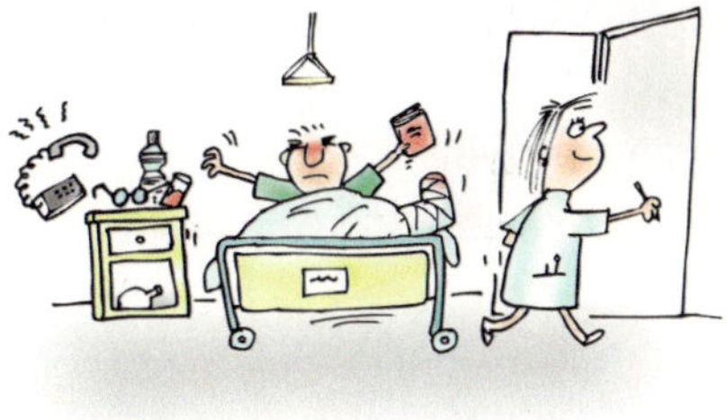

Nachbereitung des Zimmers:

- nicht mehr notwendiges Material aus dem Bett herausnehmen und wegräumen, Zimmer lüften
- Sichtschutz wieder entfernen und Angehörige, die das Zimmer zum Lagern verlassen haben, wieder hereinbitten
- Bevor das Zimmer verlassen wird, bietet es sich an, einen Blick auf die Mitpatienten zu werfen und sich zu vergewissern, ob auch diese gut versorgt sind.

Nachbereitung der Pflegekraft:

- Hände desinfizieren
- besondere Beobachtungen dokumentieren, z. B. im Bewegungsplan, und weitergeben
- Bewegungsplan (Lagerungsplan) bzw. die Pflegeplanung aktualisieren

Möglichkeiten der Evaluation

Eine „gute" Lagerung kann anhand folgender Kriterien überprüft werden:

- Entspricht die Lagerung der Indikation? Erreicht sSie das gewünschte Ziel?
- Empfindet der Patient/Bewohner die Lagerung – den Umständen entsprechend – als angenehm? Versteht er ihren Sinn? Ist er ausreichend informiert?
- Sind die Vitalwerte (Blutdruck, Atmung, Puls, Bewusstsein) stabil?
- Konnten individuelle Besonderheiten berücksichtigt werden wie z. B. Schmerzen aufgrund einer Arthrose, Angst, Schwindel bei der Lagerung, Bewegungseinschränkungen aufgrund einer Behinderung?
- Kann der Patient/Bewohner in dieser Lagerung seine Ressourcen nutzen oder konnte er sie auch beim Lagerungswechsel einsetzen?
- Sind die angewandten Hilfsmittel sinnvoll eingesetzt – fördern oder hemmen sie die Bewegungsmöglichkeiten der gelagerten Person?
- Verhindert die Lagerung weitere Komplikationen, z. B. durch einen sinnvollen Auflagedruck (Dekubitusprophylaxe), eine korrekte Stellung der Gelenke (Kontrakturprophylaxe), eine ausreichende Atemsituation (Pneumonieprophylaxe)?
- Sind alle notwendigen Gelenke und Knochenvorsprünge entsprechend gepolstert und unterstützt?
- Ist der für diese Lagerung vorgesehene Zeitrahmen angemessen?
- Wurden beim Lagerungswechsel rückenschonende und kinästhetische Elemente sinnvoll eingesetzt und Sicherheitsaspekte berücksichtigt?
- Wurde die Intimsphäre gewahrt und die Lagerung sinnvoll in den Tagesablauf integriert?

Ressourcen erkennen und fördern Band 2, F 3.1

Kinästhetik Band 2, F 2.3

2.2 Bobath-Konzept

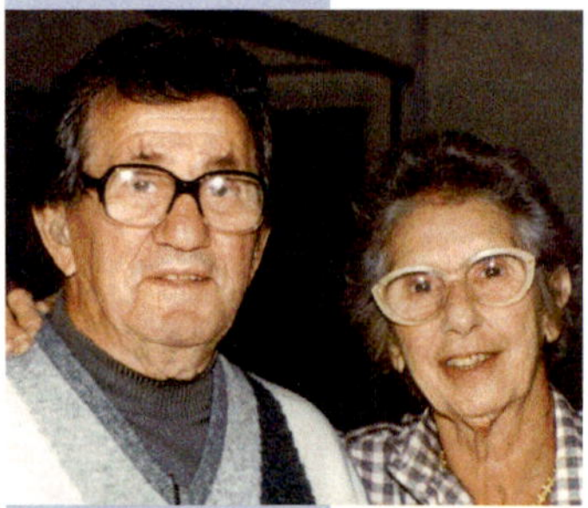

Berta und Karel Bobath

Das Ehepaar Berta (Gymnastiklehrerin und Physiotherapeutin) und Karel Bobath (Pädiater und Neurologe) entwickelte sein Behandlungskonzept in den Jahren 1950 bis 1990 anhand ihrer Arbeit mit Kindern mit zerebralen Läsionen und erwachsenen Schlaganfallpatienten. Es war ihr Anliegen, neurologische Patienten auf eine spezifische Weise so zu begleiten, dass sie trotz ihrer Schädigung ein möglichst selbstständiges Leben führen können.

Dementsprechend setzt sich das Bobath-Konzept kontinuierlich mit neurologischen Erkenntnissen, mit den Theorien des motorischen Lernens und Evaluierung empirischer Erkenntnisse auseinander und integriert diese Erkenntnisse.

2.2.1 Grundgedanken des Konzepts

Der Behandlung liegt ein profundes Verständnis der normalen Bewegung, der Funktionen des Gehirns zur motorischen Kontrolle und ihrer therapeutischen manuellen Anbahnung der aktiven Bewegung zugrunde.

Bobath versteht Aktivität auf der körperlich-muskulären Ebene grundlegend als ein Zusammenspiel von Haltung und Bewegung. Bewegung ist Ergebnis einer Interaktion von Person, Aufgabe und Umgebung. Jeder aktiven Bewegung liegt eine komplexe zentralnervöse Verarbeitung zugrunde.

Sensomotorik

Unter Sensomotorik versteht man das komplexe Zusammenspiel von Reizaufnahme – Erkennung – Verarbeitung und Beantwortung auf motorischer Ebene. Äußere Reize werden über die Sinne registriert (Exterozeption), im Gehirn sinngebend verarbeitet und gezielt mit aktiver Bewegung beantwortet. Dieser Prozess ist mit dem Begriff „Wahrnehmung" gemeint: sinngebende Verarbeitung von Reizen.

Gleichzeitig registriert das zentrale Nervensystem (ZNS) immerzu die aktuelle Muskellänge, Muskelspannung und den Druck in unseren Gelenken (Propriozeption).

Aktive, bewusste Bewegung setzt diesen komplexen Verarbeitungsprozess im ZNS in Gang. Für jede gewünschte Aktivität erstellt das Gehirn einen Bewegungsplan. Muskelkraft und Gelenkbewegungen werden exakt an die aktuellen Umstände angepasst.

Ist die sensomotorische Rückmeldung undifferenziert, wie z. B. bei Schlaganfallpatienten, verarmt die Repräsentation des Körpers im Cortex. Der Patient hat dann keinen Anlass mehr, Muskeln, die schwach oder durch die Schädigung beeinträchtigt sind, in Anspruch zu nehmen. Er lernt es, nur noch seine nicht betroffenen Körperabschnitte zu benutzen. Man spricht von „learned non use" (erlernter Nicht-Gebrauch).

Aufbau des Gehirns
Band 2, C 1.4.1

Wahrnehmung
Band 2, C 3.2.3

Der Verdienst des Bobath-Konzepts ist es, darauf aufmerksam gemacht zu haben,

- dass jede aktive (oder mental mitvollzogene therapeutisch/pflegerisch unterstützte) Bewegung eine Stimulation für das sich nach einem Infarkt oder Trauma in Reorganisation befindliche Gehirn des Patienten bedeutet;
- dass Menschen mit einer Schädigung des Gehirns lernfähig sind;
- dass die betroffene gelähmte Seite durchaus über Bewegungspotenzial verfügt, wenn sie therapeutisch gefordert und gefördert wird;
- dass der Pflege aus diesen Gründen ein hoher therapeutischer Stellenwert und Verantwortung in der Rehabilitation von Patienten mit Schädigungen des Gehirns zukommt;
- dass die Gestaltung der Ruheposition für Patienten mit Schädigungen des Gehirns eine zentrale therapeutische Maßnahme bedeutet. Erstrebt wird, dass der Patient gerade in den therapiefreien Zeiten ein möglichst symmetrisches Körperbild von sich selbst erhält. Die betroffene gelähmte Körperhälfte wird in das Körperschema integriert.

Therapeutisches Ziel ist die Förderung der Wahrnehmung und die Anbahnung normaler Bewegungsabläufe und damit die Verbesserung der Selbstständigkeit der Patienten. Während der Therapie werden aufgrund des Befunds gezielt Maßnahmen ergriffen, dieses Ziel zu erreichen.

So ist das Bobath-Konzept mehr ein klinischer Denkprozess als eine Behandlungstechnik.

ICF
Band 5, H 2.2

Die Behandlung nach dem Bobath-Konzept ist ausgerichtet am Problem des Patienten und wird handlungsorientiert aufgebaut. Der gesamte Lebenshintergrund eines Patienten, d.h. seine personbezogenen Faktoren wie z.B. Alter, Geschlecht und Motivation sowie die Umweltfaktoren wie z.B. seine Bezugspersonen, wird ebenso berücksichtigt wie die Wünsche und Ziele des Patienten. In diesem Verständnis integriert das Bobath-Konzept das bio-psycho-soziale Modell der WHO, dargestellt im Katalog der ICF.

2.2.2 Bobath in der Pflege anwenden

Die Eckpfeiler des pflegerischen Handelns nach dem Bobath-Konzept sind:

- genaue Analyse insbesondere der motorischen und neuropsychologischen Ressourcen und Defizite
- Förderung der Wahrnehmung
- Nutzen von Bewegungsübergängen als Lernchance
- stabilisierende und symmetrische Positionierung in Ruhelage

Beobachtung von Bewegung
Band 2, F 2.1.2
Ressourcen erkennen
Band 2, F 3.1

Analyse der motorischen und neuropsychologischen Ressourcen und Defizite

Therapeuten des Bobath-Konzepts sind aufgefordert, einen genauen Befund des (senso-)motorischen Verhaltens des Patienten zu erheben.

Aufgrund der Beobachtung des Patienten, des Spürens beim Bewegen, der Durchführung von Messungen und Tests und des interdisziplinären Informationsaustausches werden die Einschränkungen und Ressourcen des Patienten im Hinblick auf seine Funktionen analysiert.

Erst aus den daraus abgeleiteten Zielen kann ein konkreter, individueller Behandlungsplan mit therapeutischen Maßnahmen erstellt werden, der den Patienten darin unterstützen soll, seine Handlungsfähigkeit wieder zu erlangen.

Förderung der Wahrnehmung

Die Pflegekraft fördert die Wahrnehmung durch aktives Einbeziehen des Patienten bei den pflegerischen Handlungen.

Beispiel: Die Pflegekraft fordert einen hemiplegischen Patienten auf, beim Waschen seine mehr oder weniger betroffene Hand einzusetzen, und unterstützt ihn dabei je nach individuellem Bedarf, z.B. indem sie die betroffene Hand führt.

Auch die Ruhepositionen können wahrnehmungsfördernd gestaltet werden.

Beispiele:

Lagerung eines hemiplegischen Patienten

- auf seine betroffene Seite
  Das bedeutet eine Hinwendung zur betroffenen Seite, eine sensomotorische Erfahrung durch den Druck des eigenen Körpers auf die Seite und reaktive Aktivierung durch aktive Bewegungen des weniger betroffenen Beines oder Armes.

- auf seine weniger betroffene Seite
  Dies ist zum einen eine wichtige Variante zur Dekubitusprophylaxe und Lungenventilation, zum anderen eine Aufforderung für die betroffene Seite, bewegt zu werden. Räumliche Gegebenheiten können ebenfalls der Anlass für die Wahl dieser Seite sein, z. B. wenn dadurch der Blick aus dem Fenster ermöglicht wird.

Lagerung im Sitzbett

Patienten, die nicht frei sitzen können bzw. nicht mobilisiert werden dürfen, können z. B. zur aktivierenden Körperpflege im Sitzbett gelagert werden. So sind sie maximal unterstützt und können trotz ihrer Schwäche aktiv in die Abläufe einbezogen werden.

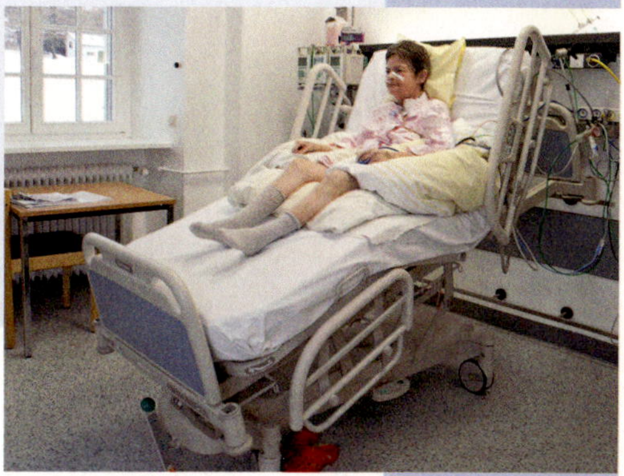

Sitzbett

Nutzen von Bewegungsübergängen als Lernchance

Die neurophysiologische Grunderkenntnis Bobaths lautet: „Bewegung muss erfahren werden, um sie zu verbessern".

Dies findet gerade in der Pflege Anwendung. Die Pflegekräfte begleiten Patienten bei den Aktivitäten des täglichen Lebens (Mobilisation, Umbetten, Morgenpflege, Anziehen, Essen reichen, Toilettengang, Verabreichen von Medikamenten, Messungen ...). Bei allen Aktivitäten muss sich der Patient entsprechend seinen wiederkehrenden Funktionen funktionell bewegen. Jede Interaktion zwischen Pflegekraft und Patient bietet Anlässe zum aktiven Benutzen des Oberkörpers, des Kopfes und der betroffenen Extremitäten.

Das Bobath-Konzept begreift jede notwendige funktionelle Bewegung als Lernchance des Patienten auf dem Weg zur wiederkehrenden Selbstständigkeit.

Diese enorme Lernchance kann nur durch aktivierende Pflege genutzt werden, d. h.:

- Der Patient wird in alle Bewegungsabläufe aktiv mit einbezogen (24-Stunden-Konzept). Er wird über jede Handlung informiert sowie ausdrücklich zur Zusammenarbeit aufgefordert. Um selbst aktiv zu werden, braucht der Patient zumindest anfangs diesen Impuls von außen. Die Pflegekraft gibt hierzu kurze und prägnante Bewegungsanweisungen mit persönlicher Anrede.
- Die Pflegekraft beobachtet und spürt, mit welcher Qualität der Patient reagieren kann, und richtet danach das Maß ihrer Unterstützung aus.

Bewegungsabläufe gestalten nach Bobath Band 2, F 3

Pflege wird so zu Therapie.

Kontinuierlich wird der Prozess reflektiert und es folgt die Evaluation: Ändert sich das Verhalten des Patienten? Kann er die wieder erworbenen Kompetenzen in andere Funktionen integrieren?

Erstrebt wird eine stabile Veränderung hin zu zunehmender Selbstständigkeit (carry over der Therapie in den Alltag).

Stabilisierende und symmetrische Positionierung in Ruhelage

Auch in Ruhe sind Schwerkraft und sensomotorische Repräsentation des Körpers im Gehirn wirksam. Der Patient „lernt" auch in Ruhepositionen. Sitzt er schief, wird diese Position nach einiger Zeit als richtig empfunden und die Muskulatur in ihrer Spannung entsprechend angepasst: Zur Haltung notwendige Muskeln werden schwächer, andere Muskeln, die zu viel Input erhalten, werden einseitig hyperton.

> **!** Die Macht des erlernten Nicht-Gebrauchs ist enorm.

Das macht es notwendig, die Ruhepositionen so zu gestalten, dass der Patient eine symmetrische Stabilität seines Körpers erfährt. Anfangs kann dies nur durch geeignete Lagerung des Menschen gewährleistet werden, da er aktiv aufgrund der Hirnschädigung nicht dazu in der Lage ist. Das passive Unterstützen des Körpers mit Lagerungsmaterial erleichtert es dem Patienten, sein Bewegungspotenzial zu nutzen, denn die Bewegung von Extremitäten, Kopf und Rumpf ist immer auf die Stabilisierung anderer Körperabschnitte angewiesen.

So ist z. B. bei der Lagerung von immobilen Patienten mit zerebralen Schädigungen zum Ausgleich von Dysbalancen und zur Förderung der Wahrnehmung nach dem Bobath-Konzept auf Folgendes zu achten:

Muskeltonus

Die Muskelgrundspannung sämtlicher Muskeln sollte sich in einem Zustand der Bereitschaft befinden, also weder hyperton (gesteigert, angespannt) noch hypoton (erniedrigt, erschlafft) sein. Bei dem Verlust der zentralen Tonussteuerung ist dies nur durch passive funktionelle Sicherung zu erreichen. Der Kopf, der Rumpf, das Becken und die Extremitäten, Füße und Hände werden gesichert in der jeweiligen Position, in der die Gelenke zwischen Anspannung und Entspannung liegen. Das entspricht in der Regel der für Arme und Beine orthopädisch so genannten Neutralstellung zwischen Beugung und Streckung (Extension/Flexion), zwischen Einwärtsdrehung und Auswärtsdrehung (Innenrotation/Außenrotation), zwischen zum Körper hingezogen und vom Körper wegbewegt (Adduktion/Abduktion).

Beispiele:

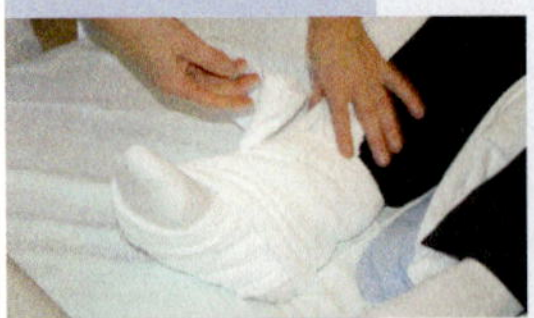

- Im Liegen kann der Fuß in neutrale Position gebracht werden, indem ein Handtuch um Fuß und Sprunggelenk gewickelt wird.
- Die Hände werden in Funktionsstellung körpernah gelagert.

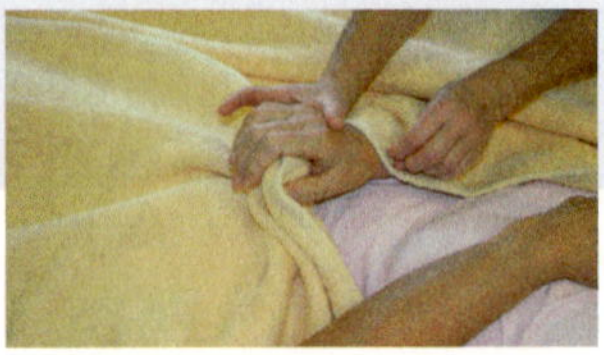

Stabilität des Kopfes

Der Kopf ist am schwierigsten und am wichtigsten neutral zu lagern, weil er ein hohes Eigengewicht hat und die Halswirbelsäule sehr mobil ist. Als Faustregel kann gelten: Der Kopf liegt richtig, wenn der Patient die Pflegekraft ohne Anstrengungen direkt anschauen kann. Dazu ist in der Regel mindestens ein gutes 80 x 80-Kissen erforderlich, das exakt an den 7. Halswirbel herangezogen wird. Liegt die Halswirbelsäule hohl, kann sich das mobile Halswirbelsäulensegment durch das Gewicht des Kopfes verschieben (Translation). Der schwere Kopf bringt ohne entsprechende Unterstützung die Halswirbelsäule in Extension. Diese Position tonisiert die gesamte Körpergrundspannung in Extension, weil die Kopfposition Stellreflexe auslöst.

Stabilität des Oberkörpers

Die Doppel-S-Form der Wirbelsäule muss trotz des Verlustes der Grundspannung der gelenksichernden autochthonen Rückenmuskeln durch entsprechendes Anbringen von Lagerungsmaterial gesichert werden. Dies ist notwendig für eine ausreichende Belüftung der Lungen und eine stabile Position der Organe. Zudem ist ein stabiler Rumpf die Basis für die Kopf- und Extremitätenbewegung.

Stabilität des betroffenen Armes, besonders der Schulter

Aufgrund der geringen Muskelspannung besteht die Gefahr, dass der Oberarmkopf aus der Gelenkpfanne rutscht (Subluxation). Die Arme müssen daher so unterstützt werden, dass sie funktionell am Oberkörper liegen.

Symmetrie Becken/Lendenwirbelsäule

Das Becken muss so positioniert werden, dass die konvexe Form der Lendenwirbelsäule erhalten bleibt und die Beckenknochen auf einer Höhe stehen.

Stabilität der Beine

Die Beine werden so gelagert, dass der Oberschenkel neutral zum Becken steht (nicht ab- oder adduziert, nicht außen- oder innenrotiert, nicht gebeugt oder gestreckt bzw. wenn gebeugt oder gestreckt, dann rotationsneutral). Der Hohlraum des Knies wird so unterlagert, dass das Knie entspannt gestreckt ist – oder als Variante gebeugt. Der Unterschenkel braucht nur wenig Unterlagerung. Die Ferse muss allerdings vor Druck bewahrt werden.

Jede Position des Patienten kann symmetrisch gelagert werden. Es ist eine Frage der Aufmerksamkeit und des Bewusstseins, den Bereitschaftstonus des Patienten zu erhalten, sowie der Selbstdisziplin, dieses zentrale pflegerische Ziel umzusetzen. Allerdings bedarf es der Übung, Asymmetrien wahrzunehmen und zu korrigieren, und mitunter ist es auch schwierig und zeitintensiv, exakt zu lagern.

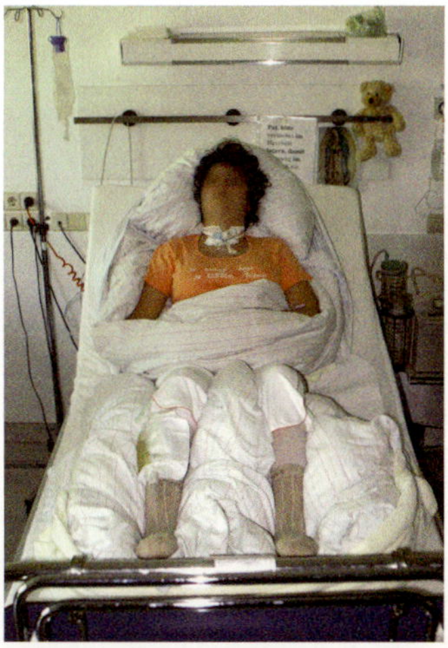

Symmetrische Lagerung

2.3 Kinaesthetics®

2.3.1 Grundgedanke und Zielsetzung der Kinaesthetics

Kinaesthetics (griech.: kinesis = Bewegung, aisthesis = Wahrnehmung) beschäftigt sich mit der Wahrnehmung von Bewegung als Grundlage für die Gestaltung von Bewegungsabläufen.

Nicht nur im täglichen Leben, sondern auch in der Pflege ist die Bewegungsfähigkeit eines Menschen von zentraler Bedeutung. Dies bezieht sich sowohl auf pflegerische Unterstützung bei Bewegungen, wie z. B. dem Aufstehen oder Gehen, als auch auf Aktivitäten des täglichen Lebens. Essen, Trinken, sich Waschen und Kleiden oder Ausscheiden sind in starkem Maße von der Bewegungsfähigkeit eines Menschen abhängig.

ATL und AEDL Band 1, F 1.4, 1.4.3

Für die Begründer der Kinaesthetics, Dr. Frank Hatch und Dr. Lenny Maietta aus den USA, stehen die alltäglichen Bewegungsaktivitäten im Mittelpunkt ihres Konzepts. Zur Analyse und vertieften Reflexion einer Bewegung betrachten sie diese Aktivität aus unterschiedlichen Blickwinkeln. Diese verschiedenen Betrachtungsaspekte werden in den sechs Konzepten der Kinaesthetics abgebildet.

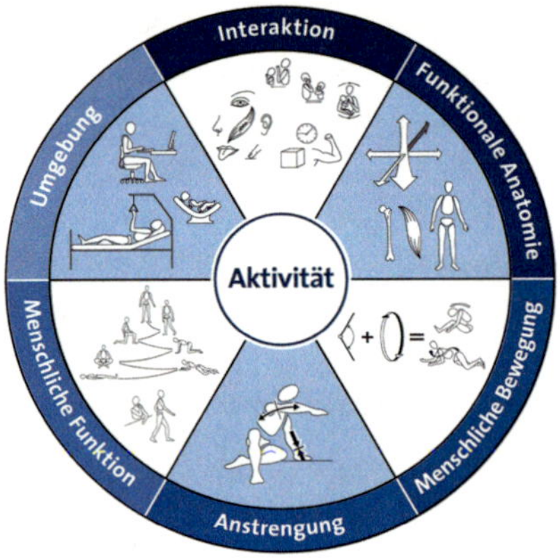

Die sechs Konzepte der Kinaesthetics

Die sechs Konzepte bieten keine „Techniken" oder standardisierten „Handgriffe" für den Umgang mit Menschen. Vielmehr handelt es sich um ein differenziertes Denk- und Analysemodell für Interaktions- und Bewegungssituationen. Zentraler Bestandteil dieser Konzepte sind Selbsterfahrungen mit dem eigenen Körper, die reflektiert werden.

Kinaesthetics in der Pflege verfolgt folgende Ziele:

- verbessertes Verständnis für die eigene Bewegung als Voraussetzung für die Unterstützung anderer bei ihren Bewegungen
- Verbesserung der eigenen Bewegungs- und Handlungsfähigkeiten
- Wahrnehmung der Bewegungskompetenz eines Menschen sowie Einbeziehen dieser Ressourcen in die Pflegehandlung
- Förderung der Bewegungskompetenz eines Menschen durch die Anleitung zum Erkennen und Nutzen der eigenen Ressourcen und die Aktivierung zu selbstständigem, verantwortungsbewusstem Handeln
- Stärkung der Selbstkontrolle über das jeweilige Geschehen
- gezielte Unterstützung der Gesundheitsentwicklung der Pflegenden und der von ihnen betreuten Menschen
- Entlastung der Pflegekraft und des Pflegeempfängers, auch und gerade in körperlicher Hinsicht, z. B. durch schonendes Bewegen

2.3.2 Die sechs Konzepte der Kinaesthetics

Im Folgenden werden die sechs Konzepte vorgestellt und mit dem Schwerpunkt auf „Kinaesthetics in der Pflege" beschrieben.

1. Konzept: Interaktion

Im Blickpunkt steht die Interaktion zwischen zwei Menschen über Bewegung und Berührung. Zum Verständnis einer Beziehung über Bewegung sind drei Aspekte zu betrachten.

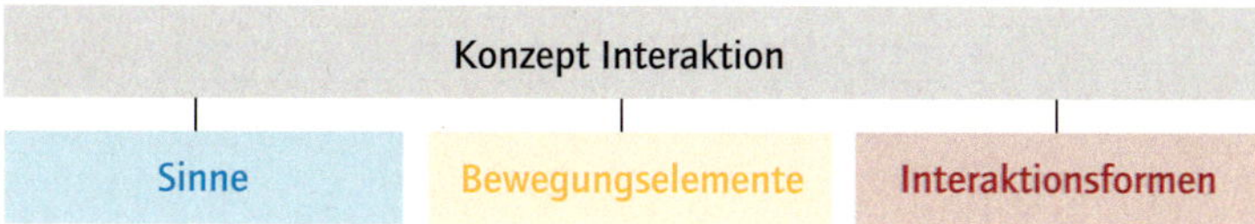

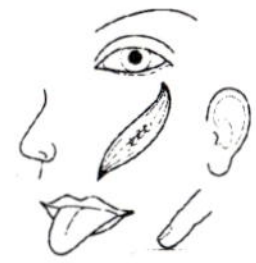

Mit den fünf Sinnen Sehen, Hören, Riechen, Schmecken und Tasten nimmt der Mensch seine Umwelt wahr. Seine Eigenbewegung erfährt er über das **kinästhetische Sinnessystem.** Es geht um eine Bewegungsempfindung aus dem Inneren des Körpers, u. a. über Muskelspannung, Gleichgewicht und Tiefensensibilität.

Sensomotorik Band 2, F 2.2

Die bewusste Wahrnehmung der eigenen Körperspannung und Bewegung ist Voraussetzung dafür, Bewegungen anderer Menschen nachzuempfinden und auf sie angemessen reagieren zu können.

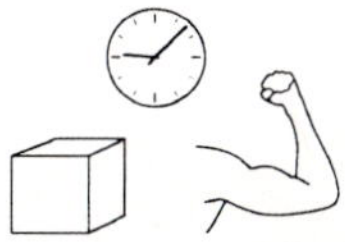

Jede Bewegung besteht aus drei **Bewegungselementen:** Sie braucht eine gewisse Zeit, einen gewissen Raum und eine gewisse Anstrengung. Das „Wie viel" ist individuell verschieden und hängt darüber hinaus von der momentanen körperlichen Verfassung der Person ab.

> **Beispiel:** Kranke und geschwächte Menschen sind in ihren Bewegungen langsamer. Die Pflegekraft muss bei allem Zeitdruck (durch den sie eine relativ hohe „Grundgeschwindigkeit" hat) dem Menschen die Zeit lassen, die er braucht, um ihrer Bewegung zu folgen, z. B. beim ersten Aufstehen nach einer Operation.

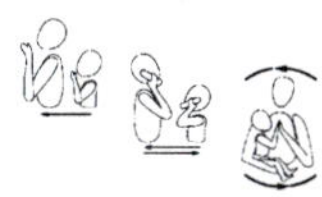

Die Art und Weise, wie Menschen miteinander in Interaktion treten können, ist abhängig von den jeweiligen Ressourcen. Man unterscheidet drei **Interaktionsformen**:

- einseitige Interaktion: Einseitig heißt, dass die Aktion allein von einer Person ausgeführt wird; das kann sowohl die Pflegekraft, aber auch der Pflegeempfänger sein.
- Schritt-für-Schritt-Interaktion: Beide Interaktionspartner handeln. Es ist ein wechselseitiges Agieren und Reagieren.
- gleichzeitig-gemeinsame Interaktion: Die Interaktionspartner handeln unmittelbar miteinander und aufeinander bezogen.

> **Beispiel:** Die Pflegekraft führt die Hand eines Patienten zum Kämmen und lässt ihm während der gemeinsam ausgeführten Bewegung individuellen Handlungsspielraum.

2. Konzept: Funktionale Anatomie

Konzept Funktionale Anatomie

- Knochen und Muskeln
- Massen und Zwischenräume
- Orientierung

Knochen und Muskeln

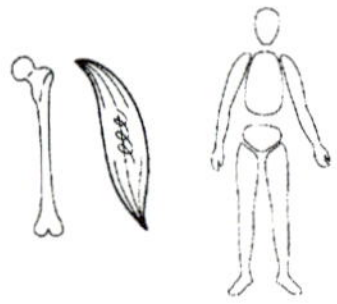

Die Knochen sind der feste, Stabilität gebende Bestandteil des Bewegungsapparats. Sie tragen Gewicht und geben Gewicht an die Unterstützungsflächen ab, z. B. den Boden, auf dem man steht, oder den Stuhl, auf dem man sitzt. Muskeln sind weich und bewegen die Knochen. Diese Grundfunktionen sollten bei jeder Bewegung beachtet und bewusst genutzt werden.

Anatomie, Physiologie Bewegungsapparat Band 2, F 1

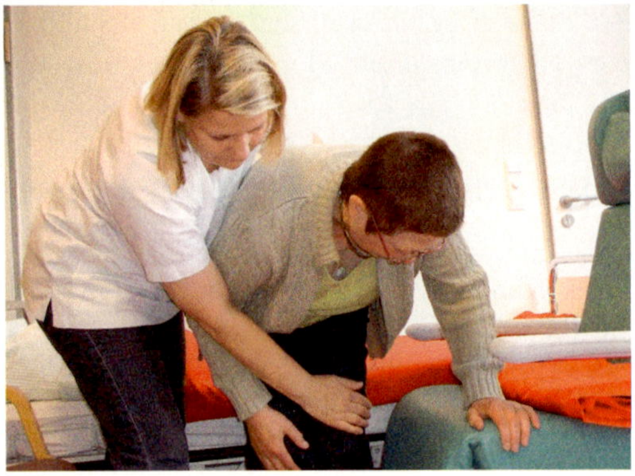

Beim Umsetzen vom Bett auf den Stuhl ist diese Patientin mit multipler Sklerose in der Lage, ihre verbliebene Muskelkraft einzusetzen, wenn sie ihr Gewicht gezielt über ihre Knochen ableitet.

Massen und Zwischenräume

Es werden sieben Massen und sechs Zwischenräume definiert:

- Massen: Kopf, Brustkorb, Becken, Arme, Beine
- Zwischenräume: Hals, Taille, Leisten, Achselhöhlen

Bewegung ist eine Verlagerung von Massen über die Zwischenräume. Bei der natürlichen Bewegung werden die Massen nicht en bloc, sondern fortlaufend, nacheinander bewegt. Diese Betrachtungsweise von Bewegung kann in der Pflege z. B. folgendermaßen genutzt werden:

- bei der Unterstützung von Bewegung immer die Massen anfassen; nicht die Person in den Zwischenräumen anfassen, dies blockiert die Bewegung
- bei der Umlagerung eines Patienten die Massen einzeln und schrittweise bewegen; die Person möglichst nicht im Ganzen verlagern (schonendes Bewegen anstelle von Heben und Tragen)

Orientierung

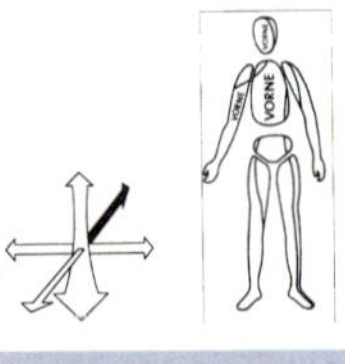

Orientierung befasst sich mit der Reihenfolge der Massen im Körper und ihrer Beziehung zueinander. Wir unterscheiden zwischen oben (Kopf) und unten (Füße) im Körper und – definiert durch die Schwerkraft – oben und unten im Raum. Im Stehen sind diese beiden Orientierungen für oben/unten deckungsgleich, im Liegen z. B. aber nicht. Bewegungsabläufe spielen sich in beiden Orientierungsebenen ab.

Beispiel: Beim natürlichen Aufstehen richtet man sich nicht gerade nach oben auf (wie es einer alleinigen Ausrichtung an der Schwerkraft entsprechen würde), sondern beugt sich erst nach vorne und verlagert so das Gewicht auf die Beine/Füße. Dieser Bewegungsablauf sollte bei der Unterstützung anderer beim Aufstehen beibehalten werden. Es ist ineffektiv, jemanden aufzurichten, indem man ihn „einfach" gerade hochzieht.

Ein weiteres Orientierungsprinzip ist: vorne/hinten, Vorderseiten/Rückseiten. Die Rückseiten der Massen haben die Aufgabe, das Gewicht zu tragen und das Gewicht auf die Unterstützungsfläche abzugeben. Die Vorderseiten sind für die Anpassungsbewegungen zuständig und leiten das Gewicht auf die Rückseiten.

Beispiel: Beim Aufsetzen stützt man sich durch die Ellbogen und die Oberschenkel (Rückseiten) ab.

3. Konzept: Menschliche Bewegung

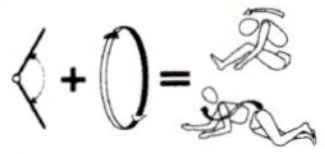

Natürliche Bewegungen setzen sich aus den beiden Bewegungsbausteinen Haltungs- und Transportbewegungen zusammen. Haltungsbewegungen stellen die Beziehungen der Massen untereinander her und verlaufen hauptsächlich in einer Achse (beugen und strecken). Transportbewegungen sind Bewegungen einzelner Körperteile (Massen) in Beziehung zur Umgebung, die das Gewicht an einen neuen Ort bringen. Sie sind in alle Richtungen möglich.

Diese Bausteine bilden Bewegungsmuster:

- Parallelbewegung – rechte und linke Körperhälfte machen parallel gleiche Bewegungen
- Spiralbewegung – rechte und linke Körperhälfte werden unterschiedlich bewegt

Kinder und ältere Menschen zeigen eher spiralige Bewegungsmuster, da diese weniger anstrengend sind.

Beispiel: In der Selbsterfahrung des Positionswechsels vom Liegen zum Sitz wird deutlich: Das gerade Aufrichten des Oberkörpers (Parallelbewegung) ist anstrengender als das Aufrichten über eine seitliche Drehbewegung (Spiralbewegung).

4. Konzept: Anstrengung

Bewegung beinhaltet die Anstrengungsformen Ziehen und Drücken, sie sind der Motor der Bewegung. Durch die Eigenaktivität des Körpers und seine Beziehung zur Umgebung wird dabei ein Spannungsnetz im Körper aufgebaut. Je besser das Zusammenspiel von Ziehen und Drücken in der Bewegung organisiert ist, umso weniger Anstrengung ist nötig. Dies gilt natürlich und erst recht auch für Bewegungen in der Interaktion von zwei Menschen.

Beispiel zur Selbsterfahrung: Zwei Personen stehen sich gegenüber, fassen sich an den Händen und gehend ziehend in die Hocke und wieder hoch. Nun stellen sie sich Rücken an Rücken und gehen drückend in die Hocke und wieder hoch. Probiert man beide Möglichkeiten bewusst aus, bemerkt man den Spannungsaufbau im Körper, der allerdings in den beiden Fällen unterschiedlich verläuft. Zusätzlich erfährt man, dass eine sensible Spannungsanpassung an den Partner die Aktivität vereinfacht.

5. Konzept: Menschliche Funktion

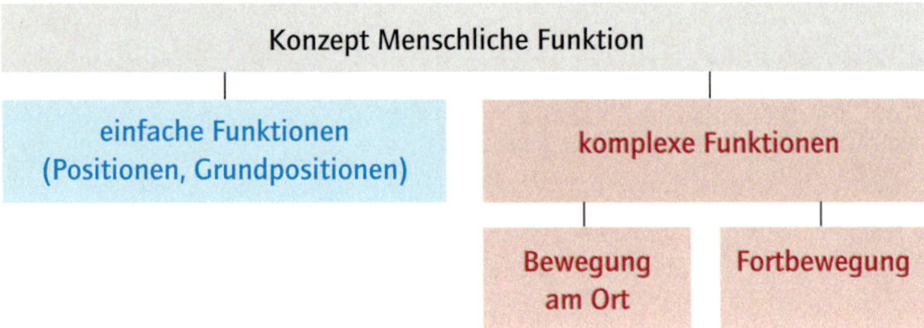

einfache Funktionen

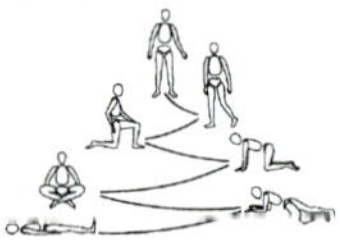

Die Position eines Körpers beschreibt seine Ausrichtung im Raum. Die sieben zentralen Positionen, die Kleinkinder in ihrer motorischen Entwicklung vom Liegen zum Stehen durchlaufen, werden Grundpositionen genannt: Rückenlage, Bauchlage, Sitz, Vierfüßlerstand, Einbein-Kniestand, Einbeinstand, Zweibeinstand.

Das Ausbalancieren des Gewichts in einer – in der Schwerkraft – stabilen Position ist eine vergleichsweise einfache Funktion des menschlichen Körpers. Eine stabile Position ist Voraussetzung und Ausgangspunkt für die effektive und leichte Gestaltung von Aktivitäten.

komplexe Funktionen

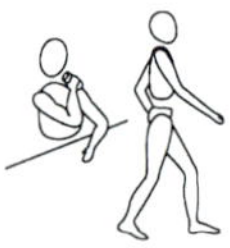

Bewegungen sind komplexe Funktionen. Man unterscheidet Bewegung am Ort und Fortbewegung.

Zu den **Bewegungen am Ort** gehören alle Aktivitäten, die aus einer gleich bleibenden Position heraus gemacht werden, z. B. essen, ausscheiden, ein Musikinstrument spielen, lesen. Sie fallen umso leichter, je stabiler die Position ist.

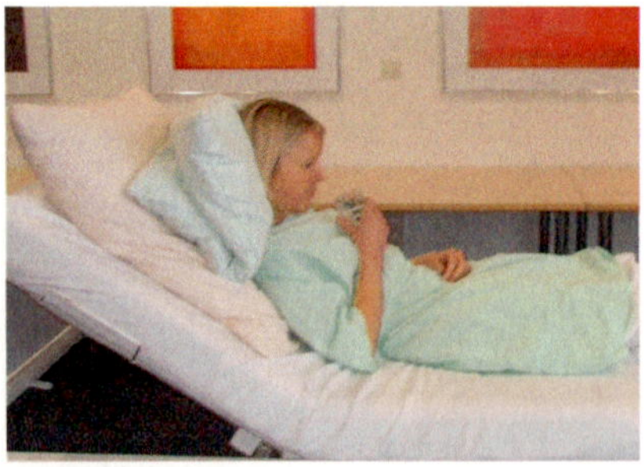

Die halb liegende Position erschwert die Aktivität Trinken

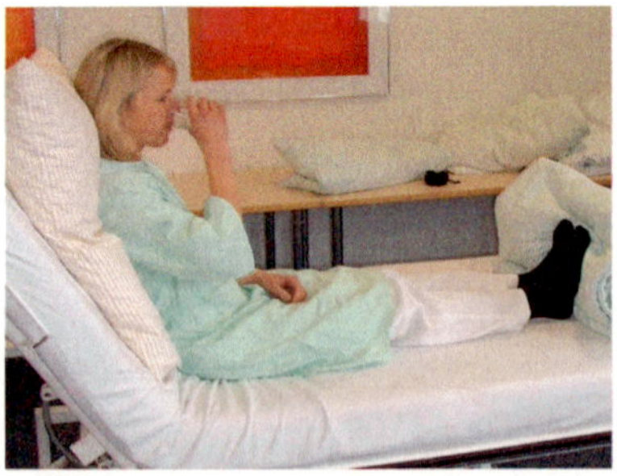

Besser ist die stabile sitzende Position, in der das Gewicht über Gesäß und Füße abgegeben wird

Jede **Fortbewegung** besteht aus drei Teilschritten:

- Schritt 1: Gewichtsverlagerung auf ein stabiles Körperteil
- Schritt 2: Ausführen eines Bewegungsschrittes mit dem entlasteten Körperteil
- Schritt 3: erneute Gewichtsverlagerung, und zwar zurück auf das soeben fortbewegte Körperteil

Das Ergebnis ist eine Ortsverlagerung. Der Klassiker ist das Gehen durch den Wechsel von Standbein und Spielbein. Das Prinzip gilt aber für Fortbewegungen jeglicher Art. In der Unterstützung von bewegungseingeschränkten Menschen wird es genutzt, um durch den steten Wechsel von Belastung – Entlastung – Gewichtsverlagerung in kleinen Schritten eine für alle Beteiligten kräfteschonende Bewegung im Raum zu ermöglichen.

6. Konzept: Umgebung

Die Bewegung kann durch äußere Faktoren auf vielfältige Weise gefördert oder behindert werden. Zu den hinderlichen Faktoren gehört ein Tisch, der im Weg steht, ebenso wie eine zu weiche Lagerung, die die Bewegung erschwert, da man keinen Druck aufbauen kann. Das Erkennen dieser Hindernisse und eine entsprechende (Um-)Gestaltung der Umgebung hilft, Bewegungsabläufe einfacher zu gestalten.

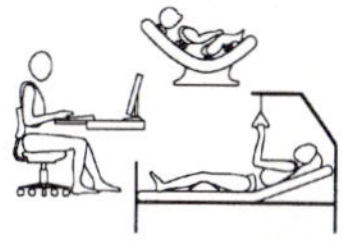

2.3.3 Kinaesthetics Infant Handling

Kinaesthetics findet Anwendung in unterschiedlichen Bereichen, so z. B. auch im Umgang mit Kindern.

Kinaesthetics Infant Handling wendet sich an Bezugspersonen und professionelle Begleiter von Kindern jeden Alters, egal ob gesund, krank oder behindert. Ziel ist es, Kindern von früh an grundlegende Fähigkeiten für Bewegung und Berührung zu vermitteln. Dabei ist die Qualität der Anleitung abhängig von der Bewegungskompetenz der Erwachsenen sowie der Kenntnis insbesondere der motorischen Entwicklung eines Kindes.

Kinder haben vielfältige Berührungskontakte mit ihren Bezugspersonen: Sie werden aufgenommen und hingelegt, gebadet, an- und ausgezogen usw. Bei all diesen Aktivitäten können entwicklungsgerecht kinästhetische Konzepte integriert werden. Dabei sollten die Kinder so weit als möglich aktiv in die Handlungen einbezogen werden. Auf diese Art und Weise kann die Bewegungskompetenz in jedem Alter gefördert werden.

Beispiel: In den ersten 3–4 Lebensmonaten kann ein Kind gemäß seiner Entwicklungsstufe nur von der Rückenlage in die Bauchlage wechseln, indem es sich über die Seite dreht. Dieses Wissen können Erwachsene z. B. beim Windelnwechseln integrieren: Anstatt Beine und Becken hochzuziehen, wird das Kind unterstützt, seine Gewichte von der einen auf die andere Seite zu bewegen. Somit lernt das Kind bereits während des Windelwechselns die Vorstufe des spiraligen Bewegens.

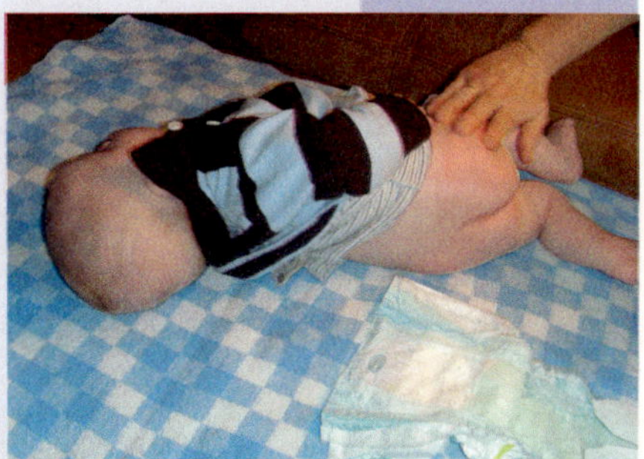

Windelwechsel unter Anwendung kinästhetischer Prinzipien

?

1 Beschreiben Sie die ideale Haltung beim Sitzen am Beispiel „Arbeiten am PC".

2 Welche Anforderungen sollten Lagerungshilfsmittel erfüllen?

3 Nennen Sie mindestens fünf Kriterien, wie Sie die Qualität einer Lagerung überprüfen können.

4 Beschreiben Sie drei der fünf Phasen der Bettlägerigkeit mit Ihren eigenen Worten.

5 Welche Indikationen für die Notwendigkeit einer Lagerung kennen Sie?

6 Beschreiben Sie den Grundgedanken des Bobath-Konzepts.

7 Wie wird eine Ruhelagerung zu einer zentralen therapeutischen Maßnahme?

8 Welche therapeutischen Maßnahmen wirken wahrnehmungsfördernd?

9 Worum geht es in der Kinaesthetics?

1 Überprüfen Sie, ob in Ihren Ausbildungseinrichtungen Standards für Lagerungen vorhanden sind. Üben Sie im nächsten Einsatz zwei Lagerungen, die Ihnen noch nicht sicher vertraut sind.

2 Führen Sie ein Beratungsgespräch mit einem Patienten zu einer bestimmten Lagerung (z. B. Thrombose).

3 Fragen Sie die Pflegefachkräfte auf den Stationen Ihres klinischen Einsatzes, was sie vom Bobath-Konzept wissen. Die Antworten werden vielfach unterschiedlich von dem oben Dargestellten sein. Welche Gründe kann das haben?

4 Diskutieren Sie: Kann man richtig oder falsch nach dem Bobath-Konzept arbeiten?

Zegelin, Angelika: „Festgenagelt sein". Der Prozess des Bettlägerigwerdens. Robert Bosch Stiftung (Hrsg): Reihe Pflegewissenschaft. Verlag Hans Huber, Bern 2005

Pickenbrock, Heidrun: Das Bobath-Konzept heute. In: Meyer/Friesacher/Lange: Handbuch der Intensivpflege. 19. Erg. Lfg. 11/05; IV – 8.7, S. 1–24 ; 21. Erg.Lfg. 11/06, S. 1–23

Asmussen, Maren: Praxisbuch Kinaesthetics, Erfahrungen zur individuellen Bewegungsunterstützung auf Basis der Kinästhetik. Urban & Fischer bei Elsevier, München 2006

Maietta, Lenny/Hatch, Frank: Kinaesthetics Infant Handling. Verlag Hans Huber, Bern 2004

www

www.bika.de – BIKA = Bobath-Initiative für Kranken- und Altenpflege e.V. Dort ist der Inhalt der Bobath Pflegekurse, InstruktorInnen, Kurse usw. zu finden.

www.lin-arge.de – LiN-Arge (Arbeitsgemeinschaft der Trainer und Assistenten für Lagerung in Neutralstellung)

www.kinaesthetics.de – Internetauftritt des europäischen Kinaesthetics Netzwerks

3 Bewegungsübergänge gestalten

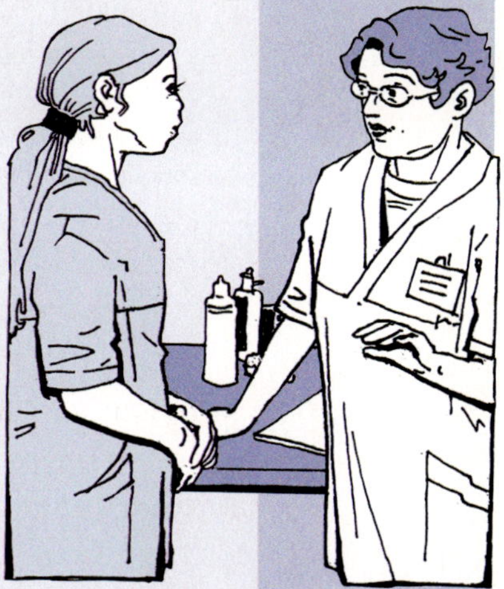

Pia ist seit fünf Wochen auf der Neurologie des Städtischen Klinikums Gutleben. Bei der Mobilisation der neurologischen Patienten arbeitet die Station eng mit dem Team der hausinternen Physiotherapie zusammen. Pia ist sehr beeindruckt davon, wie die individuellen Ressourcen des Patienten für die therapeutische Arbeit genutzt werden und wiederum die therapeutische Arbeit diese Ressourcen fördert.

Heute Morgen ist Frau Brigitte Schmid, 52 Jahre, von der Intensivstation gekommen. Frau Schmid hatte einen Hirninfarkt in der linken Hirnhälfte erlitten. Auf der Intensivstation wurde eine Lyse (Auflösung des Verschlusses mit Medikamenten) durchgeführt. Frau Schmid ist herz-/kreislaufstabil und zeigt wiederkehrende motorische Funktionen.

Martina Schwabe, die Stationsleitung, fordert Pia auf: „Pia, mobilisieren Sie doch bitte Frau Schmid an die Bettkante und setzen Sie Frau Schmid in den Rollstuhl um. Sie soll möglichst eine Stunde im Stuhl bleiben und dann am Tisch zu Mittag essen. Lagern Sie die Patientin entsprechend. Lernen Sie die Patientin kennen. Teilen Sie uns in der Übergabe mit, was sie schon wieder kann. Morgen früh übernehmen Sie ihre Körperpflege. Überlegen Sie, ob Sie Frau Schmid im Bett oder am Waschbecken waschen können."

1. Worauf sollte Pia achten, wenn sie zum ersten Mal mit Frau Schmid, die sie noch nicht kennt, arbeitet?
2. Wie kann Pia herausfinden, was Frau Schmid kann und was sie nicht kann?
3. Überlegen Sie: Was muss ein Patient können, damit er am Waschbecken gewaschen werden kann?

In diesem Kapitel geht es um die Gestaltung von Bewegungsübergängen nach dem Bobath-Konzept. Um die generellen Schritte von der Befunderhebung bis zur Mobilisation anschaulich zu beschreiben, wurde für dieses Kapitel das konkrete Beispiel einer neurologischen Patientin gewählt, da hier die Kriterien für die Beobachtung von Haltung und motorischen Fähigkeiten besonders gut deutlich gemacht werden können. Die Befundkriterien und die Handhabung können als Basis genommen werden für den Umgang mit Patienten, die sich nicht selbstständig bewegen können.

> Die Gestaltung des Transfers muss aufgrund des Befundes immer individuell angepasst werden.

Die im Folgenden demonstrierte und beschriebene Technik ist modellhaft zu begreifen, nicht dogmatisch!

3.1 Ressourcen erkennen und fördern

Um eine Mobilisation effektiv gestalten zu können, müssen vorab die Ressourcen des Patienten ausgelotet werden. Bei der Befundung sollte auch die nächste aktivierend pflegende Situation im Blickfeld stehen, z. B. Toilettengang, Morgenpflege, Essen reichen. Wichtige Hinweise zu den Ressourcen liefern der Befund der Anamnese, die aktuellen Informationen der Pflegedokumentation oder der Übergabe sowie die Patientenbeobachtung. Über die motorischen Ressourcen kann man erst Sicheres und Genaues erfahren, wenn man aktive Bewegungen des Menschen sieht und spürt.

Der Gesamtbefund hilft bei der vorausschauenden Einschätzung, wie viel Hilfe und Sicherung ein Patient braucht, ob er z. B. frei sitzen oder gar frei stehen kann. Dementsprechend kann die Pflegekraft zum einen Hilfe anbieten, zum anderen die wiederkehrende Selbstständigkeit fördern. Fordern ohne zu überfordern heißt die Devise.

> Das Miteinbeziehen des Patienten in die Bewegungsabläufe eröffnet ihm bei jeder pflegerisch notwendigen Mobilisation eine Lernchance, sich selbst zu bewegen.

Befunderhebung

Beobachtung Band 2, A 1.2

Befundkriterien	Fragestellung
Tagesform	Wie geht es dem Patienten heute? Ist er wach?
medizinische Situation	Hat der Patient zusätzliche Erkrankungen oder Schädigungen? Wie belastbar ist er allgemein/speziell heute in Bezug auf seine Herz-/Kreislaufsituation?
Kommunikationsfähigkeit	Versteht der Patient mich? Kann er sich sprachlich äußern? Ist ein Kommunikationscode verabredet (per Augenkontakt oder Hand drücken)? Ist eine normale Kommunikation aufgrund einer psychischen Beeinträchtigung möglicherweise gestört?
neuropsychologisches Bild	Ist der Patient zu Person, Zeit und Raum orientiert?
Sensibilität	Spürt der Patient Berührung? Spürt der Patient die Lage seiner einzelnen Körperabschnitte?
Körperhaltung	Wie steht oder liegt der Patient? Wie ist der Muskeltonus?
motorische Ressourcen	Wie sind seine aktiven Bewegungsmöglichkeiten? Hat der Patient Bewegungseinschränkungen?
Persönlichkeitsstruktur	Hat der Patient Vorlieben oder Abneigungen? Wie steht es um seine Compliance?

Aktive Bewegungsmöglichkeiten

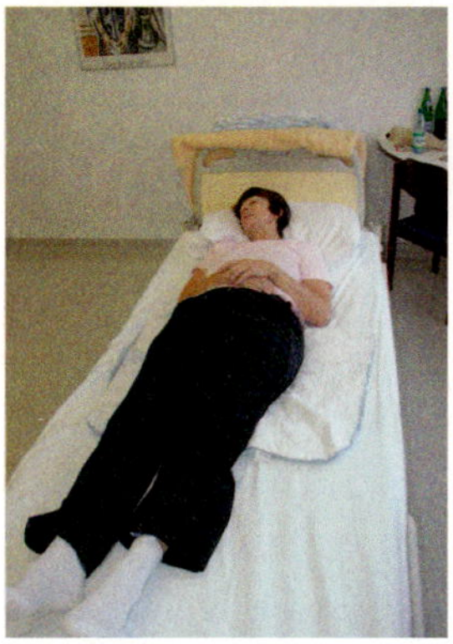

Schieflage

Ein Schlaganfall führt, je nach Ausmaß des Infarkts, zu mehr oder weniger gravierenden Lähmungen einer Körperhälfte. Dementsprechend sind die Betroffenen in ihren aktiven Bewegungsmöglichkeiten eingeschränkt und meist nicht mehr in der Lage, sich aus eigener Kraft symmetrisch zu bewegen und zu positionieren (eine Ruhehaltung einzunehmen). Zwangsläufig liegt oder sitzt er spontan asymmetrisch – schief. Da sein somatosensorischer Cortex keine andere Information bekommt, wird dieser asymmetrische Zustand als „richtig" interpretiert. Dem kann die Bewegungstherapie entgegenwirken.

Schlaganfall Band 3, H 3.4

Sensomotorik Band 2, F 2.1.2

Um das individuelle Bewegungspotenzial eines Betroffenen herauszufinden, sind folgende Fragen hilfreich:

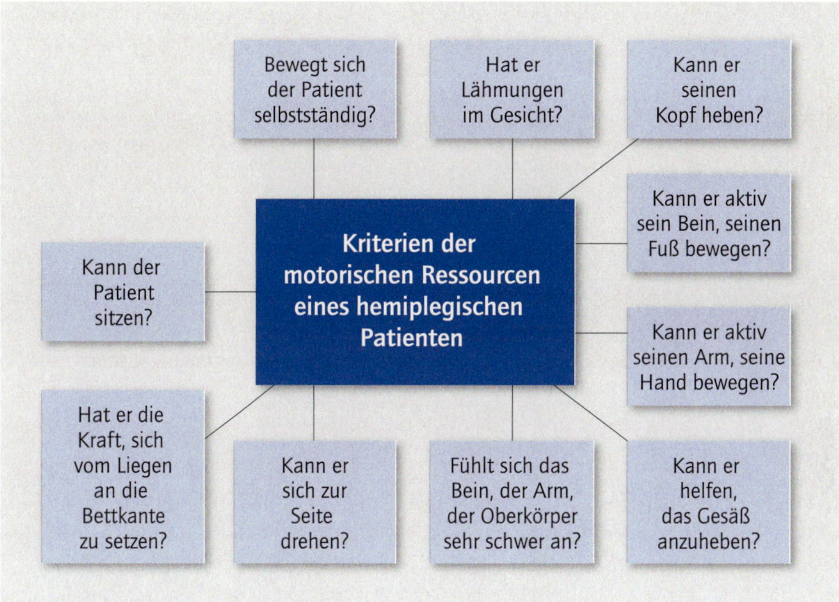

Durch gezielte Beobachtung und Informationen aus der Interaktion mit dem Patienten lassen sich die notwendigen Daten erheben. Die Pflegekraft bezieht den Patienten in den notwendigen Bewegungsübergang ein, indem sie klare, kurze Bewegungsaufträge gibt und beobachtet und spürt, mit welcher Qualität der Patient reagieren kann.

> **!** Man beobachtet die motorischen Kompetenzen in der sicheren Ausgangsstellung, z. B. Liegen, um hieraus Rückschlüsse zu ziehen, ob der Patient mit komplexeren Positionen, wie z. B. freies Sitzen oder Umsetzen, zurechtkommt. Jede neu erreichte oder erlernte Körperposition gibt dem aufmerksamen Beobachter die Möglichkeit, über die Analyse der Bewegung den Übergang zur nächsten Position zu planen.

Beispiel: Pias erster Kontakt mit Frau Schmid

Erster Eindruck

„Guten Tag, Frau Schmid. Mein Name ist Pia und ich bin Pflegekraft in der Ausbildung. Ich möchte Sie gern zum Mittagessen in den Stuhl an den Tisch setzen."

Pia achtet vom ersten Moment an darauf, wie sich Frau Schmid verhält:

- Kann Frau Schmid Pia anschauen? Muss Pia vielleicht erst Frau Schmids Kopf so positionieren, dass es für Frau Schmid einfach ist, Pia anzuschauen?
- Macht Frau Schmid einen verständigen Eindruck?
- Erwidert Frau Schmid Pias Blick?

Motorische Ressourcen des Kopfes und der oberen Extremitäten

- Reicht Frau Schmid Pia die Hand zum Gruß? Wie macht sie es? Kann sie den Arm reichen und die Hand bewegen oder zieht sie den ganzen Schultergürtel hoch und die Hand bewegt sich trotzdem nicht.

Frau Schmid erwidert Pias Gruß und Pia fragt weiter: „Frau Schmid, können Sie den Oberkörper aufrichten?"

Frau Schmid tut es, Pia beobachtet:

- Wie richtet sich Frau Schmid auf? Mühsam? Drückt sie sich hoch und nach hinten? Zieht sie sich mit der Hand hoch?
- Bewegt sich nur die weniger betroffene Seite?
- Kann die betroffene Seite stabilisiert werden?
- „Hängt" der betroffene Arm ohne Beachtung?

Diese Beobachtungen geben wichtige Hinweise auf die Rumpfkontrolle von Frau Schmid.

Rumpfkontrolle

Rücken- und Bauchmuskulatur Band 2, F 1.6.2

Motorisch bietet der Rumpf die „Verankerung" für die Extremitäten. Die Rumpfkontrolle ist erforderlich, damit man sich im Liegen bewegen kann, z. B. Kopf anheben, drehen, Gesäß zur Seite, Arme, Hände, Beine, Füße effizient bewegen. Sie ist notwendig, um den Schwerpunkt des Körpers verlagern zu können, z. B. vom Liegen zum Sitzen.

Ein Schlaganfall führt fast immer zu einer Schwächung der Rumpfmuskulatur der betroffenen Körperhälfte.

Ist der Rumpf schwach, können sämtliche Bewegungen, auch die der nicht gelähmten Extremitäten, nicht mehr effizient ausgeführt werden. Die Rumpfkontrolle zu verbessern, ist deshalb ein zentrales Ziel der aktivierenden Pflege.

Pia fragt weiter: „Frau Schmid, können Sie Ihr rechtes (nicht betroffenes) Bein anstellen?" und beobachtet: Kann Frau Schmid ihr Becken stabil halten, damit sie ihr nicht gelähmtes Bein effizient bewegen kann?

Wenn die unteren Bauchmuskeln der betroffenen Seite schwach sind, wird diese Beckenseite nicht stabilisiert werden können, wenn das Beingewicht angehängt wird. Das Becken wird also von der Schwere des Beins zur besseren Seite gedreht.

Wenn der Patient sein Becken im Liegen nicht stabilisieren kann, wird er es auch im Stehen nicht können. Er ist sturzgefährdet.

Muskeltonus der betroffenen Seite

Jetzt muss Pia herausfinden, ob die betroffene Seite bewegt werden kann und wie sie sich anfühlt. Pia umfasst das Bein und fordert Frau Schmid freundlich auf: „Frau Schmid, stellen Sie jetzt Ihren Fuß auf die Matratze." Pia fühlt: Das Bein ist schwer.

So kann man es machen:

Die Pflegekraft positioniert ihren eigenen Körper in Schrittstellung an der Bettseite. Mit aufgerichtetem Rücken beugt sie sich so weit in Hüfte und Knie, wie es erforderlich ist, um das Patientenbein mit der einen Hand am Fuß und mit der anderen Hand oberhalb der Kniekehle greifen können.

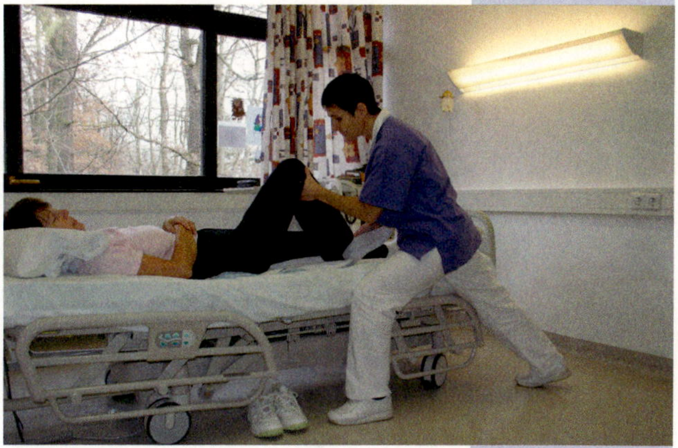

Fühlt sich das Bein sehr schwer an und kann es nicht angestellt gehalten werden, dann hat der Patient keine Kontrolle über sein Bein. Es ist aufgrund des Hirninfarkts gelähmt. Es ist durchaus möglich, dass der Patient diese Bewegung wieder erlernen kann.

Ein Bein, das im Liegen nicht bewegt werden kann, kann auch das Körpergewicht im Sitzen beim Nach-vorn-Beugen und beim Stehen nicht tragen.

Es ist möglich, dass die Pflegekraft bei dem Versuch, das Bein anzustellen, einen Widerstand gegen das Bewegt-werden spürt. Gründe dafür können sein:

- Schmerz
- Hypertonus als Zeichen beginnender Spastik
- Hypertonus als Ausdruck einer irritierten Wahrnehmungsfähigkeit
- Unverständnis des Patienten
- aber nie Unwillen!

3.2 Im Liegen von einer Bettseite zur anderen bewegen

Damit der Patient sicher an der Bettkante sitzen kann, muss er mit seinem gesamten Oberschenkel im Bett sitzen können. In der Regel muss ein liegender Patient im Bett zur Seite bewegt werden, damit dieser Platz entsteht. Diese Bewegung – sich im Bett von einer Seite zur anderen zu bewegen – ist ebenso notwendig für das Umlagern, Hochziehen der Hose im Liegen und für die Körperpflege im Bett bei immobilen Patienten.

Die Bewegung zur Seite verläuft in folgenden Schritten:

- Beine anstellen und das Gesäß anheben (bridging, engl.: eine Brücke bauen)
- Gesäß zur Seite bewegen und ablegen
- (wenn möglich) Kopf anheben
- Oberkörper zur Seite bewegen

Beine anstellen und das Gesäß anheben – Bridging

Sind die Beine angestellt, muss das betroffene Bein gestützt werden, damit es nicht wieder herunterrutscht.

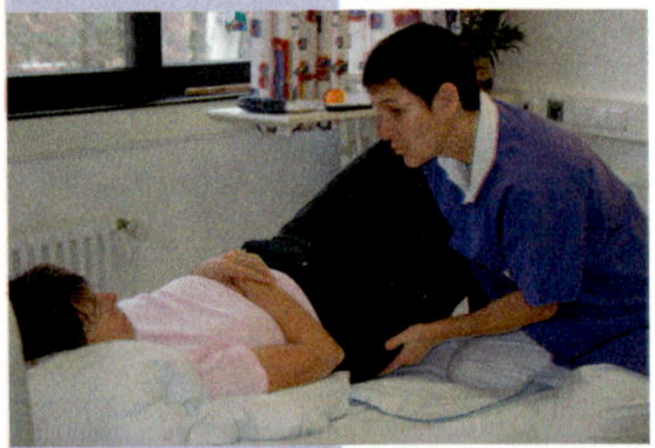

So kann man es machen:

Die Pflegekraft stützt ihr patientennahes Knie in Höhe des Oberschenkels auf. Sie drückt das Bein mit ihrer hinteren Achselmuskulatur so viel herunter, wie es erforderlich ist, damit das Bein nicht rutscht. Dadurch gewinnt sie zwei freie Hände. Sie umfasst das Becken der Patientin wie eine Schüssel, sie dreht das Becken zu sich und lehnt in Vorbereitung auf das Anheben des Gesäßes ihr Körpergewicht nach hinten.

Beim Anheben des Gesäßes sollte der Patient zur Mitarbeit aufgefordert werden. Die Pflegekraft spürt dann, wie viel Kraft der Patient hat:

> **!**
>
> Wenn der Patient sein Gesäß im Liegen nicht anheben kann, kann er auch noch nicht auf seinem betroffenen Bein stehen. Das Umsetzen muss dann mit viel Hilfe durchgeführt werden.
>
> Wenn er helfen kann, hat er Kraft in seinen hüftstreckenden Muskeln. Er wird beim Umsetzen stehen können.

Gesäß zur Seite bewegen und ablegen

Ist das Gesäß vorgedreht angehoben, kann es von der Pflegekraft und dem Patienten zur Seite bewegt und langsam mithilfe des Patienten abgelegt werden. Die Pflegekraft muss sich gut positionieren, damit sie das relativ schwere Beingewicht halten und steuern kann. Wenn der Patient seine Beine nicht selbstständig halten kann, müssen sie mit Decke oder Kissen in dieser Position stabilisiert werden oder die Pflegekraft legt sie sorgfältig nacheinander ab.

Mit dem klaren Bewegungsauftrag „Legen Sie Ihr Bein jetzt langsam ab" wird der Patient in die Bewegung eingebunden. Die Pflegekraft spürt dann, ob die bremsende Kraft der Muskulatur und somit wirkliche Kontrolle vorhanden ist. Auf jeden Fall muss das Bein gesichert werden, da es bei fehlender Muskelkraft unkontrolliert fällt, was für das Knie sehr schmerzhaft sein kann.

Das kontrollierte Ablegen eines Beines ist eine Situation, die der Aufmerksamkeit und der Unterstützung der Pflegekraft bedarf.

Kopf anheben

Diese Bewegung kräftigt die Bauchmuskulatur. Die Aktivität verbessert die Atmung, die Kopfkontrolle und das Bewusstsein der Körpermitte und hat zudem einen hohen Motivationswert. Mit angehobenem Kopf, kann man schauen, wer das Zimmer betritt, man kann leichter einen Schluck Wasser trinken. Diese Kompetenz wiederzuerlernen oder zu nutzen, ist ein Beitrag zur Selbstständigkeit.

Wer seinen Kopf im Liegen selbstständig anheben kann, wird auch im Sitzen den Kopf halten können.

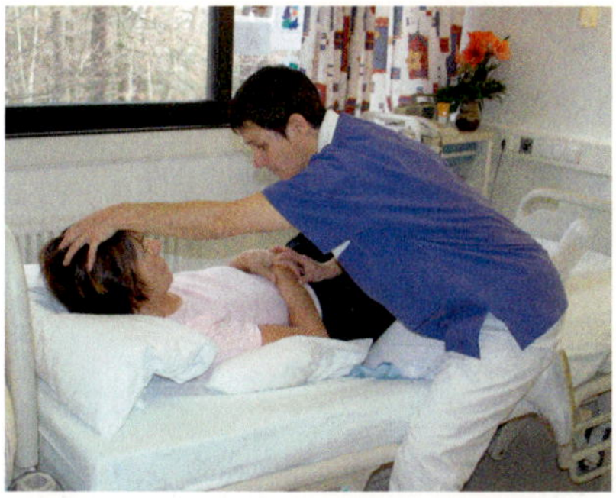

So kann man es machen:

Die Pflegekraft fordert die Patientin auf, den Kopf anzuheben, bei den ersten Malen evtl. mit Angabe einer Richtung. Der Auftrag „Das Kinn muss Richtung Brust" soll einhergehen mit dem Führen des Kopfes Richtung Brust (Nickstellung) durch leichte und behutsame Berührung am Hinterhaupt. Die andere Hand unterstützt die Bauchmuskeln.

Oberkörper zur Seite bewegen

Wenn der Patient diese Aktivität beherrscht, haben er und die Pflegekraft es leichter. Der Patient trägt sein Kopfgewicht selbst und seine Bauchmuskeln sind aktiv.

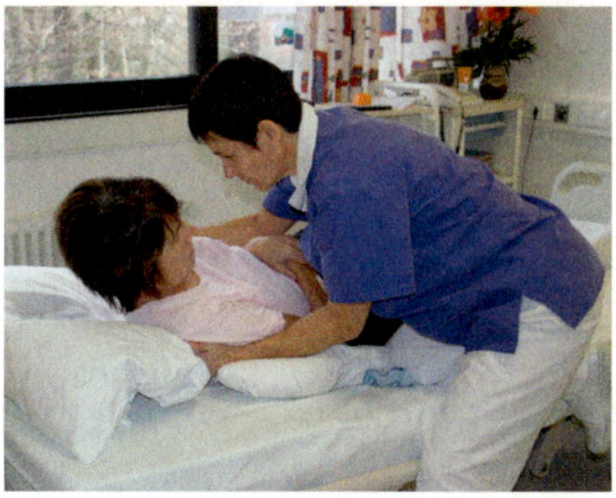

So kann man es machen:

Die Pflegekraft umgreift den Oberkörper an den Schultern. Sie dreht die Patientin leicht zu sich und hebt, indem sie sich zurücklehnt, den Oberkörper etwas von der Matratze ab. Nun kann sie die Patientin zur Seite bewegen. Je mehr die Patientin hilft, umso besser.

3.3 Vom Liegen zum Sitz

Die Bewegung zum Sitz an die Bettkante bedeutet zwei Richtungsänderungen: einmal gegen die Schwerkraft nach oben und zum anderen zur Seite an die Bettkante. Diese Bewegung ist optimal geeignet, die Aktivität der Bauchmuskulatur zu fordern. Bei einer Rotation müssen beide Körperhälften zusammenarbeiten – unbedingt erwünscht bei Patienten mit einer Halbseitenlähmung.

Um diese Bewegung zu erleichtern, in ihrer Qualität aber dennoch anzubahnen, ist sie umsichtig vorzubereiten.

Die Mobilisation zum Sitz verläuft in folgenden Phasen:

- Positionierung in Seitenlage, schräg zur Bettkante
- Vordrehen des Körpers
- Herausbewegen der Beine
- Hochkommen zum Sitz

Positionierung

Der Patient wird durch Bridging schräg zur Bettkante positioniert. Der Oberkörper wird weiter in das Bett hinein bewegt. So liegt der Patient sicher, aber trotzdem mit dem Becken nah an der Bettkante.

Vordrehen des Oberkörpers

Die Drehung wird erleichtert, indem dem Patienten ein Kissen oder eine Decke unter den Rumpf gelegt und das Kopfteil des Bettes hochgestellt wird. Der Weg zum Hinsetzen wird damit kürzer gemacht.

Spielregeln bei jedem Transfer: Hebel kurz – Wege kurz

Da bei jedem Bewegungsübergang schwere Gewichte bewegt werden müssen – sowohl aktiv als auch passiv –, ist es für den Patienten und die Pflegekraft erleichternd, wenn sie die „Hebel" der Extremitäten und die Wege des Bewegungsübergangs „kurz" macht.

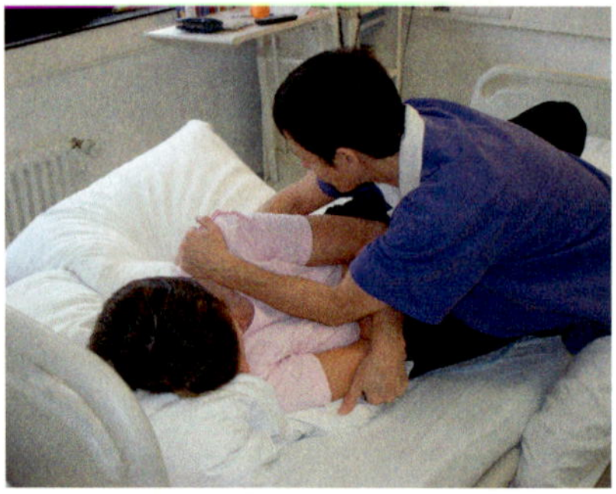

So kann man es machen:

Das Einbringen von passiven Hilfsmitteln wird durch die Aufforderung „Frau Schmid, drehen Sie sich jetzt zu mir und heben Sie Ihren Kopf" aktivierend gestaltet.

Herausbewegen der Beine

Jetzt ist es erforderlich, dem Patienten Schuhe anzuziehen, damit seine Füße gesichert sind, wenn er Bodenkontakt bekommt. Als Erstes soll der Patient das weniger betroffene Bein anstellen. Sollte er das Bein nicht halten können, muss es mit einem Kissen unterlagert werden. Dadurch wird der Zug, den das Beingewicht auf die Lendenwirbelsäule ausüben würde, reduziert.

Diese Sicherung des Beins ist wichtig, da die Pflegekraft jetzt etwas Zeit braucht, um zusammen mit dem Patienten kontrolliert und achtsam das betroffene Bein gebeugt aus dem Bett heraus zu bewegen.

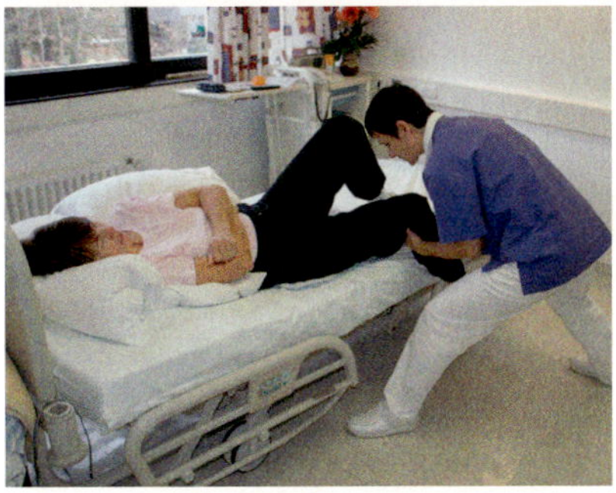

So kann man es machen:

Die Pflegekraft stellt sich in Schrittstellung mit Blick zur Patientin. Unter der Aufforderung „Frau Schmid, stellen Sie jetzt Ihr Bein an" stellt sie das Bein zusammen mit ihr an. Dann bewegt die Pflegekraft das Bein etwas hoch, indem sie gegen das Schienbein schiebt. Jetzt bewegt sie es gebremst mit gebeugtem Knie aus dem Bett heraus.

Durch die Unterstützung bei diesem Bewegungsablauf spürt die Pflegekraft, ob das Hüftgelenk in der Bewegungsrichtung Streckung (Extension) frei oder eingeschränkt ist.

Wenn das Hüftgelenk in der Streckung eingeschränkt ist, wird der Patient nicht mit geradem Bein stehen können.

Hochkommen zum Sitz

Nach dieser Vorbereitung wird der Patient zum Sitzen bewegt. Entsprechend den Körperproportionen Patient/Pflegekraft und den Möglichkeiten der aktiven Mithilfe des Patienten gibt es Varianten des Handlings, wie der Oberkörper zum Sitzen bewegt werden kann. Wichtig ist es, die Lernchance dieser Situation zu nutzen. Der Patient soll sich zur Bettkante mitdrehen und seinen Körper gegen die Schwere mit anheben.

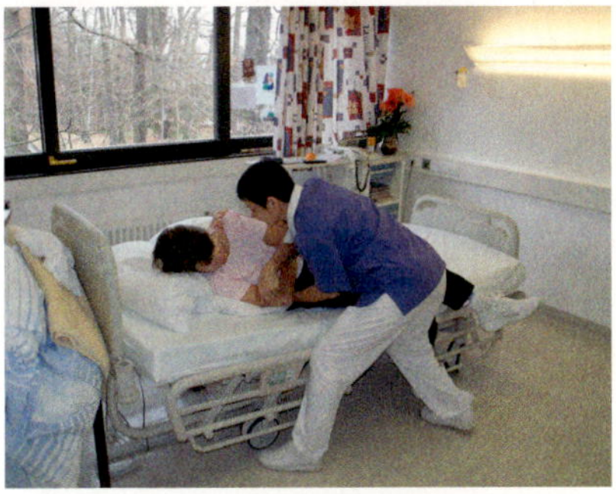

So kann man es machen:

Die Pflegekraft bewegt die Patientin über eine eigene Gewichtsverlagerung zum Sitzen. Dazu bewegt sie sich in Schrittstellung mit aufgerichtetem Rücken zur Patientin. Sie umfasst den Oberkörper seitlich an den Flanken. Jetzt fordert sie die Patientin auf: „Heben Sie jetzt den Kopf" (dies aktiviert die Bauchmuskeln).

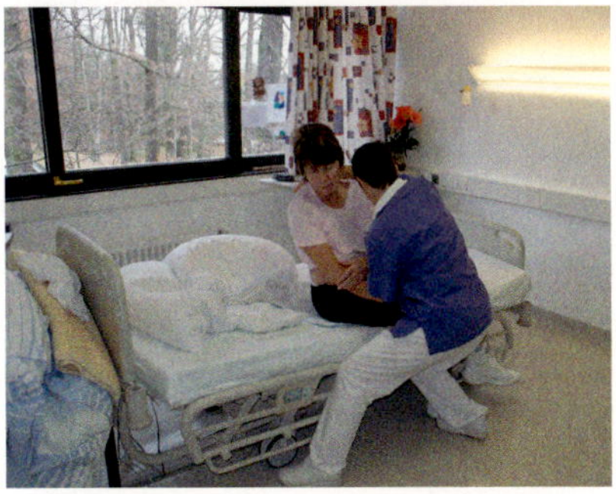

Indem die Pflegekraft ihr eigenes Körpergewicht nach hinten lehnt, bewegt sie die Patientin in die Drehung zur Bettseite. Während die Patientin zunehmend an die Bettkante zum Sitzen kommt, bewegt sich die Pflegekraft vom kopfnahen Standbein auf ihr anderes Bein. So steht sie vor dem Knie der Patientin, damit sie ihr in der sitzenden Position sofort Sicherheit vermitteln kann. Die Pflegekraft muss damit rechnen, dass der Patientin schwindelig wird oder dass sie Angst bekommt.

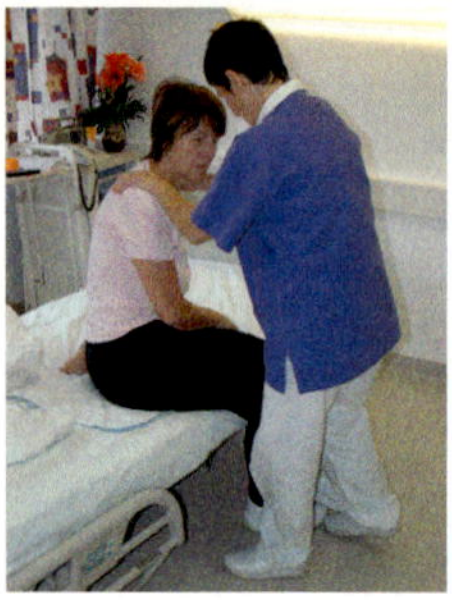

So kann man es machen:

Die Pflegekraft schient mit ihren Knien das Knie der Patientin. Sie gibt einen Druck in das Hüftgelenk. Dies vermittelt unmittelbar ein Gefühl, gesichert zu sein. Sollte die Patientin dennoch Angst haben, kann man ihr ein dickes Kissen vor dem Bauch zu halten geben.

3.4 Im Sitzen nach vorne/nach hinten bewegen

Es gibt im Laufe des Pflegealltags zahlreiche Anlässe, einen Patienten im Sitzen nach vorn oder hinten zu bewegen.

Beispiele:

- nach vorn, um mit den Füßen auf den Boden zu kommen
- nach hinten, um mit dem unteren Rücken an der Stuhllehne anzukommen

Kinästhetik, Fortbewegung in Teilschritten Band 2, F 2.3

Die Gewichtsverlagerung von einer Seite zur anderen und das jeweilige Bewegen der entlasteten Seite bieten für die motorische Lernerfahrung reiche Möglichkeiten:

- Der Kopf muss sich reaktiv einstellen.
- Die Wirbelsäule macht eine Lateralflexion (Neigung zur Seite) – dies ist eine komplexe Zusammenarbeit beider Körperhälften, an der alle Rumpfmuskeln beteiligt sind.
- Wenn das Gewicht zu der betroffenen Seite verlagert wird, muss diese Seite sich aufrichten.
- Wird das Gewicht zur weniger betroffenen Seite bewegt, muss die betroffene Seite lernen, sich zu verkürzen.
- Das Gewicht muss von der Hüftmuskulatur getragen werden. Die Gewichtübernahme aktiviert diese Muskeln. Diese Aktivität ist auch für das Standbein erforderlich, also eine gute Vorbereitung für Stehen und Gehen.

! Das Üben der wechselnden Schwerpunktverlagerung verbessert die Balance des Patienten.

Die Beobachtung, was der Patient von diesen Aktivitäten schon oder noch kann und was er noch nicht kann, ist eine wichtige Entscheidungsgrundlage für die Frage, ob dieser Patient sitzend am Waschbecken gewaschen werden kann, denn Sitzen am Waschbecken macht genau diese Schwerpunktverlagerungen erforderlich. Darin besteht der große therapeutische Wert der aktivierenden Pflege am Waschbecken.

So kann man es machen:

Die Pflegekraft steht vor der Patientin und sichert ihr betroffenes Bein. Dazu muss die Pflegekraft leicht in die Knie gehen, also Beinarbeit leisten.

Ihren Rücken hält die Pflegekraft aufgerichtet – nicht starr, so ist sie auf Augenhöhe mit der sitzenden Patientin. Sie kann sie nun kraft ihrer Gewichtsverlagerung bewegen. Die Patientin hat sie optimal gesichert und sie kann in jedem Moment wichtige Informationen über die Eigenaktivität der Patientin erhalten.

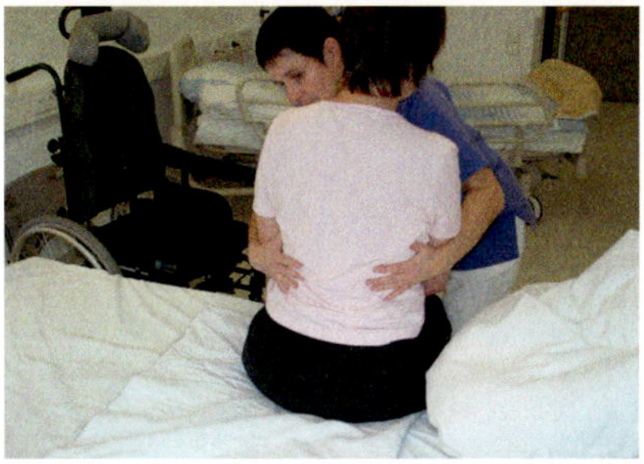

Die Pflegekraft umfasst mit beiden Händen die Taille und Rückenmuskulatur. Aus den Knien bewegt sich die Pflegekraft in vermehrte Kniestreckung und bewegt die Patientin in die Länge mit den Worten: „Frau Schmid, richten Sie sich jetzt auf".

Jede Eigenaktivität eines Patienten wird leichter, wenn er sich aufrichtet. So haben die Muskeln eine bessere Grundspannung gegen die Schwerkraft und können leichter auf Schwerpunktveränderungen reagieren.

Das Aufrichten stellt für den Patienten eine schwere Aufgabe dar:

- Das Bett ist relativ weich. Es ist schwierig, sich auf einer weichen Grundlage aufzurichten.
- Der Patient ist noch immobil. Die Muskeln sind insgesamt schwach. Wenn er gestanden hat, wird der Patient besser sitzen können. Die Notwendigkeit der Tonusbereitstellung durch das ZNS muss erst wieder entstehen.

So kann man es machen:

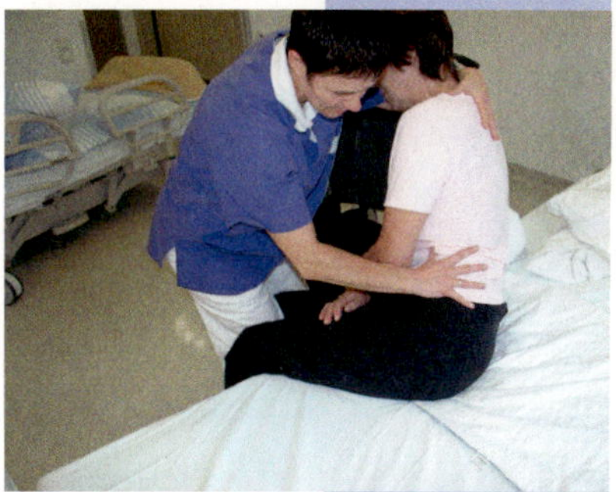

Die Pflegekraft steht an der betroffenen Seite und bewegt den Oberkörper der Patientin zur betroffenen Seite, wobei sie mit ihren Händen die Lateralflexion imitiert. Sie führt die Seite, an der sie steht – die Gewicht übernehmende Seite – in die Länge und bewegt die entlastete Seite in die Annäherung. Für die Aufrichtung der betroffenen Seite wird die Patientin Unterstützung brauchen. Die Forderung ist eine Chance, es wieder zu lernen. Ist das Körpergewicht auf einer Seite, kann die andere bewegt werden. Die Pflegekraft greift dann um an das entlastete Becken und zieht es nach vorne.

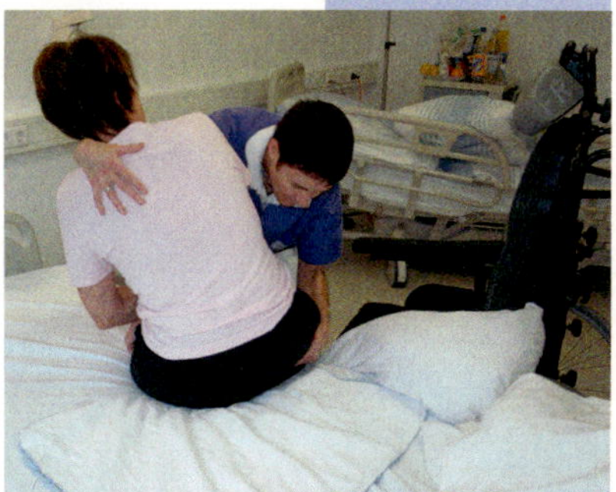

Um dann die betroffene Seite bewegen zu können, muss das Körpergewicht der Patientin zur Gegenseite bewegt werden. Die Pflegekraft bleibt unverändert mit ihren sichernden Knien an der betroffenen Seite. Ihre Hände wechseln. Nun geht die entfernte Hand an den Thorax und macht die jetzt Gewicht übernehmende Seite lang.

Die nahe, betroffene Seite wird mit den Händen aufgefordert, sich zu verkürzen. Ein hemiplegischer Patient wird seine betroffene Seite anfangs nicht verkürzen können (wie die dargestellte Patientin). Aber hier besteht wieder eine wichtige Lernchance. Dann wechselt die Hand von der Flanke zum Becken. Mit der flachen Hand geht die Pflegekraft an den Tuber ischiadicum und bewegt die Patientin über die Beckenbewegung ein Stück nach vorne.

Der Patient wird auf diese Weise nach vorne bewegt, bis seine Füße flach auf dem Boden stehen. Kleine Menschen in nicht höhenverstellbaren Betten können im Schrägsitz positioniert werden. Der bessere Fuß steht dann flach auf dem Boden.

> Wird der Patient als zu schwer empfunden, wurde er in der Regel nicht weit genug bewegt, um eine Gesäßhälfte zu entlasten.

Es bedarf der Übung, dies zu spüren und die Bewegung mit dem Patienten zu erarbeiten.

3.5 Vom Sitz an der Bettkante zum Stuhl oder Rollstuhl

Je nachdem, welche Kompetenzen ein Patient bei der bisherigen Arbeit gezeigt hat, gestaltet man den Bewegungsübergang vom Sitzen auf der Bettkante zum Stuhl oder Rollstuhl.

Das Umsetzen eines Patienten ist eine „heikle" Situation, die Fachwissen und Können voraussetzt:

- Der Patient kann Angst haben.
- Der Patient hat wenig Kraft.
- Die Pflegekraft hat Sorge, dass ihr der Patient zu schwer ist.

Der Patient darf aber nicht aus Angst der Pflegekraft oder des Therapeuten immobil bleiben – und er darf nicht aus Übermut der Fachkräfte gefährdet werden.

Der Transfer muss sorgfältig vorbereitet werden, um das Risiko für den Patienten zu minimieren und um die Pflegekraft zu schützen.

> Bei jeder Mobilisation gilt: Bedenken Sie den nachfolgenden Schritt, bevor Sie den ersten tun. Gehen Sie nur voran, wenn der weitere Weg oder der Rückweg gesichert ist.

Beispiele:

- Rutscht die Matratze auf dem Bettgestell? Auch dies ist beim Zurücksetzen ins Bett ein erheblicher Risikofaktor, der vor dem Umsetzen geklärt werden muss.
- Die Schuhe müssen vor dem Bodenkontakt angezogen sein, damit der Fuß rutschfest ist.
- Ist der Patient zu klein, um mit den Füßen auf den Boden zu kommen, muss eine Stufe vorhanden sein, die dem Patienten unter die Füße gestellt wird.
- Bevor eine Pflegekraft mit dem Patienten erste Schritte geht, muss sie gesichert haben, dass eine Sitzmöglichkeit in der Nähe ist. Am sichersten ist es, wenn jemand den Rollstuhl hinterher schiebt. Achtung: Vor dem Zurücksetzen in Rollstuhl oder Bett müssen die Bremsen festgestellt sein.

Das im Folgenden beschriebene Handling ist sozusagen der „Prototyp". Je nach Größenverhältnis zwischen Pflegekraft und Patient oder nach Intensität der Schädigung kann es modifiziert werden.

So kann man es machen:

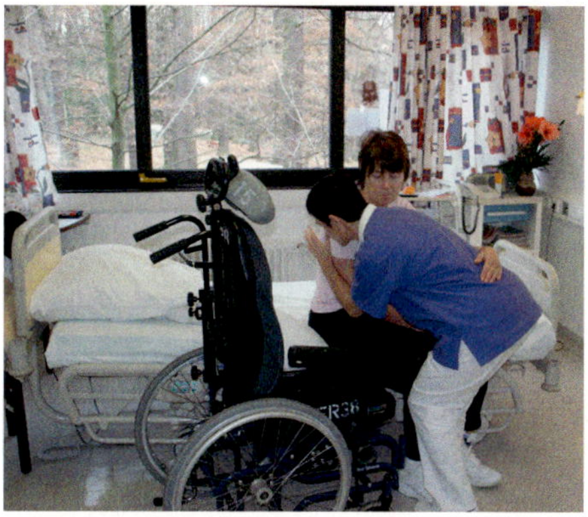

Der Rollstuhl, in dem die Patientin sitzen soll, steht an der Bettseite, über die die Patientin umgesetzt werden soll. Das Seitenteil ist entfernt. Die Fußstütze ist herausgenommen und unter das Bett gelegt. (Wenn die Stütze nur zur Seite geklappt ist, steht das scharfkantige Unterteil hoch. Verletzungsgefahr!)

Über das Vorwärtsbewegen im Sitzen wird die Patientin schräg – mit dem Körper möglichst nah zum Rollstuhl – zur Bettkante mobilisiert. Der Rollstuhl steht so nah wie möglich bei der Patientin. So hat die Pflegekraft den kürzesten Weg für den Bewegungsübergang aktivierend mit der Patientin vorbereitet.

Die Pflegekraft stützt jetzt mit ihren Knien das zum Rollstuhl stehende Knie der hemiplegischen Seite. Dazu beugt die Pflegekraft ihre eigenen Knie oder geht so weit, wie es erforderlich ist, in Schrittstellung. Mit der Hand, die sich zwischen Bett und Rollstuhlseite befindet, greift sie das Becken. Mit der anderen Hand umfasst sie den Oberkörper. Der hemiplegische Arm kann einfach gerade herunterhängen. Er muss für diesen Moment nicht besonders versorgt werden.

Jetzt muss die Pflegekraft den Oberkörper der Patientin zunächst aufrichten und dann so weit nach vorne bewegen, bis der Schwerpunkt der Patientin über ihren Füßen ist. Das ist eine Situation, die der Patientin große Angst machen kann. Deshalb bietet die Pflegekraft ihren Körper als Hilfe und Stütze an. Zusätzlich kann sie der Patientin ein großes Kissen zum Halten geben.

Die Pflegekraft stützt mit ihrer Schulter den Oberkörper der Patientin. Die Pflegekraft schaut zum Rollstuhl. Sie muss sehen, wo es hingeht. Sie hat selbst einen aufgerichteten Rücken und bewegt sich über eine Beugung ihrer Hüften und Knie zu der Patientin. So lehnt die Schulter der Patientin an der Schulter der Pflegekraft. Jetzt bewegt die Pflegekraft ihren eigenen Schwerpunkt nach hinten. Sie setzt ihr Körpergewicht gegen das der Patientin. So bewegt sie die Patientin auf ihre Füße. Es kann nur bewegt werden, was vorher entlastet wurde. Das Becken ist jetzt abgehoben und die Pflegkraft kann es zur Seite des Rollstuhls bewegen und die Patientin wieder absetzten. Es ist sinnvoll, diesen Bewegungsübergang in Teilschritten durchzuführen. Im Rollstuhl muss die Patientin optimal positioniert werden. Ihr Becken muss ganz an der Lehne ankommen. Fast immer steht das Becken der betroffenen Seite weiter vor, sodass die Patientin schief sitzen würde. Am besten stellt sich die Pflegekraft an den Rücken der Patientin und bewegt das Becken von hinten über die Gewichtsverlagerung zurück.

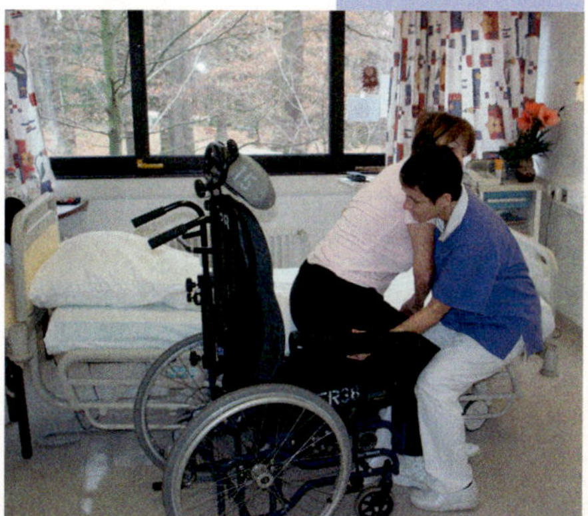

3.6 Vom Sitz zum Stand als Vorbereitung zum Gehen

Wenn Bridging funktioniert und wenn der Patient sicher seinen Rumpf im Sitzen nach vorne bewegen kann, sind das gute Voraussetzungen für das Stehen. Kann man den Patienten nicht sicher einschätzen, muss man den ersten Stehversuch mit zwei Kolleginnen durchführen. Ob der Patient wirklich stehen kann, weiß man erst sicher, wenn er steht. Es ist also Achtsamkeit und Sicherung geboten.

So kann man es machen:

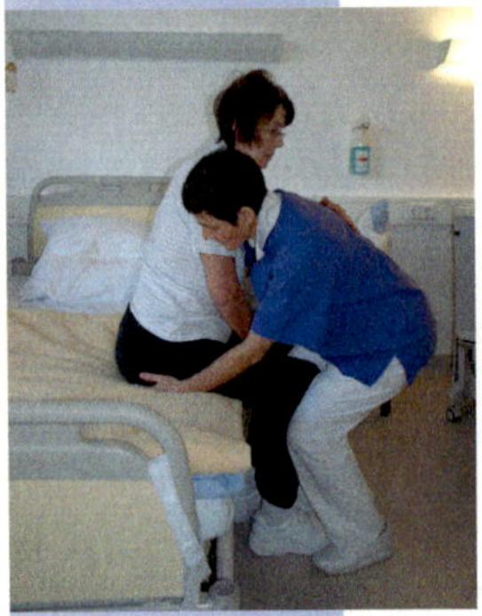

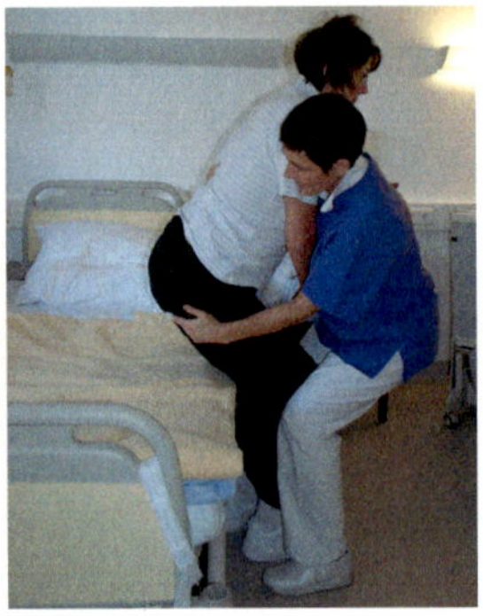

Das Handling wird genauso vorbereitet wie beim Umsetzen. Die Patientin wird jetzt durch die Unterstützung der Hüften zum Stehen gebracht.

Voraussetzung für das Gehen ist die Fähigkeit, auf jedem Bein alleine stehen zu können und alleine den gelähmten Fuß etwas nach vorne bewegen zu können.

Die Aktivität des Patienten zu fordern und zu warten, bis der Patient umsetzen kann, was gefordert wird, nimmt Zeit in Anspruch – Zeit, die in der Pflegeplanung realistisch einkalkuliert werden muss. Diese anfangs investierte Zeit rentiert sich aber: für den Patienten durch den Gewinn von mehr Selbstständigkeit, für die Pflegekraft, da die Eigenaktivität des Patienten ihre Arbeit erleichtert.

?

1 Jeder Bewegungsübergang stellt eine lehrreiche Situation sowohl für den Patienten als auch für die Pflegekraft dar. Warum?
2 Finden Sie möglichst viele Gründe, warum es pflegerisch-therapeutisch sinnvoll ist, Rumpfbewegungen mit Rotation anzubahnen.
3 Welche Lernerfahrungen macht ein hemiplegischer Patient beim Umsetzen auf einen Stuhl oder in den Rollstuhl?
4 Wann darf man mit einem Patienten gehen?

!

Um eigene Sicherheit zu gewinnen und die Unsicherheit des Patienten zu verstehen, üben Sie das in diesem Kapitel beschriebene Handling mit einer Mitschülerin/einem Mitschüler. Tauschen Sie dabei auch die Rollen Pflegeperson/Patient.

Dammshäuser, Birgit: Bobath-Konzept in der Pflege. Grundlagen, Problemerkennung und Praxis mit DVD. Urban & Fischer bei Elsevier, München 2005

Friedhoff, Michaela/Schieberle, Daniela/Gralla, Damian: Praxis des Bobath-Konzepts. Grundlagen, Handlings, Fallbeispiele. Thieme Verlag, Stuttgart 2007

Urbas, Lothar: Pflege eines Menschen mit Hemiplegie nach dem Bobath-Konzept. Einführung in die therapeutische Pflege. 3. Auflage, Thieme Verlag, Stuttgart 2005

I Zegelin, Angelika: „Festgenagelt sein" Der Prozess des Bettlägerigwerdens. Robert Bosch Stiftung (Hrsg): Reihe Pflegewissenschaft. 1. Auflage, Huber, Bern 2005, S. 164

II Zegelin, Angelika: ebd.

III Vgl.: Asmussen, Maren: Praxisbuch Kinaesthetics. Urban & Fischer bei Elsevier, München 2006, S. 20

Einen langen Atem haben

Gesunde Atmung beachten und unterstützen

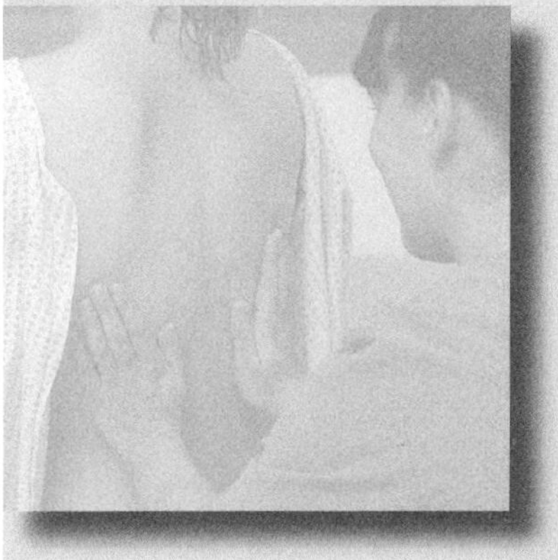

G

Tim beendet gerade seine tägliche Joggingrunde, als er Pia und Olga begegnet. „Du bist ja ganz außer Puste", bemerkt Olga beim Näherkommen. Tim steht mit vorgebeugtem Oberkörper und atmet mehrmals tief ein und aus. Nach kurzer Zeit hat sich sein Atem beruhigt und der Brustkorb hebt und senkt sich wieder normal. „Ja, der Lauf war ganz schön anstrengend", erwidert Tim. Olga schaut nachdenklich: „Wisst ihr, auf der Pflegestation im Seniorenzentrum betreue ich gerade einen älteren Herrn. Gestern Morgen habe ich Herrn Gastner bei der Morgentoilette geholfen. Nachdem er aufgestanden und zum Waschbecken gegangen ist, hat er ähnlich stark geatmet wie du gerade nach deinem Lauf. Und dabei hat der sich noch gar nicht angestrengt. Stellt euch mal vor, wie belastend das für Herrn Gastner ist. Ständig so außer Puste zu sein." Pia und Tim nicken zustimmend. „Trotzdem komisch", wendet Pia ein. „Die Säuglinge auf der Neugeborenenstation atmen alle so schnell, und bei denen scheint das normal zu sein. Jedenfalls sehen die nicht gestresst oder erschöpft aus."

Tim, der im Moment auf der medizinischen Station eingesetzt ist, überlegt, welche Beobachtungen er bisher bei den Patienten gemacht hat. In der vergangenen Woche hat er zusammen mit der Praxisanleiterin Ina Thomsen die schwerkranke Gertrud Pfister gepflegt. Die 89-jährige Frau hat bis zu ihrem schweren Schlaganfall zuhause gelebt und sich weitgehend selbst versorgt. Sie konnte sich nicht erholen und ist an den Folgen gestorben. „Als ich mit Ina Thomsen ins Zimmer gekommen bin, hat sie plötzlich aufgehört zu atmen. Ich bin total erschrocken. Die Gesichtsfarbe hat sich verändert und ich dachte schon, nun ist sie gestorben. Aber plötzlich hat sie wieder angefangen zu atmen. Das hat mich dann ganz durcheinander gebracht. Ina hat mir dann später erklärt, dass das häufig bei sterbenden Menschen vorkommt."

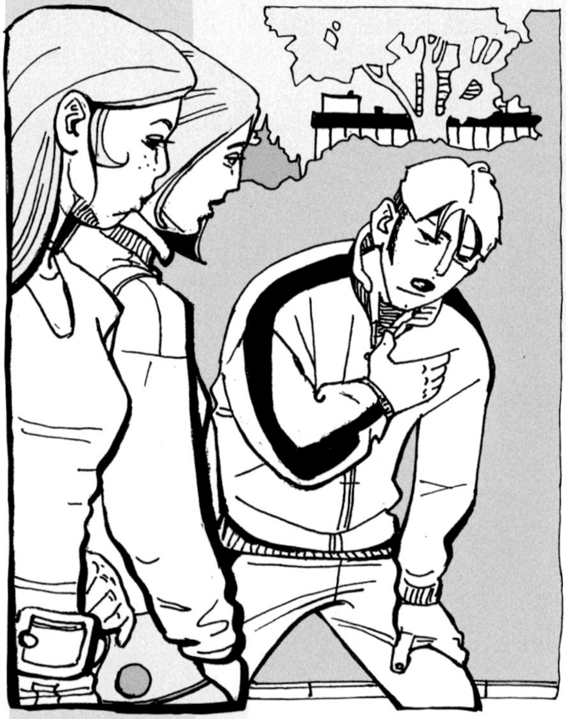

1 Vielleicht haben Sie bereits Menschen mit Veränderungen der Atmung gepflegt. Tauschen Sie sich über Ihre Erfahrungen in der Gruppe aus.

2 Beobachten Sie die Atmung Ihrer Mitschüler. Was genau sehen Sie?

1 Anatomisch-physiologische Grundlagen

Olga absolviert ihren Pflegeeinsatz im Akutbereich auf der medizinischen Station im Klinikum Gutleben. Auf der Station werden neben den älteren Patienten auch Erwachsene im mittleren Alter gepflegt. So auch der 38-jährige Daniel Küster. Herr Küster leidet seit der Pubertät an einem Diabetes mellitus Typ 1. Aus bisher nicht geklärten Gründen entgleist der Blutzucker von Herrn Küster in letzter Zeit häufig, so dass er im Klinikum unter Aufsicht neu eingestellt werden muss. Als Olga am Morgen das Patientenzimmer betritt, nimmt sie einen merkwürdig säuerlichen Geruch war. Als sie ans Bett tritt, merkt sie, dass der Patient tief schläft und ungewöhnlich schnell und tief atmet. Auch auf Zuruf und leichtes Schütteln am Oberarm erwacht er nicht. Olga betätigt den Notruf und holt umgehend Hilfe. Herr Küster wird auf die Intensivstation verlegt, wo es ihm schon bald wieder besser geht.

Vor Ende der Schicht bespricht die Pflegende Sara Schindler die Situation mit Olga. „Herr Küster ist in ein diabetisches Koma gefallen. Sein Blutzucker war sehr hoch. Wenn der Blutzucker so stark erhöht ist, reagiert der Körper mit vertiefter und beschleunigter Atmung, so wie du es gesehen hast. Du hast absolut richtig gehandelt." Noch sind die Zusammenhänge für Olga nicht ganz klar. Zunächst freut sie sich aber, dass es dem Patienten bald wieder besser gehen wird.

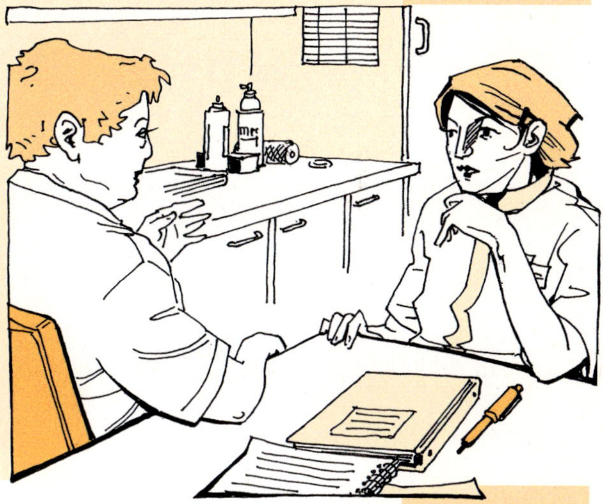

1 Hat Olga in der geschilderten Situation richtig gehandelt? Diskutieren Sie in der Gruppe.

2 Welche anderen Arten von Atemstörungen kennen Sie?

1.1 Aufgaben und Steuerung der Atmung

Die Atmung ist neben dem Herz-Kreislaufsystem eine lebenswichtige Funktion des menschlichen Körpers. Aufgabe des Atemsystems ist die Versorgung des Körpers mit Sauerstoff (O_2) durch die Atemluft und der Abtransport von Kohlenstoffdioxid (CO_2) – im normalen Sprachgebrauch auch Kohlendioxid genannt.

Die Atmung ist beteiligt bei der Aufrechterhaltung des Säure-Basen-Haushalts und hilft so, die Homöostase (inneres Gleichgewicht des Körpers) konstant zu halten. Des Weiteren gehören zum Atemsystem wichtige anatomische Strukturen, die für die Sprachbildung von Bedeutung sind und dem Menschen so ermöglichen, mit seinen Mitmenschen bzw. seiner Umwelt zu kommunizieren.

Blutgasanalyse
Band 4, A 2.3.2
Band 4, A 3.1.3

Im verlängerten Rückenmark des Gehirns (Medulla oblongata) befindet sich das Atemzentrum. Es empfängt und verarbeitet Impulse von so genannten Chemorezeptoren, die sich an Blutgefäßen, z. B. am Aortenbogen, an der Arteria carotis (Halsschlagader), an der Lungenarterie und in der Nähe des Atemzentrums befinden. Diese Chemorezeptoren messen den pH-Wert, den Sauerstoffgehalt und den Kohlenstoffdioxidgehalt des Blutes. Die Konzentration eines Gases (O2 bzw. CO2) in einer Flüssigkeit (Blut) wird als Partialdruck bezeichnet und wird in mm/Hg gemessen.

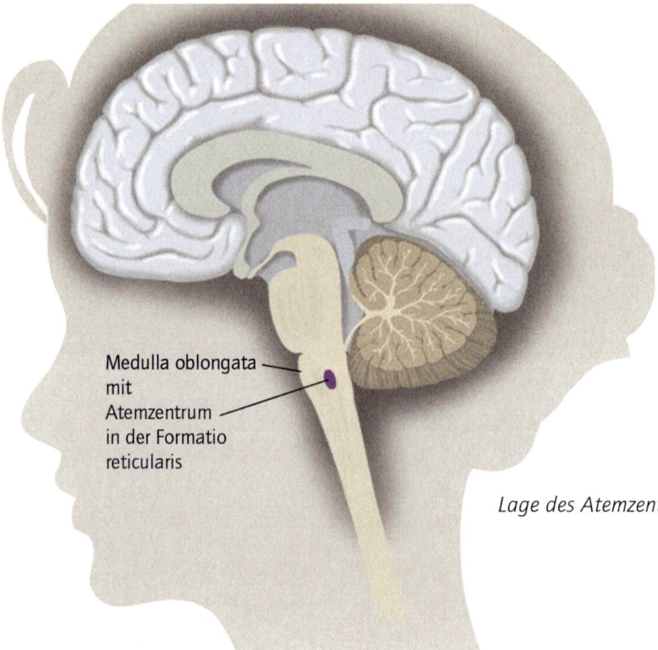

Lage des Atemzentrums

Der Impuls zum Einatmen erfolgt erst, wenn der Partialdruck des Kohlendioxids (pCO_2) sich zu stark erhöht, wenn der Partialdruck des Sauerstoffs (pO_2) zu stark abfällt oder der pH-Wert sinkt.

Ein weiterer Messparameter sind Dehnungsrezeptoren in den Lungenbläschen (Alveolen). Wenn die Alveolen zu klein sind, erfolgt ein Impuls zu Dehnung der Lunge und es kommt zur Einatmung. Diese Mechanismen laufen automatisch ab. Die Atmung kann über den Nervus vagus aber auch willentlich gesteuert werden, z. B. wenn der Arzt den Patienten auffordert tief ein- und auszuatmen oder wenn er die Luft anhalten soll. Dies gelingt jedoch nur über einen begrenzten Zeitraum und die Atmung setzt beim Gesunden automatisch wieder ein.

Reanimation
Band 4, B 2.3

Ein Ausfall des komplexen Atemsystems ist für den Menschen nur sehr kurze Zeit ohne Schäden tolerabel. Daher ist jede akute Veränderung in der Atmung als Notfallsituation zu werten und unverzüglich zu beheben (Info an den Arzt, eventuell Reanimation einleiten). Nach ca. drei Minuten sterben die ersten Gehirnzellen ab, da sie besonders sensibel auf einen Sauerstoffmangel reagieren. Nach ca. zehn Minuten ohne Sauerstoffaufnahme tritt der Hirntod ein. Andere Organe können länger ohne Sauerstoffaufnahme überleben. Diese Eigenschaften nutzt man z. B. bei der Organtransplantation.

1.2 Atemmechanik

Der Ablauf von Ein- und Ausatmung folgt stets dem gleichen physiologischen Muster. Durch einen Impuls des Atemzentrums zur Einatmung ziehen sich der Zwerchfellmuskel (Diaphragma) und die äußere Zwischenrippenmuskulatur (Interkostalmuskulatur) zusammen (Kontraktion).

Das **Zwerchfell** ist eine Muskelplatte, die zwischen den sechs unteren Rippen, dem Brustbein und der Lendenwirbelsäule aufgespannt ist und so die Brusthöhle von der Bauchhöhle trennt. Durch das Zwerchfell verlaufen die Aorta, die untere Hohlvene und die Speiseröhre. Es ragt kuppelförmig in die Brusthöhle, wobei die Lungenflügel mit ihrer Basis dem Zwerchfell aufliegen. Kontrahiert sich der Zwerchfellmuskel, wird seine Kuppel nach unten gezogen und zieht die Lungenflügel mit. Durch die Anspannung der äußeren **Zwischenrippenmuskeln** wird der Brustraum nach vorn erweitert. Durch diese beiden Bewegungen vergrößert sich die Lunge, es entsteht Unterdruck in der Lunge und Luft strömt durch den geöffneten Kehldeckel in die Lunge ein. Bei schwerer Anstrengung (körperliche Betätigung, Luftnot) wird dieser Vorgang durch die **Atemhilfsmuskulatur** des Brustkorbes unterstützt. Zu den wichtigsten Atemhilfsmuskeln zählen der Musculus scalenus, Musculus sternocleidomastoideus, Musculus pectoralis major und Musculus pectoralis minor.

Muskelgewebe
Band 2, F 1.4

Die so aufgenommene Atemluft setzt sich aus

- Stickstoff 78 %,
- Sauerstoff 21 %,
- Edelgase 1 % und
- Kohlendioxid 0,03 % zusammen.

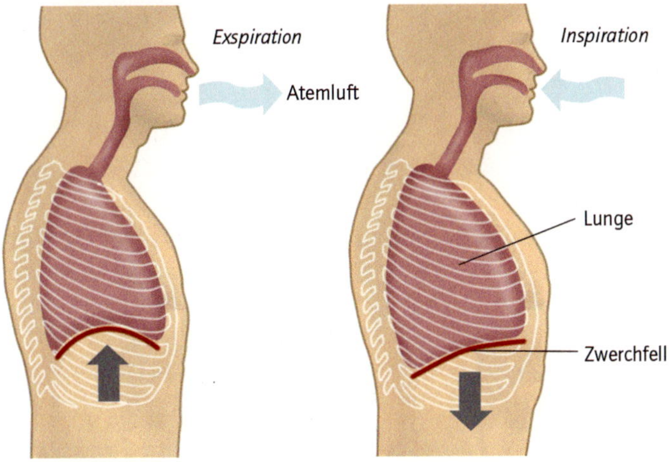

Lage und Bewegung des Zwerchfells

Die Einatmung ist ein aktiver, die Ausatmung dagegen ein überwiegend passiver Vorgang. Bei der Ausatmung entspannen sich die Muskeln wieder, die Lunge wird kleiner und die Luft strömt durch den geöffneten Kehldeckel wieder aus. Die Lunge selber ist nicht aktiv, sie folgt den Erweiterungen und Verengungen des Brustkorbs.

1.3 Atemwege

Die Atemwege (auch Luftwege genannt) werden in einen oberen und einen unteren Bereich unterteilt. Beide Bereiche übernehmen wichtige Aufgaben und Funktionen im Zusammenhang mit der Atmung.

1.3.1 Obere Atemwege

Die Atemluft gelangt meist durch die **Nase** in die Atemwege. Die Aufnahme der Atemluft ist auch durch den Mund möglich, dann jedoch entfallen wichtige Aufgaben, die die Nase erfüllt. Dazu gehören:

- Erwärmung der Einatemluft durch ein dichtes Blutgefäßgeflecht in der Nasenschleimhaut
- Vorreinigung der Einatemluft durch Flimmerhärchen im Flimmerepithel der Nase
- Anfeuchtung der Einatemluft durch Becherzellen im Flimmerepithel der Nase
- Riechen: In der Nase befindet sich auch Riechschleimhaut mit Riechzellen. Sie sind mit dem Riechnerv (Nervus olfactorius) verbunden. Eng verbunden mit dem Riechen ist das Schmecken. Die Geschmacksknospen im Mund sind nur in der Lage, die Geschmacksrichtungen süß, sauer, salzig und bitter zu unterscheiden. Alle anderen Geschmacksrichtungen werden über den Geruch identifiziert.
- Resonanzraum für die Stimme: Die Nasennebenhöhlen bilden einen wichtigen Resonanzraum für die Stimmbildung.

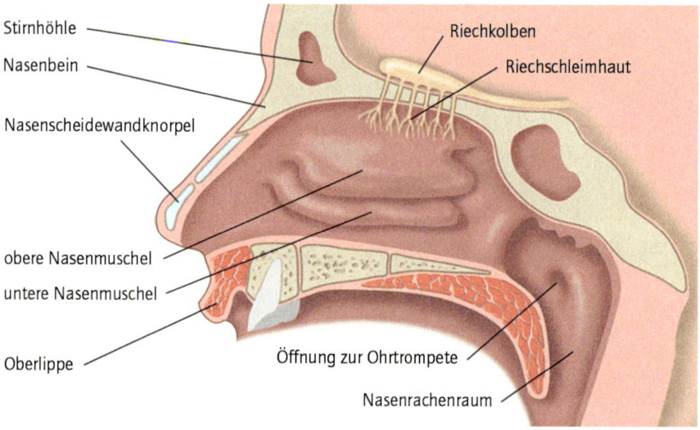

Aufbau der Nase

Von außen sichtbar sind die Nasenlöcher, die Nasenscheidewand (Knorpelgewebe) und die Nasenflügel. Im Inneren befindet sich die Nasenhöhle, die mit Schleimhaut ausgekleidet ist. Durch die Begrenzungen (nach unten durch den harten Gaumen, nach oben durch das Siebbein und die Schädelbasis, zur Seite durch die Oberkieferknochen) entsteht ein dreieckiger Raum. Die Nasenscheidewand teilt diesen Raum in rechts und links. In jedem Raum befinden sich eine untere, eine mittlere und eine obere **Nasenmuschel**, die die Oberfläche der Seitenwände vergrößern. In den Nasenmuscheln befinden sich die Nasengangmündungen, z. B. der Tränennasengang.

Neben den beschriebenen Räumen liegen die Nasennebenhöhlen. Man unterscheidet die Stirnhöhlen, die Kieferhöhlen, die Siebbeinzellen und die Keilbeinhöhlen.

Die Nase ist mit dem **Rachen** (Pharynx) verbunden. Die gereinigte, angewärmte und angefeuchtete Atemluft gelangt in diesen Muskelschlauch, der von der Schädelbasis bis zur Speiseröhre verläuft. Im Rachen mündet die Ohrtrompete, die für den Druckausgleich zum Trommelfell wichtig ist. Dort befinden sich zudem die Gaumen- und Rachenmandeln. Sie sind Teil der Immunabwehr. Im Rachen teilen sich Luft- und Speiseweg am **Kehldeckel** (Epiglottis), der auf dem Kehlkopf sitzt. Die Luftröhre liegt vor der Speiseröhre und die Speiseröhre vor der Halswirbelsäule. Beim Schlucken schließt sich der Kehldeckel, und Speichel oder Nahrung gelangt in die Speiseröhre. Aus unterschiedlichen Gründen kann es vorkommen, dass der Kehldeckel nicht richtig schließt, z. B. durch eine Schluckstörung nach einem Schlaganfall. Gelangt dabei Nahrung in die Lunge, spricht man von einer Aspiration (aspirieren = ansaugen).

Aspiration
Band 4, B 2.4

1.3.2 Untere Atemwege

Der **Kehlkopf** (Larynx) trennt die oberen und unteren Atemwege. Dieses röhrenförmige Knorpelgerüst erstreckt sich vom Zungengrund bis zur Luftröhre. Der größte Knorpel wird Schildknorpel genannt, dessen scharfer Vorsprung als Adamsapfel auch außen sichtbar wird. Der Schildknorpel und der Ringknorpel unterhalb des Schildknorpels bilden die Basis für zwei kleine Stellknorpel, die für die Stellung und Spannung der Stimmbänder verantwortlich sind.

Der Kehlkopf hat wichtige Aufgaben:

- Stimmbildung (Sprache, Töne)
- Trennung von Luft- und Speiseröhre
- Husten und Niesen ermöglichen

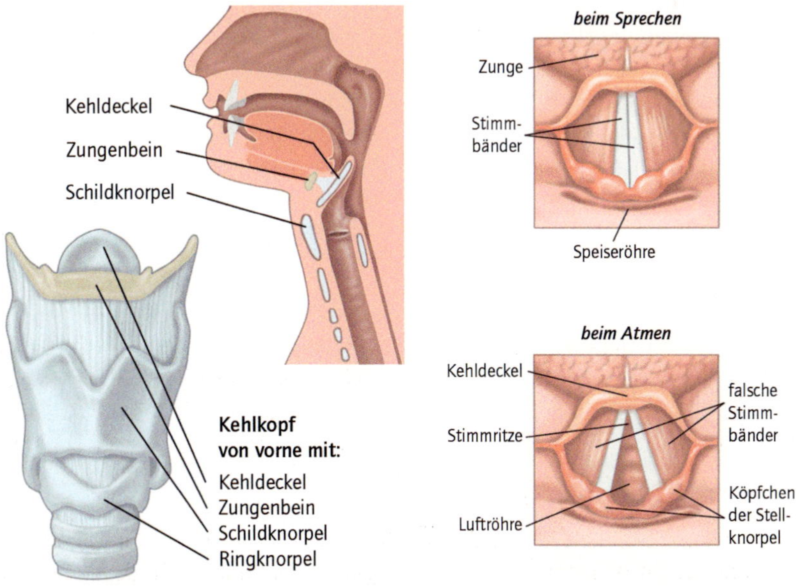

Kehlkopf und Stimmbänder

Im Kehlkopf verlaufen die **Stimmbänder**, die für die Stimmbildung bedeutend sind. Diese Schleimhautfalten sind mit mehreren feinen Muskeln verbunden.

Die Muskeln werden vom Nervus laryngeus recurrens (rückläufiger Kehlkopfnerv), einem Ast des Nervus vagus, innerviert. Sie spannen sich zwischen dem Schildknorpel und dem Stellknorpel auf. Der obere Anteil der Stimmbänder wird Stimmlippen genannt, sie sind bei einer Kehlkopfspiegelung sichtbar. Der Spalt zwischen den Stimmbändern wird als **Stimmritze** bezeichnet.

Nervus vagus Band 2, C 1.4.2
Stimme und Sprechen Band 3, G 2

Nach dem Kehlkopf gelangt die Atemluft in die Luftröhre (Trachea). Sie besteht aus 16–20 c-förmigen Knorpelspangen, die verhindern, dass sich die Luftröhre durch den Unterdruck beim Ansaugen der Einatemluft verschließt. Zwischen den Knorpelspangen liegt elastisches Bindegewebe, daher ist die Luftröhre auch in Längsrichtung verschiebbar, was beim Schluckakt notwendig ist. Die Luftröhre ist mit Schleimhaut, Flimmerepithel (Cilien) und Becherzellen ausgekleidet. Die Cilien transportieren durch kleine Wellenbewegungen kleinste Fremdkörper nach oben und reinigen so das Bronchialsystem.

!

Muss einer Person der Kehlkopf aufgrund einer Krankheit, z. B. Kehlkopfkrebs, operativ entfernt werden, kann sie nicht mehr sprechen. Um sich verständigen zu können, muss entweder ein mechanisches Hilfsmittel eingesetzt oder eine Sprache mithilfe der Speiseröhre erlernt werden.

Der physiologische Ablauf der Sprache

Zum Sprechen wird zuerst Luft durch den Kehlkopf eingezogen, dabei ist die Stimmritze weit geöffnet und die Stimmbänder sind entspannt. Anschließend wird die Luft durch eine verengte Stimmritze hinausgepresst. Durch die vorbeiströmende Luft entstehen Schwingungen an den Stimmbändern. Durch die Muskelverbindung kann die Länge, die Spannung und die Dicke der Stimmbänder verändert werden. Kurze, schlaffe und dicke Stimmbänder erzeugen tiefe Töne, lange, gespannte und dünne Stimmbänder erzeugen hohe Töne. Der Grad der Öffnung der Stimmritze und der Druck der Ausatemluft entscheiden über die Lautstärke des Tones. Rachen, Mund und Nasennebenhöhlen dienen als Resonanzkörper für die Schwingungen der Töne. So können die Vokale A, E, I, O, U gebildet werden. Die Konsonanten werden durch unterschiedliche Stellung von Lippen, Zähnen, Gaumen und Zunge hervorgebracht.

1.3.3 Bronchialbaum

Die Luftröhre teilt sich in zwei Hauptbronchien, die vom Gewebe ähnlich aufgebaut sind. Die Teilung wird **Bifurkation**, die Region vor der Teilung wird **Lungenhilus** (Lungenwurzel) genannt. Der Hilus enthält die Bronchien sowie alle Blut- und Lymphgefäße, die für die Versorgung der Lunge nötig sind. Durch die häufigen Verzweigungen entsteht das Bild einer Baumkrone, daher der Name Bronchialbaum.

Der rechte **Hauptbronchus** teilt sich in drei Lappenbronchien, die mit Oberlappen, Mittellappen und Unterlappen bezeichnet werden. Der linke Hauptbronchus teilt sich in zwei Lappenbronchien auf. Der Oberlappen ist mit der Lingula verwachsen, sie stellen zusammen einen Lappen dar, darunter liegt der Unterlappen. Dies wird bedingt durch die linksseitige Lage des Herzens.

Die fünf **Lappenbronchien** sind zu vergleichen mit Ästen eines Baumes. Diese fünf Äste teilen sich in 19 **Segmentbronchien** auf. In der rechten Lunge teilen sich der obere Lappenbronchus in drei, der mittlere Lappenbronchus in zwei und der untere Lappenbronchus in fünf Segmentbronchien; hier sind insgesamt zehn Segmente vorhanden. In der linken Lunge teilen sich der Oberlappenbronchus in fünf und der Unterlappenbronchus in vier Segmentbronchien; hier sind insgesamt nur neun Segmente vorhanden. Nach den Segmentbronchien folgen 15 verschiedene Teilungen, bis zu den **Bronchiolen.**

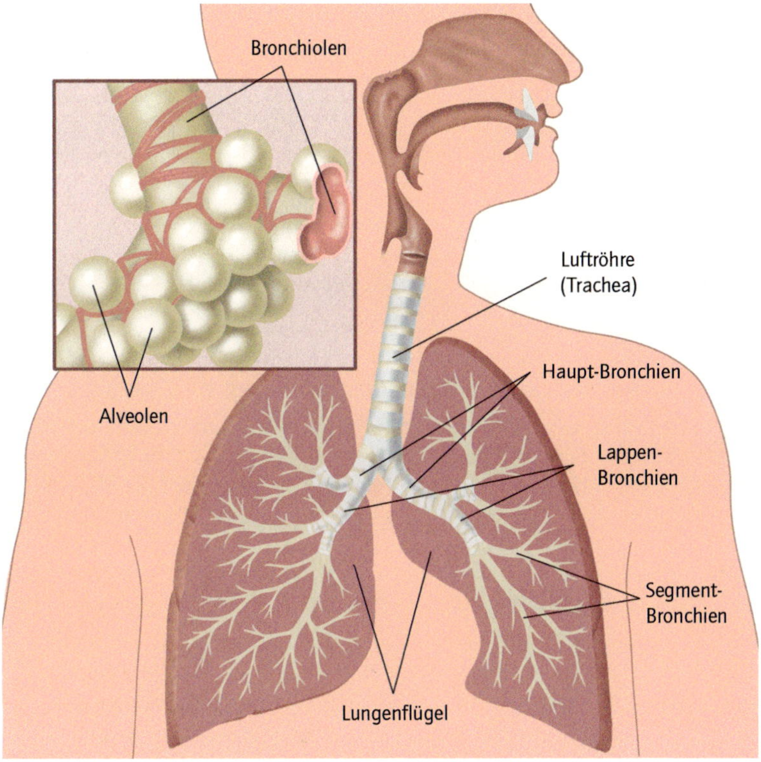

Atemwege und Bronchialsystem

Die Bronchiolen verzweigen sich weiter, bis am Ende des Bronchialbaumes die **Alveolen** (Lungenbläschen) liegen. Hier findet der eigentliche Gasaustausch statt. Die Zusammensetzung der Alveolarluft entspricht nun nicht mehr der Frischluft, die eingeatmet wurde. Bereits verbrauchte Luft befindet sich in den Alveolen, da bei der Ausatmung immer ein Rest Luft in den Lungen verbleibt. Außerdem vermischt sich die Frischluft mit der Luft, die sich in der Luftröhre und im Bronchialbaum befindet und bei der Ein- und Ausatmung hin- und herpendelt. Diese Luft nimmt nicht am Gasaustausch teil und wird als anatomischer **Totraum** bezeichnet.

Zum **anatomischen Totraum**, also den Abschnitten, die nicht am Gasaustausch beteiligt sind, gehören die Abschnitte Mund-Nase, Rachen, Luftröhre sowie der gesamte Bronchialbaum bis zu den Alveolen. Die hin- und herpendelnde Luft hat ein Volumen von ca. 150 ml.

Verzweigung des Bronchialbaumes

deutsche Bezeichnung	lateinische Bezeichnung
Hauptbronchus rechts und links	Bronchus principalis dexter et sinister
Lappenbronchius	Bronchus lobares
Segmentbronchius	Bronchus segmentalis
Bronchiolen	Bronchioli
Endbronchien	Bronchioli terminales
respiratorische Endbronchien	Bronchioli respiratorii

Der Abgangswinkel des rechten Hauptbronchus beträgt ca. 25 Grad. Dem steht ein Winkel von 50 Grad beim linken Hauptbrochus gegenüber. Daher werden in 75 % der Fälle aspirierte Materialien (kleines Spielzeug bei Kindern, Erbrochenes) in den rechten Hauptbronchus angeatmet.

1.4 Gasaustausch

Unter **Gasaustausch** wird die Aufnahme von Sauerstoff aus dem Alveolarraum der Lungen in das Blut über die alveolarkapillare Membran und – in umgekehrter Richtung – die Abgabe von Kohlendioxid aus dem Blut in die Alveolarluft durch Diffusion verstanden. Der Begriff Diffusion leitet sich aus dem Lateinischen „diffundere" ab und bedeutet ausgießen, verstreuen, ausbreiten. Diffusion ist die Bewegung von Atomen oder Molekülen, die einen Konzentrationsausgleich zum Ziel hat. Der Stoffaustausch geschieht dabei vom Ort der höheren zum Ort der niedrigeren Konzentration.

Die Alveolen sind von einem Gefäßnetz umspannt. Eine zuführende Kapillare transportiert sauerstoffarmes und kohlendioxidreiches Blut zur Alveole. Blut und Alveolarluft sind durch eine semipermeable Membran (halbdurchlässige Schicht) voneinander getrennt. Durch Überwindung dieser Membran findet der Gasaustausch statt. Dabei diffundiert Kohlendioxid (CO_2) aus der Blutbahn in die Alveole. Gleichzeitig diffundiert Sauerstoff (O_2) aus der Alveole in die Blutbahn. Das Sauerstoffmolekül bindet sich an das Eisen des Hämoglobins in den roten Blutkörperchen des Blutes. Dieser Vorgang wird **äußere Atmung** genannt.

Als **innere Atmung** wird der Austausch von Sauerstoff und Kohlendioxid in der Zelle bezeichnet. Die Zelle nimmt von dem vorbeifließenden Blut Sauerstoff auf und gibt ihr produziertes Kohlendioxid in das Blut ab.

Herz-
Kreislaufsystem
Band 2, H 1

Die abgeatmete Luft setzt sich wie folgt zusammen:

- Stickstoff 78 %
- Sauerstoff 16 %
- Edelgase 1 %
- Kohlendioxid 4 %

Die Alveolen sind mit einem Oberflächenfaktor **(surfactant factor)** überzogen, damit sie trotz der ständigen Druckschwankungen nicht zusammenfallen oder platzen. Dieser surfactant factor wird in der 34. bis 35. Schwangerschaftswoche gebildet. Frühgeborene Kinder, die vor dieser Zeit zur Welt kommen, leiden an einer noch unreifen Lunge. Durch den fehlenden Faktor fallen die Lungenbläschen in sich zusammen, man spricht von **Atelektase**.

Die zusammengefallenen Alveolen stehen für den Gasaustausch nicht zur Verfügung, so dass das Frühgeborene eine insuffiziente (unzureichende) Atmung zeigt und nicht ausreichend mit Sauerstoff versorgt wird. Diesen Kindern wird ein künstlich hergestellter surfactant factor als Emulsion in die Lungen verabreicht. Hierzu muss eine Bronchoskopie durchgeführt werden.

Frühgeborene
Band 3, A 2.5

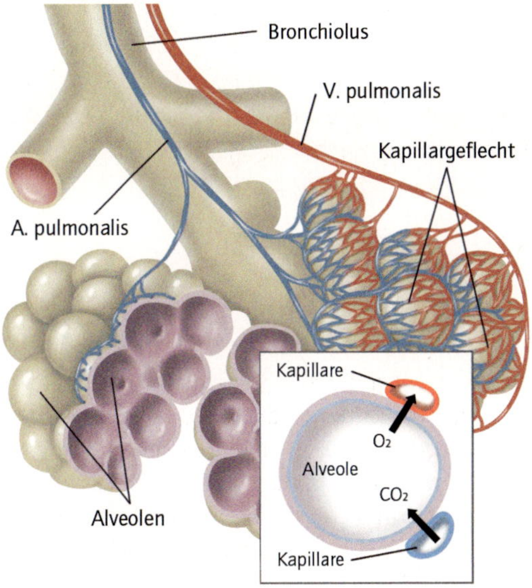

Gasaustausch

1.5 Lunge

Der Bronchialraum liegt nicht frei im Brustkorb (Thorax), sondern er wird von der im Brustkorb gelegenen Lunge umgeben. Die Lunge ist ein paarig angelegtes Organ. Sie wird seitlich durch die Rippen begrenzt, von unten (Lungenbasis) durch das Zwerchfell und von oben (Lungenspitzen) durch die Schlüsselbeine, die sie leicht überragt. Die Lunge ähnelt im Aussehen einem Schwamm. Durch die Teilung in den rechten und linken Bronchus entstehen zwei Lungenhälften (rechts und links); sie werden **Lungenflügel** genannt. Die Lunge selbst besitzt keine Muskulatur, so dass die Luft von ihr nicht aktiv eingezogen wird, sondern sie passiv der Lungenausdehnung folgt. Zwischen den Lungenflügeln befindet sich das Mittelfell (Mediastinum) mit den Organen Speiseröhre, Luftröhre, Thymusdrüse und Herz. Die Lungenflügel sind von einer sehr dünnen Hülle bzw. Haut, dem Lungenfell (Pleura visceralis) überzogen. Am Lungenhilus bildet sich eine Umschlagsfalte und das Lungenfell geht in das Rippenfell (Pleura parietalis) über. Lungenfell und Rippenfell bilden zusammen die so genannte **Pleura**, das Brustfell. Beide Häute bilden einen geschlossenen Raum **(Pleuraspalt)**, der mit sehr wenig Flüssigkeit gefüllt ist. Im Pleuraspalt besteht ein leichter Unterdruck im Vergleich zur Außenwelt. Er sorgt dafür, dass Lungen- und Rippenfell eng anliegen und sich gleichmäßig bei der Einatmung ausdehnen und bei der Ausatmung wieder zusammenziehen.

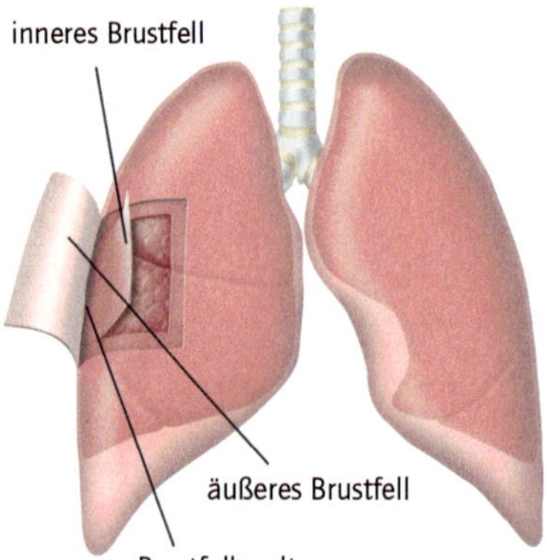

Brustkorb und Brustfell

Pneumothorax Band 3, G 3.4

Entweicht dieser Unterdruck, z. B. bei Verletzungen oder bei der Ansammlung von Blut, kollabiert der entsprechende Lungenflügel (er fällt in sich zusammen) und kann nicht mehr zum Gasaustausch genutzt werden. Der Patient erleidet einen **Pneumothorax.**

Bülaudrainage Band 4, G 4.8

> Der Pneumothorax stellt eine lebensgefährliche Notfallsituation dar, die sofort medizinisch bzw. intensivmedizinisch behandelt werden muss. Häufig tritt ein Pneumothorax nach Unfällen oder bei Stichverletzungen auf. In seltenen Fällen kann es bei schlanken Jugendlichen (meistens junge Männer) nach ausgedehnter sportlicher Betätigung, z. B. bei Sprüngen aus großer Höhe, zu einem spontanen Pneumothorax kommen. In der Regel wird ein Pneumothorax mit einer Bülaudrainage versorgt. Die Betroffenen verbleiben mehrere Tage im Krankenhaus.

1.6 Atemvolumina

Ein Atemzug lässt sich in drei Phasen unterteilen. Bei der **Einatmung** (Inspiration) gelangen ca. 500 ml Luft durch Ausdehnung der Lunge in den Atemapparat (Atemzugvolumen). Der Brustkorb hebt sich, das Zwerchfell senkt sich in Richtung Bauchraum und schiebt die inneren Organe nach vorn. Dies wird an der Vorwölbung des Bauches sichtbar. Nach der Einatmung folgt sofort die **Ausatmung** (Exspiration), es schließt sich eine **Atempause** an.

Der Mensch kann seine Einatmung und Ausatmung vertiefen. Dies wird beispielsweise bei starker körperlicher Anstrengung nötig. Bei einer vertieften Einatmung kann er zusätzlich Luft aufnehmen (inspiratorisches Reservevolumen) oder Luft zusätzlich ausatmen (exspiratorisches Reservevolumen), indem er versucht, möglichst viel im Bronchialbaum vorhandene Luft nach außen zu pressen. Das zusammengerechnete Volumen von maximaler Einatmung und maximaler Ausatmung wird als **Vitalkapazität** bezeichnet. Sie ist abhängig von Größe, Gewicht, Geschlecht, Alter und Trainingszustand des Patienten. Nach der Ausatmung verbleibt immer noch Luft in der Lunge, das so genannte **Residualvolumen**. Rechnet man das Volumen der Vitalkapazität zum Residualvolumen dazu, erhält man die **Totalkapazität**. Die einzelnen Volumina können mithilfe der Spirometrie gemessen werden.

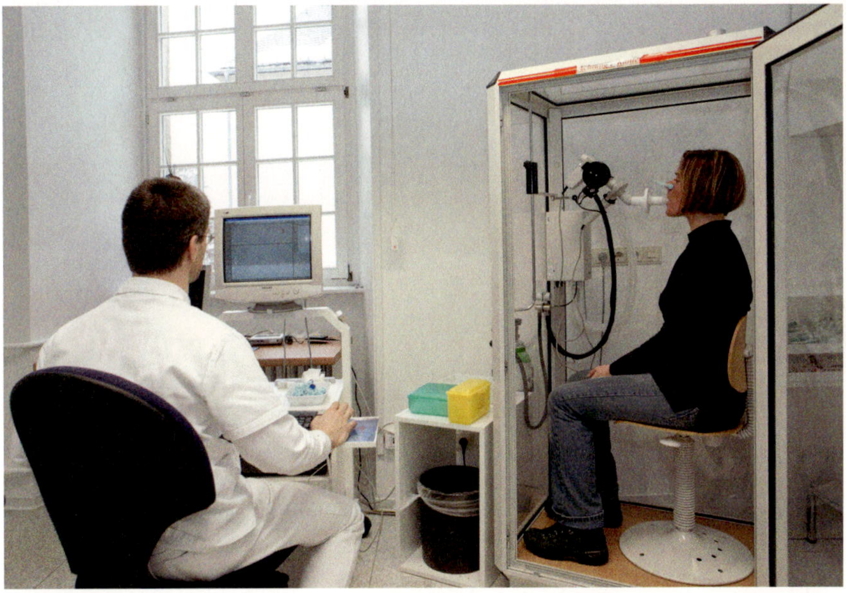

Spirometrie

Um das Atemvolumen der Patienten mit einer einfachen und schnellen Methode im pflegerischen Alltag zu beurteilen, kann der Patient zum kräftigen Husten aufgefordert werden. Menschen mit ausreichendem Atemzugvolumen verfügen in der Regel über einen ausreichend kräftigen Hustenstoß. Patienten, die auf Aufforderung nur schwach husten, haben ein erhöhtes Risiko, eine Lungenentzündung zu entwickeln, da sie Sekret nicht ausreichend abhusten können.

Übersicht der Atemvolumina

Begriff	Erklärung	Menge
Residualvolumen oder Restluft	Mindestinhalt in der Lunge nach maximaler Ausatmung	ca. 1000 ml
maximale Exspiration (exspiratorisches Reservevolumen)	Menge, die über die normale Respirationsluft hinaus ausgeatmet werden kann	ca. 1000 ml
Respirationsluft oder Atemzugvolumen	normale Ein- und Ausatmung	ca. 500 ml
maximale Inspiration (inspiratorisches Reservevolumen)	Einatmung über die normale Respirationsluft hinaus	ca. 1000 ml
Vitalkapazität	Gesamtvolumen von maximaler Ein- und Ausatmung	ca. 2500–3000 ml
Gesamt- oder Totalkapazität	Gesamtvolumen, das die Lunge aufnehmen kann	ca. 3000–5000 ml
Totraum	Luftmenge, die nicht am Gasaustausch beteiligt ist und die zwischen oberen Atemwegen und Alveolen hin- und herpendelt	ca. 150 ml

Lungenvolumina

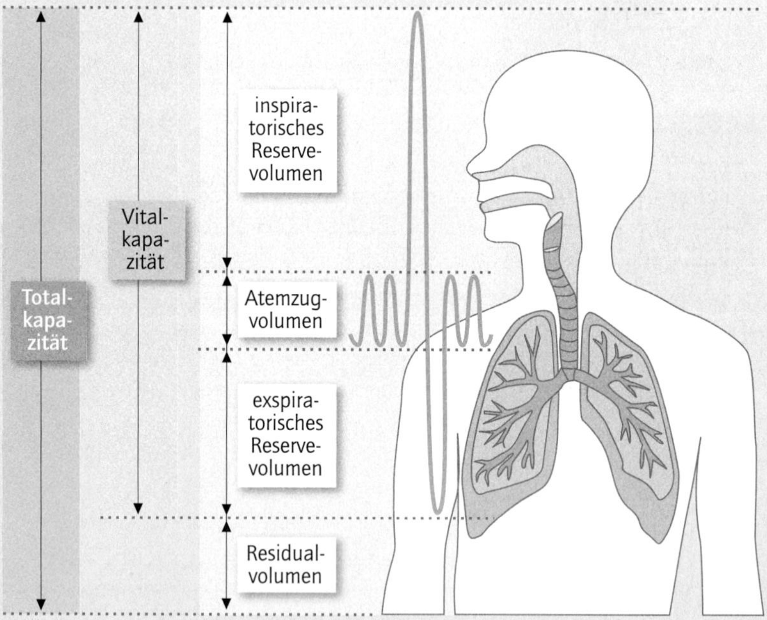

Schnell und einfach können Pflegende sich einen ersten Eindruck über die Atemvolumina machen, indem sie den Patienten auffordern einmal kräftig ein- und anschließend kräftig wieder auszuatmen. Zeigen sich hier deutlich kleine Atemzüge kann dies als Hinweis auf eine eingeschränkte Atemfunktion gewertet werden.

Befindet sich der Patient in einer ungünstigen und unbequemen Lagerungssituation (z. B. mit hochgestelltem Kopfteil und nicht genügend Platz für den Oberkörper) führt dies zu verminderten Atemvolumina, da die Atemzüge nicht tief genug ausgeführt werden können. Patienten mit Schonatmung (z. B. nach Operationen im Thorax- und Abdomenbereich) zeigen ebenfalls kleinere Atemvolumina. Bei diesen Patienten ist das Risiko, eine Pneumonie (Lungenentzündung) zu entwickelt erhöht. Pathologisch verändern sich die Atemvolumina zum Beispiel bei einem Pneumothorax, da der kollabierte Lungenflügel für die Aufnahme der Atemluft nicht genutzt werden kann.

?

1 Welche anatomischen Anteile sind für die Steuerung der Atmung verantwortlich?
2 Aus welchen Anteilen setzt sich die Ein- bzw. Ausatemluft zusammen?
3 Welche anatomischen Strukturen werden zu den oberen, welche zu den unteren Atemwegen gezählt?
4 Was versteht man unter dem anatomischen Totraum?
5 Beschreiben Sie die Lage der Lunge im Brustkorb mit eigenen Worten.
6 Was ist eine Atelektase?
7 Was passiert, wenn der Unterdruck im Pleuraspalt entweicht?

1 Erklären Sie einer Arbeitskollegin, wie man einfach und unkompliziert die Atemkapazität eines Patienten in der täglichen Pflege ohne zusätzliche Hilfsgeräte einschätzen kann.
2 Erstellen Sie eine Tabelle oder eine Übersicht mit allen Ihnen bekannten Atemvolumina. Die Übersicht enthält die korrekte Bezeichnung, eine verständliche Erklärung und die Angabe der Menge in Millilitern.
3 Sie möchten bei Ihrer Arbeits- oder Kurskollegin die einzelnen Atemvolumina beurteilen. Sie fordern sie auf, entsprechend Ihren Angaben zu atmen. Wie muss die betreffende Person atmen, damit Sie a) das Atemzugvolumen, b) das exspiratorische Reservevolumen und c) die Vitalkapazität abschätzen können?

Deckert, P. Markus: Anatomie der Sprache, Stimme und Atmung. Lehmanns Media, 2007
Spornitz, Udo M.: Anatomie und Physiologie. Berlin, Springer Verlag 2007

2 Beobachtung der Atmung

Im Frühdienst übernimmt Olga zusammen mit der Praxisanleiterin Ina Thomsen die Pflege der 75-jährigen Johanna Neuner. Frau Neuner war im Seniorenzentrum Gutleben gestürzt. Sie konnte nicht wie gewohnt aufstehen und musste viel im Bett liegen. Nach einer Woche entwickelte sie starken Husten und Fieber. Mit der Verdachtsdiagnose einer Lungenentzündung wurde sie ins Klinikum verlegt.

Olga hat bereits am Morgen die Vitalparameter überwacht und anschließend dokumentiert. Ina Thomsen macht sie darauf aufmerksam, dass es bei Frau Neuner sinnvoll ist, auch die Atemfrequenz zu messen. Also begibt sich Olga nochmals zur Patientin. „Was kann ich für Sie tun?", begrüßt Frau Neuner Olga beim Eintreten. „Ich möchte noch Ihre Atmung kontrollieren. Atmen Sie ganz normal und ich zähle dann, wie häufig Sie Luft holen", instruiert Olga die Patientin. Olga schaut auf den Brustkorb der Patientin, der sich zunächst gar nicht hebt und senkt. „Sie müssen auch atmen, sonst kann ich ja nicht zählen", bittet Olga daraufhin die Patientin. „Das ist gar nicht so einfach, jetzt wo ich weiß, dass Sie das kontrollieren. Ich bin ganz aus dem Takt gekommen." Olga vermutet, dass sie einen Fehler gemacht hat, denn sie weiß, dass Ina Thomsen noch nie Probleme dabei hatte. Sie verlässt das Patientenzimmer und sucht die Praxisanleiterin.

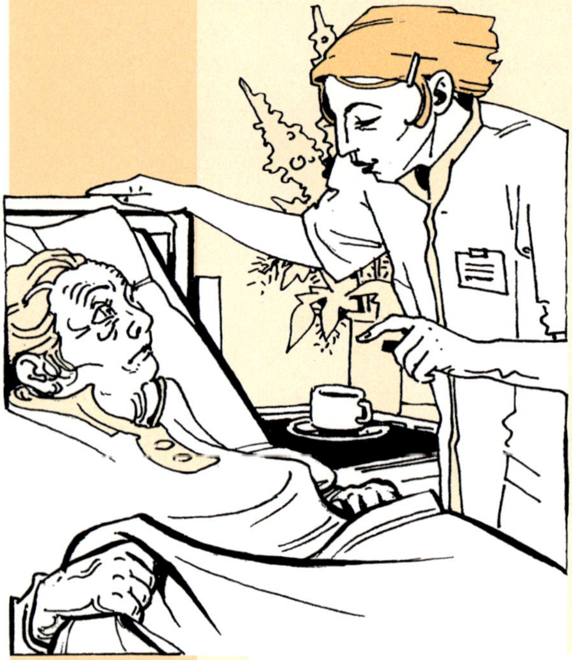

1 Welchen Rat würden Sie Olga für die Überwachung der Atmung geben?

2 Warum kann es im geschilderten Beispiel sinnvoll sein, neben den üblichen Vitalparametern auch die Atmung der Patientin zu kontrollieren?

Überwachung der Atmung Band 4, A 2.3

Die Überwachung der Atmung gehört nicht zur Standardüberwachung der Patienten. Sie kann jedoch in vielen Fällen nötig sein und die erhobenen Vitalparameter sinnvoll ergänzen. Die Atmung kann auf folgende Kriterien hin beobachtet werden:

- Atemfrequenz
- Atemqualität
- Atemrhythmus bzw. Atemtypen
- Atemgeräusche
- Atemgeruch
- Beobachtung von Husten und Auswurf

2.1 Atemfrequenz

Die normale Atemfrequenz ist abhängig vom Alter des Patienten und zeigt deutliche Abweichungen. Für ein Neugeborenes sind 40–44 Atemzüge pro Minute normal, für eine Kleinkind 25 und für erwachsene Menschen 14–20 Atemzüge pro Minute.

Die Atemzüge sind ruhig, regelmäßig und auf beiden Thoraxhälften symmetrisch, d. h. beide Brustkorbseiten heben und senken sich in gleicher Art und Weise. Die normale Atmung wird als **Eupnoe** bezeichnet. Abweichungen von einer Eupnoe können physiologische oder pathologische Gründe haben. Ein physiologischer Grund für eine Verlangsamung der Atmung (**Bradypnoe**) ist Ruhe und Schlaf. Pathologische Gründe sind meist Störungen der zentralen Steuerung, z. B. Schädel-Hirn-Trauma, Vergiftungen (durch Medikamente, Suchtmittel) und komatöse Zustände (durch Entzündungen im zentralen Nervensystem).

Eine Beschleunigung der Atmung wird **Tachypnoe** genannt. Physiologische Gründe dafür sind körperliche Anstrengung und/oder emotionale Erregung. Eine Beschleunigung der Atmung ist immer ein Kompensationsmechanismus, d. h., dass ein Sauerstoffdefizit durch eine beschleunige Atmung ausgeglichen werden soll. Pathologische Gründe einer Tachypnoe können beispielsweise

- Einschränkungen der Atemfläche, z. B. bei Lungenerkrankungen (Lungenödem),
- Mangel an Transportmöglichkeiten für Sauerstoff im Blut, z. B. bei einer Anämie (Blutarmut),
- vermehrter Sauerstoffbedarf, z. B. bei erhöhtem Stoffwechsel (Fieber) oder
- Kompensationsmechanismen bei starkem Säureanfall im Blut, z. B. bei vermehrter Milchsäurebildung im Rahmen einer Hyperglykämie (zu hoher Blutzucker) sein.

Der Körper ist in der Lage, diese beschleunigte Atmung ohne Schaden über eine bestimmte Zeit aufrechtzuerhalten. Dies ist jedoch nicht unbegrenzt möglich, vor allem nicht bei akut eingetretenen Atemveränderungen. Häufig muss bei einer lang anhaltenden Tachypnoe die Atemhilfsmuskulatur zur Unterstützung eingesetzt werden, die sich dann erschöpft. Daher sollten tachypnoeische Zustände möglichst schnell behandelt werden.

> Soll die Atmung eines Patienten beobachtet werden, wird dieser zunächst nicht über dieses Vorhaben informiert. Da über einen gewissen Zeitraum die Atmung bewusst gesteuert und beeinflusst werden kann, kommt es sonst zu Fehlmessungen. Man wählt das Vorgehen des Pulsmessens. Mit Blick auf die Pulsuhr sucht man den Puls am Handgelenk. Anstatt des Pulses zählt man nun die Brustkorbbewegungen. Dabei empfiehlt es sich eine Minute durchzuzählen, da die Atmung innerhalb einer Minute schwanken kann. Nach erfolgter Messung kann der Patient dann über das Messergebnis informiert werden.

2.2 Atemqualität

Ein normaler Atemzug (Einatmung oder Atemzugvolumen) füllt den Atmungstrakt mit 500 ml Luft. In manchen Fällen reicht diese Menge jedoch nicht aus. Ein physiologischer Grund für eine **vertiefte Atmung** (im Sinne des inspiratorischen Reservevolumens) ist jede Form von körperlicher oder seelischer Anstrengung. In pathologischen Situationen ist eine vertiefte Atmung meist mit einer Bradypnoe verbunden. Es handelt sich meist um zentrale, übergeordnete Störungen der Atmung.

Eine weitere Abweichung in der Atemqualität stellt die **oberflächige Atmung** dar. Physiologische Gründe dafür sind ein geringer Sauerstoffbedarf, z. B. in Ruhe und Schlaf. Pathologische Gründe für eine oberflächige Atmung sind z. B. Schmerzen beim Atmen nach Sturz oder einer Operation. Man spricht von der so genannten **Schonatmung.** Auch die mangelnde Innervierung eines Lungenflügels bei einer Hemiplegie (Halbseitenlähmung aufgrund eines erlittenen Schlaganfalls) kann ein möglicher Grund sein. Bei einer länger bestehenden oberflächlichen Atmung werden nicht alle Lungenareale gleich gut belüftet. In den Randgebieten der Lunge (Bronchiolen) kommt es zu einer Minderbelüftung mit dem nachfolgenden Risiko einer Sekretansammlung und Entstehung einer Lungenentzündung.

Pneumonie
Band 2, G 3

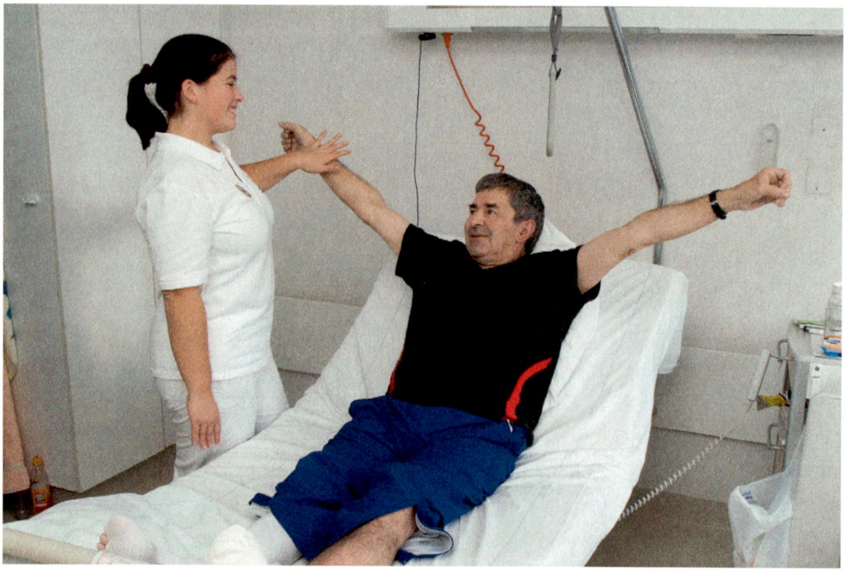

Instruktion durch Pflegende

Die Atemfrequenz und das Atemzugvolumen ergeben zusammen das **Atemminutenvolumen** (Beispiel: 16 Atemzüge pro Minute multipliziert mit 450 ml pro Atemzug = 7200 ml, also etwas über sieben Liter Atemminutenvolumen). Mit einer schnellen oberflächigen Atmung kann das gleiche Atemminutenvolumen erreicht werden wie mit einer langsamen tiefen Atmung. Eine Beurteilung der Atmungssituation des Menschen ist daher nur möglich, wenn Atemfrequenz und Atemqualität zusammen beobachtet und aufeinander bezogen werden.

Immobile und bettlägrige Patienten sollten mehrmals täglich zum vertieften Ein- und Ausatmen angehalten werden. Dies kann durch den Einsatz von geeigneten Hilfsmitteln (z. B. Triflow®) aktiv unterstützt werden.

Beispiel: **Thoraxbewegungen – Schaukelatmung**

Bei der Beobachtung der Atmung wird auch darauf geachtet, ob sich der Brustkorb seitengleich bewegt. Hebt sich nur eine Thoraxhälfte und/oder zieht sich die gegenüberliegende Seite zusammen, kann dies ein Hinweis auf z. B. eine Rippenfraktur oder einen Pneumothorax (kollabierte Lunge) sein. Unmittelbares Handeln ist erforderlich, da es sich um einen Notfall handelt.

In der Regel klagen die Betroffenen über Schmerzen beim Atmen und zeigen eine deutliche **Zyanose** (Blaufärbung der Haut, vor allem sichtbar an den Lippen, Ohrläppchen und Fingernägeln). Neben der Symmetrie der Thoraxhälften hebt und senkt sich der Thorax im Zusammenspiel mit dem Zwerchfell, sichtbar an der Bewegung des Bauches. Bei der **Schaukelatmung** bewegen sich Thorax und Bauch zwar, jedoch nicht synchron. Zieht sich bei Ausdehnung des Brustkorbs der Bauch stark zusammen und umgekehrt, kommt es zu keiner richtigen Einatmung, sondern die Luft pendelt in den Lungen hin und her. Es findet kein Gasaustausch statt, d. h. dem Körper wird kein Sauerstoff zugeführt. Zur Schaukelatmung kommt es bei verlegten Atemwegen. Auch sie erfordert unverzügliches Handeln (Freimachen der Atemwege), die Information an den zuständigen Arzt und möglicherweise eine Reanimation.

2.3 Atemrhythmus – Atemtypen

Folgt die Atmung nicht dem physiologischen Muster und wirkt der Patient angestrengt, spricht man im Gegensatz zur Eupnoe von einer **Dyspnoe**. Dabei handelt es sich um einen Sammelbegriff für eine gestörte Atmung (Atemnot), die z. B. oberflächig, kurzatmig, beklemmend, mit Atemgeräuschen oder Luftnot verbunden sein kann. Sie muss dann genauer bestimmt werden. Bei einer Dyspnoe können verschiedene Atemformen unterschieden werden.

- **Orthopnoe:** Dabei ist eine Atmung nur noch in aufrecht sitzender Haltung, mit aufgelegten Armen, um die Atemhilfsmuskulatur zu unterstützen, möglich. Es handelt sich um stärkste Dyspnoe.
- **Hyperventilation:** Bei einer Hyperventilation atmet der Betroffene schnell und oberflächig und hat dabei eine forcierte Ausatmung. Gründe für eine Hyperventilation ist das vermehrte Abatmen von im Stoffwechsel angefallenen Säuren, z. B. bei hohem Fieber, aber auch im Rahmen eines ausgeprägten Schlaganfalls oder bei Hirnentzündungen. Meist liegen jedoch psychische Gründe dafür vor. So kann z. B. starker Stress, Angst oder das emotionale Hineinsteigern in eine Situation die Hyperventilation auslösen. Dadurch sinkt der Kohlendioxidgehalt im Blut und es kann zu Krämpfen kommen, der so genannten **Hyperventilations-Tetanie.** Erste-Hilfe-Maßnahme ist hier das Rückatmen von Kohlendioxid (langsames Ein- und Ausatmen in eine Plastiktüte), um den Blutspiegel von CO_2 wieder ansteigen zu lassen.

- **Kussmaul-Atmung:** Die Atmung ist besonders tief, langsam und regelmäßig. Sie tritt häufig im Rahmen von Vergiftungen und im diabetischen Koma (Hyperglykämie) auf. Oft ist der Patient nicht mehr ansprechbar. Durch den Zerfall von Milchzuckersäure bei stark erhöhtem Blutzucker (> 500 mmol/dl) fällt ein azetonartiger Geruch (nach faulen Äpfeln) auf. Mit dieser Atmungsform versucht der Körper das Zuviel an Säuren über die Lunge abzuatmen.
- **Cheyne-Stokes-Atmung:** Bei dieser Form der Atmung gehen kleine, flache Atemzüge in tiefe große Atemzüge über. So entsteht ein Bild von anschwellenden und abschwellenden Atemzügen. Dazwischen können lange Atempausen liegen. Die Atmung tritt bei Sterbenden auf und weist auf eine Schädigung des Atemzentrums hin.
- **Biot-Atmung:** Dabei treten große, tiefe und stoßweise Atemzüge mit sehr langen Atempausen auf. Sie ist ein Zeichen für eine zentrale Schädigung, indem das Atemzentrum nicht mehr auf den Kohlendioxidreiz reagiert. Tritt auf bei Hirnentzündungen, Hirntumoren und Hirndruckerhöhung, z. B. nach Schädel-Hirn-Trauma.
- **Schnappatmung:** Ist gekennzeichnet durch eine kurze Einatmung und verlängerte Ausatmung, mit geöffnetem nach Luft schnappenden Mund. Sie tritt bei Frühgeborenen, bei denen das Atemzentrum noch ungenügend entwickelt ist, bei Vergiftungen und bei sterbenden Menschen auf.

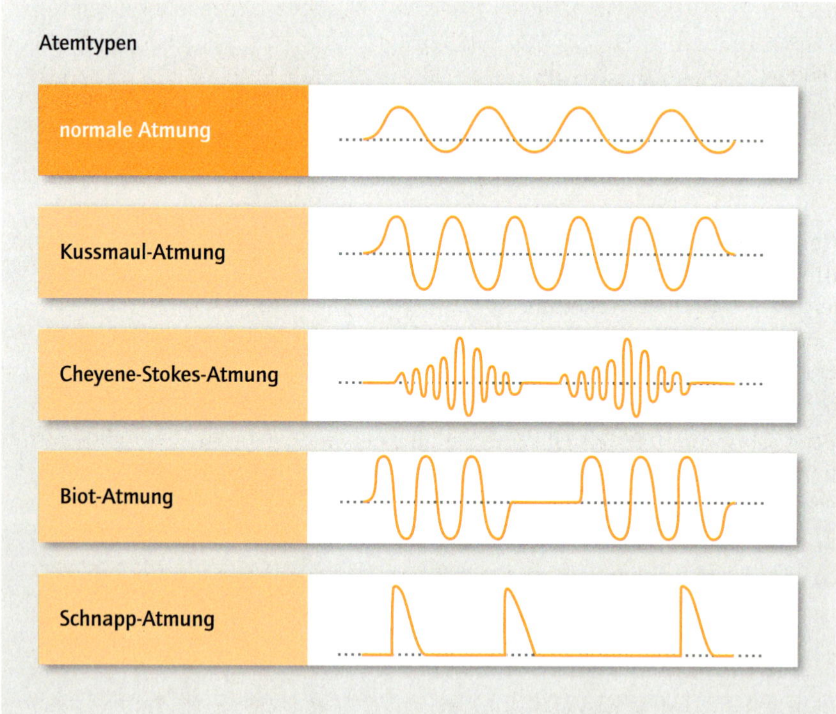

!

Eine Dyspnoe muss medizinisch und pflegerisch (z. B. atemerleichternde Lagerung) behandelt werden. Akut auftretende Dyspnoen sind unverzüglich dem Arzt zu melden. Sie können lebensgefährliche Zustände für den Patienten bedeuten.

Notfälle
Band 4, B 2

Eine häufige Begleiterscheinung der Atemnot ist **Angst** und der so genannte „**Lufthunger**" der Patienten. In der Situation der Luftnot zeigt sich der Patient häufig stark affektiert und folgt meist nicht den pflegerischen und medizinischen Aufforderungen (z. B. ruhig und langsam zu atmen). Neben der Behandlung der Atemnot sollte der Patient daher beruhigt werden. Das bedeutet auch ein ruhiges und besonnenes Vorgehen der Pflegenden. Stress und Hektik können eine Atemnot unnötig verschlimmern.

2.4 Atemgeruch

Normalerweise ist der Atem geruchlos, er kann aber verändert sein, z. B. bei mangelnder Mundhygiene oder nach Genuss von bestimmten Speisen. Menschen, die aus bestimmten Gründen länger nüchtern sein müssen, also vor einer Operation oder Untersuchung lange nichts oral zu sich nehmen dürfen, zeigen häufig einen typischen Atemgeruch. Im pathologischen Sinn werden verschiedene Gerüche unterschieden, z. B. Azetongeruch bei einem diabetischen Koma, Ammoniakgeruch bei Nierenerkrankungen oder ein Geruch von Fäulnis bei Lungentumoren. Durch die Verbindung zwischen Rachen, Speiseröhre und Luftröhre können auch Magenerkrankungen für Atemgeruch verantwortlich sein.

Diabetes
mellitus
Band 3, J 3

2.5 Atemgeräusche

Normalerweise entstehen bei der Atmung keine Atemgeräusche. Pathologische Atemgeräusche sind eine röchelnde Atmung bei Atemnot und Erstickungsanfällen, eine brodelnde, rasselnde Atmung bei Wasseransammlung in den Alveolen (Lungenödem) oder eine pfeifende Atmung (**Stridor**) bei einer Behinderung der Ein- oder Ausatmung, auch inspiratorischer bzw. expiratorischer Stridor genannt (z. B. bei Kindern, die einen Fremdkörper aspiriert haben).

Beim Schluckauf (**Singultus**) kommt es zu einer unwillkürlichen Zwerchfellkontraktion mit den typischen ruckartigen Thoraxbewegungen, die unter Umständen von einem glucksenden Geräusch begleitet werden.

2.6 Husten und Auswurf

Husten ist zunächst ein Schutzreflex. Er ist angeboren und verhindert, dass Fremdkörper in den Bronchialbaum eindringen bzw. ermöglicht, dass Lungensekret abgehustet werden kann.

Krankhafter Husten hingegen kann akut, chronisch und/oder rezidivierend (wiederkehrend) sein. Er kann trocken sein, ohne Schleimproduktion oder feucht bzw. produktiv. Husten wird als produktiv bezeichnet, wenn es zu einer vermehrten Schleimproduktion kommt – Auswurf oder Sputum genannt. Sputum ist infektiös, also mit Keimen besiedelt. Im Umgang damit sollten daher stets Handschuhe getragen werden.

Beobachtungskriterien von Sputum

Kriterium	Erklärung
Menge	sehr unterschiedlich von handtellergroß bis zu zwei Litern täglich (Cave: Bilanzierung)
Beschaffenheit	glasig (Lungenödem), zäh (Bronchitis, Pneumonie), dünnflüssig, schleimig, schaumig (Lungenödem)
Beimengungen	Eiter, Speichel, Blut und Gewebsflüssigkeit
Farbe	weißlich (Lungenödem), weißlich-gelblich (Entzündung), rötlich (Blutbeimischung), grün-gelblich (bei bestimmten Erregern, z. B. Pseudomonas), rostbraun (Tumoren)
Geruch	süßlich (bestimmte Erreger und Blut), jauchig-faulig (Zerfall von Lungengewebe, z. B. bei Tumoren)

?

1 Nennen Sie drei Kriterien, auf die hin die Atmung beobachtet werden kann.
2 Erklären Sie die Begriffe Eupnoe, Bradypnoe und Tachypnoe.
3 Aus welchen Parametern setzt sich das Atemminutenvolumen zusammen und wie groß ist es bei einem gesunden erwachsenen Mann?
4 Was versteht man unter einer Schaukelatmung?
5 Welche verschiedenen Atemtypen gibt es? Nennen Sie mindestens vier.

1 Messen Sie sich über den Tag verteilt gegenseitig die Atemfrequenz in der Gruppe. Wählen Sie dafür verschiedene Situation (z. B. in Ruhe, nach Anstrengung, nach dem Essen) aus. Dokumentieren Sie Ihre Beobachtungen.
2 Beobachten Sie über einen Zeitraum von vier Wochen die Patienten oder Bewohner an Ihrem Praxisort in Bezug auf die Atmung. Dokumentieren Sie die verschiedenen Atemtypen, die Sie dabei beobachten können.
3 Erstellen Sie eine Übersicht der verschiedenen Atemmuster und zeichnen Sie jeweils eine dafür typische Atemkurve.

Kasper, Martina/Kraut, Detlef: Atmung und Atemtherapie. Ein Praxishandbuch für Pflegende. Bern, Huber Verlag 2000

Lauber, Annette/Schmalstieg, Petra: Wahrnehmen und beobachten. 2. Aufl., Stuttgart, Thieme Verlag 2007

3 Atemwegserkrankungen

Olga betreut mit Unterstützung ihrer Praxisanleiterin Ina Thomsen zwei Patientinnen, die zusammen in einem Zimmer liegen. Erna Pflaum, eine noch rüstige, aber nun deutlich geschwächte 83-jährige Frau, und Verena Kreiner, eine 54-jährige Patientin. Frau Pflaum lebt im Seniorenheim Gutleben. Anfang des Jahres hatte sie sich eine Grippe mit einem gefährlichen Influenzavirus zugezogen. Sie ist nicht dagegen geimpft und so konnte die Krankheit bei ihr ausbrechen. Geschwächt durch die Grippe ist sie nicht wie gewohnt aufgestanden und herumgelaufen. Schmerzen beim Atmen haben sie nur oberflächlich atmen lassen. So hat sie sich zusätzlich eine Lungenentzündung mit Fieber und starkem Husten zugezogen.

Frau Kreiner raucht seit ihrem 16. Lebensjahr. Sie suchte vor einer Woche ihren Hausarzt wegen starkem Husten und gelblichem Auswurf auf, der sie sehr beunruhigte. Der Hausarzt stellte eine Bronchitis fest und überwies die Patientin zur Behandlung für ein paar Tage ins Klinikum Gutleben. Ina Thomsen informiert Olga über die geplanten Pflegehandlungen.
„Frau Pflaum atmet noch immer sehr oberflächlich. Auch das Sekret hustet sie nicht sehr gut ab. Daher möchte ich ihr heute eine atemstimulierende Einreibung machen. Und Frau Kreiner soll zweistündlich inhalieren." Olga freut sich, die besondere Art der Einreibung auch praktisch kennen zu lernen. Über die Verordnung der Inhalation wundert sie sich hingegen, da Frau Kreiner nach wie vor auch im Klinikum raucht. Olga beschließt, Ina nach dem Sinn der Maßnahme zu fragen.

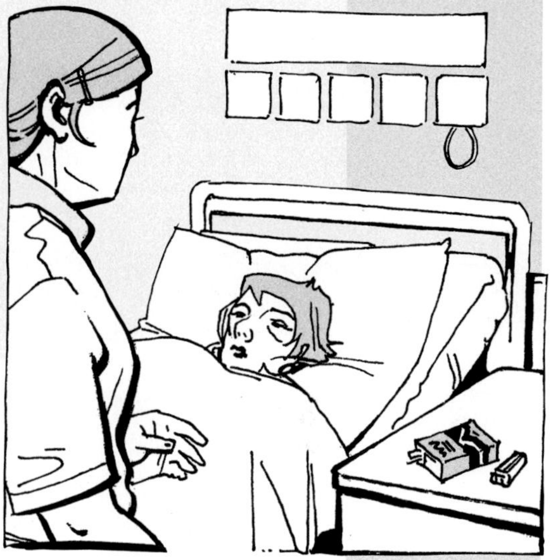

1 Warum sollte auf Patienten, die an einer Lungenentzündung leiden, ein besonderes Augenmerk gelegt werden? Stellen Sie Vermutungen an.

2 Diskutieren Sie Sinn oder Unsinn von Inhalationen bei Patienten mit Atemwegserkrankungen allgemein und bei Patienten mit Atemwegserkrankungen, die rauchen.

3.1 Pneumonie

Unter einer **Pneumonie** versteht man eine Entzündung der Lungen, vorwiegend des Alveolarraums (alveoläre Pneumonie) oder des Interstitiums (interstitionelle Pneumonie), die akut oder chronisch verlaufen kann.

Die Pneumonien lassen sich in primäre und sekundäre Pneumonien unterteilen. Zu den **primären** Pneumonien zählen:

- bakterielle Pneumonien, z. B. durch Streptokokken, Pneumokokken
- primär atypische Pneumonien durch Grippeviren, Rickettsien
- Lungenmykosen (Pilzerkrankungen)
- allergisch bedingte Pneumonien

Zu den **sekundären** Pneumonien zählen:

- Zirkulationsstörungen, z. B. Lungenödem
- Folgen von Veränderungen im Bronchialbaum, z. B. nach Bronchitis oder Bronchuskarzinom
- Aspirationspneumonie, z. B. nach starkem Erbrechen, bei Bewusstlosigkeit, bei ausgeschaltetem Husten- und/oder Würgereflex, z. B. bei Schlaganfall

Darüber hinaus unterscheidet man die lobäre Pneumonie (befallen ist nur ein Lungenlappen) von der **Bronchopneumonie**, bei der die Schädigung von den Bronchien ausgeht.

Pneumonie-prophylaxe Band 2, K 2.1

Krankheitszeichen einer Pneumonie sind Abgeschlagenheit, Müdigkeit, Fieber (möglich mit Schüttelfrost), Husten (trocken oder mit weiß-gelblichem bis grünlichem Auswurf je nach Erreger), Tachypnoe bis zur Atemnot und Tachykardie. Nicht in allen Fällen können Schmerzen beim Atmen und/oder Husten beobachtet werden. Eine Pneumonie kann sich innerhalb weniger Stunden als akute Verschlechterung oder als schleichender Verlauf präsentieren. Ein erhöhtes **Risiko,** eine Pneumonie zu entwickeln, haben immobile Patienten, alte Menschen, abwehrgeschwächte Menschen (z. B. in der onkologischen Pflege) und Menschen mit dem Vollbild der AIDS-Erkrankung. Das Risiko von auftretenden Komplikationen und schweren Verläufen ist bei einer Pneumonie besonders groß. Daher zählt die Pneumonie noch immer zu den häufigsten Todesursachen, vor allem bei alten Menschen.

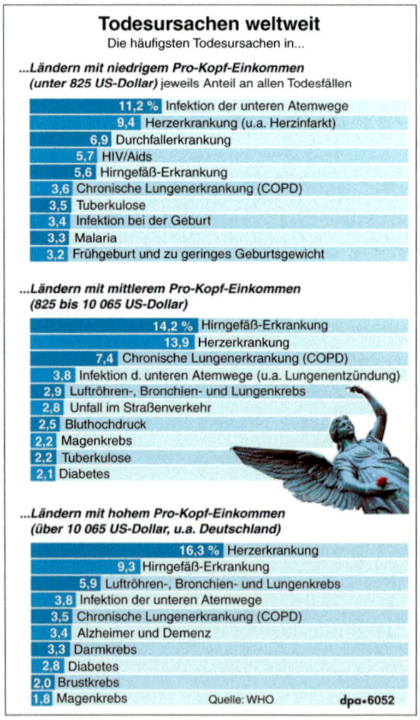

Todesursachen

Zu den möglichen **Komplikationen** zählen beispielsweise:

- Überlastung des Herzens und nachfolgende Insuffizienz (vor allem bei ältern Menschen)
- Streuung der Erreger mit nachfolgender Sepsis und Kreislaufversagen
- Mitbeteiligung des Lungenfells (Pleura) mit nachfolgendem Pleuraerguss
- Minderbelüftung der kleinsten Lungenareale durch schmerzbedingte Schonatmung mit Ausbildung von Atelektasen
- bei alten und geschwächten Personen Verschlechterung des Allgemeinzustands mit Gefahr eines Dekubitus, Kontrakturen, Thrombose

Medizinisch wird die bakterielle Pneumonie mit Antibiotika behandelt. Zu Beginn der Therapie ist in der Regel eine intravenöse Verabreichung nötig, die nach einigen Tagen auf die orale Form umgestellt werden kann.

Bei einer Viruspneumonie stehen keine speziellen Behandlungsmöglichkeiten zur Verfügung. Hier liegt der Schwerpunkt auf der Vermeidung von Komplikationen (z. B. Thrombose durch Immobilität) sowie auf der Unterstützung des Herz-Kreislaufsystems.

Antiinfektiva
Band 4, D 9

3.2 Bronchitis

Eine **akute Bronchitis** zeigt sich als Entzündung der größeren Atemwege, die durch Viren verursacht wird. Sie entsteht häufig im Zusammenhang mit einer Grippe oder einem grippalen Infekt. Von einer **chronischen Bronchitis** spricht man, wenn die betroffenen Personen über drei Monate bzw. in Intervallen über zwei Jahre über Husten und Auswurf klagen. Grundsätzlich unterscheidet man die einfache, unkomplizierte Bronchitis von der rezidivierend-eitrigen Form, der asthmoiden oder der chronisch obstruktiven Bronchitis. Die häufigste Ursache einer chronischen Bronchitis ist das Rauchen.

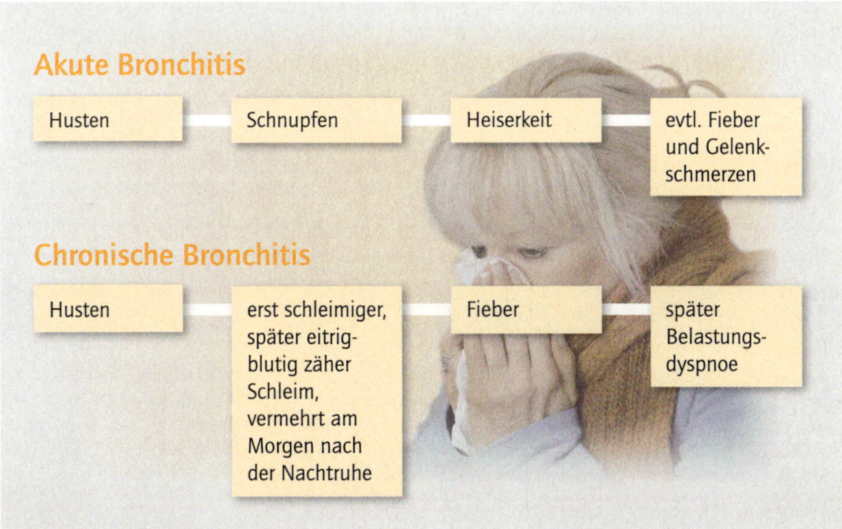

Krankheitszeichen der Bronchitis

Heilt eine akute Bronchitis meist ohne Komplikationen ab, besteht bei der chronischen Bronchitis die Gefahr von Folgeerkrankungen. Dies sind insbesondere die chronisch-obstruktiven Atemwegserkrankungen (COPD), das Lungenemphysem und eine Rechtsherzinsuffizienz (Cor pulmonale).

Lungenemphysem Band 3, G 3.1

Medizinisch wird eine akute Bronchitis symptomatisch behandelt, d. h. Fiebersenkung, in den ersten Tagen Bettruhe, Schonung, bei der bakteriellen Bronchitis Antibiotika. Die **Therapie** der chronischen Bronchitis besteht in erster Linie im Ausschalten der verursachenden Noxen (Giftstoffe). Der Patient sollte umfassend über einen Rauchstopp und unterstützende Maßnahmen beraten werden.

Beraten und begleiten Band 5, A 5.2

Auch hier wird symptomatisch behandelt, d. h. Fiebersenkung und angepasste körperliche Belastung. Manifestiert sich bei einer bestehenden chronischen Bronchitis eine zusätzliche bakterielle Infektion – eine so genannte Superinfektion –, können Antibiotika zum Einsatz kommen. Meist kommt es bei der chronischen Bronchitis zu einer Engstellung der Bronchien, die die Atmung negativ beeinflusst. Medikamentös werden daher weit stellende Bronchodilatatoren angewendet. Sie können lokal in Form von Inhalationen zur Anwendung kommen oder systemisch als Tabletten. Zusätzlich Kortikosteroide (z. B. Prednisonum) werden verabreicht. Eine akut auftretende Atemnot wird mit Sauerstoff nach Verordnung behandelt.

Bronchodilatatoren Band 4, D 11.1.2

3.3 Influenza (Grippe)

Die **Influenza** ist eine durch Viren verursachte Infektionskrankheit. Influenzaviren lassen sich in Typ A, B oder C unterteilen. Die im Winter und Frühjahr auftretende Infektion geht besonders bei abwehrgeschwächten oder alten Menschen mit einer erhöhten Sterblichkeitsrate einher. Der Volksmund spricht auch von der „echten" Grippe. Sie unterscheidet sich deutlich vom grippalen Infekt.

Die durch Tröpfcheninfektion übertragbaren Influenzaviren springen in engen öffentlichen Räumen oder bei nahem Körperkontakt auf die Menschen über. Sie zeigen nach ca. vier Tagen erste Symptome bei infizierten Menschen. Zu Beginn zeigen sich ähnliche Beschwerden wie bei einem grippalen Infekt, z. B. allgemeine Abgeschlagenheit, Husten, Heiserkeit und Halsschmerzen, Kopf- und Gliederschmerzen sowie Fieber und möglicherweise Schüttelfrost. Die Symptome sind ausgeprägter als bei einem grippalen Infekt und bestehen wesentlich länger. Insgesamt ist das subjektive Krankheitsgefühl schwerer und der Krankheits- bzw. Heilungsverlauf dauert länger. Das Risiko der Komplikationen ist bei einer Influenza größer. Hierzu zählt insbesondere die Pneumonie.

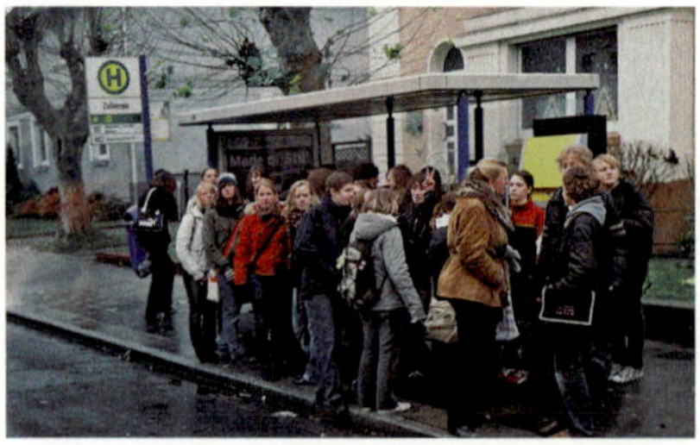

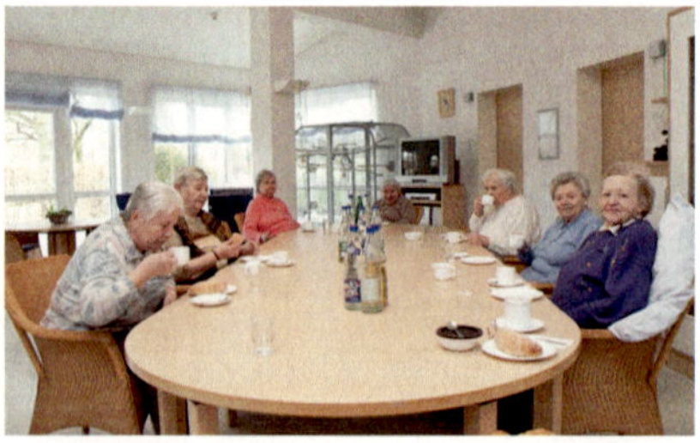

Enges Beisammensein in öffentlichen Räumen = Gefahr der Ansteckung

Bei der Influenza spielen die **präventiven** (vorbeugenden) Maßnahmen eine große Rolle. Dies vor allem vor dem Hintergrund, dass jährlich ca. zwei bis acht Millionen Menschen an einer Influenza erkranken. Besonders gefährdet sind alte Menschen, Menschen mit geschwächtem Immunsystem (Einnahme von Immunsuppresiva nach Organtransplantation, HIV-Erkrankung) und Säuglinge und Kleinkinder. Für diese Personengruppe wird von der **Ständigen Impfkommission** (STIKO) eine Grippeschutzimpfung empfohlen. Darüber hinaus wird auch Pflege- und ärztlichem Personal diese präventive Maßnahme nahegelegt. Verpflichtend ist sie jedoch nicht. Die Schutzimpfung muss jedes Jahr neu erfolgen, da sich die krankmachenden Virenstämme stets ändern. Die Impfung erfolgt idealerweise ca. drei Monate vor Beginn der Grippesaison. Der Wirkstoff wird intramuskulär verabreicht; sie kann beim Hausarzt oder beim Betriebsarzt durchgeführt werden. Kommt es zu einer Infektion mit den beschriebenen Symptomen wird symptomatisch behandelt, d. h., es werden Fieber senkende Medikamente eingesetzt, für einige Tage Bettruhe und nachfolgende Schonung sowie leichte Kost empfohlen. Gurgellösungen mit Salbei lindern Halsschmerzen, Inhalationen bzw. ein Kopfdampfbad helfen bei verstopfter Nase.

Ständige Impfkommission – STIKO

Die Kommission wurde 1972 gegründet. Die Geschäftsstelle befindet sich am Robert-Koch-Institut in Berlin. Die Kommission besteht aus ehrenamtlichen Experten, die vom Bundesministerium für Gesundheit für drei Jahre berufen werden. Aufgabe der STIKO ist es, Empfehlungen für durchzuführende Schutzimpfungen in Deutschland vorzubereiten. Diese Empfehlungen werden aufgrund wissenschaftlicher Ergebnisse abgegeben.

3.4 Krupp-Syndrom

Beim **Krupp-Syndrom**, medizinisch auch stenosierende Laryngotracheitis genannt, handelt es sich um eine akute Schleimhautentzündung des Kehlkopfes und der Luftröhre. Synonym wird auch der Begriff Pseudokrupp verwendet.

Am häufigsten erkranken Säuglinge und Kleinkinder im Alter von 18 Monaten bis zu fünf Jahren. Es kommt zu einer Häufung der Krankheit in den Herbst- und Wintermonaten, da sie oft mit einer Erkältung einhergeht. Jungen sind häufiger betroffen als Mädchen. Die Krankheit wird durch Viren ausgelöst und durch Tröpfchen aus der Atemluft übertragen. Selten sind Bakterien die Auslöser für ein Krupp-Syndrom. Durch das Anschwellen der entzündeten Schleimhaut kommt es bei kleinen Kindern – hervorgerufen durch die noch anatomisch engen Verhältnisse im Rachen-Kehlkopfbereich – zu einer Stenose mit nachfolgender Atemnot und einem pfeifenden Einatmungsgeräusch. Ursächlich wird das Krupp-Syndrom meist durch Viren hervorgerufen. Häufig sind die so genannten Parainfluenzaviren dafür verantwortlich. In seltenen Fällen können auch Masernviren einen Krupp auslösen. Darüber hinaus kann es auch im Rahmen einer allergischen Reaktion oder in Verbindung mit einem bakteriellen Infekt zu den typischen Zeichen kommen.

Bestimmte Umweltfaktoren wirken sich ebenfalls günstig auf die Entstehung eines Krupp-Syndroms aus. Eine erhöhte Schadstoffbelastung in der Luft kann vermehrt zu diesem Erkrankungsbild führen. Kinder, deren Eltern rauchen leiden öfters an

Krupp als dies bei Kindern aus Nichtraucherfamilien nachgewiesen werden konnte. So zählt zu den primären Präventionsmaßnahmen in Anwesenheit von Kindern nicht zu rauchen bzw. diese nicht in geschlossene Räume mit Zigarettenrauch mitzunehmen.

Abzugrenzen vom Krupp-Syndrom sind die Kehlkopfentzündungen im Rahmen der Diphtherie („echter" Krupp) und die Kehldeckelentzündung (Epiglottis). Beide Erkrankungen werden durch Bakterien verursacht und verlaufen schwerer als das Krupp-Syndrom. Der echte Krupp zeigt sich nur noch sehr selten, da bereits im Säuglingsalter gegen Diphtherie geimpft wird.

Ein Krupp-Syndrom zeigt sich an den nächtlichen Hustenanfällen (meist in der ersten Nachthälfte). Der **Husten** ist trocken und bellend, was auf die Eltern häufig sehr bedrohlich wirkt. In schweren Fällen ist neben dem Einatmungsgeräusch auch die Ausatmung von einem Pfeifen begleitet. Die Kinder leiden an **Atemnot**, sie sind unruhig und ängstlich. Im Rahmen der Entzündung und vorangegangenen Erkältung kann sich Fieber entwickeln.

Bei schweren Verläufen kann durch die Schwellung im Hals das Schlucken erschwert sein (sichtbar am Speichel, der aus dem Mund tropft). Kinder, die am Krupp-Syndrom erkranken, sollen kinderärztlich untersucht werden. Bei einem akuten schweren Kruppanfall (Zyanose und/oder Bewusstseinseintrübung) sollte der Notarzt benachrichtigt werden.

In der **Behandlung** steht zunächst die Beruhigung von Eltern und Kind im Vordergrund. Eine Fremdkörperaspiration (kleine Spielzeugteile) sollte im Anamnesegespräch mit den Eltern oder dem Kind – vorausgesetzt es kann sprechen – ausgeschlossen werden. Das Kind sollte sitzen und frische, kühle Luft einatmen (Fenster weit öffnen). Bei weniger ausgeprägten Anfällen kann eventuell das Trinken von kühlen Getränken zu einer Besserung führen (Vorsicht: Aspirationsgefahr). Durch die Inhalation von kortikoiden Medikamenten kann ein Abschwellen der Schleimhaut erreicht werden. Ist das Kind für eine Inhalation zu unruhig, kann der Wirkstoff auch als Zäpfchen verabreicht werden. Die Wirkung besteht nur für einige Stunden. Bei Zyanose und Bewusstseinseintrübung wird eine intensivmedizinische Überwachung nötig.

3.5 Keuchhusten

Der **Keuchhusten** (auch Pertussis genannt) ist eine hoch ansteckende Infektion der Atemwege, die meist Kinder – selten auch Erwachsene – befällt. Verursacht wird die Infektion durch das Bakterium Bordetella pertussis.

Die Übertragung erfolgt durch Tröpfcheninfektion. Da das krankmachende Bakterium sehr infektiös ist, erkranken 80–100% der Personen, die mit ihm in Kontakt kommen. Die **Inkubationszeit** beträgt eine bis zwei Wochen, in einigen Fällen auch drei. Nach Ende der Inkubationszeit ist die betreffende Person selbst auch ansteckend.

Die Krankheit lässt sich in drei **Stadien** unterteilen:

- **Stadium catarrhale**: uncharakteristischer Beginn mit Husten, Schnupfen und möglichem Fieber, ähnlich einem grippalen Infekt; in diesem Stadium ist die Ansteckungsfähigkeit am höchsten; Dauer ein bis zwei Wochen.
- **Stadium convulsivum:** typische, anfallsartige Hustenattacken bis zu 50 Mal täglich, die plötzlich abreißen (Stakkatohusten). Typisch bei den Hustenanfällen die herausgestreckte Zunge. An Ende eines solchen Anfalls hört man häufig eine Art Jauchzen. Oft wird glasiger Schleim hoch gewürgt bis zum Erbrechen. In der Nacht oder nach Anstrengung (laufen, rennen) kann eine Verschlimmerung der Hustenanfälle beobachtet werden. Dieses Stadium dauert zwei bis sechs Wochen.
- **Stadium decrementi:** die Hustenanfälle nehmen langsam in Schwere und Anzahl ab. Dieses Stadium kann nochmals drei bis sechs Wochen dauern. Werden keine oder zu spät Antibiotika eingesetzt, auch länger.

Bei **Säuglingen** unter sechs Monaten können die Hustenanfälle fehlen. Hier zeigt sich die Erkrankung an Atemstillständen. Diese Kinder werden zur Beobachtung und Therapie ins Krankenhaus verlegt. Als Komplikationen können eine Pneumonie sowie eine Mittelohrentzündung auftreten.

Zur **Prävention** ist eine Impfung möglich, die im Rahmen der Standard-6-Impfung bei Kindern durchgeführt wird. Da der Schutz nicht lebenslang besteht, wird Personen, die engen Kontakt mit Kindern haben (Pflegende für Kinder, Erzieherinnen) eine Nachimpfung empfohlen.

Die **Therapie** besteht in der rechtzeitigen Antibiotikagabe (Stadium 1 und zu Beginn von Stadium 2). Durch die hohe Infektiösität sollten Erkrankte von Gesunden isoliert werden und der enge Kontakt mit z. B. Familienmitgliedern und Geschwistern gemieden werden.

In der Klinik werden die Kinder in einem Isolationszimmer gepflegt. Mit den entsprechenden Schutzmaßnahmen (separates Vorzimmer, wo sich Pflegende, Ärzte und Besucher jeweils die Schutzkleidung anziehen) wird eine Ansteckung der anderen Kinder vermieden. Auf hygienisches Arbeiten (regelmäßige hygienische Händedesinfektion) ist unbedingt zu achten.

Säuglinge werden mit einem Puls- und Sauerstoffoxymeter überwacht, eventuell muss vermehrter hochgehusteter Schleim aus dem Mund abgesaugt werden. Kinder sollten viel trinken, damit sich der Schleim verflüssigt und so gut abgehustet werden kann. Sind die Kinder zu schwach und antriebslos muss eine intravasale Flüssigkeitszufuhr über eine Infusion in Erwägung gezogen werden. Ruhe und Schonung sowie Waschungen mit wenigen Tropfen Pfefferminzöl (wirkt fiebersenkend) ergänzt die medikamentöse Therapie. Die pflegerischen Maßnahmen sollen dem Allgemeinzustand sowie der Kreislaufsituation angepasst werden. Nach durchgemachter Krankheit erlangen die Personen keine lebenslange Immunität. Der erlangte Schutz vor einer erneuten Infektion ist sehr individuell und hält lediglich für 10 bis 20 Jahre. Die erneute Krankheit verläuft in Schwere und Krankheitsgefühl weniger ausgeprägt. So kann es vorkommen, dass ein schon älteres Kind oder ein Jugendlicher kleinere Kinder mit Keuchhusten anstecken, da niemand merkt, dass die vermeintlichen Erkältungssymptome eine abgeschwächte Form von Keuchhusten ist. In seltenen Fällen verläuft die Erkrankung tödlich. Dies ist meist dann der Fall, wenn die Erkrankung zu spät diagnostiziert wird und somit die Behandlung erst zu einem späteren Zeitpunkt eingeleitet werden kann.

Kind im Krankenhaus Band 3, A 2.2

3.6 Pflege bei Atemwegserkrankungen

Inhalationen
Band 4, F 3

Neben der medizinischen, medikamentösen Behandlung sind Pflegende für eine Vielzahl von pflegetherapeutischen Maßnahmen im Rahmen der Atemwegserkrankungen verantwortlich. Besonders wichtig ist die pflegerische Prophylaxe, da so z. B. einer im Krankenhaus oder im Altenheim erworbenen Pneumonie (nasokomiale Infektion) vorgebeugt werden kann. Viele der prophylaktischen Maßnahmen – wie atemunterstützende Maßnahmen und spezielle atmungserleichternde Lagerungen – werden auch in der Pflege von bereits erkrankten Personen angewendet.

Für eine erfolgreiche Anwendung müssen bestimmte Voraussetzungen erfüllt sein:

- Der Patient muss in der Lage sein, die Erklärungen zu verstehen und sie anschließend auch aktiv umsetzen können. Dies ist vor allem bei alten Menschen mit einer möglichen Demenz oder anderen Gründen einer vorübergehenden Verwirrtheit erschwert. Ebenfalls schwierig gestaltet sich die Situation bei noch sehr kleinen Kindern, die die Anleitungen möglicherweise noch nicht verstehen. Hier kann durch Vormachen und Üben die Intervention näher gebracht werden.
- Die Pflegende muss in der Anleitung und Durchführung der Maßnahem geübt sein. Eine fachlich unkorrekte Durchführung ist ineffektiv und demotiviert möglicherweise den Patienten.

> ! Die medizinischen und pflegerischen Interventionen werden meist durch physiotherapeutische Maßnahmen unterstützt. Daher ist eine Absprache über durchgeführte Interventionen, aber auch über abgegebene Informationen an den Patienten sowie deren Dokumentation wichtig. Pflege- und therapeutische Ansätze sollten sich sinnvoll ergänzen.

3.6.1 Atemunterstützende Maßnahmen

Um frei atmen zu können, muss der Patient über ausreichende Bewegungsfreiheit und Platz verfügen und eine aufrechte Körperhaltung einnehmen können. Durchgeführte Interventionen sind dann am effektivsten. Häufig können aber gerade gefährdete Personen diese Voraussetzungen nicht erfüllen: aufgrund eines schlechten Allgemeinzustands und Schwäche oder weil sie durch einen Unfall oder eine große Operation in ihrer Bewegungsfreiheit eingeschränkt sind. Hier ist es besonders wichtig, bereits einfache Atemübungen in die tägliche Pflege zu integrieren. Dies geschieht oft mit erstaunlich wenig Aufwand. Entscheidend für den Erfolg der Intervention ist die genaue Erklärung und Anleitung des Patienten. Sie sollten beispielsweise mehrmals täglich zum **tiefen Einatmen** aufgefordert werden. Auch die Aufforderung, zu **husten,** belüftet die Lungen. Gleichzeitig erhält man eine grobe Einschätzung über die Vitalkapazität. Ein deutlicher und kräftiger Hustenstoß verweist auf genügend Kraft und Lungenvolumen, um Sekret selbstständig abzuhusten. Ein schwaches Hüsteln hingegen zeigt deutlich, dass der Patient zum effektiven Abhusten zu schwach ist. Auch **Lachen** führt zu einer vermehrten Lungenbelüftung.

Pneumonie-
prophylaxe
Band 2, K 2.1.1

Um den Patienten bei der Atmung aktiv zu unterstützen, kann die **Kontaktatmung** angewendet werden. Hier liegen die Hände der Pflegenden entweder am seitlichen Thorax (Flankenatmung) oder auf dem Bauch (Bauchatmung). Die Atmung wird intensiviert, da die Einatmung nun gegen den sanften äußeren Druck geschieht.

Auch die Ausatmung wird mit einem sanften Druck unterstützt. Dies fördert die bewusste Wahrnehmung der Atmung durch den Patienten und ermöglicht ein ruhiges und tiefes Atmen. Diese Maßnahme ist häufig bei sehr schnell atmenden und unruhigen Patienten eine gute Atmungsunterstützung, um sie wieder in einen langsameren Atemrhythmus zu bringen.

Um den Patienten zum tiefen Einatmen anzuregen, kann man ihn auch gegen einen **Widerstand** ausatmen lassen. Um die nötige Kraft aufzubringen, muss er zunächst tief einatmen. Dann kann er entweder langsam einen Luftballon aufblasen, ein Blatt Papier wegblasen oder in ein Plastikrohr, das in einer mit Wasser gefüllten Flasche steckt, blasen und das Wasser zum Sprudeln bringen.

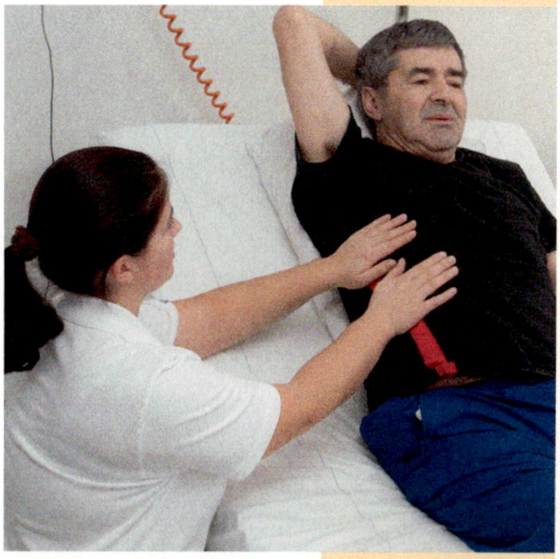

Kontaktatmung

Soll der Patient gegen einen Widerstand ausatmen, kann das nötige **Hilfsmaterial** relativ einfach selbst angefertigt werden. In eine einlitrige Plastikflasche wird ca. ¼ Liter Wasser gefüllt. Ein Stück Schlauch abmessen (z. B. Sauerstoff- oder Absaugschlauch) und in die Flasche stecken. Nun den Patient möglichst nach der Mobilisation im Sitzen dazu anhalten, mehrmals langsam in den Schlauch zu pusten. Dabei ist zu beachten: Je dünner der verwendete Schlauch und je mehr Wasser eingefüllt wird, desto schwerer ist die zu leistende Atemarbeit. Den Patienten bei der Atemübung nicht allein lassen. Bei häufiger Anwendung besteht die Gefahr der **Hyperventilation** (schnelles Abatmen von Kohlendioxid mit der Gefahr von Schwindel, Übelkeit bis zu Krämpfen). Bei Patienten, die an einem Lungenemphysem leiden, darf diese Art der Atemübung nicht durchgeführt werden.

3.6.2 Atemübungen mit Geräten

Ziel der Atemübung ist die vertiefte Einatmung. So werden die Lungenbezirke mit Luft gefüllt und vorhandene Atelektasen wieder geöffnet. Eine effektive und bei den Patienten recht beliebte Methode ist der Einsatz von SMI-Geräten. Diese Instrumente arbeiten nach dem Prinzip der „sustained maximal inspiration" (anhaltend maximale Inspiration), daher die Bezeichnung. Man unterscheidet zwischen volumen- und floworientierten Geräten. Bei den floworientierten Geräten lassen sich meist drei Bälle in drei separaten Kammern durch Einatmung anheben. Der Patient wird zum langsamen Einatmen angehalten. Ein ruckartiges Einatmen hat zwar zur Folge, dass sich die Bälle gut heben, verfälscht jedoch die Werte und ermöglicht keine wirklich tiefe Einatmung. Volumenorientierte Geräte zeigen nach vertiefter Inspiration das erreichte Volumen in Millilitern an. Die erzielten Werte sind in der Pflegedokumentation zu vermerken.

Beispiel: Durchführung der Atemübung mit einem floworientierten Gerät

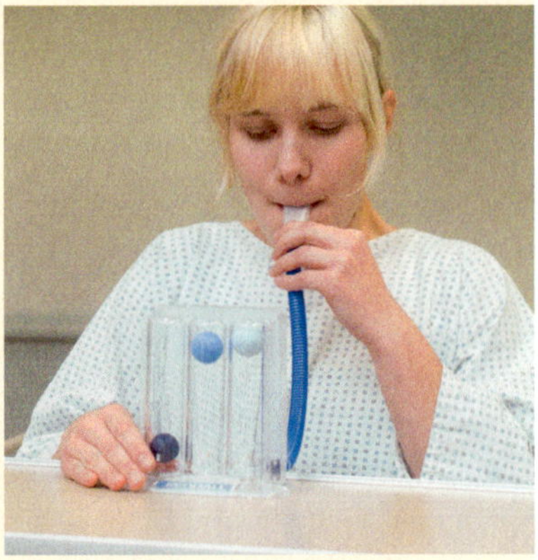

Floworientiertes Atemgerät (SMI-Trainer)

Bevor die Maßnahme durchgeführt wird, soll der Patient über Sinn und Zweck der Atemübung angemessen und verständlich informiert werden. So wird der Patient aktiv in den Pflege- und Behandlungsprozess eingebunden. Dies stärkt seine Motivation, um nach der Anleitung die Übung unter Umständen auch eigenständig durchzuführen. Zunächst wird der Patient möglichst aufrecht im Bett hingesetzt (Bettoberteil maximal hochstellen) oder er wird in den Stuhl mobilisiert. Falls nötig, kann eine Nasenklemme verhindern, dass der Patient nicht ausschließlich ins Gerät einatmet, sondern auch Luft durch die Nase einzieht (Vorsicht: Manche Patienten tolerieren diese Klemme nicht und lehnen dann die ganze Maßnahme ab). In der Regel beherrschen die Patienten die Ein- und Ausatmung am Gerät jedoch nach verständlicher Instruktion.

Der Patient nimmt das Gerät in die Hand und umschließt das Mundansatzstück fest mit den Lippen. Er sollte das Mundstück nicht mit den Zähnen festhalten oder darauf beißen, da dies nach einiger Zeit Schmerzen im Kiefer verursachen kann. Der Patient kann das Gerät mit einer oder beiden Händen in Kinnhöhe festhalten. Sind die Patienten dafür zu schwach oder aus anderen Gründen nicht dazu in der Lage, übernimmt diese die Pflegeperson. Nun atmet der Patient langsam maximal ein. Dabei heben sich die Bälle je nach Inspirationsvolumen. Die Einatmung soll einige Sekunden gehalten werden, damit sich der Brustkorb dehnen und Luft einströmen kann. Die Bälle verbleiben in dieser Zeit oben. Anschließend ausatmen.

Insgesamt soll dieser Vorgang ca. drei- bis fünfmal wiederholt werden. Bei häufigerer Anwendung besteht die Gefahr, dass der Patient zu viel Kohlendioxid abatmet, mit den nachfolgenden Symptomen wie Schwindel und Unwohlsein. Die Patienten sollten darüber informiert werden, vor allem wenn sie die Übung anschließend selbstständig durchführen möchten. Dreimal täglich kann diese Intervention jedoch mit relativ wenig Aufwand und ohne größere Probleme durchgeführt werden. Patienten, die Schmerzen in Thorax- oder Bauchbereich haben, z. B. nach einer Operation, sollten vor der geplanten Maßnahme Schmerzmittel nach Verordnung erhalten.

!

Pflegende sollten den Patienten auf Zeichen der Überanstrengung beobachten. Bei Patienten, die aufgrund einer Demenz kognitiv nicht in der Lage sind, die Übung korrekt durchzuführen, sollten andere Interventionen bevorzugt eingesetzt werden.

3.6.3 Atemstimulierende Einreibung (ASE)

Ziel der atemstimulierenden Einreibung ist es, den Patienten zu einer tiefen, ruhigen und gleichmäßigen Atmung anzuregen. Gleichzeitig wird die Wahrnehmung des eigenen Körpers positiv beeinflusst und gefördert. Die ASE eignet sich für viele Patienten und kommt in zahlreichen Situationen zum Einsatz, z. B. bei

- Patienten mit Schmerzen,
- Patienten mit Depressionen,
- Patienten, die unruhig und/oder ängstlich sind,
- Patienten mit Wahrnehmungsstörungen, z. B. im Rahmen einer Demenz,
- Patienten vor schweren operativen Eingriffen,
- beatmeten Patienten, um sie unterstützend von der Beatmungsmaschine zu entwöhnen,
- Patienten, die Einschlafschwierigkeiten haben.

Nicht angewendet werden darf die ASE, wenn der Patient im Thorax- und Wirbelsäulenbereich bestrahlt wird oder wenn dort Frakturen vorliegen.

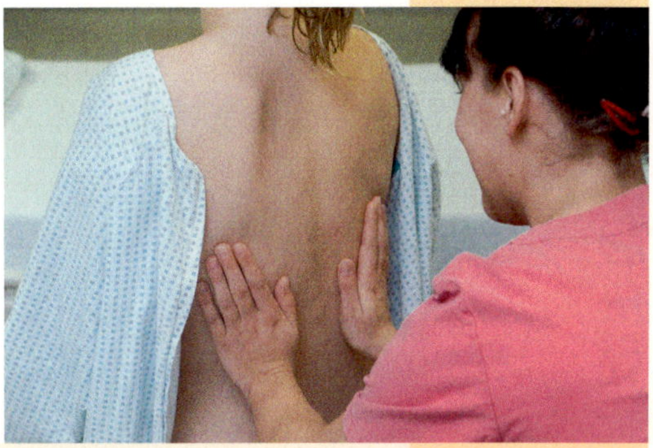

Atemstimulierende Einreibung

Beispiel: Durchführung der atemstimulierenden Einreibung

Grundvoraussetzung für die erfolgreiche ASE ist genügend Ruhe. Der Patient wird über die Maßnahme informiert und seine Zustimmung eingeholt. Der Patient kann während der Intervention sitzen oder liegen. Idealerweise wird er an den Bettrand oder auf einen Stuhl (mit der Brust in Richtung Lehne) mobilisiert. Die Arme sollen abgestützt werden können (eventuell Kissen vor dem Oberkörper verschränken), die Füße sollen den Boden berühren, so dass der Patient entspannt sitzt. Darf oder kann der Patient nicht aufstehen, wird er 135 Grad oder auf die Seite gelagert. Der Oberkörper ist frei. Im Zimmer sollte deshalb eine angepasste Temperatur herrschen. Die Pflegeperson sorgt für sicheren Stand in bequemer Haltung. Pflegelotion in den Händen anwärmen und den Rücken des Patienten damit vom Nacken in Richtung Steiß (Körperhaarwuchsrichtung) einreiben. Keine Handschuhe tragen, die Hände sind schmuckfrei. Den Händen der Pflegenden kommt eine große Bedeutung zu. Sie müssen quasi „fühlend denken". Sie beschreiben symmetrische Spiegelkreise, die in der Einatmungsphase von unten nach oben und in der Ausatmungsphase von oben nach unten geführt werden. Die Abwärtsbewegungen erfolgen mit Druck auf Daumen und Zeigefinger neben der Wirbelsäule, die Aufwärtsbewegungen an den Brustkorbseiten mit nachlassendem Druck, die Hände sind flach und die Finger zusammen. Jeder Kreis sollte atemsynchron durchgeführt werden. Dabei orientieren sich Pflegende an ihrem eigenen Atemrhythmus, und nicht an dem des Patienten. Gelangt man am unteren Rücken an, werden die Hände versetzt wieder oben angelegt (eine Hand hat immer Kontakt mit dem Patienten) und die Einreibung beginnt neu. Dieser Rhythmus wird fünf- bis achtmal wiederholt. Nach der Intervention wird der Patient nach seinem Befinden gefragt, angekleidet in eine bequeme Lage gebracht und die Maßnahme in der Patientendokumentation vermerkt. Die Maßnahme kann mehrmals täglich durchgeführt werden.

135°-Lagerung
Band 2, K 3.3.2

1 Nennen Sie die Symptome einer Pneumonie.
2 Welche Komplikationen können sich bei einer Pneumonie entwickeln? Nennen Sie mindestens vier.
3 Wie unterscheidet sich eine akute von einer chronischen Bronchitis?
4 Welche Ursachen und Symptome kann das Krupp-Syndrom haben?
5 Welche einfachen Atemübungen können in den Pflegealltag integriert werden? Nennen Sie vier Möglichkeiten.
6 Erklären Sie die Durchführung der Atemübung mit einem floworientierten SMI-Gerät.

1 Üben Sie in der Kleingruppe folgende Situation: Ein aufgebrachtes und sichtlich erregtes Elternpaar kommt mit ihrem Kind am späten Abend auf die Kinderstation. Das Kind atmet schnell und mit deutlich hörbarem Geräusch ein und aus. Das Kind ist unruhig und ängstlich. Beschreiben und begründen Sie Ihre Handlungsschritte.
2 Üben Sie in einer Partnerarbeit die atemstimulierende Einreibung. Beschreiben Sie Ihr Empfinden einmal, wenn Sie die Anwendung erhalten, und einmal, wenn Sie sie durchführen.
3 Recherchieren Sie im Internet über Gefahren und Verbreitung von Atemwegserkrankungen und bereiten Sie darüber ein Kurzreferat vor.

Kasper, Martina/Kraut, Detlef: Atmung und Atemtherapie. Ein Praxishandbuch für Pflegende. Bern, Huber Verlag 2000

Layer, Monika: Praxishandbuch Rhythmische Einreibung nach Wegmann/Hauska. Huber Verlag, Bern 2003

Herz ist Trumpf

Gesunde Durchblutung beachten und unterstützen

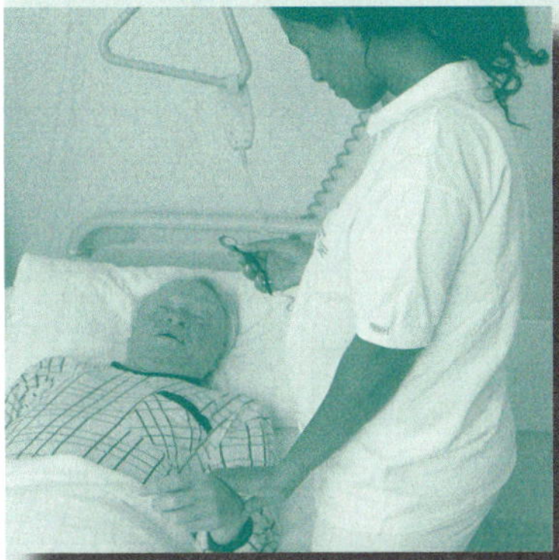

H

Tim geht mit seiner Großtante Emilie in der Stadt bummeln. Es ist die Zeit vor Weihnachten und die alte Dame hatte ihn gefragt, ob er ihr beim Tragen behilflich sein kann.

In die Innenstadt fahren sie zunächst mit dem Auto, dann laufen sie gemeinsam durch die Fußgängerzone von Gutleben. Anfangs fällt Tim nichts auf, aber nach einer Weile wundert er sich, dass seine Großtante an vielen Geschäften stehen bleibt, die eigentlich nichts anbieten, das sie interessieren könnte.

Anschließend im Café spricht Tim seine Großtante darauf an. Sie gesteht ihm, dass es an ihren Beinen liegt. Sie nehme die Schaufenster als Ausrede, um sich ausruhen zu können, da ihre Beine schon nach einer kurzen Gehstrecke anfangen weh zu tun.

Nein, sie wäre bis jetzt noch nicht beim Arzt gewesen, gesteht sie ihm auf seine Nachfrage hin, aber der könne da ja auch nichts machen. „Das ist halt das Alter, mein Junge", sagt sie, „da kommst du auch noch mal hin. An die kleinen Zipperlein muss man sich dann gewöhnen."

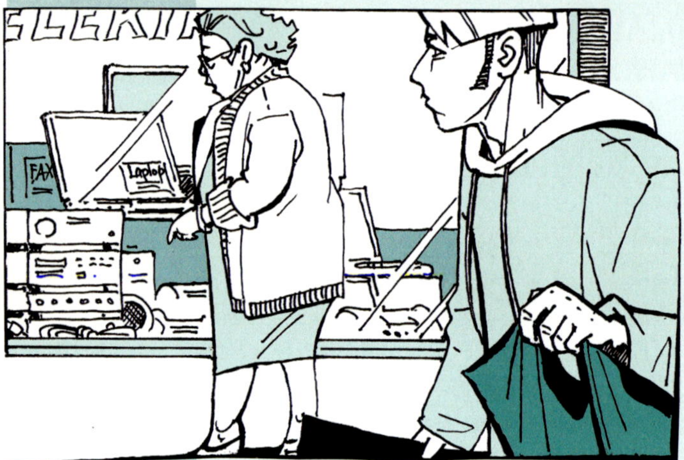

Tim ist sich da nicht so sicher: „Du solltest auf jeden Fall zum Arzt gehen." Emilie gibt zu: „Ich habe es mal meiner Nachbarin Frau Fischer erzählt, die arbeitet doch in einer Arztpraxis. Sie meinte, es hätte etwas mit der Durchblutung zu tun."

1. „Durchblutung" – sammeln Sie alle Begriffe, die Ihnen dazu einfallen, und vergleichen Sie anschließend.
2. Tauschen Sie sich mit Ihren Mitschülern aus, ob und wie Sie Ihre Durchblutung im eigenen Körper wahrnehmen.
3. Überlegen Sie, was der Grund dafür sein könnte, dass es so viele Durchblutungsbeschwerden in den Beinen (z. B. Krampfadern oder auch das Leiden von Tante Emilie in der Situation) und nur wenige in den Armen gibt.

1 Anatomisch-physiologische Grundlagen

Horst Fink lebt im Seniorenheim Gutleben und ist am Nachmittag von einem seiner regelmäßigen Ausflüge in die Stadt zurückgekehrt. Als Olga nach ihm sehen und ihn zum Essen holen möchte, sitzt er zusammengekrümmt an seinem Tisch und stöhnt. Olga bekommt einen riesigen Schreck. „Was ist los, haben Sie Schmerzen?", fragt sie besorgt. Herr Fink schaut sie gequält an und sagt nur: „Es ist das Herz. Nitro bitte!"

Olga hat keine Ahnung, was das heißen soll. Sie ist ratlos. Herr Fink schleppt sich zu seinem Nachttisch, holt ein kleines Spray heraus und nimmt zwei Hübe. Dann legt er sich aufs Bett und atmet tief durch.

1 Wie hätten Sie sich an Olgas Stelle in dieser Situation verhalten?

2 Herr Fink leidet an Angina pectoris. Welche Krankheiten des Herzens kennen Sie bereits?

1.1 Durchblutung

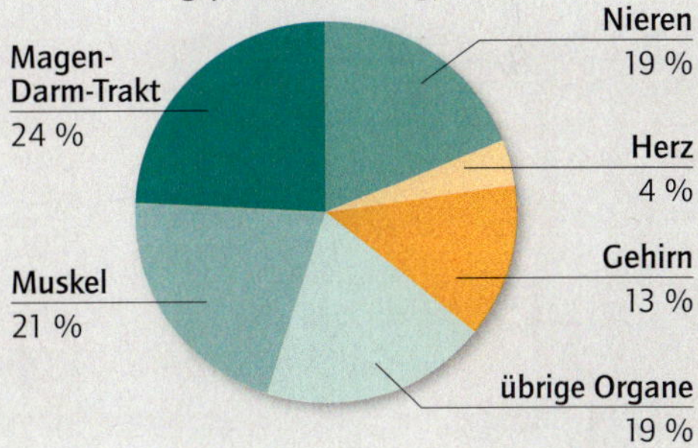

Durchblutung gewährleistet die Versorgung mit Sauerstoff und wichtigen Nährstoffen. Außerdem werden die Abfallprodukte der Zellen durch das Blut wieder abtransportiert. Jede Zelle muss mit Sauerstoff und Nährstoffen versorgt werden, sonst stirbt sie. Je größer der Umsatz einer Zelle ist, desto mehr Sauerstoff benötigt sie und desto mehr Abfallprodukte fallen an. Gewebe mit solchen Zellen müssen also besser durchblutet werden als andere. Sie sind mit mehr Blutgefäßen durchzogen. Gewebe, die einen geringen Umsatz in ihrem Stoffwechsel haben, brauchen nicht so viel Sauerstoff und sind dementsprechend nicht so gut mit Blutgefäßen versorgt. Es gibt Gewebe, das gar keine Blutversorgung hat und sich durch Diffusion versorgt, z. B. das Knorpelgewebe.

Wenn eine Zelle keine Nährstoffe erhält, wird sie unterversorgt, geschwächt und erst später geschädigt. Bei einer Unterversorgung mit Sauerstoff dagegen kommt es sehr schnell zu einer Schädigung und nach kurzer Zeit zum Absterben der Zelle. Wie lange dieser Zeitraum ist, hängt davon ab, wie viel Sauerstoff diese Zelle normalerweise bekommt. Je höher ihr Bedarf, desto kürzer ist die Zeitspanne, die sie ohne Sauerstoff unbeschadet überlebt.

Die einzige Möglichkeit, die eine Zelle hat, sich bemerkbar zu machen und ein Signal zu geben, ist das Senden eines Schmerzsignals an das Gehirn. So reagiert jede Zelle, wenn sie an Sauerstoffmangel leidet. Je stärker der Mangel, desto stärker ist der Schmerz.

Jede Zelle braucht Sauerstoff. Ohne Sauerstoff überlebt eine Zelle nicht lang. Je mehr eine Zelle umsetzt, desto mehr Sauerstoff braucht sie. Wenn ein Sauerstoffmangel besteht, senden die Zellen ein Schmerzsignal aus.

1.2 Herz

Embryonaler Blutkreislauf Band 3, A 1

Es gibt ein Organ, das die ständige Blutzirkulation und damit die Sauerstoffversorgung der Gewebe gewährleistet: das Herz. Als „Antriebspumpe" nimmt es regelmäßig eine bestimmte Menge Blut auf und drückt diese dann in den Kreislauf. Es beginnt etwa ab dem 26. Tag nach Befruchtung der Eizelle zu schlagen.

Das Herz ist ein etwa faustgroßer Hohlmuskel. Es befindet sich mittig im Brustkorb, im Mediastinum. Das Herz grenzt mit der unteren Herzspitze an das Zwerchfell und liegt zu etwa zwei Dritteln in der rechten, zu etwa einem Drittel in der linken Körperhälfte. An der oberen Herzbasis münden vier große Gefäße in das Herz:

- Untere und obere Hohlvene (Vena cava superior/inferior), kommt aus dem Körperkreislauf in das rechte Herz
- Lungenarterie (Truncus pulmonalis), kommt von der rechten Herzkammer in den Lungenkreislauf
- Lungenvenen (Venae pulmonales), kommen vom Lungenkreislauf in das linke Herz
- Körperschlagader (Aorta), kommt vom linken Herz in den Lungenkreislauf

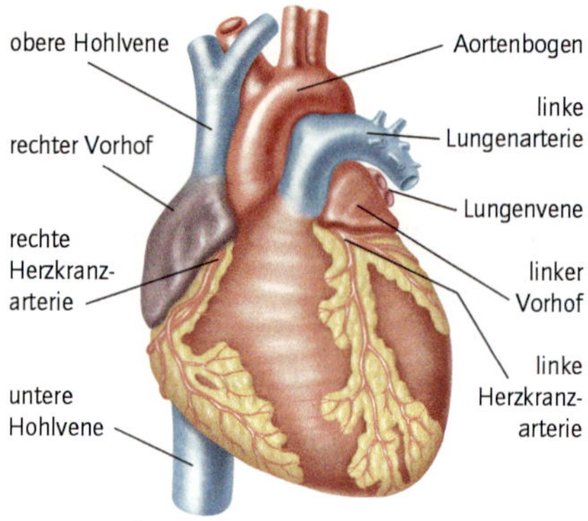

Herz von außen mit anschließenden Gefäßen und Herzkranzgefäßen

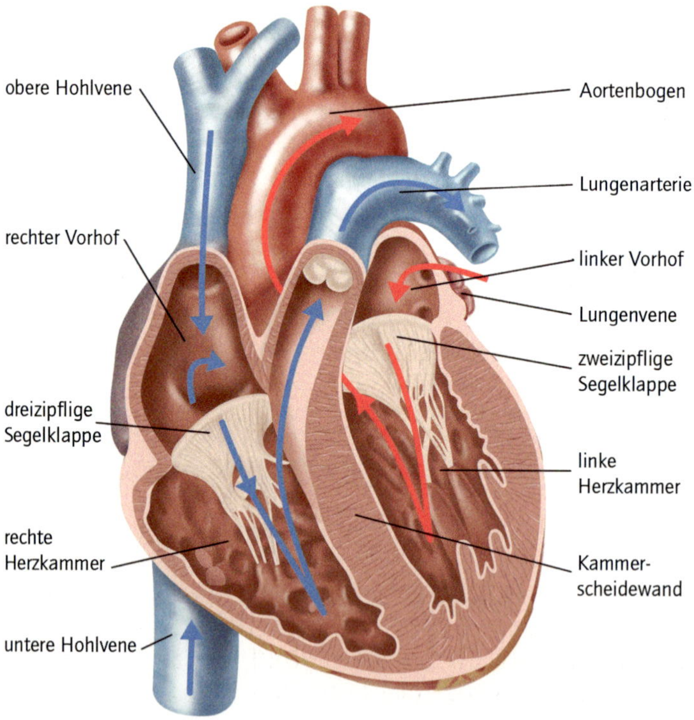

Herz im Querschnitt mit Kammern und Vorhöfen

Das Herz wird durch die Herzscheidewand (Septum) in eine rechte und eine linke Hälfte geteilt. Jede Hälfte wird durch eine Herzklappe (Segelklappe) in einen Vorhof und eine Kammer aufgeteilt. So entstehen vier Höhlen:

- rechter Herzvorhof (Atrium dexter)
- rechte Herzkammer (Ventriculus dexter)
- linker Herzvorhof (Atrium sinister)
- linke Herzkammer (Ventriculus sinister)

An den Ausgängen der Herzkammern befinden sich Herzklappen (Taschenklappen), die den Auswurf des Blutes in die Arterien steuern. Das Herz besitzt insgesamt vier Herzklappen:

- Trikuspidalklappe (Segelklappe), im rechten Herzen zwischen Vorhof und Kammer)
- Pulmonalklappe (Taschenklappe), am Ausgang der rechten Herzkammer
- Mitralklappe (Segelklappe), im linken Herzen zwischen Vorhof und Kammer
- Aortenklappe (Taschenklappe), am Ausgang der linken Herzkammer

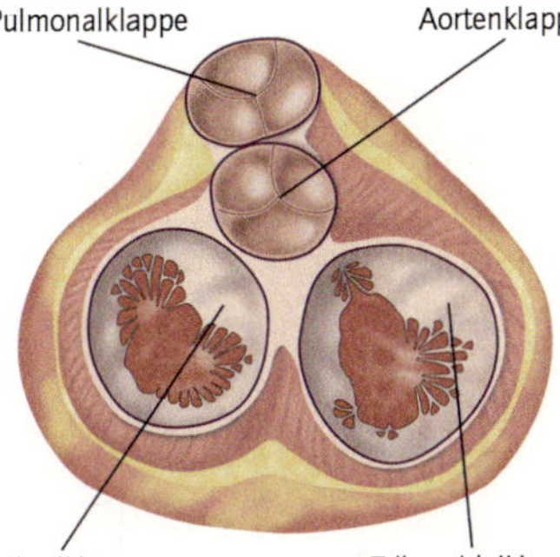

Herzklappen in der Klappenebene

Äußerlich ist die Trennung des Herzens in Herzkammern durch Furchen erkennbar. In diesen Furchen verlaufen die Herzkranzgefäße. Das sind Arterien, die den Herzmuskel mit Sauerstoff und Nährstoffen versorgen. Sie entspringen der Aorta dicht oberhalb der Aortenklappe.

Die rechte Herzkranzarterie (Arteria coronaria dextra) versorgt den rechten Herzvorhof, die rechte Herzkammer, die Herzhinterwand und einen kleinen Teil der Herzscheidewand.

Die linke Herzkranzarterie (Arteria coronaria sinistra) teilt sich in zwei Äste auf, den Ramus circumflexus und den Ramus interventricularis. Sie versorgen den linken Herzvorhof, die linke Herzkammer und den Hauptteil der Herzscheidewand.

Ablagerungen in der Wand der Koronararterien können zum vollständigen oder teilweisen Verschluss dieser Gefäße und damit zur Unterversorgung des Herzmuskels führen. Patienten, die eine Verengung der Herzkranzgefäße haben, leiden an der **Koronaren Herzkrankheit (KHK)**. Die dadurch auftretenden Symptome werden **Angina pectoris** („enge Brust") genannt.

KHK, Herzinfarkt Band 3, H 2

Der Weg des Blutes durch das Herz

Das venöse Blut aus dem Körperkreislauf fließt über die obere und untere Hohlvene in den rechten Vorhof des Herzens und durch die Trikuspidalklappe in die rechte Kammer. Durch die Pulmonalklappe wird das Blut aus der rechten Herzkammer in die Lungenarterie und somit in den Lungenkreislauf gepumpt. Nach dem Gasaustausch in der Lunge fließt das sauerstoffreiche Blut über die Lungenvenen zurück zum Herzen. Die Lungenvenen münden in den linken Vorhof des Herzens. Das Blut fließt dann durch die Mitralklappe in die linke Kammer und durch die Aortenklappe wird das Blut aus der linken Herzkammer in die Aorta (Körperschlagader) und somit in den Körperkreislauf gepumpt.

1.2.1 Herzwände

Man unterscheidet am Herzen drei Wandschichten:

- Endokard
- Myokard
- Pericard

Das **Endokard** kleidet den Innenraum des Herzens aus. Unter einer Endothelschicht befindet sich eine Bindegewebsschicht mit glatten Muskelzellen. Zum Endokard gehören auch die vier Herzklappen.

Eine Endokarditis ist die Entzündung der Herzinnenhaut, bei der die Tätigkeit der Herzklappen beeinträchtigt werden kann. Demenstprechend schwerwiegend können die Folgen sein.

Glatte Muskulatur Band 2, F 1.4.2

Das **Myokard** ist die eigentliche Muskelschicht des Herzens. Es besteht aus einer Sonderform der glatten Muskulatur, die weder die Eigenschaften der quergestreiften Skelettmuskulatur noch die der glatten Muskulatur teilt. Herzmuskelzellen sind durch so genannte Glanzstreifen miteinander verbunden, wodurch ein enger Zusammenhalt und eine gute Reizweiterleitung gegeben sind. Das Myokard ist im Bereich der linken Kammer am dicksten, da von hier aus das Blut in den Körper gepumpt wird und dafür ein besonders hoher Druck erforderlich ist.

Das **Perikard** ist eine seröse (Flüssigkeit absondernde) Haut, die das Herz umschließt. Nur im Bereich der eintretenden Gefäße ist das Pericard unterbrochen. Ähnlich wie die Pleura besteht auch das Pericard aus zwei Blättern, die durch die dazwischen liegende Flüssigkeit luftdicht aneinander haften und eine gleitende Bewegung des Herzens ermöglichen.

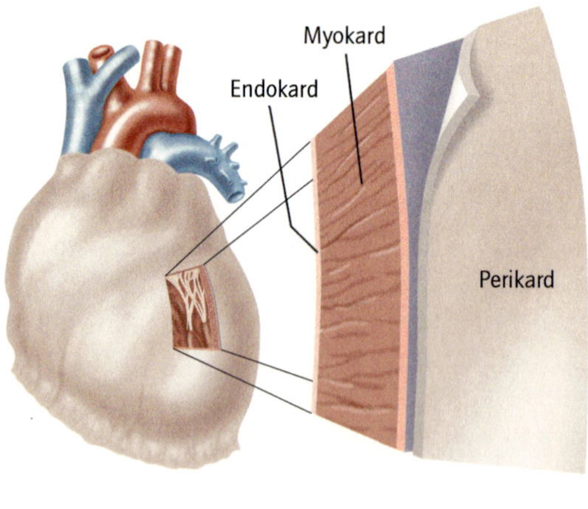

Herzwände

1.2.2 Erregungsbildung am Herzmuskel

Aktions-
potential
Band 2, C 1.2.2

Normalerweise erfolgt die Erregung der Zellen über ein Aktionspotential, durch das die Zellmembran für bestimmte Ionen durchlässiger wird. Voraussetzung dafür ist das Ruhemembranpotential.

Unter den Herzmuskelzellen gibt es besondere „Schrittmacherzellen", die permanent Erregung an die umgebenden Zellen weiterleiten. Ihre Membran ist immer durchgängig für Kalium, sodass sie kein konstantes Ruhepotential besitzen. Ohne äußere Einflüsse wird somit in bestimmten Abständen regelmäßig ein Aktionspotential ausgelöst. Für eine regelmäßige, geordnete Kontraktion des Herzmuskels müssen diese Erregungszentren synchron zusammenarbeiten. Deshalb gibt es unter den Erregungszentren eine Hierarchie, d. h. primäre, sekundäre und tertiäre Schrittmacher. Das Erregungszentrum mit der häufigsten Frequenz an Aktionspotentialen zwingt den anderen Zentren seine Frequenz auf. Versagt das primäre Erregungszentrum seinen Dienst, übernimmt das sekundäre Zentrum die Vorgabe der Frequenz. Ebenso ist der Ablauf der Erregung, von den Schrittmacherzellen ausgehend, streng koordiniert.

1. *Sinusknoten (primärer Schrittmacher), ca. 80 Schläge pro Minute*
2. *Erregung des Vorhofmyokards Atrioventrikularknoten (AV-Knoten), sekundärer Schrittmacher*
3. *His-Bündel; tertiärer Schrittmacher, Erregung des Ventrikelseptums*
4. *Erregung der Purkinje-Fasern Kontraktion des Ventrikelmyokards*

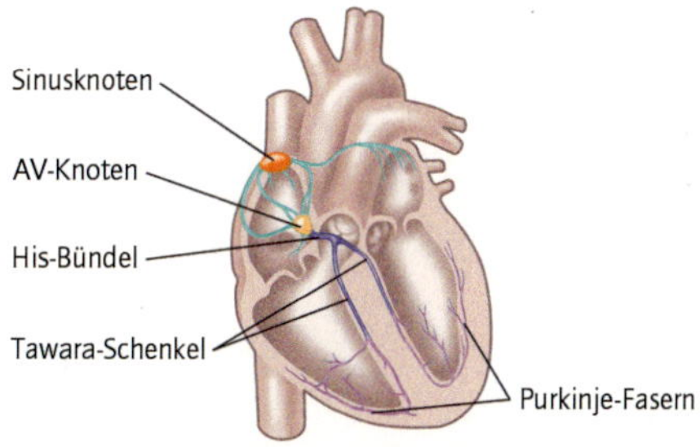

Die Erregung im Herzmuskel erfolgt demnach ohne Impuls aus dem Nervensystem, d. h. autonom. Wie man aber aus eigener Erfahrung weiß, ist die Herzfrequenz durch äußere Reize beeinflussbar, z. B. schlägt es unter Stresseinwirkung schneller. Das Nervensystem reguliert am Herzen:

- den Herzrhythmus, d. h. die Frequenz
- die Herzleistung, d. h. die Stärke der Kontraktion

Diese Beeinflussung geschieht durch die Hauptnervenstränge des vegetativen Nervensystems, den Sympathikus und den Nervus vagus. Sie wirken ständig auf das Herz ein.

Vegetatives
Nervensystem
Band 2, C 1.2.3

Der Sympathikus steigert die Herzfrequenz und führt zu einer stärkeren Kontraktion der Herzkammern. Der Nervus vagus hemmt die Herzleistung und die Geschwindigkeit der Erregungsleitung.

1.2.3 Systole und Diastole am Herzen

Die Herzarbeit ist gekennzeichnet von zwei Phasen:

- Diastole (Füllungsphase)
- Systole (Anspannungs- und Austreibungsphase)

Die Diastole ist die Erschlaffung des Herzmuskels.

In der Diastole sind die Segelklappen geöffnet und das Blut fließt gleichzeitig aus beiden Vorhöfen des Herzens in beide Kammern des Herzens. Am Ende der Diastole sind alle Klappen geschlossen.

Die Systole besteht aus zwei Phasen, eine Anspannungsphase und eine Auswurfphase. Wenn die Segelklappen geschlossen sind, beginnt die Anspannungsphase. Jetzt steigt der Druck in den Herzkammern an, bis er höher ist als der Druck in der Aorta und der Lungenarterie. Durch den erhöhten Druck öffnen sich die Taschenklappen und das Blut wird in die gleichzeitig aus beiden Kammern des Herzens in die jeweiligen Kreisläufe gepumpt.

Nun erschlafft der Herzmuskel wieder, der Druck in den Herzkammern sinkt und alle Klappen schließen sich wieder. Wenn die Kammerdrücke unter die der Vorhöfe gesunken sind, öffnen sich die Segelklappen und das Blut fließt wieder in die Kammern. So arbeiten beide Herzhälften synchron.

EKG
Band 4, A 4.3.1

Mit einem **Elektrokardiogramm (EKG)** kann man die für die beiden Phasen typischen Spannungsänderungen im Herzzyklus messen. Daraus entstehen Kurven, an denen man Störungen im Herzzyklus erkennen kann.

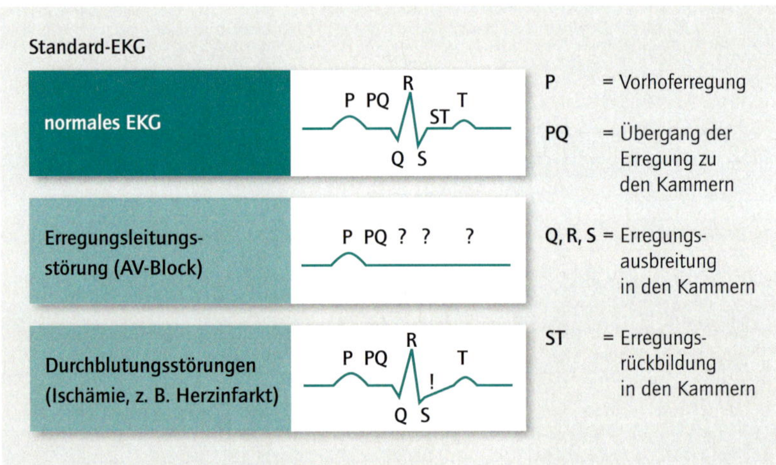

1.2.4 Herztöne

Die Arbeit des Herzens erzeugt Töne, die der Arzt mit dem Stethoskop abhören kann. Diese Untersuchung nennt sich Auskultation. Beim gesunden Menschen sind zwei unterschiedliche Herztöne zu hören:

- bei der Anspannung am Beginn der Systole
- am Ende der Systole durch das Zuschlagen der Klappen.

Sind andere Geräusche zu hören, sind diese meist krankhaft und werden als Herzgeräusche bezeichnet.

1.2.5 Herzminutenvolumen

Das Herzschlagvolumen ist die Menge Blut, die pro Herzschlag aus der linken Herzkammer in den Körperkreislauf ausgeworfen wird. Sie beträgt ca. 70 ml. Multipliziert man diese Menge mit der Anzahl der Schläge pro Minute, erhält man das Herzminutenvolumen (oder Herz-Zeit-Volumen).

Beispiel: 70 Herzschläge/min x 70 ml einmalige Auswurfleistung = 4900 ml Herzminutenvolumen (Auswurfleistung pro Minute).

Um sich die Leistung des Herzens vor Augen zu führen, kann man das Ganze auch mit 60 multiplizieren und erhält so die Auswurfleistung pro Stunde (294 Liter pro Stunde), bzw. mit 24 für die Auswurfleistung pro Tag (7056 Liter in 24 Stunden).

1.3 Blutkreislauf

Aus dem Herzen wird das Blut in zwei Richtungen gepumpt: Zum einen in die Lunge, wo es Sauerstoff „tankt", zum anderen in den Körper, wo es auf die einzelnen Organe verteilt wird. Dementsprechend unterteilt man den Kreislauf in einen Körper- und einen Lungenkreislauf.

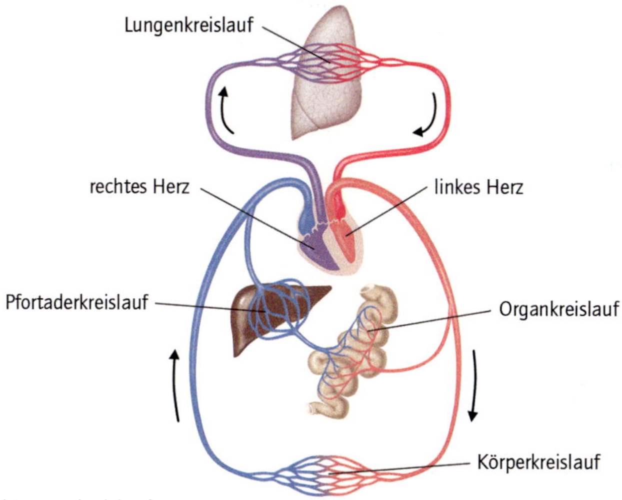

Körper- und Lungenkreislauf

Es gibt drei Gefäßarten:

- **Arterien** bringen sauerstoffreiches (hellrotes) Blut von der Lunge zum Herzen und vom Herzen zum Körper
- **Venen** bringen sauerstoffarmes, CO_2-reiches (dunkelrotes) Blut vom Körper zum Herzen und vom Herzen zur Lunge
- **Kapillaren** sind kleinste Gefäße, die zwischen Arterien und Venen liegen und die Versorgung unmittelbar am Gewebe übernehmen.

Der Wandaufbau von Arterien und Venen ist sehr ähnlich, mit Ausnahme der Muskelschicht. Die Muskelschicht in den Arterien ist wesentlich dicker, wodurch Arterien in der Lage sind, sich auszudehnen und zusammenzuziehen. Dies ist für die Weiterleitung des Blutes und bei Bedarf für eine vermehrte Durchblutung nötig.

Mittlere und große Venen dagegen haben Taschenklappen, die für den venösen Rückfluss nötig sind.

Der Wandaufbau von innen nach außen:

- Gefäßendothel (das Endothel ist die innere Zellauskleidung des Herzens sowie der Blut- und Lymphgefäße)
- Tunika interna oder intima (Bindegewebe, elastische Membran)
- Tunika media (Muskelschicht)
- Tunika externa (Bindegewebe, elastische Fasern)

Die Kapillarwand besteht nur aus Endothel und einer dünnen, halbdurchlässigen Basalmembran.

1.3.1 Arterien

Arterien haben die wichtige Aufgabe, das sauerstoffreiche Blut vom Herzen aus über den Körper zu verteilen (Verteilungsfunktion) und den pulsierenden Blutausstoß des Herzens in einen kontinuierlichen Blutfluss umzuwandeln.

Herz ▶ Aorta ▶ Arterien ▶ Arteriolen ▶ Kapillaren

Gefäßwand einer Arterie

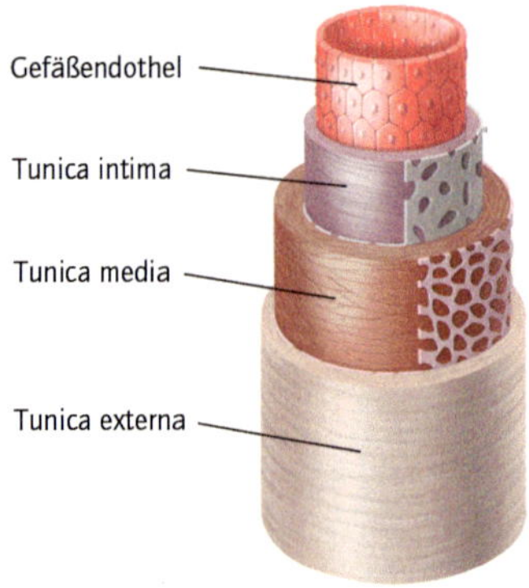

Blutverteilung durch Arterien

Der arterielle Blutkreislauf beginnt an der Aortenklappe des Herzens. Hier wird der Blutstrom in die größte Arterie des Körpers, die Aorta, gepumpt. Von der Aorta aus verzweigen sich alle weiteren Arterien, die in die Organe und Extremitäten ziehen. Von da aus verzweigen sie sich zu kleine Artriolen, die in die Kapillaren übergehen.

Die Arterien müssen sicherstellen, dass bestimmte Organe zu unterschiedlichen Zeiten mehr durchblutet werden als andere, z. B. der Darm zur Verdauung oder die Haut in der Sauna.

Durch den hohen Anteil an glatter Muskulatur sind die Arterien in der Lage, ihr Lumen (innerer Durchmesser) zu ändern. Das vegetative Nervensystem gibt den Impuls, um das Lumen der Arterien zu verkleinern (Vasokonstriktion) oder zu vergrößern (Vasodilatation). Kommt es zum Beispiel infolge von Blutverlust zu einem Schock, werden alle Arterien eng gestellt. Diese Vasodilatation ist aber nur in peripheren Organen und Geweben möglich. Arterien, die zu lebenswichtigen Organen wie dem Herz oder der Lunge führen, sind nicht in der Lage, sich zu verengen.

Windkesselfunktion der Aorta

Das Herz wirft nur während der Systole kurz Blut aus. In der Phase der Diastole ist die Aortenklappe verschlossen und es fließt kein Blut in die Aorta. Das Körpergewebe benötigt aber ohne Unterbrechung Nachschub von Sauerstoff und Nährstoffen.

Die elastischen Wände der Arterien geben unter dem Druck der ankommenden Blutwelle nach. Das heißt, dass kurz nach dem Herzen die Aorta stark erweitert wird. Dadurch wird ein Teil des Blutstroms zurückgehalten. Die Pulswelle lässt im Verlauf der Arterien immer mehr nach. Sie ist an bestimmten Stellen noch gut als Puls zu fühlen, z. B. am Handgelenk über die Arteria radialis. Erst im Bereich der Kapillaren ist der Blutstrom wieder gleichmäßig.

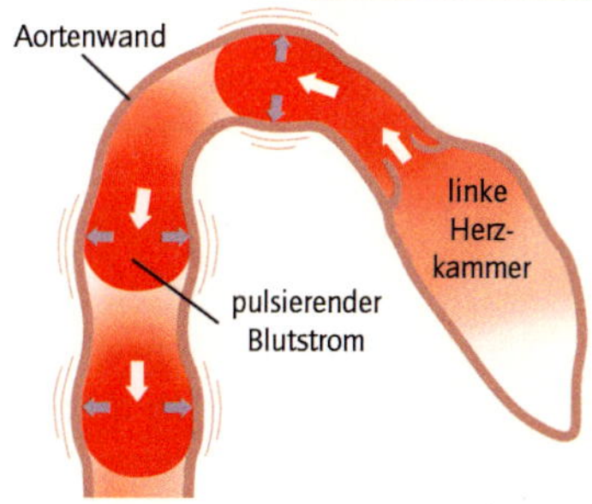

Windkesselfunktion der Aorta

1.3.2 Kapillaren

Im Kreislauf befinden sich die Kapillargefäße zwischen den Arterien und den Venen. Sie bilden ein feines Gefäßnetz, in dem das Blut in verschiedenen Richtungen zirkuliert (Mikrozirkulation).

Die Aufgabe der Kapillaren ist es, den Gasaustausch (Sauerstoff gegen Kohlendioxid und umgekehrt) und den Austausch von diversen Stoffen zu gewährleisten. Dafür besteht ihre Wand nur aus einer dünnen Endothelschicht, die einen Stoffaustausch zulässt.

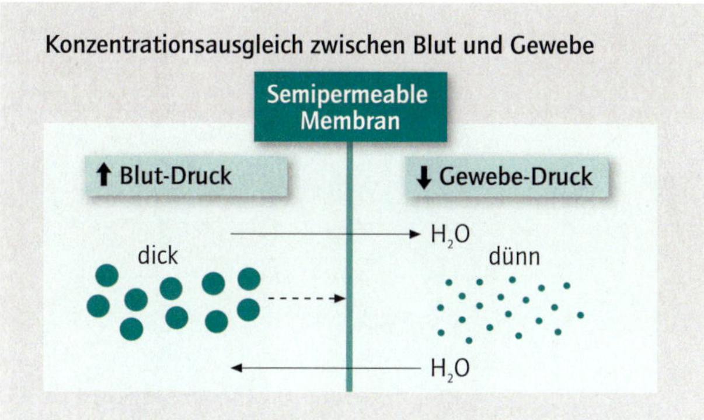

Es gibt drei Möglichkeiten, wie Stoffe zwischen der Kapillare und den Zellen der Gewebe hin- und herwandern können:

- aktiver Transport (z. B. Nährstoffe)
- Diffusion (Atemgase, Wasser, Elektrolyte, Stoffwechselprodukte)
- Filtration (Wasser, Elektrolyte)

> Wassereinlagerungen im Gewebe durch Flüssigkeitsverlust der Kapillaren nennt man Ödeme. Das geschieht, wenn die Konzentration zwischen Kapillare und Gewebe unausgeglichen ist.

1.3.3 Venen

Venen sammeln das sauerstoffarme, kohlendioxidreiche Blut aus dem Kapillarsystem in den so genannten Venolen und führen dieses Blut zurück zum Herzen. Die Venen der oberen Körperhälfte sammeln sich in der oberen Hohlvene (Vena cava superior), die Venen aus Beinen und Bauchraum in der unteren Hohlvene (Vena cava inferior).

Kapillaren ▶ Venolen ▶ Venen ▶ Hohlvenen ▶ Herz

In den Venen befindet sich der größte Anteil des gesamten Blutvolumens.

ZVD Messung
Band 4, A 2.2

Hier strömt das Blut nicht mehr so schnell, da die Kraft des Blutausstoßes im linken Herzen deutlich nachlässt. Den Blutdruck in den Venen bezeichnet man als **zentralen Venendruck (ZVD)**.

Der Blutfluss wird aber noch durch andere Mechanismen gefördert:

- Sog des Herzens während der Systole
- Venenklappen
  An der Innenwand der Venen befinden sich kleine Ausstülpungen, die den Rückfluss weg vom Herzen verhindern.
- Muskelpumpe
  Die Venenwände werden durch die nahe liegenden Muskeln und den Druckpuls der benachbarten Arterien zusammengepresst. Deshalb ist es z. B. bei langem Stehen günstig, sich ab und zu auf die Zehenspitzen zu stellen und über die Zehenballen abzurollen.

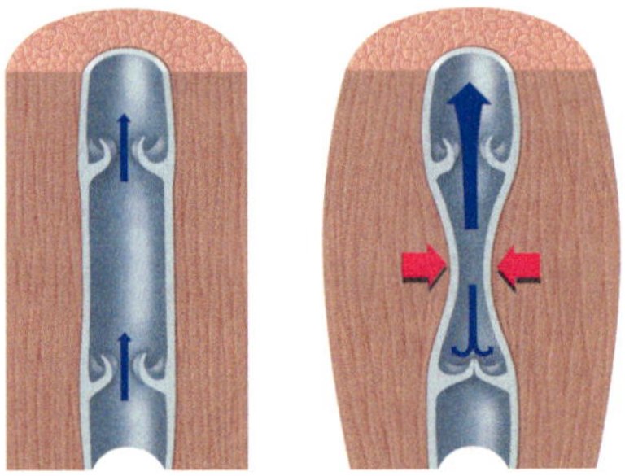

Prinzip der Muskelpumpe

1.3.4 Lungenkreislauf

Als Lungenkreislauf bezeichnet man den Blutfluss zwischen Herz und Lunge. Im Gegensatz zum Körperkreislauf führen hier die Venen sauerstoffreiches Blut und die Arterien sauerstoffarmes Blut.

Im Lungenkreislauf herrscht ein deutlich geringerer Blutdruck als im Körperkreislauf. Das gesamte Blutvolumen muss vom Herzen aus zunächst in die Lunge gepumpt werden, damit es dort Sauerstoff aufnehmen kann.

1.3.5 Arterien des Körperkreislaufs

Der arterielle Körperkreislauf beginnt mit der Aorta, von der aus alle wichtigen Arterien z. B. in Richtung Kopf, Verdauungsorgane oder in die Extremitäten ziehen.

Aorta

Die Aorta ist das größte Gefäß im Blutkreislauf (siehe Abb. auf S.378). Sie entspringt der linken Herzkammer und zieht oberhalb des Herzens mit dem Aortenbogen über die Lungenarterie (Truncus pulmonalis) nach unten (caudal). Von da aus verläuft sie senkrecht zur Wirbelsäule. Demnach unterteilt man die Aorta kurz nach ihrem Ursprung in drei Abschnitte:

- **Aorta ascendens** (aufsteigend)
  Hier verläuft die Aorta zu Beginn noch innerhalb des Pericards. Zwei Gefäße zweigen hier bereits ab:
  - Arteria coronaria dextra
  - Arteria coronaria sinistra (Koronararterien)

- **Aortenbogen**
  Er zieht über den Truncus pulmonalis. Hier zweigen wichtige Körperarterien für die Versorgung des Oberkörpers ab:
  - Truncus brachiocephalicus (versorgt Oberarm, Hals und Kopf)
    - Arteria carotis communis dextra (rechte Halsschlagader)
    - Arteria subclavia dextra (rechte Schlüsselbeinarterie)
  - Arteria carotis communis sinistra (linke Halsschlagader)
  - Arteria subclavia sinistra (linke Schlüsselbeinarterie)

- **Aorta descendens** (absteigend)
  Aus dem Aortenbogen heraus verläuft die Aorta vor (anterior) der Wirbelsäule nach unten. Im Hiatus aortae (Aortenenge) tritt sie durch das Zwerchfell hindurch. Bis dahin ist sie die **Brustaorta (Aorta thoratica)**. Von hier aus zweigen wichtige Arterien ab, die Bauchraum und Unterkörper versorgen:
  - Rami bronchialis (versorgen die Lunge)
  - Rami esophagei (versorgen den Ösophagus)
  - Rami mediastinalis (versorgen das Medistinum)
  - Arteriae intercostalis (versorgen die Zwischenrippenräume)
  - Arteria phraenicae (versorgt das Zwerchfell)

  Von der **Bauchaorta (Aorta abdominalis)** gehen u. a. folgende Gefäße ab:
  - Truncus coeliacus (versorgt Magen, Leber, Milz)
  - Arteria mesenterica superior (versorgt Dünn- und 2/3 des Dickdarms)
  - Arteria mesenterica inferior (versorgt unteren Dickdarm bis zum Rektum)
  - Arteria iliaca communis (versorgt das Becken)
  - Arteriae suprarenalis media (versorgen Nebennieren)
  - Arteriae renalis (versorgen die Nieren)

Arterien des Verdauungssystems

Die Blutversorgung der Verdauungsorgan Magen und Leber und Pankreas beginnt mit einem Abzweig der Aorta, dem **Truncus coeliacus.** Dieser spaltet sich in drei weitere Gefäße:

- Arteria gastrica sinistra (linke Magenarterie)
- Arteria lienalis (Milzarterie)
- Arteria hepatica communis (Leberarterie)

Verdauungssystem
Band 2, J 1

Von der **Arteria iliaca communis**, die auf der Höhe des vierten Lendenwirbels der Aorta entspringt, werden das Becken, die Gebärmutter und der untere Teil des Dickdarms versorgt.

1.3.6 Venen des Körperkreislaufs

Das gesamte Blut aus dem Körper wird über zwei großen Venen ins Herz geleitet:

- **Vena cava superior** (obere Hohlvene)

  Sie sammelt das Blut aus dem Oberkörper, u. a. aus der
  - Vena brachiocephalicus (aus Oberarm)
  - Vena jugularis interna (Drosselvene; kommt vom Hals)
  - Vena subclavia (Schlüsselbeinvene, kommt aus dem Arm)

- **Vena cava inferior** (untere Hohlvene)

  Sie verläuft rechts neben der Aorta. Hier sammelt sich das Blut aus den unteren und mittleren Körperregionen, u. a. aus den
  - Venae lumbalis (von der Wirbelsäule)
  - Venae ovariae/testicularis (von Ovar bzw. Hoden)
  - Venae renalis (von der Niere)

Sonografie
Band 4, A 4.6.4

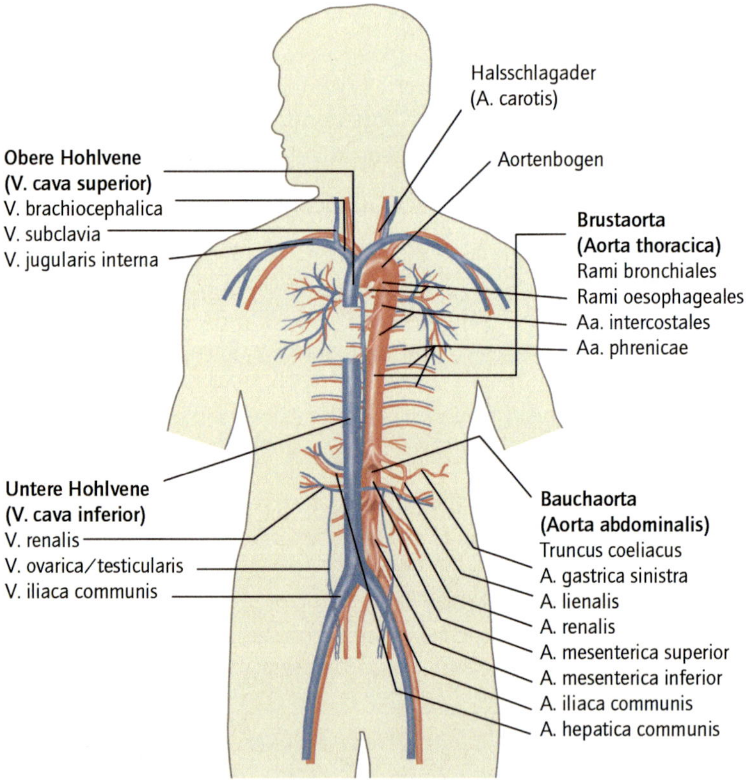

Große Arterien und Venen in Verbindung mit der Aorta und den Hohlvenen

1.3.7 Durchblutung des Gehirns

Die Ursprungsarterien des Kapillargeflechts in der Hirnhaut sind die

- Arteria cerebri anterior und posterior (vordere und hintere Hirnarterie),
- die Arteria cerebri media,
- die Arteria communicans anterior und posterior und die
- Arteriae basilaris, die sich an der Unterseite des Gehirns befinden.

Der Ursprung dieser Arterien ist zum größten Teil die Arteria carotis interna und zu einem kleineren Teil die Arteria vertebralis. Die Arteria carotis interna entspringt der Arteria carotis communis, die wiederum dem Aortenbogen entspringt.

Eine gestörte Durchblutung des Gehirns kann schwere Folgen haben. Man kann die Gehirndurchblutung überprüfen, indem man mit Ultraschall (Sonografie) die Arteria carotis untersucht. Nicht erfasst werden die nachfolgenden Arterien, sodass das Risiko für einen Schlaganfall mit dieser Diagnostik nicht ausgeschlossen werden kann.

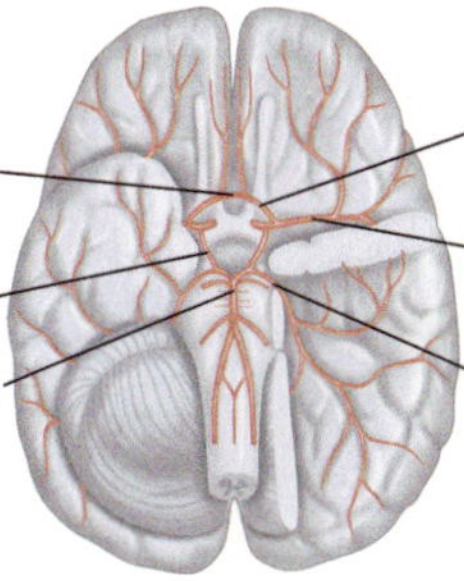

Arterien des Gehirns, Blick von unten

Die venöse Durchblutung des Gehirns erfolgt über so genannte Sinus-Kanäle, die zwischen den beiden Blättern der Dura mater (weichen Hirnhaut) liegen. Sie sammeln das venöse Blut, von wo aus es letztendlich über die Venae jugularis (Drosselvenen) zur oberen Vena cava superior (Hohlvene) abgeleitet wird.

Schlaganfall (Apoplex, Insult)

Kommt es bei der Durchblutung des Gehirns zu Störungen, handelt es sich um einen Apoplex. Es gibt zwei Ursachen dafür, dass Teile Gehirns nicht mehr ausreichend durchblutet werden:

- ein Blutgerinnsel (Thrombus oder Embolus) verstopft eine Arterie und sorgt so für eine Mangeldurchblutung (Ischämie)
- ein Gefäß zerplatzt, sodass ein Bluterguss entsteht, der Nervenzellen abdrückt (Hirnblutung)

Apoplex
Band 3, H 3.4

Der Schlaganfall ist ein sehr häufiges Krankheitsbild, das in der Pflege eine große Rolle spielt. Überwiegend ältere Menschen sind davon betroffen.

Das Erscheinungsbild eines Schlaganfalls kann sehr unterschiedlich sein. Nicht selten führt er – vor allem, wenn er nicht oder erst spät behandelt wird – zur Bewusstlosigkeit und zum Tod. Bei überlebenden Patienten findet man typische Symptome wie halbseitige Lähmungen, Sprachstörungen und Sensibilitätsstörungen.

Zur Diagnose eines Schlaganfalls gehört eine neurologische Untersuchung, bei der man Symptome wie z. B. das Ausmaß der Lähmung feststellen kann, sowie eine Computertomografie (CT) oder Kernspintomografie (MRT), die einen Blick ins Gehirn ermöglichen.

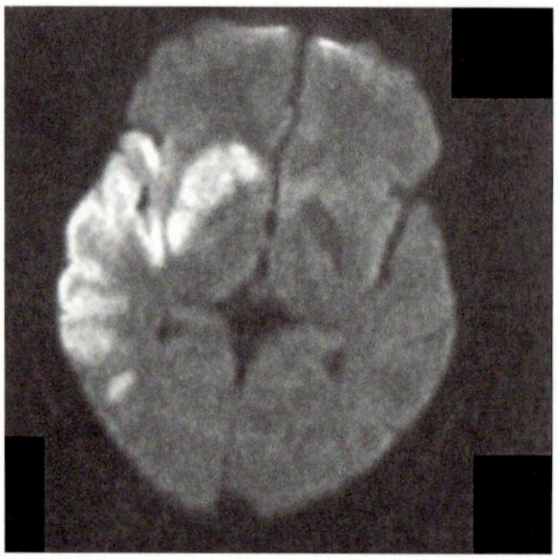

Zur optimalen Behandlung eines Apoplex gibt es in großen Kliniken eine **Stroke Unit** (engl. = Schlaganfalleinheit), in der die vielfältigen diagnostischen und therapeutischen Maßnahmen schnell und mit modernster Technik durchgeführt werden können. Gefäßverschlüsse durch Thromben können dort z. B. mit einer Lysetherapie behandelt werden, bei der das Blutgerinnsel durch intravenöse Medikamente aufgelöst wird.

Für die Pflege relevant ist die Zeit der Rehabilitation, die so früh wie möglich beginnen sollte. Durch die Fähigkeit des Gehirns, neue Nervenverbindungen zu knüpfen, können sich durch Rehabilitationsmaßnahmen viele Ausfälle zurückbilden. Schlaganfallpatienten brauchen oft besondere Unterstützung bei der Bewegung oder beim Schlucken.

1.3.8 Pfortaderkreislauf

Eine Besonderheit ist der Pfortaderkreislauf, der Dünndarm und Leber miteinander verbindet. Dabei handelt es sich um eine Vene (Vena portae), die das Blut aus den Dünndarmkapillaren aufnimmt und nicht zum Herzen zurückführt (wie es sonst bei Venen der Fall ist), sondern zu den Leberkapillaren führt. Über diesen Umweg ist es möglich, dass die im Darm aufgenommenen Stoffe zunächst in der Leber herausgefiltert werden.

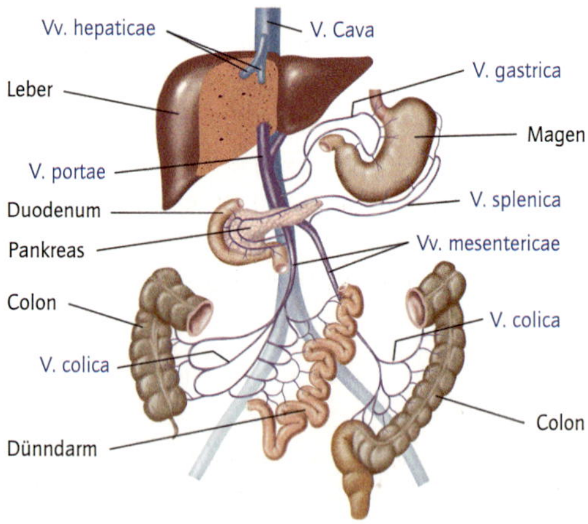

Pfortaderkreislauf

1.4 Lymphsystem

Kapillaren verteilen nicht nur Sauerstoff und Nährstoffe in die Zellen, sie verlieren auch viel Flüssigkeit und Proteine an das Gewebe. Das Lymphsystem hat die Aufgabe, diese Flüssigkeit und Proteine aus den Interzellularräumen (den Räumen zwischen den Zellen) zurück in den Blutkreislauf zu überführen.

Das Lymphsystem hat auf der Höhe der Schulter eine Verbindung zum venösen Blutkreislauf (Hohlvenen). Wie bei den Venen besitzen auch die Lymphegefäße Klappen und die Lymphströmung ist abhängig von der Kontraktion der umliegenden Skelettmuskeln.

Neben den Lymphgefäßen gehören noch andere, so genannte lymphatische Organe zum Lymphsystem:

- Lymphknoten
- Milz
- Rachen- und Gaumenmandeln
- Wurmfortsatz (Appendix)
- Peyersche Plaque (Lymphansammlungen im Dünndarm)

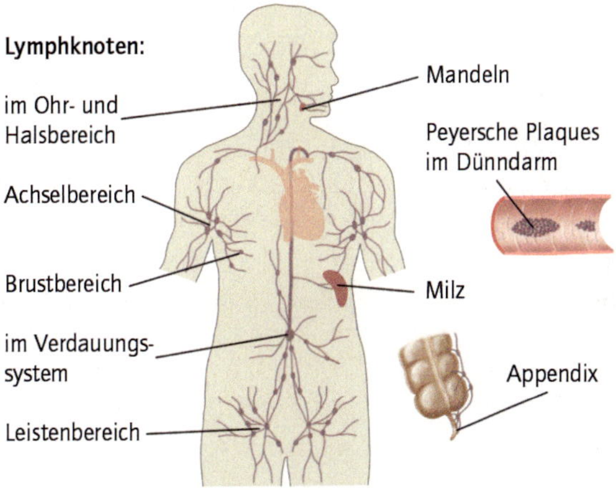

Lymphsystem mit Lage der Lymphknoten

Die Flüssigkeit in den Lymphgefäßen nennt man Lymphe. An vielen Stellen finden sich Verdickungen, die Lymphknoten.

Die Gewebsflüssigkeit wird von den Lymphkapillaren aufgenommen. Von da an heißt diese Flüssigkeit Lymphe und gelangt über die Lymphgefäße an die Stelle, wo die beiden Hohlvenen (Vena cava inferior und superior) vor ihrem Eintritt ins Herz zusammentreffen. Auf dem Weg dorthin passiert die Lymphe zahlreiche Lymphknoten. Dort befinden sich besonders viele weiße Blutkörperchen, die die Lymphe z. B. von Bakterien und Viren reinigen. Bei einer Entzündung steigt die Zahl der Blutzellen stark an und die Lymphknoten schwellen an. Deshalb tastet der Arzt bei Verdacht auf eine Entzündung die in der Nähe gelegenen Lymphknoten mit ab.

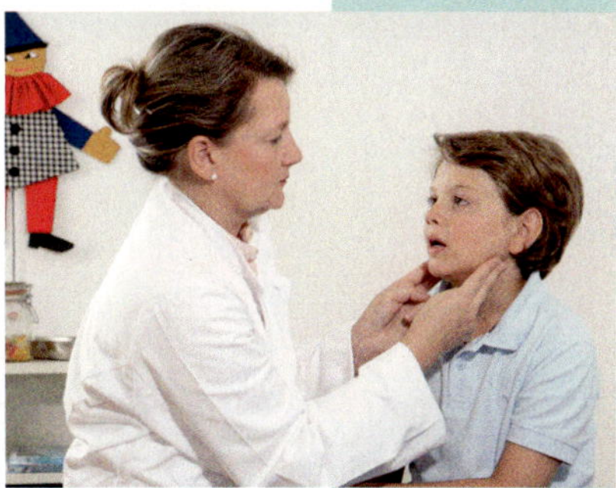

Abtasten der Lymphknoten am Hals

> Das Lymphsystem gibt dem Kreislauf im Gewebe „verloren gegangene" Flüssigkeit und Proteine wieder. Außerdem ist es an der körpereigenen Abwehr von Krankheitserregern beteiligt.

1.5 Blut – ein flüssiges Gewebe

Das Blut ist eine Sonderform des Bindegewebes. Es besteht aus einem flüssigen Anteil (Plasma) und den Blutzellen. Insgesamt besteht bei einem Erwachsenen ca. 10 % seines Körpergewichtes aus Blut, d. h. etwa 5–7 Liter.

Das Blut erfüllt folgende Funktionen:

- Transport der Atemgase Sauerstoff und Kohlendioxid
- Transport von Nährstoffen, Elektrolyten, Hormonen und Abbauprodukten
- spezifische und unspezifische Abwehr gegen Infektionen
- Regulation des Säure-Basen-Haushalts
- Gerinnung und Wundheilung

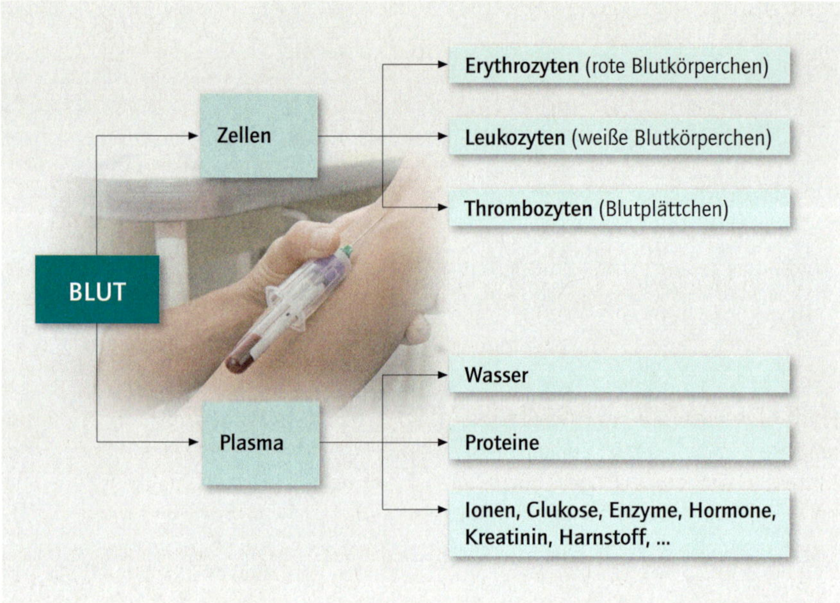

Zusammensetzung des Blutes

Blutzellen leben nicht ewig, sondern müssen immer wieder neu gebildet werden. Die Blutbildung erfolgt im roten Knochenmark. Dieses Mark befindet sich hauptsächlich in den Markhöhlen der platten und kurzen Knochen, z. B. dem Beckenkamm oder dem Brustbein (Sternum). Im roten Knochenmark liegen pluripotente Stammzellen, aus denen alle Arten von Blutzellen gebildet werden können. Im Fetus enthalten alle Knochen noch rotes Knochenmark. Erst nach der Geburt wird dieses zum größten Teil durch Fettmark ersetzt.

Forschern ist es gelungen, Stammzellen aus dem Knochenmark zu isolieren und sie im Reagenzglas zu kultivieren. Aus diesen Zellen könnte es zukünftig möglich sein, verschiedene Körperzellen zu züchten.

Besonders für Patienten mit Leukämie (Blutkrebs) ist eine Transplantation von rotem Knochenmark schon möglich und erfolgreich, da sich aus dem transplantierten, gesunden Knochenmark gesunde Blutzellen entwickeln.

Blutzellen

Blutzelle	Funktion	Anzahl in mm³	
Erythrozyten	Transport von Sauerstoff	4,5–6 Millionen	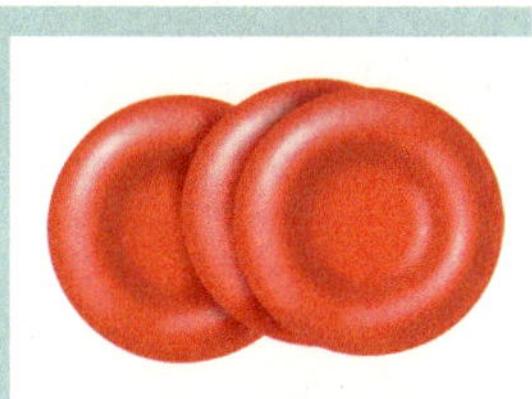
Leukozyten: Monozyten Granulozyten, Lymphozyten	spezifische und unspezifische Abwehr; Immunität	5000–10 000	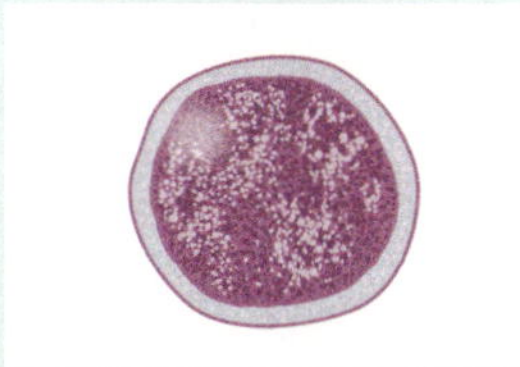
Thrombozyten	Blutgerinnung	250 000–400 000	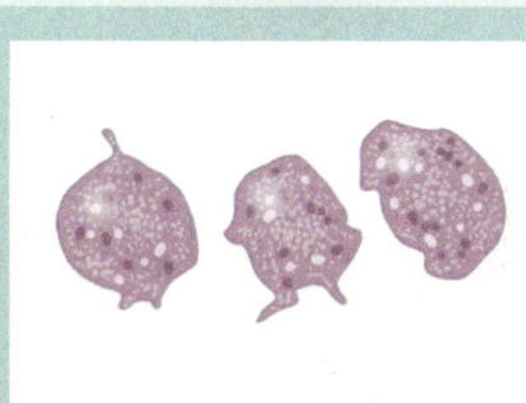

1.5.1 Erythrozyten – rote Blutkörperchen

Erythrozyten sind die mit Abstand häufigsten Zellen im Blut (ca. 96 % der Blutzellen). Sie besitzen keinen Zellkern, sind scheibenförmig mit einer kleinen Delle in der Mitte. Sie werden im roten Knochenmark gebildet. Der Prozess heißt Erythropoese und wird durch das in der Niere gebildete Hormon Erythropoetin gefördert.

Erythrozyten sind die Träger des lebenswichtigen Sauerstoffs. Dazu enthält ein rotes Blutkörperchen mehrere Millionen Hämoglobinmoleküle. **Hämoglobin** ist ein eisenhaltiges Protein, das der eigentliche Sauerstoffträger ist. Durch das Eisen erhält das Blut seine rote Farbe. Deshalb heißt das Hämoglobin auch roter Blutfarbstoff.

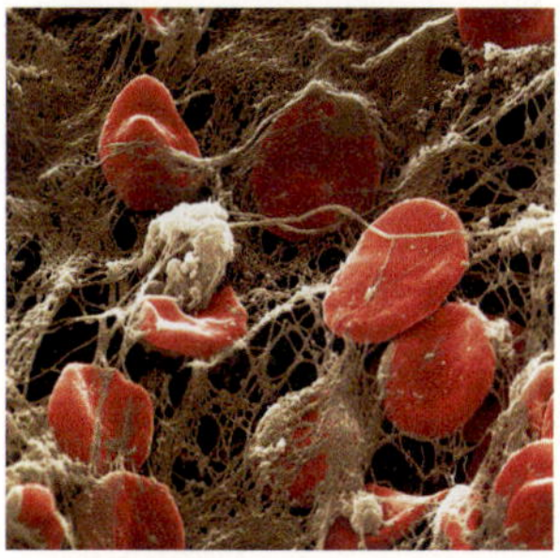
Erythrozyten

Der Hämoglobingehalt (Hb) ist ein wichtiger Laborwert:

Frauen: 7,5–10,1 mmol/l
Männer: 8,7–11,2 mmol/l

Hämoglobin wird in der Leber zum Gallenfarbstoff Bilirubin abgebaut. Dazu benötigt es ein Enzym, das bei Neugeborenen manchmal noch nicht vorhanden ist. Das Bilirubin befindet sich dann im Blut und es kann zur Neugeborenengelbsucht (Ikterus) kommen.

Wenn Erythrozyten durch die Lungenkapillaren wandern, gelangt Sauerstoff durch Diffusion über die Membran der Lungenbläschen heraus und wird sofort vom Hämoglobin gebunden. Im Kapillarnetz der Gewebe findet dieser Vorgang anders herum statt.

Übergang von Sauerstoff auf Hämoglobin in der Lunge

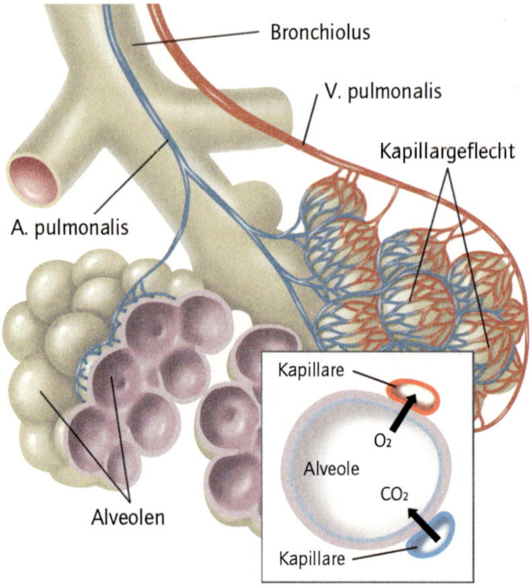

Hämoglobin kann neben Sauerstoff auch noch mit anderen Gasen beladen werden. So hat Kohlenmonoxid (z.B. in Tabakrauch oder Autoabgasen) eine ca. 300fach größere Bindungsfähigkeit zu Hämoglobin als Sauerstoff. Wird dieses Gas in höheren Konzentrationen eingeatmet, kommt es zum Ersticken, auch wenn genügend Sauerstoff vorhanden ist.

Eine Anämie entsteht durch einen Mangel an Hämoglobin. Die Betroffenen sind oft sehr blass und wenig leistungsfähig. Die Ursachen für den Hämoglobinmangel können sehr unterschiedlich sein:

- Blutverlust (Blutungsanämie)
- Störungen in der Bildung der Erythrozyten (Erythropoese), z.B. durch Eisen- oder Vitamin B12-Mangel
- vermehrter Abbau der Erythrozyten (Hämolyse), z.B. durch Erbkrankheiten

Pflege bei Anämie Band 3, H 1.1

1.5.2 Leukozyten – weiße Blutkörperchen

Leukozyten werden als die weißen Blutkörperchen bezeichnet, da sie keinen Farbstoff besitzen. Sie sind größer und weniger häufig als die roten Blutkörperchen. Eine besondere Eigenschaft vieler Leukozyten ist die Fähigkeit, vom Blut aus ins Gewebe zu wandern. Sie finden sich also nicht nur im Blut, sondern v.a. auch in den lymphatischen Organen (Lymphknoten, Milz, Appendix).

Leukozyten sind sehr unterschiedlich. Ihre gemeinsame Aufgabe aber ist die Bekämpfung von Krankheitserregern, die sie auf verschiedene Art bewältigen. Sie sind der wichtigste Bestandteil des Immunsystems.

Immunologie Band 4, C 1.3

Es gibt drei Arten von Leukozyten:

- Monozyten
- Granulozyten
  - eosinophile
  - basophile
  - neutrophile
- Lymphozyten
  - T-Lymphozyten
  - B-Lymphozyten

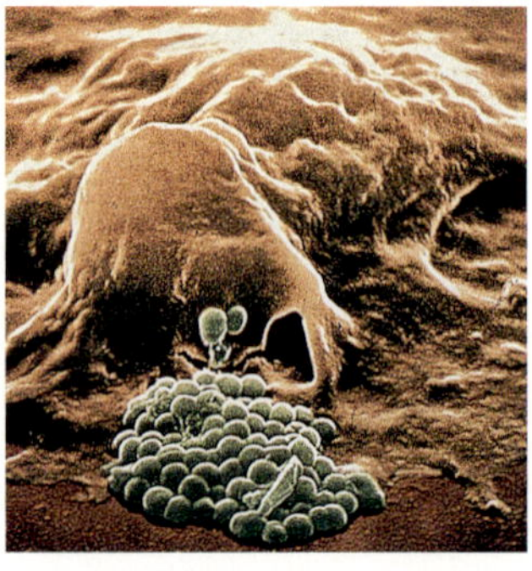

Ein Leukozyt trifft auf Fremdkörper

Monozyten

Monozyten werden auch Makrophagen oder Phagozyten (Fresszellen) genannt. Sie sind die größten Blutzellen und bekämpfen Eindringlinge durch Phagozytose.

> **Phagozytose** ist die Aufnahme von Partikeln oder ganzen Zellen in eine menschliche Zelle. Der Krankheitserreger wird „gefressen" (phagein (griech.) = fressen).

Die Grundlage der Phagozytose ist, dass fremde Stoffe, etwa Bakterien oder Viren, andere Proteine auf ihrer Oberfläche haben als das körpereigene Gewebe. Diese fremden Proteine werden von den Monozyten erkannt. Man nennt sie **Antigene**.

Dabei helfen oft Antikörper, die den Erreger als Erste erkennen und sich an die Oberfläche haften. Daraufhin umschlingt der Monozyt die Zelle, kreist sie ein und nimmt sie am Ende in sich auf. Im Inneren wird die Erregerzelle dann abgebaut. Bruchstücke des fremden Proteins werden dabei in die Membran des Monozyten eingebaut, sodass sie anderen Leukozyten „präsentiert" werden können. Auf dieser Grundlage können Lymphozyten dann speziell gegen diesen Erreger Antikörper produzieren.

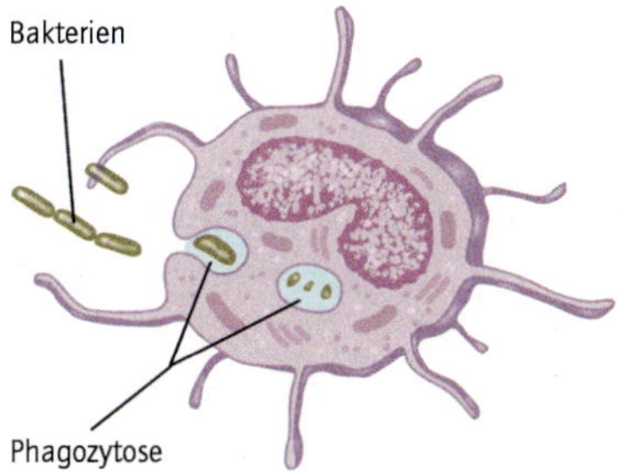

Phagozytose

Granulozyten

Die Granulozyten selbst sind farblos. Ihre Typen können durch Anfärben unter dem Mikroskop unterschieden werden.

- Eosinophile Granulozyten färben sich mit säurehaltigen Farbstoffen rot. Sie sind erhöht bei Allergien (Eosinophilie).
- Basophile Granulozyten färben sich mit basischen Farbstoffen blau. Sie sind gemeinsam mit den eosinophilen beteiligt an allergischen Reaktionen und enthalten Histamin und Heparin (die Blutgerinnung hemmende Stoffe).
- Neutrophile Granulozyten zeigen sich nach einer speziellen Färbung mit rosa Pünktchen. Die Aufgabe der neutrophilen Granulozyten ist die unspezifische Abwehr körperfremder Stoffe (Phagozytose), ähnlich den Monozyten. Im Gegensatz zu den Monozyten zerfallen sie nach der Auflösung (Lyse) der Erreger. Die daraus entstehenden Rückstände zeigen sich in Wunde als Eiter (Pus).

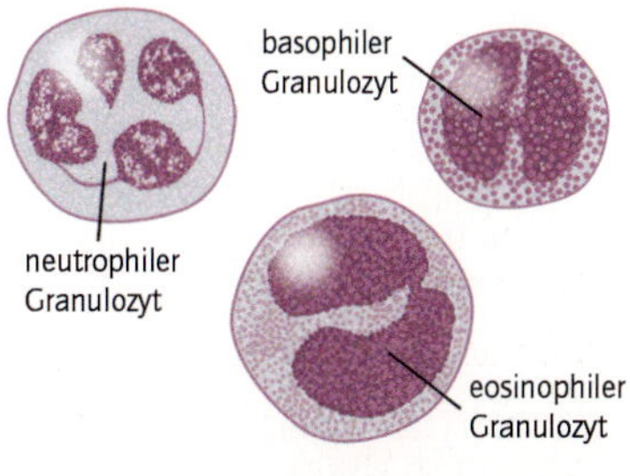

Granulozyten

Lymphozyten

Lymphozyten werden in Knochenmark sowie im Thymus gebildet. Der Thymus ist ein Organ, das bis zur Pubertät für die Bildung der Lymphozyten zuständig ist, sich dann aber nach und nach wieder zurückbildet.

Lymphozyten sind im Gegensatz zu den anderen weißen Blutkörperchen für die spezifische Abwehr zuständig. Das bedeutet, sie bekämpfen gezielt einen bestimmten Erreger (z. B. das Hepatitis B-Virus) bzw. dessen Antigen (Protein auf der Oberfläche). Hier gilt das Schlüssel-Schloss-Prinzip: Der Schlüssel der spezifischen Abwehr passt nur in die Schlösser (Antigene), die seinem Muster entsprechen.

Antigene sind spezifische Stoffe, an die Rezeptoren der Leukozyten und Antikörper andocken können.

Antikörper sind Proteine (**Immunglobuline**). Sie binden wie ein Schlüssel an Antigene, die ihrer Struktur entsprechen. Dadurch wird die Antigen-tragende Zelle blockiert oder zerstört.

Man unterscheidet zwei Typen von Lymphozyten:

- T-Lymphozyten für die zelluläre Abwehr
  Ein T-Lymphozyt tritt mit dem Antigen in Kontakt und bildet einen Rezeptor aus, der genau auf das Antigen passt. Das „schauen" sich andere T-Lymphozyten „ab" und es entsteht eine Gruppe von T-Zellen, die alle Stoffe mit diesem Antigen angreifen und zerstören (T-Killerzellen).
- B-Lymphozyten für die humorale Abwehr
  Auch B-Lymphozyten sind in der Lage, das Antigen-Muster eines Stoffes zu „lesen". Sie sind es, die daraufhin spezifische Antikörper produzieren. Außerdem sind sie in der Lage, sich das Antigen zu „merken". Wenn dieses Jahre später wieder auftaucht, kann der B-Lymphozyt sehr schnell mit der Antkörperproduktion beginnen.

Abwehr
Band 4, C 1.3

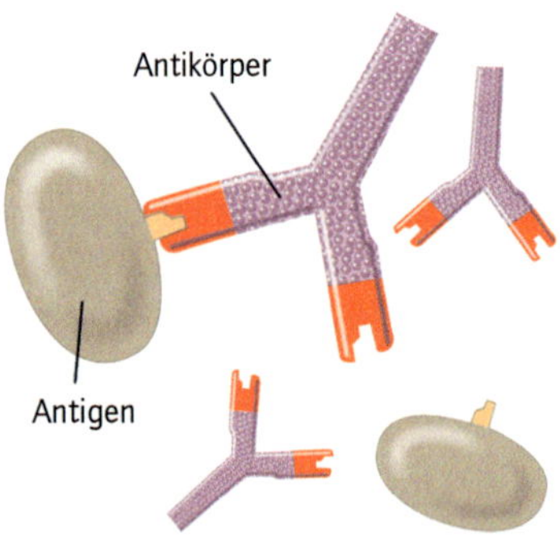

Antikörper mit passendem Antigen

Im **Differentialblutbild** wird die prozentuale Zusammensetzung der Leukozyten bestimmt. So kann man bei Entzündungen und Infektionen eine Verschiebung des Anteils bestimmter Zelltypen beobachten, z. B. bei einer Allergie den Anstieg der eosinophilen Granulozyten.

1.5.3 Thrombozyten – Blutplättchen

Thrombozyten sind kernlose Zellen, die aus dem Knochenmark stammen. Sie befinden sich in den Blutgefäßen und können die Blutgefäßwände nicht durchdringen. Thrombozyten sind sehr viel kleiner als die anderen Blutzellen.

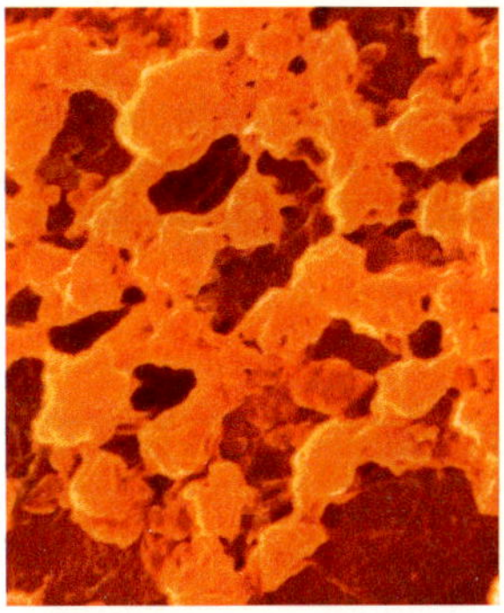

Thrombozyten

Die Hauptaufgabe der Thrombozyten liegt in ihrer Beteiligung an der Blutgerinnung. Dabei unterstützen sie zwei Prozesse:

- Blutstillung durch Vernetzung und Thrombenbildung
  Die Thrombozyten bleiben bei Kontakt mit einer verletzten Gefäßwand an dieser Stelle haften und bilden untereinander ein Netz (Thrombozytenaggregation).
- Blutgerinnung
  Im Blutplasma befinden sich Gerinnungsfaktoren, die im Falle einer Verletzung aktiviert werden müssen. Erst durch Einlagerung von Fibrin, der Endstufe dieses Gerinnungsprozesses, bildet sich ein **Thrombus**, der das Gefäß verschließt.

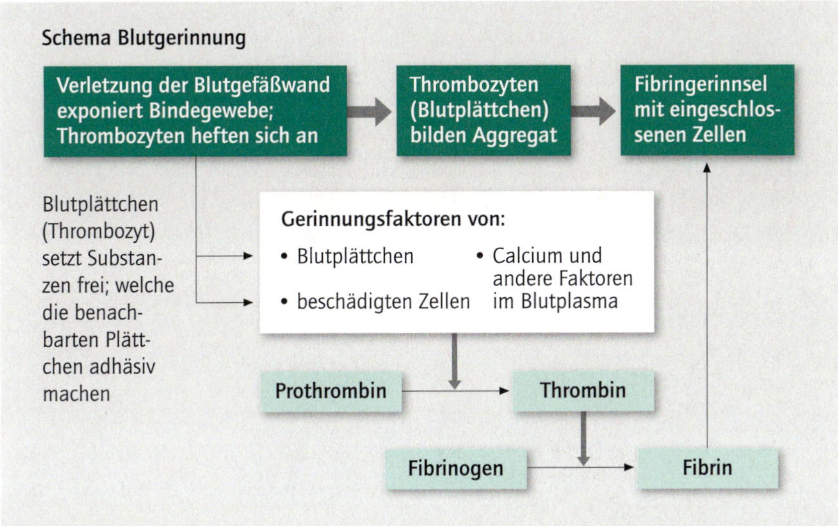

Außer an verletzten Gefäßen sind die Thrombozyten auch in der Lage, sich an rauen Oberflächen innerhalb eines Gefäßes zu vernetzen. Zu einer Zusammenballung von Thrombozyten (Thrombus) kann es auch kommen, wenn der Blutstrom verlangsamt ist. Diese Gerinnung bzw. Zusammenballung ist nicht erwünscht, weil sie zur Krankheit **Thrombose** führt. Die Gefahr der Thrombose ist, dass sich der Thrombus löst und frei im Blutstrom schwimmt. Damit wird er zum gefährlichen Embolus, der über das Herz in die Lungengefäße gelangen und dort eine lebensgefährliche Lungenembolie (Verschluss einer Arterie) auslösen kann.

Heparine
Band 4, D 10.1
Thrombose, Embolie
Band 2, H 3.1

Besteht die Gefahr einer Thrombose, etwa wenn der Blutfluss aufgrund von Bettlägerigkeit verlangsamt ist, werden gerinnungshemmende Medikamente eingesetzt,

z. B. Heparin.

1.5.4 Blutplasma

Das Blutplasma besteht zu ca. 90 % aus Wasser. Ohne das für die Gerinnung nötige Protein Fibrin bezeichnet man das Plasma als Serum. Darin befinden sich wichtige Substanzen, die von hier aus in alle Gewebe gelangen können.

CO_2 wird nicht über die Blutzellen, sondern gebunden an ein Ion im Plasma transportiert.

Bestandteile des Blutplasmas

Bestandteile	Funktion
Wasser	Lösung der anderen Substanzen
Elektrolyte Natrium, Kalium, Kalzium, Chlorid, Magnesium, Bicarbonat	osmotisches Gleichgewicht pH-Wert
Plasmaproteine	
Albumin	osmotisches Gleichgewicht, pH-Wert
Fibrinogen	Gerinnung
Immunglobuline	Antikörper in der Abwehr
transportierte Substanzen: Nährstoffe: z. B. Glukose, Fette, Vitamine Atemgase: Sauerstoff an Hämoglobin; Kohlendioxid an Bikarbonat	

1.5.5 Blutgruppen

Vor ca. 100 Jahren machte der Arzt Karl Landsteiner eine Entdeckung. Wenn er Blutproben verschiedener Patienten miteinander vermischte, verklumpten davon einige sofort, andere nicht. Bei dem Versuch, Blut von einem Mensch auf den anderen zu übertragen, starben damals viele Menschen. Landsteiner war der Erste, der erkannte, dass das Blut nicht bei allen Menschen gleich ist und sogar Antikörper gegeneinander bilden kann.

Blutgruppen sind Proteine oder Zucker auf der Membran von Erythrozyten, die als Antigene wirken. Blutgruppen, die keine Antigene haben, bilden Antikörper gegen das Blut mit Antigenen.

Die Verteilung der Blutgruppen wird genetisch bestimmt. Blutgruppen sind z. B. das AB0-System, bei dem es vier Gruppen gibt (A, B, AB, 0) oder das Rhesus-System, bei dem es zwei unterschiedliche Gruppen gibt. Daneben gibt es einige andere Blutgruppen, z. B. das Kell-System oder das MN-System.

ABO-System

Auf den Erythrozyten aller Menschen befinden sich spezifische Proteine, zu denen das ABO-System gehört. Da sie Angriffspunkte für Antikörper sind, werden diese Proteine Antigene genannt. Einige Menschen haben demnach rote Blutkörperchen mit einem Antigen A, andere mit einem Antigen B, andere haben beide oder gar keins.

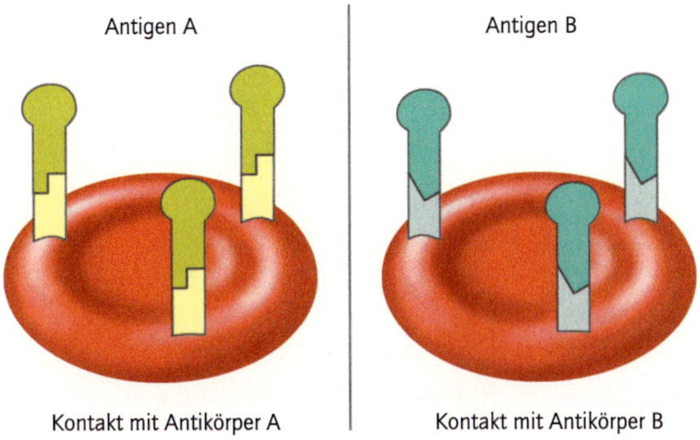

Erythrozyten mit den verschiedenen Blutgruppen

Blut mit dem Antigen A besitzt Antikörper, die spezifisch gegen das Antigen B wirken (Anti-B), Blut mit dem Antigen B bildet Antikörper gegen A (Anti-A) und Blut der Blutgruppe 0 besitzt Antikörper gegen die Antigene A und B. Mischt man also Blut verschiedener Blutgruppen miteinander, kommt es zu einer Abstoßungsreaktion. Die Folge ist eine Verklumpung (Agglutination) der betroffenen Erythrozyten. Eine Bluttransfusion kann dadurch lebensgefährlich werden.

Transfusion
Band 4, E 5

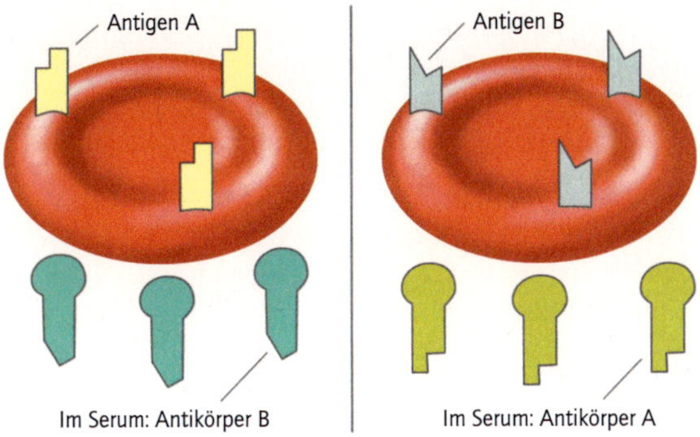

Erythrozyten mit Blutgruppen und Antikörpern

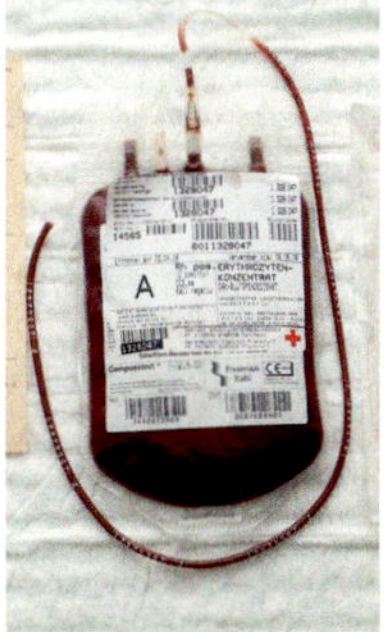

Da sich die Antikörper im Blutserum befinden, benutzt man für eine Transfusion in der Regel ein Erythrozytenkonzentrat. Nur bei dieser Art der Transfusion ist es möglich, die Blutgruppe 0 als Universalspender einzusetzen, da ihr die Antigene fehlen, gegen die die anderen Blutgruppen Antikörper bilden könnten. Soweit sie vorhanden ist, wird aber auch hier immer die passende Blutgruppe übertragen.

Vor einer Bluttransfusion muss der Arzt einen so genannten Bed-Side-Test am Bett des Patienten durchführen, in dem er das Blut des Patienten mit dem Blut aus der Transfusion vermischt, um jede Möglichkeit einer Verwechslung auszuschließen.

Blutgruppen beruhen auf einem Gen, das für die Moleküle A und B zuständig ist. Für jedes Gen liegen zwei Varianten vor, je eins von der Mutter und vom Vater. Von diesen beiden Genvarianten (Allelen) gibt es dominante und rezessive, je nach dem, ob sie sich ausprägen oder nicht. Das Gen für die Blutgruppe 0, als das Fehlen eines Merkmals, prägt sich nur aus, wenn beide Genvarianten 0 sind.

AB0-System

Blutgruppe	Gene	Antikörper im Serum	Aggregation nach Vermischung mit anderen Blutgruppen: Serum Anti-A,B;	Serum Anti-A	Serum Anti-B
A	a0 oder aa	anti-B			
B	b0 oder bb	anti-A			
0	00	anti-A anti-B			
AB	ab	–			

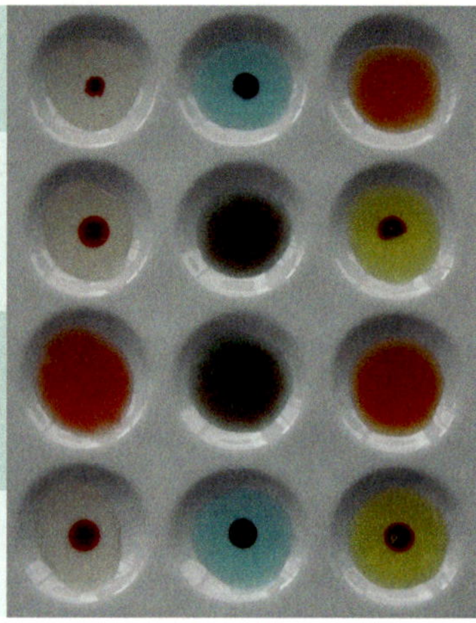

Rhesus-Faktor

Der Rhesus-Faktor wird gekennzeichnet durch den Buchstaben D (für Rhesus-positiv, d. h., das Antigen ist vorhanden) und d (Rhesus-negativ, d. h., das Antigen fehlt). Erst wenn die zwei verschiedenen Blutgruppen in Berührung kommen, bilden sich Antikörper. Eine Bedeutung besitzt das Rhesus-System in der Schwangerschaft. Ist das Kind Rhesus-positiv (D) und die Mutter Rhesus-negativ (d), kann das für die nächste Schwangerschaft gefährlich werden: Während der Geburt gelangt kindliches Blut ungefiltert in den mütterlichen Blutkreislauf. Dort werden gegen den Rhesus-Faktor Antikörper gebildet. Ist in der folgenden Schwangerschaft das Kind wieder Rhesus-positiv, so können die vorhandenen Antikörper von der Mutter zum Kind gelangen und dort Schäden anrichten. Deshalb gibt es für diesen Fall eine Impfung, die in der Schwangerschaft und kurz nach der Geburt gegeben wird und die Antikörperproduktion verhindert.

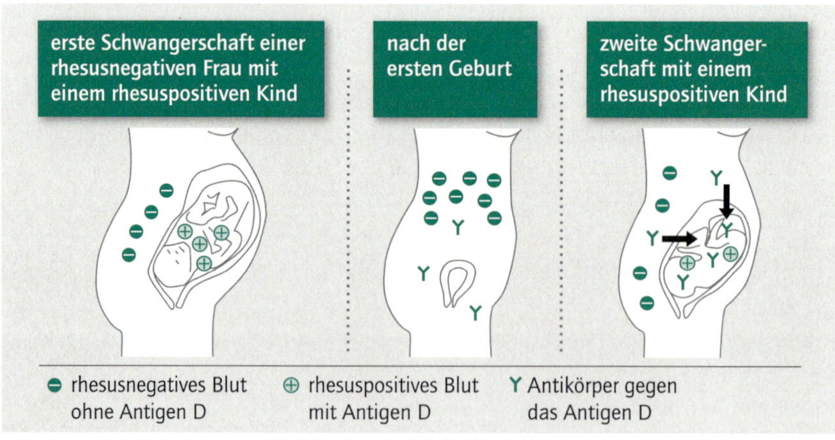

1.5.6 Allergien und Autoimmunerkrankungen

Allergien sind Überreaktionen des Immunsystems. Dabei werden harmlose Stoffe, wie z. B. Blütenpollen, als Krankheitserreger bekämpft. Die eigentlich harmlosen Antigene (Allergene) werden vom Immunsystem als gefährlich eingestuft.

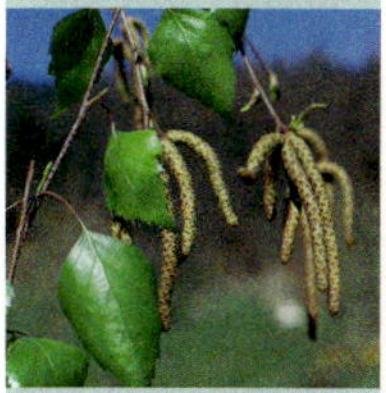

Allergien

Eine allergische Reaktion entsteht dann, wenn es durch den Kontakt zu einem Allergen dazu kommt, dass Antikörper und entzündungsfördernde Stoffe (z. B. Histamine) ausgeschüttet werden. Dabei spielt eine weitere „Waffe" des Immunsystems eine Rolle, die Mastzellen. Mastzellen kommen im Bindegewebe des gesamten Körpers vor, dort v. a. in Darm, Lunge und der Haut. Sie speichern Histamin und andere entzündungsfördernde Stoffe.

Bei Kontakt mit einem Allergen produzieren B-Lymphozyten Antikörper. Diese können sich an Mastzellen anlagern. Bei jedem weiteren Kontakt mit dem Allergen entleert sich die Mastzelle, sobald das Antigen an den Antikörper andockt.

Die schwerste Form einer Allergie ist der lebensgefährliche **anaphylaktische Schock**. Er entsteht, wenn die von den Mastzellen abgegebenen Stoffe sehr schnell die Blutgefäße erweitern und der Blutdruck dadurch stark sinkt. Anzeichen dafür sind Flecken auf der Haut, Übelkeit, Atemprobleme oder Anschwellen der Schleimhäute.

Autoimmunerkrankungen

Bei **Autoimmunerkrankungen** richten sich Immunzellen gegen körpereigenes Gewebe. Die Ursachen dafür sind noch ungeklärt.

Ein Beispiel für diese Art von Erkrankung ist der Morbus Basedow. Hier bildet das Immunsystem Antikörper, die sich an Rezeptoren der Schilddrüse setzen und dort eine Überproduktion von Schilddrüsenhormonen hervorrufen (Hyperthyreose). Eine Behandlung der Ursachen ist nicht möglich, da sie noch nicht bekannt sind. Die Behandlung dieser Krankheiten beschränkt sich daher auf das Lindern der Symptome und das Abschwächen des Immunsystems mit Medikamenten.

Folgenden Erkrankungen liegt wahrscheinlich eine Autoimmunerkrankung zu Grunde. Sie stellen nur eine kleine Auswahl dar:

- Diabetes Typ I
  Das Immunsystem tötet die insulinproduzierenden Zellen der Bauchspeicheldrüse ab, sodass der Insulinspiegel sinkt und der Blutzucker steigt.

Diabetes
Band 3, J 3

- Rheumatoide Arthritis
  Das Bindegewebe in Gelenken, v. a. der Finger und Füße, wird vom Immunsystem angegriffen und geschädigt. Typisch sind die Deformationen der Gelenke.

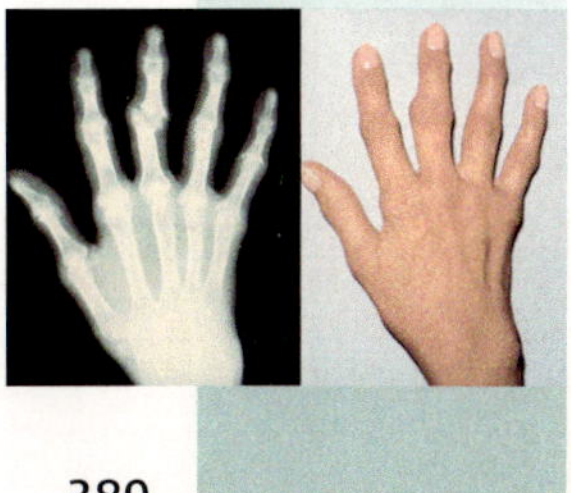

Gelenkveränderung durch rheumatoide Arthritis

- Morbus Crohn

  Diese Krankheit ist eine Entzündung, die in unterschiedlichem Ausmaß die Darmschleimhaut befällt. Meist ist nur der Dünndarm betroffen, seltener kann sich die Entzündung über den gesamten Magen-Darm-Trakt ausbreiten.
- Morbus Basedow, Morbus Hashimoto

  Es gibt Antikörper, die sich gegen das Schilddrüsengewebe richten und es allmählich zerstören (Hashimoto) und solche, die an der Schilddrüse eine Überfunktion hervorrufen (Basedow).
- Multiple Sklerose (MS)

  Bei dieser Erkrankung werden Nervenzellen in Gehirn und Rückenmark durch das Immunsystem angegriffen. Dadurch entstehen Entzündungen, die schubweise auftreten. Durch abgestorbene Nervenzellen kommt es zu Einschränkungen in der Bewegungskoordination.

?

1. Erklären Sie den Aufbau des Herzens.
2. Beschreiben Sie die Vorgänge während der Systole und der Diastole.
3. Nennen Sie die wichtigsten Erregungszentren des Herzens.
4. Erklären Sie die Begriffe Körperkreislauf und Lungenkreislauf.
5. Nennen Sie drei Gefäßarten und deren Funktionen.
6. Erläutern Sie den Aufbau und die Funktion des Lymphsystems.
7. Nennen Sie alle Bestandteile des Blutes.
8. Erklären Sie die Funktion der Erythrozyten.
9. Nennen Sie die drei Formen der Leukozyten mit kurzer Angabe ihrer Funktion.
10. Nennen Sie mindestens drei Bestandteile des Blutplasmas.
11. Was ist das Besondere des Pfortaderkreislaufes?
12. Wodurch unterscheiden sich der Aufbau von Arterien und der Aufbau von Venen?

1. Wenn Sie Schwierigkeiten beim Erlernen der Fachbegriffe haben, legen Sie sich ein Vokabelverzeichnis an oder schreiben Sie alle Begriffe auf kleine Kärtchen – vorn der Begriff, hinten eine kurze Erklärung. Damit können Sie zu Hause und unterwegs lernen.
2. Finden Sie heraus, welche Blutgruppe Sie haben. Schreiben Sie dann alle Möglichkeiten auf, die es für die Blutgruppen Ihrer Eltern gibt. Berücksichtigen Sie auch den Rh-Faktor. Vergleichen Sie später mit den korrekten Angaben Ihrer Eltern.

www

www.laborlexikon.de – Die Seite für Labormediziner. Hier sind fast alle Blutuntersuchungen und Normwerte erklärt.

2 Beobachtung der Durchblutung

„Könntest du bei Frau Meier in Zimmer 23 bitte mal Puls und Blutdruck messen?", sagt Pfleger Thomas zu Pia. „Sie meinte gerade, dass es ihr heute nicht so gut geht." Pia schaut etwas verlegen und sagt ehrlich: „Ich habe das leider bis jetzt noch nicht gemacht." „Na gut, dann gehen wir eben gemeinsam", sagt Thomas. Er zeigt ihr, wo Blutdruckmessgerät und Stethoskop liegen, und fragt sie, ob sie eine Uhr mit Sekundenzeiger hat.

Dann gehen sie zu Frau Meier, die sehr froh ist, dass sie untersucht wird. Sie soll am nächsten Tag an der Galle operiert werden. „Vermutlich sind Sie ja ein wenig aufgeregt wegen morgen und fühlen sich deshalb nicht gut?", fragt Thomas. Frau Meier stimmt zu, das könne durchaus sein. Thomas erklärt Pia nun das Pulsmessen: „Einfach eine Viertelminute auszählen, dann mit vier multiplizieren und schon hast du den Puls pro Minute errechnet." Pia misst und merkt dabei, dass kurz nachdem sie begonnen hat, der Pulsschlag plötzlich langsamer wird. Danach fragt sie: „Was mache ich denn, wenn der Puls sehr unregelmäßig ist? Dann erhalte ich vielleicht einen falschen Wert, wenn ich nur so kurz zähle."

1 Haben Sie schon einmal Puls und/oder Blutdruck gemessen? Vorausgesetzt, Sie hatten dabei Probleme: Berichten Sie Ihren Mitschülern davon.

2 Diskutieren Sie die Frage von Pia. Wie müsste man bei einem unregelmäßigen Puls verfahren?

Durchblutung bedeutet nichts anderes, als dass Blut durch den Körper transportiert wird. Dabei werden jedoch nicht nur Nährstoffe und Sauerstoff transportiert, sondern auch Wärme, Druck und „Farbe" in Form des Hämoglobins in den Erythrozyten. Diese Tatsache erklärt, was man in Bezug auf die Durchblutung beobachten kann: Hauttemperatur, Pulswelle, Blutdruck und Hautfarbe.

Dabei kann die Durchblutung vermehrt, verringert oder nicht mehr vorhanden sein. Bei der Vermehrung unterscheidet man eine funktionelle (physiologische) und eine krankhafte (pathologische) Vermehrung. Funktionell kann die Durchblutung z. B. bei Wärme vermehrt sein, um die Störung zu bekämpfen. Diese Veränderung geht nach Beseitigung der Ursache wieder zurück. Eine krankhafte Vermehrung der Durchblutung liegt z. B. bei einer Entzündung vor.

Entzündung Band 4, B 2.3

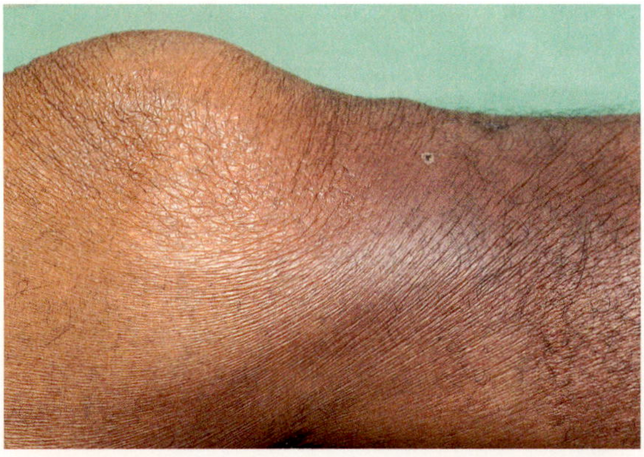

Entzündungen fördern lokal die Durchblutung

2.1 Blutdruck

Das flüssige Blut übt einen Druck auf seine Umgebung, d. h. die Gefäßwände aus. Dieser hydrostatische Druck wird als **Blutdruck** bezeichnet. Er ist in den Arterien deutlich höher als in den Venen oder Kapillaren.

Während der Systole, wenn das Blut aus dem Herzen in den Kreislauf gepumpt wird, ist der Blutdruck am höchsten. Aber auch während der Diastole gibt es einen Blutdruck, der durch den Widerstand der Gefäßwände entsteht. Die Gefäßwände werden während der Systole gedehnt (Windkesselfunktion) und ziehen sich elastisch während der Diastole zusammen.

2.1.1 Blutdruckregulation

Der Blutdruck wird beeinflusst durch die Menge des Herzminutenvolumens und den Widerstand der Gefäße. Je nachdem, ob die Gefäße eng kontrahiert sind oder nicht, steigt oder sinkt der Blutdruck. Nerven und Hormone können die Gefäßmuskulatur beeinflussen. Unter Stress etwa zieht sich die Muskulatur zusammen, so dass der Gefäßwiderstand und damit der Blutdruck ansteigen.

Je größer das Herzminutenvolumen und je größer der periphere Gefäßwiderstand, desto höher ist der Blutdruck.

In der Aorta und den großen Halsarterien befinden sich Pressorezeptoren, die den Blutdruck „messen". Wird das Gefäß durch einen hohen Blutdruck gedehnt, so senden die Rezeptoren Signale an das Gehirn. Vom Hirnstamm aus erfolgt dann ein Reiz an das autonome Nervensystem, das dann die Gefäße dehnt oder zusammenzieht.

2.1.2 Blutdruckmessung

Der Blutdruck wird gemessen, um die Stabilität des Kreislaufes zu überprüfen. Das kann z. B. sein

- während und nach einer Operation
- bei Kreislaufschwäche
- bei Herzkrankheiten
- bei Einstellung von Blutdruckmedikamenten

In der Regel wird auch bei jedem neu aufgenommenen Patienten oder Bewohner der Blutdruck kontrolliert.

Für die Angabe des Blutdrucks werden zwei Werte zwischen einen Schrägstrich geschrieben, z. B. 130/80. Der erste Wert ist der systolische Druck. Das ist der erste Ton, der zu hören ist, wenn man den Druck von der Manschette lässt. Der zweite Wert ist der diastolische Druck. Dieser ist erreicht, wenn die Töne nicht mehr zu hören sind. Die Töne sind nicht gleichzusetzen mit den Herztönen, sondern sie entstehen durch Turbulenzen im Gefäß. Die Einheit des Blutdrucks ist mm Hg (Millimeter Quecksilbersäule).

Zum Messen des Blutdrucks gibt es verschiedene Geräte und Möglichkeiten. Früher waren die Messgeräte mit Quecksilbersäulen im Einsatz. Da diese Messung vom italienischen Kinderarzt Riva Rocci erfunden wurde, bezeichnet man heute noch oft den Blutdruck mit der Abkürzung RR.

Heute wird der Blutdruck meist mit handlichen Geräten gemessen.

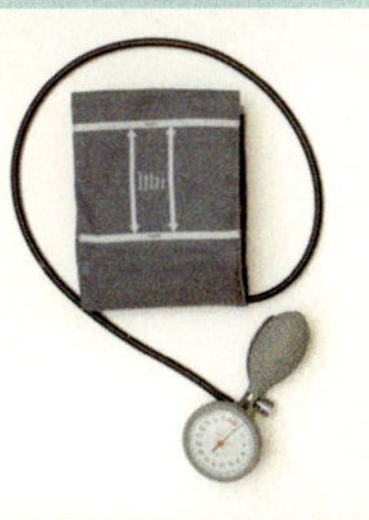

Blutdruckmessgerät mit Manometer

In Apotheken gibt es Geräte, mit denen sich die Patienten zu Hause selbst messen können. Diese modernen Geräte kommen ohne Stethoskop aus. Der Patient muss nur die Manschette korrekt anlegen und den Knopf drücken, damit ihm die Werte digital angezeigt werden.

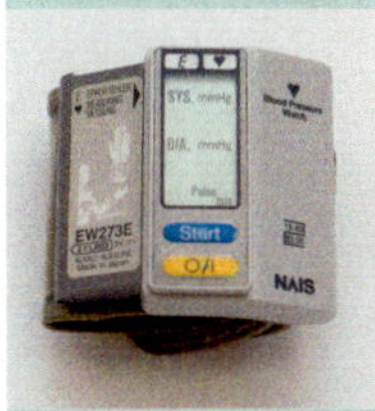

Automatisches Blutdruckmessgerät

Um möglichst genaue und vergleichbare Werte zu bekommen, müssen beim Messen mit Blutdruckmanschette und Stethoskop einige Dinge beachtet werden:

- der Patient sollte sich nicht unmittelbar davor körperlich angestrengt haben
- die Manschette sollte zum Armumfang passen und korrekt angelegt sein
- die Manschette soll am Oberarm sitzen und nicht über die Ellenbeuge gehen. Wenn jemand einen sehr engen Ärmel hat, den er nicht genug hochschieben kann, sollte das Oberteil besser ausgezogen werden
- der Oberarm mit der Manschette sollte etwa auf Herzhöhe sein

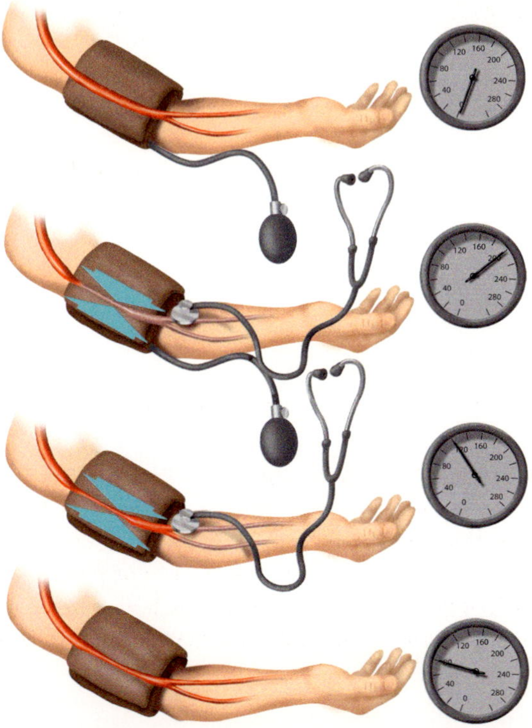

Blutdruckmessung mit Stethoskop:

a) die Manschette am Oberarm befestigen

b) das Stethoskop in die Ellenbeuge legen; Manschette aufpumpen, bis kein Puls mehr zu fühlen ist plus 30 mmHg

c) langsames Herauslassen der Luft, bis erste Töne zu hören sind: das ist der systolische Wert

d) weiteres Herauslassen der Luft, bis kein Ton mehr zu hören ist: das ist der diastolische Wert

24-h-Blutdruckmessung
Band 4 A, 2.1.2

Neben der einmaligen Blutdruckmessung gibt es auch die Möglichkeit, über ein 24-Stunden-Blutdruckmessgerät einen Überblick über den Tagesverlauf zu erhalten. Dabei wird das Gerät für einen Tag am Patienten befestigt.

Im Bereich der Intensivmedizin kann der Blutdruck auch invasiv, d. h. mit einer Sonde, die direkt in einer Arterie liegt, gemessen werden. Auf diese Art kann der Blutdruck permanent über längere Zeit und sehr genau gemessen werden.

2.1.3 Blutdruckabweichungen

Um den Blutdruck beurteilen zu können, gibt es Normwerte. Weicht der Blutdruck davon ab, spricht man entweder von **Hypotonie** (zu niedriger Blutdruck) oder **Hypertonie** (zu hoher Blutdruck).

Blutdruckwerte bei Erwachsenen

Blutdruck	Erwachsene
Hypotonie	unter 100/unter 60
optimal	bis 120–130/80
leichte Hypertonie	140–159/85–89
mittelgradige Hypertonie	160–179/100–109
schwere Hypertonie	über 180/über 110

Normwerte für Kinder

Frühgeborenes	55–70/25–35
Säugling	90/60
Kleinkind	95/60
Schulkind	100/60

Therapie bei Hypertonie
Band 4, D 7.3

Hypertonie

Die Ursachen für eine kurzfristige Hypertonie können physiologischer Natur sein, z. B. Anstrengung, Angst oder Freude. Pathologische **Ursachen** sind:

- Gefäßerkrankungen (z. B. Arteriosklerose)
- Nierenerkrankungen
- Übergewicht
- Stress
- Nikotin- und Kaffeemissbrauch (Abusus)

Folgende **Symptome** können bei einer Hypertonie auftreten: Kopfdruck und-schmerzen, gerötetes Gesicht, Ohrensausen, Schwindel, Unruhe oder Nasenbluten.

In der Regel geht es den Betroffenen aber gut – sogar besser als mit normalen Blutdruckwerten, da sie sich leistungsfähiger fühlen. Deswegen ist es oft schwierig, sie von der Notwendigkeit einer Therapie zu überzeugen. Diese Therapie ist jedoch sehr wichtig, da die Hypertonie schwerwiegende Langzeitfolgen nach sich zieht. Oft wird die Erkrankung erst aufgrund der festgestellten Folgeschäden diagnostiziert. Zur Therapie von Bluthochdruck gehören eine Änderung des Lebensstils (z. B. salzarme Ernährung, Bewegung) und die Gabe von blutdrucksenkenden Medikamenten (z. B. Betablocker).

Auswirkungen einer Hypertonie

Durch den hohen Druck werden die Gefäße und auch das Herz stark belastet. Dadurch können Schäden an Gefäßen, Herzen und im Gehirn entstehen, z. B.:

- Arteriosklerose
- Koronare Herzkrankheit
- Herzmuskelverdickung
- Herzschwäche
- Schlaganfall (Hirnblutung)

Arteriosklerose
Band 2, H 3.4

Zusätzlich zu den Gefahren der Langzeitschäden kann die Hypertonie auch plötzlich auftreten. Bei sehr hohen systolischen Werten, eventuell verbunden mit Symptomen wie Kopfschmerz und Schwindel, spricht man von der **hypertensiven Krise** (Bluthochdruckkrise). Pflegende sollten in diesen Fällen sofort den Arzt verständigen, den Patienten beruhigen und mit dem Oberkörper hoch lagern.

Hypotonie

Auch für eine kurzfristige Hypotonie können die Ursachen in physiologischen Situationen liegen, z. B. Ruhe, Entspannung, Schlaf, aber auch in der Schwangerschaft und bei Sportlern. Mögliche pathologische **Ursachen** sind z. B.

- Herzinsuffizienz
- Herzinfarkt
- Schock
- Blutverlust
- Nieren- und Schilddrüsenerkrankungen

Mögliche **Symptome** bei einer Hypotonie sind: Leistungsschwäche, Schwindel, Sehstörungen, Tachykardie oder Magenschmerzen.

Gefahren einer Hypotonie

Bei einer Hypotonie besteht eine Kollapsgefahr, da das Gehirn mit weniger Blut und folglich mit weniger Sauerstoff versorgt wird. Das kann bis zur Ohnmacht führen, bei der der Betroffene kurz das Bewusstsein verliert.

Eine besondere Form der Hypotonie ist die **orthostatische Hypotonie.** Dabei ist der Blutdruck der Person im Liegen normal, aber beim Aufstehen kommt es zu einem Blutdruckabfall, wodurch die Kollapsgefahr besonders hoch ist.

Ein niedriger Blutdruck wird nur behandelt, wenn Beschwerden vorliegen. Auf Medikamente sind die wenigsten Patienten angewiesen.

2.2 Puls

Als **Puls** bezeichnet man die fühlbare Druckwelle, die sich während der Systole in den Arterien ausbreitet.

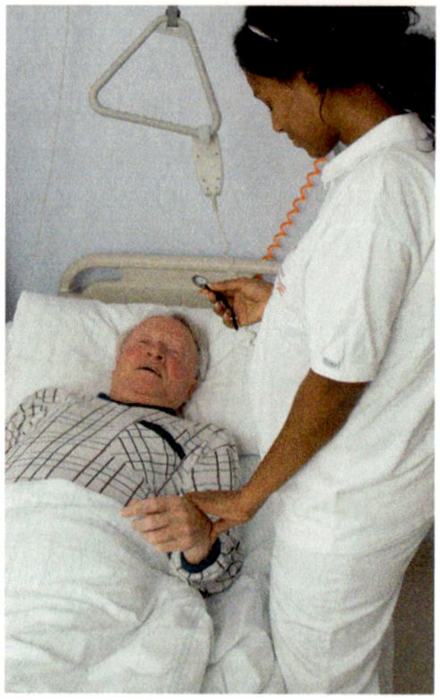

Der Puls ist ein wichtiges Vitalzeichen und wird im Krankenhaus regelmäßig kontrolliert. Er gibt Aufschluss über die Herztätigkeit und damit über den Gesamtzustand des Kreislaufs.

Puls messen am Handgelenk

Durch das Messen von Puls und Blutdruck ist ein lebensgefährlicher Schockzustand gut zu erkennen. Hier steigt der Puls stark an, während der Blutdruck absinkt. Ein systolischer Blutdruck unter 80 mmHg bei erhöhtem Puls ist ein deutliches Zeichen.

2.2.1 Pulsmessorte

Wie bereits erwähnt, kann der Puls an verschiedenen Stellen des Körpers gemessen werden. Alle Pulsmessorte haben eins gemeinsam, Arterien liegen dort dicht unter der Haut und können gegen einen Knochen gedrückt werden. Die wichtigsten Pulsmessorte sind:

- am Handgelenk (Arteria radialis)
- am Hals (Arteria carotis)
- an der Schläfe (Arteria temporalis)
- in der Leiste (Arteria femoralis)

2.2.2 Beobachtungskriterien

Der Puls wird anhand folgender Kriterien beobachtet:

Pulsfrequenz | Pulsrhythmus | Pulsqualität

Pulsfrequenz

Die Pulsfrequenz sind die gezählten Pulsschläge pro Minute.

Pulsfrequenz beim Erwachsenen

Schläge pro Minute	Bezeichnung
55–85	normal
mehr als 100	Tachykardie
unter 55	Bradykardie

Pulsfrequenz bei Kindern

Alter	Schläge pro Minute
Neugeborene	130–140
bis zu zwei Jahren	120
bis zum 14. Lebensjahr	80–100

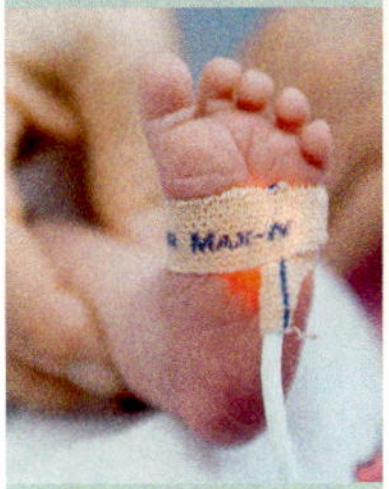

Pulsoxymeter am Fuß eines Frühgeborenen

Die Ursachen für eine **Tachykardie** können physiologisch sein, z. B. Anstrengung, Freude, Angst, oder pathologische Ursachen haben, z. B.

- Fieber: Erhöht sich die Körpertemperatur um 1 Grad, so erhöht sich gleichzeitig die Pulsfrequenz um 6–10 Schläge pro Minute.
- Schilddrüsenüberfunktion
- Blutverlust
- Schock
- Herzkrankheiten

Eine Sonderform der Tachykardie ist die anfallsartig auftretende paroxysmale Tachykardie. Dabei kann die Pulsfrequenz 160–200 Schläge pro Minute betragen. Die Anfälle dauern meistens wenige Minuten, können aber auch einen Tag anhalten. Ursachen können zum Beispiel Herzmuskelschäden, Sympathikusreizung, Infektionskrankheiten oder das Klimakterium sein.

Bei einer **Bradykardie** (zu langsamer Puls) können die Ursachen physiologisch sein, z. B. im Schlaf, bei älteren Menschen oder Leistungssportlern. Pathologisch ist der Puls verlangsamt bei:

- Störung der Herzleitung
- erhöhtem Hirndruck
- Vergiftungen

Pulsrhythmus

Der Pulsrhythmus beschreibt, wie regelmäßig die Pulswelle an der Arterienwand anstößt. Bei gesunden Menschen ist der Pulsrhythmus rhythmisch. Ein dauerhaft unrhythmischer Puls (Arrhythmie) ist immer pathologisch, weil er eine unregelmäßige Herztätigkeit anzeigt. Man unterscheidet drei Formen einer Arrhythmie:

- Extrasystolen
- Pulsus bigeminus
- absolute Arrhythmie

Eine Extrasystole ist ein Extraherzschlag in einer rhythmischen Abfolge von Herzschlägen. Der Bigeminus-Puls ist ein Zwillingspuls, bei dem immer zwei Anstöße der Pulswelle direkt nacheinander an der Arterienwand zu fühlen sind. Bei einer absoluten Arrhythmie ist kein wiederkehrender Rhythmus zu erkennen.

Pulsqualität

Bei der Beurteilung der Pulsqualität fragt man sich, wie gut der Puls zu fühlen ist. Man unterscheidet einen gut fühlbaren, harten Puls, etwa bei hohem Blutdruck oder bei erhöhtem Hirndruck, von einem schlecht fühlbaren, weichen Puls z. B. bei niedrigem Blutdruck.

2.3 Körpertemperatur

Der Mensch gehört zu den Lebewesen, die eine relativ konstante Körpertemperatur haben müssen. Konstant gehalten wird die Körperkerntemperatur. Die Temperatur an äußeren Körperstellen (Körperschalentemperatur) kann schwanken, sie hängt von der Umgebungstemperatur und der Muskelaktivität ab.

2.3.1 Steuerung der Körpertemperatur

Hierarchisch aufeinander aufgebaute Strukturen des Nervensystems steuern die Regulation der Körpertemperatur. Der Hirnstamm kann grobe Änderungen der Körpertemperatur wahrnehmen und Regulationen veranlassen. Letztendlich steuern Teile des Hypothalamus die Thermoregulation.

Um diese Aufgabe zu erfüllen, erhält der Hypothalamus Informationen von Nervenbahnen, z. B. Temperaturrezeptoren der Haut. Im Hypothalamus finden sich verschiedene Neurone, die Informationen von Kälte- und Wärmerezeptoren erhalten und für die Wahrnehmung der Körperwärme verantwortlich sind.

Bei zu hoher Temperatur (Hyperthermie):

- Wärmeverlust, durch periphere Gefäßerweiterung (Vasodilatation), Hauterwärmung und Schwitzen.
- Bei zu niedriger Temperatur (Hypothermie) gibt es zwei Möglichkeiten: Wärmeproduktion und Wärmeeinsparung; durch
  - periphere Gefäßverengung (Vasokonstriktion; dadurch Blässe)
  - Muskelkontraktion (Kältezittern)

2.3.2 Messen der Körpertemperatur

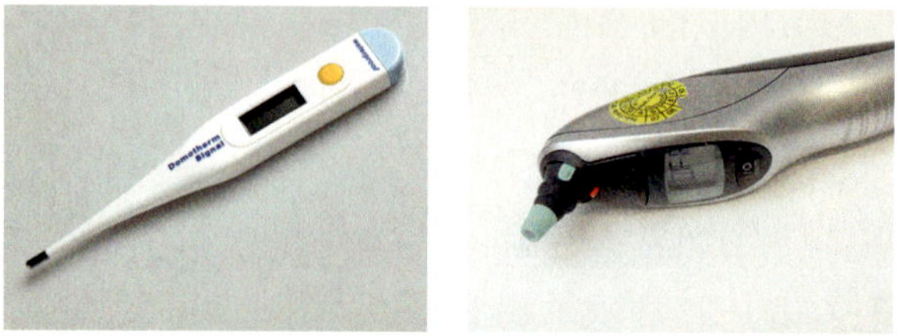

links: Digitales Thermometer

rechts: Ohrthermometer

Das Messen der Körpertemperatur geschieht in der Regel mit geeigneten Thermometern, die an der Spitze mit einem Sensor ausgestattet sind. Die Thermometer mit einer Quecksilbersäule sind nicht mehr im Einsatz, da das Quecksilber, sollte das Thermometer zerbrechen, giftige Dämpfe abgibt.

Spezielle Thermometer sind erforderlich für die Messung im Ohr. Hier wird mit Infrarotstrahlung gemessen.

Generell sollten alle digitalen Thermometer eine Schutzhülle bekommen, bevor sie am Patienten eingesetzt werden, damit die Hygiene gewahrt bleibt. Da die Temperatur nach körperlicher Anstrengung steigt, sollte nicht direkt danach gemessen werden. Bei Kindern und verwirrten Personen muss eine Pflegefachkraft während der Messung anwesend sein.

Es gibt verschiedene Orte zum Messen, die je nach den Erfordernissen der Situation gewählt werden sollten.

Messort	zu beachten
axillär (unter der Achsel)	– Achselschweiß ist eine Fehlerquelle, nicht geeignet, wenn sehr genaue Werte erforderlich sind
oral/sublingual (unter der Zunge)	– Messung ungenau, je nachdem, wo das Thermometer liegt – bei Patienten mit Bewusstseinsstörungen und Atemnot besteht Aspirationsgefahr
rektal (im Mastdarm)	– misst die Kerntemperatur genau – Eingriff in die Intimsphäre des Patienten – hygienisches Vorgehen erforderlich
im Gehörgang	– wenig belastend für den Patienten, deshalb besonders geeignet für Kinder

2.3.3 Veränderungen der Körpertemperatur

Die Körpertemperatur schwankt über den Tag hinweg in engen Grenzen: Nachts liegt sie tiefer als tagsüber; bei körperlicher Aktivität steigt sie um bis zu zwei Grad Celsius. Die normale Schwankung während des Tages weist typischerweise ein morgendliches Minimum und ein Maximum am Nachmittag auf. Während des Schlafs stellt sich etwa um 2 Uhr nachts ein Minimum (über die gesamten 24 Stunden gesehen) ein; die Temperatur steigt dann bereits vor dem Erwachen wieder leicht an. Bei Frauen schwankt die Temperatur auch über den monatlichen Zyklus hin um etwa ein halbes Grad.

Unterkühlung Band 4, B 3.5

Man kann folgende Unterteilungen treffen:

unter 28 °C	– Herzrhythmusstörungen
unter 30,0 °C	– Bewusstseinsverlust
unter 36,0 °C	– Unterkühlung
37,1 bis 37,8 °C	– subfebrile Temperatur
37,9 bis 39,0 °C	– Fieber
über 39,0 °C	– hohes Fieber
über 40,0 °C	– sehr hohes Fieber
ab 42,6 °C	– Denaturierung der Eiweiße; dadurch Tod

Fieber

Fieber ist die vom Körper eigenständig herbeigeführte Erhöhung der Körperkerntemperatur auf mindestens 38 °C. Fieber selbst ist keine Krankheit, sondern ein Symptom ganz verschiedener Ursachen, z. B.:

- Infektionskrankheiten (Abwehrreaktion auf einen Angriff von Krankheitserregern)
- Verletzungen (z. B. Blutergüsse, nach Operationen)
- Flüssigkeitsmangel
- erhöhter Stoffwechsel
- Nebenwirkung von Medikamenten

Pflege in unterschiedlichen Fieberphasen

Fieber verläuft in der Regel in drei charakteristischen Phasen:

- Temperaturanstieg
  Ähnlich wie bei einer Heizung stellt das Regelzentrum (Gehirn) den Soll-Wert für die Temperatur höher. Daraufhin verhält sich der Körper so, als wäre er unterkühlt: er verengt die Gefäße, verhindert damit die Wärmeabgabe und beginnt mit Muskelzittern („Schüttelfrost").

  Hier sollten Pflegende dem Patienten mit Decken und der Sorge um Ruhe behilflich sein.
- Fiebertemperatur erreicht
  Irgendwann ist die Temperatur konstant erhöht: Das Fieber ist messbar. In dieser Phase sollte die Temperatur und generell das Allgemeinbefinden regelmäßig kontrolliert und eventuell fiebersenkende Mittel eingesetzt werden. Wichtig ist, für Ruhe und eine ausreichende Flüssigkeitszufuhr zu sorgen.
- Temperaturabfall
  Wird der Soll-Wert für die Körpertemperatur wieder herabgesetzt, beginnt die Körpertemperatur wieder zu sinken, das „Fieber fällt". In dieser Phase schwitzen die Patienten meist stark. Deshalb ist auf die Körperpflege besonders zu achten. Das Schwitzen sollte unterstützt werden. Eine Kontrolle der Körpertemperatur und des Allgemeinbefindens ist weiterhin wichtig, um eventuelle Krisenzustände zu erkennen.

?

1. Erklären Sie den Begriff Blutdruck.
2. Erklären Sie, wie der Blutdruck reguliert wird.
3. Nennen Sie zwei Abweichungen des Blutdrucks mit den dazugehörigen Blutdruckwerten.
4. Nennen Sie vier Spätfolgen eines zu dauerhaft zu hohen Blutdrucks.
5. Nennen Sie jeweils vier Symptome eines zu hohen und eines zu niedrigen Blutdrucks.
6. Beschreiben Sie, warum der Blutdruck bei Sportlern in der Aktivität hyperton, in Ruhe aber hypoton ist.
7. Erklären Sie die Bedeutung des Pulsmessens.
8. Wie können sich psychologische Aspekte im Puls messen widerspiegeln?
9. Erklären Sie die Bedeutung der Temperaturkontrolle im Krankenhaus.

Besorgen Sie sich Blutdruckmessgeräte und Thermometer und messen Sie sich gegenseitig Puls, Blutdruck und Temperatur in Ruhe und nach körperlicher Anstrengung, z. B. dem schnellen Auf- und Ablaufen einer Treppe.

Dokumentieren Sie die Werte und tragen diese zusammen.

3 Pflegeinterventionen im Zusammenhang mit Durchblutungsstörungen und Herzinsuffizienz

Tim ist zum 80. Geburtstag bei seiner Großtante Emilie eingeladen. Dort gibt es eine reichhaltige Auswahl an Sahnetorten zu essen, was man der Großtante durchaus ansieht. Während er mit den älteren Damen des Kaffeekränzchens ein Stück Torte isst, erzählt sie allen von ihrem Leid: Sie habe Schmerzen in den Beinen und könne auch nicht mehr so gut laufen. Auch würde ihr beim Laufen in der letzten Zeit ein bisschen die Luft knapp. Sie sei zwar noch nie gerne gelaufen, aber der Arzt habe gesagt, dass es sich um Durchblutungsstörungen handelt. „Na endlich bist du mal beim Arzt gewesen, das wurde ja Zeit", sagt Tim. Emilie fährt fort: Das mache ihr nun doch Sorgen. Sie könne es sich nicht so recht erklären. Deswegen wende sie sich vertrauensvoll an Tim. Er möchte doch Medizin studieren nach seiner Ausbildung und wisse bestimmt, woher das kommt und was sie tun kann.

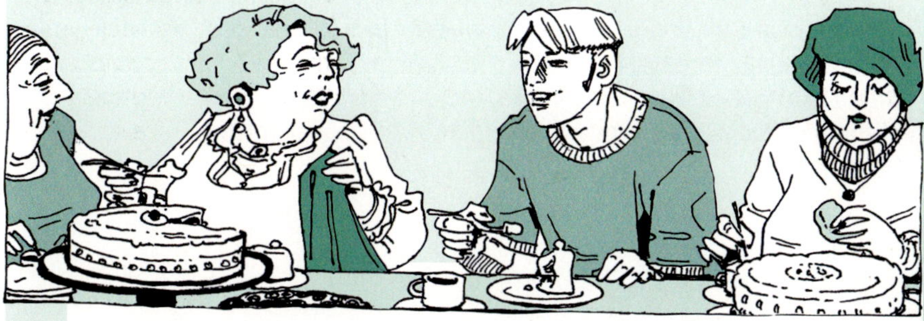

1 Welche Arten von Durchblutungsstörungen sind Ihnen bereits bekannt?

2 Von welchen Risikofaktoren haben Sie gehört oder gelesen, die die Gefäße schädigen können?

3 Welche Risikofaktoren finden sich bei Großtante Emilie?

4 Welche Tipps würden Sie an Tims Stelle seiner Tante geben?

Störungen der Durchblutung treten dann auf, wenn Organe oder Körperteile zu wenig mit Sauerstoff oder Nährstoffen versorgt werden. Sie treten mit zunehmendem Alter öfter auf.

Grundsätzlich kann man zwischen venösen und arteriellen Durchblutungsstörungen unterscheiden. Die verschiedenen Arten der Erkrankungen resultieren aus dem Aufbau der Blutgefäße. Arterien sind deutlich stärker als Venen. Venen dagegen verfügen über Taschenklappen, die den Rückstrom des Blutes erleichtern sollen.

arterielle Durchblutungsstörungen	**venöse Durchblutungsstörungen**
z. B. – periphere arterielle Verschlusskrankheit – generalisierte Verschlusskrankheit – koronare Herzkrankheit (KHK)	z. B. – chronisch-venöse Insuffizienz – Varizen (Krampfadern)

3.1 Gefäßverschlüsse

Zu Gefäßverschlüssen kann es sowohl in den Venen als auch in den Arterien kommen.

> Bei dem Verschluss einer Vene spricht man von einer **Thrombose** bzw. von einer Phlebothrombose. Dabei kommt es zu einer Verklumpung von Blutplättchen (Thrombozyten), dem sogenannten **Thrombus**.

Thrombose-Prophylaxe Band 2, K 3.2

Vom Thrombus können sich Teile lösen, die dann mit dem Blutfluss weiter durch den Körper wandern und an einer sich verengenden Stelle stecken bleiben. Das passiert ähnlich wie bei einer Rohpost, wo ein Paket durch ein Rohrsystem geschickt wird. Irgendwann wird dieses Rohrsystem immer enger. Früher oder später bleibt das Paket stecken. Wann dies geschieht, hängt von der Größe des Pakets ab.

Meist ist es eine in den tiefen Beinvenen liegende Thrombose, von der sich ein Thrombus löst. Dann bezeichnet man den Thrombus als **Embolus**. Die Venen werden auf dem Weg zum Herzen immer weiter. Im Herzen selbst existiert ebenfalls keine Enge, an der der Embolus stecken bleiben könnte. Erst im nächstfolgenden arteriellen System, dem Lungenkreislauf, werden die Gefäße wieder enger. Hier bleibt der Embolus stecken und verursacht eine Lungenembolie.

> Eine **Embolie** liegt immer dann vor, wenn ein abgelöster Thrombus, der Embolus, im arteriellen System stecken bleibt und das Gefäß verstopft. Eine häufige Form ist die Lungenembolie, die durch den plötzlichen Rückstau im Herzen tödlich verlaufen kann.

Es gibt Faktoren, die die Gefahr eines Verschlusses verstärken. Für die Entstehung einer Thrombose gibt es im Wesentlichen drei Faktoren (Virchow-Trias):

- Veränderungen an der Gefäßwand
- Veränderungen der Strömungsgeschwindigkeit des Blutes
- Veränderung der Zusammensetzung des Blutes

3.1.1 Ursachen von Gefäßverschlüssen

Veränderungen an der Gefäßwand

Maßnahmen bei einer Thrombose Band 2, H 3.2.4

- Verengungen durch Ablagerungen, z. B. Arteriosklerose, die zu einer Aufrauung der Wand führt. Das wiederum führt dazu, dass Thrombozyten leichter an der Gefäßwand haften bleiben
- Ausdehnung der Gefäßwand wie bei Krampfadern (Varizen), die ebenfalls dazu führen, dass Thrombozyten leichter hängen bleiben und einen Thrombus bilden können

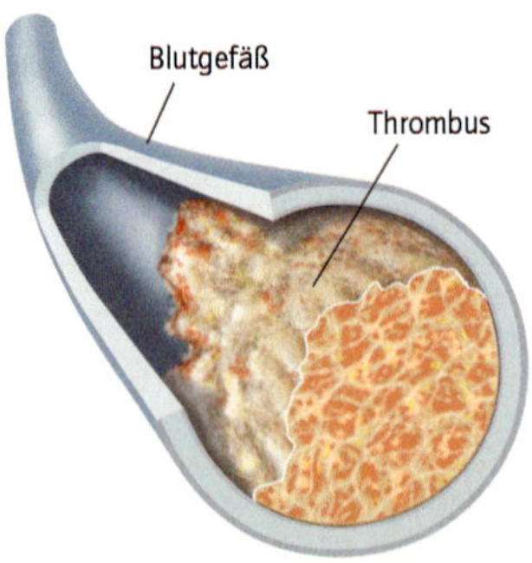

Thrombus in einem Gefäß

- Entzündung der Gefäßwand, wie man sie bei einer Venenentzündung (Phlebitis) antrifft. Sie sind häufig die Vorstufe zu einer Phlebothrombose. Durch die Entzündungsreaktion kommt es zu einer Schwellung der Gefäßwand, die sowohl zu einer Verengung als auch zu einer Anrauung der Wand führt.

Veränderungen der Strömungsgeschwindigkeit entstehen durch Verengungen der Gefäße, z. B. durch Phlebitis (Gefäßentzündung), Arteriosklerose, beginnende Thrombose. Eine Verlangsamung der Strömungsgeschwindigkeit tritt in allen Kapillaren auf, da es hier zu einer Verengung des Gefäßsystems kommt. Zu einer Verlangsamung kommt es dadurch, dass für die Blutbestandteile weniger Platz zur Verfügung steht als in weiteren Gefäßen, vergleichbar mit einer schmalen oder weiten Tür, durch die viele Menschen gleichzeitig gehen müssen.

Veränderungen der Zusammensetzung des Blutes

Die Fließgeschwindigkeit des Blutes hängt davon ab, wie zäh- oder dünnflüssig es ist. Man spricht von der Viskosität. Je dickflüssiger, desto langsamer fließt das Blut. Ursachen für eine erhöhte Viskosität des Blutes können sein:

- Vermehrung der festen Blutbestandteile
- Reduzierung des flüssigen Anteils des Blutes durch Flüssigkeitsmangel

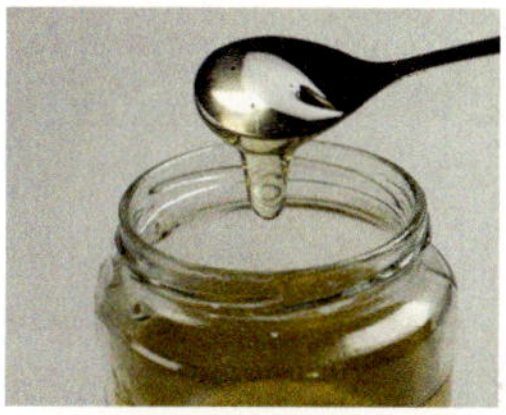

Viskosität: dünner Honig fließt schneller als dicker

Da im Körperkreislauf die Arterien dafür zuständig sind, das nachfolgende Gewebe mit Sauerstoff zu versorgen, tritt bei einem Verschluss einer Arterie ein Sauerstoffmangel auf. Venen dagegen dienen im Körperkreislauf zum Abtransport des verbrauchten Blutes. Somit kommt es zu einem Stau, bei dem das Blut inklusive der Abfallprodukte im Gewebe bleibt. Die dazugehörigen Symptome ergeben sich aus diesen Gegebenheiten.

3.1.2 Symptome eines venösen Verschlusses

Das Blut staut sich in dem betroffenen Bereich:

- Die Wärme des Bluts staut sich, es kommt zur **Überwärmung** der betroffenen Extremität
- Die Farbe des Bluts staut sich; es kommt zur **Blaufärbung** des betroffenen Bereiches
- Durch den Stau des Bluts ergibt sich ein Druck im Gewebe mit einem Ödem; es kommt zur **Schwellung** des betroffenen Bereichs
- Durch die Schwellung und den Druck ergeben sich langsam **Schmerzen** im betroffenen Bereich

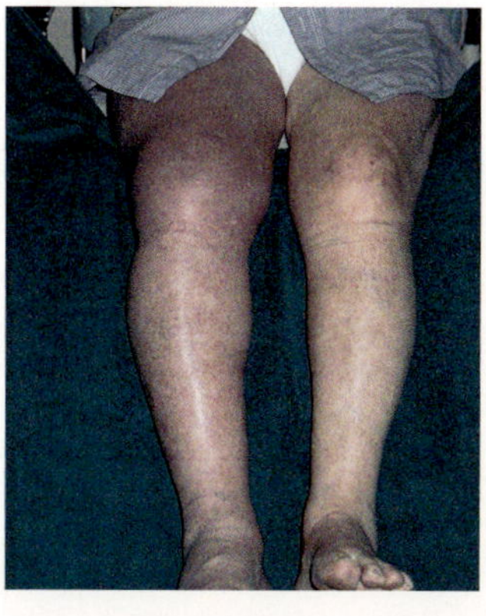

Viertagenthrombose

3.1.3 Symptome und Maßnahmen bei einem arteriellen Verschluss

Das Blut fehlt in den Gebieten, die sonst von der Arterie mit Blut versorgt werden:

- Die Wärme des Blutes fehlt – **Kälte** des betroffenen Bereiches
- Die Farbe des Blutes fehlt – **Blässe** des betroffenen Bereiches
- Der Sauerstoff, den das Blut transportiert, fehlt den Zellen – **Schmerzen** in dem betroffenen Bereich als Alarmsignal der Zellen an das Gehirn

Die Schmerzen entstehen schnell und es muss sofort für Abhilfe gesorgt werden, da die Zellen sonst drohen abzusterben.

Wichtig ist zu erkennen, dass es sich um einen akuten Verschluss eines Gefäßes handelt. Gerade in solchen Situationen zeigt sich die entscheidende Rolle, die eine qualifizierte Pflegekraft spielt. Die Symptomatik beginnt und entwickelt sich akut innerhalb von wenigen Minuten.

Falls sich dieser Verdacht stellt, sollte die betroffene Extremität tief gelagert werden, um den Perfusionsdruck zu verbessern. Eine weiche Lagerung mit Vermeidung von Wärmeverlust ist wichtig. Zusätzlich sollten nach ärztlicher Anordnung der Schmerz gelindert und Heparin gegeben werden.

Ein akuter arterieller Gefäßverschluss ist ein medizinischer Notfall und muss innerhalb kürzester Zeit in einer Klinik behandelt werden.

3.2 Venöse Durchblutungsstörungen

Die Ursache für venöse Durchblutungsstörungen liegt im Aufbau der Venen und am Körperkreislauf an sich. Wenn das Blut aus dem Herzen in den Körper gepumpt wird, geschieht dies unter hohem Druck, da die gesamte Wassersäule in den Blutgefäßen weitertransportiert werden muss. In den Arterien ist der Druck noch recht hoch. Deswegen haben diese einen stärkeren Wandaufbau – man spricht beim arteriellen System vom Hochdrucksystem. Bei den Venen dagegen herrscht nur noch ein geringer Druck – man spricht deswegen vom Niederdrucksystem. Bei den Venen der Extremitäten kommt noch die Schwerkraft ins Spiel, die den Rücktransport des Blutes zum Herzen zusätzlich erschwert. Die oberflächlichen Venen transportieren das Blut über Verbindungsvenen (Perforansvenen) über die tiefen Venen zum Herzen zurück.

Muskelpumpe
Band 2, H 1.3.3

Zur Erleichterung des Rücktransportes gibt es zwei Mechanismen:

- Taschenklappen, die das Blut nicht wieder zurückfließen lassen sollen und das Blut „etagenweise" nach oben befördern
- Die Muskelpumpe der Wadenmuskulatur, die durch das Zusammendrücken der Venen dabei hilft, das Blut nach oben zu transportieren

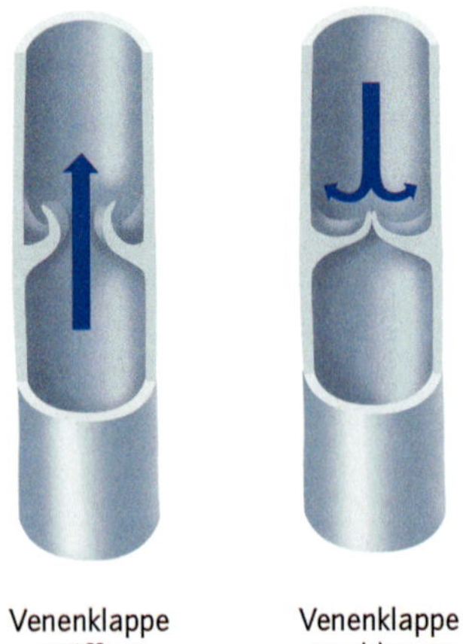

Funktion der Taschenklappen in den Venen

3.2.1 Varikosis

Wenn ein Mensch zu viel steht, wirkt die Schwerkraft stärker auf das Blut. Außerdem wird die Muskelpumpe nicht betätigt. Dann kommt es zu einem Stau des Bluts in den Beinvenen und diese weiten sich. Aufgrund der Weitung schließen wiederum die Taschenklappen nicht mehr richtig und das Blut fließt wieder zurück. Somit sind beide Mechanismen zur Unterstützung des Rückflusses außer Kraft gesetzt. Das Gleiche passiert, wenn man zu viel sitzt und die Beine abgeknickt sind. Vorbeugend sollte man in beiden Fällen zwischendurch die Muskelpumpe aktivieren, indem man die Wadenmuskulatur durch ein paar Übungen anspannt.

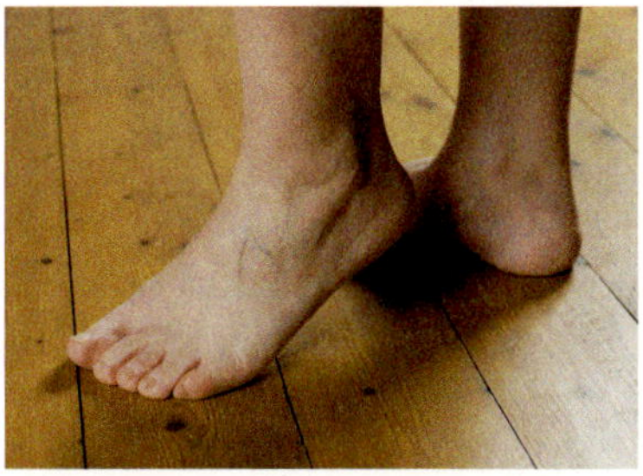

Muskelpumpe

Bei der Entstehung von Krampfadern (Varizen) kommen genau diese Faktoren zum Tragen. Die Erkrankung wird als Varikosis bezeichnet.

Eine primäre **Varikosis** entsteht aufgrund des Zusammenspiels von Erdanziehungskraft und der genetischen Veranlagung (Disposition) für eine Venenwandschwäche. In Folge dessen kommt es zu einer Überdehnung der Venenwand, vor allem im Übergang von den oberflächlichen Venen in die tiefen Beinvenen.

Fördernde Faktoren für die Entstehung einer Varikosis sind:

- Vererbung
  eine Bindegewebsschwäche und somit eine Neigung zum Aufweiten der Venen
- Hormone
  weibliche Geschlechtshormone (Östrogene) fördern die Erschlaffung des Bindegewebes, und das erklärt, warum Frauen deutlich häufiger von dieser Erkrankung betroffen sind als Männer
- Bewegungsmangel
  vor allem stehende oder sitzende Tätigkeiten sind aus den oben genannten Gründen förderlich
- Alter, Übergewicht, Rauchen und Schwangerschaft

Man unterscheidet verschiedene Arten von Varizen:

- Besenreiservarizen, die sehr oberflächlich liegen und lediglich optisch ein Problem darstellen
- Stamm- oder Seitenastvarikosis, die nicht nur optisch problematisch ist, sondern auch zu Schwere- und Spannungsgefühl in den Beinen und nächtlichen Fuß- und Wadenkrämpfen, beginnenden Ödemen in den Knöcheln und zu Hautverfärbungen führen kann.

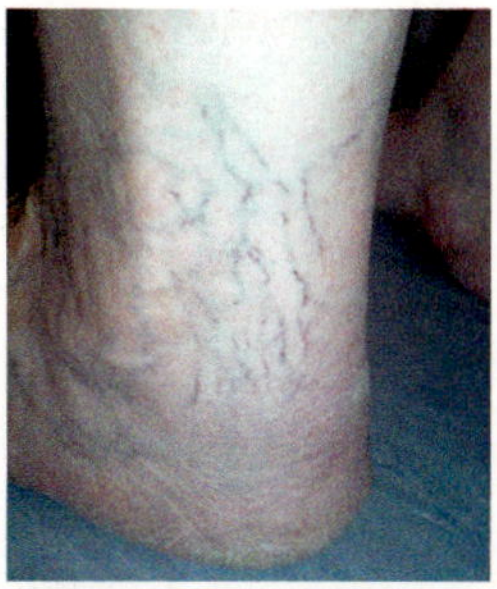

Typische Zeichnung bei Besenreiservarizen

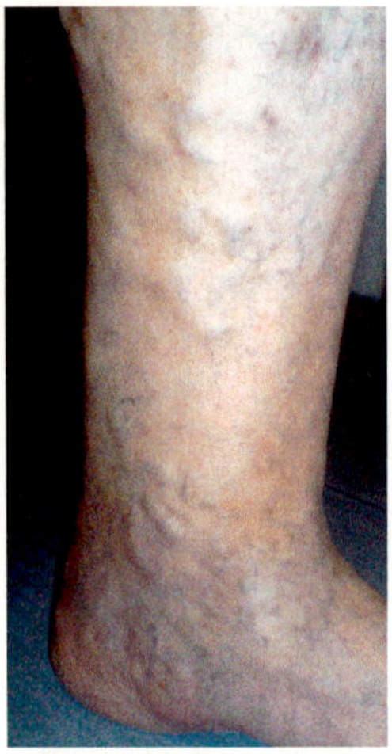

Der Blutstau in den Beinen führt zu einem Sauerstoffmangel des Gewebes, der zu einem Absterben des Gewebes führen kann. Im Anfangsstadium kommt es oft zu nächtlichen Wadenkrämpfen, später durch den Rückstau zu Wasseransammlungen im Gewebe (Ödeme) mit Schwellungen der Beine. Das Endstadium sind dann offene Stellen an der Haut (Ulkus cruris).

Oberflächliche Krampfadern (Varizen)

Stadieneinteilung der Varikosis

Stadium I	Stadium II	Stadium III	Stadium IV
Keine Beschwerden	Stauungsgefühl in den Beinen, nächtliche Wadenkrämpfe	Ödeme in den Beinen, Hautveränderungen	Ulkus cruris

Maßnahmen bei Varikosis

Die Behandlung der Varikosis entspricht zum Teil der Thromboseprophylaxe mit

- Kompressionsstrümpfen oder -verbänden,
- Bewegung,
- Meiden von langem Stehen und Sitzen,
- Hydrotherapie.

Der Markt bietet einige Medikamente in lokaler oder systemischer Anwendung, die venenstärkend sein sollen, z. B. Rosskastanienextrakte. Zusätzlich werden Heparinsalben verordnet und die Ödeme werden symptomatisch mit Diuretika behandelt.

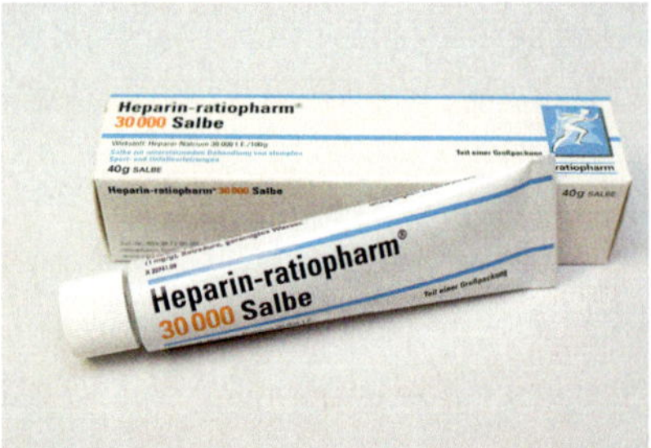

Heparinsalbe

Wenn die Beschwerden zunehmen und die konservative Therapie nicht mehr ausreicht, kann man die invasiven (in den Körper eindringende) Therapiemethoden in Anspruch nehmen.

Dafür gibt es die Methode des Verödens. Die Venenwände sollen durch diese Technik so stark gereizt werden, dass sie miteinander verkleben und dadurch kein Blut mehr hindurchfließen kann. Das Blut sucht sich dann jedoch einen anderen Weg, sodass es in den folgenden Jahren erneut zu Varizen kommen kann. Zum Veröden kann man eine Flüssigkeit oder einen Schaum in die entsprechenden Venen spritzen oder sie mit dem Laser veröden.

Venenstripping

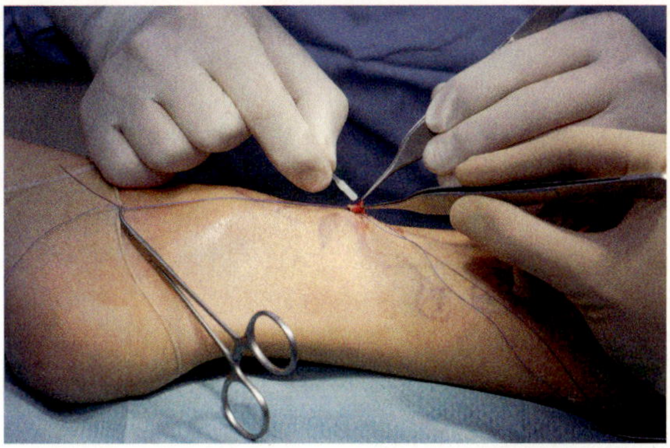

Als weitere Methode bleibt noch die Operation, das so genannte Venenstripping.

Dabei werden die hervorgetretenen Venen abgebunden und die betroffene Vene am Ende herausgezogen. Dazu führt der Operateur einen Draht über die Innenseite des Knöchels in die Vene ein und schiebt ihn bis zur Leiste vor. In der Leiste werden die Äste des Venensterns abgebunden und die Vene mithilfe des Drahtes herausgezogen.

Außer an den Beinen entstehen Krampfadern auch an anderer Stelle im Körper. Es gibt sie z. B. im Hoden als Varikocele oder an der Speiseröhre bei einer Leberzirrhose.

Leberzirrhose
Band 3, J 2.4

3.2.2 Chronisch-venöse Insuffizienz

Die chronisch-venöse Insuffizienz steht in engem Zusammenhang mit der Varikosis. Beide bedingen einander und bilden somit einen Teufelskreis. Die Entstehung der chronisch-venösen Insuffizienz basiert auf einer Druckerhöhung der oberflächlichen Beinvenen. Diese kann aufgrund einer Abflussbehinderung, z. B. Thrombose, entstehen oder aufgrund eines Rückstaus durch erweitere Venen – einer Varikosis oder Insuffizienz der Venenklappen.

Die Chronisch-venöse Insuffizienz wird in Stadien eingeteilt:

Stadien der Chronisch-venösen Insuffizienz

Stadium I	Stadium II	Stadium III
Reversible (wieder zurückgehende) Ödeme, Corona phlebectatica (dunkelblaue Hautvenenveränderungen am inneren und äußeren Fussrand), Kölbchenvenen am Knöchel	bleibende Ödeme, Verfärbungen der Haut im Unterschenkelbereich, Verhärtung der Haut und Fetteinlagerung und Verfärbung der Haut, Haut wird dünner, Stauungsekzem, zyanotische (bläuliche) Hautfarbe	Ulkus cruris (offenes Geschwür)

Die Therapie der chronisch-venösen Insuffizienz zielt auf die Beseitigung möglicher Ursachen und ist häufig zusätzlich symptomatisch. Sie dient der Entlastung der Beine, indem man diese mehrmals am Tag hoch lagert. Unterstützt wird das von Kompressionsverbänden oder -strümpfen, genau wie bei der Varikosis.

Medikamentös nutzt man die gleichen Präparate wie bei der Varikosis. Der Schwere entsprechend kann es sinnvoll sein Antikoagulantien (Medikamente zur Blutverdünnung) zu geben, um die Entwicklung einer Thrombose zu verhindern.

Sowohl die Varikosis als auch die chronisch-venöse Insuffizienz fördern die Entstehung einer **Thrombophlebitis.** Dabei handelt es sich um eine Entzündung der Venen mit Ablagerung von Thromben, die noch nicht zu einem kompletten Verschluss der Vene führen. Daraus kann sich eine Thrombose entwickeln.

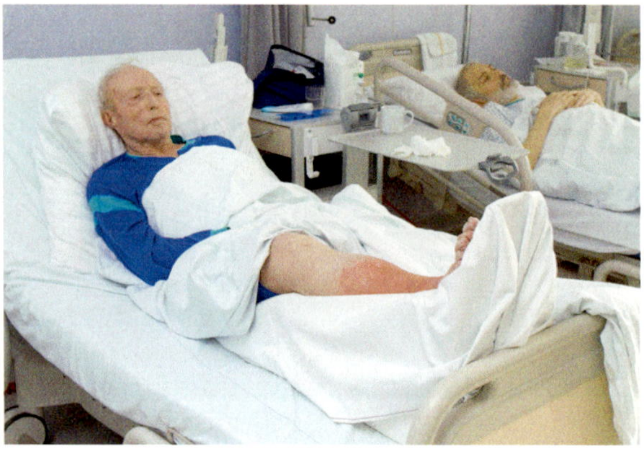

Patient mit hochgelagertem Bein bei Thrombophlebitis

3.2.3 Thrombose

Lungenembolie Band 3, G 2.3

Den teilweisen oder kompletten Verschluss einer Vene nennt man Thrombose.

Bei der Behandlung einer Thrombose handelt es sich um einen Notfall, da ein Thrombus eine Lungenembolie auslösen kann.

!

Im Anfangsstadium kommt es oft zu nächtlichen Wadenkrämpfen, später durch den Rückstau zu Wasseransammlungen im Gewebe (Ödeme) mit Schwellungen der Beine.

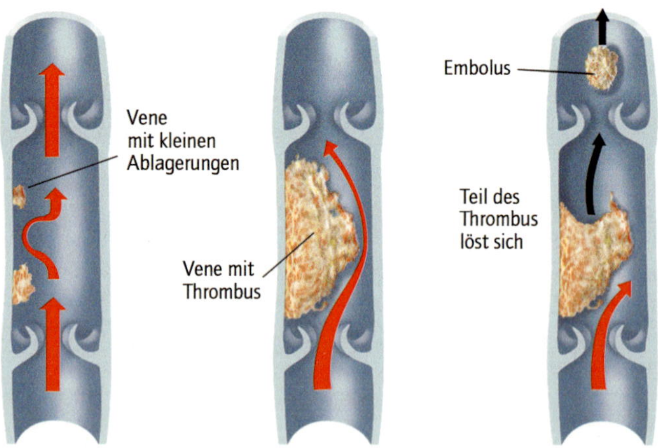

Entstehung einer Thrombose und einer nachfolgenden Embolie

Solange der Patient noch keine Heparinisierung erhält, gilt:

- das Hochlagern der Extremität
- ein Kompressionsverband
- Bettruhe

Wenn die Heparinisierung erfolgt ist, wird die Bettruhe unterschiedlich gehandhabt. Manche Experten sagen, dass sie aufgehoben werden kann, es sei denn, der Patient hat bereits eine Lungenembolie gehabt.

Bei einer frischen Thrombose kann der Versuch einer **Thrombolyse** gestartet werden. Dabei werden Medikamente unter stationärer Kontrolle gegeben, die die physiologischen Abläufe zur Auflösung des Thrombus beschleunigen. Unter der Therapie besteht erhöhte Blutungsneigung mit der Gefahr einer Blutung.

Auch ein operatives Entfernen des Thrombus (Thrombektomie) ist möglich.

Das langfristige Tragen von Kompressionsverbänden oder -strümpfen verringert das Risiko der Entstehung eines **postthrombotischen Syndroms**. Bei einer Thrombose bleibt meist eine verschlossene Vene oder eine Venenklappenschwäche zurück. Es entsteht eine chronisch-venöse Insuffizienz. Da es sich jedoch um die Folge einer Thrombose handelt, spricht man von einem postthrombotischen Syndrom.

Venöse Durchblutungsstörungen

Bezeichnung	Symptome	Maßnahmen
Varikosis (Krampfadernleiden)	je nach Stadium: Wadenkrämpfe, Ödeme	Kompressionsstrümpfe, Bewegung, Venenstripping
Chronisch-venöse Insuffizienz	Ödeme, Hautverfärbungen und -veränderungen, Ulkus cruris im Endstadium	Kompressionsstrümpfe, Beinhochlagerung, Medikamente
Thrombophlebitis	Entzündungszeichen	Kompressionsverband oder -strumpf, Heparinisierung
Thrombose, Phlebothrombose	Schwellung, Schmerz, Blaufärbung	Heparinisierung, Beinhochlagerung, Kompressionsverband

3.3 Arterielle Durchblutungsstörungen

Durchblutungsstörungen betreffen grundsätzlich eher die ältere Bevölkerungsschicht als die junge. Je älter ein Mensch ist, desto größer ist die Wahrscheinlichkeit, dass er an Durchblutungsstörungen leidet. Allerdings treten Durchblutungsstörungen aufgrund der Entwicklung der jungen Menschen immer früher auf. Ursache ist die Zunahme der beeinflussbaren Risikofaktoren für die Entstehung der Atherosklerose. Kinder ernähren sich ungesund, zu fetthaltig, bewegen sich zu wenig und sind auf Grund dieser Umstände häufig übergewichtig.

Die häufigste Ursache für eine Verengung der Arterien ist die Arteriosklerose oder Atherosklerose, die im Volksmund Arterienverkalkung genannt wird.

Die häufigste Ursache für eine Durchblutungsstörung ist eine Arteriosklerose.

Frauen sind für Durchblutungsstörungen der Hände und Füße besonders anfällig. Sie neigen gerade in diesem Bereich besonders dazu, da sie anatomisch schlechter ausgerüstet sind mit Blutgefäßen. Krankhaft werden kalte Hände und Füße dann, wenn der Morbus Raynaud (Raynaud-Syndrom oder Weißfingerkrankheit) besteht. Bei dieser Erkrankung verkrampfen die kleinen Arterien der Extremitäten bei Kälte weit über das normale Maß hinaus. Die Finger werden weiß, kalt und gefühllos. Zum Teil tritt eine Dreifachfärbung der Finger auf: sie werden erst blau, dann weiß und schließlich rot. Meist ist es eine sehr schmerzhafte, aber harmlose Störung. Es kann jedoch eine rheumatische Erkrankung dahinterstecken.

Dekubitus
Band 4, H 1.3.1

Eine weitere Erkrankung, die auf Grund einer mangelnden Durchblutung entsteht, ist der Dekubitus.

3.3.1 Arteriosklerose – Atherosklerose

Arteriosklerose (arterio, gr. = Gefäß, skleros, gr. = hart) ist ein Sammelbegriff für primär nicht-entzündliche Arterienerkrankungen, die eine Verdickung und einen Elastizitätsverlust der Gefäßwände gemein haben.

Atherosklerose (athyre, gr. = Fettbrei) ist eine Erkrankung von großen und mittleren Arterien, die mit herdförmigen Lipidanhäufungen und diffuser Kollagenfaseranhäufung einhergeht. Sie wird von Zeichen der chronischen Entzündung geprägt.

Die beiden Begriffe Atherosklerose und Arteriosklerose werden oft synonym verwendet. Der Unterschied zwischen beiden ist nur sehr gering. Im Folgenden wird deshalb nur der Begriff Arteriosklerose verwendet.

Die Arteriosklerose entsteht durch einen Defekt der Gefäßinnenwand. Meist ist dies ein kleiner Riss – häufig durch erhöhten Blutdruck.

In der Folge entsteht eine Entzündungsreaktion und die Durchlässigkeit der Gefäßwand wird größer. Moleküle können eindringen. Bei der Arteriosklerose dringen vor allem Cholesterinmoleküle ein und werden eingelagert. Das LDL (Low-Density-Lipoprotein) spielt dabei eine entscheidende Rolle. Je höher das LDL im Blut ist, desto mehr wird eingelagert. Das HDL (High-Density-Lipoprotein) hat eine schützende Wirkung und verhindert das Einlagern des LDL.

Durch das Einlagern verdickt sich die Gefäßwand und das Lumen verengt sich. Im nächsten Schritt wird die Entzündungsreaktion angeregt und Monozyten wandern ein. Im Rahmen der Entzündung kommt es zu einer Schwellung der Gefäßwand. Als letzter Schritt erfolgt ein Wachstum der glatten Muskulatur und vor allem der Bindegewebszellen, weswegen man von einer Verhärtung und von fibrösen Plaques spricht.

Durch Arteriosklerose kann das Blut nicht mehr ungehindert fließen und die Sauerstoffversorgung verschlechtert sich.

Risikofaktoren für die Entstehung einer Arteriosklerose

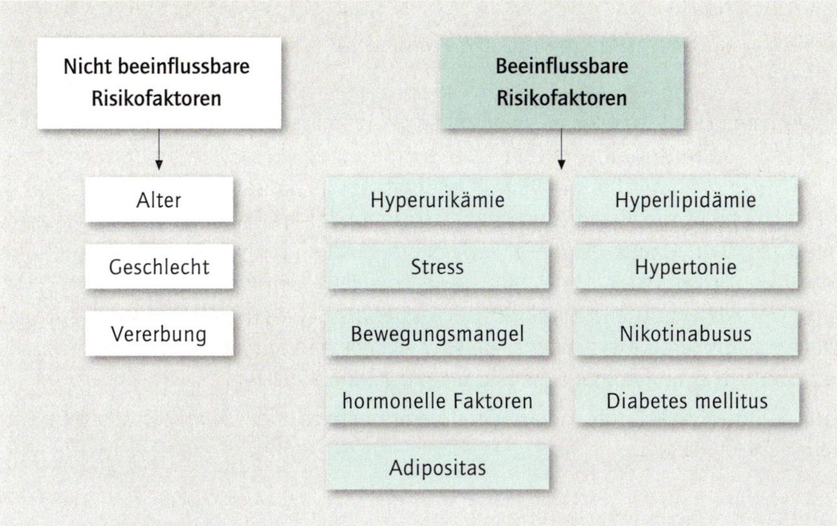

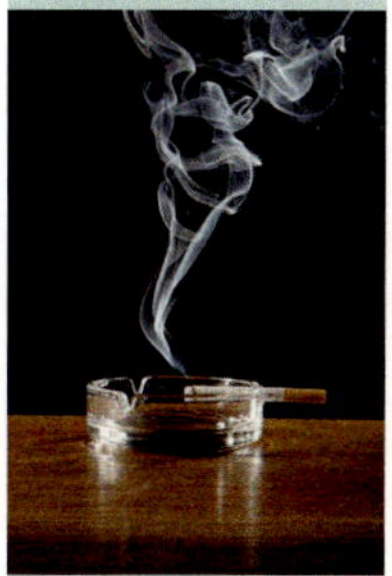

Eine der Hauptursachen für Arteriosklerose ist die Hypertonie. Der Auslöser für eine Arteriosklerose ist eine Schädigung der Intima. Diese Schädigung tritt umso leichter auf, je höher der Druck ist, der auf die Gefäßwand ausgeübt wird. Daraus resultiert ein Teufelskreis: Durch den erhöhten Blutdruck entsteht die Arteriosklerose, die zu einer Verdickung der Arterienwand führt, was wiederum eine Verengung des Lumens nach sich zieht. Diese Verengung führt ihrerseits zu einer Erhöhung des Widerstands, den die Gefäße dem Herzen bieten. Je enger die Gefäße sind, desto mehr muss sich das Herz anstrengen, das Blut hindurchzupumpen. Das hat zur Folge, dass das Herz seinen Druck erhöht und der Blutdruck steigt.

Aufbau der Arterien Band 2, H 1.3.1

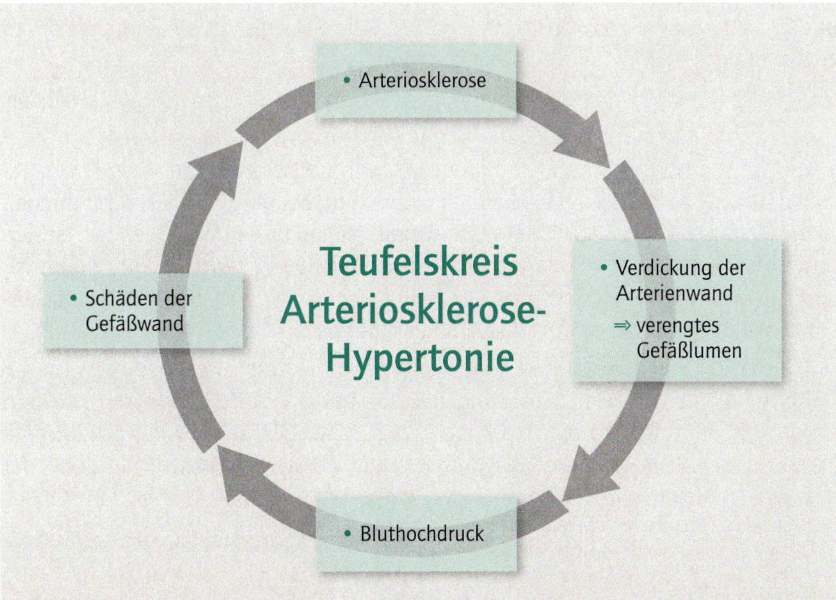

Folgeerkrankungen der Arteriosklerose

Da die Arteriosklerose grundsätzlich in allen großen und mittleren Arterien entstehen kann, sind die Folgeerkrankungen auch dementsprechend vielfältig.

Manifestation der Arteriosklerose am Körper

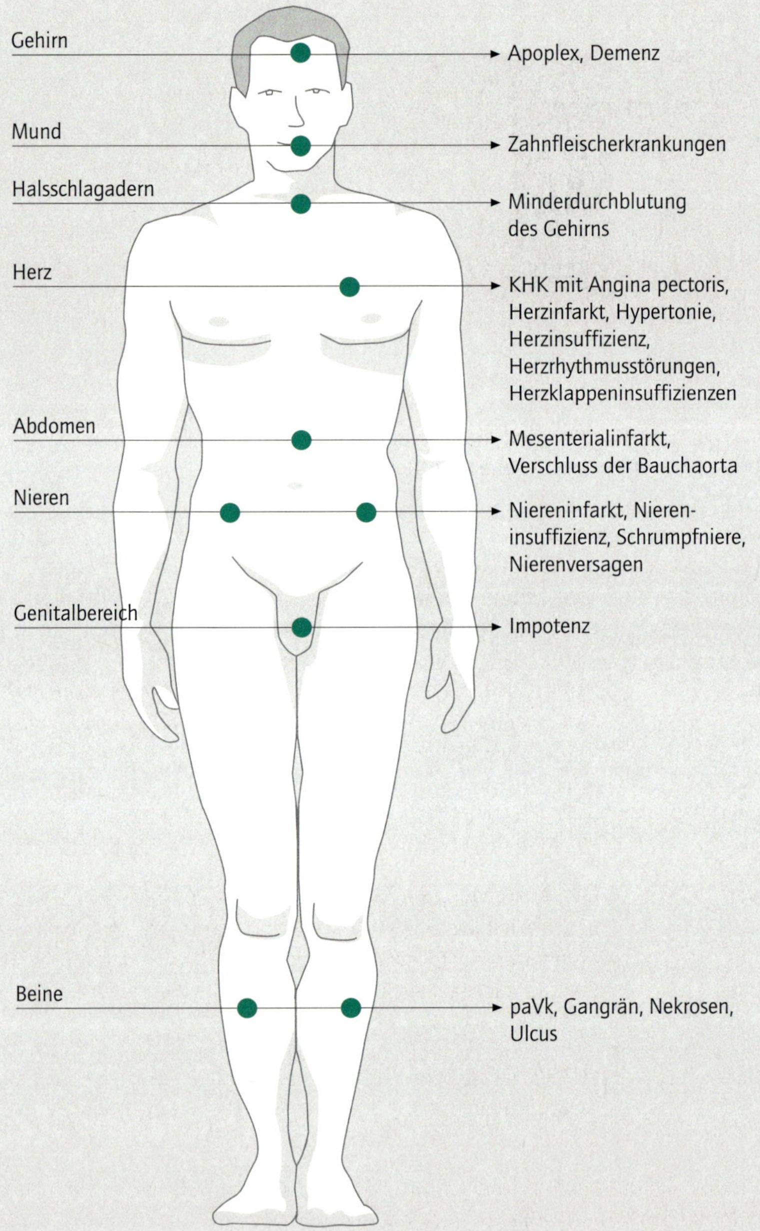

Beraten und Anleiten Band K, A 5

Pflegende haben die wichtige Aufgabe, Patienten zu möglichen Folgeerkrankungen und deren Vorbeugung zu beraten.

3.3.2 Periphere arterielle Verschlusskrankheit

Bei der **peripheren arteriellen Verschlusskrankheit** (paVk) handelt es sich um eine Durchblutungsstörung der Peripherie, meist der Beine. Die Arteriosklerose manifestiert sich dort an den kleinen und großen Arterien und führt zu einer Unterversorgung mit Sauerstoff.

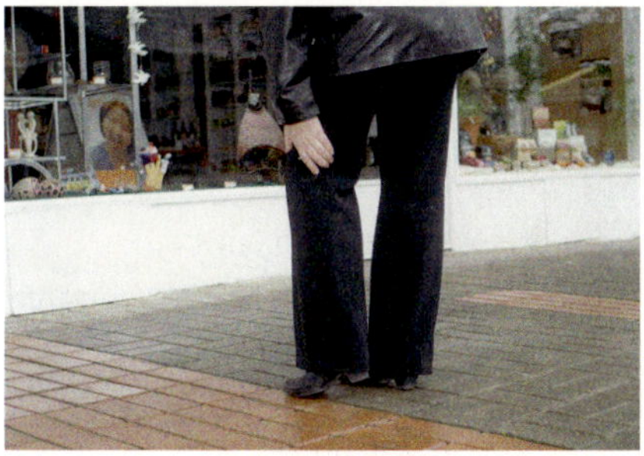

Die „Schaufensterkrankheit"

Durch den Sauerstoffmangel kommt es zur Schwäche und Schmerzen in den verschiedenen Geweben, aus denen die Beine bestehen:

Gewebe	Folge
Muskeln	Schwäche, die bei sich bei vermehrter Belastung zunehmend zeigt → Schmerzen, die mit der Belastung steigen
Haut	Minderdurchblutung → Geschwürbildung, Wundheilungsstörungen, Gangrän über Nekrosen, wenn das Gewebe nicht aufrechterhalten werden kann bis hin zur Amputation
Knochen	Durch den geringeren Umsatz im Knochen sind die Folgen nicht so ausgeprägt
Nerven	Minderversorgung mit Sauerstoff führt zur Schädigung des Nervengewebes mit Missempfindungen (Parästhesien, para, gr. = neben, ästhesie, gr. = Empfindungsvermögen) wie Taubheitsgefühl, Kribbeln, Brennen, Ameisenlaufen, die irreversibel (nicht wieder umkehrbar) und sehr unangenehm sind
Bindegewebe	Durch den geringeren Umsatz im Bindegewebe sind die Folgen nicht so ausgeprägt

Man nennt die periphere arterielle Verschlusskrankheit (paVk) im Volksmund auch Schaufensterkrankheit, da die Betroffenen nach kurzer Gehstrecke eine Pause einlegen. Anhand der Gehstrecke unterscheidet man die paVk in vier Stadien:

- Stadium I
  Verengung der Arterien, die mit bildgebenden Verfahren nachzuweisen sind, jedoch noch keine Beschwerden – wird eher per Zufall entdeckt

- Stadium II
  Claudicatio intermittens (belastungsabhängige Schmerzen): typische Schmerzen meist in der Wadenmuskulatur, die die Gehstrecke einschränken. Nach einer Pause lassen die Schmerzen nach. Man unterscheidet:
  IIa: Gehstrecke länger als 200 m
  IIb: Gehstrecke kürzer als 200 m
- Stadium III
  Ruheschmerzen durch so stark eingeschränkte Durchblutung, dass Schmerzen auch ohne Belastung auftreten. Meist treten die Schmerzen nachts und jetzt in den Zehen oder der Ferse und nicht mehr in den Waden auf. Manchmal kann eine Besserung durch Aufstehen und langsames Herumlaufen erreicht werden.
- Stadium IV
  Gewebsverlust – Nekrose tritt ein, wenn die Durchblutung so stark vermindert ist, dass der Sauerstoff, der ankommt, nicht ausreicht, um das Gewebe zu erhalten. Es stirbt ab. Meist an den Zehen oder an Druckstellen durch die Schuhe.

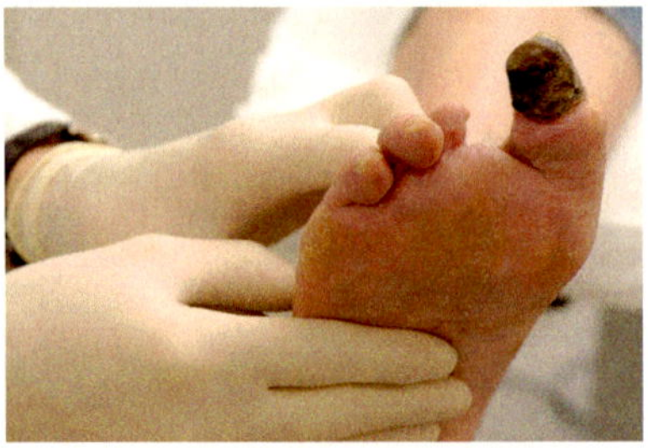

Nekrose am Fuß

Pflegerische und therapeutische Maßnahmen bei einer peripheren arteriellen Verschlusskrankheit

Die Pflege richtet sich nach dem Stadium, in dem der Betroffene sich befindet. Im ersten Stadium ist in der Regel keine Pflege nötig.

Im Stadium II sollte man die Betroffenen bei ihren Bewegungsübungen und beim Gehtraining unterstützen. Bei Betroffenen, die sich bereits im Stadium III oder Stadium IV befinden, können meist nur noch passive Bewegungsübungen durchgeführt werden, da die Schmerzen bereits in Ruhe vorhanden sind und die Betroffenen nicht über die Schmerzgrenze hinweggehen sollten.

Pflegerische Maßnahmen bei paVK generell sind:

- Gehtraining
- Ernährungsumstellung
- Lagerung
- Beobachtung

Das **Gehtraining** bezieht sich auf die Strecke, die der Betroffene gehen kann, bis er Schmerzen verspürt. Beim Gehen sollte der Patient diese Strecke laufen, aber an dem Punkt stehen bleiben und sich ausruhen, bevor die Schmerzen normalerweise auftreten. Dies sollte mehrmals wiederholt werden. Das Ergebnis ist oft eine deutliche Verbesserung der Beschwerden.

Bewegung generell ist in den Anfangsstadien sehr wichtig. Das kann von der Ausdauersportart bis zu einfachen Abrollübungen auf den Zehenballen reichen.

Eine **Ernährungsumstellung** ist insofern nötig, als fettes und kalorienreiches Essen Arteriosklerose und damit die Verengung der Arterien fördert. Betroffene mit Diabetes sollten unbedingt einen normal eingestellten Blutzucker haben. Besonders Nikotin wirkt sich negativ aus, weshalb die paVk früher auch als „Raucherbein" bezeichnet wurde.

Eine gute **Lagerung** der Beine ist wichtig, um die Entstehung eines Ulkus (Stadium IV) zu verhindern. Im Gegensatz zur Hochlagerung bei venösen Durchblutungsstörungen hilft es hier, die Beine flach oder tief zu lagern.

Da sich Geschwüre bevorzugt an Druckstellen bilden, sollte man die Beine so lagern, dass gefährdete Stellen, z.B. die Fersen oder Knöchel, nicht aufliegen. Durch zu lange Tieflagerung der Beine können wiederum Ödeme entstehen. Deshalb empfiehlt sich der Wechsel zwischen einer Flach- und Tieflagerung.

Grundsätzlich sollten keine zu engen Schuhe getragen und die Beine möglichst nicht abgedrückt werden (z. B. beim Übereinanderschlagen der Beine beim Sitzen).

Pflegende haben vor allem bei der Körperpflege Gelegenheit zu einer genaueren **Beobachtung** der betroffenen Beine. Es sollte besonders auf Rötungen, Blasen oder kleine Risse in der Haut geachtet werden. Beim Waschen müssen auch die Zehenzwischenräume gut abgetrocknet werden. Schon kleine Verletzungen, z.B. beim Nagelschneiden, können zu einer dauerhaften Wunde werden.

> Die Pflege muss immer individuell angepasst werden, da sie sich danach richtet, wie stark der Betroffene an seiner Erkrankung leidet.

Bei Menschen in Stadium I gilt es zu verhindern, dass die Erkrankung sich verschlechtert und die Gehstrecke eingeschränkt wird. Allerdings wird die Erkrankung selten in diesem Stadium festgestellt.

Ist der Betroffene bereits in Stadium III oder IV ist das Ziel, die betroffene Extremität zu erhalten. Nicht selten kommt es aber zu einer Verschlimmerung der Krankheit. Abgestorbenes Gewebe (Nekrose) ist giftig für den Körper, deshalb hilft oft nur die Amputation einer Extremität.

Später sollte je nach Alter, Bedürfnissen und Wunsch des Betroffenen eine Versorgung mit einer Prothese erfolgen.

Bei der Pflege eines Menschen mit einer Amputation ist vor allem vor und kurz nach der Amputation ein einfühlsamer Umgang mit dem Betroffenen unbedingt erforderlich. Auch ist hier die Rolle der Pflegekraft in Beratung und psychischer Betreuung gefragt.

Wird eine Amputation nötig, muss die Operation mit dem Betroffenen besprochen werden. Manchmal steht dabei nicht im Vordergrund, so viel von der Extremität zu erhalten wie möglich, sondern es kann sinnvoller sein, etwas höher zu amputieren.

Dabei spielen Faktoren wie die Versorgung des Stumpfes mit einer Prothese sowie das Aufhalten des Fortschreitens der Erkrankung eine erhebliche Rolle.

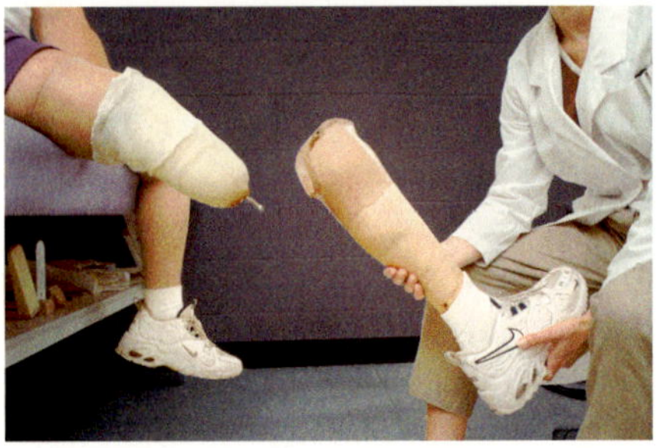

Anpassen einer Beinprothese

Eine medikamentöse Therapie der peripheren arteriellen Verschlusskrankheit ist nur indirekt möglich, indem man

- die Fließeigenschaften des Blutes verbessert, um einen besseren Durchfluss des Blutes an den verengten Stellen zu erreichen (Vasoaktiva), z. B. mit Pentoxifyllin (Trental®), Buflomedil, Naftidrofuryl
- die Koagulation des Blutes verhindert mit Thrombozytenfunktionshemmern, z. B. Acetylsalicylsäure, Clopidrogel, Ticlopidin
- Durchblutung fördernde Infusionstherapien durchführt mit Prostaglandinen, z. B. Alprostadil, Iloprost
- Begleiterkrankungen wie Herz- und Lungenerkrankungen behandelt

Medikamente Band 4, D 10

Die medikamentöse Therapie dient vor allem der Verbesserung der Fließeigenschaften des Blutes, der Verhinderung der Gerinnung des Blutes und der Verbesserung der Durchblutung.

Inzwischen gibt es einige zwar invasive (in den Körper eindringende Methoden), jedoch nicht operative Methoden, die eine Verbesserung der Durchblutung schaffen, indem das Blutgefäß wieder erweitert wird (Rekanalisation).

Das häufigste Verfahren ist die Ballondilatation. Dabei wird ein Katheter eingeführt, an dessen Ende sich ein aufblasbarer Ballon befindet, der das Gefäß aufdehnt. Dieses Verfahren wird besonders häufig an den Herzkranzgefäßen durchgeführt.

Koronare Herzkrankheit Band 3, H 2

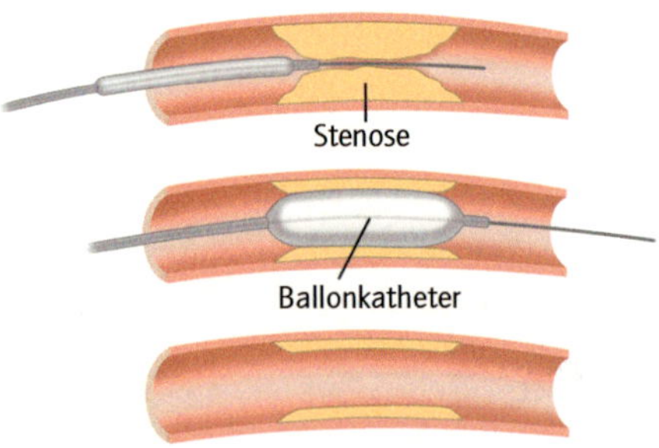

Ballondilatation

Außerdem gibt es inzwischen die Laserangioplastie (angeion, gr. = Gefäß, plastie, gr. = Wiederherstellung), bei der mittels Laserenergie das Gefäße wieder erweitert wird. Bei der Rotationsthrombektomie wird das Gefäß aufgebohrt und das entstehende Material abgesaugt. Man muss sich das wie einen Bohrer vorstellen, der einen Tunnel ausgräbt.

3.4 Förderung einer gesunden Durchblutung

Das Ausmaß der Durchblutung richtet sich nach Angebot und Nachfrage. Gewebe, die viel Umsatz haben, sind gut durchblutet. Der Körper ist in der Lage, Blutgefäße neu sprossen zu lassen. Diese Umstände kann man sich zur Förderung der Durchblutung zunutze machen, indem man den Bedarf der entsprechenden Gewebe durch vermehrten Umsatz erhöht. Besonders gut klappt das bei Muskelgewebe. Mehr Bewegung bedeutet mehr Umsatz und somit einen erhöhten Bedarf an Sauerstoff. Um dies leisten zu können, lässt der Körper Blutgefäße neu wachsen. Genauso wie man Muskeln trainieren kann, kann man dies auch mit Blutgefäßen tun.

Beispiel: Man kann es vergleichen mit dem Straßenverkehr: Wenn eine Verkehrsstraße verengt ist durch Bauarbeiten, entsteht ein Stau. Die Autofahrer suchen sich jedoch eine Umleitung. Falls die Verkehrsstraße dauerhaft verengt ist, würde die Umleitung weiter ausgebaut werden, um dem erhöhten Verkehrsaufkommen dort gerecht zu werden.

Förderung im Sinne einer Prophylaxe ist natürlich auch das Minimieren der Risikofaktoren in dem Maße, in dem es möglich ist.

Dazu gehört es, mit dem Rauchen aufzuhören oder gar nicht erst anzufangen, auf gesunde Nahrungsmittel zu achten und sich regelmäßig zu bewegen. Eine Blutuntersuchung beim Hausarzt kann zeigen, ob ein zusätzliches Risiko durch erhöhte Blutfettwerte besteht. Da auch Stress über einen längeren Zeitraum hinweg schädlich auf die Gefäße wirkt, sollte beim Aufkommen von Dauerstress nach Möglichkeit etwas unternommen werden, das hilft, die Stressursache zu beseitigen.

Stress-
bewältigung
Band 1, H 2

3.4.1 Maßnahmen nach Kneipp

Sebastian Kneipp lebte von 1821–1897 als Priester in Bayern. Er kam damals schon auf die Idee, die Durchblutung mit Hilfe von Wasser anzuregen. Als er selbst an Tuberkulose erkrankte, versuchte er sich durch Wassertreten in der kalten Donau zu therapieren und hatte Erfolg. Er führte die Wasserkur ein. Wechselbäder mit kaltem und warmem Wasser auf verschiedene Arten angewendet, fördern die Durchblutung, indem erst eine lokale Vasokonstriktion (Gefäßverengung) durch das kalte Wasser und im Anschluss mit dem warmen Wasser eine lokale Vasodilatation (Gefäßerweiterung) bewirkt wird. Dies vor allem regt die Durchblutung des entsprechenden Gewebes an.

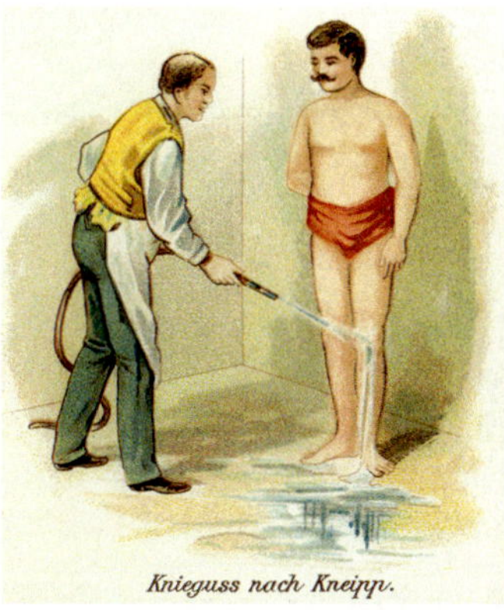

Sebastian Kneipp beim Aufguss

Grundsätzlich fördert Wärme ebenfalls die Durchblutung des entsprechenden Körperteils. Die Wärme führt zu einer Erweiterung der Blutgefäße, vor allem der Kapillaren, die damit zu einer gesteigerten Durchblutung führen, da dann mehr Blut dorthin transportiert wird.

!

Bewegung, Wärme und gesunde Lebensführung fördern die Durchblutung.

3.4.2 Allgemeine Maßnahmen zur Förderung der Durchblutung

Die entscheidenden Stichworte bei der Pflege von Menschen mit Durchblutungsstörungen sind

- Beratung
- Motivation.

Pflege im Sinne einer Prävention (Vorbeugung) ist erstrebenswert.

Eine Pflegekraft sollte den Betroffenen aufklären und beraten, denn die Ursachen und Risikofaktoren für die Entstehung von Durchblutungsstörungen müssen bekannt sein, um sie vermeiden zu können.

Über allem steht das Schlagwort „gesundheitsbewusste Lebensführung". Es beinhaltet gesunde Ernährung, ausreichende Bewegung, Reduktion von Übergewicht und Vermeidung von Giften wie Nikotin. Zusätzlich kann man Saunagänge und Gymnastik empfehlen. Die Ausdauer des Betroffenen sollte durch die Bewegung gesteigert werden.

Gerade bei Kindern ist eine frühzeitige und intensive Beratung der Kinder und Eltern besonders wichtig, denn je früher die Risikofaktoren reduziert werden, desto besser ist die Prognose.

Enge Kleidung sollte vermieden werden, da sie den Blutfluss erschwert. Die Fußpflege sollte von einer professionellen Kraft durchgeführt werden, da es durch die Durchblutungsstörungen bei eventuellen Verletzungen zu schwerwiegenden Folgen kommen kann.

Physikalische Therapie Band 4, G

Auch **regelmäßige Massagen** können die Durchblutung anregen. Dabei steigert eine Fangopackung vorweg den Effekt noch. Weitere Möglichkeiten zur Wärmebehandlung sind Rotlicht, Rotluft, heiße Rolle und Moorpackungen. Wechselbäder im Sinne des Sebastian Kneipp werden in Rehabilitationszentren angeboten, sind jedoch auch im häuslichen Umfeld leicht umzusetzen.

Bei der Pflege eines Menschen mit Durchblutungsstörungen muss berücksichtigt werden, in welchem Stadium er sich befindet. Je weiter die Erkrankung fortgeschritten ist, desto schwieriger ist die Umsetzung von pflegerischen Maßnahmen und desto geringer ist der Erfolg, der zu erwarten ist. Die Pflegeziele müssen dem Betroffenen angepasst sein und im Verlauf der Erkrankung immer wieder angepasst werden. Die Schmerzen, die ein Mensch mit Durchblutungsstörungen hat, dürfen nicht unterschätzt werden.

Maßnahmen bei der Körperpflege

Die Pflege zur Förderung der Durchblutung beginnt schon bei der täglichen Grundpflege. Sowohl beim Waschen und Abtrocknen als auch beim Eincremen fördern herzwärts gerichtete, kreisende Bewegungen die Durchblutung. Das empfinden schon Säuglinge als sehr angenehm und es fördert es die Bindung zwischen Mutter und Kind. Die Massage des Bauches im Uhrzeigersinn regt nicht nur die Darmtätigkeit an, sondern fördert auch die Durchblutung des Darms und hilft bei den typischen Dreimonatskoliken von Säuglingen.

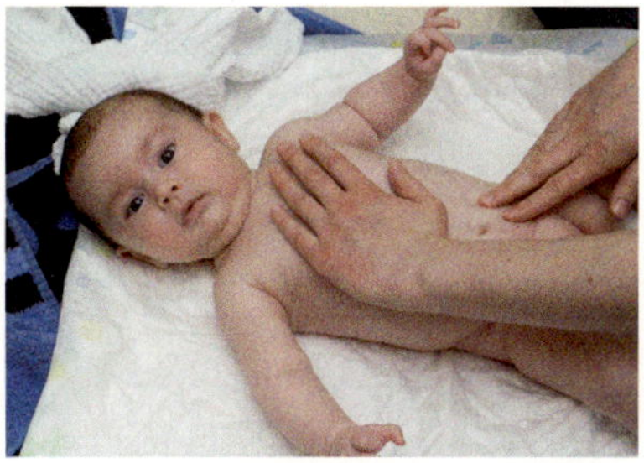

Massage eines Säuglings

Bewegung

Wichtig für eine Verbesserung der Durchblutung ist die Bewegung, da durch diese der Körper angeregt wird, neue Gefäße zu bilden. Wenn ein Mensch noch mobil ist, sollten Spaziergänge empfohlen werden. Dabei kann das Laufen in einer Gruppe Gleichgesinnter die Motivation steigern. Ein Gehtraining sollte angestrebt werden, wenn die Person nicht mehr selbstständig ist und mehr Unterstützung benötigt. Die Gehstrecke, die noch geleistet werden kann, sollte in jedem Fall erhalten und langsam erweitert werden. Schmerzen, die dabei auftreten, können hemmend wirken, sich weiter zu bewegen. Der Betroffene sollte die eigene Schmerzgrenze erreichen, um seine Situation zu bessern, sie jedoch nicht überschreiten.

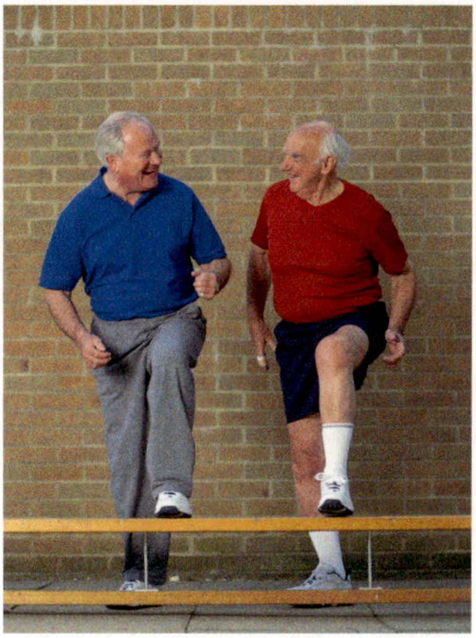

Bewegung dient der gesunden Lebensführung

Gymnastische Übungen, sowohl passive als auch aktive, können ebenfalls die Durchblutung fördern und gerade bei fortgeschritteneren Stadien einen Einstieg in das Gehtraining bedeuten. Dazu gehören z. B. kreisende Bewegungen der Füße im Bett oder das Benutzen eines Bettfahrrads. Bei Immobilität des Betroffenen können sie das einzige Mittel darstellen, die betroffene Region zu bewegen. Ein Gehtraining und die gymnastischen Übungen sollten jedoch immer mit der Fachkraft für Physiotherapie abgestimmt sein.

Der Elektrotherapie und der Ultraschalltherapie spricht man ebenfalls eine die Durchblutung fördernde Wirkung zu.

Des Weiteren kann das Tragen eines Kompressionsstrumpfes die Durchblutungsverhältnisse in den Beinen positiv beeinflussen, indem das Gewebe zusammengedrückt wird.

Kompressionsstrümpfe
Band 2, K 3.2.2

3.4.3 Therapie von Durchblutungsstörungen

Die Therapie von Durchblutungsstörungen wird von zwei Absichten dominiert:

- Bekämpfung der Symptome
- Vermeidung der Verschlechterung der Gefäßerkrankung.

Dafür muss ein Therapiekonzept entwickelt werden. Es setzt sich zusammen aus Vermeidung der Risikofaktoren, medikamentöser Therapie, Physiotherapie und Bewegung.

Man unterscheidet bei der Therapie auch zwischen akuten Gefäßverschlüssen und chronischen Verläufen. Bei einem akuten Verschluss gilt es immer so schnell wie möglich das Hindernis zu beseitigen, um die Durchblutung des nachfolgenden Gewebes wiederherzustellen. Man nutzt dazu Heparin zur Antikoagulation, um die Bildung von weiteren Thromben zu vermeiden.

Herzinfarkt
Band 3, H 2.1

Außerdem kann eine Lysetherapie (medikamentöse Auflösung des Thrombus) durchgeführt werden. Diese muss jedoch unter intensivmedizinischer Betreuung durchgeführt werden.

Seltener wird operiert, um den Thrombus zu beseitigen, wenn er in einer großen Arterien am Bein steckt (Thrombektomie).

Bei einem chronischen Verlauf geht es darum, die Schmerzen des Betroffenen zu lindern und die weiteren Symptome zu bekämpfen, um seine Lebensqualität zu verbessern.

3.5 Herzinsuffizienz

Als Durchblutungsstörungen gelten alle Erkrankungen des Blutgefäßsystems, also der Venen und Arterien. Es gibt aber noch andere Erkrankungen, die die Durchblutung stören, auch wenn ihre Ursache keine Gefäßveränderungen sind. Dazu gehört z.B. die Herzinsuffizienz, eine Schwäche des Herzmuskels.

Da das Herz bei der Hypertonie ständig gegen den erhöhten Gefäßwiderstand ankämpfen muss, arbeitet es immer mit voller Kraft. Zunächst versucht das Herz eine recht lange Zeit, seine Leistung zu bringen und die Herzmuskulatur wächst – genau wie jeder Muskel des Menschen, der trainiert wird.

Diese Situation kann man mit einem Motor vergleichen, der ständig mit Vollgas fährt. Dieser Motor geht entsprechend schneller kaputt als ein Motor, der sorgsam behandelt wird. So bricht irgendwann auch die Leistung des Herzens.

Wenn die Kraft des Herzens nachlässt, kann nicht mehr so viel Druck aufgebaut werden. Die Folge davon ist eine Unterversorgung des Körpers mit Sauerstoff.

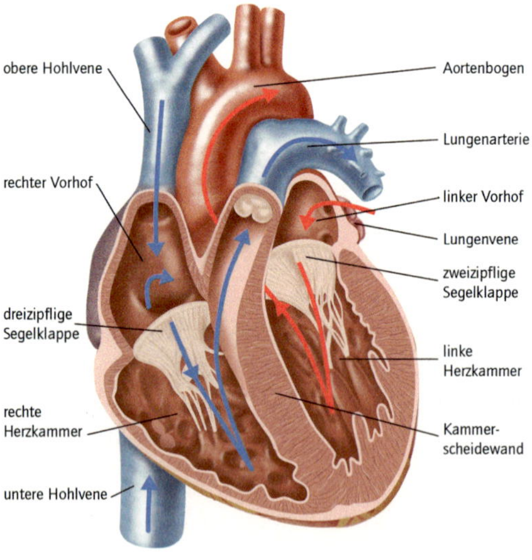

Ein weiterer Symptomenkomplex bei Menschen mit einer Herzinsuffizienz ist der Rückstau. Durch den Stau in den Gefäßen kommt es zum Abpressen von Flüssigkeit in das umliegende Gewebe (Ödeme). Welche Symptome dabei im Vordergrund stehen, hängt davon ab, welche Seite des Herzens stärker befallen ist.

Man unterscheidet dabei drei Formen:

- Rechtsherzinsuffizienz
- Linksherzinsuffizienz
- globale Herzinsuffizienz

Je nachdem, welche Herzinsuffizienz vorliegt, unterscheiden sich die Symptome. Um sich die Symptome herleiten zu können, muss man sich das Herz unter dem Aspekt seiner Funktion schematisch ansehen.

Rechtsherzinsuffizienz

Das rechte Herz sammelt das Blut aus dem Körperkreislauf und transportiert es zur Lunge. Somit ergeben sich bei einer Pumpschwäche des rechten Herzens zwei wesentliche Konsequenzen: Das Blut wird nicht in ausreichender Menge zur Lunge transportiert, um dort mit Sauerstoff aufgefüllt zu werden, und als Folge des mangelnden Abtransports ergibt sich ein Rückstau in den Körperkreislauf.

Bei der Rechtsherzinsuffizienz kommt es zu Körperödemen: z. B. Schwellung der Leber, Knöchelödeme und Stauung der oberen Halsvenen. Außerdem kann das Blut nicht mehr mit ausreichender Kraft aus den Extremitäten zum Herzen zurücktransportiert werden, was die Bildung von Ödemen in den Extremitäten noch weiter fördert.

Linksherzinsuffizienz

Koronare Herzkrankheit Band 3, H

Das linke Herz sammelt das Blut aus dem Lungenkreislauf und transportiert es zum Körperkreislauf. Hier ergeben sich bei einer Pumpschwäche des linken Herzens zwei Konsequenzen: Das bereits mit Sauerstoff beladene Blut wird nicht in ausreichender Menge in den Körperkreislauf transportiert und als Folge ergibt sich ein Rückstau in den Lungenkreislauf.

Bei der Linksherzinsuffizienz kommt es somit zum Lungenödem mit Atemnot, Zyanose (Blaufärbung der Schleimhäute aufgrund des mangelnden Sauerstoffgehalts im Blut) und rasselnden Atemgeräuschen über der Lunge.

Ein Lungenödem ist eine lebensbedrohliche Situation, da der Gasaustausch in der Lunge nur noch sehr eingeschränkt stattfindet. Starke Atemnot, rasselnder Atem, Husten und Zyanose sind Symptome, auf die sehr schnell reagiert werden muss.

Die allgemeinen Symptome, unter denen die Betroffenen leiden, sind in beiden Fällen gleich: Schwäche, Müdigkeit, Leistungsabfall, zunehmende Atemnot, erst bei Belastung und später schon im Ruhezustand.

Sind beide Herzkammern betroffen, spricht man von einer Globalherzinsuffizienz.

Pflegerische Maßnahmen bei Herzinsuffizienz

Pflege bei einem Menschen mit einer Herzinsuffizienz sollte mit der Frage beginnen: Wie fühlt sich der Betroffene?

Die Bedeutung des Herzens für einen Menschen ist jedem instinktiv bewusst. Ohne Herz kann man nicht leben. Es wird oft mit seelischem Befinden in Verbindung gebracht. Wenn dieses wichtige Organ nicht mehr funktioniert, macht das dem Menschen seine Endlichkeit bewusst. Die auftretenden Symptome verdeutlichen dies jeden Tag aufs Neue.

Man unterscheidet zwischen einer chronischen (kompensierten) Herzinsuffizienz und einer akuten (dekompensierten), bei der sofort gehandelt werden muss.

Zur besseren Einschätzung der Lage des Patienten kann man die Herzinsuffizienz in vier Stadien einteilen, die von der New York Heart Association (NYHA) festgelegt wurden.

Stadien der Herzinsuffizienz der NYHA

Stadium I	keine körperlichen Belastungseinschränkungen bei normaler körperlicher Aktivität
Stadium II	keine Beschwerden in Ruhe
Stadium III	Einschränkung bei normaler körperlicher Aktivität
Stadium IV	Einschränkungen bei körperlicher Aktivität und in Ruhe, Bettlägerigkeit

Es gilt einerseits die tatsächlichen Symptome und damit die körperliche Situation und Leistungsfähigkeit des Menschen zu verbessern, und andererseits die Begleiterscheinungen zu erkennen und darauf einzugehen:

- Ängste des Patienten erkennen und durch Beistand versuchen, sie zu nehmen
  Eine wichtige Rolle in der dauerhaften Betreuung von älteren Menschen mit einer Herzinsuffizienz spielt die **Beratung** durch Pflegende. Ein Gespräch mit dem Arzt ist oftmals von Unsicherheit und übermäßigem Respekt geprägt. Betroffene trauen sich nicht, ihre Fragen dem Arzt zu stellen. Fragen tauchen erst im Gespräch mit den Pflegenden auf. Sie sollten in der Lage sein, die Erkrankung zu erklären.
- Linderung der Symptome, in erster Linie der Atemnot, aber auch der Ödeme und möglicher Schmerzen
  Meist werden Medikamente verschrieben, die die Wasserausscheidung fördern (Diuretika), um die Ödeme zu lindern. Durch eine verbesserte Pumpkraft des Herzens in Ruhe müssen die Betroffenen in der Nacht mehr Wasser lassen als am Tag (**Nykturie**). Durch tägliches Wiegen kann die Wassereinlagerung kontrolliert werden.

Um die Symptome zu lindern, muss man eine Entlastung und Schonung des Herzens erreichen. Dafür sollte man sich die Arbeit, die das Herz leistet, nochmals vergegenwärtigen: Es versorgt den gesamten Organismus mit Blut, das Sauerstoff und Nährstoffe transportiert. Das ist eine enorme Pumpleistung.

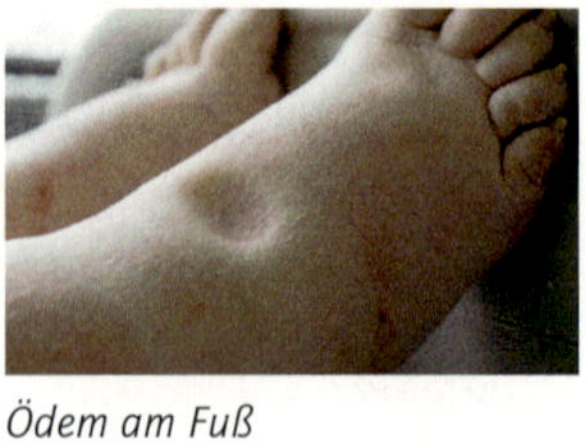

Ödem am Fuß

Eine komplette „Wassersäule“, die sich in den Gefäßen befindet, muss weitergepumpt werden. Daraus folgt, dass man die Herzarbeit erleichtern kann, indem man die Schwerkraft etwas mildert.

Eine Möglichkeit dafür ist die Lagerung in einem Herzbett. Dabei sollte der Oberkörper hoch, die Beine aber nur etwas erhöht gelagert werden, damit das Blut aus den Beinen leichter zurückfließt. Die Beine dürfen jedoch nicht zu hoch gelagert werden, da es sonst zu einem erhöhten Rückfluss kommt und das Herz mehr belastet wird.

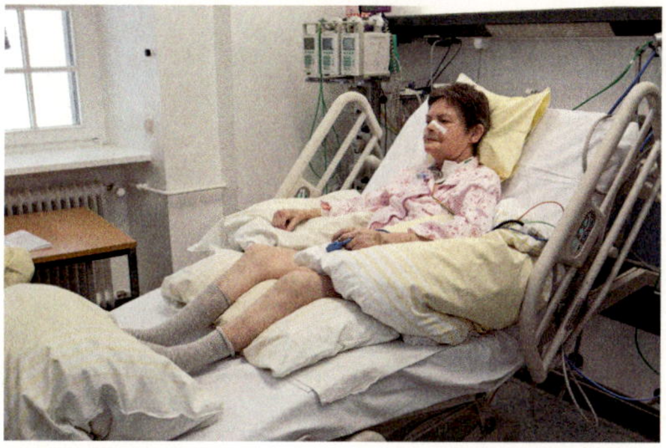

Herzbettlagerung

- Betroffene bei alltäglichen Tätigkeiten unterstützen, ohne ihnen die Selbstständigkeit zu nehmen; Mobilität erhalten oder wiederherstellen
  Ein ausgeglichenes Maß von Belastung und Entlastung im Alltag ist anzustreben. Den Betroffenen sollte nicht alles abgenommen werden, damit sie ihre Mobilität nicht einbüßen. Es sollten ihnen aber Freiräume zur Erholung eingeräumt werden. Durch eine Kontrolle von Puls und Blutdruck vor und nach der Mobilisation kann man die Belastbarkeit einschätzen. Ausschlaggebend sind aber die Grenzen, die der Patient selbst festlegt.
- Regelmäßige Kontrolle der Vitalzeichen und korrekte Interpretation der gemessenen Werte, z. B. auch Erkennen von Arrhythmien
  Ein Symptom der Herzinsuffizienz ist der erhöhte Puls, die **Tachykardie**, da das Herz dadurch die geschwächte Auswurfleistung kompensiert. Meist nehmen die Patienten herzstärkende Medikamente ein, z. B. Betablocker. Diese Medikamente können zu Herzrhythmusstörungen (Arrhythmien) führen und beeinflussen den Blutdruck.
- Notsituationen erkennen und angemessen reagieren
  Pflegenden sollte bewusst sein, dass eine kompensierte (ausgeglichene) Herzinsuffizienz jederzeit dekompensieren kann. Dies stellt oftmals eine Notfallsituation dar. Besonders dramatisch ist die Lage, wenn ein Lungenödem die Atemnot so stark verschlimmert, dass es lebensbedrohlich ist. Im Altenpflegeheim muss dann sofort der Notarzt informiert werden. Die Pflegende hat hier die Aufgabe, Ruhe zu bewahren und die Angst des Patienten zu lindern.

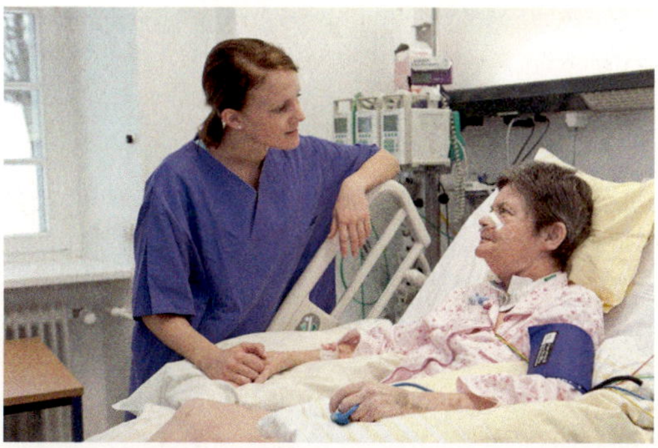

Beratung durch Pflegende

?

1 Erklären Sie die Bedeutung der Durchblutung für den Körper.
2 Wie entsteht eine Arteriosklerose?
3 Wie zeigt sich eine periphere arterielle Verschlusskrankheit?
4 Was kann man als Pflegekraft für einen Menschen tun, der von der paVk betroffen ist?
5 Welche Möglichkeiten der Therapie der paVk gibt es?
6 Welchen Zusammenhang gibt es zwischen Hypertonie, Arteriosklerose und Herzinsuffizienz?
7 Erklären Sie die Entstehung einer Lungenembolie.
8 Nennen Sie Maßnahmen bei einem akuten arteriellen Gefäßverschluss.
9 Erklären Sie den Unterschied zwischen einer Links- und einer Rechtsherzinsuffizienz.
10 Erläutern Sie drei pflegerische Maßnahmen, die für Patienten mit einer Herzinsuffizienz angewendet werden.

1 Stellen Sie mit Ihrer Lerngruppe ein Gefäß dar: Einige Teilnehmer stellen sich als die Gefäßwände auf. Die anderen spielen das Blut mit seinen verschiedenen Bestandteilen, die das Gefäß durchfließen.
- Was passiert, wenn einer stehen bleibt?
- Was passiert, wenn einer oder mehrere an der Wand haften?
- Welche Konsequenzen hat das sowohl auf das Blut als auch auf das Gefäß?

www

www.onmeda.de – Vielfältiges Informationsangebot für Interessierte mit Erklärungen zu Krankheiten, Medikamenten und vielem anderem mehr. Es wird ein allgemeiner Ratgeber zu verschiedenen medizinischen Fragen geboten und diverse andere Services.

www.modernealtenpflege.de – Es werden Inhalte geboten, die aus den Bereichen der Ausbildung zur Altenpflege stammen. Ein Forum bietet die Möglichkeit zum Austausch.

Essen hält Leib und Seele zusammen

Sich ernähren und ernährt werden

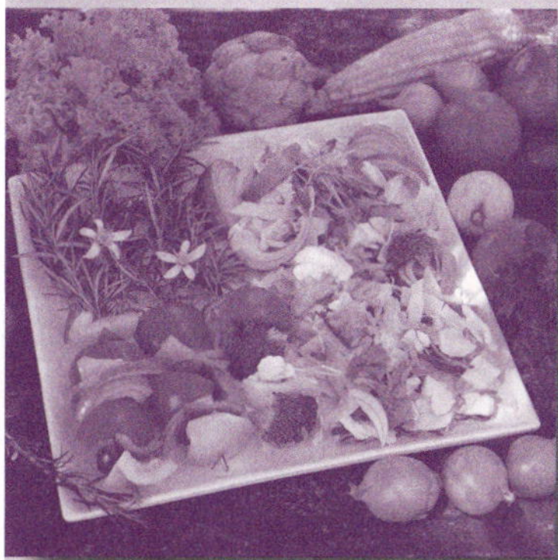

J

Seit Olga ihr Praktikum auf der Pflegestation des Seniorenzentrums angefangen hat, kommt sie kaum noch pünktlich nach Hause. Mehrere Kollegen sind erkrankt und die Arbeit ist kaum zu schaffen. Obwohl sie gern zu Hause wäre, wenn ihr Sohn Andre aus der Schule kommt, will sie doch die Kollegen nicht im Stich lassen und die Patienten gut versorgen.

Nach Feierabend fährt sie noch in den Supermarkt – aber dann muss es schnell gehen: In den Einkaufskorb wandern Fast-Food-Gerichte wie tiefgekühlte Pizza und Lasagne. Die werden dann zu Hause schnell in den Ofen geschoben.

Neulich ist sie sonntags sogar mit den Kindern zu McDonald's gefahren, da der Kühlschrank nichts hergab und Olga dann zum Spätdienst musste. Die Kinder hat es gefreut – aber irgendwie hat Olga ein schlechtes Gewissen, da ihre Kinder doch eigentlich mehr Obst und frisches Gemüse zu essen bekommen sollten.

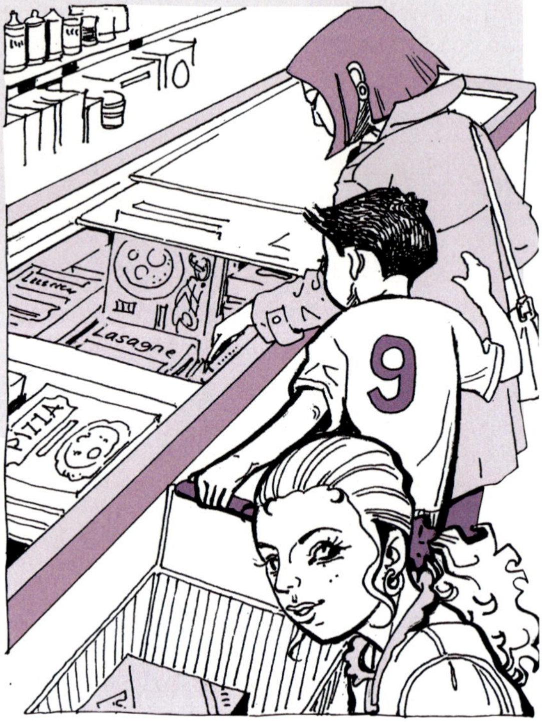

1 Warum ist es besonders für Pflegeberufe wichtig ein Grundwissen über eine vernünftige Ernährung zu besitzen?

2 Reflektieren Sie Ihr eigenes Ernährungsverhalten:
a) zuhause in der Familie
b) während des Unterrichtsblocks
c) während der praktischen Einsätze.

3 Welche Hinweise auf eine Fehl- oder Mangelernährung können Sie bei Kindern, im Erwachsenenalter oder bei Senioren beobachten?

4 Überlegen Sie mögliche Folgen, die durch jahrelange Fehlernährung entstehen können.

1 Anatomisch-physiologische Grundlagen

Pia arbeitet seit einer Woche auf der chirurgischen Station. In einem der Dreibettzimmer liegen drei Frauen, die sich einer Gallenoperation unterziehen mussten. Bei Frau Riedel, die eben aus dem OP kam, kontrolliert Pia Blutdruck und Puls. Frau Gärtner, die das Bett am Fenster hat, nutzt gern die Gelegenheit zu einem Gespräch, wenn eine der Pflegenden etwas im Zimmer zu tun hat. „Wissen Sie, wie groß meine Gallensteine waren? Sie haben sie mir noch im OP gezeigt. Riesig, sage ich Ihnen!" Als Pia nickt, fährt sie fort: „Kein Wunder, dass ich solche Schmerzen hatte. Kaum zum Aushalten war das. Angeblich haben die Steine alles verstopft – aber eigentlich braucht man die Galle doch gar nicht. Meine Schwester lebt schon lange ohne und kommt gut zurecht."

1 Wenn Sie Personen kennen, denen die Galle entfernt wurde – mit welchen Einschränkungen müssen diese Menschen oft leben?

2 Was würden Sie an Pias Stellen zu Frau Gärtner sagen, um ihre Aussage, man brauche die Galle gar nicht, zu entkräften?

1.1 Aufgaben und Aufbau des Verdauungssystems

Das Verdauungssystem hat die Aufgabe, dem Körper Bau-, Nähr- und Energiestoffe zur Verfügung zu stellen. Es werden bereits am Anfang der Nahrungsaufnahme im Mund zwei Formen der Verdauung unterschieden, die sich bis zum Dünndarm mehrfach wiederholen:

- mechanische Verdauung
- chemische Verdauung

Bei der mechanischen Verdauung wird die Nahrung zerkleinert und vermischt, bei der chemischen Verdauung wird die Nahrung in ihre Bestandteile aufgespalten, damit sie anschließend durch Resorption ins Blut aufgenommen werden kann. Das Zerkleinern, Durchmischen und der Weitertransport der Nahrung geschieht durch eine unwillkürliche Bewegung des Verdauungstraktes, die peristaltische Welle. Sie beginnt an der Speiseröhre nach dem Schlucken und setzt sich im Magen und Dünndarm fort.

Der Verdauungstrakt gleicht einem Kanal, der am Mund beginnt und am Enddarm aufhört. Alle Wände des Verdauungskanals haben einen ähnlichen Aufbau. Von innen nach außen trennt man zwischen

- Tunika mukosa (Schleimhaut)
- Tunika submukosa (Bindegewebe)
- Tunika muskularis (Muskelgewebe)
- Tunika serosa oder adventitia (Bindegewebe)

Im Mund bis zum oberen Rand der Speiseröhre und am Ende des Enddarms befindet sich quergestreifte Muskulatur, die willkürlich beeinflusst werden kann – durch Schlucken und Ausscheiden – dazwischen befindet sich glatte Muskulatur, die willentlich nicht beeinflussbar ist (Peristaltik). An einigen Stellen bildet die Mukosa einen ringförmigen Schließmuskel, auch Musculus sphincter genannt, z. B. am Magenpförtner oder am Anus.

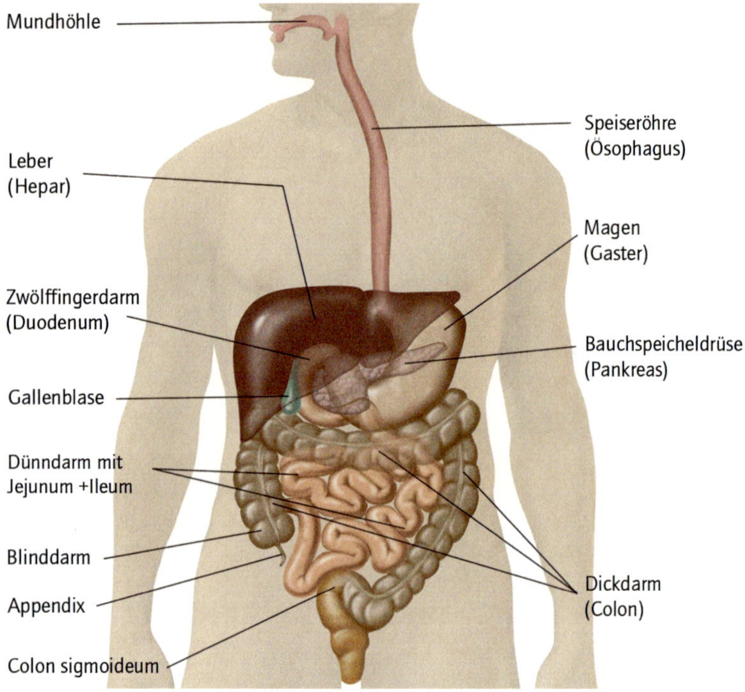

Verdauungssystem

Die meisten Verdauungsorgane liegen im Bauchraum, der oben vom Zwerchfell, unten vom Beckenbodenmuskel und ringsherum von der Muskulatur der Bauchwand und des Rückens begrenzt wird. Der Bauchraum ist mit einer glatten, serösen Haut ausgekleidet, dem Bauchfell (Peritoneum). Es bildet eine Umschlagfalte und lässt so ein Blatt direkt an der Bauchwand und ein Eingeweideblatt, das auf den Organen liegt, entstehen. Die Umschlagsfalte heißt im Dünndarmbereich Mesenterium, im Dickdarmbereich Mesocolon. Dort befindet sich die Eintrittstelle von Nerven, Lymph- und Blutgefäßen.

Nicht alle Organe sind vom Bauchfell umgeben. Man unterscheidet deshalb drei Positionen:

- intraperitoneal, z. B. Magen, Leber, Teile des Dickdarms
- retroperitoneal, z. B. die Bauchspeicheldrüse, das Duodenum (Zwölffingerdarm)
- extraperitoneal, z. B. das Rektum (Mastdarm)

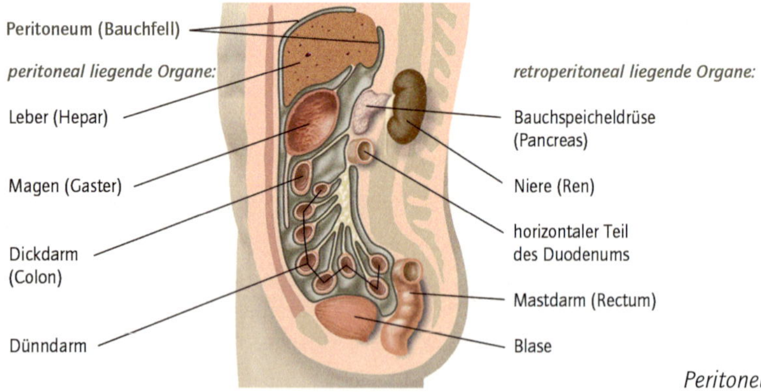

Peritoneum

1.2 Der Weg der Nahrung durch den Körper

1.2.1 Mundhöhle

Sowohl die mechanische als auch die chemische Verdauung beginnt im Mund. Die Nahrung wird durch die Zähne zerkleinert. Gleichzeitig wird über Nervenbahnen die Speichelproduktion angeregt. Im Speichel enthalten sind Schleim, Salze und das Enzym Ptyalin, das die Aufspaltung von Stärke bewirkt. Manche Stoffe gelangen bereits durch die Mundschleimhaut direkt ins Blut, so z. B. Traubenzucker (Glukose), Alkohol und einige Medikamentenwirkstoffe.

Zur Einspeichelung der Nahrung und zum Feuchthalten der Mundschleimhaut befinden sich im Mund verschiedene Speicheldrüsen:

- Ohrspeicheldrüsen (Glandula parotis)
- Unterkieferspeicheldrüsen (Glandula submandibularis)
- Unterzungendrüsen (Glandula sublingualis)

Die Mundhöhle wird durch Zähne und Lippen nach vorn und seitlich begrenzt. Oben schließt sie mit dem harten und weichen Gaumen ab, unten durch die Zunge und die Mundbodenmuskulatur. Den Raum hinter der Mundhöhle bezeichnet man als den Rachen (Pharynx).

Ausgekleidet ist die Mundhöhle mit Schleimhaut aus mehrschichtigem Plattenepithel, die ins Zahnfleisch übergeht.

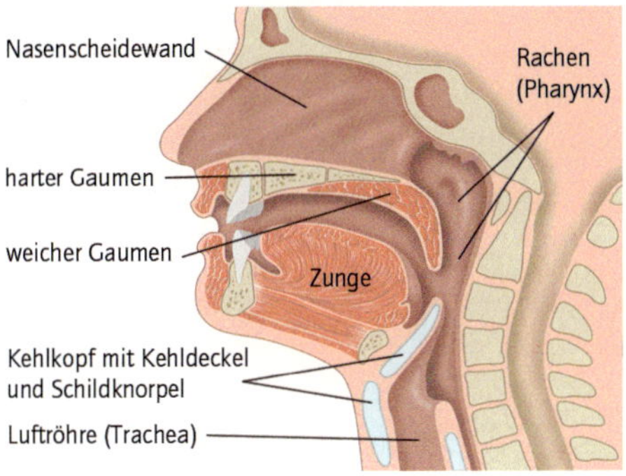

Mundhöhle

1.2.2 Zähne

Die Zähne sitzen im Kieferknochen und bestehen aus drei Anteilen:

- Zahnkrone
- Zahnhals
- Zahnwurzel

Ein Zahn wird durch drei Baustoffe gebildet:

- Zahnbein ist die Hauptmasse des Zahns. Sie ist extrem hart und liegt im Inneren des Zahns.
- Zahnschmelz umgibt den Zahn von außen. Der Zahnschmelz ist die festeste und widerstandsfähigste Substanz des menschlichen Körpers.
- Zahnzement umgibt den Zahn an der Wurzel.

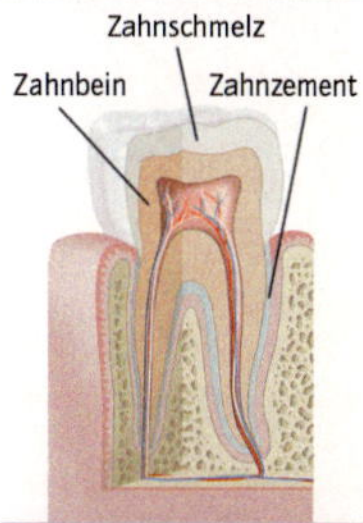

Gebiss

Das Milchgebiss wächst etwa zwischen dem sechsten Lebensmonat und dem zweiten Lebensjahr. Es hat 20 Zähne. Ab dem sechsten Lebensjahr kommt es zum Zahnwechsel und es wachsen die bleibenden Zähne. Das Gebiss eines Erwachsenen hat normalerweise 32 Zähne: Jeweils 16 im rechten und linken Ober- und Unterkiefer.

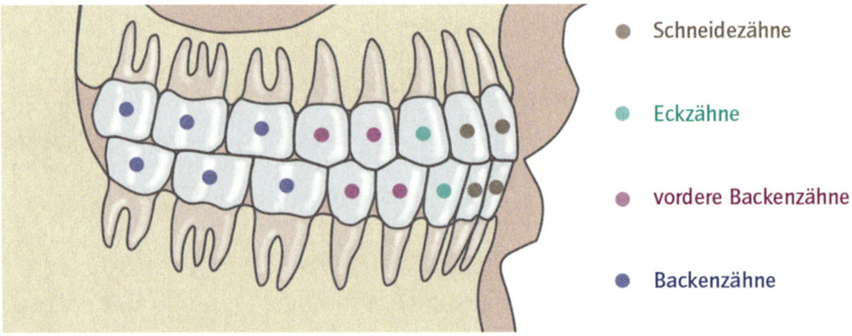

Gebiss

> Bezugswissenschaft Medizin:
> In der Zahnheilkunde unterteilt man das Gebiss in vier Quadranten, von links oben bis rechts unten. Nach dieser Unterteilung erhalten die Zähne ihren Namen. So hat der linke obere Eckzahn die Bezeichnung 31 (sprich „drei, eins"), d. h. es handelt sich um den dritten Zahn im ersten Quadranten.

1.2.3 Gaumen

Der Gaumen (Palatum) teilt sich in einen harten und einen weichen Gaumen, auch Gaumensegel genannt, unterteilt. Der harte Gaumen befindet sich in der Mundhöhle vorn, der weiche Gaumen dahinter. Diese Unterscheidung ist zum Beispiel wichtig, wenn eine Spritze in die Mundhöhle gegeben werden soll, etwa zur Anästhesie beim Zahnarzt.

Der Gaumen ist das Dach der Mundhöhle und der Boden der Nasenhöhle, er trennt also die Mundhöhle von der Nasenhöhle.

Wichtig ist er als Widerlager für die Zunge beim Sprechen und Kauen und als Verschluss des oberen Rachenraums beim Schlucken, so dass keine Nahrung oder Flüssigkeit in die Nase gelangen kann. Seitlich des Gaumens liegen in einer Schleimhautfalte die Gaumenmandeln (Tonsilla palatina).

1.2.4 Zunge

Die Zunge (Glossa) ist ein mit Schleimhaut überzogener Muskelschlauch. Sie ermöglicht die Bildungen von Lauten, Sprechen, Kauen und Saugen. Die Zunge hat Geschmackrezeptoren, die die Geschmacksrichtungen süß, salzig, sauer und bitter wahrnehmen können. Diese Rezeptoren sind gleichmäßig überall auf der Zunge verteilt. Mit der Zunge beginnt der Schluckakt, sie formt einen schluckbaren Bissen und schiebt ihn in den Rachen.

1.2.5 Rachen

Im Rachen (Pharynx) verlaufen Luft- und Speisewege zusammen. An ihn schließt sich der Kehlkopf (Larynx) an.

Der Kehlkopfdeckel (Epiglottis) muss dafür sorgen, dass die Luft in die Lunge und die Nahrung ausschließlich in die Speiseröhre gelangt. Gelingt das nicht, kommt es zur Aspiration, dem mitunter gefährlichen Verschlucken.

Kehlkopf
Band 2, G 1.3.2
Aspiration
Band 2, K 2.2

1.2.6 Speiseröhre

Die Speiseröhre (Ösophagus) ist ein ca. 25 cm langer Muskelschlauch, der den Rachen mit dem Magen verbindet und die Nahrung in den Magen transportiert. Sie liegt vor der Wirbelsäule, beginnt am sechsten Halswirbel und verläuft hinter der Luftröhre. An den oben beschriebenen Engstellen ist sie mit der Umgebung verwachsen. Zum Magen hin ist sie durch einen Sphinkter-Muskel verschlossen, damit der saure Magensaft nicht mit der empfindlichen Schleimhaut des Ösophagus in Berührung kommt, weil dies zu einer Entzündung führen kann. Diese Erkrankung nennt man Refluxösophagitis. In harmloser Form kennt fast jeder diesen Vorgang durch das so genannte Sodbrennen.

Schluckakt

Nachdem die Zähne die Nahrung zum Teil zerkleinert haben, formt die Zunge einen schluckbaren Bissen und schiebt ihn zum Rachen. Der Schluckakt beginnt, wenn der Bissen den weichen Gaumen berührt und vollzieht sich in drei Schritten, bei denen mehr als 20 Muskeln beteiligt sind.

Die peristaltische Welle befördert aktiv den Bissen entlang der Speisröhre durch drei physiologische Engen:

- die Ringknorpelenge (Eintritt in den Brustkorb)
- die Hauptschlagaderenge (Kreuzung mit der Aorta)
- die Zwerchfellenge (Eintritt in den Bauchraum durch den Hiatus)

Schluck-
störungen
Band 3, J 1

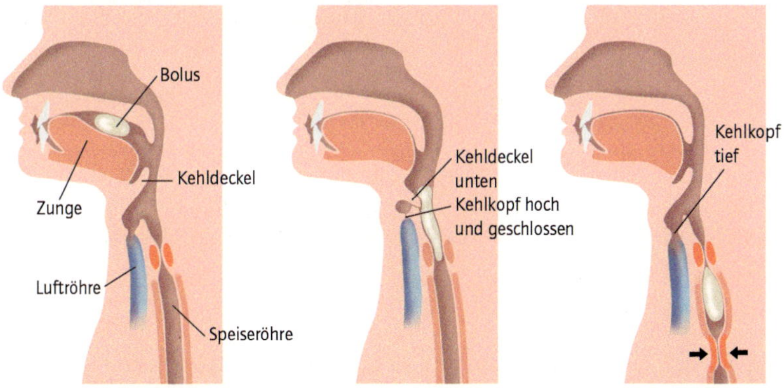

Schluckakt

a Der Bissen berührt den weichen Gaumen

b Die Rachenmuskulatur zieht sich zusammen. Dadurch wird der Nasen-Rachenraum abgedichtet. Die Mundbodenmuskulatur zieht sich zusammen, dadurch schiebt sich der Kehlkopfeingang nach oben und verschließt die Luftröhre. Gleichzeitig zieht sich die Rachenmuskulatur wellenförmig zusammen und schiebt den Bissen in die Speiseröhre

c Der Bissen bewegt sich in der Speiseröhre nach unten. Der Kehlkopf senkt sich und gibt den Atemweg frei

1.2.7 Magen

Der Magen (Gaster) hat die Aufgabe, die Nahrung aufzunehmen, zu zerkleinern, chemisch Proteine aufzuspalten und den Nahrungsbrei zu desinfizieren. Durch die Größe des Magens ist der Mensch in der Lage, mit etwa 3 bis 5 Mahlzeiten am Tag auszukommen.

Beispiel: Frau Kleinert ist wegen eines Magenkarzinoms 4/5 des Magens operativ entfernt worden. Ihre Mahlzeiten muss sie jetzt, einige Tage nach der Operation, auf mehrere kleine Portionen am Tag verteilen, da das Magenvolumen stark abgenommen hat. Außerdem nimmt sie ihre Mahlzeiten im Liegen ein, um einen zu schnellen Durchfluss des Essens zu verhindern.

Der Magen liegt intraperitoneal, im linken Oberbauch, unterhalb des Zwerchfells. Er ist eine sackartige Erweiterung des Verdauungskanals und wird in fünf Abschnitte unterteilt:

- Kardia, Bereich am Mageneingang
- Fundus, Magengrund, d.h. der obere, kuppelförmige und höchste Anteil des Magens; hier sammelt sich die Luft im Magen
- Korpus, der mittlere Hauptteil des Magens
- Antrum, unterer Teil des Magens
- Pylorus, Übergang des Magens zum Dünndarm, auch Magenpförtner genannt

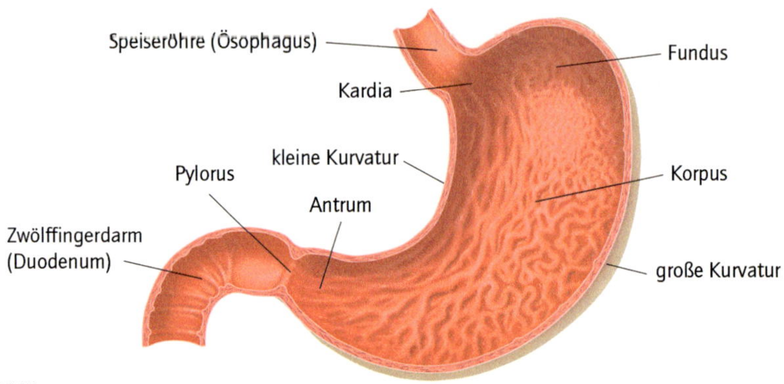

Magen

Die Wandschichten des Magens haben zwei Besonderheiten im Vergleich zu denen im Verdauungskanal. Zum einen hat die Muskelschicht drei übereinander gelagerte, längs ringförmig und schräg verlaufende Muskelfasern, wodurch eine besondere Kontraktion des Magens möglich ist, die zur mechanischen Verdauung beiträgt. Zum anderen sind in der Schleimhautschicht spezielle Zellen für die Produktion des Magenschleims zu finden.

Belegzellen produzieren Salzsäure und einen Intrinsic Factor.

Die Salzsäure dient zur Desinfektion des Speisebreis und zur Spaltung von Eiweiß. Innerhalb von 24 Stunden werden etwa zwei Liter Magensäure gebildet. Der pH-Wert im Magen ist deshalb stark sauer. Der Intrinsic Factor ist für die Aufnahme von

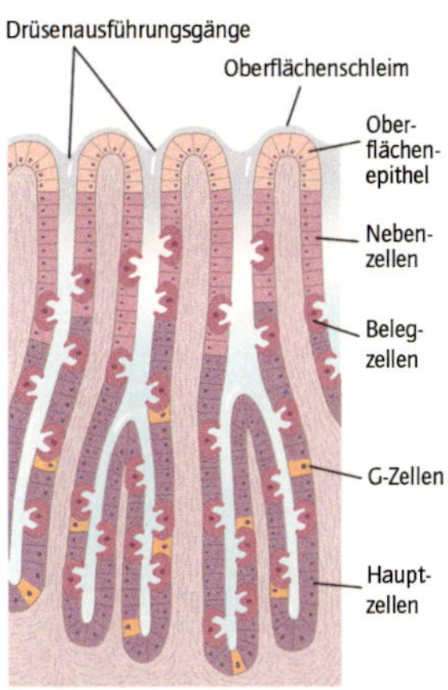

Vitamin B12 im Dünndarm wichtig.

Hauptzellen produzieren Pepsinogen, ein noch inaktives Enzym zur Eiweißspaltung, das durch Magensäure aktiv wird. Die Enzyme werden dann Pepsine genannt.

Nebenzellen produzieren Magenschleim, der die Magenoberfläche vor der aggressiven Magensäure schützt.

G-Zellen produzieren Gastrin, ein Hormon, das über den Blutweg die Magenbewegung steigert und die Produktion der Haupt- und Belegzellen anregt.

Nervensystem des Magen-Darm-Systems

Da Magen und Darm mit einer Vielzahl von Nervenzellen versehen sind, spricht man auch vom so genannten enterischen Nervensystem. Der Magen wird durch das Zusammenspiel von vegetativem Nervensystem und Hormonen gesteuert. Ein lokaler Reiz durch den Speisebrei führt zur Aktivierung des vegetativen Nervensystems (Vagusreiz), wodurch es zu einer vermehrten Magenbewegung (Magenmotilität) kommt. Zusätzlich wird durch den Vagusreiz die Ausschüttung des Hormons Gastrin eingeleitet, das die Magenbewegung über den Blutweg anregt. Das Hormon Somatostatin hemmt die Ausschüttung von Gastrin, wodurch die Magenbewegungen verringert werden.

Nervus vagus
Band 2, C 1.4.2

1.2.8 Dünndarm

Der Großteil der chemischen Verdauung spielt sich im Dünndarm ab. Hier werden die Nährstoffe durch die Dünndarmschleimhaut in die Blutbahn resorbiert. Insgesamt entstehen in 24 Stunden sieben Liter Flüssigkeiten im Verdauungskanal, die zu 95 % zurückresorbiert werden, das heißt, sie werden nicht ausgeschieden. Außerdem ist es die Aufgabe des Dünndarms, den unverdaubaren Rest der Nahrung zur Ausscheidung weiterzuleiten.

Der Dünndarm ist ca. 3 m lang und wird in drei Abschnitte aufgeteilt, die ohne scharfe Grenzen ineinander übergehen (Abb. S. 428).

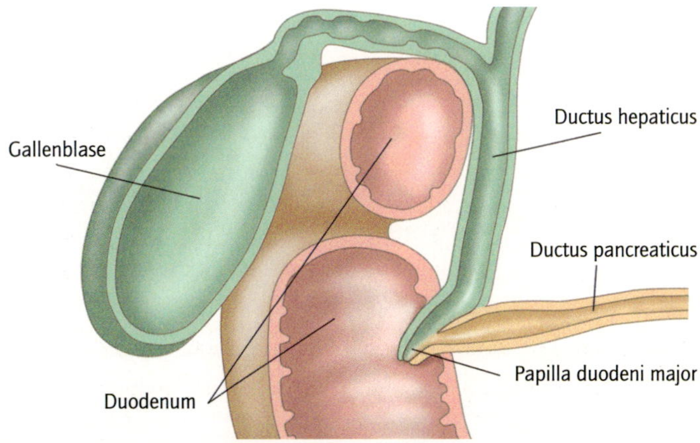

Duodenum mit den Öffnungen von Pankreas und Gallengang

Ernährungssonden
Band 4, E 8

Duodenum (Zwölffingerdarm)

Das Duodenum ist 25 cm lang und umschließt c-förmig den Kopf der Bauchspeicheldrüse. In das Duodenum münden der Gallengang und der Bauchspeicheldrüsengang. Meist haben sie eine gemeinsame Mündungsstelle, die Papilla vateri oder auch Papilla duodeni major genannt wird. Hier liegt die Zentrale der Verdauung, in der die Sekrete von Bauchspeicheldrüse und Leber münden und wo zahlreiche Hormone regulierend wirken.

Jejunum (Leerdarm)

Das Jejunum schließt sich an das Duodenum an, es folgt nach dem duodenalen Knie. Eine häufige Form der Ernährungssonden ist die Jejunalsonde, deren Ende im Jejunum liegt.

Ileum (Krummdarm)

Das Ileum ist der letzte Anteil des Dünndarms, hier geht der Dünndarm in den Dickdarm über.

Dünndarmschleimhaut

Im Bindegewebe der Dünndarmwand liegt ein Nervengeflecht, genannt Plexus submucosus (Meissner-Plexus), das die Schleimdrüsen innerviert und die Bewegung des Dünndarms steuert – abhängig von den Einflüssen des vegetativen Nervensystems.

In der Muskularis, die aus zwei Schichten glatter Muskulatur besteht (innen ringförmig und außen längsförmig) liegt ein Nervengeflecht, der Plexus myentericus (Auerbach Plexus), der die Muskelschicht innerviert.

Die Schleimhautschicht faltet sich in so genannte Kerckringsche Falten, auf denen sich Ausstülpungen der Schleimhautschicht befinden, die Dünndarmzotten. Jede Epithelzelle der Zotten wiederum trägt viele kleine Mikrovilli (Bürstensaum), die in das Darmlumen hineinragen. Dadurch wird die Dünndarmschleimhaut in der Oberfläche auf etwa 200 m^2 vergrößert. Auf dieser imposanten Fläche gibt es genügend Platz für den Übertritt der Nährstoffe in die zahlreichen Kapillaren, die die Zotten umgeben.

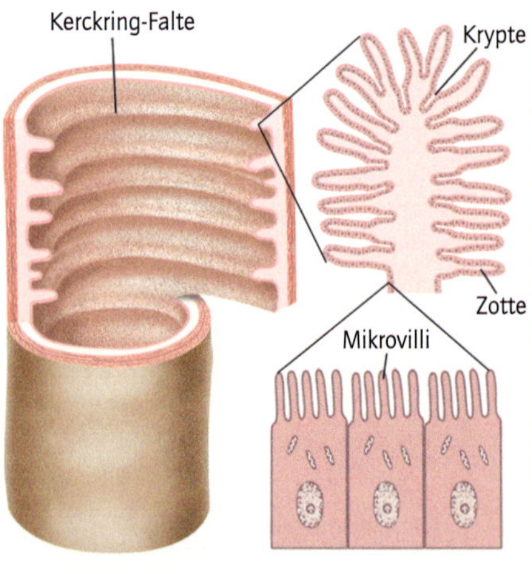

Dünndarmschleimhaut

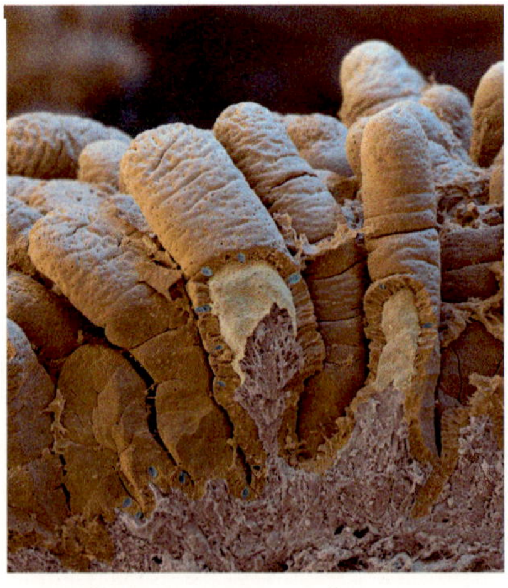

Dünndarmzotten stark vergrößert

Zum Weitertransport des unverdaulichen Speisebreis gibt es im Dünndarm verschiedene Bewegungen. Die Eigenbewegung der Zotten durch den Meissner-Plexus, eine Mischbewegung durch die Muskelkontraktion und die Fortführung der peristaltischen Welle. Findet diese Bewegung nicht statt, etwa bei einer schweren Darmentzündung, spricht man von einem Ileus (Darmverschluss).

Ileus
Band 3, J 2

1.2.9 Dickdarm (Colon)

Der Dickdarm beginnt nach der Ileozökalklappe. In periodischen Abständen fließt durch diese Klappe Stuhl vom Dünndarm in den Dickdarm, ein Rückfluss von Stuhl aus dem Dickdarm in den Dünndarm wird durch die Klappe verhindert. Der Dickdarm wird in fünf Abschnitte unterteilt:

- **Blinddarm (Caecum) mit dem Wurmfortsatz (Appendix)**

  Der Blinddarm endet „blind" unterhalb der Ileozäkalklappe. In dieser Sackgasse finden sich zahlreiche Darmbakterien. Wenn der Appendix sich entzündet (Appendizitis), kann er ohne spätere Auswirkungen operativ entfernt werden.
- **Colon ascendens**, der aufsteigende Abschnitt des Dickdarms. Er verläuft von der rechten Darmbeinschaufel bis zur Leber
- **Colon transversum**, der quer verlaufende Abschnitt. Er reicht von der Leber bis zur Milz
- **Colon descendens**, der absteigende Abschnitt des Dickdarms, der von der Milz bis zur linken Darmbeinschaufel verläuft
- **Colon sigmoideum** (Sigma), einem s-förmigem Abschnitt der Dickdarms

Die Hauptaufgabe des Dickdarm ist es, Wasser und Elektrolyte zurück zu resorbieren. Etwa 99 % des Wassers, das in den Verdauungskanal eintritt, wird rückresorbiert. Das Restmaterial, der Stuhl, wird auf seinem Weg durch den Dickdarm immer fester. Ist die Schleimhaut des Darmes entzündet, funktioniert die Resorption des Wassers nicht ausreichend und es kommt zu Durchfall (Diarrhoe).

Im Dickdarm leben eine Menge Bakterien, die sich vom restlichen organischen Material der Nahrungsreste ernähren. Das häufigste menschliche Darmbakterium ist Escherichia coli (E. Coli). Etwa 40 % des Stuhls besteht aus diesen Bakterien. Außerdem enthält der Stuhl Zellulosefasern. Diese Ballaststoffe sind zwar nicht verdaulich, aber anregend für die Darmschleimhaut, weshalb sie zu den wichtigen Nahrungsinhaltsstoffen zählen.

Ballaststoffe
Band 2, J 3.1.3

Die Besonderheit im Wandaufbau des Dickdarms ist, dass er im Gegensatz zum Dünndarm nur Krypten hat, keine Schleimhautzotten. Doch auch der Dickdarm hat Schleim bildende Zellen und Mikrovilli zur Rückresorption von Wasser und Elektrolyten.

In der Muskelschicht besitzt er so genannte Tänien, Bänder in der Längsmuskulatur, und Haustren, Ausbuchtungen an Einschnürungen der Ringmuskulatur. Das Rektum hat keine Tänien und Haustren. Tänien und Haustren geben dem Dickdarm sein charakteristisches Aussehen.

Rektum (Mastdarm)

Das Rektum ist der letzte Abschnitt des Dickdarms. Es liegt im kleinen Becken, außerhalb des Bauchfells. Im oberen Anteil, der Ampulle, wird der Stuhl gesammelt.

Die Austrittsöffnung des Darms ist der Anus (After), durch den Stuhl ausgeschieden wird. Der Anus wird zum einen durch ein Blutgefäßpolster verschlossen, das den Darm luftdicht verschließt, zum anderen erfolgt ein Verschluss durch zwei Schließmuskel:

- innerer Schließmuskel, besteht aus glatter Muskulatur und wird demnach durch das autonome Nervensystem beeinflusst
- äußerer Schließmuskel, besteht aus quergestreifter Muskulatur, kann also willkürlich beeinflusst werden

Das Blutgefäßpolster im Rektum kann sich vergrößern und zu **Hämorrhoiden** führen. Hellrotes Blut auf dem Stuhl, Juckreiz und ein Druckgefühl in dieser Region sind Anzeichen für diese Krankheit.

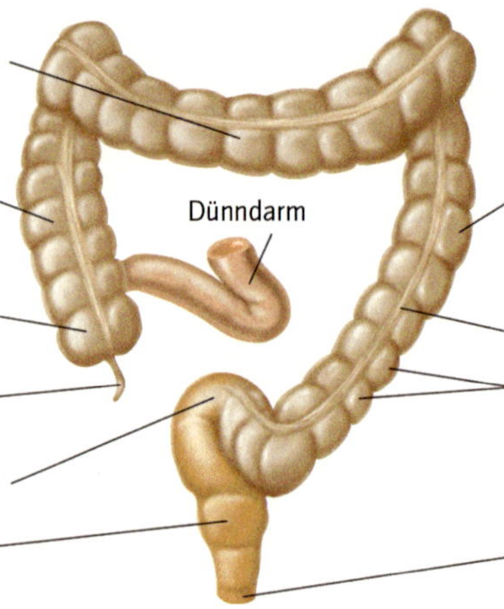

Abschnitte des Dickdarms

Stuhlentleerung (Defäkation)

In der Schleimhaut des Rektums befinden sich Dehnungsrezeptoren, die einen Impuls über den Füllungszustand und über die Konsistenz zum Rückenmark senden. Von dort wird der Impuls zum Großhirn weitergeleitet. Über den Einfluss des vegetativen Nervensystems (Parasympathikus) erschlafft der innere Schließmuskel. Der äußere Schließmuskel, der aus quer gestreifter Muskulatur besteht und daher willentlich beeinflussbar ist, wird angespannt und hält den Stuhl auf oder gibt ihn frei. In Stresssituationen, in denen der Sympathikus die Oberhand hat (schneller Herzschlag, schnelle Atmung usw.), ist es kaum möglich, sich auf der Toilette zu entspannen.

Beispiel: Nina jammert über Verstopfung. Sie ist kurz vor einer schwierigen Mathe-Klausur und ihr Herz klopft jetzt schon vor Aufregung. Ihre Mutter rät ihr, auf der Toilette mal ordentlich zu „drücken".

Diese Bauchpresse stimuliert die Dehnungsrezeptoren, durch die der Parasympathikus eine Erschlaffung des inneren Schließmuskels bewirken kann. Die Wirkung des Parasympathikus bemerkt man zusätzlich an einer Verlangsamung des Herzschlags während der Bauchpresse.

1.3 Sekretproduzenten für die Verdauung

1.3.1 Bauchspeicheldrüse (Pankreas)

Die Bauchspeicheldrüse besteht aus Drüsengewebe, das wichtige Sekrete (Enzyme und Hormone) produziert. Die Verdauungsenzyme werden exokrin über den Ductus pancreaticus und die Papilla duodeni major in den Zwölffingerdarm abgegeben. In der Regel werden zunächst inaktive Vorstufen produziert, die erst an ihrem Wirkungsort, d. h. im Duodenum, aktiv werden. Dadurch wird verhindert, dass sich das Pankreasgewebe selbst verdaut. Im überwiegend exokrinen Pankreasgewebe liegen so genannte Langerhans Inseln. Diese Inseln bestehen aus endokrinen Alpha-Zellen, die das Hormon Glukagon herstellen und Beta-Zellen, die das Hormon Insulin abgeben. Daneben gibt es noch Delta-Zellen, die das Hormon Somatostatin produzieren, das viele Verdauungsvorgänge hemmt.

Hormone produzierende Zellen Band 2, C 2.8

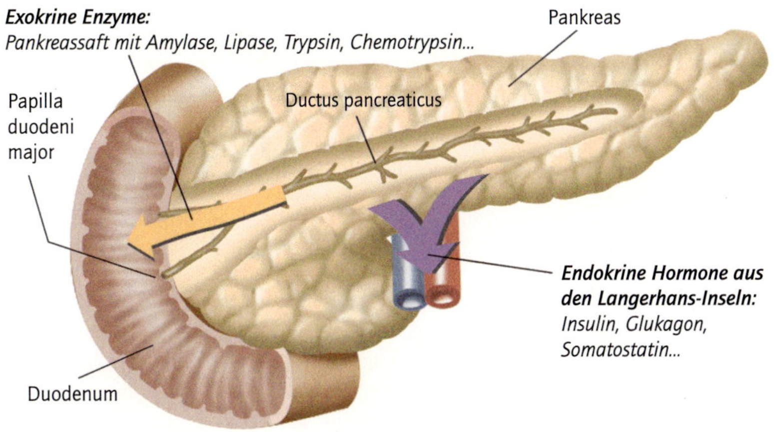

Pankreas mit exokrinen und endokrinen Hormonen/Enzymen

Endokrine Sekrete

Die Bauchspeicheldrüse produziert Insulin und Glukagon, zwei antagonistische (entgegengesetzt wirkende) Hormone, die den Blutzuckerspiegel regulieren.

Insulin steigert die Durchlässigkeit der Zellmembran für Glukose. Dadurch gelangt Glukose in die Zelle und der Blutzuckerspiegel sinkt. In den Zellen wird Glukose als Energielieferant verwendet. Wird nicht so viel Energie benötigt wie zugeführt wird, ist Insulin für die Speicherung von Glukose in Form von Glykogen in der Leber und in den Muskelzellen verantwortlich. Eine weitere Aufgabe ist die Umwandlung von überschüssiger Glukose in Fettsäure im Unterhautfettgewebe.

Glukagon unterstützt die Glukoseneubildung aus den gespeicherten Formen und lässt dadurch den Blutzuckerspiegel steigen.

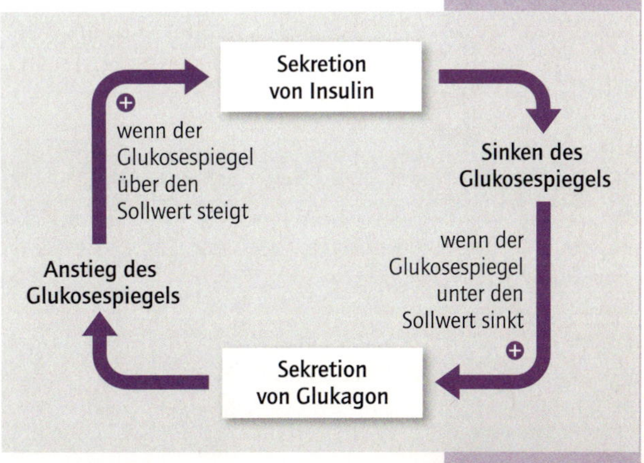

Exokrine Sekrete

Exokrin schüttet die Bauchspeicheldrüse innerhalb von 24 Stunden ca. 1,5 Liter Pankreassaft in den Zwölffingerdarm aus. Die Ausschüttung wird über den Nervus vagus und auf dem Blutweg u. a. durch Sekretin angeregt. Der Pankreassaft hat einen basischen pH-Wert (bicarbonatreich) und ist deshalb in der Lage, den aus dem Magen kommenden sauren Speisebrei zu neutralisieren. Zu den exokrinen Sekreten gehören:

- α-Amylase, die pflanzliche Stärke in Zweifachzucker aufspaltet.
- Lipase, die Fettsäuren von den Neutralfetten (Triglyzeriden) abspaltet
- Trypsinogen, Chymotrypsinogen, die Peptidbindungen innerhalb des Eiweißmoleküls aufspalten
- Carboxypeptidase, die Eiweiße in einzelne Aminosäuren aufspaltet

1.3.2 Leber

Die Leber ist ein Organ, das zahlreiche, sehr unterschiedliche Aufgaben erfüllt. Sie

- bildet die Gallenflüssigkeit,
- nimmt die im Darm resorbierten Nährstoffe über die Pfortader auf,
- speichert Nährstoffe und gibt sie aus ihrer Speicherform wieder frei,
- reinigt das Blut und schützt damit vor Giften,
- produziert Blutgerinnungsfaktoren,
- bildet Cholesterol (Grundbaustoff für viele Hormone),
- baut das Hämoglobin zu Bilirubin ab,
- übernimmt die fetale Blutbildung (ist das wichtigste Blutbildungsorgan für den Fötus vor der Geburt).

Die Leber liegt rechts im Oberbauch, unterhalb der Zwerchfellkuppel und passt sich ihr an. Sie ist an ihrer Außenseite von einer derben Bindegewebskapsel und von Bauchfell überzogen. Bindegewebskapsel und Bauchfellschicht werden vom Nervensystem sensibel innerviert und sind daher schmerzempfindlich. An der Unterseite der Leber liegt die Gallenblase. Sie ist mit der Leberkapsel verwachsen.

Die Leber wird in einzelne Leberlappen aufgeteilt. Der linke Leberlappen ist kleiner als der rechte und reicht über die gedachte Mittellinie des Körpers in den Oberbauch. Ein quadratischer Lappen und ein geschwänzter Lappen bilden die Leberpforte (Porta hepatis) an der die Leberarterie (Ateria hepatica) und die Pfortader (Vena portae) einmünden und der Ductus hepaticus dexter und sinister die Leber verlässt (Gallengänge).

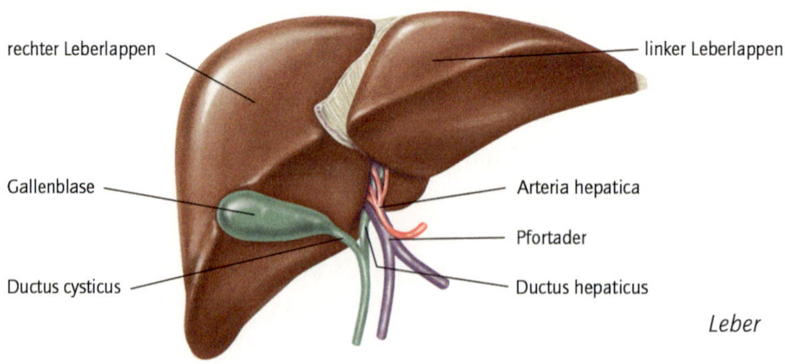

Leber

Feinaufbau der Leber und Pfortaderkreislauf

25 % des Leberblutes ist sauerstoffreich und kommt aus der Leberarterie, 75 % des Leberblutes ist sauerstoffarm, aber nährstoffreich und kommt aus der Pfortader (mehr als 1 Liter pro Minute). In diesem Blut sind Nährstoffe aus dem Dünndarm, Hormone der Bauchspeicheldrüse und Fremd- bzw. Giftstoffe enthalten, die eventuell schon von der Magenschleimhaut resorbiert wurden.

Die Leber ist aus einzelnen Leberläppchen aufgebaut, die wie sechseckige Bienenwaben angeordnet sind. An den Eckpunkten dieser Waben stoßen jeweils drei verschiedene Leberläppchen aneinander. So entstehen Periportalfelder. An den Periportalfeldern verlaufen jeweils ein feiner Ast der Pfortader, der Leberarterie und ein kleiner Gallengang (Glisson Trias). So erhält jedes der drei Leberläppchen Pfortaderblut, Leberarterienblut und gibt Gallensaft ab.

Ein Leberläppchen wird durch radiär (strahlenförmig) verlaufende Zellstränge gebildet. Die Zwischenräume heißen Lebersinusoiden. In den Lebersinusoide mischt sich das arterielle Blut mit dem Blut der Pfortader und fließt gemeinsam durch die Sinusoide zur Mitte des Leberläppchen. Der Weg zu Mitte des Leberläppchen ist die Austauschstrecke. In der Mitte der Leberläppchen verbinden sich die Lebersinusoide mit der Zentralvene, über die das Blut aus dem Leberläppchen hinausfließt. Zentralvenen vereinigen sich zur Vena hepaticae, die in die untere Hohlvene mündet.

Der Stoffwechsel in der Leber findet im Dissé-Raum, einem Spalt zwischen den Endothelzellen und den Leberzellen statt. In ihn gelangen alle Plasmabestandteile aus dem Blut und treten mit Leberzellen in Kontakt. So können Leberzellen Nährstoffe und Abbauprodukte aufnehmen, umbauen und speichern oder Stoffwechselprodukte abgeben. Kupffer-Sternzellen in den Lebersinusoiden zerstören Bakterien, Fremdstoffe und Zelltrümmer.

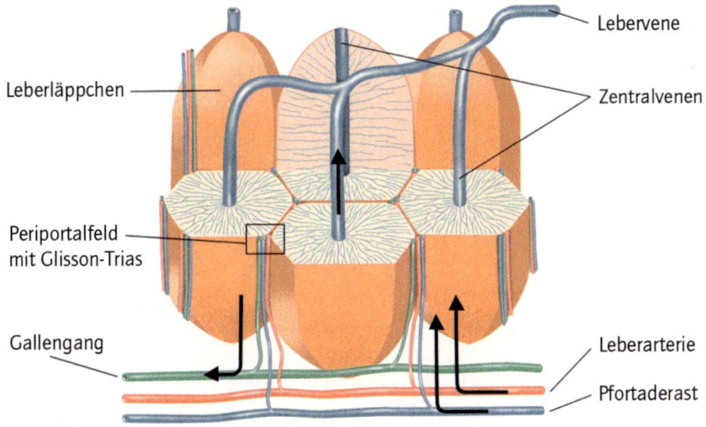

Leberläppchen mit der Glisson Trias

Speicherung und Freisetzung von Nährstoffen

Im Kohlenhydratstoffwechsel ist die Leber der Ort für die Speicherung von Glukose in Glykogen und für die Freisetzung von Glukose aus Glykogen. Gesteuert wird dieser Vorgang durch die Hormone Insulin und Glukagon.

Bei der Fettspeicherung ist die Leber für die Speicherung von Fettensäuren in Triglyzeride und die Wiederfreisetzung von Fettsäuren aus Triglyzeriden verantwortlich.

Beim Um- und Aufbau von Proteinen baut die Leber Nahrungseiweiß in körpereigenes Eiweiß um. Sie stellt die meisten der im Blut benötigten Eiweiße her, z. B. Albumine, Globuline und Blutgerinnungsfaktoren. Dabei entsteht Harnstoff, der über die Nieren ausgeschieden wird.

Ausscheidung von Giften

Es gibt zwei Wege, wie die Gifte über die Leber ausgeschieden werden können: Zum einen über die Niere, zum anderen über den Darm. Bei der Ausscheidung über die Niere werden wasserlösliche Abbauprodukte von den Leberzellen abgegeben und dort vom Blut aufgenommen, mit dem sie zur Niere gelangen und dann mit dem Urin ausgeschieden werden. Bei der Ausscheidung über die Galle werden nicht wasserlösliche Abbauprodukte auf der den Lebersinusoiden gegenüber liegenden Seite von den Leberzellen in die Gallenkapillare abgegeben. Über die Galle gelangen sie in den Darm und werden mit dem Stuhl ausgeschieden.

Bestimmte Stoffe konkurrieren um Leberenzyme. Nimmt man zum Beispiel Schlafmittel (Barbiturate) gemeinsam mit Alkohol ein, werden beide Stoffe langsamer abgebaut und wirken dadurch stärker. Andererseits kann z. B. die Wirkung der Antibabypille eingeschränkt sein, wenn gleichzeitig andere Medikamente eingenommen werden.

Hepatitiden
Band 4, C 2.2

Für ihre vielfältigen Stoffwechselaufgaben benötigt die Leber Enzyme. Bei einer Schädigung des Lebergewebes (Leberzirrhose), etwa durch eine Leberentzündung, können je nach Ursache erhöhte Enzymwerte im Blutserum gemessen werden. Die wichtigsten **Leberenzyme** sind ALAT (GPT), ASAT (GOT), Gamma-GT und AP.

1.3.3 Gallenblase

Die Gallenblase ist das Speicherorgan der Gallenflüssigkeit, die in der Leber gebildet wird (pro Tag etwa 0,5 Liter). Sie hat drei Funktionen:

- Speicherung der Galle
- Andicken der Galle
- bedarfsweise Abgabe der Gallenflüssigkeit ins Duodenum

Die Gallenflüssigkeit besteht aus Bilirubin (Gallenfarbstoff), Gallensäure, Cholesterin, Lezithin, Wasser und Elektrolyten. In der Gallenflüssigkeit können auch Medikamente, Hormone und Stoffwechselprodukte enthalten sein, die ausgeschieden werden sollen.

Wenn Gallensaft in die Gallenblase gelangt, durchläuft er ein Gallenkapillarsystem, das neben dem Kapillarsystem der Leberarterie und Pfortader existiert. Der Raum, in dem der Gallensaft fließt, wird rinnenartig zwischen zwei benachbarten Leberzellen gebildet. Die Wände werden von der Zellmembran der Leberzellen gebildet. Die Flussrichtung der Gallenkapillare ist der Blutkapillare entgegengesetzt, d. h., es beginnt an der Zentralvene und fließt zu den Periportalfeldern.

Im Wandaufbau der Gallenblase befinden sich Mikrovilli und eine Muskelschicht, die für den Transport der Gallenflüssigkeit in den Dünndarm verantwortlich ist. Bei Gallenkoliken ist es diese Muskelschicht, die die krampfartigen Schmerzen auslöst.

Wird keine Gallenflüssigkeit zur Verdauung benötigt, bleibt ein Muskel (Musculus sphincter Oddi) am Ende des Gallengangs verschlossen. Dann staut sich die Gallenflüssigkeit zurück in die Gallenblase.

Gallenflüssigkeit

Die Gallensäure wird in der Leber aus Cholesterin gebildet. Sie setzt die Oberflächenspannung zwischen Fett und Wasser herab und ermöglicht damit eine feine Verteilung der Fette im Dünndarm. Im Dünndarm emulgieren diese Fettpartikel dann zu kleinen Partikeln und bilden daher eine gute Angriffsmöglichkeit für die fettspaltenden Lipasen aus dem Pankreas. Die Partikel stellen ebenso den notwendigen Kontakt zur Darmschleimhaut her, damit die Fettbestandteile resorbiert werden können. Die Gallensäure wird zu 90 % zurückresorbiert und gelangt über die Pfortader zurück zur Leber und Galle (enterohepatischer Kreislauf).

Ein wichtiger Bestandteil des Gallensaftes ist **Bilirubin**. Es ist ein Abbauprodukt der roten Blutkörperchen (Erythrozyten). Bilirubin ist wasserunlöslich und wird im Blut nur durch die Bindung an Eiweiß transportiert und wird dann indirektes Bilirubin genannt. So gelangt es zur Leber. In der Leber wird es durch Bindung an Säure wasserlöslich gemacht und heißt dann direktes Bilirubin. Dieses wird über die Galle in den Darm ausgeschieden.

Im Darm wird das Bilirubin durch Darmbakterien weiter umgebaut in Sterkobilin, das über den Stuhl ausgeschieden wird und dem Stuhl seine Farbe gibt. Bei Leber- und Gallenerkrankungen ist der Bilirubinhaushalt gestört und es kommt zu dem Symptom des Iketrus, bei dem unter anderem der Stuhl weiß ist (entfärbt) weil ihm das Sterkobilin fehlt.

Urobilinogen ist ebenfalls ein Abbauprodukt des Bilirubins. Es wird zurück zur Leber transportiert, über die Nieren ausgeschieden und ist für die Urinfarbe verantwortlich. So können Krankheiten des Fettstoffwechsels, der Leber oder der Galle an verschiedenen Farbveränderungen des Stuhls und des Urins festgestellt werden.

Beobachtung von Stuhl und Urin
Band 2, E 2

Das bereits beim Pankreas erwähnte Hormon Sekretin fördert neben der Pankreastätigkeit auch die Gallensaftbildung in der Leber. Zusätzlich wird aus der Dünndarmschleimhaut das Hormon Cholezystokinin ausgeschüttet, das die Bauchspeicheldrüsensekretion steigert und eine Gallenblasenkontraktion bewirkt. Die Hormone werden dann produziert, wenn ein fettreicher und saurer Nahrungsbrei vom Magen in den Dünndarm gelangt.

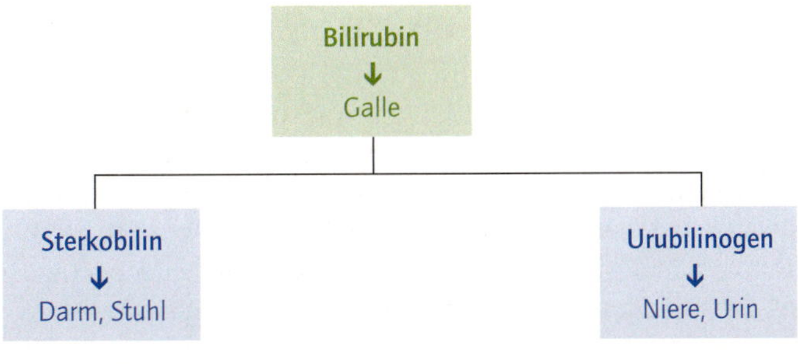

1.4 Verdauung und Resorption der verschiedenen Nahrungsbestandteile

Als **Resorption** bezeichnet man die Aufnahme der einzelnen Nährstoffe ins Blut über die Kapillaren der Dünndarmschleimhaut.

1.4.1 Proteinstoffwechsel

Proteine
Band 2, J 3.3

Die Verdauung und Resorption von Eiweiß beginnt im Magen, durch Pepsine und Salzsäure, die vom Magen gebildet werden. Der zweite Schritt der Verdauung erfolgt im Dünndarm durch Carboxypeptidasen, Trypsin und Chymotrypsin im Pankreassaft und durch Aminopeptidasen, die vom Dünndarm selbst gebildet werden. Die endgültige Zerlegung in einzelne Aminosäuren erfolgt durch die Zellwände der Mikrovilli in der Dünndarmmukosa.

Tierische Proteine können leichter resorbiert werden, da bei pflanzlichen Proteinen die unverdaulichen Zellwände die Verdauung behindern. Mit dem Blut gelangen die Aminosäuren zur Leber und zu den Nieren, den Hauptorganen des Proteinstoffwechsels. In allen Körperzellen findet eine ständige Erneuerung von Körperprotein statt: Es werden Gewebeproteine, Enzyme, Hormone usw. auf- und abgebaut.

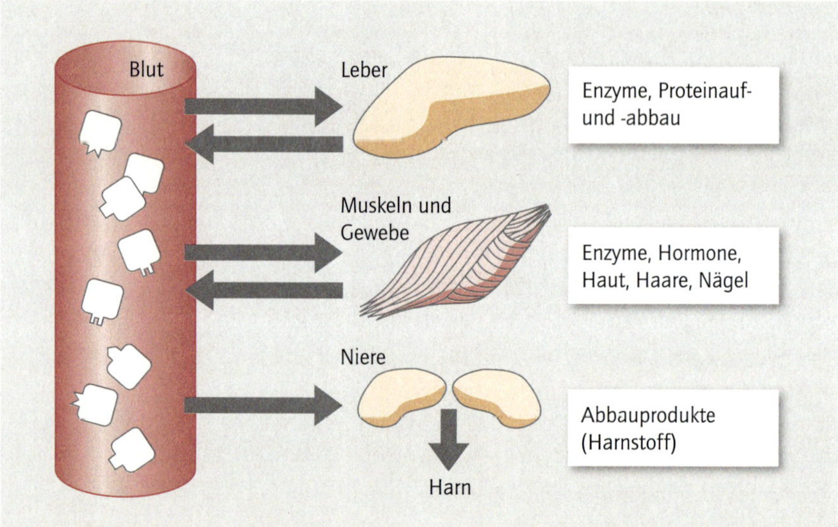

Proteinstoffwechsel, vereinfacht

Werden Proteine zur Erneuerung abgebaut, entstehen Aminosäuren. Diese werden in Leber und Nieren zu Wasser, Kohlendioxid und Ammoniak abgebaut, dabei wird Energie frei. Ammoniak wird beim gesunden Menschen sofort zu Harnstoff umgebaut und mit dem Urin ausgeschieden.

Bei hoher Proteinaufnahme werden überschüssige Aminosäuren auch zur Energiegewinnung abgebaut. Dadurch kommt es vermehrt zur Bildung und Ausscheidung der harnpflichtigen Substanzen Stickstoff, Harnstoff, Harnsäure und Kreatinin. Diese belasten Zellen und Nieren, eine ausreichende Trinkmenge ist deshalb zur Ausscheidung besonders wichtig.

1.4.2 Kohlenhydratstoffwechsel

Die Verdauung und Resorption der Kohlenhydrate beginnt im Mund durch α-Amylase (Ptyalin) der Speicheldrüsen. Der zweite Schritt der Verdauung erfolgt im Dünndarm durch α-Amylase des Pankreas und Glukosidasen aus der Dünndarmschleimhaut. Im Duodenum wird Milchzucker (Laktose) durch das Enzym Laktase aufgespalten, Saccharase spaltet Haushaltszucker (Saccharose) und Maltase spaltet Malzzucker (Maltose). Die kleinsten Spaltprodukte, vorwiegend Glukose und Fruktose, werden dann ins Blut resorbiert.

Kohlenhydrate
Band 2, J 3.1

Nicht gleich benötigte Glukose wird in Leber- und Muskelzellen zu Glykogen umgewandelt und kurzfristig gespeichert. Ein weiterer Überschuss wird in der Leber zu Fetten umgewandelt.

Sinkt der Blut-Glukose-Spiegel einige Stunden nach der Nahrungsaufnahme, so aktiviert das Hormon Glukagon das in der Leber gespeicherte Glykogen und wandelt es zurück in Glukose. Außerdem wird Fett aus dem Fettgewebe zur Energiegewinnung bereitgestellt. Hier zeigt sich die enge Verknüpfung von Kohlenhydrat- und Fettstoffwechsel.

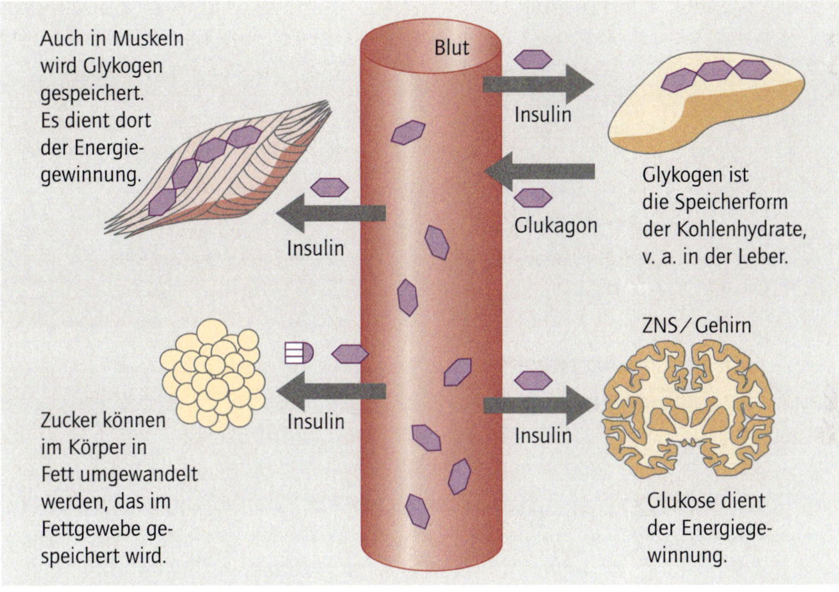

Kohlenhydratstoffwechsel, vereinfacht

1.4.3 Fettstoffwechsel

Die Verdauung und Resorption von Fett beginnt im Magen durch Zungengrundlipasen. Der zweite Schritt erfolgt im Dünndarm durch Pankreaslipasen und Gallensäure. Fette lagern sich zu winzigen Gebilden zusammen (emulgieren). Größere Fettmoleküle werden von einer Eiweißhülle umgeben und dann über die Lymphgefäße an der Leber vorbei resorbiert. Um Fette im Blut oder in der Lymphflüssigkeit löslich zu machen, werden sie an Transportproteine, Lipoproteine genannt, gebunden.

Fette
Band 2, J 3.2

Wird Nahrungsfett nicht gleich, z. B. für Muskelarbeit, benötigt, so wird es als Energiereserve im Fettdepot gespeichert. Bei einem Überangebot von Kohlenhydraten, Alkohol und auch Proteinen werden hieraus in der Leber Triglyzeride hergestellt, die ebenfalls im Fettgewebe gespeichert werden.

Das Hormon Insulin unterstützt die Einlagerung von Fetten ins Fettgewebe. Kommt es zu einem Nährstoffmangel im Blut, so werden aus dem Fettdepot durch das Hormon Glukagon wieder Triglyzeride freigesetzt und von allen Körperzellen verbrannt. Fettaufbau und Fettabbau sollte im Gleichgewicht sein, sonst kommt es zu Gewichtszunahme bzw. Gewichtsabnahme.

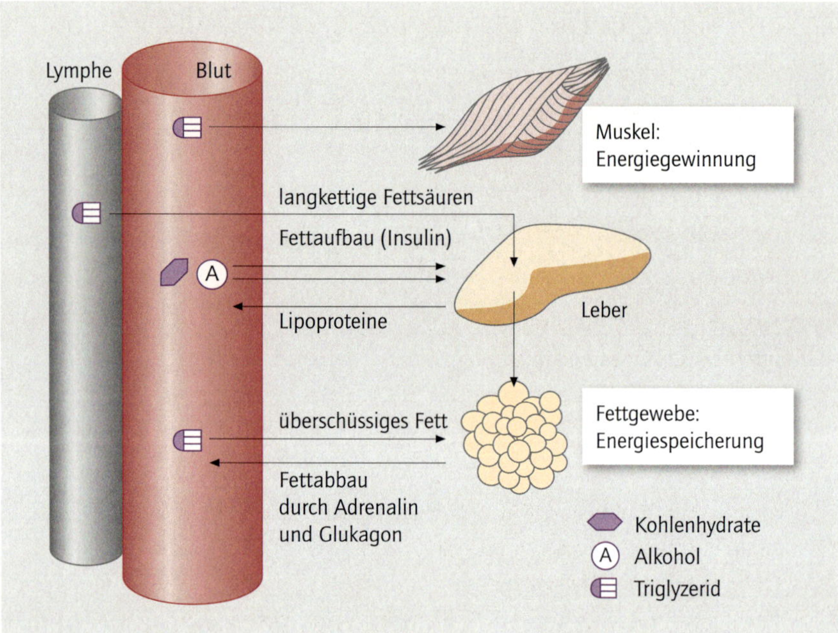

Fettstoffwechsel, vereinfacht

1.4.4 Resorption der Vitamine

Fettlösliche Vitamine werden an Fettmoleküle gebunden resorbiert, wasserlösliche Vitamine werden über passive Diffusionsvorgänge resorbiert.

Pfortader-
kreislauf
Band 2, H 13.6

Im Duodenum werden allen Nährstoffe, Vitamine und Mineralien ins Blut resorbiert und über die Pfortader zur Leber weitergeleitet. Dort wird das Blut entgiftet und über die untere Hohlvene zum Herzen transportiert. Nachdem das Blut den Lungenkreislauf passiert hat, gelangen die Nährstoffe zum Körperkreislauf und werden den Zellen zum Aufbau körpereigener Substanzen und Strukturen zugeführt.

?

1 Welche Organe und anatomischen Strukturen sind an der Verdauung beteiligt?

2 Welche Schichten im Wandaufbau des Verdauungskanals können unterschieden werden?

3 Nennen Sie die Mundspeicheldrüsen und ihre Aufgaben.

4 Welche Zellen kommen im Magen vor und welche Aufgaben haben sie?

5 Welche Aufgaben hat der Dünndarm?

6 Welche Besonderheiten sind kennzeichnend für den Aufbau der Dünndarmwand?

7 Welche Aufgaben hat der Dickdarm?

8 Erklären Sie zwei verschiedene Möglichkeiten der Leber, den Körper zu entgiften. Erklären Sie auch, auf welchem Wege die Stoffe den Körper letztlich verlassen.

9 Nennen Sie zwei Substanzen, die in der Leber gebildet und zwei Substanzen, die in der Leber gespeichert werden.

10 Welche Aufgaben hat die Bauchspeicheldrüse?

11 Welches ist die exokrine und welches die endokrine Sekretion der Bauchspeicheldrüse?

12 Woraus besteht der Gallensaft und welche Aufgaben hat die Galle?

13 Wodurch unterscheiden sich indirektes und direktes Bilirubin und welche weitere Funktion haben sie?

14 Wie wird die Ausschüttung des Gallensaftes reguliert?

15 Welche Aufgaben hat die Leber?

16 Beschreiben Sie den physiologischen Vorgang der Stuhlausscheidung.

1 Erstellen Sie eine Tabelle, indem Sie in der linken Spalte alle Abschnitte des Verdauungskanals eintragen. Ergänzen Sie dann in der rechten Spalte die Vorgänge, die in diesen Abschnitten stattfinden.

2 Finden Sie sich in Zweiergruppen zusammen und schlagen Sie die Seite mit der anatomischen Zeichnung des Verdauungskanals auf. Spielen Sie „Pflegeberatung und Patient", indem einer dem anderen anhand der Zeichnung den Ablauf der Verdauung und Resorption erklärt. Der „Patient" kann dabei eine bestimmte Erkrankung des Verdauungssystems haben und sich Fragen dazu ausdenken.

www.physiologie-online.com

WWW

2 Beobachtung von Ernährung und Gewicht

Tim hat heute die neue Patientin Sabine Lehmann in Empfang genommen und vervollständigt nun die noch fehlenden Angaben in der Patientenkartei. Dabei befragt er Frau Lehmann, welche Vorlieben und Wünsche sie für ihre Verpflegung während ihres Klinikaufenthaltes hat. Daraufhin erbittet sie sich lakto-vegetarische Ernährung. Tim notiert alles auf dem Speisenbestellschein. Zurück im Stationszimmer erkundigt sich eine seiner Kolleginnen: „Was hat die neue Patientin Frau Lehmann denn für komische Essenswünsche? Lakto-Vegetarierin – was soll das denn heißen?"

1 Welche unterschiedlichen Ernährungsweisen kennen Sie?

2 Inwiefern könnte der Aufenthalt im Krankenhaus die Ernährungsgewohnheiten von Patienten beeinflussen?

2.1 Ernährungsgewohnheiten

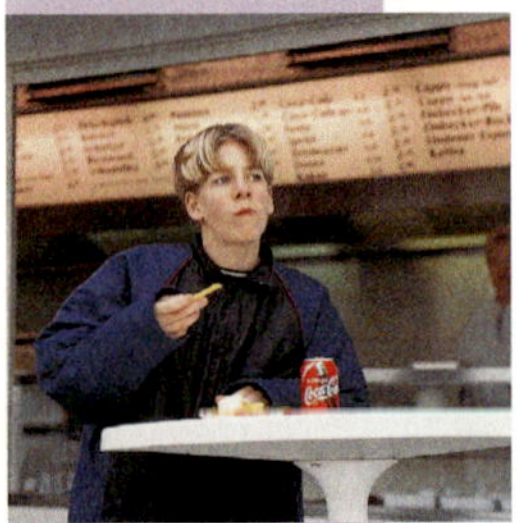

Gewohnheiten rund ums Essen und Trinken werden in der Kindheit erlernt und oft lebenslang beibehalten. Dabei ist das Ernährungsverhalten immer mehr als die bloße Versorgung des Körpers mit Nährstoffen; es ist Teil der Identität, Persönlichkeit und kulturellen Zugehörigkeit.

Die Erziehung prägt und legt auch einen Großteil des Ernährungsverhaltens fest. Fehler bei der „Ernährungserziehung" können bis ins Erwachsenenalter zu beständigen Störungen im Umgang mit Essen und Trinken führen (z. B. Trösten mit Süßigkeiten statt mit Zuwendung).

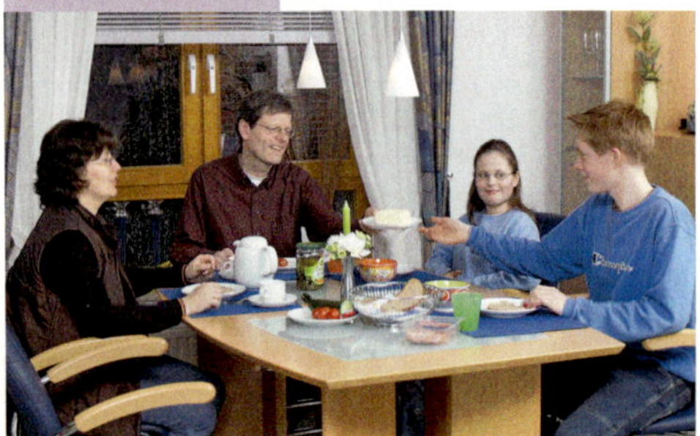

Unterschiedliche Ernährungsgewohnheiten

Neben der Familie prägt das soziale Umfeld (Schule, Arbeitsplatz, Freunde, Gemeinschaftseinrichtungen), das verfügbare Einkommen und die Werbung die Ernährungsgewohnheiten. Kulturelle und religiöse Einflüsse (z. B. der Verzicht auf Schweinefleisch, Alkohol) bestimmen ebenfalls die Auswahl der Nahrungsmittel mit. So bezeichnen die Begriffe „koscher" jüdische Speisevorschriften und „halal" entsprechende Vorschriften des Islam. Hierbei müssen spezielle Regelungen zur Schlachtung von Tieren und zur Zubereitung von Speisen beachtet werden.

Ernährungszustand Band 2, J 6.2

Manche Ernährungsgewohnheiten führen zu einer Vielzahl von Ernährungsfehlern. Folgende Fehler werden häufig gemacht:

- zu viel und zu energiereich
- zu fett, vor allem zu viel tierische Fette
- zu einseitig und das Falsche
- zu salzig
- zu viel Zucker und zu wenig Ballaststoffe
- zu viel Alkohol und andere energiereiche Getränke

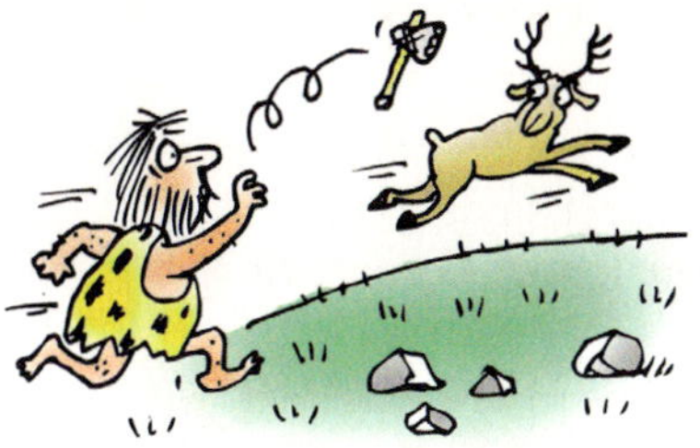

Vor ca. 40 000 Jahren

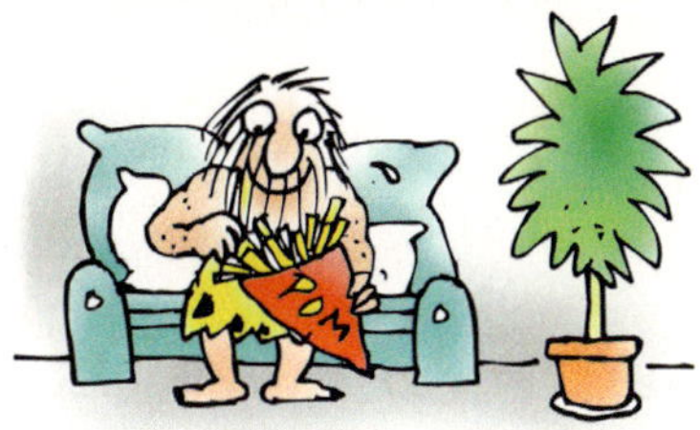

Heute

2.2 Regulation von Hunger, Appetit und Sättigung

Manchen Menschen fällt es schwer zu unterscheiden, ob sie Hunger oder nur Appetit verspüren. **Hunger** ist ein unangenehmes, inneres Körpersignal, das einen Bedarf von Nährstoffen im Blut anzeigt, besonders von Kohlenhydraten (niedriger Blut-Glukose-Spiegel).

Appetit macht Lust auf ganz bestimmte Nahrungsmittel, unabhängig davon, ob eine Mangelsituation vorliegt. Er wird von äußeren, sensorischen Reizen (Geruch, Geschmack, Aussehen von Speisen) stark beeinflusst.

Sättigung beginnt erst etwa 15 bis 20 Minuten nach Beginn einer Mahlzeit, hauptsächlich durch den Dehnungsreiz, den die Füllung des Magens verursacht. Deshalb ist es wichtig langsam zu essen und gründlich zu kauen.

Letztlich ist die Regulation von Hunger, Appetit und Sättigung ein noch nicht vollständig geklärtes, kompliziertes Zusammenspiel zwischen Nährstoffgehalt des Blutes, sensorischen Signalen sowie Reizen durch gastrointestinale Hormone und Nerven an das Gehirn.

Über diesen kurzfristigen Sättigungsmechanismus hinaus gibt es noch Mechanismen, die die Energievorräte der Muskeln (Glykogen) und der Fettdepots „messen", an das zentrale Nervensystem melden und so eine langfristige Steuerung von Hunger und Sättigung ermöglichen.

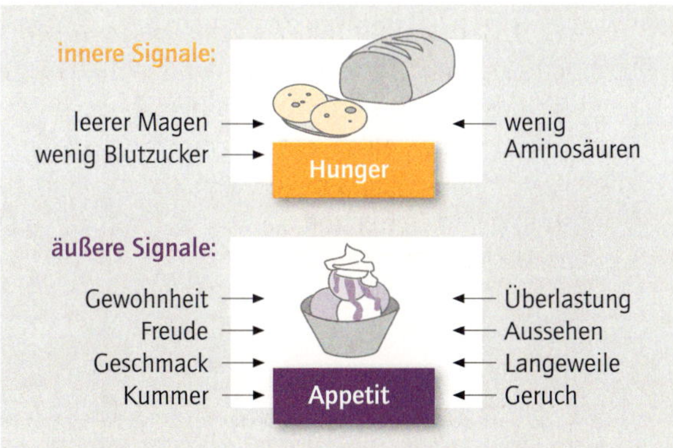

Wann entsteht Hunger, wann Appetit?

Hunger entsteht durch innere Signale, während Appetit durch äußere Reize ausgelöst wird. Sättigung beginnt ca. 15 Minuten nach Beginn einer Mahlzeit und wird u. a. durch den Dehnungsreiz des Magens gefördert. Fehlender Appetit ist oft ein Ausdruck für Krankheit.

2.3 Gewicht und Größe

Zur Beobachtung des Patienten gehört immer auch die Kenntnis über das Gewicht und Größe. Diese Angaben sind besonders wichtig, um

- das Ernährungsverhalten kontrollieren zu können, z. B. ob Säuglinge ausreichend trinken oder eine Essstörung vorliegt,
- einen plötzlichen Gewichtsverlust, wie er etwa bei Tumorerkrankungen vorkommen kann, beobachten zu können,
- Dosierungen von Medikamenten festlegen zu können, z. B. die Dosierung von Narkotika vor einer Operation durch den Anästhesisten.

2.3.1 Gewicht

Das Normalgewicht wird mit Hilfe des BMI (Body-Mass-Index oder Körpermassen-Index) bestimmt und beurteilt.

$$\text{Body-Mass-Index (BMI)} = \frac{\text{Körpergewicht in kg}}{(\text{Körperlänge in m})^2}$$

Problematisch ist die Anwendung des BMI bei sehr muskulösen Menschen. Auf Grund der beträchtlichen Dichte des Muskelgewebes erreichen diese oft hohe BMI-Werte, obwohl der Anteil des Fettgewebes gering ist. Auch bei alten und bettlägerigen Menschen ist der BMI so nicht anwendbar.

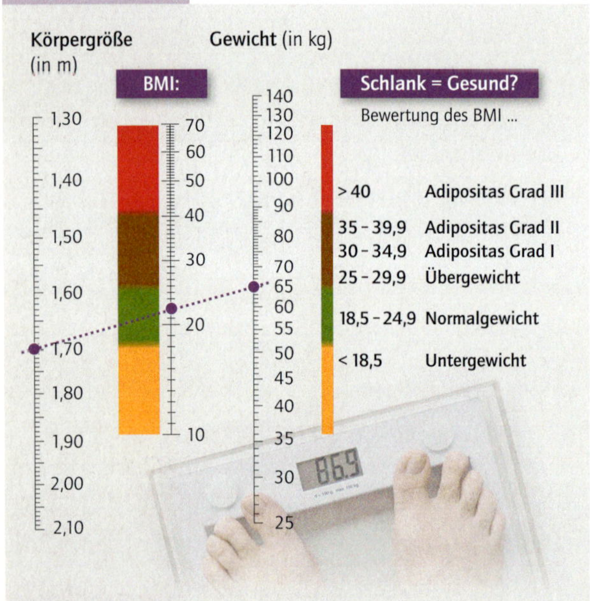

Mithilfe eines Nomogramms lässt sich der BMI bei bekanntem Körpergewicht und Körperlänge leicht bestimmen. Bei dem hier abgebildeten legt man ein Lineal an Gewicht und Größe an, liest den BMI ab und bewertet ihn mithilfe der Tabelle.

Nomogramm zur Ermittlung des BMI

Ab einem BMI von 30 und mehr wird Übergewicht Adipositas genannt und gilt als behandlungsbedürftig.

Adipositas
Band 3, J 2

Für Kinder und Jugendliche gelten für den BMI geschlechts- und altersabhängige Bewertungskurven (Altersperzentilen). Diese unterstützen dabei, möglichst frühzeitig Abweichungen einer normalen Entwicklung eines Kindes festzustellen. Spezielle BMI-Kurven für Kinder unter 5 Jahren werden von der WHO herausgegeben.

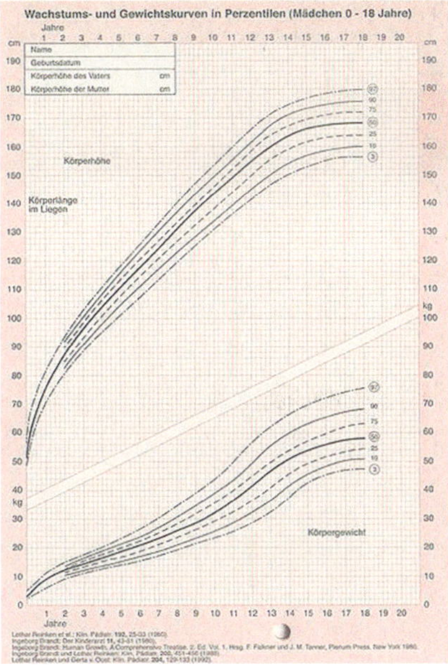

Perzentilenkurve

Wiegen

In der Regel bestimmt man das Gewicht mit einer Waage, auf die sich der zu Wiegende stellt. Aber nicht jeder Mensch ist dazu in der Lage. Viele Kranke, Ältere oder kleine Kinder können nicht oder nicht selbstständig stehen. Für immobile Patienten im Rollstuhl gibt es deshalb Sitzwaagen, für bettlägerige Bettwaagen, bei denen die Waage an ein Bettgestell gekoppelt ist. Säuglinge wiegt man in Babywaagen, auf denen eine Schale angebracht ist.

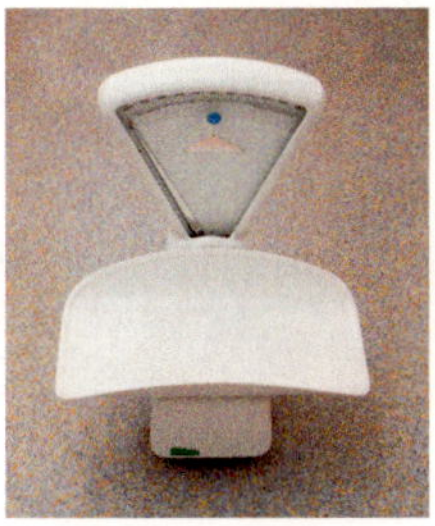

Säuglingswaage

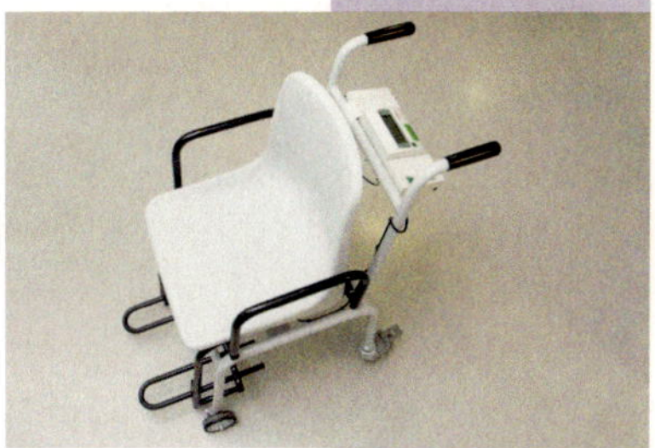

Sitzwaage

Damit das Messergebnis nicht verfälscht wird und die Sicherheit der Patienten gewährleistet bleibt, sind einige Voraussetzungen zu erfüllen:

- die Waage eichen, d. h. der Zeiger einer Neigungswaage sollte auf Null stehen
- Stift und Papier (Dokumentationsbogen) schon vor dem Wiegen bereitlegen
- immer mit derselben Kleidung und möglichst nach dem Toilettengang wiegen
- für wiederholte Messungen, die einen Verlauf dokumentieren sollen: möglichst dieselbe Waage benutzen und immer zur selben Tageszeit messen
- bei Säuglingen immer darauf achten, dass sie vor dem Herunterfallen und vor Unterkühlung geschützt sind

Kinder, die nicht in der Lage sind, sich selbst auf eine Waage zu stellen, können auch gemeinsam mit einer Bezugsperson gewogen werden. Das Gewicht der Bezugsperson wird dann gesondert ermittelt und vom Gesamtgewicht abgezogen.

2.3.2 Größe

Das Feststellen der Körpergröße geschieht meist bei der Aufnahme eines Patienten. Wichtig ist diese Angabe gemeinsam mit dem Gewicht für das Dosieren von Medikamenten, vor allem Narkotika vor einer Operation. Hier sollte man bei Eigenauskünften des Patienten durchaus nachmessen, wenn man Zweifel an der Richtigkeit hat. Falsche Angaben können zu einer Über- oder Unterdosierung der Narkotika führen.

Bei Kindern ist die Beobachtung der Körpergröße wichtig, um mögliche Entwicklungsstörungen oder hormonelle Störungen rechtzeitig zu erkennen. Dokumentiert wird dies ebenfalls in der Perzentilenkurve.

Größe messen

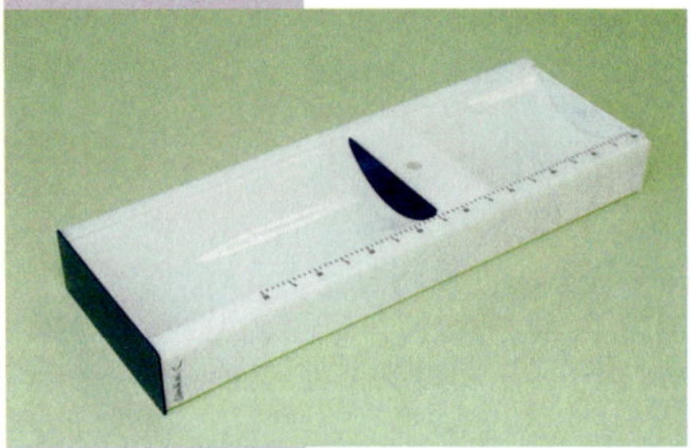

Messmulde für Säuglinge

Die Größe wird in der Regel mit Hilfe einer Messlatte bestimmt, die an einer Wand befestigt ist. Der Patient sollte keine Schuhe anhaben und sich möglichst gerade an die Messlatte stellen. Bei bettlägerigen Patienten werden die Körperenden im Bett markiert und anschließend mit einem Maßband nachgemessen. Für kleine Kinder und Säuglinge gibt es spezielle Messmulden. Dort werden die Kinder so hineingelegt, dass ihr Kopf leicht den oberen Rand berührt. Während die Babys gut festgehalten werden, sollten die Beine möglichst gestreckt werden und die Schiebevorrichtung wird bis zu den Fußenden geschoben, so dass man die Größe ablesen kann.

2.4 Energiebedarf verschiedener Altersgruppen

Zur Ermittlung des täglichen Gesamtenergiebedarfs benötigt man Kenntnisse über den Energiegehalt der Nährstoffe, den Grundumsatz sowie den Leistungsumsatz.

2.4.1 Energiegehalt der Nährstoffe

Die Nährstoffe Kohlenhydrate, Proteine (Eiweiß) und Lipide (Fette) werden im Stoffwechsel abgebaut, dabei wird Energie frei. Um diesen Energiegehalt der Nährstoffe anzugeben, wird die internationale Einheit Joule (kJ = Kilojoule) verwendet, aber auch die alte Bezeichnung Kalorien (kcal, Kilokalorien) ist noch im Gebrauch. Dabei entsprechen 1 kcal etwa 4,2 kJ (große Zahlen werden in Megajoule ausgedrückt: 1000 kJ = 1 MJ).

Die Nährstoffe liefern ganz unterschiedliche Energiemengen:

1 g Kohlenhydrate	liefert 17 kJ oder 4 kcal
1 g Eiweiß	liefert 17 kJ oder 4 kcal
1 g Fett	liefert 38 kJ oder 9 kcal
1 g Alkohol	liefert 29 kJ oder 7 kcal
1 g Ballaststoffe (z. B. Pektin, Weizenkleie)	liefert 0–9 kJ oder 0–2 kcal
Wasser	–
Vitamine	–
Mineralstoffe	–

Gesamtenergiebedarf = Grundumsatz + Leistungsumsatz

Der Grundumsatz ist die Energiemenge, die für die Grundfunktionen in Ruhe und nüchtern (12 Stunden nach der letzten Nahrungsaufnahme) benötigt wird. Hierzu zählen die Aufrechterhaltung der Körpertemperatur und der Grundstoffwechsel (Herztätigkeit, Atmung usw.). Bestimmende Faktoren sind Körpergröße und Gewicht, Alter, Geschlecht, weiter beeinflussend wirken Körperbau, Hormonlage, Fieber, Medikamente und Klima. Der Grundumsatz beträgt etwa 4 kJ oder 1 kcal pro kg Körpergewicht in 24 Stunden.

Als Leistungsumsatz wird die Energie bezeichnet, die über den Grundumsatz hinaus für körperliche Aktivität durch Muskelarbeit benötigt wird.

Leistungsumsatz = Arbeitsumsatz + Freizeitumsatz

Die Intensität der körperlichen Aktivität eines Menschen ergibt sich aus seiner beruflichen Tätigkeit und seinem Freizeitverhalten. Sie ist messbar und wird international üblich als PAL (physical activity level = Wert für körperliche Arbeit) bezeichnet. Je nach Intensität der körperlichen Arbeit gilt ein anderer PAL-Wert, er ist ein Mehrfaches des Grundumsatzes.

Der Gesamtenergiebedarf eines Menschen ergibt sich aus den Werten für den Grundumsatz, der mit einem entsprechenden PAL-Wert für die körperliche Aktivität multipliziert wird. Über Grund- und Leistungsumsatz hinaus wird noch Energie benötigt für die Verdauungsarbeit, für Stress und intensive geistige Arbeit sowie für erhöhten Energiebedarf in Wachstumsphasen (Kinder, Jugendliche), Schwangerschaft und Stillzeit. Bei der Berechnung des Energiebedarfs wird von dem angestrebten Normalgewicht ausgegangen.

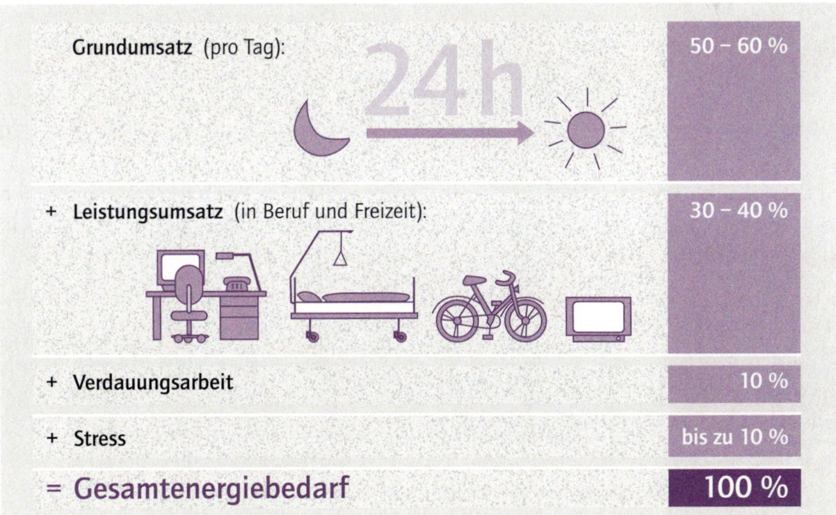

Exemplarisch zeigt folgende Tabelle, welche Richtwerte für die Energiezufuhr pro Tag und pro kg Körpergewicht für einen BMI im Normalbereich für Jungen und Mädchen eingehalten werden sollten.

Richtwerte für die Energiezufuhr für Kinder bei mittlerer körperlicher Aktivität

Alter	MJ/Tag		kJ/kg		kcal/Tag		kcal/kg	
	m	w	m	w	m	w	m	w
Säuglinge								
0 bis unter 4 Monate	2,0	1,9	390	380	500	450	94	91
4 bis unter 12 Monate	3,0	2,9	380	380	700	700	90	91
Kinder								
4 bis unter 7 Jahre	6,4	5,8	340	330	1500	1400	82	78
10 bis unter 13 Jahre	9,4	8,5	270	230	2300	2000	64	55
Jugendliche								
13 bis unter 15 Jahre	11,2	9,4	230	200	2700	2200	56	47
15 bis unter 19 Jahre	13,0	10,5	195	180	3100	2500	46	43

Richtwerte für die Energiezufuhr für Erwachsene bei unterschiedlicher körperlicher Aktivität[1]

Alter (Jahre)	geringe körperliche Aktivität (PAL 1,4, z. B. Büroangestellte)		leichte korperliche Aktivität (PAL 1,6, z. B. Laboranten)		mittlere körperliche Aktivität (PAL 1,8, z. B: Krankenpfleger)		hohe körperliche Aktivität (PAL 2,0, z. B. Bauarbeiter)	
	kJ/kg	kcal/kg	MJ/Tag	kcal/Tag	MJ/Tag	kcal/Tag	MJ/Tag	kcal/Tag
Frauen								
19–25	138	33	9,3	2200	10,4	2500	11,6	2800
26–50	138	33	9,0	2100	10,1	2400	11,2	2700
51–65	134	32	8,5	2000	9,5	2300	10,6	2500
65 u. ä.	125	30	7,5	1800	8,8	2100	9,8	2300
Männer								
19–25	146	35	12,2	2900	13,7	3300	15,2	3600
26–50	142	34	11,7	2800	13,1	3300	15,2	3500
51–65	134	32	10,6	2500	11,9	2800	13,2	3200
65 u. ä.	125	30	9,4	2300	10,6	2500	11,8	2800

Energieverbrauch bei körperlicher Aktivität[II]

Energieverbrauch bei körperlicher Aktivität (für weibliche Person mit 65 kg)	kJ	kcal	Deckung des Energieverbrauchs durch Lebensmittel
20 min. entspanntes Schwimmen	270	65	10 g Erdnüsse
30 min. Tanzen mittlere Intensität	630	150	0,2 l Weißwein
30 min. Joggen 12 km/Std.	1 550	370	100 g Streuselkuchen
60 min. Walking 6 km/Std.	1 715	410	200 g Apfelstrudel
60 min. Radfahren 16 km/Std.	1 170	280	1 Magnum Eis
30 min. Gymnastik intensiv	1 550	370	70 g Vollmilchschokolade
60 min. Gymnastik locker	900	215	60 g Fruchtgummis
60 min. Putzen im Haushalt	1 045	250	100 g TK-Baguette Salami
30 min. Krafttraining	750	180	0,5 l Bier
30 min. Betten beziehen	500	120	250 ml Limonade/Cola

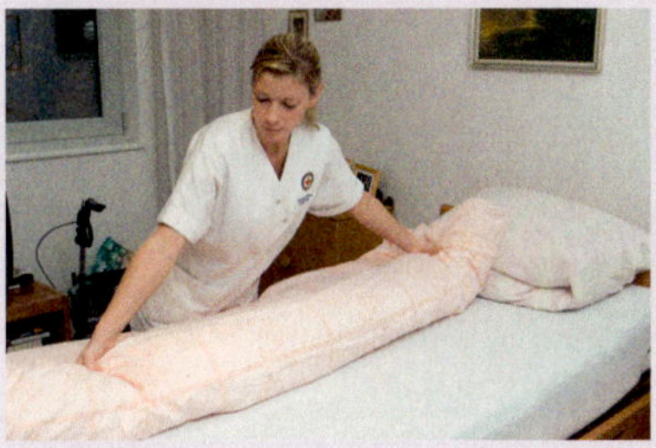

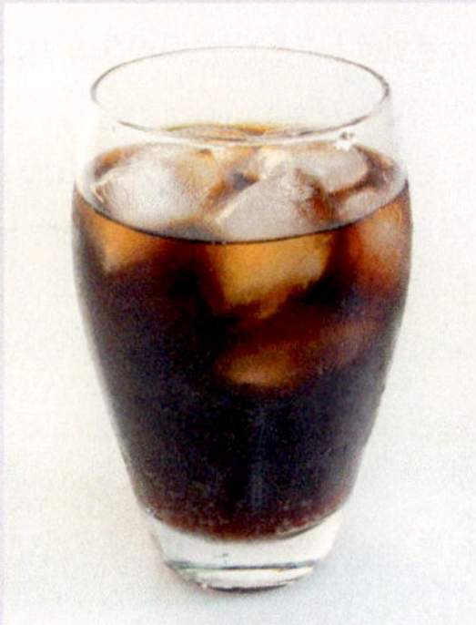

2.4.2 Mahlzeitenverteilung

Die erforderliche Tagesenergiemenge sollte auf 3 bis 5 Mahlzeiten verteilt werden. Das gewährleistet einen ausgeglichenen Blutglukosespiegel und die körperliche und geistige Leistungsfähigkeit bleiben erhalten.

Nachts arbeiten die Verdauungsorgane auf „Sparflamme", deshalb sind größere Mahlzeiten spät abends schwerer verdaulich und können den Schlaf stören. Dies trifft vor allem auf ältere Menschen zu, bei denen sich die Verdauungsleistung generell etwas verschlechtert.

Besonders längere Diensteinsätze im OP nicht mit leerem Magen beginnen. Bei Hunger nach dem Spätdienst oder während des Nachtdienstes empfehlen sich leicht verdauliche Speisen, z. B. Knäckebrot mit fettarmem Belag oder Fruchtquark.

2.5 Vollwertige Ernährung

Als vollwertig gilt eine Ernährung im Sinne der Deutschen Gesellschaft für Ernährung e.V. (DGE) dann, wenn sie die für den menschlichen Organismus notwendigen Nährstoffe in ausreichender Menge und im richtigen Verhältnis enthält.

10 Regeln zum vollwertigen Essen und Trinken nach DGE

1. Vielseitig essen: Genießen Sie in abwechslungsreicher Auswahl und angemessener Menge nährstoffreiche und energiearme Lebensmittel.
2. Reichlich Getreideprodukte und Kartoffeln: Brot, Nudeln, Reis, Getreideflocken, am besten aus Vollkorn und Kartoffeln enthalten kaum Fett, aber reichlich Vitamine, Mineralstoffe und Ballaststoffe.
3. Gemüse, Salat und Obst – nimm „5" am Tag: Genießen Sie fünf Portionen Obst und Gemüse täglich, möglichst frisch oder kurz gegart, eine Portion auch als Saft. Damit sind Sie ausreichend mit Vitaminen, Mineralstoffen, Ballaststoffen, sekundären Pflanzenstoffen versorgt.
4. Täglich Milch- und Milchprodukte; ein bis zweimal Fisch pro Woche, Fleisch, Wurst und Eier in Maßen. Milchprodukte liefern Kalzium (für die Knochen), Seefisch liefert Jod (für die Schilddrüse), Selen und hochwertige Fettsäuren; Fleisch liefert Eisen (für die Blutbildung) und Vitamine.
5. Wenig Fett und fettreiche Lebensmittel: Fett liefert lebensnotwendige Fettsäuren und fettlösliche Vitamine. Zu viel gesättigte Fettsäuren fördern jedoch Übergewicht und Herz-Kreislauf-Krankheiten! 70–90 g Fett/Öl, möglichst pflanzlicher Herkunft, reichen vollkommen aus. Beachten Sie versteckte Fette in Frittiertem, Wurst, Milchprodukten, Süßigkeiten und Gebäck.
6. Zucker und Salz in Maßen: Würzen Sie mit Kräutern und Gewürzen und nur wenig Salz (kann Bluthochdruck fördern). Genießen Sie Zucker und damit hergestellte Speisen in Maßen (fördern Karies und Übergewicht).
7. Reichlich Flüssigkeit: Trinken Sie mindestens 1,5 Liter Flüssigkeit am Tag. Geeignete Getränke sind Mineralwasser, ungezuckerte Kräuter- und Früchtetees, verdünnte Säfte. Alkoholische Getränke, Cola und Limonaden sollten Ausnahmen bleiben.
8. Schmackhaft und schonend zubereiten: Garen Sie die Lebensmittel, soweit es geht, kurz, mit wenig Wasser und wenig Fett – das erhält Geschmack und Nährstoffe.
9. Nehmen Sie sich Zeit und genießen Sie das Essen: Bewusstes Essen hilft, richtig zu essen, also nicht nebenbei, beim Fernsehen, Computerspielen usw.
10. Achten Sie auf Ihr Gewicht und bleiben Sie in Bewegung: Ausgewogene Ernährung und täglich 30–60 Minuten körperliche Bewegung fördern Wohlbefinden und Gesundheit.

Die Ernährungspyramide stellt dar, welchen die Nahrungsmittelgruppen

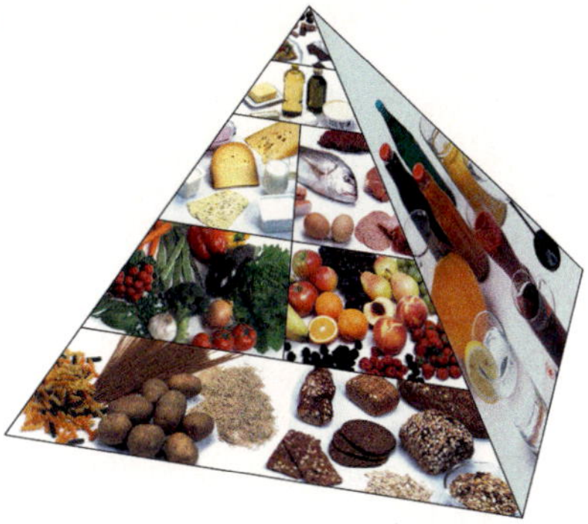

- Getreide und Kartoffeln
- Obst
- Gemüse und Hülsenfrüchte
- Milch und Milchprodukte
- Fleisch, Wurst, Eier, Fisch
- Fette und Öle
- Süßigkeiten
- Getränke

in einer vollwertigen Ernährung haben. Deutlich kann man hier erkennen, dass Getreide, Kartoffeln, Gemüse und Obst die Basis einer Ernährung sein sollten, während Süßigkeiten (Pyramidenspitze) eher für den gelegentlichen Genuss in kleinen Mengen vorgesehen sind.

Nimmt der Mensch reichlich pflanzliche Nahrungsmittel und energiearme Getränke, ausreichend tierische Produkte sowie wenig Nahrungsmittel zu sich, gibt es keine „gesunden", „ungesunden" oder gar „verbotenen" Lebensmittel. Es kommt auf die Menge, Auswahl und Kombination an. Daraus ergibt sich, dass Fast Food und Fertiggerichte bei der Ernährung Ausnahmen darstellen sollten.

Praktische Umsetzung der Verzehrsempfehlungen nach DGE

Nahrungsmittelgruppe	Verzehrsempfehlung für Erwachsene
1. Getreide, Getreideprodukte und Kartoffeln	täglich 5–7 Scheiben Brot (ca. 250–350 g, Teil auch als Getreideflocken), davon 2 Scheiben Vollkornbrot. Eine Portion Reis oder Nudeln (roh ca. 75–90 g, gekocht 220–270 g) oder eine Portion Kartoffeln (ca. 250–300 g = 4–5 mittelgroße).
2. Gemüse und Hülsenfrüchte	täglich 400 g Gemüse (gegart, roh und als Blattsalat)
3. Obst	täglich 2 Portionen frisches Obst (250–300 g)
4. Milch und Milchprodukte	täglich ¼ l fettarme Milch und 3 Scheiben Käse (je 30 g)
5. Fisch, Fleisch und Eier	wöchentlich mind. 1–2 Portionen Seefisch, pro Woche insgesamt etwa 300–600 g Fleisch und Wurst, wöchentlich bis zu 3 Eiern
6. Fette und Öle (Butter, Pflanzenmargarine, -öle)	täglich höchstens 40 g Streich- und Kochfett, z. B. 2 Esslöffel Butter oder Margarine und 2 Esslöffel hochwertiges Pflanzenöl
7. Getränke	täglich 1,5 l Flüssigkeit (z.B. Mineralwasser, ungesüßte Kräuter- und Früchtetees, Gemüsesäfte, verdünnte Obstsäfte, in Maßen Kaffe und schwarzen Tee)

2.5.1 Leichte Vollkost

Im Unterschied zur vollwertigen Ernährung oder Vollkost erhalten manche Patienten eine „leichte Vollkost". Beschwerden wie Magendrücken, Völlegefühl, Blähungen oder Sodbrennen lassen sich so vermeiden. Je nach individueller Verträglichkeit werden blähende Speisen (Kohl, Zwiebeln, frisches Vollkornbrot usw.), fettreiche Lebensmittel und Zubereitungen (Frittiertes, Paniertes, vollfette Milchprodukte), scharf gewürzte Speisen (Chili, Senf usw.), Röststoffe (Kaffee, Bratkartoffeln, Paniertes, Chips usw.), alkoholische Getränke und zuckerreiche Zubereitungen, Süßigkeiten sowie sehr kalte oder heiße Speisen gemieden. Ebenso schlecht vertragen werden hart gekochte Eier, unreifes Obst, kohlensäurehaltige Getränke und Geräuchertes (Fleisch, Wurst, Fisch). Eine schonende Zubereitung sorgt für eine bessere Verträglichkeit.

Speisen werden leichter verdaulich und damit besser verträglich, wenn langsam gegessen, gründlich gekaut wird und die Portionsgröße eher klein ausfällt.

Schwer verdauliche Lebensmittel

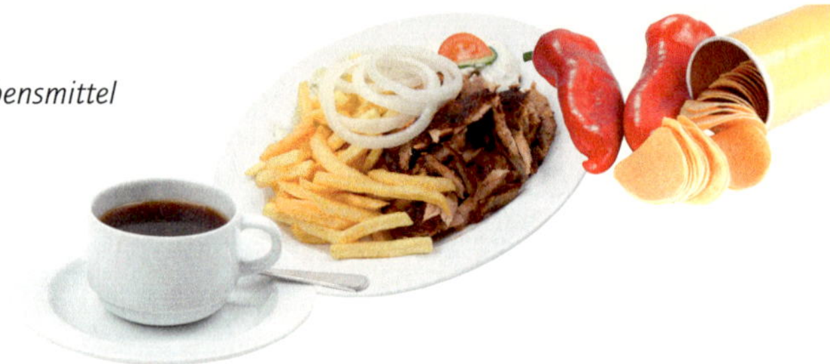

2.5.2 Eine Alternative: vegetarische Ernährung

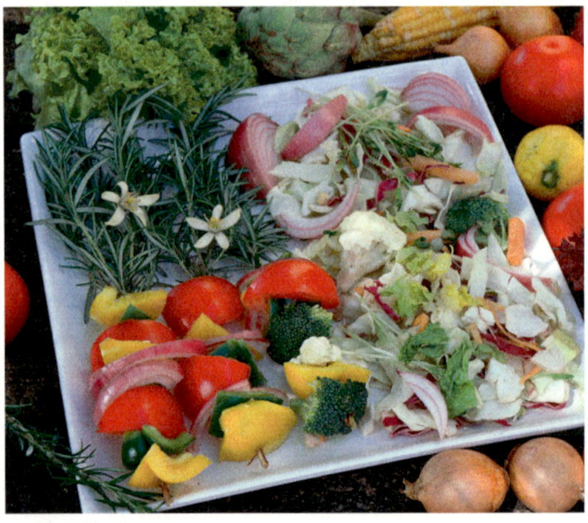

Vegetarische Kost

Manche Menschen suchen aus den verschiedensten Gründen Alternativen zur üblichen Ernährung, häufig wird dabei eine fleischlose Ernährung gewählt.

Eine streng vegetarische Ernährung mit rein pflanzlicher Kost wird vegane Kost genannt. Bei dieser Ernährungsform ist mit verschiedenen Mangelerscheinungen, vor allem an Proteinen, Vitaminen und Mineralien zu rechnen.

Die Lakto-vegetabile Kost besteht aus pflanzlicher Nahrung, ergänzt durch Milch und Milchprodukte.

Purine
Band 2 J, 3.3.2

Die Ovo-lakto-vegetabile Kost ist eine Ernährung aus pflanzlicher Kost, ergänzt durch Milch, Milchprodukte und Ei, sie wird im Allgemeinen vegetarische Ernährung genannt. Diese Ernährungsform ist für Erwachsene bei guter Zusammenstellung als Dauerkostform geeignet.

Vorteile einer vegetarischen Ernährung sind:

- reichlich Ballaststoffe
- wenig Cholesterin
- wenig tierische Fette
- wenig Purine
- viele sekundäre Pflanzenstoffe
- viele Vitamine und Mineralien

Für Kinder im Wachstum ist eine völlig fisch- und fleischfreie Ernährung jedoch nicht zu empfehlen, da für das Wachstum wichtige Nährstoffe wie Vitamin B12, Eisen, Jod und Zink nicht in ausreichender Menge aufgenommen werden.

?

1 Welche Folgeerkrankungen können aufgrund der in Kapitel 2.1 genannten häufigen Ernährungsfehler entstehen?
2 Wie unterscheiden sich Hunger und Appetit und welche Faktoren bestimmen das Eintreten des Gefühls von Sättigung?
3 Welchen Vorteil hat es, mehrere kleinere Mahlzeiten über den Tag verteilt zu essen?
4 Erläutern Sie die Grundregeln einer vollwertigen Ernährung nach DGE.
5 Welche Nahrungsmittel sollten nach diesen Regeln die Basis unserer Ernährung sein?
6 Welche Vorteile hat es, 5-mal am Tag Obst und Gemüse zu essen?
7 Wodurch unterscheidet sich die leichte Vollkost von einer vollwertigen Ernährung? Welche allgemeinen Maßnahmen machen Speisen leichter verdaulich?

1 Bestimmen Sie Ihren Energiebedarf unter Berücksichtigung Ihrer körperlichen Aktivität mithilfe der Tabelle in Kap. 2.4. Eine Energiebedarfsberechnung ist auch im Internet möglich z. B. unter www.ernaehrung.de.
2 Diskutieren Sie in der Gruppe geeignete Möglichkeiten, um die Empfehlungen der DGE im Alltag umzusetzen. Überprüfen Sie dabei auch Ihr eigenes Ernährungsverhalten bezüglich seiner Vollwertigkeit.

www

www.a-g-a.de – Arbeitsgemeinschaft Adipositas im Kindes- und Jugendalter
www.was-wir-essen.de – (aid. Infodienst, Verbraucherschutz Ernährung)
www.talking-food.de – (Jugendseite von aid Infodienst)
www.ernaehrung.de – (Deutsches Ernährungsberatungs- und -informationsnetz)
www.who.int/childgrowth/en/ – BMI-Kurven für Kinder unter 5 Jahren

DGE (Hrsg.): Die Nährstoffe – Bausteine für die Gesundheit, 2004
DGE und aid: Vollwertig essen und trinken nach den 10 Regeln der DGE, 2005
DGE und aid: Food News – Jugendmagazin, 2002
Hoehl, Mechthild/Kulick Petra (Hrsg.): Gesundheits- und Kinderkrankenpflege. Thieme Verlag Stuttgart 2008

3 Bestandteile der Nahrung

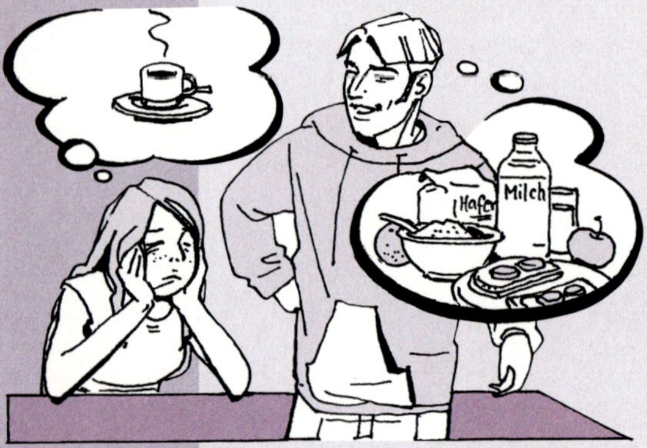

Pia soll Tim bei der Vorbereitung für die Visite helfen, aber ihr unterlaufen mehrfach Fehler und Tim wird langsam ungeduldig. Pia entschuldigt sich: „Sorry, ich kapiere heute irgendwie gar nichts. Müde bin ich auch, obwohl ich lange geschlafen habe. Deshalb hatte ich nicht mal Zeit zum Frühstücken. Und konzentrieren kann ich mich heute Morgen überhaupt nicht!" – Tim: „Kein Wunder, dein Gehirn hat ja auch kaum Nährstoffe für seine Höchstarbeit!"

1 Warum kann sich Pia wohl nicht konzentrieren?

2 Wie könnte ein schnelles und leckeres Frühstück aussehen?

Die Hauptnährstoffe Kohlenhydrate, Fette und Proteine liefern dem Körper Energie und werden zum Aufbau und Erhalt des Körpers benötigt.

Bezugswissenschaft Ernährungsphysiologie

Diese Wissenschaft untersucht, in welcher Menge und Zusammensetzung Nahrungsmittel dem menschlichen Organismus zugeführt werden müssen, damit er je nach Alter, Geschlecht und Lebensbedingungen optimal ernährt wird.

3.1 Kohlenhydrate (Zucker)

Die Kohlenhydrate oder Saccharide (Zucker) machen mengenmäßig den größten Anteil an unserer Energieaufnahme aus. Sie liefern Energie für Gehirnzellen, Nervengewebe, Muskelbewegung und Wärmeerzeugung sowie Ballaststoffe für eine geregelte Darmtätigkeit.

3.1.1 Aufbau der Kohlenhydrate

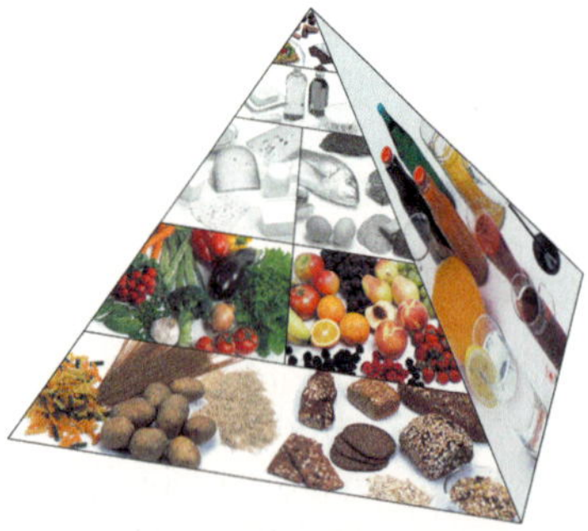

Kohlenhydrate werden in Pflanzen aus Kohlendioxyd und Wasser unter der Mithilfe von Sonnenlicht gebildet (Fotosynthese). Bausteine der Kohlenhydrate sind die Elemente Kohlenstoff, Wasserstoff und Sauerstoff, die eine Ringstruktur bilden und einzeln oder zu mehreren verbunden vorkommen (Mono-, Di-, Polysaccharide). Die Einteilung der Kohlenhydrate kann nach der Anzahl der Gesamtzuckermoleküle erfolgen. Die Art der Zuckermoleküle in den Lebensmitteln spielt eine wichtige Rolle für deren Bedeutung in der Ernährung.

Kohlenhydrate

Name	Vorkommen	Eigenschaften
Monosaccharide (Einfachzucker) – Glukose (Traubenzucker) – Fruktose (Fruchtzucker) – Galaktose (Schleimzucker) 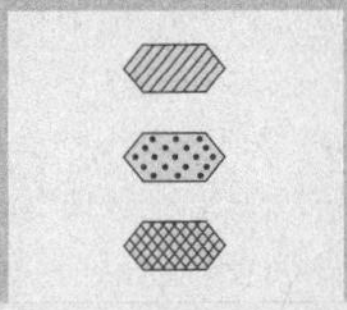	Obst, Obstsäfte, Honig	– schmecken süß – leicht löslich – kein Aufspalten notwendig – sehr schnelle Resorption ins Blut
Disaccharide (Zweifachzucker) – Saccharose (Haushaltszucker) – Laktose (Milchzucker) – Maltose (Malzzucker) 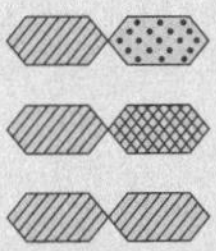	Zuckerrohr, Zuckerrübe, Süßigkeiten Milch, Süßigkeiten Bier, Süßigkeiten	– schmecken süß – sind gut löslich – schnelle Aufspaltung in Monosaccharide – schnelle Resorption ins Blut
Polysaccharide (Vielfachzucker) – Stärke (pflanzlich, lange Glukoseketten) – Glykogen (Speicherform der Glukose beim Menschen) 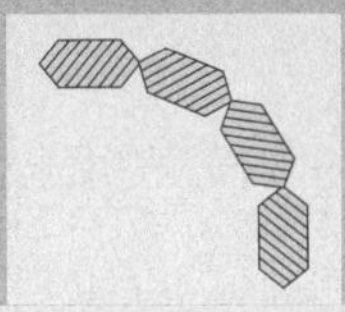	Getreide, Kartoffeln, Hülsenfrüchte, Gemüse Muskelfleisch	– schmecken nicht süß – langsame Aufspaltung in Monosaccharide – langsame Resorption ins Blut
Ballaststoffe (nicht aufspaltbare Vielfachzucker) Zellulose, Lingnin, ... (pflanzliche Fasern und Zellwände)	Vollgetreide, Obst, Gemüse, Hülsenfrüchte	– kein Abbau durch Verdauungsenzyme, unverdaulich – erhöhen das Stuhlvolumen

Das am meisten verzehrte Kohlenhydrat in unserer Nahrung ist Stärke aus Getreide und Kartoffeln. Ein weiteres häufig verwendetes Kohlenhydrat ist die Saccharose (der Haushaltszucker). Sie ist von geringerem ernährungsphysiologischem Wert, da Saccharose anders als Obst oder Getreide nur Energie, aber keine Mineralien oder Vitamine enthält. Man nennt sie deshalb auch „leere Kalorien".

3.1.2 Aufgaben der Kohlenhydrate

Kohlenhydrate sind mit 50 bis 60% der Gesamtenergie unser Hauptenergielieferant, sie erfüllen unterschiedliche Aufgaben im Körper:

- Sie liefern Energie für alle Körperzellen. Insbesondere Gehirnzellen, Nervengewebe und rote Blutkörperchen können nur aus Glukose Energie gewinnen (Mindestbedarf pro Tag etwa 50 g).
- Sie bilden eine kurzfristige Energiereserve. Glukose wird in seiner Speicherform Glykogen in Muskulatur und Leber gespeichert.
- Sie sind Bestandteil von Knochen, Knorpeln und Bindegewebe.
- Als Mucine (Schleimstoffe) sind sie z. B. „Gleitmittel" für den Transport der Nahrung durch den Verdauungstrakt.
- Sie halten den Elektrolyt- und Wasserhaushalt aufrecht.

3.1.3 Ballaststoffe und ihre Bedeutung

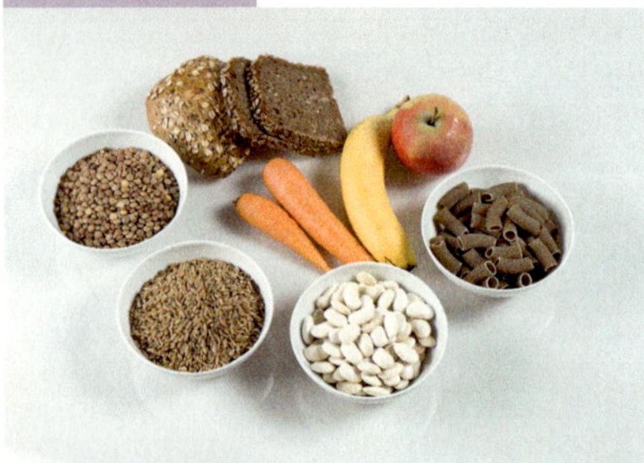

Ballaststoffreiche Nahrungsmittel

Ballaststoffe können von den menschlichen Verdauungsenzymen nicht aufgespalten werden. Sie werden zum Teil von Bakterien im Darm abgebaut. Ballaststoffe liefern daher kaum Energie für uns Menschen, sind aber wichtige Energiequelle für die physiologische Darmflora. Zu den Ballaststoffen zählen z. B. wasserunlösliche pflanzliche Fasern wie Zellulose oder wasserlösliche Quellstoffe wie Pektine aus Früchten.

Ballaststoffe sollten reichlich in unserer Nahrung vorhanden sein, sie „belasten" den Körper nicht, sondern besitzen viele positive Eigenschaften:

- Ballaststoffreiche Nahrung erfordert ein intensives Kauen, dies erhöht die Speichelabsonderung und verlängert die Mahlzeitendauer bei gleichzeitig geringerer Energiezufuhr.
- Ballaststoffe binden Wasser und quellen auf, daher ist die Verweildauer im Magen länger und das Sättigungsgefühl hält länger an. Wichtig ist ausreichend Flüssigkeit aufzunehmen!
- Sie binden Gallensäuren und Cholesterin, demzufolge wirken sie senkend auf den Cholesterinspiegel.
- Durch ihr Quellvermögen binden Ballaststoffe auch Giftstoffe (günstige Wirkung bei akuter Gastro-Enteritis).
- Ballaststoffe führen zur Erhöhung des Stuhlvolumens und damit zu einer geregelten Verdauung. Sie dienen der Prophylaxe von Obstipation und weiteren Darmerkrankungen.
- Ballaststoffe bewirken einen langsamen Anstieg des Blut-Glukose-Spiegels, daher sind sie besonders günstig für Diabetiker.

Darm-
erkrankungen
Band 3, J 2

Erwachsene sollten täglich mindestens 30 g Ballaststoffe über Vollkornprodukte, Gemüse, Obst usw. aufnehmen.

Empfehlungen für die tägliche Kohlenhydratzufuhr

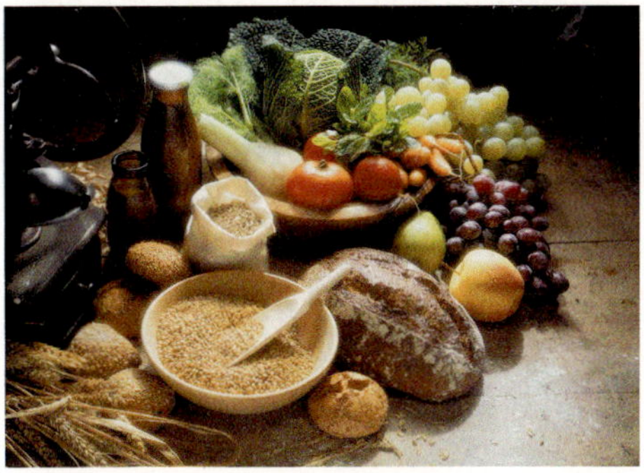

Kohlenhydratreiche Nahrungsmittel

Idealerweise werden zwei Drittel des Bedarfs durch komplexe Kohlenhydrate gedeckt. Geeignete Nahrungsmittel sind Vollkornprodukte, Kartoffeln, Gemüse und Hülsenfrüchte. Neben Stärke enthalten diese Nahrungsmittel reichlich Ballaststoffe, Vitamine, Mineralien und sekundäre Pflanzenstoffe. Der Rest des Kohlenhydratbedarfs kann durch leicht verdauliche Mono- und Disaccharide gedeckt werden. Ideal ist Obst, aber auch Zucker in kleinen Mengen ist vertretbar.

Es werden verschiedene Arten von **Süßungsmitteln** unterschieden:

Als **Zucker** werden Mono- und Disaccharide wie z. B. Traubenzucker (Fruktose), Haushaltszucker (Saccharose), Milchzucker (Laktose) bezeichnet. Auch hinter den Namen Kristallzucker, Dextrose, Glukosesirup, brauner Zucker etc. verbergen sich Zucker. Die Begriffe „zuckerfrei" oder „ohne Zuckerzusatz" bedeutet lediglich, dass kein Haushaltszucker zugesetzt wurde. Der Zusatz anderer Zuckerarten (z. B. Fruktose) ist möglich.

Zu den **Zuckeraustauschstoffen** gehören z. B. Sorbit, Isomalt, Xylit. Sie haben keinen oder nur einen geringen Einfluss auf den Blutglukosespiegel und die Insulinausschüttung. Deshalb sind sie für normalgewichtige Diabetiker als Süßungsmittel geeignet, sie wirken jedoch in größeren Mengen abführend.

Zuckeraustauschstoffe sind nicht kalorienfrei! Bei Kindern können mehrere mit Zuckeraustauschstoffen gesüßte Bonbons bereits zu Durchfall führen. Ihr Vorteil: Sie sind nicht kariogen.

Süßstoffe wie Saccharin, Cyclamat, Acesulfam, Aspartam besitzen eine vielfache Süßkraft im Vergleich zu Zucker, enthalten aber keine Energie (nur Aspartam wird wie Protein verstoffwechselt).

Personen mit der Stoffwechselstörung Phenylketonurie müssen den Gehalt der Aminosäure Phenylalanin im Süßstoff Aspartam beachten (z.B. in Light-Getränken).

Phenylketonurie
Band 3 J

Süßstoffe machen nicht automatisch schlank, sondern können helfen eine energiereduzierte Ernährung zu unterstützen. Vorraussetzung ist, dass insgesamt mit Hilfe der Süßstoffe Energie eingespart wird, also auch eine ansonsten zucker- und fettarme Ernährung durchgeführt wird. Süßstoffe haben keinen Einfluss auf die Insulinsekretion oder den Blutglukosespiegel und können keinen Hunger auslösen.

3.2 Lipide (Fette)

Fette liefern als Brennstoff Energie für Bewegung und Wärme, sie werden als wichtige Baustoffe für alle Körperzellen benötigt.

3.2.1 Aufbau der Lipide

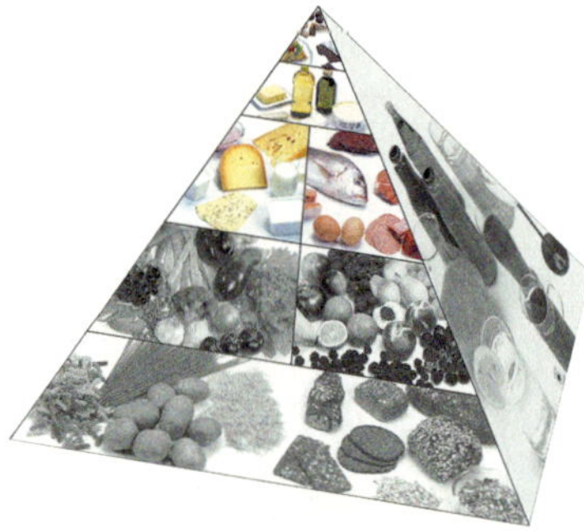

Einfache Fette bestehen überwiegend aus Triglyzeriden, der Verbindung von drei Fettsäuren und Glyzerin. Unsere Nahrungsfette bestehen fast ausschließlich aus gemischten Triglyzeriden, d.h., sie enthalten gesättigte und einfach oder mehrfach ungesättigte Fettsäuren. Flüssige Fette werde Öle genannt.

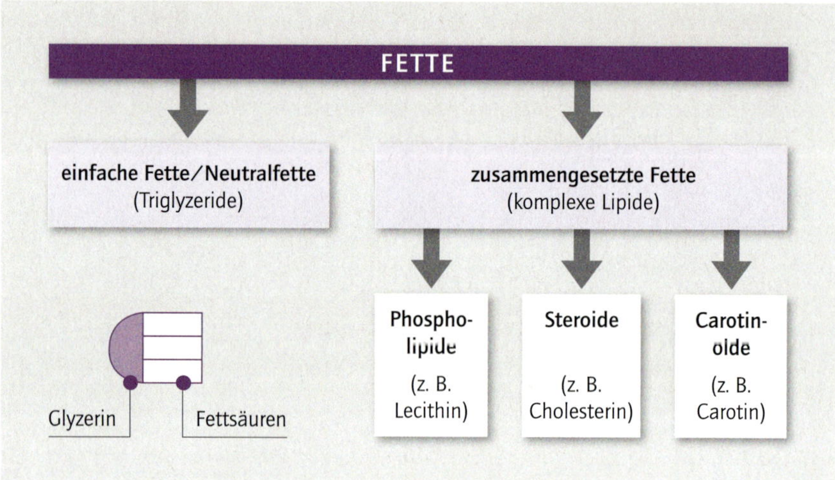

Einfache und zusammengesetzte Fette

Lipide können nach verschiedenen Unterscheidungsmerkmalen eingeteilt werden, u.a.

- nach der **Herkunft:** Sie können pflanzlicher oder tierischer Natur sein.
- nach der **Kettenlänge** (Anzahl der Kohlenstoff-Atome) ihrer Fettsäuren; kurzkettige Fettsäuren (z.B. Buttersäure) sowie mittelkettige Fettsäuren sind gut mit Wasser vermischbar und daher auch leicht verdaulich. Diese MCT-Fette (middle-chain-triglycerid) haben eine besondere Bedeutung bei gestörter Fettresorption, z.B. entzündliche Darmerkrankungen. Langkettige Fettsäuren sind wasserunlöslich; sie machen den überwiegenden Teil der Fettsäuren aus.

Pankreatitis, Band 3, J 2.4

- Nach dem **Sättigungsgrad** der Kohlenstoff-Atome mit Wasserstoff:
  - Gesättigte Fettsäuren: Sie kommen außer in Kokosfett eher in tierischen Fetten vor, sind gut haltbar und werden zum Braten und Frittieren verwendet. Ein Zuviel an gesättigten Fettsäuren erhöht den Cholesterinspiegel im Blut und fördert das Risiko für die Entstehung von Herz-Kreislauf-Erkrankungen.
  - Einfach ungesättigte Fettsäuren: Ein typischer Vertreter ist die Ölsäure, Hauptbestandteil von Oliven- und Rapsöl. Einfach ungesättigte Fettsäuren

können im Austausch gegen gesättigte Fettsäuren den Cholesterinspiegel senken.

- Mehrfach ungesättigte Fettsäuren: Hierzu zählen die Linolsäure (z. B. in Distel-, Sonnenblumen-, Sojaöl) und die Linolensäure (z. B. in Raps-, Soja-, Leinöl). Der Körper benötigt diese Fettsäuren, kann sie jedoch nicht selbst herstellen. Man nennt sie essenzielle Fettsäuren. Auch die in Fischölen (Hering, Makrele, Tunfisch, Lachs) enthaltenen Omega-3-Fettsäuren gehören in diese Gruppe.

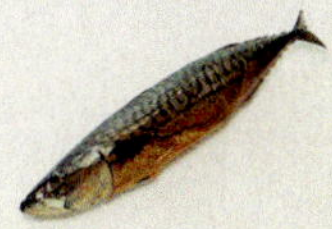

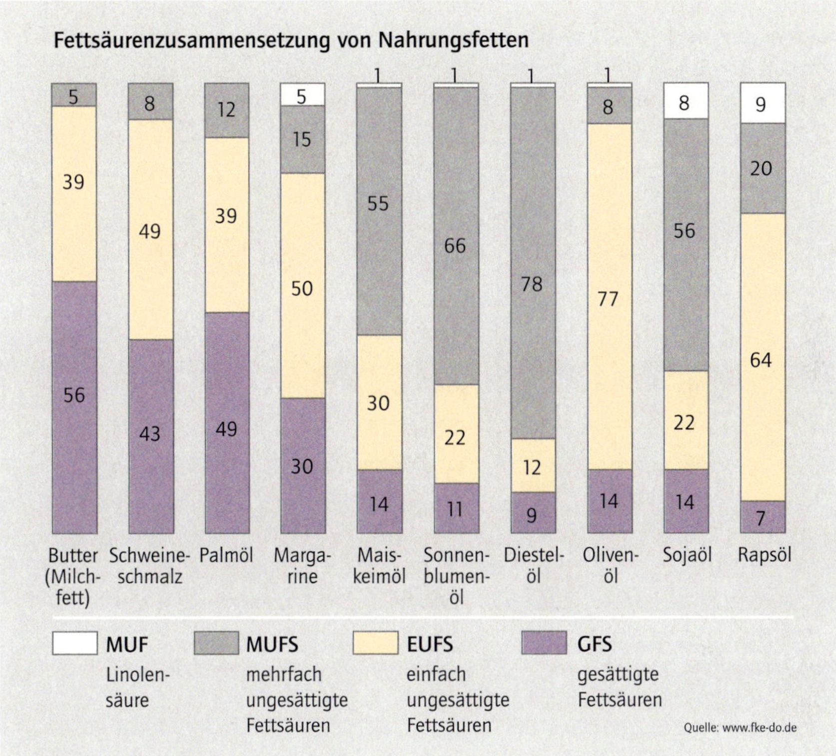

Fettsäurenzusammensetzung von Nahrungsfetten

Komplexe Lipide

Komplexe Lipide sind zusammengesetzte Fette, die neben Fettsäuren z. B. Protein (Lipoproteine) oder Kohlenhydrate enthalten. Zu diesen fettähnlichen Stoffen gehören Cholesterin und Carotinoide.

Cholesterin wird in der Leber und im Dünndarm gebildet. Wir nehmen es außerdem mit tierischen Nahrungsmitteln wie Fleisch und Fleischwaren, Butter, Eiern, Innereien und Schalentieren (Muscheln, Krabben) auf. Pflanzliche Fette enthalten kein Cholesterin (dafür cholesterinähnliche, aber gesundheitlich vorteilhafte Phytosterine).

Unser Körper benötigt Cholesterin als Baustoff für Hormone und Zellmembrane, für die Herstellung von Vitamin D in der Haut unter UV-Licht-Einfluss sowie für die Bildung von Gallensäuren zur Fettverdauung. Die erforderliche Menge kann der Körper selbst herstellen, eine zu hohe Aufnahme mit der Nahrung ist daher nicht empfehlenswert, denn sie fördert erhöhte Blutfettwerte und damit Arteriosklerose.

Arteriosklerose
Band 2, H 3.3.1

3.2.2 Aufgaben von Fetten und essenziellen Fettsäuren

Fette erfüllen im Körper sehr unterschiedliche Aufgaben:

- Sie liefern als Brennstoff Energie und bilden im Fettgewebe eine Energiereserve.
- Sie liefern essenzielle Fettsäuren als Baustoff für Zellmembranen und hormonähnliche Stoffe.
- Sie ermöglichen die Resorption von fettlöslichen Vitaminen.
- Sie bilden einen Kälteschutz im Unterhautfettgewebe.
- Sie schützen Organe vor Stößen.
- Sie verbessern als Träger von Geschmacks- und Aromastoffen den Geschmack von Speisen.
- Cholesterin ist Baustoff für die Bildung von Vitamin D.
- Die essenziellen Fettsäuren erfüllen weitere, lebenswichtige Aufgaben im Körper:
  - Essenzielle Fettsäuren senken den Cholesterinspiegel und beugen damit Arteriosklerose vor.
  - Linol- und Linolensäure sind wichtige Baustoffe für Zellmembranen und Nervenzellen. Sie sorgen für die Barrierefunktion der Epidermis.
  - Die Omega-3-Fettsäure (EPA) aus Fischölen ist unter anderem Baustoff für entzündungshemmende Gewebshormone. Sie stärken das Immunsystem und senken den Blutdruck. Eicosapentaensäure kann in geringem Umfang vom Körper selbst aus Linolensäure hergestellt werden. Nahrungsergänzungsmittel mit Omega-3-Fettsäuren werden therapeutisch z. B. bei entzündlich-rheumatischen Erkrankungen eingesetzt.
  - Die mehrfach ungesättigte Arachidonsäure ist ausschließlich in tierischen Fetten enthalten und verstärkt besonders entzündlich-rheumatische Beschwerden sowie die Hauterkrankung Psoriasis.

Fettstoffwechselstörungen, Band 3, J 2

Ein Mangel an essenziellen Fettsäuren bewirkt schwere Stoffwechselstörungen mit Wachstumsverzögerung, trockene, schuppende Ekzeme, Juckreiz sowie Wundheilungsstörungen.

Empfehlung für die tägliche Fettzufuhr

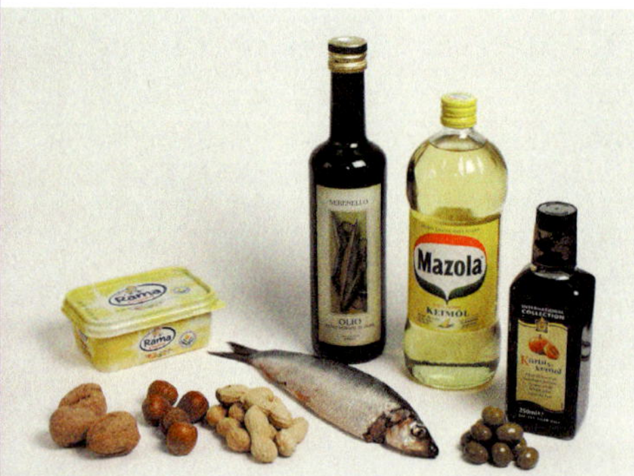

Die wünschenswerte Zufuhr für Fette liegt bei maximal 30 % der Gesamtenergie – die in Lebensmitteln versteckten Fette mit eingerechnet. Dies entspricht einer Fettmenge von ungefähr 70 – 90 g Fett pro Tag; ca. die Hälfte hiervon sollte man als hochwertige Margarine oder z. B. Rapsöl aufnehmen. Der Anteil an Nahrungscholesterin sollte maximal 300 mg pro Tag betragen. Dies entspricht bereits dem Gehalt von einem Eigelb. Gesättigte, gehärtete und stark erhitzte Fette (fette Fleisch- und Wurstwaren, Frittiertes, Paniertes,) sollten stark eingeschränkt werden.

3.3 Proteine (Eiweiße)

Proteine kommen in allen tierischen und pflanzlichen Zellen vor. In jeder Zelle gibt es über 4000 Proteine, die unterschiedliche Aufgaben erfüllen. Der menschliche Proteinbedarf ist ein Bedarf an essenziellen (unentbehrlichen) Aminosäuren, die für den Aufbau von körpereigenem Protein benötigt werden.

3.3.1 Aufbau der Proteine

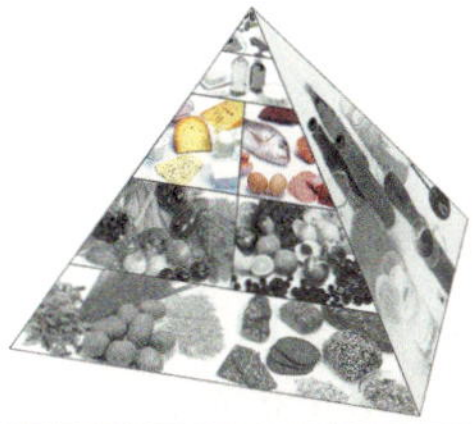

Proteinsynthese
Band 2, B 1

Die kleinsten Bausteine der Proteine sind die 20 verschiedenen Aminosäuren. Die Anzahl und Abfolge der einzelnen Aminosäuren bestimmt die Struktur und damit die Eigenschaften eines Proteins.

Aufbau der Eiweiße / Proteine

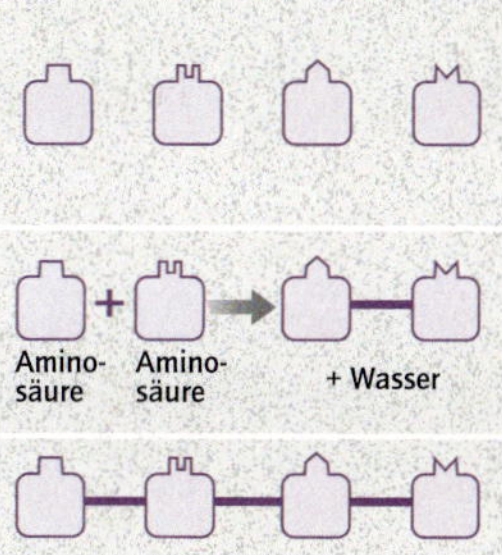

Bausteine der Eiweiße sind 20 verschiedene **Aminosäuren.** Davon sind acht **essenziell,** d. h. sie müssen mit der Nahrung aufgenommen werden, weil sie im Körper nicht hergestellt werden können.

Aminosäuren lagern sich zu Ketten zusammen. Es entstehen **Peptide.**

Sind mehr als 10 Aminosäuren an der Kettenbildung beteiligt, spricht man von **Polypeptiden,** bei mehr als 100 Aminosäuren spricht man von **Eiweißen.**

Aufbau der Proteine

3.3.2 Aufgaben der Proteine

Etwa 20 % unserer Körpermasse (bezogen auf das Normalgewicht) bestehen aus Proteinen. Ungefähr die Hälfte von diesem Proteinbestand des Körpers verteilt sich auf die Muskeln, ein Viertel auf das Bindegewebe und das andere Viertel auf die inneren Organe (Herz, Leber, Nieren usw.) und das Blut.

Proteine erfüllen folgende Aufgaben:

- Aufbau von Zellen und Gewebe (Muskeln, Organe usw.)
- Aufbau von Enzymen, um chemische Reaktionen im Stoffwechsel zu ermöglichen
- Aufbau von Hormonen, um Stoffwechselabläufe zu regulieren
- Bildung von Transportproteinen; Lipoproteine transportieren z. B. Fette, Hämoglobin (roter Blutfarbstoff) transportiert Sauerstoff, Albumin transportiert Vitamine und Mineralien
- Bildung von Antikörpern für das Immunsystem des Körpers
- Speicherproteine für Eisen usw.
- Stütz- und Gerüstprotein, z. B. Kollagen, Elastin, Keratin in Haut und Knorpeln usw.
- Bewegungsprotein in Muskeln (Aktin, Myosin)
- Gerinnungsprotein des Blutes (Fibrinogen)
- Synthese von Glukose bei Hunger

3.3.3 Proteinqualität in Nahrungsmitteln

Die Qualität eines Nahrungsproteins hängt von der Verdaulichkeit und der Art und Menge der im Protein enthaltenen unentbehrlichen Aminosäuren ab. Ist ein Nahrungsprotein reich an diesen essenziellen Aminosäuren, so kann es gut in Körperprotein umgebaut werden, es hat eine hohe biologische Wertigkeit (hohe Proteinqualität). Tierisches Protein hat in der Regel eine höhere biologische Wertigkeit als pflanzliches Protein, liefert aber gleichzeitig mehr Fett, Cholesterin und Purine. Durch die geschickte Kombination verschiedener Proteinquellen erhöht sich die biologische Wertigkeit, so ist auch mit einer vegetarischen Ernährung der Proteinbedarf von Erwachsenen zu decken. Lebensmittel mit hoher biologischer Wertigkeit sind Ei, Milch, Rindfleisch, Fisch, Soja, Kartoffeln und Getreide.

Bei manchen Erkrankungen z. B. der Nieren oder der Leber müssen Proteingehalt und Proteinqualität der Nahrung besonders beachtet werden.

Purine sind als stickstoffhaltige Verbindungen Bausteine von Zellkernen. Sie sind reichlich enthalten in der Haut von Geflügel und Fisch, in Innereien, Fleisch und Fleischwaren sowie Hülsenfrüchten. Purine werden im Stoffwechsel zu Harnsäure abgebaut und über die Nieren ausgeschieden.

Ein dauerhafter Mangel an Proteinen führt zu erhöhter Infektanfälligkeit, Ödemen (Wassereinlagerungen im Gewebe), Muskelschwäche, verzögerter Wundheilung, Wachstumsstillstand bei Kindern u. a. m. Ist die Ausscheidung vermindert, reichert sich Harnsäure an (Hyperurikämie) und es kommt zum Krankheitsbild der Gicht.

Empfehlungen für die Proteinbedarfsdeckung

Der Proteinbedarf beträgt bei Erwachsenen 0,8 g Protein pro kg Körpergewicht oder 10 bis 15 % des Gesamtenergiebedarfs. Kleinkinder benötigen 1,0 g, Kinder und Jugendliche 0,9 g Protein pro kg Körpergewicht. Schwangere und Stillende erhalten eine Zulage von 10 g bzw. 15 g pro Tag. Davon sollten zwei Drittel durch pflanzliches Protein und ein Drittel durch tierisches Protein gedeckt werden. Die reduzierte Aufnahme von tierischem Protein erleichtert eine geringere Zufuhr von gesättigten Fetten, Cholesterin und Purinen. Geeignete pflanzliche Proteinquellen sind Hülsenfrüchte, Vollkornprodukte, Kartoffeln, Nüsse, Samen und Pilze.

Mit den derzeitigen Ernährungsgewohnheiten liegt die Bevölkerung der westlichen Welt an der oberen Grenze für die Proteinzufuhr. Die häufige Wahl von vorwiegend tierischen, meist fettreichen Proteinträgern kann Übergewicht und Arteriosklerose fördern.

Proteingehalt ausgewählter Lebensmittel

Lebensmittel 100g	Proteingehalt in g	Lebensmittel 100g	Proteingehalt in g
Schnitzel, mager	21	Bohnen/Erbsen trocken	21
Seelachsfilet	18	Mandeln	19
Hühnerei (Stück 57 g)	13 (7)	Vollkornweizen	12
Bratwurst, Schwein	10	Vollmilchschokolade	9
Milch, fettarm 1,5%	4	Kartoffeln	2

3.4 Vitamine

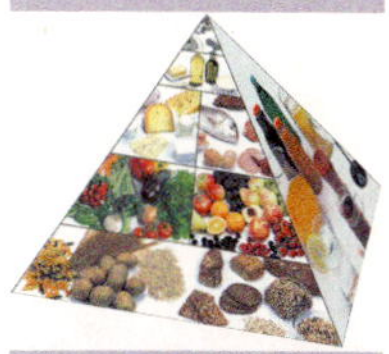

Vitamine sind lebenswichtige Wirkstoffe, die die biologischen Vorgänge im Organismus regulieren.

Unter **Hypovitaminose** versteht man durch Vitaminmangel entstandene Krankheitsanzeichen leichterer Art.

Hypervitaminosen sind Erkrankungen durch eine Überdosierung von Vitaminen, meist in synthetischer Form.

Vitamine kommen in pflanzlichen und in tierischen Lebensmitteln vor, sie wirken bereits in sehr kleiner Menge und sind essenziell. Ihr täglicher Bedarf liegt außer bei Vitamin C unter 20 mg, zum Teil sogar im Bereich von wenigen tausendstel Milligramm (1 Milligramm mg = 1000 Mikrogramm µg).

Manche Vitamine können aus Vitamin-Vorstufen, den Provitaminen (z. B. Beta-Carotin, Cholesterin) im Körper gebildet werden.

Allgemeine Aufgaben der Vitamine:

- Vitamine werden als Schutz- und Reglerstoffe für viele Stoffwechselvorgänge benötigt.
- Einige sind als Koenzyme (Hilfsstoffe) am Stoffwechsel von Kohlenhydraten, Fetten und Proteinen in allen Körperzellen beteiligt.
- Einige üben spezifische Funktionen z. B. als Antioxidantien oder bei der Sehfunktion des Auges aus (z. B. Vitamin A als Bestandteil des lichtempfindlichen Sehpurpur).

Ursachen für Versorgungsprobleme

Unterversorgung oder Verluste an Vitaminen (Mineralstoffen) entstehen durch:

- falsche Ernährung wie einseitige Lebensmittelauswahl oder sehr niedrige Energiezufuhr
- unsachgemäße Behandlung der Lebensmittel, wie Überlagern, Wässern, langes Garen in reichlich Wasser, Warmhalten gegarter Speisen
- erhöhten Bedarf im Wachstum, bei Sportlern, in Schwangerschaft und Stillzeit, durch Rauchen, Alkohol oder Medikamente, während Erkrankungen (z. B. Fieber), bei Störung von Verdauung, Resorption und Verwertung

3.4.1 Einteilung der Vitamine

Grundsätzlich unterscheidet man fettlösliche/speicherbare und wasserlösliche/nicht speicherbare Vitamine. Die Tabellen zeigen die Zufuhr-Empfehlung, geeignete Lebensmittel und die Funktionen der Vitamine im Körper.

Ergänzend werden noch genannt: Vitamin C wirkt antioxidativ, fördert die Eisenresorption, ist zuständig für Immunsystem, Hormonbildung, Kollagensynthese und Wundheilung. Biotin ist notwendig für die Zellentwicklung sowie Haar- und Nagelwachstum. Niacin regeneriert Haut, Muskeln, Nerven und DNA. Pantothensäure fördert Wundheilung, Haarwachstum und wirkt entzündungshemmend.

Fettlösliche Vitamine[III]

Vitamin empfohlene Zufuhr	Vorkommen in Lebensmitteln	Funktionen im Körper	Hypovitaminose	Hypervitaminose, z. B. durch Fettresorptionsstörungen
Vitamin A (Retinol) 0,8–1,0 mg Retinol-Äquivalente Schwangere 1,1 mg	Ei, Butter, Fisch, Milchprodukte, Leber, Margarine, Palmöl, Soja-, Rapsöl	regelt Wachstum und Entwicklung von Knochen, Zähnen, Haut- und Schleimhautschutz; stärkt Immunsystem; als Bestandteil der Netzhaut des Auges wichtig besonders für Dämmerungs-Sehen	Nachtblindheit, Erblindung; erhöhte Infektanfälligkeit der Atemwege; Wachstumsstörungen, Austrocknung/Schuppung von Haut u. Schleimhäuten (Xerosis), Haarausfall, frühzeitiges Ergrauen	nur durch Medikamente: Kopfschmerzen, Benommenheit, Erbrechen; Missbildungen beim Embryo
Provitamin A Beta-Karotin (ß-Carotin) Schätzwert 2–4 mg (6 mg ≈ 1 mg Retinol)	Karotten, Paprika, Spinat (alle roten, gelben, grünen Früchte und Gemüse)	fängt als Antioxidanz freie Radikale ab, senkt Risiko für Krebs und Herz-Kreislauf-Erkrankungen; optischer Pigmentausgleich bei Vitiligo (Weißfleckenkrankheit)	bei sehr hellhäutigen Menschen auf ausreichende Versorgung achten, da hinter einer Überempfindlichkeit der Haut gegen Sonnenlicht eine schlechte Beta-Karotinversorgung vermutet wird	unbedenkliche Gelbfärbung der Haut; Raucher sollten keine Nahrungsergänzung vornehmen, dafür reichlich Obst und Gemüse
Vitamin D (Calciferol) 5 µg auch für Stillende und Schwangere ältere Menschen 10 µg Vit. D-Prophylaxe im Säuglingsalter	Eier, Butter, Milch, Milchprodukte, Hering, Lachs, Aal, Pilze	Regulation des Calcium-Phosphathaushaltes; hilft bei Zellreifung, steuert Immunsystem mit; kann aus dem Provitamin Cholesterin unter Sonneneinstrahlung in der Haut gebildet werden; erfolgreiche Anwendung bei Psoriasis (Schuppenflechte)	Prophylaxe im Säuglingsalter vermindert Rachitis (Knochenverbiegung); bei Erwachsenen: Osteomalazie (erhöhte Weichheit der Knochen), Osteoporose (erhöhte Knochenbrüchigkeit) nach den Wechseljahren; Muskelschwäche, Infektanfälligkeit	Calciumkonzentration im Blut steigt, häufiges Wasserlassen und Durst, Übelkeit und Erbrechen; Nierensteine, Niereninsuffizienz; akneartige Hauterscheinungen
Vitamin E (Tocopherole) 12–15 mg Äquivalent 13 mg Schwangere 17 mg Stillende	pflanzliche Öle, Sonnenblumenkerne, Mandeln, Haselnüsse	Antioxidanz, Zellschutz und Vorbeugung von Herzinfarkt u. Schlaganfall; hemmt Entzündungen; stabilisiert Immunsystem; fördert Wundheilung; lindert Herpesbläschen; fördert Haarwuchs	bei chronischem Stress, Alkoholmissbrauch: Sehschwäche, Müdigkeit, Muskelschwäche, Anhäufung von freien Radikalen, erhöhtes Risiko für Arteriosklerose und Krebs; schlecht heilende Wunden.	Auch bei hohen Dosen nebenwirkungsarm, kann Blutgerinnung verzögern
Vitamin K (Phyllochinon, Menachinon) 65–80 µg Schwangere 60 µg	Milch, Fleisch, Eier, Getreide, grünes Gemüse (Kohl, Spinat) (Eigensynthese durch Darmflora)	Bildung von Blutgerinnungsfaktoren; Synthese von Proteinen; Knochenmineralisation; Einschränkung von Grüngemüse bei Macumar-Therapie nicht notwendig, die Gerinnungsparameter müssen jedoch bei Änderungen der Ernährung überwacht werden	Säuglinge erhalten einmalige Prophylaxe; Mangel durch längere Antibiotikabehandlung möglich; Blutgerinnungsstörungen, Hämatome (Blutergüsse), Purpur (Hautblutungen)	keine

Wasserlösliche Vitamine

Vitamin (1) empfohlene Zufuhr	Vorkommen in Lebensmitteln	Funktionen im Körper	Hypovitaminose	Hypervitaminose
Vitamin B_1 (Thiamin) 1–1,3 mg Kinder 0,6–1,4 mg Schwangere 1,2 mg	Schweinefleisch, Vollkornprodukte, Haferflocken, Hülsenfrüchte, Kartoffeln	Enzymbestandteil im Energie- und Kohlenhydratstoffwechsel Funktion von Nervengewebe und Muskeln; je mehr Energie benötigt wird, desto mehr Vitamin B_1 muss die Nahrung enthalten	leichte Mängel durch hohen Zucker-konsum, bei chronischem Alkoholmissbrauch, Lebererkrankungen; Symptome: Müdigkeit, Appetitmangel, allgemeine Reizbarkeit, Depressionen Konzentrationsmangel , Wadenkrämpfe, Herz- und Muskelschwäche, Nervenentzündungen, Ödeme, Missempfindungen. Avitaminose: Beriberi (in Asien) mit Lähmungen, Muskelschwund, Ödemen	Kopfschmerzen, Krämpfe, allergische Hautreaktionen, Verschlechterung von Akne
Vitamin B_2 (Riboflavin) 1,2–1,4 mg Kinder 0,7–1,6 mg Schwangere 1,5 mg	Milch, Milchprodukte, Vollkornprodukte, Fleisch, Fisch, Ei	Enzymbestandteil im Kohlenhydratstoffwechsel, beteiligt am Aufbau von Fettsäuren und mit Vitamin B6 am Proteinstoffwechsel; wichtig für Stoffwechsel der Augenlinse; schützt die Nerven	Hormoneinnahme (Pille) begünstigt Hypovitaminose: verminderte Leistungsfähigkeit, Mundwinkelrhagaden, Entzündungen der Mundschleimhaut, Zungenbrennen (Glossitis), Reizung der Haut im Augenbereich, Hyperkeratosen (Verdickung der Hornschicht); Nagelhautentzündung; hypochrome Anämie, Katarakt, Beeinträchtigung des Vitamin B6 u. Niacinstoffwechsels	unbedenkliche Dunkelfärbung des Urins
Vitamin B_6 (Pyridoxin) 1,2–1,5 mg Kinder 0,4–1,4 mg Schwangere 1,9 mg	weit verbreitet:; Lachs, Makrele, Fleisch, Vollkornprodukte, Hülsenfrüchte, Kohl, Feldsalat, Kartoffeln	beteiligt am Protein-, Fettstoffwechsel; Hämoglobinsynthese, stärkt Immunsystem; beeinflusst Nervensystem und Steroidhormone, therapeutische Anwendung bei Prämenstruellem Syndrom PMS	verstärkt durch Resorptionsstörungen, Alkohol, „Pille" u. a. Medikamente: Konzentrationsschwäche, innere Unruhe, Gleichgewichtsstörungen, Muskelkrämpfe, erhöhte Infektanfälligkeit; Blutarmut (eisenresistente Anämie), Wachstumsstörungen, neurologische Störungen, wunde Mundwinkel, juckende, brennende auch schuppende Erytheme im Nasen-Augen-Mundbereich	bei Gaben hoher Dosen von über 100 mg/Tag: Funktionsstörungen des Nervensystems
Vitamin B_{12} (Cobalamin) enthält Kobalt 3 µg Kinder 1,0–3,0 µg Schwangere 3,5 µg	Fleisch, Fisch, Eier, Milch; milchsauer-vergorene Lebensmittel (z. B. rohes Sauerkraut)	Hämoglobin aktiviert Folat; DNA-Synthese; wird im Dünndarm resorbiert; therapeutische Anwendung: wirkt unterstützend bei Herpes-Zoster-Schmerz (Gürtelrose)	selten, weil Speichervorrat in der Leber für einige Jahre; Grund für einen Mangel ist streng vegane Ernährung, chronische Magenschleimhaut-Entzündung: Störung der Zellbildung im Knochenmark, perniziöse Anämie, Schädigung des Nervensystems; entzündliche Hauterkrankung mit ausgeprägter Schuppung, Blässe; Glossitis (Zunge ist glatt, glänzend rot, brennend)	sehr selten allergische Reaktionen
Folat 400 µg Kinder 200–400 µg Schwangere 600–800 µg	Grüne Blattgemüse und Salate, Weizenkeime, Soja, Orangen, Vollkornprodukte	Zellteilung, Zellneubildung und Gewebeaufbau, zusammen mit Vitamin B12 an Blutbildung beteiligt	häufig: Anämie, Blässe, Müdigkeit, Schleimhautveränderungen im Mund und Magen-Darm-Trakt. Bei Kinderwunsch bereits 4 Wochen vor und während dem ersten Schwangerschaftsdrittel 400 µg/Tag als Präparat einnehmen, um Neuralrohrdefekte des Fetus zu verhindern.	Unbedenklichkeitsgrenze 1000 µg als Nahrungsergänzung

Vitamine erhalten die körperliche und geistige Leistungsfähigkeit, stärken die Abwehrkräfte und stabilisieren die Funktionen des Nervensystems.

Nahrungsergänzungsmittel

Nahrungsergänzungsmittel auf der Basis von Vitaminen, Mineralstoffen oder sekundären Pflanzenstoffen etc. können grundsätzlich keine vollwertige Ernährung ersetzen. Sie entfalten nicht die gleiche Wirkung wie frisches Obst, Gemüse und Getreide. Schlechte Ernährungs- und Lebensgewohnheiten sollten daher nicht dauerhaft durch Nahrungsergänzungsmittel ausgeglichen werden.

In besonderen Situationen (Schwangerschaft, Stillzeit, Leistungssport, Verdauungsstörungen, Erkrankungen, starke Raucher, ältere Menschen ...) kann es jedoch sinnvoll oder gar notwendig sein, gezielt bestimmte Vitamine oder Multivitamin-Mineralstoff-Präparate zusätzlich einzunehmen.

3.5 Antioxidanzien und sekundäre Pflanzenstoffe

Antioxidanzien sind Stoffe, die freie Radikale abfangen und unschädlich machen können. Diese Fähigkeit wird auch als antioxidative Wirkung bezeichnet.

Solche freie Radikale sind kurzlebige, aggressive sauerstoffhaltige Verbindungen, die sehr reaktionsfreudig sind und schädliche Kettenreaktionen auslösen können. Sie entstehen im Körper bei ganz normalen Stoffwechselvorgängen. Der Körper besitzt jedoch ausreichende Abwehrmechanismen, um sie zu neutralisieren. Entstehen freie Radikale im Übermaß – durch Umweltbelastung, Rauchen, UV-Strahlung, hohe Ozonwerte, starke körperliche Belastung usw. – so kommt es zu oxidativem Stress.

Zellmembran
Band 2, B 1.2.1

Freie Radikale schädigen dann vor allem ungesättigte Fettsäuren in Zellmembranen, Enzyme und Zellkerne. Hierdurch steigt das Risiko für die Entwicklung von Herz-Kreislauf-Erkrankungen, Krebs, grauem Star und rheumatischen Erkrankungen. Außerdem tragen die freien Radikalen zur vorzeitigen Hautalterung mit verstärkter Faltenbildung und „Altersflecken" bei.

Die wichtigsten Antioxidanzien aus unserer Nahrung sind die Vitamine C und E, das Spurenelement Selen, Zink, Beta-Karotin sowie eine ganze Anzahl weiterer sekundärer Pflanzenstoffe. Sie schützen vor Membran-, Enzym- und Zellschäden.

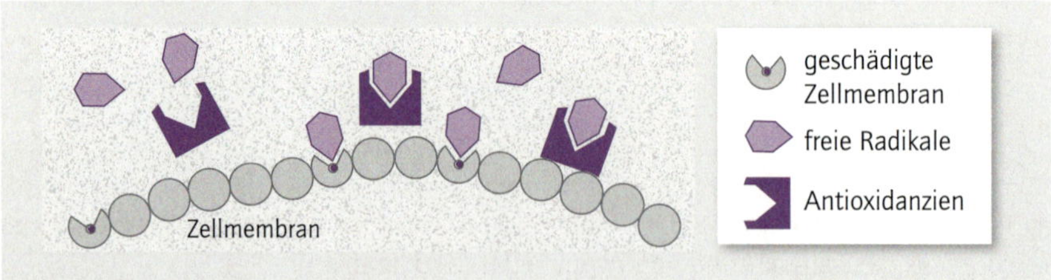

Antioxidanzien fangen freie Radikale ab

Sekundäre Pflanzenstoffe sind Verbindungen, die neben den Hauptnährstoffen in kleinen Mengen in Pflanzen gebildet werden. Sie sind für den menschlichen Körper nicht essenziell, üben aber einen gesundheitsfördernden Einfluss aus.

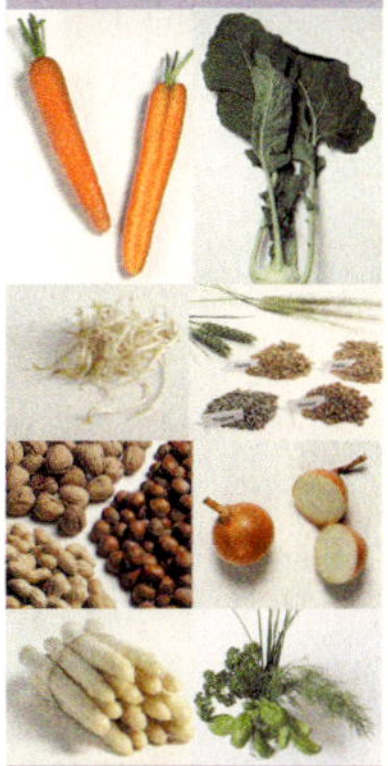

Die bekanntesten Gruppen der sekundären Pflanzenstoffe sind:

- Karotinoide, z. B. aus Möhren, mit ihrer antioxidativen Wirkung
- Polyphenole aus Trauben, Beeren usw., sie wirken antioxidativ, Blutdruck regulierend, Immunsystem stärkend, antimikrobiell, entzündungs- und gerinnungshemmend
- Phytosterine, z. B. aus Nüssen, mit ihrer den Cholesterinspiegel senkenden Wirkung
- Phytohormone, z. B. aus Hülsenfrüchten, antioxidativ und krebsvorbeugend

3.6 Wasser

Wasser ist zusammen mit Sauerstoff und Licht unsere wichtigste Lebensgrundlage. Ohne feste Nahrung können Menschen bis zu 40 Tagen überleben, aber ohne Wasser höchstens vier Tage. Der Wasseranteil am Körpergewicht beträgt beim Erwachsenen etwa 60 %, wobei Muskelmasse mehr Wasser enthält als Fettgewebe, entsprechend haben Männer einen höheren Wasseranteil im Körper.

Der Wasseranteil des Körpers nimmt mit zunehmendem Alter ab.

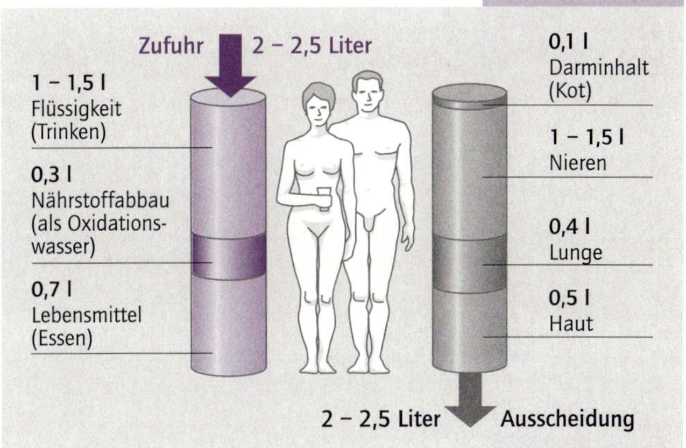

Wasserhaushalt im Gleichgewicht

3.6.1 Aufgabe des Wassers

Wasser spielt im menschlichen Körper für verschiedene Aufgaben eine wichtige Rolle. Wasser ist:

- Baustoff, es stabilisiert Zellen und Gefäße und sorgt für den richtigen Zelldruck.
- Lösungs- und Transportmittel für alle Stoffe (z.B. Nährstoffe, Abfallstoffe) die sich im Blutkreislauf, der Lymphflüssigkeit und in den Zellen befinden
- Temperaturregulator, indem durch Transpiration (Schwitzen) Verdunstungskälte erzeugt wird
- Quellmittel; mit Flüssigkeit quellen Ballaststoffe auf und fördern die Verdauung
- Hauptbestandteil von Blut, Lymphflüssigkeit, Verdauungssäften, Tränen. Es sorgt für die Befeuchtung von Atemwegen und Schleimhäuten
- Reaktionspartner bei enzymatischen Prozessen, z. B. bei der Nährstoffaufspaltung

Schweiß
Band 2, E 2.4

3.6.2 Flüssigkeitsbedarf

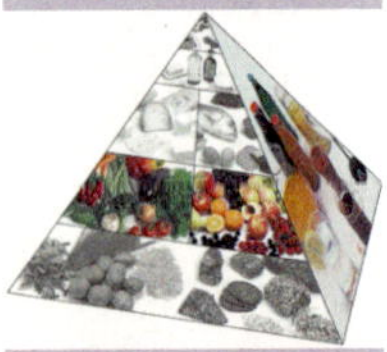

Der Wasserbedarf des Körpers ist die insgesamt dem Körper zu Verfügung stehende Flüssigkeitsmenge aus Getränken, fester Nahrung (Obst, Gemüse usw.) und Oxidationswasser (Wasser, das beim Nährstoffabbau entsteht). Er liegt damit deutlich über der eigentlichen Trinkmenge.

Die durch Haut und Lunge abgegebene durchschnittliche Wassermenge und die Mindestharnmenge von 0,5 l erfordert eine tägliche Mindesttrinkmenge von etwa 1,5 l für Erwachsene, insgesamt sollten täglich 2,2–2,8 l Flüssigkeit aufgenommen werden.

Der Flüssigkeitsbedarf wird erhöht durch heißes Klima, körperliche Anstrengung, kochsalzreiche oder proteinreiche Nahrung und Erkrankungen wie Fieber, Erbrechen und Durchfall.

Leitungswasser kann auch von Kindern unbedenklich getrunken werden. Ausgenommen ist Wasser, das ab dem Hausanschluss durch überalterte Bleirohre geleitet wird (unsanierter Altbau). Hier sollte Wasser drei Minuten ablaufen, bevor es getrunken wird.

Für Säuglingsnahrung empfiehlt sich stilles Mineralwasser mit dem Aufdruck „geeignet für die Zubereitung von Säuglingsnahrung" zu verwenden.

Kinder und ältere Menschen haben ein weniger gut ausgeprägtes Durstgefühl, trotzdem bleibt der Flüssigkeitsbedarf gleich. Hier kann es helfen, wenn bereits morgens die über den Tag zu trinkende Menge bereitgestellt wird.

Infusionstherapie Band 4, E 4
Trinkprotokoll Band 2, K 5.2.1

Sind Patienten nicht in der Lage, ihre Flüssigkeitszufuhr im Gleichgewicht zu halten, so ist es eine wesentliche Aufgabe des Pflegerpersonals, für eine ausreichende Flüssigkeitszufuhr zu sorgen. Eine Ein- bzw. Ausfuhrbilanz ist hierzu ein sinnvolles Mittel, um genaue Daten zu erheben und den Bedarf zu ermitteln und zu decken. Hilfreich ist auch, wenn Angehörige der Patienten diese zu einer ausreichenden Flüssigkeitsaufnahme motivieren und eventuell nach Absprache zur Abwechslung einen Lieblingssaft etc. mitbringen.

geeignet:	in Maßen geeignet:	weniger geeignet:
Energiearme Getränke: (gut durstlöschend, zuckerfrei) Mineral-, Trinkwasser, ungezuckerte Kräuter- und Früchtetees. **Mineralstoff- und vitaminreiche Getränke:** Saftschorlen, Gemüsesäfte, Buttermilch.	Schwarzer und grüner Tee sowie Kaffee zählen wegen ihrer wasserausscheidenden Wirkung nur bedingt mit bei Flüssigkeitszufuhr. Light-Getränke, alkoholfreies Bier, Wein und Bier sind gelegentlich in kleinen Mengen erlaubt.	Fruchtsaftgetränke, Limonaden, Cola-Getränke, (zuckerreich, außerdem kaum Vitamine/Mineralien, Gefahr von Karies und Übergewicht); Iso-Getränke sind reich an Zucker und Kochsalz.

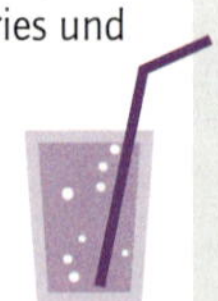

Geeignete und weniger geeignete Getränke

3.6.3 Folgen zu geringer Flüssigkeitszufuhr

Durst ist das Grundbedürfnis zu trinken. Durst tritt bei Flüssigkeitsmangel (ab 0,5 % verringertem Köperwasseranteil) bzw. Salzüberschuss auf und wird vom Hypothalamus geregelt.

Verspürt man Durst, so leidet der Körper bereits unter einem Flüssigkeitsmangel. Weitere Anzeichen zu geringer Flüssigkeitszufuhr sind Austrocknung von Haut und Schleimhäuten, verminderte Speichelproduktion mit Schluckstörungen und konzentrierter, dunkel gefärbter Harn.

Dehydratationsprophylaxe Band 2, K 5.2

Durch einen Mangel an Flüssigkeit verschlechtert sich das Stoffwechselgeschehen in den Geweben:

- Die Fließfähigkeit des Blutes nimmt ab, hierdurch verschlechtert sich die Versorgung des Gewebes mit Sauerstoff und Nährstoffen.
- Die Haut wird schlechter durchblutet, ist blass und trocken.
- Die Thrombosegefahr steigt, der Abtransport von „Abfallstoffen" aus den Zellen wird verschlechtert.
- Die Leistungsfähigkeit der Muskulatur und des Gehirns lässt nach (Konzentrationsmangel, bei älteren Menschen auch Verwirrtheit).
- Der Blutdruck sinkt und es können Kopfschmerzen auftreten, die sich nach reichlicher Flüssigkeitszufuhr rasch bessern.
- Obstipation/Verstopfung tritt auf.
- Mit abnehmender Urinproduktion steigt das Risiko für Harnwegsinfekte sowie Steinbildung in den ableitenden Harnwegen.
- Der Puls ist schnell, der Blutdruck niedrig, es kann Fieber entstehen: Durstfieber beim Säugling, eventuell mit eingesunkener Fontanelle.

Fieber Band 2, H 23.3

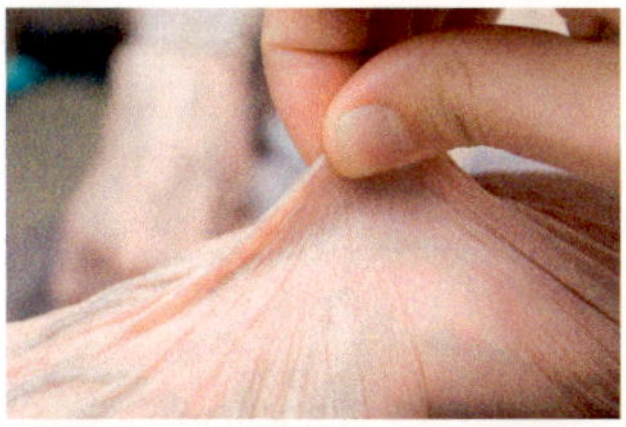

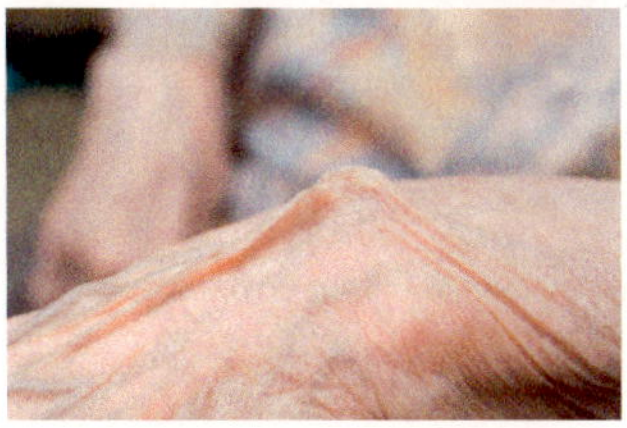

Zum Testen zupft man am Handrücken etwas Haut mit Daumen und Zeigefinger nach oben. Dann lässt man die Hautfalte los. Bei ausgeglichenem Flüssigkeitshaushalt bildet sich die Falte spontan zurück. Bleibt die Falte einige Sekunden „stehen", fehlt Flüssigkeit. Bei alten Menschen tritt dies jedoch auch ohne Dehydratation auf und bei jungen adipösen Menschen kann es trotz Dehydratation fehlen.

Übrigens: Untersuchungen ergaben, dass Schüler nach einer Durstphase neue Lerninhalte nicht mehr so gut aufnahmen. Das Kurzzeitgedächtnis arbeitete schlechter und Informationen konnten, im Vergleich zu einer gut mit Flüssigkeit versorgten Kontrollgruppe, weniger gut verarbeitet werden. Trinkpausen sollten also auch bei eigener geistiger Arbeit keinesfalls vergessen werden.

3.7 Mineralstoffe

Mineralstoffe – Mengenelemente

Mineralstoff	Vorkommen in Lebensmitteln	Funktionen im Körper	Entstehung und Symptome von Mangelerscheinungen	Überversorgung
Natrium	Speisesalz und damit hergestellte Lebensmittel: Brot, Fleisch, Fleischwaren, Käse; Fertiggerichte, Knabberartikel	reguliert mit Kalium Wasserhaushalt, osmotischen Druck und Blutdruck; beeinflusst Funktion der Zellwände; beteiligt an Reizleitung von Muskeln und Nerven sowie Säuren-Basen-Gleichgewicht; 8 g Natrium binden etwa 1 l Wasser.	bei heutiger Ernährung eher ein Problem der Natrium-Überversorgung. Mangel durch starkes Schwitzen, Durchfall, Erbrechen, nässende Hauterkrankungen; Symptome: Schwäche; Muskelkrämpfe, Dehydratation mit Blutdruckabfall	Hypertonie, Ödeme, Aszites, Gewichtsanstieg, vermehrte Diurese,
Kalium	Kartoffeln, Getreide, Hülsenfrüchte, Bananen, Aprikosen, Nüsse, Pilze	Gegenspieler zu Natrium, reguliert Wasserhaushalt, osmotischen Druck und Blutdruck; wirkt diuretisch, wichtig für Erregbarkeit von Muskeln und Nerven; aktiviert Enzyme	durch Durchfall, Erbrechen, Abführmittel- und Diuretikamissbrauch: Muskelschwäche, Darmlähmung, Funktionsstörung des Herzens, verminderte Insulinsekretion	Herzrhythmusstörungen; kaliumarme Ernährung für Dialysepatienten
Calcium	Milch und Milchprodukte, grüne Gemüse, mit Calcium angereicherte Fruchtsäfte	Baustoff für Knochen und Zähne; stabilisiert die Zellmembran; wichtig für Reizübertragung an Nerven, Muskeln und in der Zelle; fördert Blutgerinnung; angewandt bei allergischen Hautausschlägen, Tee/Kaffee verschlechtern Calcium-Resorption, Medikament Cortison bewirkt Calciumverluste	häufig bei Verzicht auf Milchprodukte: Muskelschwäche, Krämpfe, Reizleitungsstörungen, verzögerte Blutgerinnung, Rachitis, Osteoporose, verminderte Nagelfestigkeit; körperliche Aktivität kann den altersbedingten Knochenabbau bei Frauen nach den Wechseljahren reduzieren	erhöhtes Harnsteinrisiko, Durchfall, Polyurie, Muskelschwäche u. v. m.
Magnesium	Vollgetreide, Milch, Fleisch, Fisch, Kartoffeln, Gemüse, Soja, Beerenobst, Bananen	aktiviert Enzyme des Energiestoffwechsels; Reizübertragung von Nerven auf Muskel und Muskelkontraktion, fördert Knochenmineralisation; wirkt gegen Stress	bei chronischer Diarrhö; durch Medikamente (z. B. Diuretika), Alkoholmissbrauch, Stress, Leistungssport ect. Muskelkrämpfe, Psychosen, Herzrhythmusstörungen, verminderte Nagelfestigkeit	Mengen von 3–5 g Magnesium verursachen Durchfall
Chlorid	Speisesalz	osmotischer Druck; Salzsäurebildung im Magen; Säuren-Basen-Haushalt	durch anhaltendes Erbrechen: Alkalose (Anstieg des pH-Wertes)	Azidose (Übersäuerung des Blutes)
Phosphat	Fleisch, -waren, Cola-Getränke, Milch	Knochenaufbau, Energiespeicherung	Wegen hoher Aufnahme nicht bekannt	erhöhte Knochenabbauprozesse
Schwefel	Fleisch, Zwiebel, Knoblauch, Eier	Aufbau von Proteinen, wichtig für Entgiftungsfunktion des Körpers	Trockene rissige Haut, Dermatitis, Haarausfall, brüchige Fingernägel Reizbarkeit, Sehstörung	

Spurenelemente

Mineral-stoff	Vorkommen in Lebensmitteln	Funktionen im Körper	Entstehung und Symptome von Mangel-erscheinungen	Über-versorgung
Eisen	Fleisch, -waren, Eigelb, Gemüse, Hirse, wird aus pflanzlicher Nahrung schlechter aufgenommen	Bestandteil von Hämoglobin, Blutbildung, Sauerstofftransport und -speicherung; Bestandteil von Enzymen. Vitamin C verbessert die Eisen-Aufnahme aus dem Darm. Kaffee, Schwarztee und oxalsäurereiches Gemüse (Spinat, Rhabarber) senken die Aufnahme.	Häufig bei Frauen und Vegetariern: gestörte Thermoregulation und Infektanfälligkeit, Anämie, allgemeine Erschöpfung, Konzentrationsschwäche, Mundwinkelrhagaden, Hautatrophie, Koilonychie („Löffelnägel", d. h. muldenförmige Eindellung und erhöhte Brüchigkeit.)	Bei Eisenpräparaten Oberbauchschmerzen und Verstopfung möglich; Übelkeit, Schleimhautreizungen, Leberzirrhose
Jod	Seefisch, es sollte generell jodiertes Speisesalz verwendet werden!	Bestandteil der Schilddrüsenhormone, sie regulieren den Grundumsatz; wichtig für Thermoregulation, Wachstum und Organentwicklung von Kindern; äußerliches Desinfektionsmittel	Grundumsatz läuft langsamer ab, Gewichtszunahme, Verstopfung, Frieren, Teilnahmslosigkeit, trockene, raue, oft gelblich gefärbte Haut, Vergrößerung der Schilddrüse, Struma (Kropfbildung). Entwicklungsstörungen beim Fetus	Schilddrüsenüberfunktion, Metallgeschmack, Brennen in Mund und Gaumen, Kopfschmerzen; allergische Hautreaktionen
Zink	Fleisch, Ei, Milch, Käse, Vollkornprodukte	Aktiviert zahlreiche Enzyme des Protein-, Kohlenhydrat- und Fettstoffwechsels; beteiligt an Hormonbildung, Insulinspeicherung u. Immunsystem; wirkt antioxidativ	Wundheilungsstörungen, Störung des Geschmacks- und Geruchssinnes, psychische Störungen, Infektanfälligkeit, Dermatitis, Haarausfall, Diarrhöen, Akrodermatitis enteropathica	Eisen- und Kupfermangel, Magen-Darm-Beschwerden, Anämie

Weitere notwendige Spurenelemente sind Fluorid, Selen, Kupfer, Mangan, Silizium, Nickel und Molybdän.

Aufgaben der Mineralstoffe

Mineralstoffe sind essenzielle, anorganische Nahrungsbestandteile, die entsprechend ihrem Vorkommen im Körper in Mengenelemente (insgesamt etwa 3–4 kg) und Spurenelemente (10 g Körperbestand) eingeteilt werden. Mineralstoffe unterliegen einem ständigen Stoffwechsel, es werden täglich bis zu 20 g ausgeschieden, die durch die Nahrung wieder ersetzt werden müssen.

Allgemeine Aufgaben der Mineralstoffe:

- Mineralstoffe geben als Baustoff Knochen und Zähnen Stabilität.
- Sie beeinflussen den Blutdruck, den osmotischen Druck und Puffersysteme sowie die Reizleitung an Nerven und Muskeln.
- Als Bestandteil von Enzymen und anderen biologisch wirksamen organischen Verbindungen (Hormon- und Enzymbestandteilen) sind sie an der Regulation des Stoffwechsels beteiligt.

Niere
Band 2 E 1

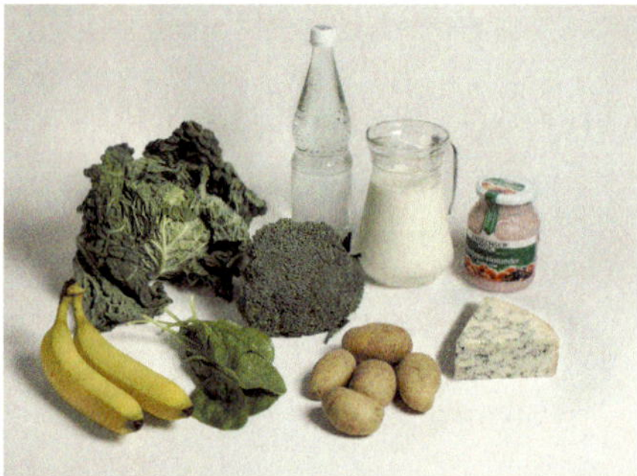

Mineralstoffreiche Lebensmittel

Zwischen Mineralstoffen und Vitaminen gibt es Wechselwirkungen: Zum Beispiel begünstig Vitamin C die Aufnahme von Eisen, Vitamin D regelt den Einbau von Calcium und Phosphat in die Knochen. Aus diesem Grund ist es sinnvoll, Vitamine und Mineralstoffe zusammen durch eine abwechslungsreiche vollwertige Ernährung aufzunehmen.

?

1 Nennen Sie die wichtigsten Aufgaben der Kohlenhydrate für den Körper.
2 Warum wird eine Ernährung mit reichlich Ballaststoffen empfohlen? Welche Lebensmittel liefern diese besonders gut?
3 Worin liegt die Bedeutung der essenziellen Fettsäuren? Welche Lebensmittel liefern sie reichlich?
4 Nennen Sie cholesterinreiche Lebensmittel. Warum sollte deren Verzehr eingeschränkt werden?
5 Nennen Sie Aufgaben der Proteine für unseren Körper.
6 Nennen Sie allgemeine Aufgaben der B-Vitamine. Welche Lebensmittel liefern sie reichlich?
7 Wie viel Flüssigkeit sollte jeder Erwachsene mindestens täglich trinken und welche Faktoren können den Flüssigkeitsbedarf steigern?

1 Beurteilen Sie den bei uns üblichen Verzehr von Kohlenhydraten. Entwickeln Sie Empfehlungen, um mehr komplexe Kohlenhydrate in die tägliche Nahrungsaufnahme von Ihnen perönlich zu integrieren.
2 Diskutieren Sie in der Gruppe wirksame Tricks, um Fett bei der Speisenzubereitung und als „versteckte" Fette in Lebensmitteln einzusparen.
3 Welchen Einfluss hat das Genussmittel Kaffee sowie koffeinhaltige Getränke auf den Organismus, insbesondere auf den Wasserhaushalt und die Versorgung mit Vitaminen und Mineralstoffen? Recherchieren Sie hierzu in weiterführender Literatur oder dem Internet (www.dge.de ...).

DGE-Stellungnahme: Vitaminversorgung in Deutschland. Deutsche Gesellschaft für Ernährung e. V., Bonn: Forschung, Klinik und Praxis 5/2003

DGE (Hrsg.): Ernährungsbericht, Bonn 2004

DGE (Hrsg.): Referenzwerte für die Nährstoffzufuhr. Bonn 2008

Kasper, Heinrich: Ernährungsmedizin und Diätetik, Urban & Fischer, 2004

4 Ernährung älterer Menschen

Helga Krause, 86 Jahre alt, lebt seit vier Jahren in einem Altenheim. Sie ist 1,60 m groß und wiegt 80 kg mit einem BMI von 31, wirkt also oberflächlich betrachtet gut ernährt. Frau Krause leidet an beginnender Demenz, eingeschränkter Mobilität durch ihre Parkinson-Erkrankung und an Schluckstörungen. Sie hat in den letzten sechs Wochen 5 kg abgenommen. Sie isst regelmäßig kleine Mengen der ihr angebotenen Speisen, lediglich ihre geringe Trinkmenge fällt auf.

Ernährung Säuglinge Band 3, A 2

Ernährung Schwangere/Stillende Band 3, A 1

1 Kann Frau Krause auf Grund ihres BMI tatsächlich als gut ernährt eingeschätzt werden?

2 Warum ist der Verlust von 5 kg Körpergewicht trotz Übergewicht nicht als günstig anzusehen?

3 Wie könnte die Problematik dieser Patientin, nämlich eine Mangelernährung, mit einfachen Mitteln erkannt werden?

Altersabhängiges Normalgewicht:

Alter:	BMI:
35–44	21–26
45–54	22–27
55–64	23–28
> 65	24–29

4.1 Körperliche Veränderungen im Alter als Ursachen für Mangelernährung

Mit zunehmendem Alter ergeben sich körperliche Veränderungen, die von erheblicher Bedeutung für die Ernährung bzw. den Ernährungsstatus älterer Menschen sind. So verschiebt sich z. B. die Körperzusammensetzung, der Wassergehalt sinkt, ebenso die Muskelmasse, während sich der Körperfettanteil erhöht. Bei einer Gewichtsreduktion infolge einer Krankheit schwindet vor allem die fettfreie Körpermasse. Die Folgen sind:

- nachlassende Muskelkraft und Mobilität
- Zunahme des Sturz- und Frakturrisikos
- erhöhte Infektanfälligkeit
- längere Genesungszeit nach einer Erkrankung/Operation

Damit einher gehen ein größerer Pflegeaufwand, mehr Medikamente und höhere Kosten.

Die Beurteilung des BMI als Maß für den Ernährungszustand erhält bei älteren Menschen einen anderen Stellenwert. Selbst bei normalem oder erhöhtem BMI-Wert ist eine Mangelernährung (Malnutrition) recht häufig, wird aber oft übersehen. Untersuchungen zeigen, dass über 40 % der neu ins Krankenhaus aufgenommenen über 70-jährigen Patienten mangelernährt sind. Deshalb bedarf es bei der Aufnahme dieser Patienten besonderer Sorgfalt bei der Feststellung des Ernährungszustands.

Häufigkeit von Mangelernährung in Deutschland:

- zu Hause lebende ältere Menschen – 15 %
- im Altenheim lebende Menschen – bis zu 65 %
- im Krankenhaus bei Aufnahme (alle Altersgruppen) – 25 %
- im Krankenhaus bei Patienten über 60 Jahren – 50 %

Die veränderten Körperfunktionen im Seniorenalter haben einen erheblichen Einfluss auf die Nahrungsaufnahme. So ändern sich Geschmack, Geruchs- und Durstempfinden. Diese veränderte Wahrnehmung bei der Nahrungsaufnahme erhöht das Risiko einer Mangelernährung. Der Energiebedarf sinkt zwar mit zunehmendem Alter. Der Bedarf an Vitaminen und Mineralstoffen bleibt jedoch weitgehend gleich hoch.

Ursachen einer unzureichenden Nahrungsaufnahme im Alter als Risikofaktor für Mangelernährung[IV]

physiologische Veränderungen	– Appetitlosigkeit – Geschmackseinbußen (Kochsalz wird weniger stark, Saures und Bitteres dagegen intensiver wahrgenommen) – Geruchseinbußen – nachlassendes Seh- und Hörvermögen – reduziertes Durstgefühl – veränderter Hunger- und Sättigungsmechanismus – nachlassende Muskelkraft – geringerer Energiebedarf – zu wenig Magensäure, fehlender Intrinsic-Faktor
funktionelle Einbußen	– Kauprobleme, Zahnverlust – Schluckstörungen – Behinderung der oberen Extremitäten – Mobilitätseinschränkungen, Immobilität, schlechte Lagerung
Ernährungsgewohnheiten	– einseitige Ernährung – nicht an Nährstoffbedarf angepasst
geistige und psychische Verfassung	– Trauer – Depression – Vergesslichkeit, Verwirrtheit, Demenz
Gesundheitszustand	– akute Erkrankungen – Multimedikation – gastrointestinale Erkrankungen – (chronische) Schmerzen
soziale und finanzielle Situation	– persönliche Esskultur und Gewohnheiten – Einsamkeit, soziale Isolation – ungünstige Infrastruktur – Verlust der gewohnten Umgebung – Verlust der Selbstständigkeit – Umzug in ein Altenheim – finanzielle Nöte

Eine Mahlzeit ist für Senioren dann ansprechend, wenn die Komponenten sich farblich deutlich voneinander und vom Teller abheben und damit leichter erkannt werden. Die Speisen sollten mit verschiedenen Gewürzen und Kräutern vielseitig und aromatisch abgeschmeckt werden.

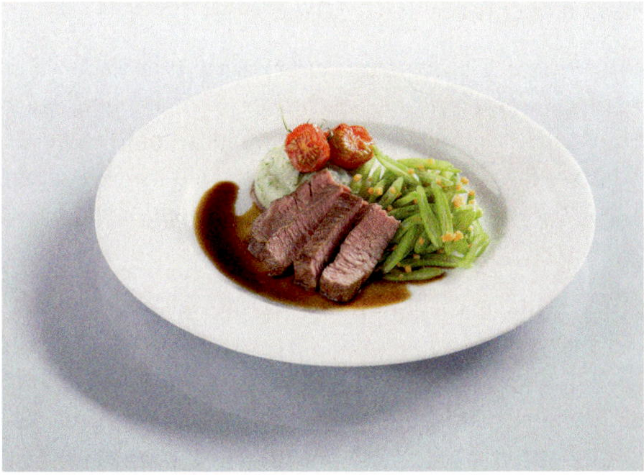

Ansprechend aufbereitetes Essen mit deutlich getrennten Komponenten

4.2 Probleme bei der Nährstoffversorgung älterer Menschen

Als kritisch in der Nährstoffversorgung bei Senioren werden Folat, Vitamin C, D und E sowie Calcium gesehen, während bei Hochbetagten oft ein „Mangel an allem", also Energie, Wasser, Protein und weiteren Nährstoffen vorliegt (z. B. Eisen, Zink, Jod, Vitamin B6, B12 wegen fehlendem Intrinsic-Faktor). Eine optimale Zufuhr von Folat, Vitamin B6 und B12 ist im Alter entscheidend, um degenerative Veränderungen an Gefäßen und Nervengewebe zu vermindern. Studien belegen, dass ausreichend hohe Vitamin-D- und Calcium-Aufnahmen auch noch im hohen Alter positive Effekte auf den Knochenstoffwechsel ausüben und das Fortschreiten einer Osteoporose verlangsamen können. Für ältere Menschen werden höhere Bedarfszahlen bei der Proteinversorgung diskutiert. So werden statt 0,8 g pro kg Körpergewicht nun 0,9–1,1 g/kg KG als günstiger angesehen, soweit keine Nierenschädigung vorliegt.

Regelmäßige körperliche Aktivität, wenn möglich an frischer Luft, erhält die Muskelkraft und der Knochenabbau läuft deutlich langsamer ab. Das bewirkt einen guten Appetit, der wiederum eine angemessene Nährstoffzufuhr erleichtert.

Studien zeigen häufig eine weitere Verschlechterung des Ernährungszustands geriatrischer Patienten während eines Krankenhausaufenthalts. Hier kommt es nicht selten zu einer Vernachlässigung der Mahlzeitenaufnahme durch die krankenhausspezifischen Abläufe, z. B. durch Untersuchungen während der Essenszeiten; oder weil die Zeit für die Nahrungsaufnahme zu knapp ist; oder weil Personen mit einer Behinderung nicht angemessen beim Essen unterstützt werden. Problematisch ist es für diese mangelernährten Patienten, wenn sie für Untersuchungen oder operative Eingriffe nüchtern sein sollen, es dann aber zu Verschiebungen ärztlicher Maßnahmen kommt.

Wird die Nahrungsaufnahme nicht protokolliert, wird leicht übersehen, dass der Patient zu wenig trinkt und zu wenig isst bzw. hungert.

4.3 Erkennen von Mangelernährung

Einfache und gleichzeitig wesentliche Hinweise auf den Ernährungszustand von Menschen geben:

- der Body-Mass-Index – Werte unter 20 – 22 [kg/Körperlänge^2] sind in höherem Alter bedenklich.
- der Gewichtsverlauf – jede unbeabsichtigte Gewichtsabnahme im Alter muss abgeklärt werden.
- auffällig reduzierte Fettreserven und Muskelmasse, zu bemerken an schlaffen Hautfalten oder hervorstehenden Knochen.
- die Beobachtung des Ernährungsverhaltens, ein einfaches Ernährungstagebuch liefert wichtige Hinweise.

Energiebedarf verschiedener Altersgruppen Band 2, J 2.3

Beobachtung des Ernährungszustands Band 2, J 6.2

Die Verwendung entsprechender Screening-Instrumente, wie z. B. das Mini Nutritional Assessment (MNA), erleichtern die systematische Erfassung des Ernährungszustands. Sie sollte besonders in den Risikobereichen Krankenhaus, Alten- und Pflegeheim routinemäßig erfolgen. Grundsätzlich sollte der Gesamteindruck aus anthropometrischen Daten (Körpermesswerte wie Gewicht, Länge usw.), äußeren Anzeichen und Ernährungsanamnese stärker bewertet werden als Einzelbefunde wie z. B. der BMI, der eine Mangelernährung verdecken kann. Das Deutsche Netzwerk für Qualitätsentwicklung in der Pflege wird einen Expertenstandard „Ernährungsmanagement" herausgeben, mit dem Mangelernährung besser erkannt werden kann.

Mini Nutritional Assessment

	Einteilung	Punkte
Hat der Patient einen verminderten Appetit? Hat er während der letzten 3 Monate wegen Appetitverlust, Verdauungsproblemen, Schwierigkeiten beim Kauen oder Schlucken weniger gegessen (Anorexie)?	0 = schwere Anorexie 1 = leichte Anorexie 2 = keine Anorexie	
Gewichtsverlust in den letzten 3 Monaten	0 = Gewichtsverlust > 3 kg 1 = weiß es nicht 2 = Gewichtsverlust zwischen 1 und 3 kg 3 = kein Gewichtsverlust	
Mobilität / Beweglichkeit	0 = vom Bett zum Stuhl 1 = in der Wohnung mobil 2 = verlässt die Wohnung	
Ergebnis Vor-Anamnese (Teil1)		
Wohnsituation: Lebt der Patient unabhängig zu Hause?	0 = nein 1 = ja	
Medikamentenkonsum: Nimmt der Patient mehr als 3 Medikamente (pro Tag)?	0 = ja 1 = nein	
Hautprobleme: Schorf oder Druckgeschwüre?	0 = ja 1 = nein	
Mahlzeiten: Wie viele Hauptmahlzeiten isst der Patient pro Tag? (Frühstück, Mittag- und Abendessen)?	0 = 1 Mahlzeit 1 = 2 Mahlzeiten 2 = 3 Mahlzeiten	

≥ 24 Punkte: unauffällig, 17–23,5 Punkte: Risiko für Unterernährung,
< 17 Punkte: Unterernährung

4.4 Behandlung verschiedener Ernährungsprobleme im Alter

Bei Frau Krause in der Einstiegssituation sind Ursachen der Mangelernährung die eingeschränkte Mobilität, der Appetitmangel, die Behinderung durch den Tremor, die eine selbstständige Nahrungsaufnahme erschwert, und Schluckstörungen. Die Planung der Ernährungstherapie muss auf diese individuelle Situation und die Bedürfnisse von Frau Krause abgestimmt werden. Ziele sind:

- Patientin hält das Körpergewicht von 80 kg.
- Sie nimmt mindestens 1500 ml Flüssigkeit täglich auf,
- hat eine tägliche Proteinzufuhr von ca. 60 – 70 g und
- eine tägliche Energiezufuhr von ca. 1800 kcal.
- Patientin schluckt sicher.
- Patientin verwendet Hilfsmittel wie den Trinkbecher sicher und richtig.

Ess-, Trinkhilfen
Band 3, J 1

Als Grundregeln der Ernährung älterer Menschen gelten die Regeln der vollwertigen Ernährung, die individuell an die Voraussetzungen und Gegebenheiten der jeweiligen Person angepasst werden müssen.

4.4.1 Appetitlosigkeit

Bei Hochbetagten treten mangelnder Appetit und schnelle Sättigung häufig auf, die wird auch Altersanorexie genannt. Ursachen sind z.B. eine verzögerte Entleerungsgeschwindigkeit des Magens und eine veränderte hormonelle Regulation des Hunger-Sättigungs-Mechanismus. Dies hat zur Folge, dass Senioren oft nur sehr kleine Portionen gegessen, der Teller bleibt halb voll. Um eine ausreichende Nahrungsaufnahme zu gewährleisten, sollten 5 bis 6 kleinere Mahlzeiten am Tag gereicht werden. Krankheit erzeugt zudem Appetitlosigkeit und Abneigung gegen Fleischverzehr, dies begünstigt das Entstehen oder Verstärken einer Mangelernährung.

Weitere Ursachen für Appetitlosigkeit sind z.B. reduziertes Geruchs- und Geschmacksempfinden, Seh-, Kau- und Schluckprobleme, verminderte manuelle Fähigkeiten sowie Trauer, Depression und Demenz.

Neben diesen körperlichen und seelischen Ursachen wird Appetitlosigkeit aber auch durch Medikamente hervorgerufen. Bewegung an der frischen Luft, Gymnastik, ein Gespräch oder gemeinsam eingenommene Mahlzeiten in angenehmer Essatmosphäre können sich positiv auf den Appetit auswirken. Durch Appetitlosigkeit hervorgerufene Gewichtsabnahme, meist der fettfreien Körpermasse, lässt sich nur sehr schwer wieder aufbauen und bedeutet einen Verlust an Körperkraft und Mobilität.

Vor diesem Hintergrund ist es besonders wichtig, appetitlose Patienten zu unterstützen und sie zur Nahrungsaufnahme zu motivieren.

> Fragen Sie, warum der Patient/Heimbewohner so wenig gegessen hat, und überlegen Sie eventuell gemeinsam, wie die Ursachen behoben werden können. Sorgen Sie für eine angenehme Essatmosphäre.
>
> Erfragen Sie bevorzugte Speisen und Speisezubereitungen des Patienten. Kontrollieren Sie regelmäßig das Gewicht und den Oberarmumfang (hier macht sich ein Verlust von Muskelmasse schnell bemerkbar).

Schluckstörungen Band 3, J 1

4.4.2 Schluckstörungen

5 bis 10% der Senioren, in Altenwohnheimen etwa 50% der Bewohner, leiden unter Schluckstörungen, die häufige Begleiterscheinungen von Schlaganfall und Demenz sind. Nahrung wird leichter schluckfähig, wenn flüssige Speisen und Getränke bis zu der gewünschten Konsistenz angedickt werden.

Sind Kauprobleme durch entsprechende Mundhygiene und Prothesenpflege nicht zu beheben, so muss nicht die Lebensmittelauswahl eingeschränkt, sondern die Nahrungskonsistenz angepasst und werden:

- harte Lebensmittelbestandteile entfernen: Obst schälen, Brotrinde abschneiden, Wursthaut entfernen, fein gemahlenes Vollkornbrot wählen statt grobem Schrotbrot usw.
- harte Lebensmittel durch gleichwertige weichere ersetzen (weiche Kost): Fisch statt Fleisch, Rührei statt Spiegelei, Frischkäse statt Hartkäse, Salzkartoffeln oder Kartoffelpüree statt Bratkartoffeln; anstelle von Brot kann auch Getreidebrei (z. B. Griesbrei) mit püriertem Obst gereicht werden
- Fleisch klein schneiden bzw. als Hackfleischgericht anbieten
- Kartoffeln und weiches Gemüse vor den Augen des Patienten mit der Gabel zerdrücken
- Gemüse raspeln oder pürieren
- bei stärker ausgeprägter Kaustörung pürierte bzw. breiige Speisen anbieten (pürierte Kost): pürierter Eintopf, püriertes Fleisch, Suppen, Getreidebreie, Pudding, Quarkspeisen
- bei stark ausgeprägter Schluckstörung die pürierte Kost zusätzlich durch ein Sieb streichen; diese passierte Kost ergibt eine homogene Konsistenz, die Verschlucken oder Aspiration weitgehend verhindert; aber: Passierte Kost ist arm an Ballaststoffen und kann Obstipation begünstigen.

Gerade bei diesen Kostformen muss an eine ansprechende und appetitliche Zubereitung sowie an Abwechslung im Speiseplan gedacht werden. Zusätzlich ist oft eine Ergänzung durch eine energie- und nährstoffreiche Aufbaunahrung erforderlich.

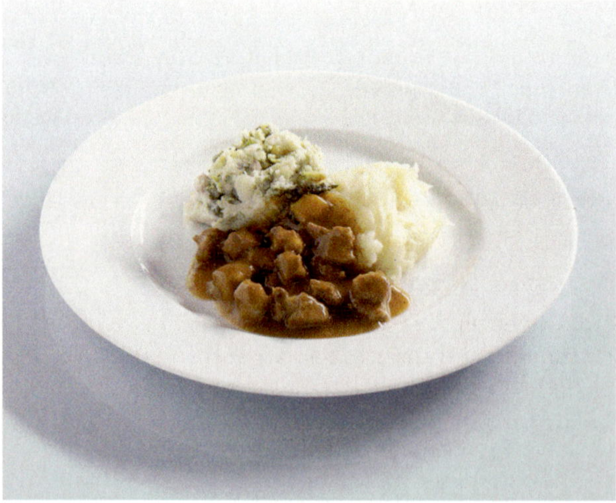

Leicht zu kauende Kost ist oft kontrastarm

Mangelnder Durst und unzureichende Füssigkeitsversorgung

Eine unzureichende Flüssigkeitsversorgung ist vor allem im hohen Alter verbreitet. In einer Studie der Universität Bonn tranken 14% aller Senioren (64 bis 85 Jahre) weniger als 1 l/Tag, bei den über 85-Jährigen sind dies fast doppelt so viele. Dabei werden häufig nur Trinkmengen von 0,6-0,7 l/Tag erreicht.

Trotz nachlassendem Durstempfinden ist eine ausreichende Flüssigkeitszufuhr von mindestens 1,5 Liter pro Tag notwendig und wichtige Vorraussetzung für körperliche und geistige Fitness. Ältere Menschen trinken oft wenig, weil sie

- keinen Durst verspüren,
- unter Schluckstörungen leiden,
- so erzogen wurden, dass man zum Essen nicht trinken darf,
- den häufigen Toilettengang vermeiden wollen,
- Angst haben, die Toilette nicht rechtzeitig zu erreichen.

Führen Sie Trinkrituale ein, z. B. ein Glas Wasser/Tee nach dem Aufstehen, zu jeder Mahlzeit ein Glas Saftschorle, Wasser oder (dünnen) Kaffee bzw. Tee. Richten Sie einen Tagestrinkplan für den Patienten ein. Leere Gläser werden sofort wieder aufgefüllt. Stoßen Sie mit den Bewohnern an – trinken Sie in Gemeinschaft.

Bieten Sie statt kalorienarmem Tee oder Wasser nährstoffreiche Getränke wie Buttermilch, Gemüsesäfte, Trink- oder Aufbaunahrung an.

Dehydratationsprophylaxe Band 2, K 5.2

Ursache von Mundtrockenheit ist häufig mangelndes Trinken, aber auch Medikamente können die Speichelbildung vermindern.

Mangelernährte Patienten sollten reichlich Gemüse in leicht verzehrbarer Form (Eintopf, Püree) erhalten, dies lässt sich mit hochwertigen Ölen, Butter oder Sahne anreichern (Obstpüree mit Maltodextin). Jede Mahlzeit sollte zudem eine Eiweißkomponente enthalten (Fleisch, Fisch, Ei, Milchprodukt).

Mindestanforderung an die tägliche Lebensmittelauswahl in Altenpflegeeinrichtungen[V]:

- 1 warme Mahlzeit
- 1 Portion Obst
- 1 Portion Gemüse oder Salat
- 1 Glas Milch und Joghurt, Quark oder Käse
- 1 Scheibe Vollkorn(schrot)brot
- mindestens 1,5 Liter Flüssigkeit (Säfte, Mineralwasser, Suppe, Tee)
- fast täglich 1 Stück Fleisch oder Fisch oder Ei

Manche Senioren entwickeln einen stark gesteigerten Appetit, insbesondere, wenn Essen als Beschäftigung und Abwechslung angesehen wird. Hier ist eine energiereduzierte Zusammenstellung der Nahrung notwendig.

Demenz
Band 5, K 4

4.4.3 Ernährung von Menschen mit Demenz

Besondere Beobachtung und enge Begleitung erfordert die Ernährung von Menschen mit Demenzerkrankung. Bei diesen Patienten entstehen eine Vielzahl von Störungen im Ess- und Trinkverhalten, die unterschiedliche Maßnahmen erfordern, um einer Mangelernährung vorzubeugen. Zudem erhöhen Kalorien verbrauchende Verhaltensstörungen – wie z. B. der Drang, unablässig umherzulaufen – die Gefahr einer Mangelernährung. Die Signale Hunger und Durst werden nicht mehr angemessen wahrgenommen. Es treten Schwierigkeiten beim Erkennen von geeigneter Nahrung auf. Häufig wird der Essplatz immer wieder verlassen, ohne fertig gegessen zu haben. Die motorischen und kognitiven Fähigkeiten zum Umgang mit Essbesteck, Tasse oder verschlossenen Joghurtbechern gehen verloren.

Hier ist das Anbieten von Mahlzeiten in Form von Fingerfood, also leicht zu greifender und gut zu erkennender Lebensmittel, eine mögliche Hilfe. Andererseits gibt es Patienten, die sofort vergessen, dass sie gerade z. B. zu Abend gegessen haben. Diese Patienten gilt es abzulenken, oder sie erhalten eine zweite, jedoch kleinere „Ersatzmahlzeit".

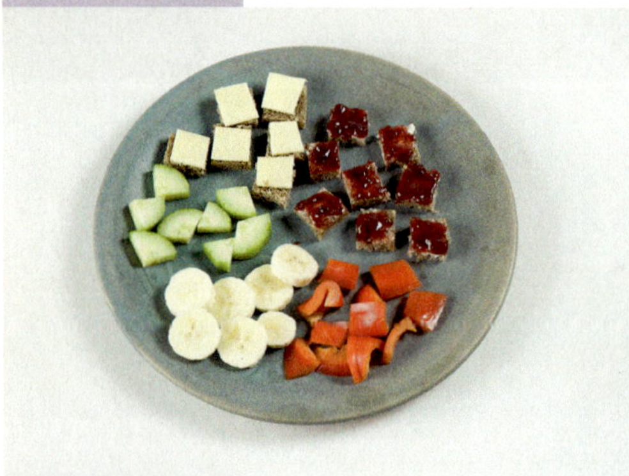

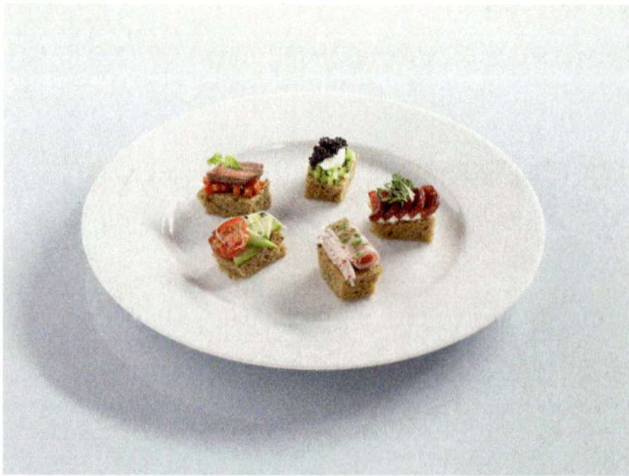

Fingerfood

4.5 Entzündungshemmende Kost bei rheumatischen Erkrankungen und zur Osteoporose-Prophylaxe

Mineralstoffe, Antioxidanzien
Band 2,
J 3.4, 3.5, 3.7

Als entzündungshemmende Kost bei **rheumatischen Erkrankungen** wird eine lacto-vegetabil orientierte vollwertige Ernährung empfohlen, wobei durch erhöhten Seefischkonsum (Hering, Tunfisch, Lachs, Makrele) oder Fischölkapseln die entzündungshemmende Omega-3-Fettsäure vermehrt aufgenommen wird. Diese ei- und fleischarme Kost enthält wenig der entzündungsfördernden Fettsäure Arachidonsäure. Die zusätzliche Verwendung von Lein-, Raps-, Walnuss-, Weizenkeim- oder Sojaöl bei der Speisenzubereitung erhöht den Anteil von entzündungshemmenden Fettsäuren weiter. Gelenkschmerzen und die Gelenkbeweglichkeit lassen sich so begleitend zu weiteren Anwendungen verbessern. Die erforderliche Tagesmenge von 900 mg Omega-3-Fettsäure ist z. B. mit 100 g Hering oder 130 g Lachs pro Tag zu erreichen. Die Nahrung sollte zudem ausreichend antioxidative Stoffe wie z. B. Selen, Vitamin C und E enthalten.

Die Versorgung von Kalzium und Vitamin D muss sichergestellt werden. Nahrungsmittelunverträglichkeiten treten hier häufiger als in der Allgemeinbevölkerung auf und bedürfen daher besonderer Beachtung. Ein Effekt einer individuellen Ernährungstherapie ist nach zwei bis drei Monaten erkennbar.

Osteoporose ist charakterisiert durch eine verringerte Knochenmasse, in deren Folge sich die Knochenbrüchigkeit erhöht. In der Menopause reduziert sich die Knochendichte bei Frauen um rund 40% innerhalb von zehn Jahren. Ernährungsfehler und Bewegungsmangel machen Osteoporose auch zunehmend zu einem Männer-Problem. Wichtige Risikofaktoren sind eine geringe Energie- und Proteinaufnahme, sowie mangelnde körperliche Aktivität und geringe Sonnenlichtexposition.

Zur Osteoporose-Prophylaxe sollten täglich 1200 mg Calcium mit Milch, Milchprodukten, grünem Gemüse oder calciumreichem Mineralwasser (> 150 mg Calcium/l) aufgenommen werden. Bei Laktoseintoleranz helfen calciumangereicherte Fruchtsäfte, den Bedarf zu decken. Körperliche Bewegung an frischer Luft fördert die Vitamin-D-Synthese und den Calciumeinbau in die Knochen. Bei immobilen Patienten erfolgt eine Ergänzung mit Vitamin D und eventuell Calcium über den Tag verteilt oder die Anreicherung von Suppen, Soßen, Cremes, Gebäck usw. mit Magermilchpulver.

Die Gabe von Kalziumsupplementen am Abend reduziert Knochenabbauprozesse in der Nacht erheblich.

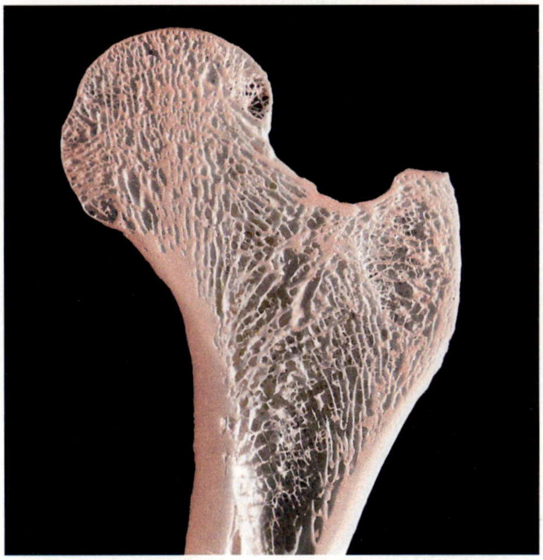

Osteoporose verringert die Knochendichte

Zu meidende Lebensmittel sind größere Mengen Vollkornprodukte, Rhabarber, Spinat, Mangold, Kakao/Schokolade, Colagetränke, Wurst, Schmelzkäse (Phosphat) und Schwarztee (Gerbsäuren). Die darin enthaltenen Stoffe binden Calcium und behindern damit dessen Resorption. Eine hohe Zufuhr an Kochsalz, Proteinen, Alkohol und Kaffee (>3 Tassen am Tag) verstärkt die Calciumausscheidung durch die Nieren, dies gilt es zu vermeiden.

Fehlernährung und körperliche Inaktivität sind die wichtigsten beeinflussbaren Risikofaktoren der Osteoporose.

1 Welche körperlichen Veränderungen im Alter können maßgeblich zu einer Verschlechterung des Ernährungszustands beitragen?

2 Welche Nährstoffe fehlen häufig bei älteren Menschen und wie sieht die Versorgungslage bei hochbetagten Menschen aus?

3 Warum wird für Menschen ab dem 6. Lebensjahrzehnt eine höhere Zufuhr an Vitamin D (10 statt 5 µg) empfohlen? Aus welchem Grund ist in diesem Zusammenhang körperliche Aktivität so wichtig?

4 Was können Sie tun, um eine appetitlose Patientin zum Essen zu motivieren?

5 Mit welchen Hilfestellungen können Sie Patienten mit Schluckstörungen die Nahrungsaufnahme erleichtern?

6 Warum ist es gerade für ältere Menschen so wichtig ausreichend zu trinken. Wie können Sie sie zum Trinken motivieren?

7 Welche Ernährungsprobleme können bei Menschen mit Demenz auftreten, wie können Sie dabei helfen?

8 Welche Lebensmittel sind besonderes bei Menschen mit Osteoporose zu empfehlen?

9 Welche Lebensmittel sollten besonders Menschen mit entzündlichen Gelenkerkrankungen häufiger in ihren Speiseplan einbeziehen?

1 Gestalten Sie eine Collage, die Patienten und Heimbewohner zum Trinken geeigneter Getränke anregt.

2 Gestalten Sie ein Plakat, das Empfehlungen für Menschen mit Osteoporose bildlich darstellt.

aid infodienst und dge: Ernährung im hohen Alter, Bonn 2004

Küpper, Claudia: Ernährung älterer Menschen. Umschau-Verlag, Neustadt 2003

Lochs, Herbert: Mangelernährung als prognostischer und ökonomischer Faktor, 43. Wissenschaftlicher Kongress der DGE, 9. u.10. März 2006, Universität Hohenheim

Volkert, Dorothee.: Ernährung im Alter. In: Peter Schauder, Günter Ollenschläger (Hrsg.), Ernährungsmedizin. Prävention und Therapie. Urban& Fischer, München 2006

www.dnqp.de – Seite des Deutschen Netzwerks für Qualitätsentwicklung in der Pflege (DNQP)

www.dsl-mangelernaehrung.de – Deutsche Seniorenliga e.V.

www.mangelernaehrung.info – Allianz gegen Mangelernährung im Alter

I nach Deutsche Gesellschaft für Ernährung (DGE): Referenzwerte für die Nährstoffzufuhr, Bonn 2008

II Nach: Ibrahim Elmadfa: Die große GU-Nährwert-Kalorien-Tabelle 2007

III DGE, Referenzwerte für die Nährstoffzufuhr, Bonn 2008

IV Verändert nach: Volkert, Dorothee: Ernährung im Alter. In: Schauder, Peter/Ollenschläger, Günter (Hrsg.): Ernährungsmedizin. Prävention und Therapie. Urban & Fischer, München 2006, S. 367–374

V nach aid, DGE: Ernährung im hohen Alter, 2004, S. 45

Vorbeugen ist besser als Heilen

Menschen bei der Gesunderhaltung unterstützen

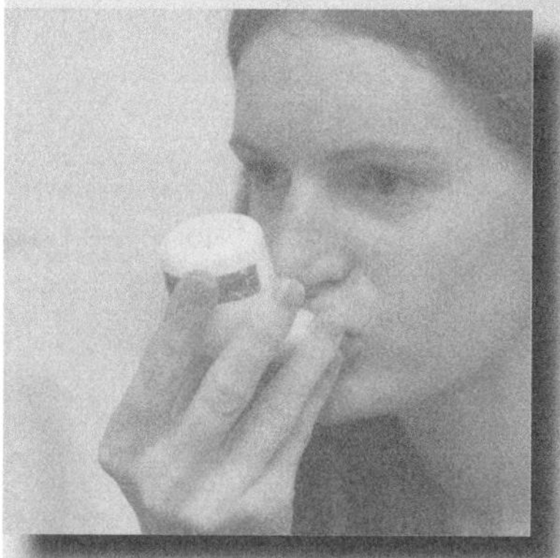

K

Pia absolviert ihren Einsatz im Ambulanten Pflegedienst Lenz und begleitet am ersten Tag die examinierte Pflegeperson Doris Hubacher bei der Runde. Am späten Vormittag kommen sie zu Wolfgang Thann, 82 Jahre, der als sehr schwieriger Patient bezeichnet wurde. Herr Thann leidet an schwerem Rheuma und einer ausgeprägten Herzinsuffiziens. Aufgrund der starken Schmerzen vermeidet er Bewegung. Die durch eine Herzinsuffiziens bedingte Atemnot macht ihm schwer zu schaffen. Schon seit Monaten verbringt er Tag und Nacht auf seinem Sofa im Wohnzimmer. Das Aufstehen und Besorgungen zu machen fiele ihm einfach zu schwer, erzählt er. Nach und nach hätte er seine Ausflüge nach draußen eingeschränkt und wäre dann auch innerhalb der Wohnung kaum noch unterwegs gewesen. Mittlerweile werden ihm Speisen, Getränke, Literatur, Fernbedienung für den Fernsehapparat und Telefon von der Zugehfrau zweimal am Tag griffbereit hingestellt. Seine einzige Tochter lebt am anderen Ende Deutschlands und telefoniert regelmäßig mit ihrem Vater. Sie möchte ihn gerne davon überzeugen, in ein Altenheim in ihrer Nähe zu ziehen. Doch weder sie noch die Mitarbeiterinnen des Pflegedienstes können Herrn Thann dazu bewegen, wegzuziehen.

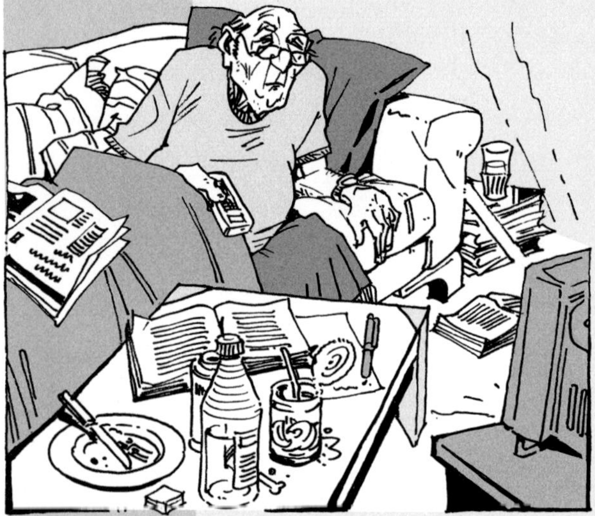

Pia bringt Herrn Thann zur Toilette, der ihr nur sehr langsam folgt. Beim Auskleiden zeigt Doris Hubacher auf eine stark gerötete Hautstelle am Kreuzbein. „Das kann sich schnell zu einem Dekubitus, also einem Druckgeschwür, weiterentwickeln ..." sagt sie besorgt.

1 Welche Ursachen kennen Sie, die zur Entstehung eines Druckgeschwürs führen?

2 Haben Sie in Ihren bisherigen Einsätzen schon Druckgeschwüre gesehen? An welchen Stellen traten sie auf? Sehen Sie da einen Zusammenhang?

3 Was ist „schwierig" an Herrn Thann? Entwickeln Sie Ideen, wie damit umgegangen werden kann.

4 Mit welchen Maßnahmen könnte man Ihrer Meinung nach in diesem Fall vorbeugen?

1 Grundlagen pflegerischer Prävention

Tim absolviert gerade seinen Einsatz in der Rehabilitationsklinik. Er ist ganz begeistert von den vielen Fortschritten, die bei den Patienten erzielt werden.

Heute kommt Herr Erich Liebig zur Reha. Herr Liebig, 79 Jahre, ist bei einem Wochenendbesuch in Berlin unglücklich gestürzt und hat sich den Oberschenkelhals rechts gebrochen, der in Berlin chirurgisch versorgt wurde. Eigentlich war Herr Liebig schon vor vier Wochen zur Reha angemeldet.

Bei der Übergabe erfährt Tim, welche Komplikationen bei Herrn Liebig aufgetreten sind, die zu der verzögerten Verlegung geführt haben. Die Bezugspflegekraft erzählt: „Der Unfall war vor sechs Wochen, Herr Liebig erhielt sofort am nächsten Tag ein künstliches Hüftgelenk. Leider kam es am vierten postoperativen Tag zu einer tiefen Beinvenenthrombose im rechten Bein. Eine Woche später entwickelte Herr Liebig eine massive Lungenentzündung, die ihn sehr schwächte. Heute schafft Herr Liebig schon die 100 Meter vom Speiseraum in den Raucherwintergarten mit zwei Gehilfen alleine." „Aha", meint der Physiotherapeut, „da ist Herr Liebig ja nicht ganz unschuldig an der Thrombose und der Lungenentzündung."

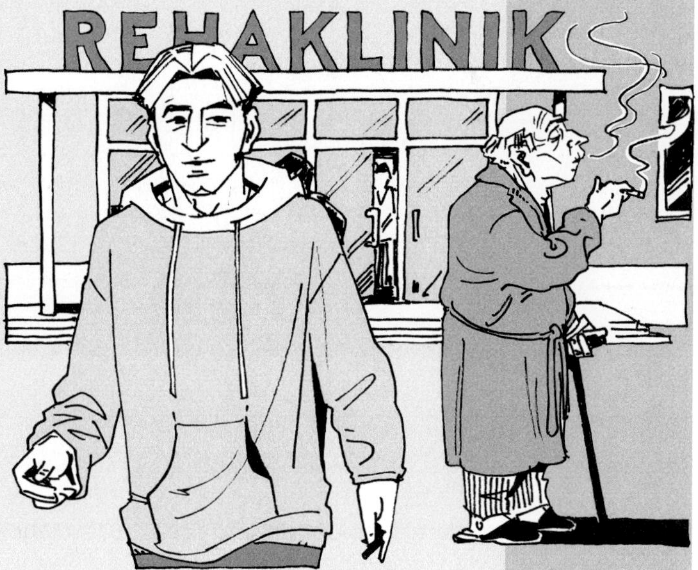

Nach Feierabend geht Tim nachdenklich nach Hause. Da er selbst raucht, fragt er sich, ob man denn Herrn Liebig eine Schuld für diese Komplikationen zuweisen kann und ob die Komplikationen auch aufgetreten wären, wenn er mit dem Rauchen aufgehört hätte.

1 Überlegen Sie, ob auch Sie solche Verhaltensweisen haben, die sich negativ auf Ihre Gesundheit auswirken können. Diskutieren Sie mit Ihren Mitschülerinnen, warum Sie diese weiterführen.

2 Kennen Sie Maßnahmen, die einer Thrombose bzw. eine Lungenentzündung vorbeugen? Wenn ja, welche?

3 Welche Maßnahmen könnten Sie ergreifen, um Herrn Liebig davon zu überzeugen, mit dem Rauchen aufzuhören?

4 Meinen Sie, dass Herr Liebig an den Komplikationen selbst Schuld hat? Begründen Sie Ihre Meinung.

1.1 Voraussetzungen für wirksame Prophylaxen

Die meisten Menschen, die professionelle pflegerische Hilfe benötigen, leiden an Krankheiten oder Behinderungen. Zum Teil können diese medizinisch therapiert werden, zum Teil muss der Mensch lernen damit zu leben. Aufgabe der Pflege ist nicht nur, den Patienten während der Heilung zu unterstützen, sondern auch dafür Sorge zu tragen, dass keine weiteren vermeidbaren Erkrankungen hinzukommen. In der Pflege wird dieser Vorgang Prophylaxe genannt.

> Unter dem Begriff **Prophylaxe** (griech. prophylaxis = vor etwas Wache halten) werden alle Maßnahmen zusammengefasst, die mögliche Komplikationen oder Zusatzerkrankungen verhindern und Gesundheit erhalten.

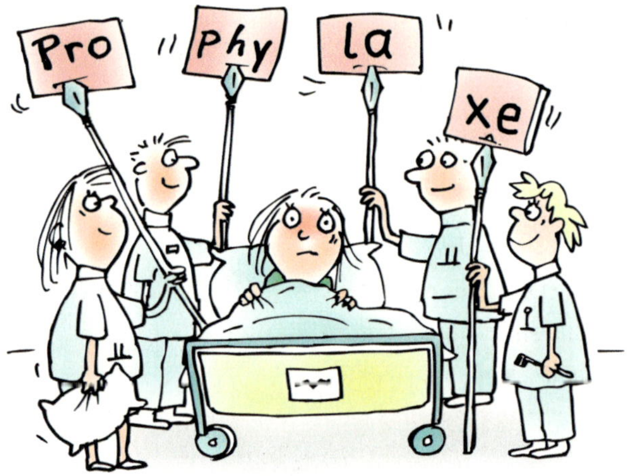

Der Schwerpunkt der pflegerischen Arbeit bei der Prophylaxe ist, ein bestehendes Risiko zu erkennen, es dem Patienten und seinen Angehörigen aufzuzeigen und entsprechende Maßnahmen mithilfe des Pflegeprozesses zu ergreifen.

Die häufigsten Prophylaxen in der Pflege sind:

- Intertrigoprophylaxe
- Kontrakturenprophylaxe
- Obstipationsprophylaxe
- Thromboseprophylaxe
- Pneumonieprophylaxe
- Sturzprophylaxe
- Dehydrationsprophylaxe
- Dekubitusprophylaxe
- Soor- und Parotitisprophylaxe

Zu den Prophylaxen zählen jedoch auch Maßnahmen zur Vermeidung von z. B. aufsteigenden Harnwegsinfektionen, Thrombophlebitiden (Venenentzündungen) durch venöse Zugänge oder Infektionen von Wunden/Nähten.

Nicht ohne den Patienten

Die meisten Patienten sind medizinische und pflegerische Laien. Ihnen sind Risikofaktoren und die daraus eventuell resultierenden Folgeschäden nicht bekannt und deshalb nicht bewusst.

Wortlos durchgeführte prophylaktische Maßnahmen sind für den Patienten unverständlich. Seine Bereitschaft, die Pflegenden darin zu unterstützen, kann dann mitunter sehr gering sein, wenn er keinen Sinn in den Handlungen sieht. Da der Patienten jedoch viele der Maßnahmen aktiv unterstützen kann und mitgestalten soll, ist eine entsprechende Beratung unerlässlich.

Pflegeprozess Band 2, A 3

Prinzipiell erfolgt die Beratung entsprechend der Durchführung des Pflegeprozesses und umfasst immer den Patienten und seine Angehörigen.

Die Beratung muss so gestaltet sein, dass der Patient alle nötigen Informationen versteht und motiviert ist, die gemeinsam geplanten Maßnahmen umzusetzen.

Sind bei dem Patienten Prophylaxen notwendig, sollte er folgendes Wissen zu der jeweiligen Prophylaxe besitzen, um diese entsprechend unterstützen zu können:

beraten, anleiten Band 5, A 5

- Welche Risikofaktoren liegen bei ihm zugrunde?
- Was genau soll vermieden werden?
- Welche Frühzeichen eines möglichen Folgeschadens gibt es?
- Welche Ressourcen bringt der Patient mit?
- Welche Hilfsmittel stehen zur Verfügung?
- Welche Maßnahmen sind hilfreich? Welche kann der Patient alleine oder mit Angehörigen wann durchführen, welche werden durch die Pflege geleistet?

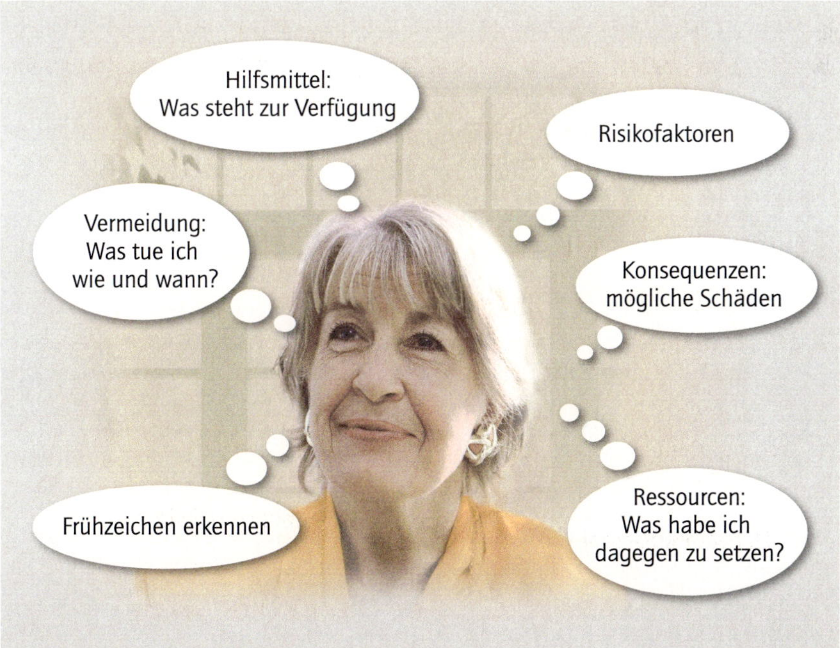
Hilfsmittel: Was steht zur Verfügung
Risikofaktoren
Vermeidung: Was tue ich wie und wann?
Konsequenzen: mögliche Schäden
Frühzeichen erkennen
Ressourcen: Was habe ich dagegen zu setzen?

Einsichtige Patienten und deren Angehörige unterstützen in der Regel die prophylaktischen Maßnahmen. Müssen Prophylaxen über einen langen Zeitraum durchgeführt werden, sind Patienten manchmal inkonsequent, besonders dann, wenn die Prophylaxen sehr gut wirken und ein Schaden bisher vermieden werden konnte. Hier haben die Pflegenden die Aufgabe, den Patienten immer wieder zu motivieren, z. B. durch Lob.

1.2 Prophylaxen im Pflegeprozess

Alle Prophylaxen werden anhand der sechs Schritte des Pflegeprozesses geplant und durchgeführt.

Neben den allgemein bekannten Prinzipien sind hier bei den einzelnen Schritten folgende Inhalte zu jeder Prophylaxe spezifisch zu beachten.

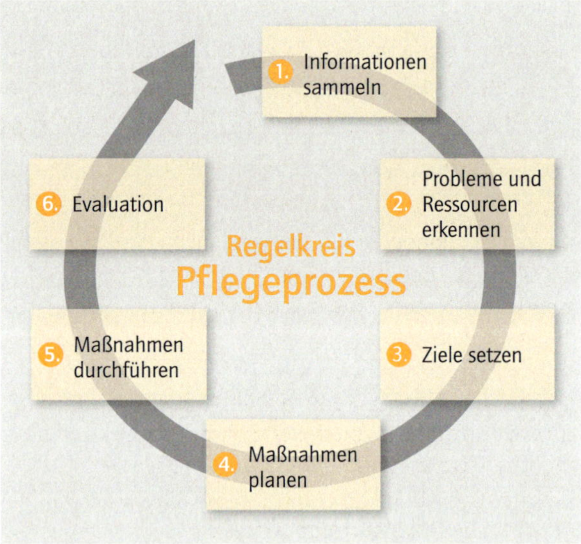

1. Informationen sammeln
2. Probleme und Ressourcen erkennen
3. Ziele setzen
4. Maßnahmen planen
5. Maßnahmen durchführen
6. Evaluation
Regelkreis
Pflegeprozess

1.2.1 Informationssammlung

Es ist Aufgabe der Pflegenden, notwendige Prophylaxen frühzeitig zu erkennen. Zum Teil stehen hier wissenschaftlich erprobte Assessmentinstrumente zur Verfügung, die regelmäßig oder auch nur bei bestimmten Anlässen benutzt werden.

Bradenskala
Band 1, E 1.2.3

Gibt es diese nicht, müssen Pflegende die Risikofaktoren entsprechend wahrnehmen und zuordnen.

Atemskala
Band 2, K 2

1.2.2 Erkennen von Problemen und Ressourcen

Da es sich bei den Prophylaxen um keine bestehenden, sondern um potenzielle (drohende) Probleme handelt, können diese vom Patienten nicht benannt werden, sondern müssen von den Pflegenden erkannt und dem Patienten entsprechend erklärt werden. Ebenso verhält es sich mit den Ressourcen. Neben den speziellen Ressourcen, die zu jeder Prophylaxe bei den Patienten individuell festgestellt werden müssen, z. B. die Bewegungsfähigkeit bei der Dekubitusprophylaxe, liegen allgemeine Ressourcen zugrunde, die immer entsprechend genutzt werden sollten. Dazu zählen vorhandene Kenntnisse des Patienten über das Thema ebenso wie das Wissen über die Notwendigkeit der Maßnahmen und seine entsprechende aktive Unterstützung.

1.2.3 Zielsetzung

Das Ziel jeder Prophylaxe ist, die negativen Auswirkungen der jeweiligen Erkrankung auf den Patienten zu vermeiden. Dabei geht es nicht darum, eine Veränderung beim Patienten zu erreichen, sondern den aktuellen Zustand zu erhalten. Diese Ziele werden Erhaltungsziele genannt.

Übergeordnet könnte man hier also stets als Ziel die Vermeidung der negativen Auswirkung formulieren, z. B. kein Dekubitus oder kein Mundsoor und Parotitis. Da eine positive Formulierung jedoch meist besser zu überprüfen ist, sind diese entsprechend zu wählen, z. B. intakte Haut oder gut durchblutete, belagfreie Mundschleimhaut.

Je nach Risikofaktor können hier auch die entsprechenden Teilziele gewählt werden. Falls nicht schon bei den Ressourcen vorhanden, dann sollte das Wissen und die Entwicklung von selbstständigen Aktivitäten entsprechend bei der Zielsetzung berücksichtigt werden.

1.2.4 Maßnahmenplanung

Die Maßnahmenplanung findet immer unter Berücksichtigung und Einbeziehung der Wünsche, Bedürfnisse und Ressourcen des Patienten statt. Da viele der Maßnahmen über 24 Stunden am Tag durchgeführt werden müssen, ist eine entsprechende Gewährleistung der Nachtruhe zu berücksichtigen. Dies kann z. B. geschehen, indem andere Hilfsmittel gewählt werden, z. B. saugstärkere Inkontinenzprodukte bei der Intertrigoprophylaxe, oder Maßnahmen auf ein Minimum beschränkt werden, z. B. Mikrolagerung bei der Dekubitusprophylaxe.

Die Einbeziehung der Angehörigen besonders in der häuslichen Pflege ist unerlässlich, um die kontinuierliche Durchführung über 24 Stunden zu gewährleisten.

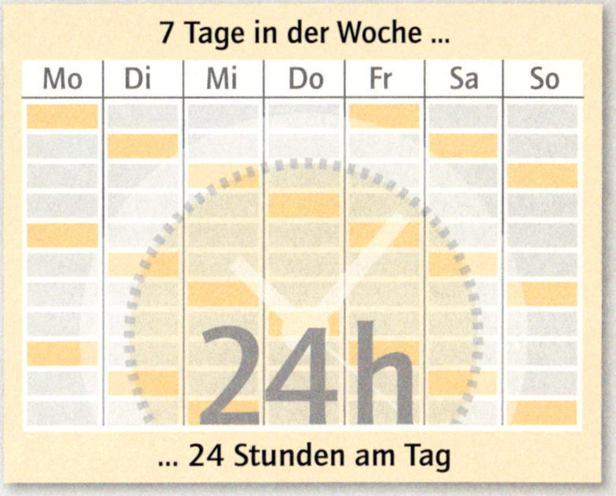
7 Tage in der Woche ...
Mo
Di
Mi
Do
Fr
Sa
So
24h
... 24 Stunden am Tag

1.2.5 Durchführung der Maßnahmen

Beispiel: Wochenlang lagert die Pflege einen bettlägerigen Bewohner, mit gutem Erfolg. Diese Bemühungen werden innerhalb eines halben Tages zunichte gemacht, indem der Bewohner vom Krankentransport abgeholt und zum Röntgen in eine Praxis gebracht wird. Nachdem der Bewohner vier Stunden ohne jegliche Bewegung auf der harten Trage gelegen hat, wird ein Dekubitus zweiten Grades am Kreuzbein sichtbar.

Am Beispiel der Dekubitusprophylaxe kann man erkennen, dass eine regelmäßige Durchführung wichtig ist. Dazu müssen z. B. durch Überleitungspflege andere Berufsgruppen und besonders auch die Angehörigen einbezogen werden, etwa durch Pflegeanleitungen oder regelmäßige Gespräche.

1.2.6 Evaluation

Die Wirksamkeit der geplanten Maßnahmen muss regelmäßig überprüft werden. Das geschieht häufig bei der täglichen Pflege und sollte in regelmäßigen Abständen in der Dokumentation vermerkt werden. Dazu können entsprechende Formulare oder auch der Pflegebericht genutzt werden.

Bei den Prophylaxen ist zu beachten, dass einige Probleme schleichend auftreten können und man bei der täglichen Pflege die Veränderung kaum wahrnimmt, z. B. die Entstehung von Kontrakturen. Dem kann entgegengewirkt werden, indem die Evaluation in festgelegten Abständen, z. B. alle vier Wochen, stattfindet und sich an der genau dokumentierten Informationssammlung, den Problemen und Ressourcen orientiert.

?

1. Definieren Sie den Begriff Prophylaxe.
2. Nennen Sie neun der wichtigsten Prophylaxen in der Pflege.
3. Warum ist eine gute Information des Patienten über die notwendigen Prophylaxen wichtig?
4. Welche allgemeinen Ressourcen kann der Patient bei allen Prophylaxen besitzen?
5. Erklären Sie den Begriff Erhaltungsziel.
6. Warum ist eine kontinuierliche Durchführung der Prophylaxen so wichtig?

Begutachten Sie die Pflegedokumentationen Ihres aktuellen Einsatzgebietes.

Welche Assessmentinstrumente bezüglich von Prophylaxen werden dort angewandt?

Welche Ziele wurden formuliert?

Woran können Sie die Einbeziehung des Patienten und seiner Angehörigen erkennen?

Budnik, Birgitt: Pflegeplanung – leicht gemacht. Urban & Fischer Verlag, München 1999

Henke, Friedhelm: Pflegeplanung nach dem Pflegeprozess. Individuell – prägnant – praktikabel. Kohlhammer Verlag 2006

Kamphausen, Ulrich: Prophylaxen in der Pflege. W. Kohlhammer GmbH Stuttgart 2005

2 Atmung

Die 10-jährige Anna liegt mit einer Gehirnerschütterung und einem gebrochenen Bein im Krankenhaus. Sie hat Bettruhe verordnet bekommen. Pia hat von ihrer Praxisanleiterin den Auftrag bekommen, Pflegemaßnahmen zu planen, die die Atmung von Anna fördern sollen. Pia wundert sich über den Auftrag, da Anna gar keine Lungenerkrankung hat. Oder sollte ihr da etwas entgangen sein? Zur Sicherheit fragt sie noch einmal nach.

1 Überlegen Sie, warum es für Anna und auch sonst gerade im Krankenhaus wichtig ist, die Atemsituation der Patienten zu beobachten.

2 Diskutieren Sie, welche Maßnahmen der Pneumonieprophylaxe Sie bisher in der Praxis kennengelernt haben.

2.1 Pneumonieprophylaxe

Beispiel: Tim möchte den 35-jährigen Herrn Müller, der unter einer chronischen Bronchitis leidet, im Umgang mit einem SMI-Trainer (Gerät zum Atemtraining) anleiten. Herr Müller ist über das Angebot sehr froh. „Stellen Sie sich vor, ihre Kollegin wollte mir gestern einen rosa Wattebausch vor die Nase hängen. Den sollte ich dann wegpusten. Ich bin doch nicht auf der Kinderstation!"

Atmung Band 2, G

Nosokomiale Infektionen Band 1, J 4.3

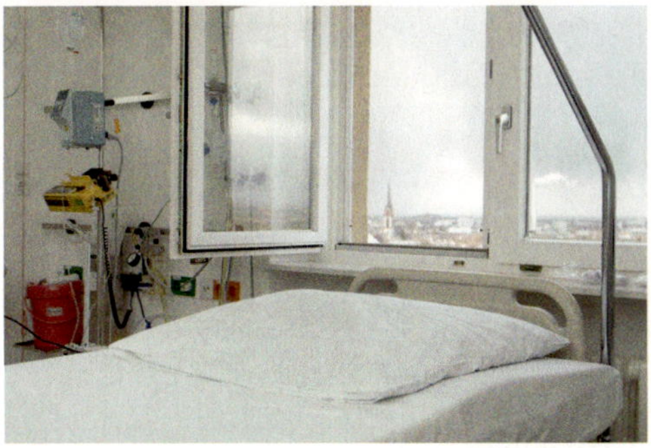

Atmung beeinflusst nicht nur das körperliche Wohlbefinden. Atemstörungen können zu Angstzuständen und starker Unruhe führen. Bekommt ein Mensch keine Luft, werden alle anderen Bedürfnisse unwichtig. Atemwegsinfektionen gehören zu den häufigsten nosokomialen Infektionen.Diese werden auch Krankenhaus-Infektionen genannt, da sie durch die gehäufte Präsenz von Krankheitserregern im Krankenhaus erworben werden. Deshalb spielt die Pneumonieprophylaxe in der stationären Pflege eine besonders wichtige Rolle.

Pneumonie (Lungenentzündung): akute oder chronische Entzündung des Lungengewebes durch Krankheitserreger (Bakterien, Viren, Pilze) oder durch Aspiration von lungenschädigenden Stoffen. Es gibt die primäre Pneumonie bei zuvor gesunden und die sekundäre Pneumonie bei zuvor z. B. an einer Herzinsuffizienz erkrankten Menschen.

Die Maßnahmen der Pneumonieprophylaxe reichen von der Sekretlösung und -entleerung bis hin zur besseren Lungenbelüftung und können von den Patienten nach gründlicher Anleitung zumeist selbstständig durchgeführt werden. Dabei ist ein Wattebausch ebenso sinnvoll wie ein SMI-Trainer, auch wenn ein technisches Gerät von Patienten wie Herrn Müller oft eher akzeptiert wird als die spielerische Variante.

> Das Vermeiden von Verschlucken (Aspiration) ist immer auch eine Pneumonieprophylaxe.

2.1.1 Erkennen von Problemen und Ressourcen und Formulieren von Zielen in Bezug auf die Pneumonieprophylaxe

Um erkennen zu können, ob ein Patient gefährdet ist, also das Risiko für ihn besteht, eine Pneumonie zu entwickeln, muss man die gefährdeten Patientengruppen kennen und das Pneumonie-Risiko individuell einschätzen können.

Besonders gefährdet sind Patienten,

- die bettlägerig sind oder sich nur sehr wenig bewegen, da durch die Mangelbelüftung in einzelnen Lungenabschnitten die Lungenbläschen (Alveolen) zusammenfallen und ein Nährboden für Krankheitserreger entsteht.
- die bereits eine andere Atemwegserkrankung haben, da eine vorerkrankte Lunge anfälliger für Krankheitserreger ist.
- mit Infektionen im Mund-, Nasen- und Rachenraum, da bereits vorhandene Krankheitserreger über die Atemwege auf das Lungengewebe übergreifen können.
- mit Herzerkrankungen, da die Durchblutung der Lunge erschwert sein kann.
- mit einer Abwehrschwäche, da Krankheitserreger nicht ausreichend bekämpft werden.
- mit Bewusstseinseinschränkungen und beatmete Patienten, da ein eigener Lagerungswechsel und bewusstes tiefes Durchatmen kaum möglich ist.
- die frisch operiert sind, da wenig Bewegungsmöglichkeit besteht und die Patienten aufgrund der Schmerzsituation häufig nur flach atmen.
- mit Schluckstörungen, da Nahrung durch Verschlucken in die Bronchien gelangen kann (Aspirationspneumonie).

Mögliche Ressourcen

- Der Patient ist über Wirkungsweisen der vorbeugenden Maßnahmen informiert.
- Der Patient hat Restmobilität.
- Der Patient ist motiviert, im Rahmen seiner Möglichkeiten Maßnahmen selbstständig durchzuführen.

Zur Einschätzung des individuellen Pneumonierisikos hat sich die Atemskala von Christel Bienstein bewährt.

Atemerfassungs-Skala nach Bienstein[1]

Patient Name: ________________ **Vorname:** ______________ **Station:** __________

					Punkte		
Bereitschaft zur Mitarbeit	0	kontinuierliche Mitarbeit	2	nur nach Aufforderung			
	1	Mitarbeit nach Aufforderung	3	keine Mitarbeit			
Vorliegend, akute Atemwegserkrankung	0	keine	2	Bronchialinfekt			
	1	leichter Infekt (Nase/Rachen)	3	Lungenerkrankung			
Frühere Lungenerkrankung	0	keine	2	schwere Verläufe			
	1	leichte „grippale" Infekte	3	mit bleibender Einschränkung der Atmung			
Immunschwäche	0	keine	2	erhöhte			
	1	leicht (lokale Infektion)	3	völlige			
Raucher (R) / Passivraucher (P)	0	Nichtraucher, P geringfügig	2	6 starke Zigaretten/Tag /P regelmäßig			
	1	6 leichte Zigaretten/Tag /P regelmäßig	3	Mehr als 6 starke Z./P ständig			
Schmerzen	0	keine	2	mäßige Schmerzen, atmungsbeeinflussend			
	1	leichte (Dauer-) Schmerzen	3	starke, atmungsbeeinflussende Schmerzen			
Schluckstörungen	0	keine	2	bei breiiger Nahrung			
	1	bei flüssiger Nahrung	3	komplette Schluckstörung			
Manipulative oro-tracheale Maßnahmen	0	keine	2	oro-nasale Absaugung			
	1	Nasen- und Mundpflege	3	oro-nasale und endotracheale Absaugung			
Mobilitätseinschränkungen	0	keine	2	hauptsächlich Bettruhe			
	1	Gehhilfen	3	völlige Immobilität			
Berufstätigkeit	0	nicht lungengefährdend	2	2–10 Jahre in...			
	1	Arbeit < 2 Jahre in lungengefährdendem Beruf	3	> 10 Jahre in ...			
Intubationsnarkose Beatmung	0	keine in den letzten 3 Wo.	2	länger (> 2 Std.)			
	1	kurze (< 2 Std.)	3	lang (> 12 Std.)			
Bewusstseinslage	0	keine Einschränkung	2	reagiert (jedoch inadäquat)			
	1	leichte Einschränkung (reagiert adäquat Ansprache)	3	keine Reaktion auf Ansprache			
Atemanstrengung Zwerchfell- u. Thoraxatmung	0	ohne Anstrengung	2	mit großer Hilfestellung			
	1	mit Anstrengung	3	keine Zwerchfell- u. Thoraxatmung möglich			
Atemfrequenz	0	14–20 Atemzüge/ min.	2	Atmung brady- oder tachypnoeisch			
	1	Atmung unregelmäßig	3	Atmung sehr unregelmäßig			
Medikamente mit atemdepressiver Wirkung	0	keine	2	regelmäßige Einnahme, mäßige Atemdepression			
	1	unregelmäßige Einnahme, geringe Atemdepression	3	regelmäßige Einnahme (Opiate, Barbiturate)			
	Datum		Hz	Summe			
	Datum		Hz	Summe			
	Datum		Hz	Summe			

Bewertung:

0 – 6 Punkte	= nicht gefährdet		
7 – 15 Punkte	= gefährdet	→	prophylaktische Maßnahmen
16 – 45 Punkte	= stark gefährdet	→	prophylaktische Maßnahmen

Mögliche Pflegeziele

- Alle Lungenabschnitte sind ausreichend belüftet.
- Sekretansammlungen in den Bronchien werden vermieden.
- Der Patient kann ungehindert abhusten und atmen.
- Die Mundflora ist gesund.
- Der Patient kann ungestört schlucken.

Soorprophylaxe Band 2, K 5

2.1.2 Prophylaktische Maßnahmen

Die folgenden Maßnahmen können bei der Entstehung einer Pneumonie eine vorbeugende Wirkung haben.

Atemübungen

Patienten, die gefährdet sind, an einer Pneumonie zu erkranken, sollten zu einer bewussten Atemgymnastik angeleitet und motiviert werden. Diese dient der gezielten Belüftung einzelner Lungenabschnitte. Hilfreich ist schon das regelmäßige tiefe Durchatmen, das z. B. durch häufiges Recken und Strecken oder auch Lachen und Singen begünstigt wird.

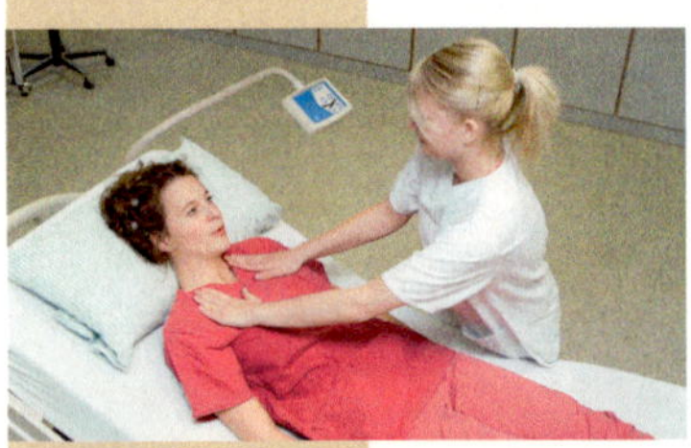

Bei der **Kontaktatmung** üben die Hände der Pflegekraft einen leichten Druck auf den Bauch, die Flanken oder die Schulterblätter des Patienten aus. Der Patient soll die Hände „wegatmen". Dadurch werden die unteren, seitlichen bzw. oberen Lungenabschnitte besser durchlüftet (Bauch- und Flankenatmung kann der Patient auch allein durchführen).

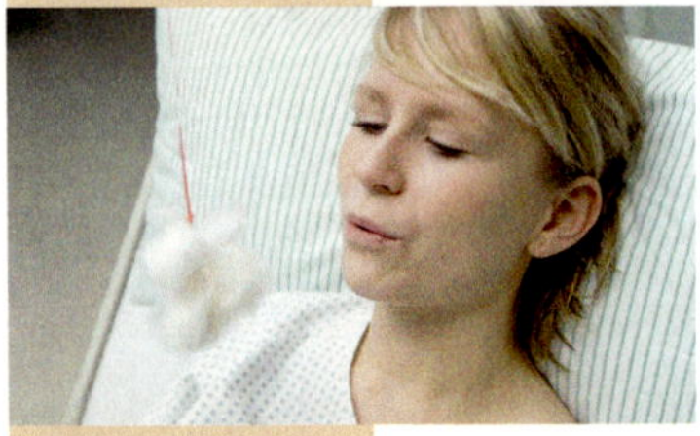

Atmen **gegen einen Widerstand** bedeutet, der Patient pustet einen Wattebausch weg, bläst einen Luftballon auf oder atmet durch einen Strohhalm in ein gefülltes Glas aus.

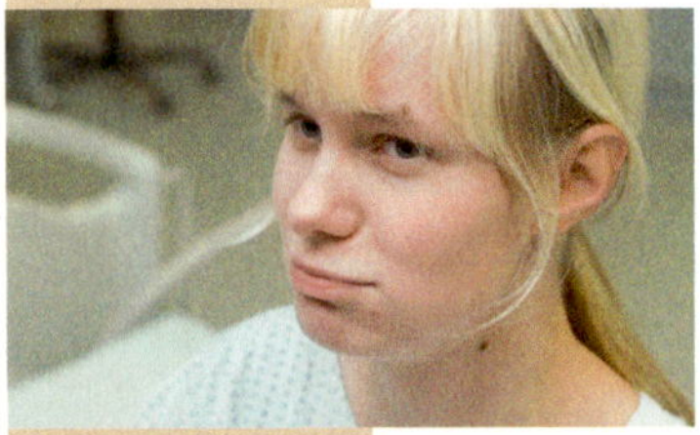

Bei der **Lippenbremse** wird die eingeatmete Luft langsam zwischen den leicht aufeinanderliegenden Lippen ausgeatmet.

Zum Atmen gegen einen Widerstand muss der Patient vorher tiefer einatmen und die Atmung in den unteren Lungenabschnitten verstärken.

Für Atemübungen mit **SMI-Trainern** (sustained maximal inspiration; anhaltende maximale Einatmung) gibt es verschiede Atemtrainer, z. B. Mediflow®, die den Patienten zu tiefen Atemzügen anregen sollen. Die Atemluft kann sich so optimal in der Lunge verteilen. Diese Geräte sind nur für Patienten geeignet, die noch die Kraft haben, tief einzuatmen, und motiviert sind, die Übungen selbstständig und regelmäßig durchzuführen. Sie sind kontraindiziert bei schon vorhandenen Lungenerkrankungen.

Der Patient sitzt aufrecht, atmet aus, umschließt das Mundstück mit den Lippen.

Er atmet gleichmäßig ein, dadurch steigt ein im Gerät integrierter Ball bzw. eine Markierung. Der Ball bzw. die Markierung sollte 2–3 Sekunden schweben. Die Luft wird kurz angehalten, dann wird in die Raumluft ausgeatmet. Nur bei guter Anleitung durch die Pflegekraft und korrekter und regelmäßiger Nutzung des Gerätes entsteht ein Trainingseffekt.

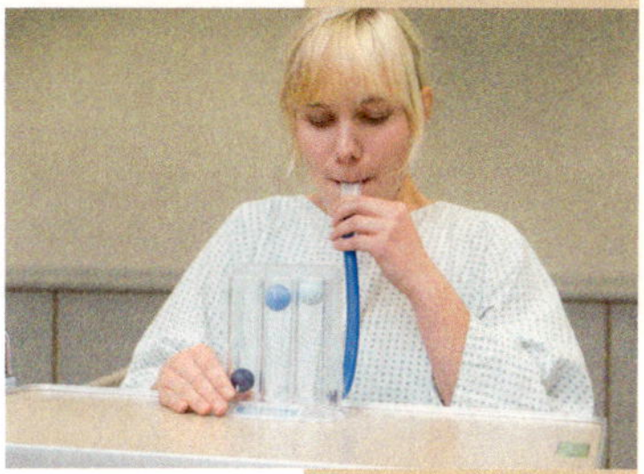

Atmen mit SMI-Trainer

Atemübungen wirken nur, wenn sie in einer entspannten und ruhigen Atmosphäre stattfinden. Die Patienten sollten in einer bequemen Position sitzen oder liegen und die Räume vorher ausreichend gelüftet werden.

Atemunterstützende Lagerungen

Atemunterstützende Lagerungen dehnen gezielt einzelne Lungenabschnitte. Damit wird die Atemfläche vergrößert und unterstützt so die Entfaltung der einzelnen Lungenabschnitte. Bei mobilen Menschen geschieht die Belüftung der unterschiedlichen Lungenabschnitte automatisch durch die alltägliche Bewegung. Bei Bettlägerigen ist daher schon jeder Lagerungswechsel eine Maßnahme der Pneumonieprophylaxe. Jedoch sollte man immer die Gelegenheit nutzen, einzelne Lungenabschnitte gezielt zu unterstützen.

Bei jeder Lagerung muss man abschätzen, welche Zielsetzung verfolgt wird. Einzelne atemunterstützende Lagerungen können die Dekubitusgefahr anderer Körperteile fördern. Atemunterstützende Lagerungen sollten deshalb nur für ca. 10–15 Minuten angewandt werden.

Für eine VATI-Lagerung werden zwei nicht so prall gefüllte Kissen benötigt, die zu „Schiffchen" geformt werden. Diese werden abwechselnd in vier unterschiedliche Positionen gebracht. Der Patient wird aufgefordert, während der Lagerung bewusst zu atmen.

Die **V-Lagerung** unterstützt die seitlichen und unteren Lungenabschnitte. Zwei Kissen werden V-förmig ins Bett gelegt. Die Kissen überkreuzen sich beim Kreuzbein. Hals und Wirbelsäule bleibt frei.

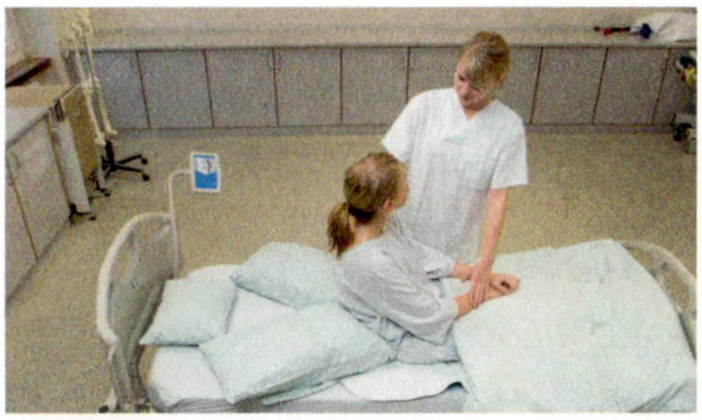

Die **A-Lagerung** unterstützt die Lungenspitze. Die A-Spitze wird im oberen Halsbereich des Patienten gelegt.

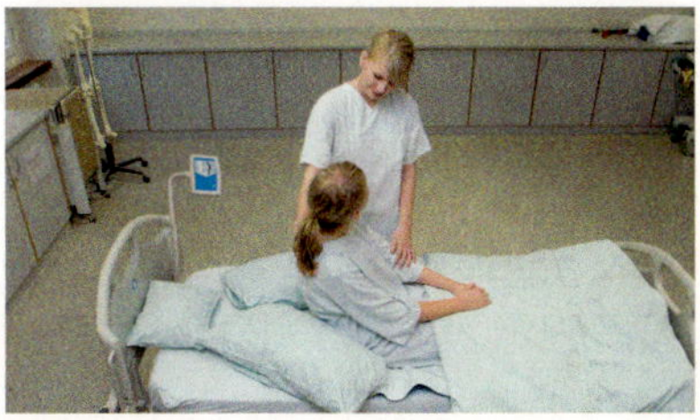

Die **T-Lagerung** unterstützt alle Lungenbereiche, da der gesamte Brustkorb gedehnt wird. Ein Kissen liegt unter der Wirbelsäule, ein Kissen liegt unter den Schultern.

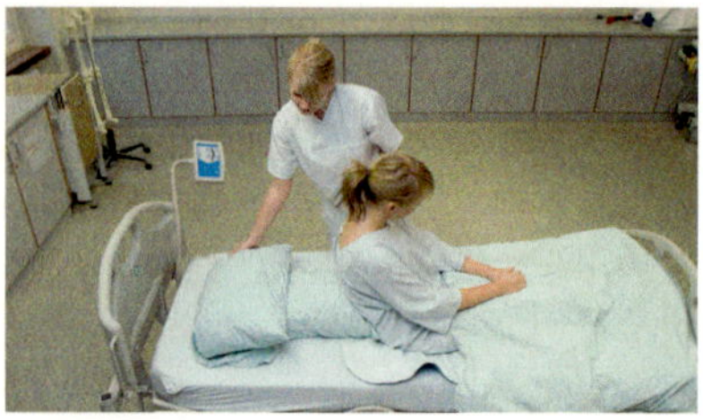

Bei der **I-Lagerung** bleibt alles so wie bei der T-Lagerung. Ein Kissen wird unter die Wirbelsäule gelegt.

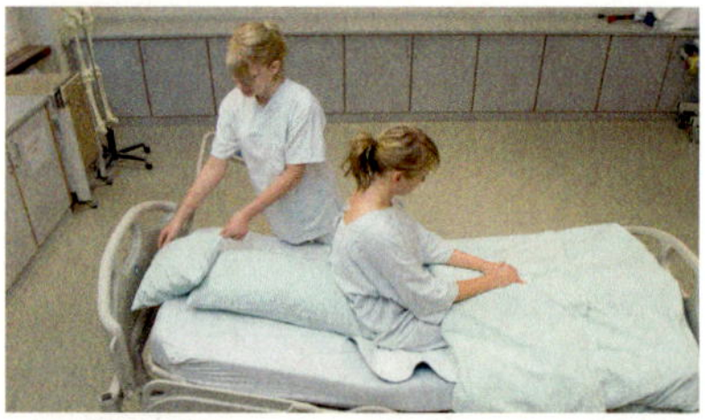

Die **Drehdehnlage** ist eine Seitenlage; einer oder beide Arme werden über den Kopf nach oben gelegt, das obere Bein ist angewinkelt. Der Oberkörper dreht so weit wie möglich nach hinten.

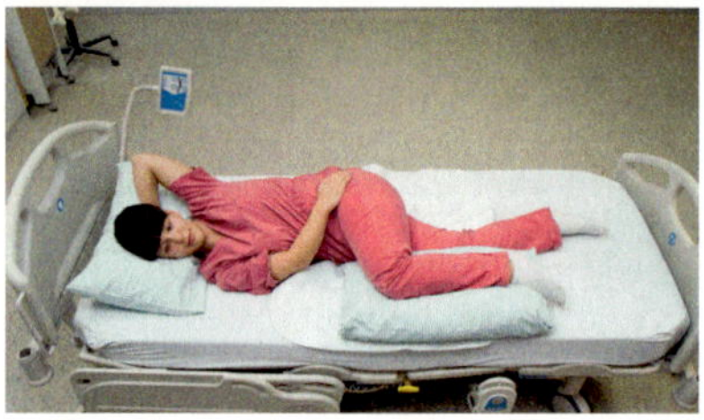

Bei der **Halbmondlage** liegt der Patient auf dem Rücken. Eine Hand stützt den Nacken. Die gestreckten Beine und die freie Hand bewegen sich aufeinander zu.

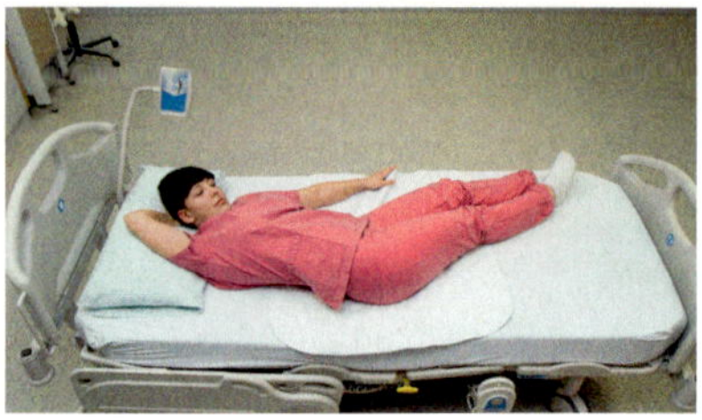

Beim **Kutschersitz** sitzt der Patient auf einem Stuhl und stützt mit geradem Rücken die Unterarme auf die Oberschenkel. Streng genommen ist dies keine Lagerung, sondern eine Position, die den Brustkorb dehnt.

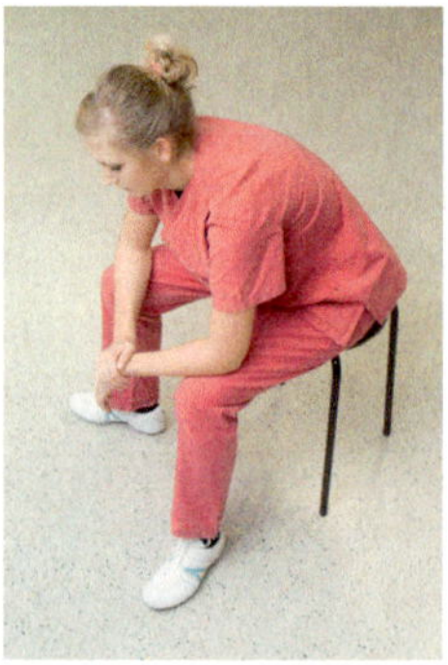

Dehnlagerungen dienen der Vergrößerung der Atemfläche durch eine bessere Lungenentfaltung. Diese Lagerungen sind für den Patienten häufig unbequem, weswegen er dabei immer zu seinem Befinden befragt werden sollte. Es reicht, wenn der Patient etwa 2 bis 3-mal für 10–20 Minuten in solchen Positionen gelagert wird.

Drainagelagerungen

Drainagelagerungen werden angewandt, damit der Patient Sekret besser abhusten kann. Durch eine spezielle Lagerung soll verflüssigtes Sekret per Schwerkraft in Richtung Hauptbronchien abfließen. Das bedeutet, der Patient muss das Sekret nicht aus den tiefsten Lungenabschnitten „hochhusten", sondern nur aus den Hauptbronchien. Drainagelagerungen sollten nur von erfahrenen Pflegekräften angewendet werden. Man muss über genaue anatomische Kenntnisse bezüglich des Verlaufes des Bronchialbaumes verfügen und genau wissen, in welchen Lungenabschnitten sich das Sekret befindet. Falsch angewandte Drainagelagerungen können das Sekret in noch tiefere Lungenabschnitte befördern und damit das Pneumonierisiko des Patienten erhöhen.

Verflüssigung von Sekret

Sekret, das nicht abgehustet wird und in der Lunge verbleibt, bietet einen idealen Nährboden für Krankheitserreger. Deshalb muss dieses Sekret erst verflüssigt, dann gelöst und abschließend abgehustet werden.

Zunächst ist auf eine ausreichende Flüssigkeitszufuhr zu achten. Bei Wassermangel wird der Schleim zäh und klebrig und kann nur noch schwer aus den Atemwegen entfernt werden. Insbesondere durch das Trinken warmer Getränke, z. B. heiße Tees, kann die Verflüssigung des Sekrets unterstützt werden. Auch Inhalationen wirken durch die Wärme oder durch das Einatmen von Wirkstoffen sekretverflüssigend. Das traditionelle Dampfbad eignet sich besonders in der häuslichen Pflege. Die zugefügten Wirkstoffe dringen allerdings nur bis in den Rachenraum. Der eingeatmete Wasserdampf verflüssigt aber durch seine Wärme das Sekret in den Bronchien.

Im Krankenhaus besteht die Möglichkeit, mit bestimmten Inhalationsapparaten Medikamente, die per Druckluft mit Wasser und Luft aufgewirbelt werden, bis in die unteren Bronchien zu transportieren. Medikamente, die durch diese Aerosolapparate (Zerstäubungsapparate) verabreicht werden, müssen ärztlich verordnet sein.

Inhalationstherapie
Band 4, F 3

Beim Inhalieren über einem Wasserdampfbad sollte der Patient ähnlich wie beim Kutschersitz sitzen und 5–10 Minuten den Dampf möglichst tief einatmen. Das Wasser darf nicht zu heiß sein, um Verbrennungen zu vermeiden. Als Zusatz sollten möglichst reizarme Stoffe verwendet werden, z. B. Kochsalz oder Kamillentee.

!

Kinder, geschwächte Patienten oder Patienten mit Koordinationsstörungen sollten nur unter Aufsicht warmen Dampf inhalieren, da sonst eine hohe Verbrennungsgefahr besteht.

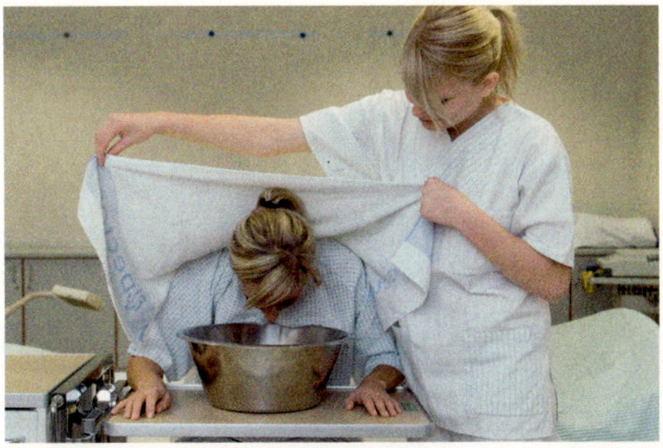

Dampfinhalation

Lösen von Sekret

Sekret kann durch VPR-Geräte (Vario resistence pressure: unterschiedlicher Widerstandsdruck) gelöst werden: Das Ausatmen in dieses Gerät und das folgende Einatmen versetzt die Bronchiolen in Schwingungen, dadurch kann sich das Sekret lösen. Der Patient umschließt das Gerät mit dem Mund, atmet durch die Nase ein, hält den Atem kurz an und atmet dann gleichmäßig ins Gerät aus. Die Übung sollte mit ca. 10 Atemzügen 5 bis 10-mal am Tag durchgeführt werden.

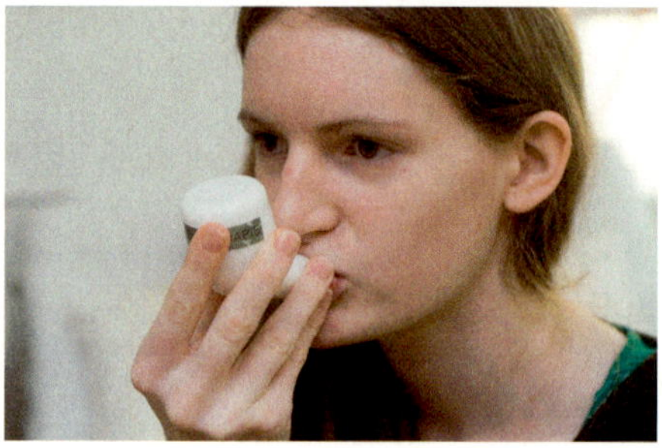

Atmen mit VPR-Gerät

Wickel
Band 4, F

Vibrationsmassagen benötigen viel Übung und Erfahrung, um sie wirklich effektiv durchführen zu können. Sie sind nur effektiv, wenn das Sekret vorher verflüssigt wurde, wenn mit der Schwerkraft in Richtung Lungenhilus und in der Ausatmungsphase vibriert wird. Auch der Einsatz von ätherischen Ölen ist umstritten, da sie Allergien und Hautreizungen verursachen können. Dabei sind Säuglinge und Kleinkinder besonders gefährdet.

Brustwickel wirken entspannend und durch die Wärme sekretlösend. Sie sind besonders wirksam bei Patienten, die sich bewusst auf ihre Atmung konzentrieren können. Zitronensaft oder auch normales Speiseöl eignet sich als Wickellösung.

Abhusten von Sekret

Das Abhusten sollte in Oberkörperhochlagerung und bewusst geschehen. Der Patient sollte durch die Nase einatmen und dann in mehreren kurzen kräftigen Stößen husten. Zu häufiges und kräftiges Husten kann die Schleimhäute reizen. Hier ist es sinnvoll, nur leicht zu „hüsteln" oder mehrmals auf die Silbe „hüff" auszuatmen. Das ausgehustete Sekret sollte nicht geschluckt, sondern ausgespuckt werden.

> Der Patient kann nur abhusten, wenn er Sekret in den Atemwegen angesammelt hat. Es ist deshalb wichtig, vor dem Abhusten sekrektlösende und -verflüssigende Maßnahmen durchzuführen. Zielloses Abklopfen des Rückens gefährdet eher den Patienten, als dass es die Atmung unterstützt.

2.2 Aspirationsprophylaxe

Beispiel: Frau Steiner lebt seit einigen Monaten in einer stationären Pflegeeinrichtung, da sie sich nach einem Schlaganfall nicht mehr alleine zu Hause versorgen kann. Sie ist halbseitig gelähmt und benötigt Hilfe bei der Körperpflege, der Mobilität und der Nahrungsaufnahme. Olga kommt gut mit Frau Steiner zurecht, da diese noch viele Verrichtungen selbstständig durchführen kann. Nur das Essenanreichen ist für Olga und Frau Steiner eine schwere Prozedur und sehr zeitaufwändig. Frau Steiner verschluckt sich sehr oft und entwickelt dabei große Ängste, zu ersticken.

Jeder, der sich schon mal verschluckt hat, kennt die Angst, die sich dabei einstellen kann, wenn man glaubt zu ersticken. Aspirationen können zur so genannten Aspirationspneumonie führen, die häufig einen tödlichen Ausgang hat. Wenn keine rechtzeitige Hilfe kommt, kann im schlimmsten Fall ein Herz-Kreislauf-Stillstand oder der akute Erstickungstod einsetzen.

Aspiration (lat. aspirare: anhauchen): An- oder Einatmen fester oder flüssiger Substanzen, z. B. Nahrung, Schleim oder Erbrochenes, in die Atemwege.

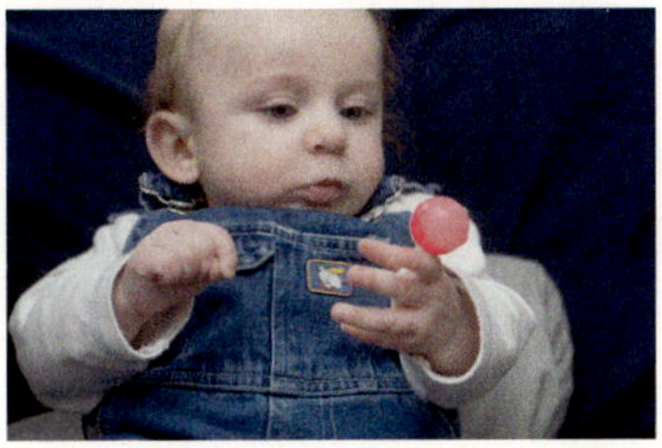

Das Beispiel zeigt eine typische Situation, die zu einer Aspiration führen kann. Wenn nicht ausreichend Zeit für die Nahrungsaufnahme zur Verfügung steht oder andere Faktoren bei der Patientin Stressgefühle auslösen, ist die Gefahr einer Aspiration besonders hoch. Am häufigsten kommt die Fremdkörperaspiration jedoch in der Kinderheilkunde vor. Hauptsächlich betroffen sind ältere Säuglinge und Kleinkinder aufgrund ihrer generellen Tendenz, Gegenstände in den Mund zu nehmen.

2.2.1 Erkennen von Problemen und Ressourcen und Formulieren von Zielen in Bezug auf die Aspirationsprophylaxe

Schluckstörungen Band 3, J 1

Um erkennen zu können, ob ein Patient gefährdet ist, eine Aspiration zu entwickeln, muss man die gefährdeten Patientengruppen kennen und das Aspirations-Risiko individuell einschätzen können.

Besonders gefährdet zu aspirieren sind Patienten, die:

- z. B. nach einem Schlaganfall Schluckstörungen haben
- sehr geschwächt sind
- bewusstseinseingetrübt sind
- verwirrt sind sowie Kleinkinder und Säuglinge, da diese sich häufig Gegenstände in den Mund stecken
- lange nichts gegessen haben, z. B. nach einer künstlichen Beatmung
- häufig erbrechen

Das Verschlucken von Erbrochenen ist besonders gefährlich, da die enthaltene Magensäure und Verdauungsenzyme die Bronchien extrem schädigen.

Mögliche Ressourcen

- Der Patient kann aufrecht sitzen.
- Der Patient hat eine normale Zungenbeweglichkeit.
- Der Patient kann seinen Mundbereich wahrnehmen.

Mögliche Pflegeziele

- Der Patient kann Nahrungsmittel selbstständig kauen und schlucken.
- Der Patient hat eine normale Zungenbeweglichkeit.
- Der Patient fühlt sich sicher.

2.2.2 Prophylaktische Maßnahmen

Ausreichend **Ruhe beim Essen** in Oberkörperhochlagerung verhindert den Reflux von Nahrung. Auch nach dem Essen sollte der Patient noch mindestens eine halbe Stunde in der Oberkörperhochlagerung verweilen.

Säuglinge sollte man in aufrechter Haltung aufstoßen lassen.

Gründliche Mundhygiene nach dem Essen entfernt Speisereste, die später verschluckt werden könnten. Bei Schluckstörungen kann man Getränke andicken, da durch Druck auf den Gaumen ein Schluckreflex ausgelöst wird. Außerdem können geeignete Esshilfen nützlich sein.

Eine bewusste **Stimulation des Mundbereiches** (Basale Stimulation) sowie ein Schlucktraining durch kompetente Pflegekräfte ergänzen die Unterstützung bei Aspirationsgefahr.

Basale Stimulation Band 2, C 3

Eventuell ist es sinnvoll, ein **Absauggerät** bereitzustellen, um vor dem Essen Sekret aus dem Mund des Patienten entfernen zu können und nach dem Essen Speisereste abzusaugen.

Das Essenanreichen bei Patienten mit Schluckstörungen sollte nur durch eine erfahrene Pflegefachkraft vorgenommen werden. Diese sollte zumindest anwesend sein, auch wenn der Patient selbstständig isst oder trinkt.

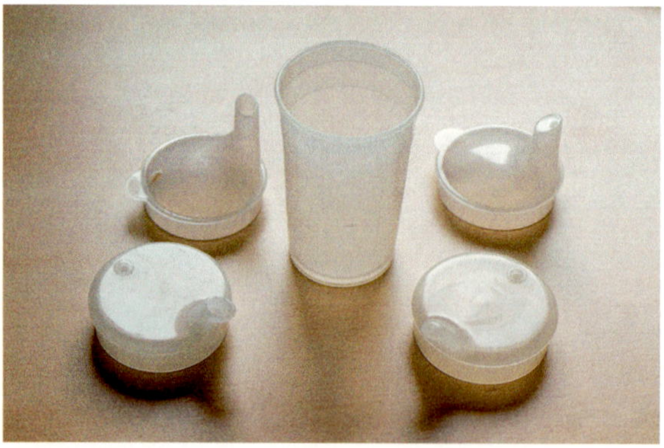

Multifunktionsbecher

1 Begründen Sie die Notwendigkeit von Beratungsgesprächen im Rahmen der Pneumonieprophylaxe.

2 Nennen Sie die verschiedenen Zielsetzungen, die mit der Pneumonieprophylaxe verbunden sind.

4 Überlegen Sie, bei welchen Patienten geräteunterstützte Atemübungen sinnvoll sind.

5 Erklären Sie den Zusammenhang zwischen Aspirationsprophylaxe und Pneumonieprophylaxe.

6 Welche Voraussetzungen müssen erfüllt sein, damit ein Patient effektiv Sekret abhusten kann?

7 Warum besteht insbesondere bei bewusstseinsgetrübten oder sehr geschwächten Patienten eine Aspirationsgefahr?

1 Entwickeln Sie einen schriftlichen Ratgeber für Patienten zur Pneumonieprophylaxe. Was muss der Patient an Hintergrundwissen haben, welche Maßnahmen muss er kennen? Welche Abbildungen sind sinnvoll?

2 Überlegen Sie sich, ob Sie den Ratgeber für Kinder, für Eltern, für Patienten im Krankenhaus oder für Bewohner im Pflegeheim schreiben wollen. Worin unterscheidet sich z. B. ein Ratgeber für Kinder inhaltlich von einem Ratgeber für Pflegeheim-Bewohner?

3 Erstellen Sie für Frau Steiner (Beispiel Aspirationsprophylaxe) eine Pflegeplanung.

Bienstein, Christel/Dr. Fröhlich, Andreas: Basale Stimulation in der Pflege. Die Grundlagen. Kallmeyer'sche Verlagsbuchhandlung, Seelze-Velber 2003

Kamphausen, Ulrich: Prophylaxen in der Pflege. Kohlhammer Verlag, Stuttgart 2005

3 Bewegung

Beim Überqueren der Straße wurde Frau Pfeiffer (45 Jahre) von einem Auto erfasst und brach sich beide Unterschenkel. Während des anschließenden Krankenhausaufenthalts wurden intraoperativ die Knochen wieder repositioniert. Frau Pfeiffer muss trotzdem für mehrere Wochen an beiden Unterschenkeln einen Gips tragen und ist deshalb auf den Rollstuhl angewiesen. In zwei Tagen soll sie entlassen werden. Pia, die zurzeit auf der Unfallstation ihren praktischen Einsatz absolviert, soll gemeinsam mit Frau Pfeiffer die Entlassung planen.

Pia bereitet sich auf das Gespräch mit Frau Pfeiffer vor, indem sie sich die Patientenakte genau ansieht. Dabei findet sie heraus, dass Frau Pfeiffer mit ihrem Lebenspartner gemeinsam in einem eigenen Haus wohnt. Sie arbeitet als Fremdsprachensekretärin. Sie liebt Tiere, arbeitet in ihrer Freizeit ehrenamtlich im Tierheim mit und besitzt selbst einige Tiere (zwei Hunde, vier Katzen, einige Meerschweinchen und Zwerghasen und drei Schildkröten).

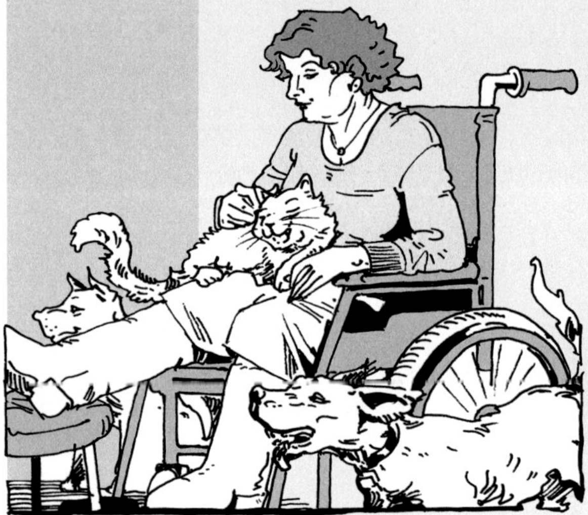

Da Pia Frau Pfeiffer seit ihrer Einlieferung betreut, weiß sie, dass diese zwar sehr schnell gelernt hat, im Rollstuhl zurechtzukommen, aber sehr unter den daraus resultierenden Einschränkungen leidet. Umso mehr ist Frau Pfeiffer engagiert, alle notwendigen und die Heilung unterstützenden Maßnahmen selbst durchzuführen.

1 Welche Faktoren sollte Pia besonders berücksichtigen, damit Frau Pfeiffer in ihrem häuslichen Umfeld zurechtkommt?

2 Die Beinbrüche und deren Folgen wirken sich auch auf andere Organe/Organsysteme von Frau Pfeiffer aus. Welche negativen Folgen kennen Sie?

3 Welche Möglichkeiten kennen Sie, diese Folgen zu vermeiden? Unterscheiden Sie dabei, was Frau Pfeiffer tun kann und was von anderen Menschen übernommen werden muss.

4 Diskutieren Sie, wer Frau Pfeiffer über die möglichen Risiken aufklärt und sie bezüglich ihrer Vermeidungen berät.

5 Vergleichen Sie, welche Konsequenzen die Folgen des Unfalls hätten, wenn ein 8-jähriges Mädchen bzw. eine 80-jährige Frau betroffen wären.

3.1 Kontrakturenprophylaxe

Beispiel: Frau Assintzki, 92 Jahre, wurde bisher von ihrer 73-jährigen Tochter zu Hause versorgt und leidet unter einer weit fortgeschrittenen Altersdemenz. Der Krankentransport bringt sie liegend auf die Pflegestation. Mit dem Bild, das sich Olga bietet, fühlt sie sich überfordert: Frau Assintzki liegt bewegungslos in Embryonalstellung im Bett, hat zwar die Augen offen, reagiert aber nicht auf Ansprache. Arm- und Beingelenke sind nicht mehr zu bewegen. Die Tochter steht neben der Trage und entschuldigt sich mit weinerlicher Stimme bei Olga und ihrer Mutter immer wieder dafür, dass sie die Pflege nicht weiter übernehmen kann.

Fälle wie der oben beschriebene sind sowohl in der stationären und ambulanten Altenpflege als auch in Behinderteneinrichtungen immer noch zu finden. Im Fall von Frau Assintzki führte die fortgeschrittene Demenz dazu, dass sie sich immer wieder selbst in die so genannte Embryonalstellung brachte und selbst keine Bewegungen mehr durchführte. Hätte die Tochter gewusst, dass diese Haltung auf Dauer eingenommen zu Kontrakturen führt, hätte sie diese mit Unterstützung von Pflegenden und Physiotherapeuten weitestgehend vermeiden können. Die bestehenden Kontrakturen vermindern nun die Bewegungsfähigkeit von Frau Assintzki stark und können ihr bei allen passiv durchgeführten Bewegungen Schmerzen verursachen.

Kontraktur (lat. contrahere = zusammenziehen): Aufgrund von lang anhaltendem Bewegungsmangel dauerhafte Verkürzung von Muskeln, Sehnen, Bändern und Schrumpfen der Glenkkapsel mit der Folge einer Gelenkversteifung.

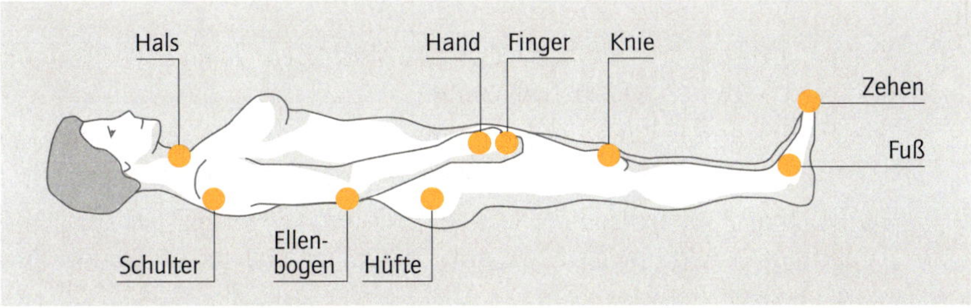

Häufig von Kontrakturen betroffene Gelenke

3.1.1 Erkennen von Problemen und Ressourcen und Formulieren von Zielen in Bezug auf die Kontrakturenprophylaxe

Zu einer Kontraktur kommt es immer in der Folge von mangelnder Bewegung der Gelenke. Bei einem voll funktionsfähigen Bewegungsapparat werden die Gelenke ständig bewegt, indem sich der eine Muskel kontrahiert und damit sein Gegenspieler gedehnt wird und umgekehrt. Fehlt dieses Wechselspiel, verlieren Muskel und Sehnen ihre Elastizität, verkürzen sich und versteifen das Gelenk.

Ein erhöhtes Kontrakturenrisiko besitzen Menschen mit:

- Immobilität z. B.
  - Lähmungen, starkem Muskelabbau oder Bewusstlosigkeit – die Eigenbewegung ist nicht mehr möglich
  - schweren Allgemeinerkrankungen mit körperlicher Schwäche – Kraft für Eigenbewegung ist nicht mehr vorhanden
- geistigen Einschränkungen wie z. B. Demenz – dem physiologischen Bewegungsdrang wird nicht nachgegeben, Einsicht in notwendige Bewegungen ist nicht gegeben
- Bewegungseinschränkungen
  - therapiebedingten, z. B. durch Stützverbände, die ein Gelenk zur Heilung ruhigstellen sollen; die Schulter zählt bei Ruhigstellung zu den Gelenken, die sich sehr schnell versteifen.
  - krankheitsbedingt z. B. Narben, die eine physiologische Bewegung nicht mehr zulassen
- Schonhaltung z. B. bei chronischen Schmerzen

Wenn der Patient immer wieder die gleiche Haltung einnimmt oder die Gelenke bei Bewegung schmerzen, sind das erste Anzeichen für eine beginnende Kontraktur.

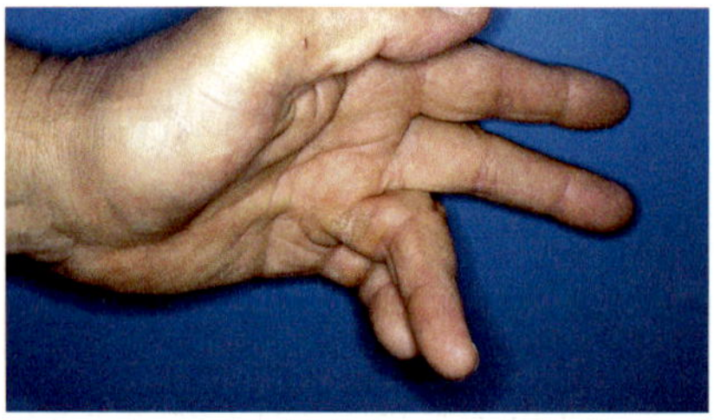

Kontraktur an der Hand

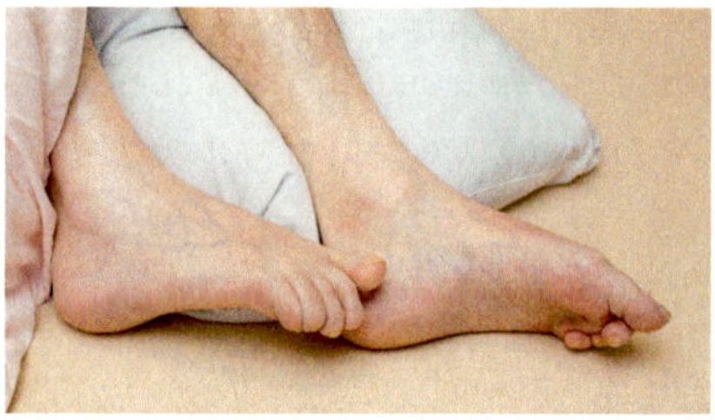

Spitzfuß-Kontraktur

Mögliche Ressourcen

- jegliche selbstständige und unterstützte Eigenbewegungen
- schmerzfreie Bewegungsfähigkeit
- Beweglichkeit der Gelenke
- Hilfsmittel, die der Patient zur Bewegung und Lagerung benutzt

Mögliche Pflegeziele

- vorhandene Beweglichkeit der Gelenke erhalten bzw. fördern
- schmerzfreie Bewegung

3.1.2 Prophylaktische Maßnahmen

Beim Umgang mit dem Patienten ist sein Bewegungsmuster und die Bewegungsfähigkeit zu beobachten. Schmerzäußerungen und Einschränkungen der Beweglichkeit der Gelenke müssen geprüft werden, da sie erste Anzeichen einer beginnenden Kontraktur sein können.

Mit Bewegungsübungen und regelmäßigem Umlagern lassen sich Kontrakturen vermeiden und die volle Beweglichkeit der Gelenke erhalten. Viele Maßnahmen der Kontrakturenprophylaxe dienen auch der Vorbeugung bei anderen Risiken wie Dekubitus, Pneumonie oder Thrombose.

Damit die Maßnahmen wirklich effektiv sind, müssen sie mehrmals am Tag (mindestens 3 x) durchgeführt werden. Um den Zeitaufwand zu minimieren, können viele Bewegungsübungen in andere Pflege- oder Alltagshandlungen einbezogen werden. Dazu zählen z. B. die Körperpflege, An- und Auskleiden, Lagern oder auch die Anwendung der Affolter-Methode (durch die Pflegeperson geführte Bewegungen), z. B. beim Essenreichen.

Affolter
Band 5, H 4.1

Bewegungsübungen

Bewegungsübungen zur Kontrakturenprophylaxe gehören zu den pflegerischen Aufgaben. Oftmals kann man sie z. B. bei der Körperpflege integrieren. Besteht jedoch schon eine Funktionseinschränkung, ist immer die Physiotherapie einzubeziehen, die das Ausmaß feststellt und geeignete Übungen durchführt. Hier wirkt Pflege unterstützend.

Mobilisation
Band 4, G 5

Eine wichtige Bewegungstherapie ist die Frühmobilisation. Hier ist es Aufgabe der Pflegenden, die körperliche Aktivität des Patienten so schnell, wie es die Erkrankung erlaubt, wiederherzustellen. Dazu zählt z. B. das erste Aufstehen des Patienten schon wenige Stunden nach der Operation.

Gelenkformen
Band 2, F 1.5.2

Gefährdete Gelenke sollten mindestens 3 x täglich bewegt werden. Dabei ist wichtig, dass es sich nicht nur um zweidimensionale Bewegungen handelt, sondern der gesamte Bewegungsspielraum der Gelenke berücksichtigt wird.

Die Art der Bewegung ist auf die Fähigkeit des Patienten abzustimmen:

Passive Bewegung – Pflege führt die Bewegung für den Patienten durch z. B. bei schlaffer Lähmung

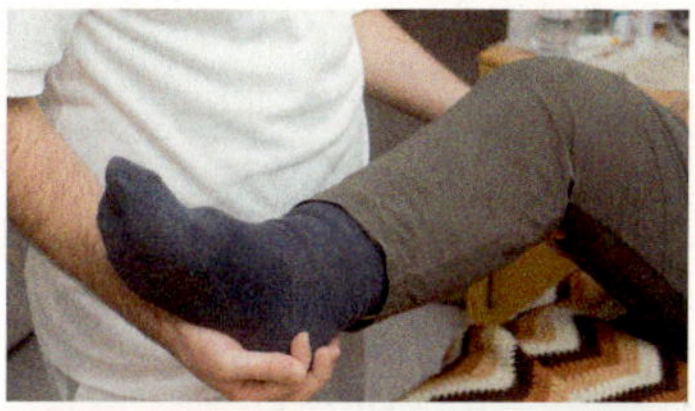

Assistive Bewegung – Pflege unterstützt den Patienten z. B. bei Kraftlosigkeit

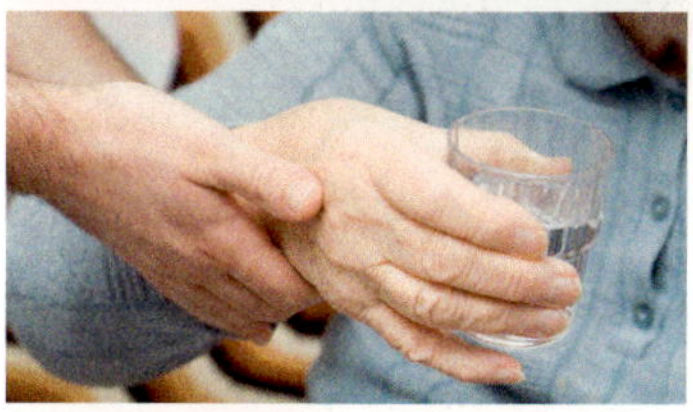

Aktive Bewegung – Patient bewegt sich selbstständig, Pflege leitet evtl. an z. B. bei Demenz

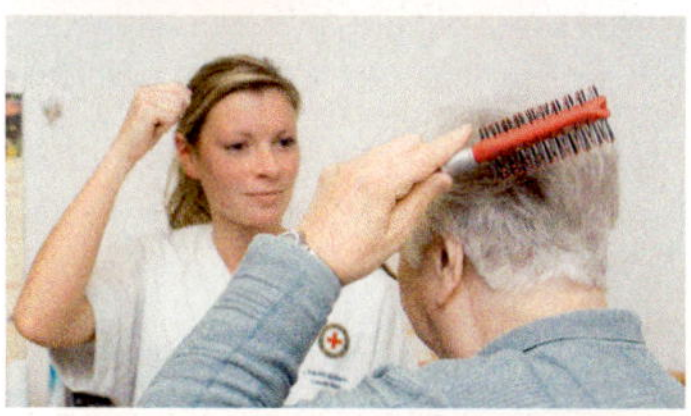

Resistive Bewegung – Patient bewegt sich gegen einen künstlich erzeugten Widerstand z. B. durch Gegendruck

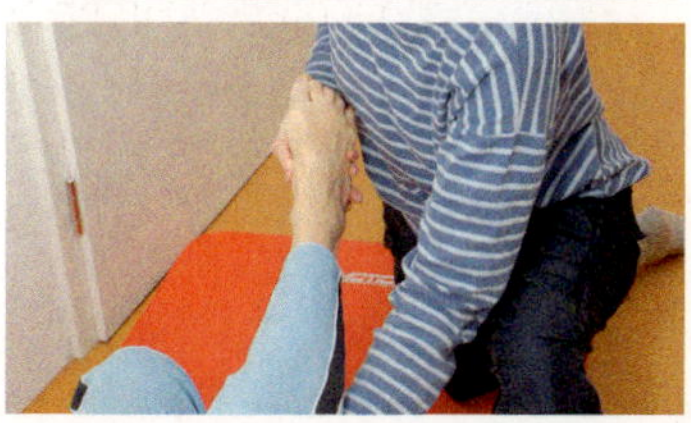

Achtung ist geboten, wenn das Gelenk schmerzt, ein Widerstand zu spüren ist oder Spastiken ausgelöst werden: Bei falscher Durchführung der Bewegungsübungen kann der Patient hier Schaden nehmen. Bei Lähmungen aufgrund zentraler Hirn- oder Nervenschädigungen neigen die Patienten bei falschen Berührungen oft zur Auslösung einer Spastik (unkontrollierbarer Hypertonus), die verstärkend auf die Entstehung von Kontrakturen wirken kann. Hier ist das Bobath-Konzept zu berücksichtigen.

Bobath-Konzept
Band 2, F 2.2

Lagerung

Bei der Lagerung sollte die Eigenbeweglichkeit des Patienten gefördert und so wenig wie möglich eingeschränkt werden. Eine Bewegungsförderung wird erreicht, wenn die Gelenke möglichst frei gelagert werden.

> Bei der Verwendung von Lagerungsmaterialien gilt: so wenig wie möglich und so viel wie nötig.

Lagerung
Band 2, F 2.1

Bei der Lagerung ist darauf zu achten, dass die Gelenke nicht immer in der physiologischen Mittelstellung gelagert werden, sondern Streck- und Beugepositionen möglichst wechseln.

Spitzfußprophylaxe

Bei der Entstehung eines Spitzfußes spielen auch äußerliche Faktoren eine Rolle: Der Druck der Bettdecke auf die Zehen bewirkt, dass sich der Fuß nach unten beugt und bei mangelnder Aufrichtung in der Plantarreflexionsstellung versteift. An einen Spitzfuß passen in der Regel keine Schuhe und der Patient kann ihn beim Gehen nicht mehr abrollen.

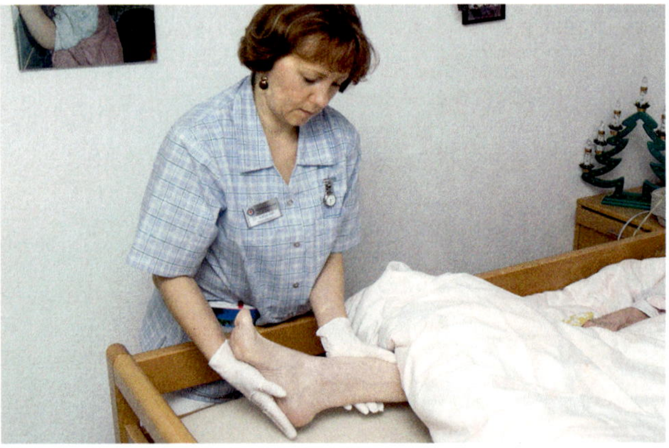

Spitzfuß

Maßnahmen zur Spitzfußprophylaxe:

- Bettbogen nimmt den Druck der Bettdecke
- Bettverkürzer oder Schuhe im Bett (nur zeitweise und wenn keine Spastik ausgelöst wird)
- häufiges Anstellen der Beine aktiv (Anhebenlassen des Beckens) oder passiv (beim Lagern oder Waschen) mit leichtem Druck auf die Knie
- Druck auf die Fußsohlen und Bewegen des Vorfußes Richtung Schienbein

3.2 Thromboseprophylaxe

Beispiel: Herr Frisch, 23 Jahre, hat sich beim Fußballspielen einen 3-fachen Bänderriss zugezogen, der operativ versorgt werden musste. Sport und Bewegung sind sehr wichtig für ihn. Die Verletzung wird von ihm bagatellisiert und er würde am liebsten morgen schon wieder auf dem Fußballplatz stehen. Tim soll Herrn Frisch heute dazu anleiten, die tägliche s.c.-Injektion Heparin nach der Entlassung selbst vorzunehmen. Herr Frisch sieht die Notwendigkeit dazu nicht ein.

Die Thromboseprophylaxe ist in allen stationären Pflegeeinrichtungen und auch in der ambulanten Pflege zur Selbstverständlichkeit geworden. Es gibt kaum einen Patienten oder Bewohner, dem vom Arzt keine Heparine oder medizinische Antithrombosestrümpfe verordnet wurden.

Thrombose (griech. thrombos = Klumpen) nennt man die Bildung eines Blutgerinnsels in einer Vene oder Arterie.

Thrombose Band 2, H 3

Die arterielle Thrombose ist oft eine Begleiterkrankung bei arteriosklerotischer Veränderungen oder Aneurysmen und kommt nur sehr selten vor. Die meisten Thrombosen bilden sich in venösen Gefäßen. 98 % betreffen die unteren Gliedmaßen, nur 2 % sind Thrombosen in den Arm- und Schulterbereichen, oft hervorgerufen durch Manipulation von außen z. B. durch Verletzungen, liegende Venenkatheter. Dieses Kapitel bezieht sich deshalb ausschließlich auf die Vorbeugung tiefer Beinvenenthrombosen.

Im Fallbeispiel sind bei Herrn Fritsch gleich zwei Risikofaktoren gegeben: Der Blutrückfluss wird durch die eingeschränkte Mobilität und die Verletzung am Bein vermindert. Wird diesen Risiken nicht vorgebeugt, z. B. durch die Hemmung der Blutgerinnung, kann es zu einer Thrombose kommen, die den Heilungsprozess negativ beeinflusst.

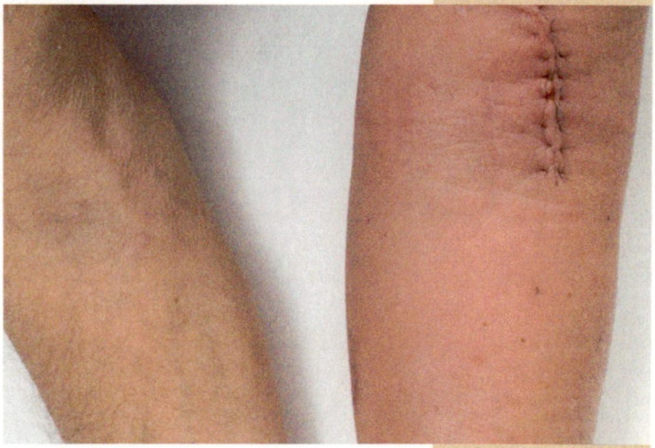

Thrombose am Unterarm nach einer Operation

3.2.1 Erkennen von Problemen und Ressourcen und Formulieren von Zielen in Bezug auf die Thromboseprophylaxe

Thrombosen werden bei Menschen mit folgenden Faktoren begünstigt:

- Verlangsamung des venösen Rückflusses z. B. durch Bewegungseinschränkungen, die zur mangelnden Muskelpumpe führen, z. B. bei Bettruhe
- Rückflussbehinderungen, z. B. stark abgeknickte Venen oder Einschnürungen

- Gefäßinnenwandveränderungen, die ein Festsetzen von Thrombozyten begünstigen z. B. durch:
  - bestehende Venenklappenschädigungen
  - Narben an der Gefäßwand nach traumatischen Verletzungen oder Operationen
- erhöhte Blutgerinnung, dadurch erleichtert das Zusammenkleben von Thrombozyten, z. B. durch:
  - Flüssigkeitsmangel bei starkem Schwitzen, Fieber, Durchfall oder Erbrechen
  - Medikamentennebenwirkungen wie Antikontrazeptiva oder Cortison

Die drei wichtigsten eine Thrombose begünstigenden Faktoren werden in der Virchow-Trias aufgezeigt:

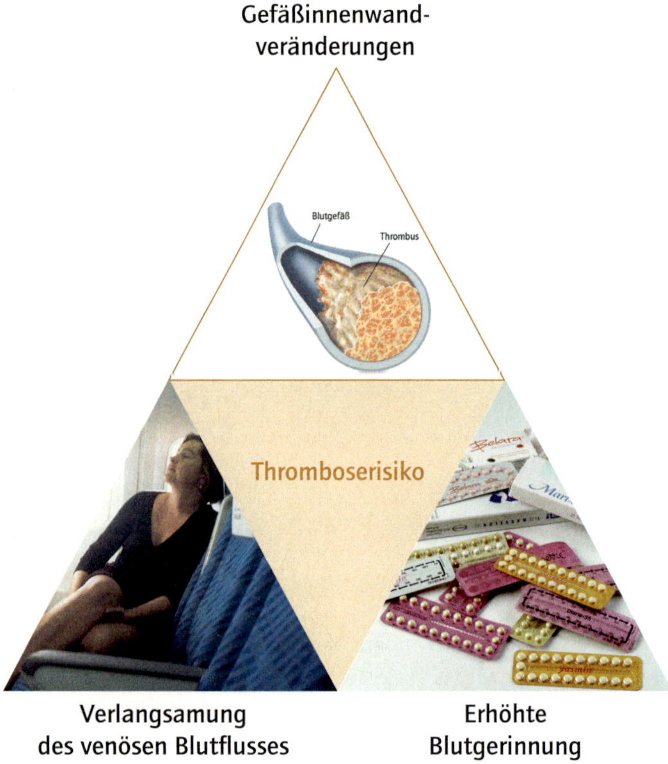

Eine Kombination der in der Virchow-Trias genannten und der nachfolgenden, zum Teil unspezifischen Faktoren erhöht das Thromboserisiko:

- Lebensalter > 65 Jahre
- Frau sein
- Adipositas
- Rauchen
- Schwangerschaft und Wochenbett
- Tumorerkrankungen, besonders bei Prostata- und Bauchspeicheldrüsentumoren

Mögliche Ressourcen

- Einnahme von gerinnungshemmenden Medikamenten
- individuell angepasste Antithrombosestrümpfe
- Mobilität, d. h. gehen, aber auch die Bewegungsfähigkeit im Bett
- ausreichende Flüssigkeitszufuhr
- regelmäßiges Hochlegen der Beine

Mögliche Pflegeziele

Das Ziel der Thromboseprophylaxe ist ein physiologischer störungsfreier Blutrückfluss in den Beinen und damit die Vermeidung einer Thrombose.

3.2.2 Prophylaktische Maßnahmen

Die Maßnahmen der Thromboseprophylaxe beziehen sich auf die Virchow-Trias. Die Strömungsgeschwindigkeit des venösen Blutflusses soll gesteigert werden, negative Auswirkungen bestehender Veneninnenwandschäden sollen gelindert werden. Erhöhte Blutgerinnung soll gesenkt werden.

Folgende Maßnahmen erhöhen die Strömungsgeschwindigkeit des Blutflusses:

Lagerung

Die Beine sollen möglichst nicht nach unten, sondern vermehrt hochgelagert werden, um den Blutrückfluss zu unterstützen. Dabei ist zu beachten, dass Knie- und Hüftgelenke nicht stark abgeknickt werden, da sonst auch die Gefäße abknicken und es zu einem Blutstau kommt. Bei Patienten mit arteriellen Durchblutungsstörungen darf diese Maßnahme nicht ergriffen werden, da das Hochlagern die arterielle Durchblutung herabsetzt.

Mobilisation

Die Nutzung der natürlichen Muskel- und Gelenkpumpe gehört zu der besten Prophylaxe. Der Patient sollte so früh und so oft wie möglich das Bett verlassen und gehen. Durch die Kontraktion der Muskel und die Bewegung der Gelenke werden die Venen komprimiert und der Rückfluss gefördert. Idealerweise trägt der Patient dabei einen medizinischen Antithrombosestrumpf.

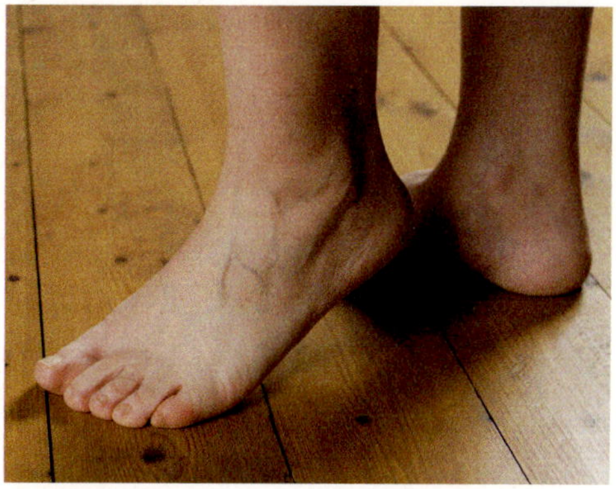

Muskelpumpe

Gymnastik

Der Patient soll dazu angeleitet werden, mehrmals täglich Übungen im Bett durchzuführen, die die Wadenmuskulatur beanspruchen, z. B.:

- Kreisen der Füße abwechselnd in beide Richtungen
- Anziehen der Fußzehen
- Anspannen der Wade durch Druck der Fußsohlen gegen das Bettende
- Benutzung eines Bettfahrrades

Basale Stimulation Band 2, C 2

Kompression der Venen

Durch Ausstreichen: Das Bein wird mit einer Hand angehoben, die andere flache Hand streicht mit leichtem, gleichmäßigem Druck das Bein vom Knöchel bis zum Knie aus. Danach folgt das andere Bein. Das Ausstreichen kann gut in die Körperpflege integriert werden.

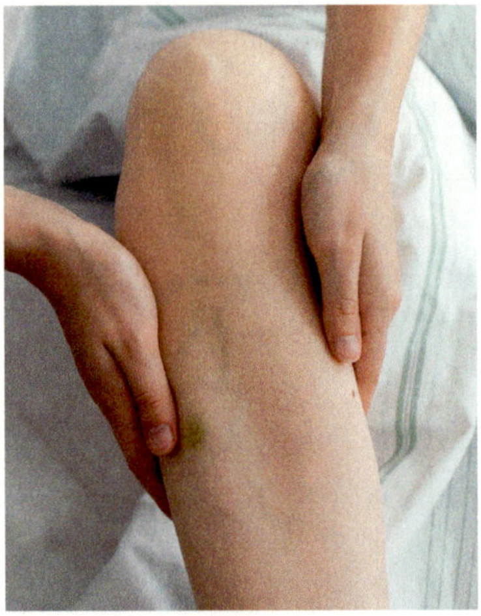
Ausstreichen des Beins

Durch medizinische **ATS (Antithrombosestrümpfe)**: Die medizinischen ATS komprimieren die oberflächlichen Venen, dadurch erhöht sich auch der Druck in den tiefen Venen und die Strömungsgeschwindigkeit steigt. Die Strümpfe bieten auch ein Gegenlager zur Muskelpumpe und verstärken deren Wirkung.

Medizinische ATS werden bei bettlägerigen Patienten ärztlich angeordnet und sollten 24 Stunden am Tag getragen werden. Da sie nur optimal wirken, wenn sie genau passen, muss jeweils die richtige Größe ermittelt werden. Dabei werden immer die Beinlänge, von Ferse bis Gesäßfalte, und die dickste Stelle der entspannten Wade gemessen. Bei manchen Herstellern sind auch der Umfang der dicksten Stelle des Oberschenkels oder der Fessel relevant.

> **!** Zu eng sitzende ATS können Einschnürungen und dadurch einen venösen Rückstau hervorrufen, der die Thrombosegefahr erhöht.

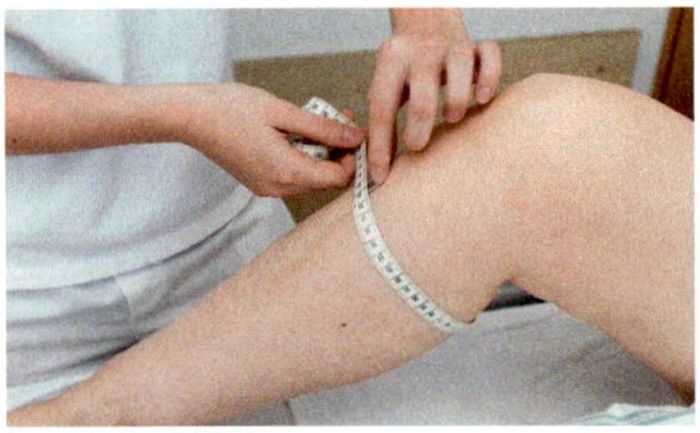
Anziehen eines Antithrombosestrumpfes: Abmessen des Beines

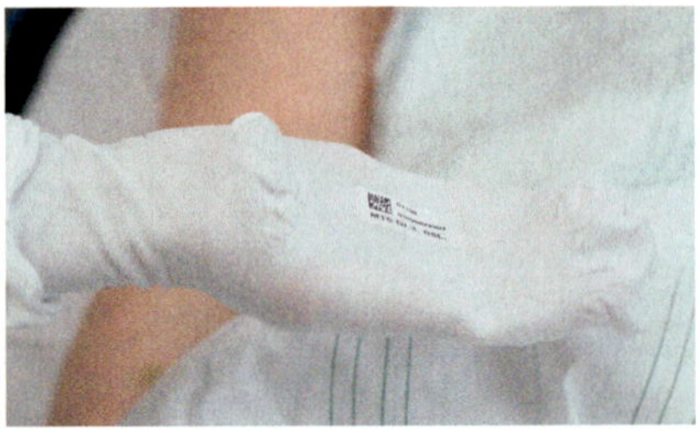
Umstülpen bis zur Ferse

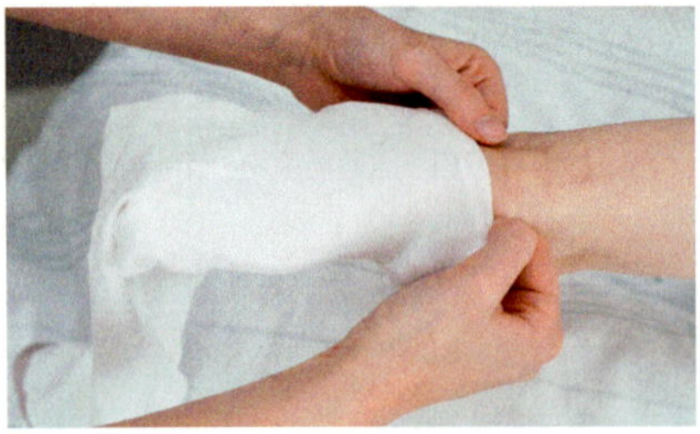
Strumpf über den Vorfuß ziehen

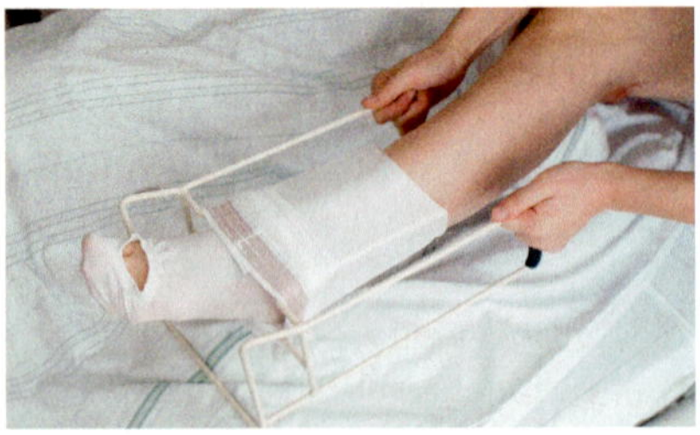
Anziehhilfe

Die medizinischen ATS sind nicht zu verwechseln mit dem meist braunen, eigens für den Patienten angepasstem Stützstrumpf. Dieser kann nur kniehoch sein oder auch das ganze Bein umfassen und besteht aus einem wesentlich festeren Material. Seine Wirkungsweise ähnelt der der Kompressionsverbände.

Kompressionsverbände sollten aus unnachgiebigen Materialien bestehen wie Zinkleim- oder Kurzzugbinden.

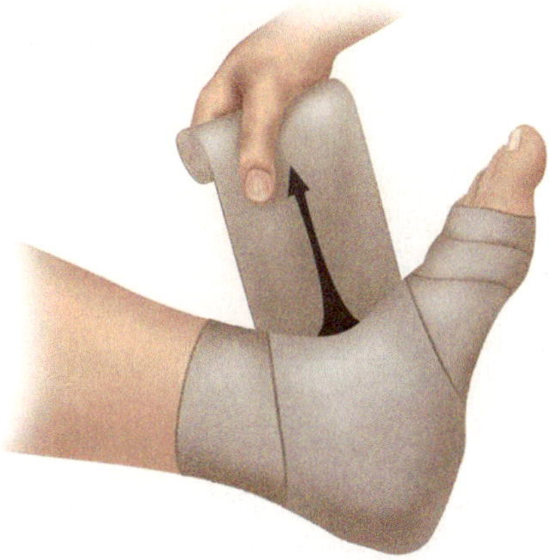

Verband mit Langzugbinden = hoher Ruhedruck und niedriger Arbeitsdruck

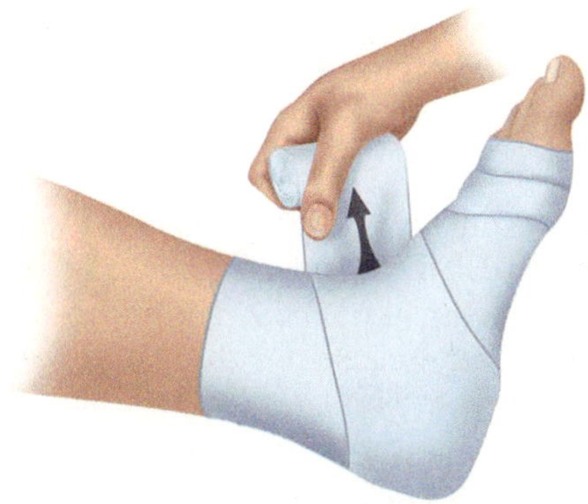

Verband mit Kurzzugbinden = niedriger Ruhedruck und hoher Arbeitsdruck

Kompressionsverbände aus elastischen Binden wirken ausschließlich auf die oberflächlichen Venen. Sie bieten der Muskelpumpe kaum ein Gegenlager und müssen bei längeren Ruhepausen abgenommen werden. Außerdem kann es zu Einschnürungen kommen, die die arterielle Versorgung und den venösen Rückfluss behindern können.

Kompressionsverbände mit Kurzzugbinden hingegen wirken ausschließlich als Gegenlager der Muskelpumpe und sowohl auf die oberflächlichen als auch auf die tiefen Venen. Da es hier zu keinen Einschnürungen kommt, ist die arterielle Durchblutung gewährleistet und der Verband kann bis zu drei Tagen, auch über Nacht, belassen werden.

Leider werden die Kompressionsverbände mit Kurzzugbinden nicht von allen Patienten toleriert: Im Sommer werden die vielen Schichten von Binden als sehr warm empfunden, Schuhe passen häufig nicht mehr über den Verband und die Patienten fühlen sich mit diesem dicken Verband „krank". In manchen Fällen ist hier viel Aufklärung und Überzeugungsarbeit notwendig.

> Der früher gern gewickelte Kornährenverband mit Langzugbinden wurde von dem funktionellen Pütter-Verband mit Kurzzugbinden abgelöst.

Die Breite der Binde sollte der Dicke der Wade entsprechen. Bei stark hervorstehenden Sehnen oder Knöcheln eventuell zuerst mit Watte abpolstern.

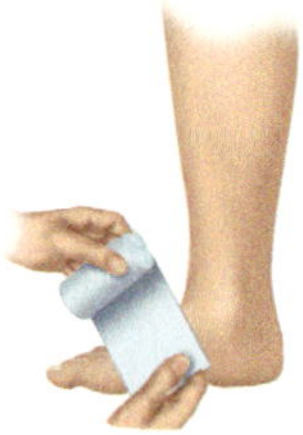

a Die erste Tour beginnt am Zehengrundgelenk des 1. Zehs und verläuft über den Fußrücken zur 5. Zehe. Der Fuß steht dabei rechtwinklig.

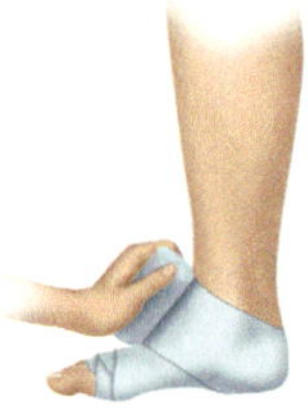

b Nach 2–3 zirkulären Touren wird die Ferse mit umschlossen.

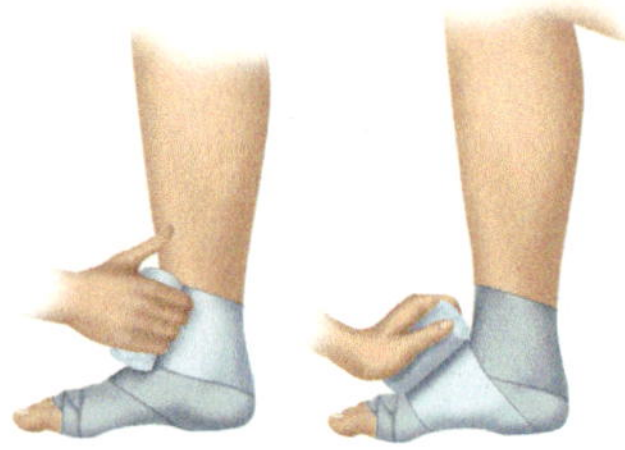

c + d Mit zwei weiteren Touren werden die Ränder der Fersentour fixiert.

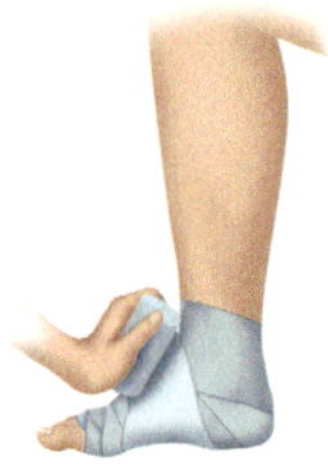

e Es folgt eine weitere Tour über den Mittelfußknochen zur Sprunggelenksbeuge zur Fessel zurück.

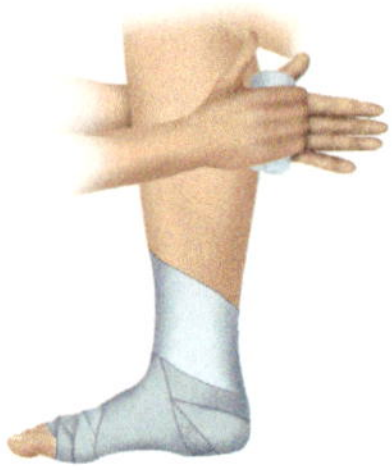

f Die Binde wird nun gewickelt, wie sie läuft. Sie wird dicht am Bein, mit wenig Zug an das Bein anmodelliert.

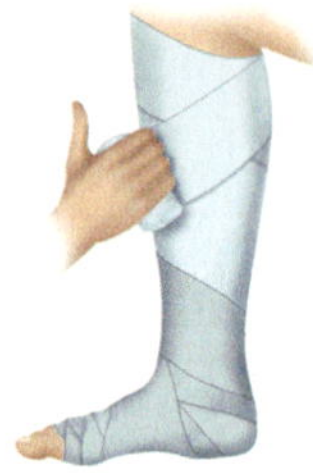

g Bei dieser Art zu wickeln kann es zu sehr steilen Bindenverläufen kommen, die auf und ab führen können.

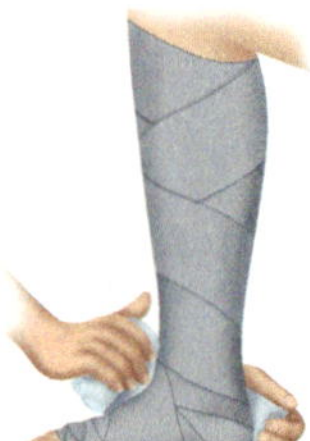

h Die zweite Binde wird gegenläufig vom Außenrist über den Fußrücken zum Innenrist angesetzt. Sie beginnt sofort mit der Fersentour, der Vorfuß wird ausgelassen.

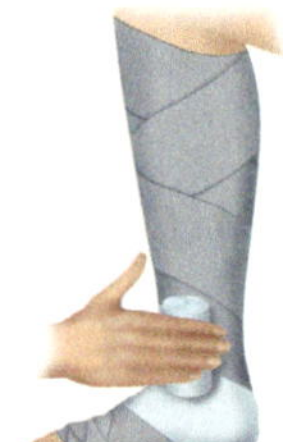

i Wieder folgen zwei weitere Touren, um die Fersentour zu fixieren.

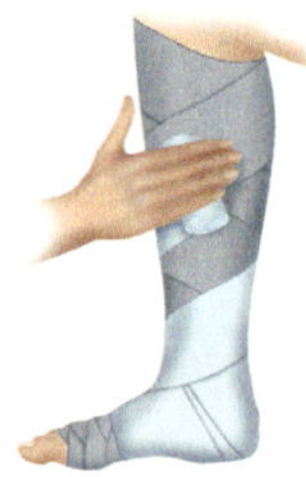

j Die Binde wird wieder entsprechend ihres Verlaufs dicht am Unterschenkel abgewickelt.

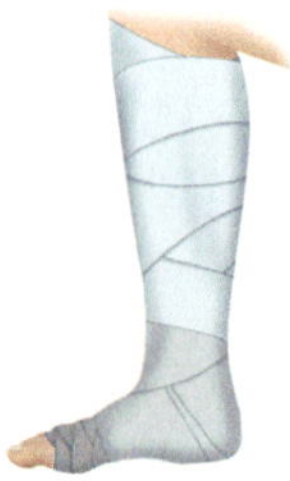

k Das Ende der Binde wird mit Pflaster befestigt.

Anlegen eines modifizierten Pütterverbandes[II]

Verbesserung der Fließeigenschaften und Senkung der Blutgerinnung

Die Blutgerinnung kann mit einer ausreichenden Verdünnung des Blutes gesenkt werden. Die Pflegeperson sollte darauf achten, dass der Flüssigkeitshaushalt des Patienten ausgeglichen ist. Der Patient sollte dazu angehalten werden, ausreichend zu trinken. Eine weitere Maßnahme ist die Heparinisierung des Patienten, die vom Arzt anzuordnen ist. Bei bestimmten Erkrankungen, die z. B. mit Verletzungen an den Beinen oder Immobilität einhergehen, ist die Gabe von Heparin auch nach dem Krankenhausaufenthalt notwendig.

Heparin
Band 4, D 10.1

Bei der Entlassungsplanung ist zu beachten, dass der Patient bzw. seine Angehörigen während des Krankenhausaufenthaltes dazu befähigt werden, sich Heparin zu verabreichen.

Patientenschulung
Band 5, A 5.3

3.3 Dekubitusprophylaxe

Beispiel: Aufgrund einer fortgeschrittenen Demenz ist Herr Thann bettlägerig und wird hauptsächlich von seiner 80-jährigen Ehefrau versorgt. Der Pflegedienst besucht ihn zweimal am Tag. Die zuständige Pflegeperson erklärt Pia: „So einen großen Dekubitus werden Sie in der Kinderkrankenpflege kaum sehen. Herr Thann hat nun schon seit fast 1½ Jahren keine Eigenbewegung mehr. Trotz aller Hilfsmittel und Erklärungen konnten wir den Dekubitus nicht verhindern." Pia ist entsetzt, als sie bei dem Verbandwechsel des faustgroßen übelriechenden Druckgeschwürs am Kreuzbein assistiert.

Der Erfolg der Dekubitusprophylaxe gilt immer noch als einer der Gradmesser für gute Pflege und bildet deshalb einen Fokus der Pflege. Das Deutsche Netzwerk für Qualitätsentwicklung in der Pflege (DNQP) hat einen Expertenstandard dazu entwickelt, der das Vorgehen bei dieser Prophylaxe beschreibt.

Ein **Dekubitus** (lat. decubare = darniederliegen) ist ein Druckgeschwür, das im Volksmund auch „Wundliegen" genannt wird.

Ein Dekubitus entsteht immer durch die Einwirkung von Druck, Zeit und Disposition (Scherkräfte) auf eine Körperstelle. Der Druck wird nicht immer nur durch das eigene Körpergewicht erzeugt, sondern auch durch einen Gips, eine Schiene oder Sonden. Scherkräfte entstehen dann, wenn z. B. Druck und Zug in unterschiedliche Richtungen ausgeübt werden.

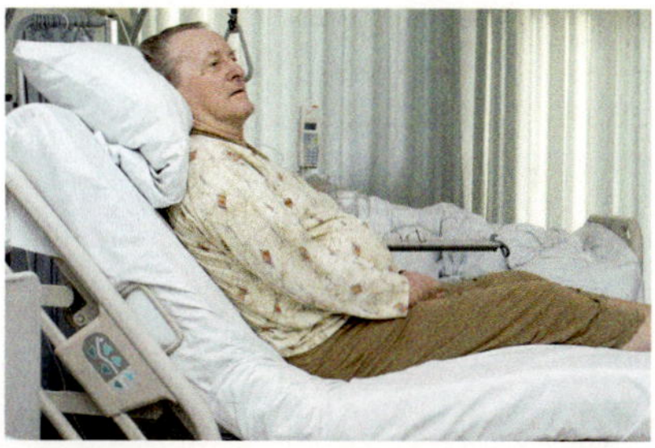

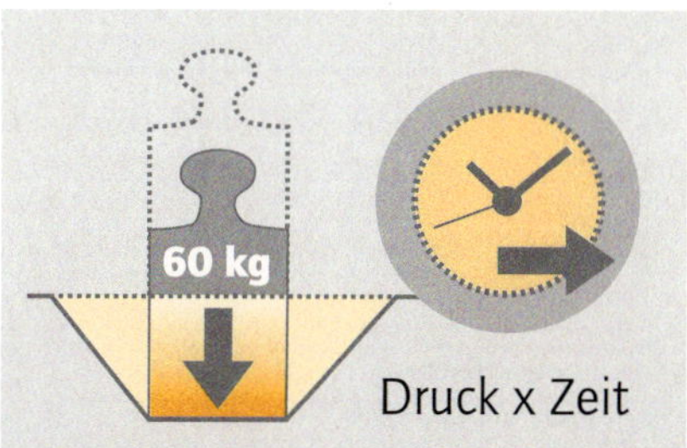

Herr Thann aus dem Beispiel hat mit seiner eingeschränkten Beweglichkeit genau diese Risikofaktoren. Seine Ehefrau kann die Eigenbewegung über 24 Stunden am Tag nicht für ihn übernehmen. Die Unterstützung zweimal täglich durch den Pflegedienst reicht hier nicht aus.

Die Folgen eines Dekubitus für den Betroffenen sind meist Schmerzen und Einschränkung der Lebensqualität. Auch die Gesellschaft hat darunter zu leiden, indem sie die Kosten für die Behandlung zahlen muss. Man schätzt eine Einsparung von ca. 400 Millionen Euro durch die Vermeidung von Dekubitalgeschwüren III. und IV. Grades bei konsequenter Prophylaxe.

3.3.1 Erkennen von Problemen und Ressourcen und Formulieren von Zielen in Bezug auf das Dekubitus-Risiko

Bei Menschen mit folgenden Faktoren erhöht sich das Dekubitusrisiko:

- Eingeschränkte Bewegungsfähigkeit bis hin zur Bewegungslosigkeit kann zu anhaltendem Druck auf die Zellen führen und es kommt durch eine Mangelversorgung mit Sauerstoff zu einer Zellschädigung bis zum Absterben. Harte Unterlagen wie ungepolsterte Stühle oder Liegen erhöhen den Druck auf die Kapillaren.
- Durch einwirkende Scherkräfte, z. B. das Herunterrutschen im Bett, wird der innere Durchmesser der Kapillaren durch Verdrehen und Verzerren stark eingeschränkt, was zur Minderversorgung des Gewebes führt.
- Mikroverletzungen, z. B. Hautrisse bei zu trockener Haut oder mazerierter Haut bei Inkontinenz oder starkem Schwitzen, führen häufig zu schlechter Durchblutung.

Werden die Risikofaktoren erkannt, ist ein Dekubitus in der Regel vermeidbar. Es gibt jedoch Situationen, in denen eine konsequente Anwendung der prophylaktischen Maßnahmen nicht immer möglich ist bzw. nicht die gewünschte Wirkung erzielt. Dazu gehören lebensbedrohliche Situationen oder die Terminalphase des Lebens, in denen andere Prioritäten gesetzt und ein Dekubitus billigend in Kauf genommen werden kann, oder auch gravierende Durchblutungsstörungen.

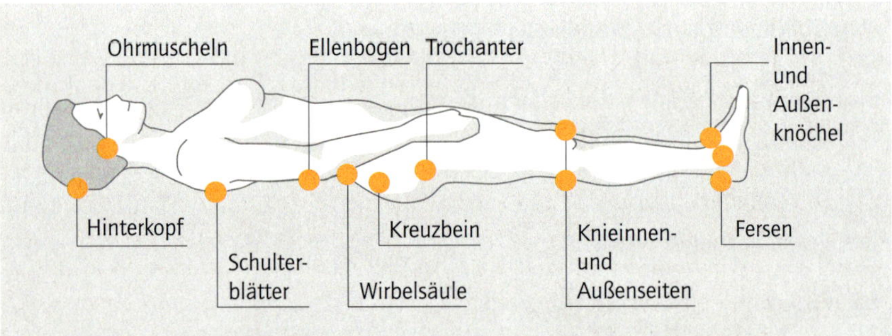

Körperstellen, die besonders gefährdet sind, Dekubitalgeschwüre auszubilden

Sensibilitätsstörungen durch z. B. Diabetes oder Lähmungen führen zu fehlender Schmerzwahrnehmung. Eine Sauerstoffunterversorgung des Gewebes löst einen Schmerzreiz aus, der in der Regel zur Bewegung und somit zur Druckreduktion führt.

Alter, Geschlecht, Ernährungszustand und reduzierter Allgemeinzustand werden aktuell als Dekubitusrisikofaktoren noch diskutiert. Besonders gefährdet sind Körperstellen mit wenig Unterhautfettgewebe über konvexen Knochenvorsprüngen.

Zur Einschätzung des Dekubitusrisikos wurden verschiedene Skalen erstellt, z. B. die Braden-, Norton- oder Waterlowskala. Nach der erstmaligen Einschätzung sollten besonders bei gefährdeten Personen regelmäßige oder bei Veränderungen des gesundheitlichen Zustandes Re-Einschätzungen mit der gleichen Skala erfolgen.

Besonders bei der Dekubitusprophylaxe nimmt man an, dass allein die Aufmerksamkeit, die dem Risiko durch die Einschätzung gegeben wird, ein Bewusstsein herstellt, das automatisch prophylaktische Maßnahmen folgen lässt.

Mögliche Ressourcen

- jegliche aktive wie auch passive Mobilität des Patienten
- vorhandene Hilfsmittel wie Antidekubitusmatratzen oder -auflagen
- vorhandene Sensibilität

Mögliche Pflegeziele

- intakte Haut
- beginnende Dekubitalgeschwüre verhindern
- Status bestehender Dekubitalgeschwüre erhalten bzw. deren Abheilung

3.3.2 Prophylaktische Maßnahmen

Bewegungsplan

Die Frühmobilisation ist eine der wichtigsten Maßnahmen bei Patienten mit vorhandener Mobilität, da hier die regelmäßige Druckverteilung und -entlastung am ehesten gegeben ist.

Mobilisation Band 4, G 5

Bei der Bewegung immobiler Patienten sollten gewebeschonende Lagerungs-, Transfer- und Bewegungstechniken eingesetzt werden, um keine Mikroverletzungen der Haut oder des darunter liegenden Gewebes zu setzen und Scherkräfte zu vermeiden. Dazu können zum einen Hilfsmittel, wie z. B. ein Lifter oder ein Rollbrett, benutzt werden, zum anderen sollten die Prinzipien der Kinästhetik bekannt sein und umgesetzt werden.

Kinästhetik Band 2 F, 2

Bei bestehender Immobilität sollte der Patient anhand eines geeigneten Bewegungsplans mobilisiert werden. Dieser Plan unterstützt stets die Eigenbeweglichkeit des Patienten und kann sowohl die Mobilisation des Menschen als auch seine Lagerung im Bett beinhalten. Prinzipiell ist darauf zu achten, dass sie in individuellen, regelmäßigen Zeitabständen stattfindet, in der Regel zwischen einer und vier Stunden.

Eine Verlängerung der Intervalle zwischen den Bewegungen kann durch eine geeignete Unterlage erzielt werden. Hier stehen spezielle **Antidekubitusmatratzen** und -auflagen aus unterschiedlichen Materialien zur Verfügung, die für jeden Menschen individuell ausgesucht werden müssen. Sie vergrößern die Auflagefläche und verteilen so den Druck:

- **Superweichlagerungsmatratze** z. B. in Spezialbetten – strenge Indikationsstellung, z. B. bei intensivpflichtigen Patienten mit Mehrfachtraumen, da sie die Eigenbeweglichkeit stark einschränken
- **Weichlagerungsmatratzen** oder -auflagen – bestehen z. B. aus viscoelastischem Schaumstoff oder mit Luft gefüllten Kammern
- **Wechseldruckmatratzen** – besonders in der stationären und ambulanten Altenpflege häufig eingesetzt

Bei der druckentlastenden Lagerung sollte so viel Lagerungsmaterial wie nötig und so wenig wie möglich verwandt werden. Vermieden werden sollte eine Hohl- und Hochlagerung von Körperteilen, z. B. Fersen oder Oberkörper, da sich dann der Druck auf andere Körperregionen erhöht. Auch die 90°-Lagerung sollte wegen des hohen Druckes auf den Trochanter nur sehr gezielt eingesetzt werden.

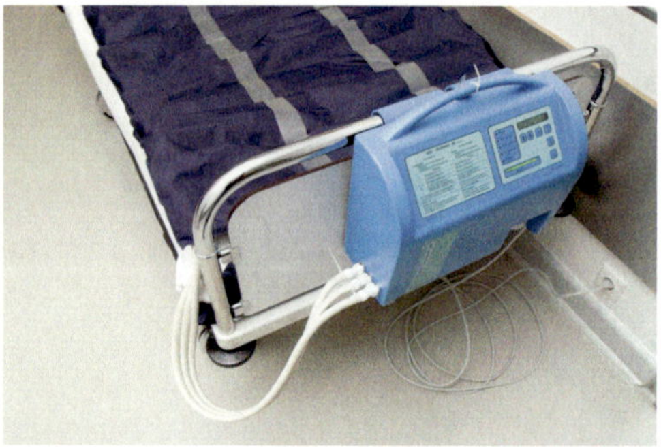

Wechseldruckmatraze

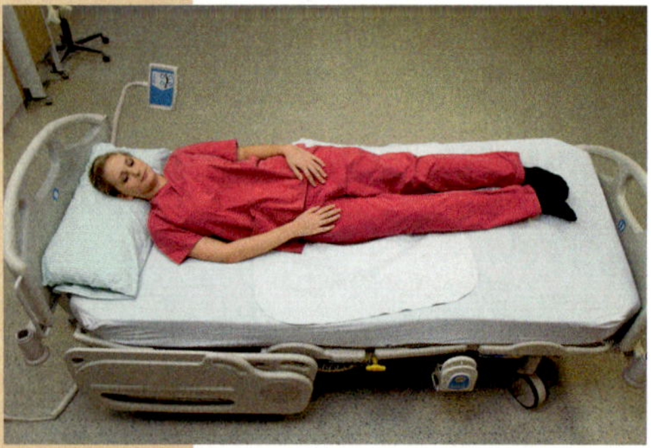

35° Lagerung

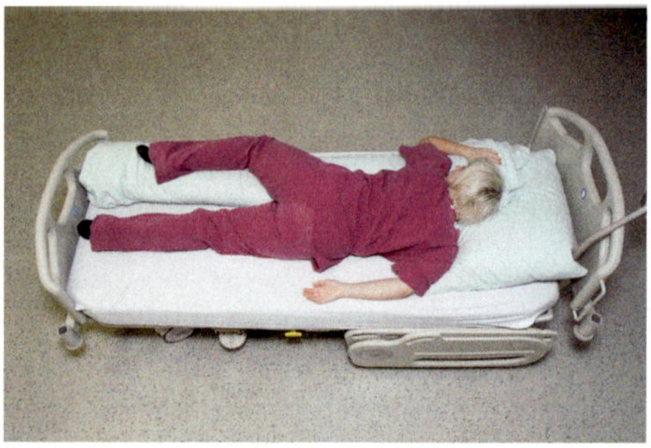

135° Lagerung

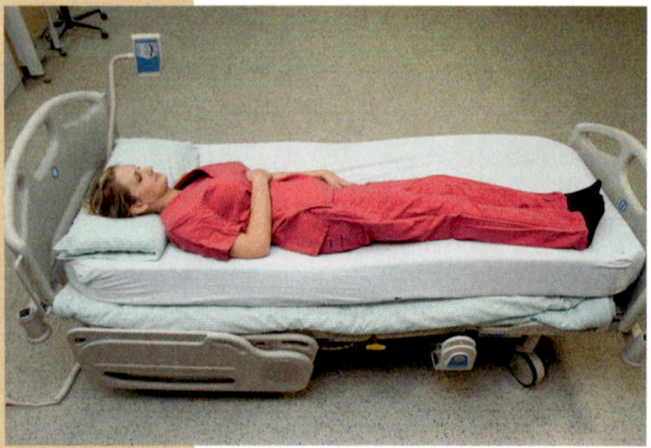

Schiefe Ebene

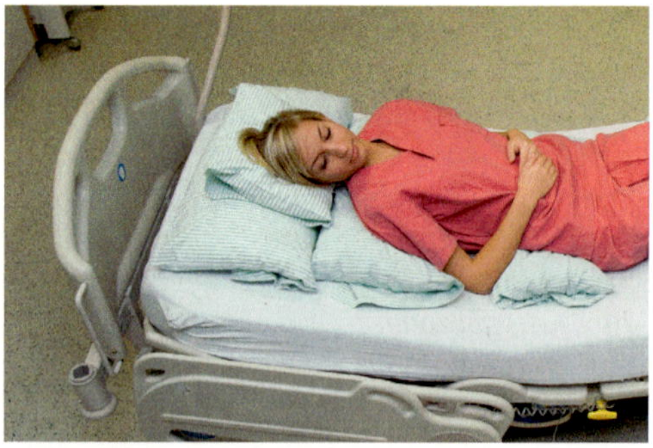

Mikrolagerung: ein kleines Kissen wird abwechselnd unter Schulter oder Hüfte gelegt zur Druckentlastung

Körperpflege
Band 2, D 3

Hautpflege

Die Haut sollte sich in ihrem physiologischen Zustand befinden, das heißt sowohl der Säure-Basen- als auch der Wasser-Lipid-Haushalt sollten erhalten sein. Dies kann erreicht werden durch das Weglassen von Seifen. Bei Bedarf können pH-neutrale Waschzusätze benutzt werden. Routinemäßige, nicht notwendige Waschungen sind zu unterlassen. Eventuell kann nach dem Waschen eine Wasser-in-Öl-Lotion benutzt werden. Tabu sind Cremes und Salben, die die Poren verschließen wie Melkfett oder Vaseline, und austrocknende Stoffe wie Franzbranntwein.

Bei inkontinenten Menschen sollten Inkontinenzprodukte verwandt und regelmäßig gewechselt werden, die diese Flüssigkeit aufsaugen und vom Körper fern halten.

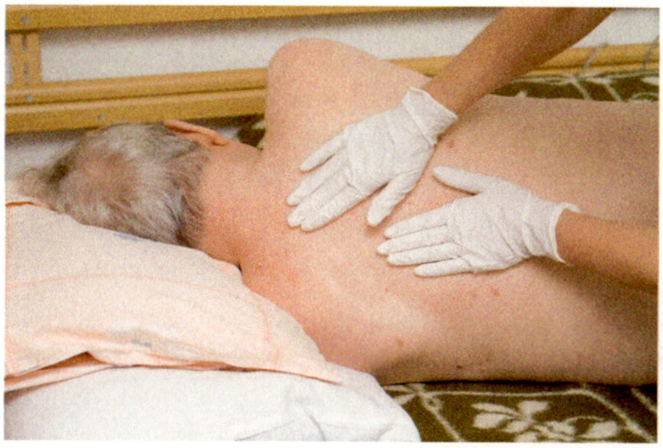

Bei der Körperpflege den Hautzustand kontrollieren und nur mit Wasser-in-Öl-Lotionen eincremen

Hautkontrolle

Wie erfolgreich solche Maßnahmen sind, sollte anhand von regelmäßigen Hautkontrollen beurteilt werden. Wird eine gerötete Hautstelle gesichtet, kann man mit Hilfe des Fingertests feststellen, ob es sich um einen Dekubitus handelt.

Fingertest – Druck auf die gerötete Hautstelle für einige Sekunden mit dem Finger. Bleibt die Hautstelle nach dem Wegnehmen des Fingers rot, handelt es sich um einen Dekubitus ersten Grades. Bevor es durch Druck zum Zusammenpressen der arteriellen Kapillaren kommt, werden zuerst die venösen Kapilliaren gestaut, Schlackenstoffe werden nicht abtransportiert, es entsteht eine Übersäuerung und Flüssigkeit tritt in den Zwischenzellraum aus. Alles gemeinsam führt zu dieser Rötung.

Ernährung

Der konkrete Zusammenhang zwischen einer Mangelernährung und der Entstehung eines Dekubitus wurde bisher noch nicht erforscht, das Erfahrungswissen zeigt jedoch eine deutlich höhere Entstehungsrate bei Menschen mit Mangelernährung. Die Pflege sollte hier auf eine ausreichende Zufuhr von Flüssigkeit, Kohlenhydraten, Eiweiß, Vitaminen und Spurenelementen wie Zink und Eisen achten. Dabei können Nahrungsergänzungsmittel zur Unterstützung mit hinzugezogen werden. Die parenterale Ernährung stellt die letzte Möglichkeit dar.

3.4 Sturzprophylaxe

Beispiel: Nach einem Oberschenkelhalsbruch als Folge eines Sturzes zu Hause ist Frau Dozem nun ins Altenheim gezogen. Sie hat große Angst, noch einmal zu fallen, und traut sich kaum zu, sich selbstständig zu bewegen. Bevor Olga für die Morgenpflege zu ihr geht, bittet sie die Praktikantin, sie zu begleiten: „Das gibt Frau Dozem einfach mehr Sicherheit, wenn wir ihr zu zweit beim ersten Aufstehen morgens zur Verfügung stehen. Mir alleine traut sie nicht zu, dass ich einen Sturz vermeiden bzw. sie abfangen könnte. Da macht sie sich vor lauter Angst immer ganz steif und das macht alles viel schwieriger. Wenn wir zu zweit bei ihr stehen, fühlt sie sich sicher."

Anatomie und Physiologie des Ohres, Gleichgewichtssinn Band 5, B 2.2.1

Die eigentliche Sturzursache ist immer der Verlust der Balance, bzw. der Fähigkeit, den Körper wieder in die Balance zu bringen. Der Gleichgewichtssinn ist ein Sinn, der nicht angeboren ist, sondern erworben werden muss.

Der Mensch trainiert diesen Sinn sein Leben lang. Jede neue Bewegung, die den Gleichgewichtssinn beansprucht, muss erst erlernt werden, z. B. stehen, gehen, Rad, Ski oder Schlittschuhe fahren. Je aktiver und mobiler der Mensch sich in seiner Umwelt bewegt, desto mehr trainiert er seinen Gleichgewichtssinn. Umgekehrt kann dieser Sinn wieder verkümmern, wenn er weniger oder gar nicht mehr in Anspruch genommen wird. Dadurch steigt das Sturzrisiko.

Sturz im pflegerischen Sinn bedeutet, eine Person kommt unbeabsichtigt auf dem Boden oder auf einer tieferen Ebene zu liegen.

Die Sturzfolgen sind sehr unterschiedlich. Ein Kleinkind fügt sich bei einem Sturz während Gehversuchen in der Wohnung durch geschicktes Abfangen so gut wie nie Verletzungen zu. Bei einem betagten Menschen können die Sturzfolgen jedoch erheblich sein. Sie können von Hämatomen über offene Wunden bis zu Frakturen mit Todesfolgen reichen.

Nicht zu vergessen sind hier auch die psychischen Veränderungen. Gerade ältere Menschen wie Frau Dozem im Beispiel verlieren nach Stürzen das Vertrauen in ihr eigenes Können. Sie schränken sich vor Angst selbst in ihrem Bewegungsradius ein. Dies kann bis zur Aufgabe der eigenständigen Lebensführung oder zur sozialen Isolation führen.

Kommt es zu einem Sturz mit Folgeerkrankungen, sind die jeweiligen Versicherungen sehr bemüht, Schuldige für den Sturz zu finden. Besonders in stationären Einrichtungen wird immer wieder überprüft, ob die Pflege den Sturz hätte verhindern können.

Ein universeller Schutz vor Stürzen ist nicht leistbar. Der Sturz gehört zum allgemeinen Lebensrisiko.

Die Sturzprophylaxe bezieht sich nicht nur auf die Vermeidung von Stürzen, sondern auch auf das Reduzieren von Sturzfolgen.

3.4.1 Erkennen von Problemen und Ressourcen und Formulieren von Zielen in Bezug auf die Sturzprophylaxe

Es gibt jedoch auch noch andere Faktoren, die das Sturzrisiko erhöhen. Man unterscheidet intrinsische und extrinsische Faktoren.

Intrinsische Faktoren

Sie sind beim Menschen selbst zu finden:

- Menschen mit Funktionseinbußen und -beeinträchtigungen, die zu einem veränderten, u. U. unphysiologischen Bewegungsablauf führen, z. B. aufgrund von Problemen mit der Körperbalance und dem Gleichgewicht, erkennbar an Körperschwankungen beim Gehen oder Stehen
- Gangveränderungen und eingeschränkte Bewegungsfähigkeit z. B. durch Schmerzen oder Abnahme der Muskelkraft
- Erkrankungen, die mit einer Veränderung der Mobilität, Motorik und Sensibilität einhergehen, wie Multiple Sklerose, Morbus Parkinson, Apoplexie, Polyneuropathie, bösartige oder andere chronische Erkrankungen
- Menschen mit Sehbeeinträchtigungen wie verminderte Sehschärfe, verminderte Kontrastwahrnehmung, Sehfeldeinschränkungen oder Verlust der Tiefenwahrnehmung können Hindernisse oder Unebenheiten nicht oder zu spät erkennen.
- Menschen mit Beeinträchtigungen der Kognition und Stimmung sind nicht immer fähig, ihr eigenes Können richtig einzuschätzen, und überfordern sich zum Teil. Zugrunde liegende Erkrankungen sind Demenz, Depression, Delirium
- Dranginkontinenz und Nykturie, da sich der Mensch dann unter Zeitdruck bewegt bzw. beim Gehen noch verschlafen ist
- Menschen, die an Erkrankungen leiden, die kurzzeitig zur Ohnmacht führen, z. B. Hypoglykämie, Epilepsie, Herzrhythmusstörungen, transitorisch ischämische Attacke
- Angst vor Stürzen oder Sturzvorgeschichte führt zur Reduktion von Aktivitäten und zu unsicherem Bewegen.

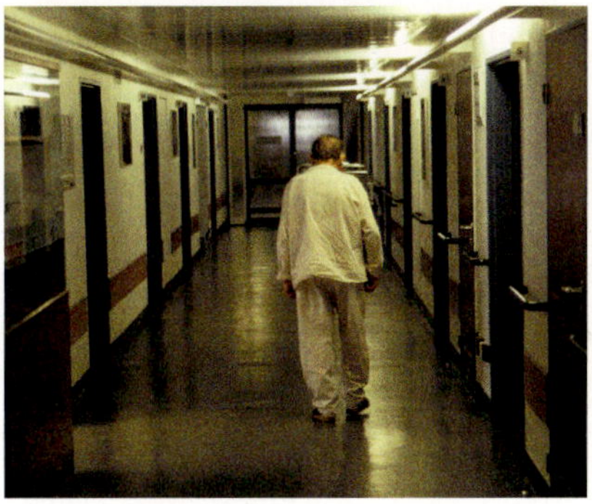

Nykturie als Sturzrisiko

Extrinsische Faktoren

- Verwendung von Hilfsmitteln wie Gehhilfen; das bedeutet nicht, dass diese nicht benutzt werden sollen. Der Zusammenhang hier besteht vielmehr in der Gangstörung, die eine Benutzung dieser Hilfsmittel notwendig macht. Die Benutzung lässt auf eingeschränkte Bewegungsfähigkeit schließen.
- Kleidung wie Hosen, Röcke oder Schuhe können durch Einengung oder Rutschen die Bewegung erheblich behindern.
- Medikamente mit Nebenwirkungen wie Schwindel, Koordinationsstörungen, Müdigkeit oder Muskelschwäche, z. B. Psychopharmaka, Antidepressiva, Neuroleptika, Sedativa/Hypnotika, Benzodiazepine

- Gefahren in der Umgebung, sowohl innerhalb als auch außerhalb von Gebäuden wie schlechte Beleuchtung, steile Treppen, mangelnde Haltemöglichkeiten, unebener Untergrund.

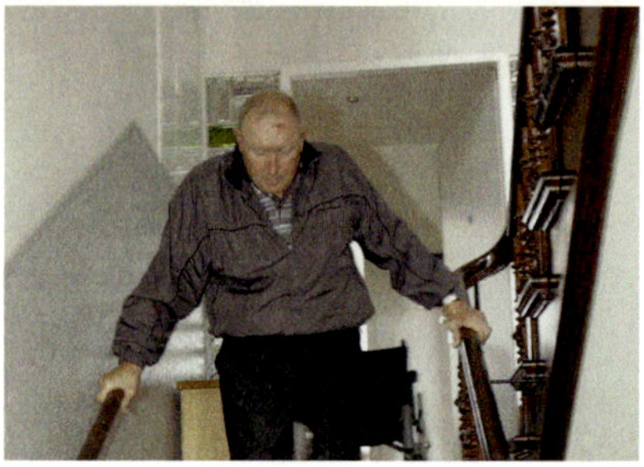

Steile Treppen als Sturzrisiko

Mögliche Ressourcen

- Gleichgewichtssinn ist vorhanden
- vorhandene Bewegungsfähigkeit
- Nutzung von Sturzfolgen reduzierenden Hilfsmittel wie Hüftprotektor
- vorhandene Muskelkraft
- vorhandene Hilfsmittel z. B. Gehhilfen, Haltegriffe, Sitzerhöhungen, Greifzangen
- Tragen von Brille, gut sitzender Kleidung oder Schuhen
- Nutzung von Hilfsmitteln zur Ausscheidung z. B. Inkontinenzeinlage oder -Nachtstuhl

Mögliche Pflegeziele

- Vermeidung von Stürzen
- keine Verletzung nach einem Sturz
- Patient bewegt sich ohne Angst vor einem Sturz

3.4.2 Prophylaktische Maßnahmen

Anders als z. B. bei der Dekubitusprophylaxe führen nicht mehrere Risikofaktoren automatisch zu einem höheren Sturzrisiko. Es gibt Menschen, auf die treffen mehrere der oben genannten Faktoren zu, sie sind jedoch noch nie gestürzt. Andererseits gibt es Menschen mit nur einem Faktor, der bei ihnen oft zu Stürzen führt. Deshalb müssen zu jedem einzelnen erkannten Sturzfaktor die entsprechenden Maßnahmen ergriffen werden.

> Die Sturzhäufigkeit und deren Folgen zählen neben der Dekubitushäufigkeit zu den wichtigsten Pflegequalitätskriterien von Pflegeeinrichtungen.

Dabei kann die Liste der Faktoren, die das Sturzrisiko erhöhen, systematisch abgearbeitet werden und die individuellen Maßnahmen gemeinsam mit dem Patienten geplant werden:

- Anpassung der Umgebung z. B. Entfernen von Stolperfallen wie lose Teppiche, Kleinmöbel, Antirutschmatten, erhöhte Toilettensitze, nicht festgestellte Betten oder Transportgeräte

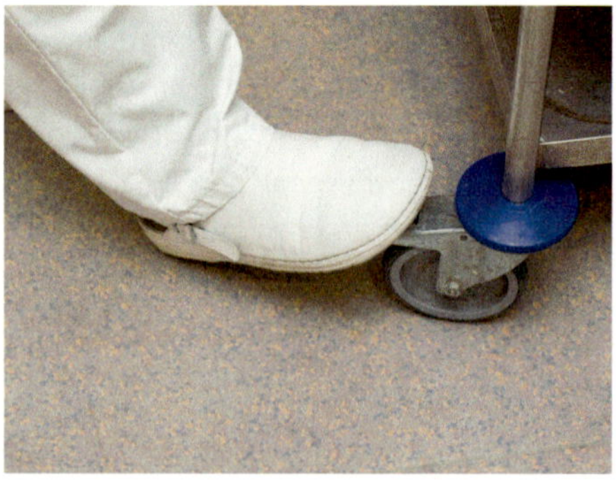

Feststellen von fahrbaren Gegenständen

- Veranlassen eines Arztbesuches z. B. zur Klärung der Schmerzmittelgabe, zur Anpassung von gangbildverändernden Medikamenten, zur Angleichung der Sehhilfe
- geeignete Auswahl von Inkontinenzprodukten
- gut sitzende Kleidung, die der Mensch schnell an- und ausziehen kann z. B. Knöpfe durch Klettverschluss ersetzen, keine Gürtel
- für funktionsfähige Gehhilfen sorgen, z. B. funktionierende Bremsen, Gumminoppen auf Stöcke, Räder leichtgängig
- Erstellen und Durchführen eines Interventionsprogramms, z. B. Trainieren des Gleichgewichts, Balanceübungen, Krafttraining für die Beine alleine oder in der Gruppe

Freiheitsentziehende Maßnahmen führen zu einem erhöhten Sturzrisiko. Der Mensch versucht sich von der Fixierung zu lösen, was meist nur unvollständig gelingt, bzw. bewegt sich trotz ihr fort, was häufig zu Stürzen führt.

Einige Stürze sind trotzdem unvermeidlich. Es können jedoch Maßnahmen getroffen werden, die die Sturzfolgen mindern. Dabei handelt es sich um die Vermeidung von Frakturen, insbesondere Oberschenkelhalsfrakturen. Dazu gehört die Osteoporoseprophylaxe mit ausreichend Kalziumzufuhr, Bewegung und Sonnenlicht.

Ernährung bei Osteoporose Band 2, J 4.5

Hüftprotektoren, Matten oder Matratzen vor dem Bett oder auch das Niedrigstellen des Bettes reduzieren die Wucht des Aufpralls.

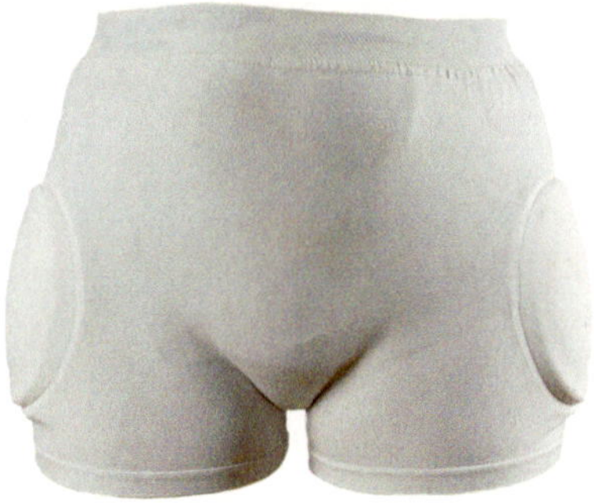

Hüftprotektor

Unter Umständen sollten auch andere Berufsgruppen über das Sturzrisiko informiert werden. So sollte z. B. das Reinigungspersonal wissen, dass Kleinmöbel immer wieder genau an denselben Platz gestellt werden müssen, oder die „Grüne Dame" kann mit dem Betroffenen die Übungen spielerisch in ihre Besuche einbauen.

Die Gewichtung der Sturzprophylaxe ist von Einrichtung zu Einrichtung verschieden, wie z. T. bei anderen Prophylaxen auch. Während bei der Betreuung von Kindern eher vorbeugende Maßnahmen vor Sturzunfällen im Vordergrund stehen wie Durchgangbarrieren an Treppen oder gesicherte Wickeltische, werden in der stationären und ambulanten Altenpflegehilfe die oben genannten Maßnahmen angewandt. In Akutkliniken ist es aufgrund der kurzen Liegezeiten oft schwierig diese Maßnahmen umzusetzen, hier steht besonders die Beratung im Vordergrund.

Sturzereignisprotokoll

Name____________________ **Geb.Datum**____________________

1. Zeitraum des Sturzes
Datum ____________ Uhrzeit________
Zeugen ☐ Nein ☐ Ja → Name____________________

2.Ort des Sturzes
☐ Flur ☐ Zimmer ☐ Tagesraum ☐ Bad ☐ Toilette ☐ ______

3. Kann sich der Bewohner über den Vorgang des Sturzes äußern? Wie kam es zum Sturz?
☐ Nein ☐ Ja Was sagt er/sie dazu?____________________

4. Könnten psychische Faktoren den Sturz ausgelöst haben? (z.B. Erregung/Angst/Ärger/Freude)
☐ Nein ☐ Ja-Welche____________________

5. Umgebung des Körpers
Schuhe ☐ feste ☐ offene ☐ zu kleine ☐ zu grosse ☐ barfuss
☐ Strümpfe ☐ Stoppersocken
Kleidung ☐ Nachthemd/Schlafanzug ☐ Kleid/Rock ☐ Hose ☐ Unterwäsche
Brille ☐ Ja ☐ Nein ☐ wird benötigt, aber nicht getragen
☐ verschmutzt ☐ letzte Anpassung d. Augenarzt____________
Hörgerät ☐ Ja ☐ Nein ☐ wird benötigt, aber nicht getragen
Ausscheidung ☐ selbständig ☐ braucht Hilfe

6. Nähere Umgebung
War die Klingel erreichbar? ☐ Nein ☐ Ja
War die Klingel funktionsfähig? ☐ Nein ☐ Ja
Kann der Bewohner die Klingel benutzen? ☐ Nein ☐ Ja

7. Wie waren die Lichtverhältnisse?
☐ hell ☐ dunkel ☐ blendend ☐ dämmrig ☐ weis nicht
Nachtleuchte: ☐ an ☐ aus ☐ defekt

8. Kurzer Verlaufsbericht nach dem Sturz(ggf. zusätzliches Blatt/Rückseite benutzen)
Wie wurde der Bew. vorgefunden(liegend, sitzend, halb liegend, kniend usw.)? ____________
Stimmungslage (ängstlich, aufgeregt, rufend, wimmernd)____________
Bewusstseinzustand (wach, klar, ansprechbar, eingetrübt, verlangsamt)____________
Konnte der Bew. allein aufstehen? ☐ Ja ☐ Nein
☐ mit Hilfe ☐ gehfähig ☐ musste getragen werden

9. Verletzungen
Sind Verletzungen vorhanden? ☐ Nein ☐ Ja-Welche und wo ☐ Prellung________
☐ Schürfwunde________ ☐ Platzwunde________ ☐ Frakturverdacht________
☐ Schmerzen________ ☐ Übelkeit________ ☐ andere ________
Eingeleitete Maßnahmen: ☐ Steriler Verband ☐ Salbenverband ☐ Kühlen
☐ Arzt ☐ Krankenhaus ☐ ____________
Kontrolle von ☐ RR ☐ Puls ☐ BZ ☐ Pupille ☐ ________

10. Sonstiges
Information an ☐ Hausarzt ☐ Angehörige ☐____________
Getroffenen Absprachen: ____________________
Regelmäßige Kontrollen nötig? ☐ Nein ☐ Ja ☐ Bewusstseinlage alle ___Std.
☐ Pupillenreaktion alle ___ Std. ☐ Hautveränderungen alle ___ Std. ☐ ________

Datum/Uhrzeit____________________

Für das Protokoll____________________ Original an PDL/ Kopie an QM-B

Erstellt:	Freigegeben:
Datum:	Datum:

Sturzprotokoll

Durch die Auswertung eines Sturzprotokolls können bei häufig stürzenden Bewohnern Sturzmuster erkannt und beseitigt werden bzw. bestimmte Sturzzeiten oder -orte in einem Heim/auf einer Station erkannt und die entsprechende Ursachenforschung betrieben werden.

?

1 Nennen Sie die Faktoren, die die Bildung eines Spitzfußes begünstigen.
2 Welche Arten von Bewegungsübungen kennen Sie?
3 Welche Risikofaktoren begünstigen das Entstehen einer Thrombose?
4 Nennen Sie Maßnahmen, die die Strömungsgeschwindigkeit des venösen Blutflusses der unteren Extremitäten erhöhen.
5 Nennen Sie die Hauptursachen für die Entstehung eines Dekubitus.
6 Was ist bei der Hautpflege in Bezug auf Dekubitusprophylaxe zu beachten?
7 Erläutern Sie die Begriffe intrinsische und extrinsische Faktoren von Stürzen und geben Sie Beispiele dazu.
8 Aus welchen Bestandteilen könnte ein Interventionsprogramm zur Sturzprophylaxe bestehen?
9 Welche Bedeutung haben die Angehörigen besonders in der ambulanten Pflege bei allen prophylaktischen Maßnahmen?

1 Finden Sie heraus, wer in Ihrer Einrichtung die Sturzprotokolle auswertet. Besorgen Sie sich die Auswertungen der vergangenen drei Jahre und vergleichen Sie diese miteinander. Finden Sie Auffälligkeiten und Veränderungen heraus und überlegen Sie, wie diese entstehen können und was Pflege tun könnte, um diese Stürze zu vermeiden.
2 Finden Sie heraus, welche Hilfsmittel zur Dekubitusprophylaxe in Ihrem aktuellen Einsatzgebiet zur Verfügung stehen.
3 Entwerfen Sie eine Informationsbroschüre für Patienten zum Thema Thromboseprophylaxe.

Astrid Elsbernd, Heiko Fillibeck, Cornelia Heinze, Siegfried Huhn, Gabriele Meyer, Gisela Rehfeld, Ulrich Rissmann, Gabriele Schlömer, Doris Schulten, René Schwendimann, Christine Sowinski, Torsten Weber: Expertenstandard „Sturzprophylaxe in der Pflege", Deutsches Netzwerk für Qualitätsentwicklung in der Pflege (Hrsg.), Sonderdruck Expertenstandard „Sturzprophylaxe in der Pflege", Schriftenreihe des Deutschen Netzwerks für Qualitätsentwicklung in der Pflege, Osnabrück 2005

Bienstein, Christel/Schröder, Gerhard/Braun, Michael/Neander, Klaus-Dieter (Hrsg.), Dekubitus: Herausforderung für die Pflegende. Thieme Verlag, Stuttgart 1997

Deutsches Netzwerk für Qualitätsentwicklung in der Pflege (Hrsg.), Expertenstandard „Dekubitusprophylaxe in der Pflege", Schriftenreihe des Deutschen Netzwerks für Qualitätsentwicklung in der Pflege, Osnabrück 2004

Kamphausen, Ulrich: Prophylaxen in der Pflege. W. Kohlhammer Verlag, Stuttgart 2005

4 Ausscheidung

Auf der chirurgischen Station liegt seit vier Tagen der 73-jährige Patient Moses Mabuto. Herr Mabuto war mit seiner Fahrradpedale an den Bordstein gestoßen und gefallen. Im Krankenhaus wurde eine Unterschenkelfraktur am linken Bein diagnostiziert und noch am gleichen Tag operiert. Da Herr Mabuto noch immer Schmerzen im Wundbereich verspürt und seit dem Sturz verunsichert ist, steht er lediglich zum Waschen und zum Toilettengang auf. Weiterhin gibt er an, dass er, seit er von zu Hause fort ist, weder großen Hunger noch großen Durst verspürt. Ein wenig Zwieback und die von seiner Ehefrau mitgebrachten Schokoladenkekse würden ihm eigentlich reichen. Heute berichtet er allerdings bei der morgendlichen Vitalzeichenkontrolle, dass er ein Bauchdrücken verspüre und bereits seit vier Tagen keinen Stuhlgang mehr gehabt habe.

1. Diskutieren Sie in Ihrer Lerngruppe die unterschiedlichen Erfahrungen, die Sie bezüglich Ausscheidungsgewohnheiten im Pflegebereich gemacht haben.
2. Welchen Stellenwert hat das Thema bei Patienten und Bewohnern?
3. Nennen Sie ausscheidungsfördernde Maßnahmen, die Sie im Pflegealltag erlebt haben.

4.1 Obstipationsprophylaxe

Urin- und Stuhlausscheidungen müssen von allen Menschen zur Befreiung von giftigen Stoffen verrichtet werden. Die Aufrechterhaltung dieser Funktionen ist damit lebensnotwendig. Prophylaktische Maßnahmen dienen nicht nur dem Wohlbefinden, sondern auch der Gesunderhaltung.

Physiologie der Stuhlentleerung Band 2, J 1.2.9

Allgemein gelten Ausscheidungsvorgänge als äußerst private Angelegenheit, was auf öffentlichen Toiletten oder Mehrbettzimmern zu einer Unterdrückung des Ausscheidungsvorgangs führen kann. Kann jemand die Funktion von Darm und Blase nicht mehr kontrollieren (Inkontinenz), wird über dieses Thema eher geschwiegen.

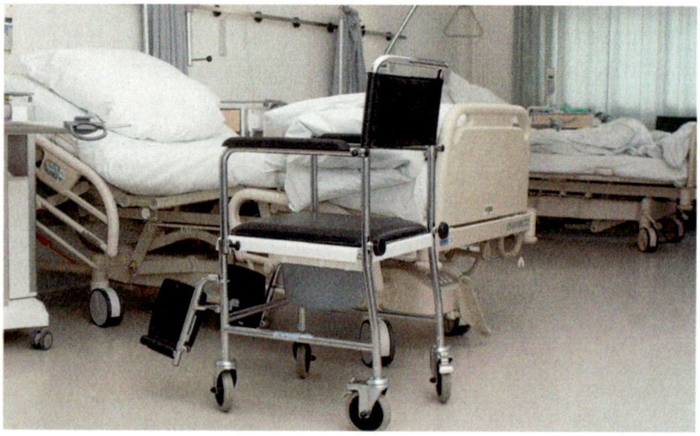

Nachtstuhl im Mehrbettzimmer

Da Herr Mabuto bereits vier Tage keinen Stuhlgang mehr hat, stellt er sich die Frage, ob er überhaupt noch etwas essen soll. Das Bauchdrücken belastet ihn ebenfalls. Neben seinen eigentlichen operativen Problemen (z. B. Schmerzen) ist nun ein zusätzliches hinzugekommen. Eine Obstipationsprophylaxe hätte bei ihm eine Obstipation verhindern können.

Wird drei Tage oder länger kein Stuhl ausgeschieden oder liegt die Stuhlfrequenz unter dreimal pro Woche, spricht man von einer **Obstipation**, einer Verstopfung des Darmes.

Eine Obstipation weist als Symptom immer auf veränderte Lebensumstände, unzureichende Ernährungsgewohnheiten, Krankheiten oder andere Faktoren hin. Dabei fühlt sich der Patient oft unwohl und es besteht die Gefahr, dass es zu einem Darmverschluss (Ileus) kommt.

Ileus
Band 3, J 2

Gerade für viele ältere Menschen hat die regelmäßige Stuhlausscheidung eine ganz besondere Bedeutung. Die Sorgen bezüglich einer Obstipationsgefahr sollten deshalb unbedingt ernst genommen werden.

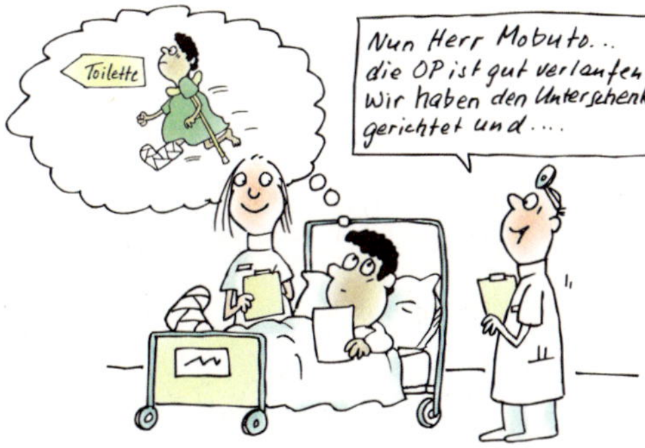
Toilette
Nun Herr Mobuto...
die OP ist gut verlaufen.
Wir haben den Unterschenkel
gerichtet und....

4.1.1 Erkennen von Problemen und Ressourcen und Formulieren von Zielen in Bezug auf die Obstipationsprophylaxe

Besonders gefährdet sind Menschen

- mit einer Störung der Darmperistaltik, z. B. durch:
  - Bewegungsmangel; aufgrund von angeordneter Bettruhe, Lähmungen, Frakturen, Schmerzen im Bewegungsapparat, Depressionen. Körperliche Bewegung wirkt auf die Bauchmuskulatur und diese auf die Darmbewegungen.
  - ballaststoffarme Ernährung; aufgrund von anderen Gewohnheiten, Unkenntnis, Diäten; Ballaststoffe nehmen Wasser auf, dehnen sich aus und regen damit die Darmbewegung an.
  - Schwangerschaft; das gebildete Progesteron verringert die Darmbewegung und das Kind verdrängt zunehmend Darmanteile.
  - Diabetes mellitus; aufgrund einer diabetischen Neuropathie; eine verringerte Reizübertragung führt zu einer verringerten Reaktion (hier: Darmbewegung).
  - Narkotikanachwirkungen und Schmerzen bei der Bauchpresse nach Operationen, insbesondere Bauchoperationen; die Narkotika führen zu einer reduzierten Darmbewegung, die Schmerzen zu einem reduzierten Pressverhalten.
  - Eisenpräparate, Analgetika, Diuretika u. a. Medikamente; zahlreiche Medikamente reduzieren die Darmperistaltik.
  - Elektrolytverschiebungen (Natrium und Kalium); Elektrolyte werden in einem bestimmten Verhältnis zur Tätigkeit von Nerven und Muskeln benötigt.

- mit Flüssigkeitsdefizit, z. B. durch:
  - verringerte Flüssigkeitsaufnahme; aufgrund eines verringerten Durstgefühls, Flüssigkeitskarenz vor und nach Operationen oder bei Nierenerkrankungen; der Stuhl ist weniger gleitfähig und hat weniger Volumen.
  - Flüssigkeitsverluste; aufgrund von Durchfällen, starkem Erbrechen, vermehrten Schweißabsonderungen bei Fieber; dadurch ist der Stuhl weniger gleitfähig und hat weniger Volumen.
- mit Behinderung der Darmpassage, z. B. durch:
  - Darmstenosen; aufgrund von Tumoren und Verwachsungen; der Weitertransport des Stuhls ist nicht möglich.
  - bewusste Unterdrückung des Ausscheidungsvorgangs; aufgrund von Scham im Mehrbettzimmer, Ekelgefühlen bei unsauberen Toiletten oder Zeitnot; der Stuhl verbleibt länger im Dickdarm, wobei diesem mehr Wasser entzogen und sein Transport erschwert wird.

Mögliche Ressourcen

- Der Patient ist über Ursachen und Folgen der Erkrankungen informiert.
- Der Patient hat Restmobilität.
- Der Patient ist motiviert, im Rahmen seiner Möglichkeiten Maßnahmen selbstständig durchzuführen.
- Der Patient trinkt gerne Apfelsaft-Wasser.
- Die Mitpatienten können das Zimmer während der Stuhlausscheidung des Patienten verlassen.
- Der Patient isst gerne Vollkornprodukte.

Mögliches Pflegeziel

Der Patient kann seinen Stuhl regelmäßig und beschwerdefrei absetzen.

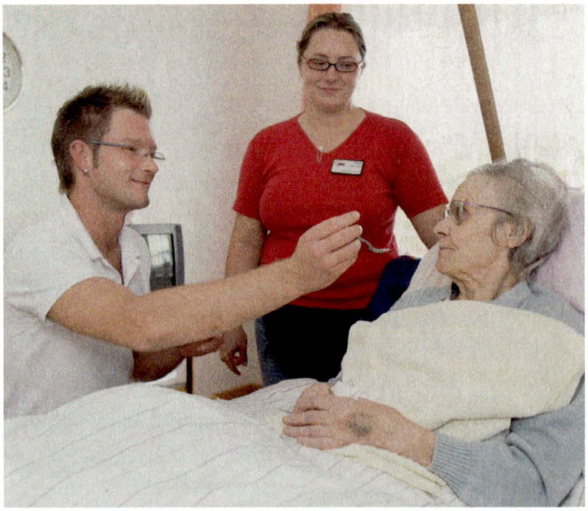

Ballaststoffreiches Essen im Krankenhaus

4.1.2 Prophylaktische Maßnahmen

Durch Bewegung, Einstellen der Ernährungs- und Ausscheidungsgewohnheiten oder Massagen kann das Risiko einer Obstipation gering gehalten werden. Dagegen sprechen angeordnete Bewegungseinschränkungen oder Nahrungskarenz. Außerdem muss bei Beschwerden immer eine mögliche Krankheit abgeklärt werden.

Bewegung

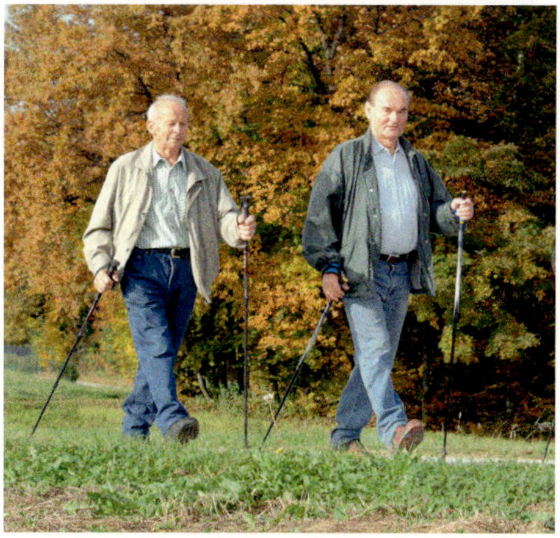

Bewegung fördert auch die Bewegung des Darms

Grundsätzlich dient jede Art der Mobilisation der Obstipationsprophylaxe. Zur Mobilisation gehören die Frühmobilisation, Bewegungsübungen, Gymnastik und sportliche Aktivitäten.

Ernährung

Die Ballaststoffaufnahme sollte erhöht werden. Das wird bewirkt durch mehr Vollkornprodukte, Gemüse, Obst, Leinsamen u. Ä. Dagegen soll die Zufuhr von Weißmehlprodukten wie Weißbrot sowie Schokolade, Kakao, Bananen und schwarzem Tee eingeschränkt werden. Auch eine Milchzuckeraufnahme, d. h. Joghurt und Quark oder Milchzucker in Säfte oder Müsli eingerührt, wirkt sich günstig aus. Laktose führt zu einer Anregung der Darmperistaltik und einer Stuhlaufweichung mit gleichzeitiger Volumenvergrößerung.

vollwertige Ernährung Band 2, J 2.5

Auf eine vermehrte Flüssigkeitszufuhr sollte ebenfalls geachtet werden. Besonders Getränke wie Mineralwasser, warmes Wasser, reine Fruchtsäfte, Sauerkrautsaft und Buttermilch wirken abführend.

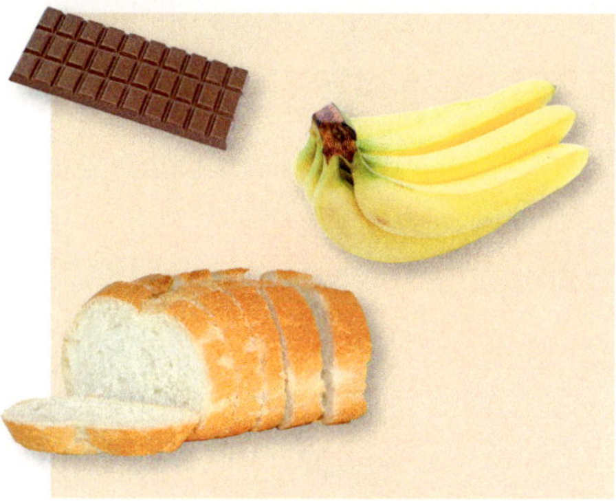

fördert Obstipation

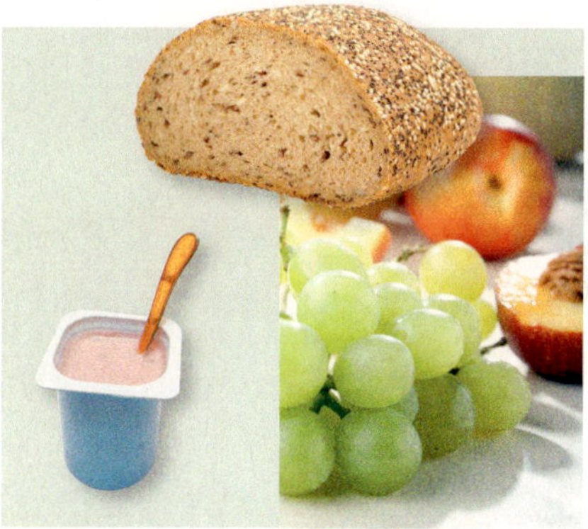

verhindert Obstipation

Ausscheidung

Der Ausscheidungsvorgang darf nicht regelmäßig unterdrückt werden. Am besten empfiehlt man dem Patienten, rechtzeitig zur Toilette gehen und sich die Stuhlentleerung als natürlichen Vorgang bewusst zu machen. Bei Ausscheidungen, die im Zimmer stattfinden müssen, können Mitpatienten gegebenenfalls aufgefordert werden, für diese Zeit das Zimmer zu verlassen, damit der Patient möglichst ungestört ist. Besucher müssen immer aufgefordert werden, nach draußen zu gehen. Mit manchen Bewohnern oder Patienten können auch feste Stuhlgangzeiten trainiert werden.

Wickel und Massagen

Eine Kolonmassage wirkt durch den mechanischen Reiz sowohl prophylaktisch als auch bei einer bestehenden Obstipation. Allerdings muss klar sein, dass kein Darmverschluss vorliegt. Der Patient sollte möglichst die Beine aufstellen. Die Pflegekraft legt ihre Hände auf den Bauch. Mit leichtem Druck und im Uhrzeigersinn kreisend folgt sie mehrmals dem Dickdarmverlauf. Die Massage kann durch ein Pflege- oder Massageöl unterstützt werden.

> Die Kolonmassage lässt sich gut in die Körperpflege integrieren.

Der feuchtwarme Bauchwickel löst Verspannungen und verbessert die Durchblutung, was zu einer Anregung des Darmes führt. Ein dünnes Tuch (z. B. Handtuch) wird auf Bauchgröße des Patienten zurechtgefaltet und dann in eine Schüssel mit sehr warmem Wasser getaucht. Dann das Handtuch gut auswringen und kurz an der eigenen Handgelenkinnenseite bezüglich einer erträglichen Temperatur testen.

Wickel
Band 4, F 1

Dieses Tuch möglichst zügig und faltenfrei auf den Bauch des Patienten legen und mit einem zweiten trockenen Tuch umwickeln. Da der Wickel schnell auskühlt, kann er bei Bedarf mehrmals erneuert werden.

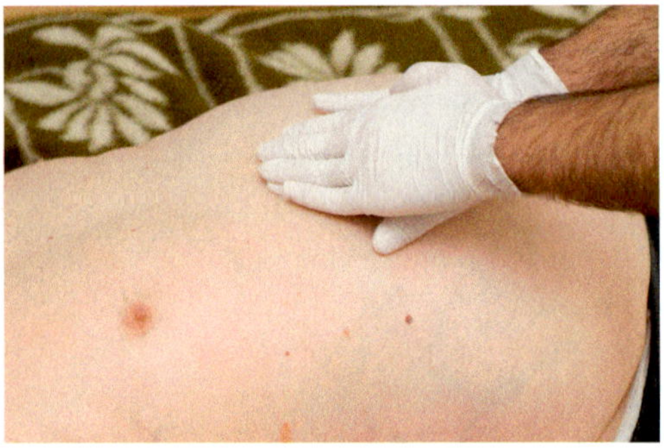

Kolonmassage

4.2 Prophylaxe bei Harnwegsinfektionen

Beispiel: Frau Meier hat nach einer Unterleibsoperation einen Dauerkatheter bekommen. Als Tim den Urinbeutel leert, sagt Frau Meier: „Kann ich mal was fragen? Man hört doch immer so viel von gefährlichen Keimen im Krankenhaus. Meine Freundin ist Ärztin und hat mir erzählt, dass diese Schläuche in der Blase besonders gefährlich sind. Bekomme ich jetzt auch diese Keime? Das wäre mir sehr unangenehm!"

nosokomiale Infektionen
Band 1, J 4.3

Die Sorge von Frau Meier ist nicht unberechtigt. Harnwegsinfektionen gehören zu den häufigsten nosokomialen Infektionen. Doch man kann etwas dagegen tun – das sollte Tim Frau Meier erklären, die das Problem immerhin anspricht. Häufiger werden Probleme mit der Urinausscheidung verschwiegen, da es vielen Menschen peinlich ist davon zu erzählen. Würde man selbst mit fremden Menschen über die eigenen Ausscheidungsgewohnheiten sprechen?

Eine **Harnwegsinfektion** ist eine in der Regel bakteriell verursachte Entzündung der ableitenden Harnwege, meist der Harnblase oder Harnröhre. Man unterscheidet akute und chronische Formen, je nach zeitlichem Verlauf. Meist handelt es sich um eine von der Harnröhrenöffnung her aufsteigende (aszendierende) Infektion der unteren Harnwege, die sich bis zu den Nieren hin fortsetzen kann.

Als **Zystitis** bezeichnet man auch eine Harnblasenentzündung.

In der Praxis wird häufig nur von Zystitisprophylaxe gesprochen. Es wird meist nicht unterschieden, ob sich die Entzündung in der Harnblase oder der Harnröhre befindet. Die prophylaktischen Pflegemaßnahmen unterscheiden sich nicht.

Anatomie Harnsystem Band 2, E 1

Urinausscheidung Band 2, E 3

4.2.1 Erkennen von Problemen und Ressourcen und Formulieren von Zielen in Bezug auf Harnwegsprophylaxe

Besonders gefährdet sind Patienten,

- die wenig trinken, da sie eine geringe Urinproduktion haben. Der Urin spült mögliche Bakterien aus der Harnblase.
- die einen Blasenkatheter tragen. Durch Hygienemängel beim Legen des Katheters oder durch unsachgemäße Handhabung des Katheters können Bakterien in die Harnwege aufsteigen.
- die ihre Harnblase nicht vollständig leeren können, wie z. B. Patienten mit Schlaganfall, Querschnittslähmung, Multipler Sklerose oder Patienten mit Abflusshindernissen (Prostatavergrößerung, Verengungen der Harnwege, Harnsteine). Im so genannten Restharn können sich Bakterien vermehren.
- mit Urininkontinenz (unwillkürlicher Urinabgang). Bakterien des äußeren Intimbereichs können in die Harnröhre hochwandern.
- mit Stuhlinkontinenz. Bakterien aus dem Darm können in die Harnröhre wandern.
- mit einer mangelnden Intimhygiene.

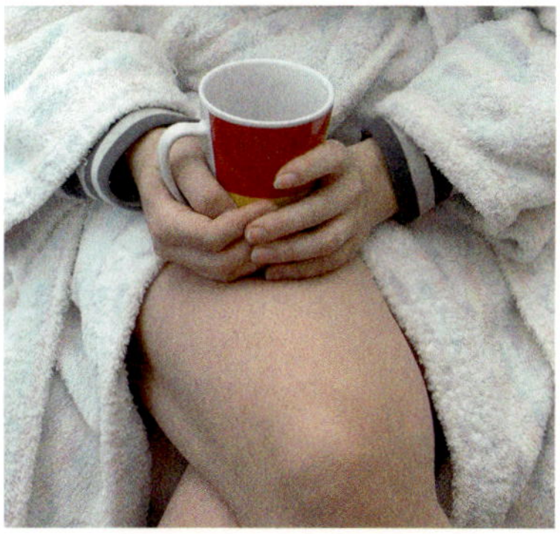

Zu den begünstigenden Faktoren zählen außerdem ungeschützter Geschlechtsverkehr, Menstruation, Kälte, Stress und Nässe.

Bei chronischen oder häufig auftretenden Harnwegsinfektionen besteht die Gefahr, dass die Bakterien bis zu den Nieren aufsteigen und dort zu ernsthaften Beschwerden führen. Um eine mögliche Infektion frühzeitig zu erkennen, ist regelmäßiges Fiebermessen, v. a. bei den oben genannten Patientengruppen, unerlässlich.

Aufgrund der kürzeren Harnröhre sind Frauen stärker gefährdet als Männer, eine Harnwegsinfektion zu erleiden.

Inkontinenz Band 2, E 3.3

Mögliche Ressourcen

- Der Patient ist über Ursachen der Harnwegsinfektionen und Wirkungsweisen der prophylaktischen Maßnahmen informiert.
- Der Patient kann die Toilette selbstständig aufsuchen.
- Der Patient trinkt genug.
- Der Patient ist kontinent, d. h., er kann das Wasserlassen willkürlich steuern.
- Der Patient kann Intimpflege selbstständig durchführen.

Mögliche Pflegeziele

- Der Patient trinkt ausreichend.
- Der Patient bekommt keine Infektion der Harnwege.

4.2.2 Prophylaktische Maßnahmen

Intimpflege

Eine gründliche Intimpflege und regelmäßiger Wechsel der Unterwäsche ist angebracht. Es sollte beim Waschen nie vom Anus zur Harnröhre gewischt werden, um keine Bakterien von dort zu verschleppen. Inkontinenz erfordert einen regelmäßigen Wechsel der Inkontinenzvorlage mit anschließender Intimpflege. Kann der Patient die Intimpflege selbstständig erledigen, sollte er darüber aufgeklärt werden, dass zu viel hautreizende Pflegemittel schädlich sein können.

Bei Patienten mit Blasenkatheter muss unbedingt auf einen hygienisch korrekten Umgang mit dem Blasenkatheter geachtet werden. Pflegemaßnahmen am Katheter dürfen nur mit Handschuhen nach hygienischer Händedesinfektion durchgeführt werden. Bei der Intimhygiene sollte die Reinigung der Harnröhrenöffnung und des Katheters sorgfaltig erfolgen. Bei Verschmutzung mit Stuhl sollte zusätzlich ein Schleimhautdesinfektionsmittel zum Einsatz kommen.

Trinkverhalten

Viele Patienten oder Bewohner müssen zum ausreichenden Trinken angeregt werden. Bei bestehender Zystitis können bestimmt Blasen-Nieren-Tees die Beschwerden lindern.

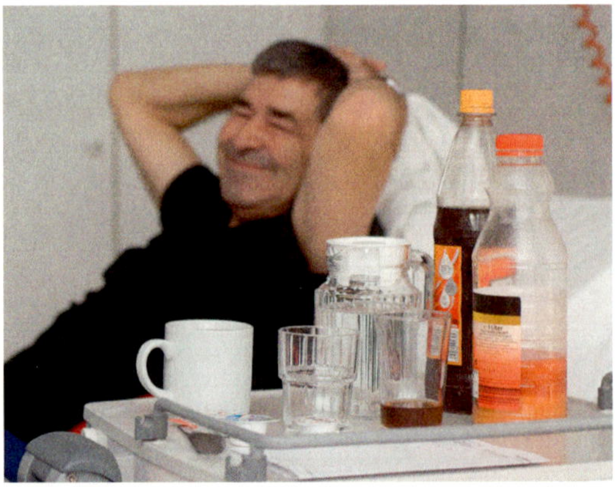

Ausreichend trinken

Man kann Zeit in der Pflege sparen, wenn man sich bewusst macht, dass mit einer Pflegemaßnahme mehrere Ziele erreicht werden. So ist die Unterstützung bei einer ausreichenden Flüssigkeitszufuhr nicht nur eine Zystitisprophylaxe, sondern auch eine Pneumonie-, Soor- und Dehydrationsprophylaxe.

Verhalten bei der Blasenentleerung

Der Patient sollte auch bei Bewegungseinschränkung zum Toilettengang ermuntert werden, sobald er Harndrang verspürt. Dabei ist es gut, wenn er die Harnblase möglichst immer ganz entleert. Eine ungestörte Umgebung sowie ausreichend Zeit zum Wasserlassen helfen dabei.

Kleidung

Auf angemessen warme Kleidung sollte man vor allem bei Heimbewohnern achten. Patienten sollten immer Unterwäsche tragen um einer Unterkühlung oder Keimverschleppung vorzubeugen.

?

1 Nennen Sie drei Gründe für das Auftreten einer Obstipation bei einem Patienten im Krankenhaus oder einem Bewohner im Heim.
2 Nennen Sie vier Maßnahmen, mit denen einer Obstipation vorgebeugt werden kann.
3 Welche Patientengruppen sind besonders gefährdet eine Zystitis zu bekommen? Begründen Sie Ihre Auswahl.
4 Erklären Sie die Notwendigkeit einer sorgfältigen Intimpflege in Bezug auf das Zystitisrisiko eines Patienten.

1 Führen Sie ein kurzes Rollenspiel durch: Legen Sie fest, wer die Rolle der Patienten und wer die der Pflegepersonen übernimmt. Dann fragen die Pflegekräfte die Patienten nach ihren Stuhlganggewohnheiten, wann sie das letzte Mal Stuhlgang hatten, wie viel usw. Wie fühlen Sie sich dabei als Patient und als Pflegekraft?
2 Überlegen Sie, welche Rahmenbedingungen in einem Krankenhaus geschaffen werden müssen, damit sich die Patienten ohne Befangen über das Thema Harnwegsinfektionen informieren können. Welche sozialen, personellen und fachlichen Kompetenzen sollte eine Pflegekraft hierzu haben?

Kamphausen, Ulrich: Prophylaxen in der Pflege. W. Kohlhammer Verlag, Stuttgart 2005

5 Ernährung

Tim hat seinen Einsatz beim ambulanten Pflegedienst Lenz und besucht heute das erste Mal Frau Schmidt in ihrem Einfamilienhaus, in dem sie gemeinsam mit ihrer Tochter lebt. Nach einem Schlaganfall wurde Frau Schmidt zunächst von ihrer Tochter gepflegt. Sie befindet sich in einem schlechten Allgemeinzustand und ist aufgrund ihrer plötzlichen körperlichen Einschränkungen sehr deprimiert. Ihre Tochter beklagt sich bei Tim, dass ihre Mutter sie insbesondere für die Mundpflege und die Intimpflege kaum an sich heranlasse. Auch hätte Frau Schmidt keinen Appetit, würde kaum noch essen und trinken und rapide an Gewicht verlieren. Inzwischen sei sie mit der Pflege komplett überfordert und hätte aus diesem Grund einen Pflegedienst eingeschaltet.

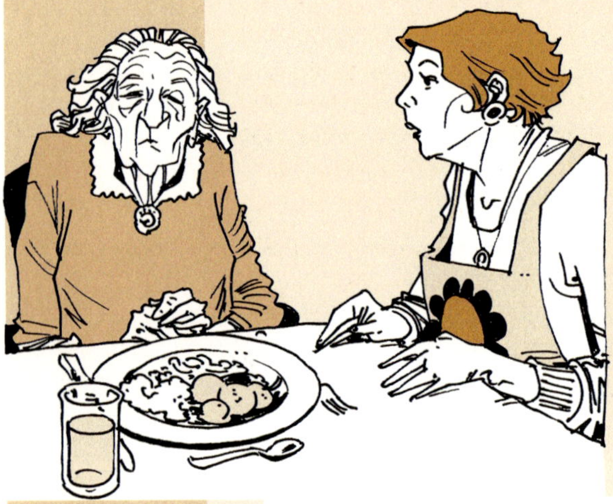

1 Fassen Sie zusammen, welche Probleme in dieser Situation geschildert werden.

2 Welche Ressourcen erkennen Sie bei Frau Schmidt?

3 Machen Sie Vorschläge, wie dem Problem des schlechten Appetits zu begegnen wäre.

Ernährung
Band 2, J
Schluckakt
Band 3, J 1

Essen und Trinken dient nicht nur dazu, den Körper mit ausreichend Kalorien und Nährstoffen zu versorgen, sondern hat eine hohe soziale Komponente. Es wird häufig mit Geselligkeit, Genuss und Sinnlichkeit verbunden. Essen und Trinken ist aber auch wichtig, um einen kranken oder geschwächten Menschen körperlich und seelisch zu stärken.

5.1 Soor- und Parotitisprophylaxe

Mundhöhle,
Speicheldrüsen
Band 2, J 1.2.1

Es ist wichtig, Munderkrankungen vorzubeugen, denn Schmerzen beim Kauen oder Schlucken verhindern den Genuss beim Essen. Die wichtigste Prophylaxe bei der Mundpflege ist die Soor- und Parotitisprophylaxe. Da für beide Erkrankungen die Maßnahmen zur Vorbeugung ähnlich sind, werden sie häufig zusammen erwähnt.

Soor: Pilzinfektion der Mund- und/oder Rachenschleimhaut, meist durch den Hefepilz Candida albicans verursacht, weshalb sie auch als Candidose bezeichnet wird. Es handelt sich um weiß-gräuliche Beläge auf einer rötlich entzündeten Mundschleimhaut oder auf der Zunge. In Ausnahmefällen kann der Pilz auf die Verdauungs- oder Atemwege übergreifen.

Parotitis: Entzündung der Ohrspeicheldrüse, verursacht durch Bakterien. Dadurch wird die Produktion des Mundspeichels gestört.

5.1.1 Erkennen von Problemen und Ressourcen und Formulieren von Zielen in Bezug auf die Soor- und Parotitisprophylaxe

Besonders gefährdet sind Patientengruppen,

- die ihre Mund- und Zahnpflege nicht mehr selbstständig durchführen können, z. B. aufgrund von körperlicher Schwäche, geistiger Behinderung, mangelnder Einsicht in die Notwendigkeit der Mundhygiene. Ungenügende Mund- und Zahnpflege begünstigt das Erregerwachstum.
- die ihre Nahrung nicht mehr über den Mund aufnehmen bzw. nicht mehr ausreichend kauen, z. B. bei Ernährung über Ernährungssonden, bewusstlose Menschen, Menschen, die nur Flüssignahrung oder Breikost zu sich nehmen, Nahrungskarenz. Die Speichelproduktion der Ohrspeicheldrüse ist eingeschränkt.
- mit Abwehrschwäche, z. B. aufgrund eines reduzierten Allgemeinzustandes, nach einer Chemo- oder Strahlentherapie, HIV- Erkrankte, Immunsupression. Es besteht eine Anfälligkeit für Erreger, die sich bei eventuell schon bestehenden Munderkrankungen besser verbreiten können.
- die spezielle Medikamente einnehmen, die die Mundflora bzw. das Immunsystem beeinflussen, z. B. Antibiotika, Neuroleptika, Zytostatika, Antidepressiva.
- die überwiegend über den Mund atmen, z. B. bei Nasalsonden, Sterbenden, Bewusstlosigkeit, Zustand nach Apoplex. Die Mundschleimhaut trocknet aus.

Mögliche Ressourcen

- Der Patient kann Informationen geben, welche Pflegemittel und welche Geschmacksrichtungen seinen Lebensgewohnheiten entsprechen.
- Der Patient kann Mundpflege teilweise oder selbstständig übernehmen.

Mögliche Pflegeziele

- Patient toleriert Berührungen am und im Mund
- saubere, feuchte, rote, intakte Mundschleimhaut
- schmerzfreies Kauen und Schlucken
- Zunge ist frei von Belägen
- Mundhöhle ist frei von Speiseresten
- Abwehrfunktion der Mund- und Rachenschleimhaut ist gegeben
- Ohrspeicheldrüse arbeitet störungsfrei, d. h. keine Schmerzen, Entzündung oder Schwellung, Speichel kann kontinuierlich fließen

5.1.2 Prophylaktische Maßnahmen

Neben der allgemeinen Mundpflege sind die folgenden Maßnahmen besonders zu beachten.

Saubere Mundhöhle

Nach jeder Nahrungsaufnahme sollte eine gründliche Mundinspektion erfolgen, d. h. den Mund ausspülen lassen bzw. Mundhöhle mit klarem Wasser oder Tees auswischen, um sämtliche Speisereste zu entfernen. Für Mundspülungen oder zum Auswischen eignen sich am besten Kamillen- oder Salbeitee, da sie entzündungshemmend und desinfizierend wirken. Stark verdünnte Myrrhetinktur wirkt ebenfalls desinfizierend.

Mundpflege
Band 2, D 3.3

Feuchte Mundhöhle

Für eine feuchte Mundhöhle sorgen, wenn möglich eine ausreichende orale Flüssigkeitszufuhr sichern oder den Mund regelmäßig ausspülen lassen. Kautätigkeit und damit die Speichelproduktion sollten angeregt werden. Das kann durch Kaugummi, Trockenobst, Brotrinde oder bestimmte Lieblingsspeisen erreicht werden.

Speichelanregende Substanzen, z. B. Zitronenbonbons, sind ebenso förderlich wie Mundspülungen mit Zitronen- oder Orangensaft.

Schon der Geruch von Zitronen-, Pampelmusen- oder Orangensaft vermittelt mitunter den Speichelfluss („da läuft einem das Wasser im Munde zusammen").

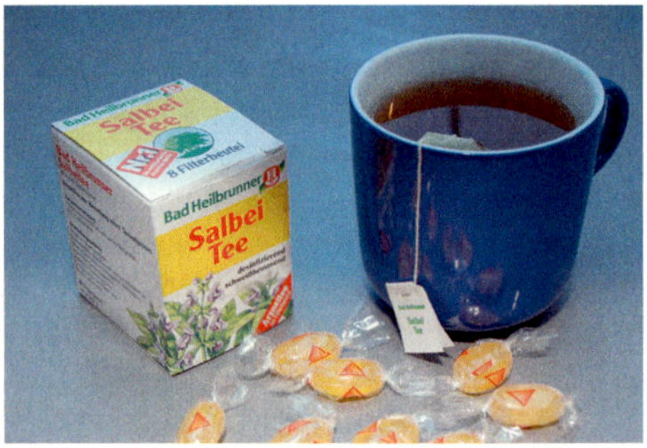

Basale Stimulation Band 2, C 2

Maßnahmen der Soor- und Parotitisprophylaxe können bei bewusstlosen, bewusstseinseingeschränkten, dementen Patienten oder Patienten nach einem Schlaganfall zur Wahrnehmungsförderung und Aufmerksamkeitsförderung genutzt werden.

Es gibt eine Vielzahl von fertigen Mundpflegeprodukten aus der Apotheke, z. B. künstlicher Speichel oder unterschiedliche Mundspülungen. Eine Vielzahl von Gründen spricht jedoch dafür, so genannte Hausmittel zu verwenden und den Einsatz von industriell hergestellten Pflegemitteln auf ein Minimum zu begrenzen:

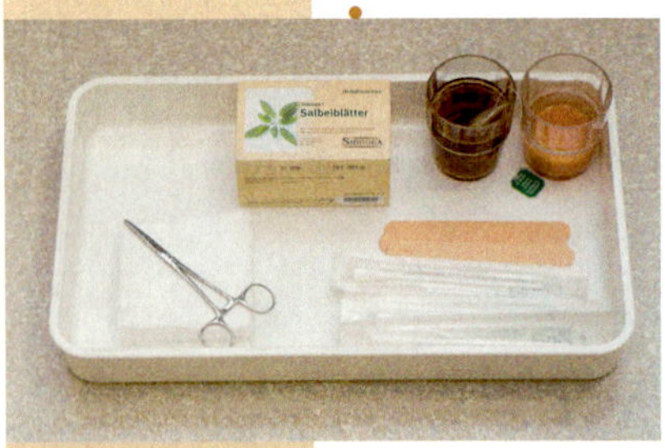

Hausmittel sind billiger.

Patienten können sich ihre „Geschmacksrichtungen" aussuchen und sind eher bereit, prophylaktische Maßnahmen selber durchzuführen oder durchführen zulassen.

Fertige Mundpflegeprodukte „sehen schon nach Krankenhaus aus" und verstärken so das Krankheitsgefühl. Hausmittel vermitteln einen gewohnten Eindruck und entsprechen eher der Alltagsnormalität der Patienten.

Kindern und wahrnehmungsgestörten Patienten wird durch bekannte Sinneseindrücke die Angst vor etwas Unbekanntem genommen.

In der häuslichen Pflege sind Hausmittel häufig schon in den Vorratsschränken vorhanden. Es müssen keine Rezepte bestellt werden.

Hausmittel unterstützen die Geschmacks- und Geruchswahrnehmung von bewusstseinsgestörten Menschen und damit deren Aufmerksamkeit.

5.2 Dehydratationsprophylaxe

Beispiel: Frau Kunert lebt in einem Wohnbereich für pflegebedürftige Senioren. Als Frau Kunert von zu Hause kam, war sie sehr verwirrt. Auf die Nachfrage, ob sie etwas trinken möchte, sagte sie grundsätzlich „Nein, danke". Sie habe einfach keinen Durst im Moment. Nach ein paar Tagen stellte sich zusätzlich heraus, dass sie Schwierigkeiten hatte, mit dem bereitgestellten Wasserglas zu trinken. Nachdem das Glas durch einen leichten Plastikbecher mit Griff ersetzt wurde, konnte sie auf die Bitte der Pflegekraft hin selbstständig Flüssigkeit zu sich nehmen. Seitdem sind auch ihre akuten Verwirrtheitszustände verschwunden.

Das Beispiel beschreibt in Frau Kunert einen typischen Fall, da alte Menschen häufig ein sehr viel geringeres Durstempfinden haben als junge.

Deshalb kann es hier und bei allen Menschen, die nicht in der Lage sind, sich selbst mit Flüssigkeit zu versorgen (also auch bei Kindern), zu einem lebensgefährlichen Mangel an Flüssigkeit kommen. Tatsächlich besteht die Gefahr des Verdurstens. Typisch für dehydrierte Personen ist u. a. ein geringer Hautturgor, trockene Mundschleimhaut, Obstipation oder akute Verwirrtheit.

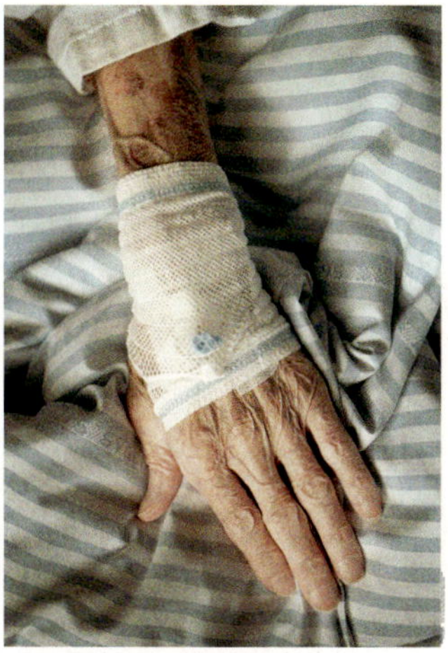

Verminderter Hautturgor

Wasserhaushalt Band 2, J 3.6
Ernährung älterer Menschen Band 2, J 4

Dehydratation: Wasserverlust im Körper (des extrazellulären Raums) durch verminderte Flüssigkeitsaufnahme oder verstärkten Flüssigkeitsverlust

Exsikkose: so bezeichnet man oftmals die Folge der Dehydratation; der Begriff steht für den Zustand der Austrocknung, während Dehydratation den Prozess beschreibt.

Man unterscheidet zwischen hypotoner, isotoner und hypertoner Dehydratation, je nach dem Verhältnis von Wasser- und Salzverlust.

hypotone Dehydratation	isotone Dehydratation	hypertone Dehydratation
hoher Verlust an Natrium (Na+, NaCl)	Verlust von Wasser und Na+ ausgeglichen	Wasserverlust bei Natriumüberschuss
Schwitzen, Verbrennungen	Erbrechen, Durchfall	Diabetes mellitus

Die Pflegemaßnahmen bei den Dehydratations-Formen unterscheiden sich nur in Bezug auf eine eventuelle zusätzliche Gabe bzw. das bewusste Weglassen von natriumhaltigen Lebensmitteln.

5.2.1 Erkennen von Problemen und Ressourcen und Formulieren von Zielen in Bezug auf Dehydrationsprophylaxe

Besonders gefährdet sind Patientengruppen

- mit Fiebererkrankungen (besonders Säuglinge, Kleinkinder und ältere Menschen)
- mit reduziertem Durstgefühl (z. B. ältere Menschen)
- die immobil sind oder körperlich stark geschwächt (Patient kann Getränk nicht selbst halten, Glas nicht nachfüllen usw.)
- mit Schmerzen beim Trinken und Schlucken
- mit Harninkontinenz (Patienten trinken weniger, um nicht Wasser lassen zu müssen)
- mit verstärkter Flüssigkeitsausscheidung (Einnahme von Abführmitteln oder harntreibenden Medikamenten (Diuretika), starkem Erbrechen, starkem Schwitzen)
- mit Diabetes mellitus – erhöhte Blutzuckerwerte führen zu einer vermehrten Urinausscheidung
- mit Bewusstseinstörungen

Beispiel für einen Tages-Trinkplan für Senioren

Frühstück	2 Tassen Kaffee oder Tee	250 ml
Zwischenmahlzeit	1 Glas Fruchtsaftschorle oder Buttermilch	200 ml
Mittagessen	1 Glas Mineralwasser 1 Teller Suppe	200 ml 150 ml
Zwischenmahlzeit	1 große Tasse Kaffee oder Tee	200 ml
Abendessen	2 Tassen Kräutertee	300 ml
später Abend	1 Glas Saftschorle, Mineralwasser oder (gelegentlich) 1 Glas Bier bzw. Weinschorle	200 ml
Gesamtmenge		**1500 ml**

Mögliche Ressourcen

- Der Patient kann Glas selbst halten, selbstständig auffüllen usw.
- Der Patient kann Hilfsmittel zum Trinken benutzen (Strohhalm, spezielles Trinkgefäss).
- Der Patient kann Informationen über Lieblingsgetränke geben.
- Der Patient ist über die Wichtigkeit der ausreichenden Flüssigkeitsaufnahme informiert.
- Der Patient ist motiviert, etwas zu trinken.

Mögliche Pflegeziele

- Der Patient trinkt ausreichend; Erwachsene brauchen täglich ca. 2000 ml/pro Tag, bei Hitze etwas mehr; Kinder benötigen durch ihr geringeres Körpergewicht weniger; die DGE (Deutsche Gesellschaft für Ernährung) empfiehlt 30 ml pro kg Körpergewicht.
- Der Patient hat eine ausgeglichene Flüssigkeitsbilanz (Flüssigkeitseinfuhr entspricht Flüssigkeitsausfuhr).
- Na+-Konzentration im Blut ist im Normbereich. Bei Patienten mit Herz- oder Nierenschwäche (Herz- oder Niereninsuffizienz) muss die Menge der täglichen Flüssigkeitszufuhr mit dem Arzt abgeklärt werden, da es sonst zu einer gefährlichen Flüssigkeitsansammlung im Körper kommen kann.

Herzinsuffizienz Band 2, H 3.5

5.2.2 Prophylaktische Maßnahmen

Eine Voraussetzung ist, dass der Patient bzw. Angehörige über die Bedeutung der Flüssigkeitsaufnahme informiert ist.

Möglichkeiten, die Flüssigkeitsaufnahme zu verbessern:

- Zunächst die bisherigen Trinkgewohnheiten erfragen – wenn jemand grundsätzlich nur eine Tasse Kaffee zum Frühstück trinkt, wird er diese Gewohnheit nicht ändern; man kann dann eventuell eine größere Tasse anbieten
- Lieblingsgetränke anbieten
- Getränke nur in überschaubarer Menge hinstellen (der Blick auf zwei Flaschen Mineralwasser, die bis zum Abend ausgetrunken sein müssen, demotiviert)
- Regelmäßig und in Ruhe zum Trinken animieren, bzw. den Patienten dabei unterstützen (auf aufrechte Oberkörperhaltung achten)
- Ein geeignetes Trinkgefäß anbieten (sollte oben breiter als unten sein, damit der Kopf nicht so stark nach hinten geneigt werden muss); bei Schluckstörungen kann man Getränke andicken oder dickflüssige Getränke anbieten
- Getränke in Gläsern anbieten (Getränkeart und Füllungszustand des Glases ist einsehbar)
- Besonders Demenzerkrankte phantasievoll motivieren, z. B. durch das Singen von Trinklieder, das Anstoßen auf das Wohl einer bekannten Person, das Nachfragen, wie das Getränk schmeckt und ob man es weiterempfehlen kann

Je nach Dehydratation werden salzhaltige oder salzarme Getränke angeboten. Von Vorteil ist es, eine **Flüssigkeitsbilanz** zu führen; dabei wird sowohl die zugeführte als auch die ausgeschiedene Menge an Flüssigkeit für einen Patienten gegenübergestellt. Das bedeutet eine genaue Dokumentation von Getränken, Infusionen, Sondenkost, Urinmengen, Sekretabgängen oder Blutverlust. Wird mehr ausgeschieden als aufgenommen, spricht man von einer negativen Bilanz, im anderen Fall von einer positiven Bilanz. Auch Speisen können Flüssigkeit enthalten – so z. B. Suppen oder Obst. Das sollte man bei der Bilanzierung nicht aus den Augen verlieren.

Trinkprotokoll

Name							
Wohnbereich Station							
Datum							
	Frühstück	Zwischendurch	Mittag	Nachmittag	Abend	Spätmahlzeit	Trinkflüssigkeit gesamt in ml
Mo.							
Di.							
Mi.							
Do.							
Fr.							
Sa.							
So.							

?

1 Nennen Sie Patientengruppen, die besonders gefährdet sind eine Soor- oder Parotitis-Infektion zu bekommen. Begründen Sie Ihre Antwort.
2 Welche Mittel eignen sich besonders für die Mundpflege zur Parotitisprophylaxe?
3 Erklären Sie den Begriff „Dehydratation". Welche Formen gibt es?
4 Warum ist eine Dehydratationsprophylaxe wichtig?
5 Nennen Sie Personengruppen, die besonders anfällig sind für eine Dehydratation.
6 Nennen Sie Maßnahmen, mit denen man Menschen mit geringem Durstgefühl zum Trinken motivieren kann.

!

Erstellen Sie einen möglichen Trinkplan für Frau Kunert.

www

www.dge.de Homepage der Deutschen Gesellschaft für Ernährung (DGE)
www.fitimalter-dge.de Internetseite der Deutschen Gesellschaft für Ernährung zum Thema Ernährung im Alter

6 Haut – Intertrigoprophylaxe

Im Seniorenheim Gutleben ist seit dem letzten Wochenende eine neue Bewohnerin eingezogen – Frau Bellmann. Sie hatte zuvor allein in einer kleinen Wohnung in einem großen Neubau gewohnt und ist aus freien Stücken ins Heim umgezogen. Ihre Tochter wohnt sehr weit entfernt und lässt sich nur selten blicken. Aufgrund von Schwindelanfällen in letzter Zeit wollte Frau Bellmann lieber in pflegerische Obhut. Olga soll sie heute bei der Körperpflege unterstützen und besonders auf Auffälligkeiten achten bzw. einschätzen, wie weit Frau Bellmann selbstständig ist. Frau Bellmann sagt ihr gleich, dass sie lieber alles allein macht, nur für den Rücken brauche sie vorbeikommen. Tatsächlich macht Frau Bellmann einen sehr selbstständigen und rüstigen Eindruck. Dennoch entdeckt Olga etwas Ungewöhnliches. Als sie neben Frau Bellmann steht und beobachtet, wie diese ihren Oberkörper wäscht, erkennt sie unter deren Brüsten zwei rote Stellen. Das berichtet sie der schichtleitenden Pflegekraft, die nur kurz sagt „Pass auf, dass sie sich dort gut abtrocknet!"

1 Um was für ein Problem könnte es sich bei den roten Flecken handeln?

2 Was hat Frau Bellmann bei ihrer Körperpflege vermutlich vernachlässigt?

Als **Intertrigo** (lat. Wundreiben) bezeichnet man rote, oft juckende oder brennende Stellen in Hautfalten, z. B. unter der Brust, in der Analfalte oder zwischen den Oberschenkeln.

6.1. Erkennen von Problemen und Ressourcen und Formulieren von Zielen in Bezug auf die Intertrigoprophylaxe

Eine Intertrigoprophylaxe wird durchgeführt bei Patienten mit

- starker Schweißproduktion; z. B. Patienten mit Fieber, Diabetes mellitus.
- Inkontinenz, da so ein feuchtes Klima auf der Haut entsteht, das Intertrigo begünstigt.
- ungenügender Körperpflege; ähnlich wie Frau Bellmann im Fallbeispiel, die beim Abtrocknen die Hautfalten nicht mitberücksichtigt.
- Reibungen auf der Haut, z. B. durch Adipositas oder Bettlägerigkeit, zu enge Kleidung; neben den schon genannten Stellen auch zwischen den Fingern oder Zehen, unter den Achseln oder in Bauchfalten.

Mögliche Ressource

Der selbstständige Patient ist über ein richtiges Vorgehen bei der Körperpflege aufgeklärt.

Pflegeziele

- Der Patient hat eine intakte Haut.
- Gefährdete Hautfalten sind trocken.

6.2 Prophylaktische Maßnahmen

Intertrigo ist im Gegensatz zu Dehydratation kein unmittelbar lebensbedrohlicher Zustand. Dennoch ist es unangenehm für den Patienten und die entstehenden Hautschäden können sich zu ernsthaften Wunden weiterentwickeln.

Hautbeobachtung

Eine gute Form der Vorbeugung ist es, gefährdete Stellen unter Beobachtung zu halten. Zusammen mit einer richtig ausgeführten Körperpflege hilft das, Intertrigo zu verhindern.

Aufklärung des Patienten

Ein über das Problem und die Maßnahmen aufgeklärter Patient ist zwar für alle Prophylaxen wünschenswert, da aber die Intertrogoprophylaxe auch viele Patienten betrifft, die z. B. noch ihre Körperpflege selbstständig durchführen, ist es hier besonders wichtig.

Besondere Rücksicht bei der Körperpflege

Körperpflege Band 2, D 3

Kann der Patient die Körperpflege nicht selbstständig ausführen, sollten Pflegende während der Körperpflege den gefährdeten Stellen besondere Aufmerksamkeit schenken. Die Stellen werden gut sichtbar gemacht (Beobachtung), dann gewaschen und gründlich abgetrocknet. Wichtig ist, dass die Haut nicht zu sehr durch Reibung mit dem Handtuch beansprucht wird.

Anschließend kann eine verträgliche Hautsalbe aufgetragen werden.

Trockenhaltung

Eine der Ursachen für Intertrigo ist die permanente Feuchtigkeit an bestimmten Hautstellen, besonders in Hautfalten. Neben dem guten Abtrocknen nach der Waschung ist es auch wichtig, an betroffene Stellen möglichst viel Luft zu lassen. Das erreicht man mit luftdurchlässiger Kleidung, Bewegung und häufigem Freilegen der betroffenen Stellen. Ein typisches Beispiel ist hier die Windeldermatitis, die bei vielen Säuglingen auftritt. Hier kann das Abnehmen der Windel mehrmals am Tag und das Strampeln mit freiem Unterkörper schnelle Abhilfe schaffen.

?

1. Erklären Sie den Begriff Intertrigoprophylaxe.
2. Nennen Sie Hautstellen, die in Bezug auf Intertrigo besonders gefährdet sind.
3. Zählen Sie drei Maßnahmen auf, die der Intertrigoprophylaxe dienen und erläutern Sie diese.

I Bienstein, Christel/Klein, Gerd/Schröder, Gerhard: Atmen. Thieme, Stuttgart 2000

II aus Hartmann: „Die phasengerechte Wundbehandlung des Ulcus cruris Venosum" 1999

Anhang

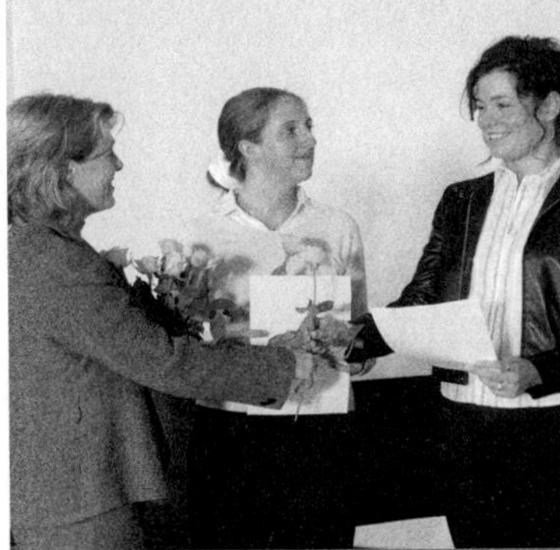

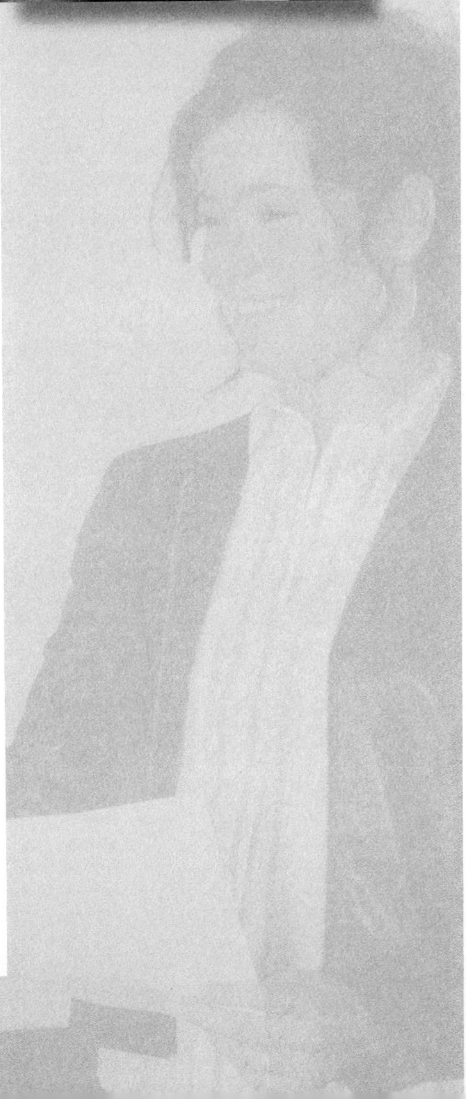

Autorenverzeichnis

Gabriela Bergmann, Lehrerin für Pflegeberufe, Gesundheits- und Krankenpflegerin, Berufsfachschule für Krankenpflege am Bezirkskrankenhaus Kaufbeuren, Modellschule für die integrierte Pflegeausbildung seit 2004

Katja Boguth, Dipl.-Pflegewirtin, Gesundheits- und Kinderkrankpflegerin, Gesundheits- und Krankenpflegerin, wissenschaftliche Mitarbeiterin am Institut für Gerontologische Forschung e.V. (IGF), Doktorandin der Pflegewissenschaft

Annette Brak-Mensing, Dipl. Pflegepädagogin, Gesundheits- und Krankenpflegerin, Trainerin für Kinaesthetics in der Pflege Stufe III, Projektleitung für Gesundheit und Pflege bei ComFair GmbH in Oldenburg

Anke Coesfeld, Dipl. Berufspädagogin Pflegewissenschaft, Gesundheits- und Krankenpflegerin, Lehrerin an der Krankenpflegeschule des evangelischen Krankenhauses Oldenburg, langjährige Berufserfahrung in der Altenpflege, Altenpflegehilfe, Krankenpflegehilfe

Petra Hundt, Dipl.-Pflegepädagogin, Praxisbegleiterin für Basale Stimulation®

Angelika Kaluza, Dipl.-Ökotrophologin, Ernährungsberaterin VDOE, freiberufliche Lehrkraft für Ernährung und Diätetik an der Krankenpflegeschule des Universitätsklinikums Mainz

Verena Keiser, Dipl.-Pflegelehrerin, Studienrätin an einem Bischöflichen Berufskolleg/ Berufsfeld Sozial- und Gesundheitswesen, Gesundheits- und Kinderkrankenpflegerin

Angela Kögelmeier de Vera, Dipl. Pflegwirtin, Gesundheits- und Krankenpflegerin, Dozentin für Pflege an der Akademie Schönbrunn, Trainerin für betriebliche Sicherheit und Gesundheit

Athanassia Moudiou, Ärztin, Lehrerin an der Berufsbildenden Schule (BBS 4) in Braunschweig in der Abteilung Pflege

Andreas Müller-Röpke, Pflegepädagoge, Gesundheits- und Krankenpfleger, Lehrer in einer Gesundheits- und Krankenpflegeschule, langjährige Lehrerfahrung in der Altenpflege, Kursleiter im Modellprojekt Integrierte Pflegeausbildung in Bremen

Anette Niemeier, Pflegedienstleitung in den Darmstädter Kinderkliniken Prinzessin Margaret, Gesundheits- und Kinderkrankenpflegerin

Sandy Ott, Lehrerin für Pflegeberufe, Gesundheits- und Krankenpflegerin; Magister Erziehungswissenschaften, Soziologie, Rechtswissenschaften, Schulleiterin des Ausbildungszentrums für Gesundheits- und Pflegeberufe in Bad Kreuznach

Ulrike Rebscher, Dipl.-Pflegewirtin, Gesundheits- und Krankenpflegerin, innerbetriebliche Fortbildung im Alice-Hospital Darmstadt, in den Darmstädter Kinderkliniken Prinzessin Margaret, im Altenheim der Alice-Schwesternschaft

Dagmar Steinhoff, 1. und 2. Staatsexamen für das Lehramt, Physiotherapeutin - Bobath Konzept, angestellt in freier Praxis, Dozentin für das Fach PT Neuro an der Berufsfachschule für Physiotherapeuten der DAA in Bonn, langjährige physiotherapeutische Assistenz bei Bobath Kursen für die aktivierende Pflege neurologischer Patienten (BIKA e.V.)

Elke Steudter, Dipl. Berufspädagogin Pflegwissenschaft/Soziologie, Lektorin, Fachjournalistin

Stefan Zettl, Dipl.-Psych., Dipl.-Biol., langjährige Pflegetätigkeit auf einer Intensivstation für Schwerbrandverletzte; derzeit als Psychoanalytiker am Nierenzentrum der Medizinischen Universitätsklinik Heidelberg sowie in eigener Praxis tätig

Glossar

Adipositas *(engl.: obesity)*
übermäßige Ansammlung von Fettgewebe im Körper, verbunden mit starkem Übergewicht (BMI mind. 30); Ursachen sind erblich bedingt und/oder liegen im Ernährungsverhalten

aktivierende Pflege *(engl.: activating care)*
noch vorhandene Fähigkeiten erhalten und fördern sowie dem Pflegebedürftigen helfen, verloren gegangene Fähigkeiten wieder zu erlernen und nicht vorhandene zu entwickeln

Antithrombosestrümpfe (ATS) *(engl.: anti embolism stocking)*
Medizinische ATS sind in der Regel weiß und werden vom Arzt verschrieben für vorübergehend bettlägerige Patienten; sie komprimieren das Bein und verhindern Thrombose und die gefährliche Embolie nach dem Aufstehen zuvor bettlägeriger Patienten; müssen passgenau für den Patienten ausgesucht werden

Anurie *(engl.: anuria)*
fehlende bis sehr geringe Urinausscheidung; unter 100 ml pro Tag

Apoplex *(engl.: stroke)*
auch Schlaganfall oder ischämischer Insult; durch den Verschluss einer Hirnarterie oder eine Blutung im Gehirn ausgelöste Durchblutungsstörung des Gehirns; mit unterschiedlicher Auswirkung auf den Körper je nach betroffener Hirnregion; häufig sind einseitige Lähmungen, Sprach- oder Sehstörungen

Aspiration *(engl.: aspiration)*
Einatmen von Fremdkörpern in die Lunge

Assessment *(engl.: assessment)*
Beurteilung von zuvor am Patienten beobachteten Daten, die meist im Zusammenhang mit dem Pflegeprozess gesammelt und erhoben wurden

Atemstimulierende Einreibung (ASE) *(engl.: chest rub/breathing stimulating embrocation)*
Einreibung am Rücken mit dem Ziel, den Patienten zu einer ruhigen, tiefen Atmung anzuregen

Ballaststoffe *(engl.: dietary fibres)*
nicht verdauliche Vielfachzucker, z.B. Zellulose oder Pektine; födern die Darmflora und -bewegung

Basale Stimulation *(engl.: basis stimulation)*
von A. Fröhlich für die Heilpädagogik entwickeltes und gemeinsam mit C. Bienstein in die Pflege übertragenes Therapiekonzept, das pflegerische Maßnahmen zur Förderung der basalen (grundlegenden) Wahrnehmungen; darüber erhalten die Patienten eine Anregung ihrer Sinne und eine bessere Orientierung über ihren Körper

Blutdruck *(engl.: blood pressure)*
Druck des Blutes auf die Gefäßwände; wird beeinflusst durch ein komplexes Zusammenspiel von verschiedenen Faktoren, v.a. der Herztätigkeit (Herzminutenvolumen) und dem inneren Durchmesser (Lumen) der Arterien

Bobath-Konzept *(engl.: Bobath method)*
ist ein therapeutisches Konzept zur aktivierenden Pflege neurologischer Patienten; therapeutisches Ziel ist die Förderung von Wahrnehmung und normalen Bewegungsabläufen und damit der Selbstständigkeit der Patienten.

Body-Mass-Index *(engl.: body mass index)*
Körpermassenindex; Formel zur Beurteilung des Gewichtes; wird ermittelt durch das Körpergewicht in kg, das durch die Körperlänge in m^2 geteilt wird; darüber lassen sich Normal-, Unter- und Übergewicht definieren

Bradykardie *(engl.: bradycardia)*
Herzrhythmusstörung; Herzfrequenz verlangsamt sich auf unter 55 Schläge pro Minute

Dehydratation *(engl.: dehydration)*
starker Wasserverlust des Körpers mit einer Verschiebung des Elektrolythaushaltes

Dekubitus *(engl.: pressure ulcer)*
Druckgeschwür, das besonders an Körperstellen, die eine längere Druckbelastung aushalten müssen, vorkommen kann; kann durch gezielte prophylaktische Druckentlastung verhindert werden

Diabetes mellitus *(engl.: diabetes mellitus)*
auch Zuckerkrankheit; Stoffwechselstörung, die durch eine mangelhafte oder fehlende Insulinausschüttung der Bauchspeicheldrüse hervorgerufen wird; dadurch ist der Anteil von Glukose im Blut erhöht

Diarrhoe *(engl.: diarrhoea)*
Durchfall; Zustand, bei dem häufiger Stuhlgang stattfindet als normal, meist weich bis dünnflüssig in der Konsistenz; meist als Begleiterscheinung einer anderen Krankheit

Expertenstandard *(engl.: expert standard)*
wissenschaftlich belegter nationaler Pflegestandard, der vom Deutschen Netzwerk für Qualitätsentwicklung in der Pflege (DNQP) an der Universität Osnabrück erarbeitet wird, z.B. Standards zu Schmerz, Sturz oder Ernährung

Exsikkose *(engl.: dehydration)*
Austrocknung, d. h. starker Flüssigkeitsverlust des Körpers; oft synonym zu Dehydratation verwendet

Embolie *(engl.: embolism)*
frei im Blut schwimmender Thrombus (Blutgerinnsel), der eine Arterie verschließt; besonders gefährlich ist die Lungenembolie, bei der die Verstopfung einer Lungenarterie zum plötzlichen Tod führen kann

Enuresis *(engl.: enuresis)*
Einnässen; fehlende Kontrolle über die Harnblasenentleerung, speziell bei Kindern über vier Jahren

Flüssigkeitsbilanz *(engl.: fluid balancing)*
Dokumentieren und Gegenüberstellen von zugeführter und ausgeschiedener Flüssigkeit eines Patienten

Gangrän *(engl.: gangrene)*
Nekrose; abgestorbenes Gewebe infolge einer Mangeldurchblutung oder Entzündung; häufig an den unteren Extremitäten bei Diabetikern

Habituation *(engl.: habituation)*
Gewöhnung; Anpassung der Wahrnehmung an eine immer gleiche Situation oder einen immer gleichen Reiz, z.B. Gegenstände in einem Raum, in dem man sich ständig aufhält

Herzbett
spezielles Bett, bei dem die Teile für Oberkörper und Beine getrennt voneinander positioniert werden können; meist für die Lagerung bei Herzinsuffizienz eingesetzt

Hospitalismus *(engl.: hospitalism)*
psychische Schädigung, die infolge fehlender affektiver (emotionaler) Zuwendung bei Heim- und Krankenhausaufenthalten auftritt; in Abhängigkeit von der Dauer der psychosozialen Unterversorgung treten neben den psychischen Schädigungen somatische Veränderungen und bei Säuglingen und Kindern auch Entwicklungsstörungen auf

Hypertonie *(engl.: hypertension)*
dauerhaft erhöhter Blutdruck auf über 160/90 mmHg

Hypotonie *(engl.: hypotension)*
nicht physiologischer, niedriger Blutdruck; unter 100/60 mmHg

Initialberührung *(engl.: initial touch)*
eine von einer Person ausgeführte, eindeutige, flächenhafte, deutlich beginnende und endende Berührung; als Angebot einer ritualisierten Begrüßung und/oder Verabschiedung nach verbaler Ansprache

Inkontinenz *(engl.: urinary incontinence)*
fehlende Fähigkeit, die Harnblasenentleerung willentlich zu steuern mit der Folge des ungewollten Urinabgangs

Intertrigo *(engl.: intertrigo)*
wund geriebene, rote, zum Teil juckende Stellen in Hautfalten; entsteht durch Reibung, Feuchtigkeit und Wärme

Kinaesthetics
ist ein umfassendes Analyse- und Handlungsinstrument; basiert auf dem Wissen, dass jeder Handlung, jedem Tun Bewegung zugrunde liegt; die sechs kinästhetischen Konzepte geben uns die Möglichkeit, das Bewegungsfundament zu verstehen, zu analysieren und eine gezielte individuelle Bewegungsunterstützung in der jeweiligen Situation zu geben

Körperschema *(engl.: body scheme)*
Wahrnehmung, die eine Person über ihre eigene körperliche Erscheinung hat; ein gestörtes Körperschema oder auch Körperbild bedeutet, dass der Betroffene von seinem Gehirn ein falsches Körperbild vermittelt bekommt, z.B. wenn er Gliedmaßen nicht mehr spürt, weil sie gelähmt sind.

Kolonmassage
Bauchmassage, bei der beide Hände mit leichtem Druck im Uhrzeigersinn dem Verlauf des Kolons folgen; regt die Darmtätigkeit an

Kompressionsverband
(engl.: compression bandage)
Druckverband mit Lang- oder Kurzzugbinden mit dem Ziel, durch die Kompression den venösen Rückfluss zu fördern; Verband darf nicht zu straff sein und keine Falten bilden

Kontrakturen *(engl.: contracture)*
dauerhafte Verkürzung von Sehnen und Bändern mit der Folge einer Gelenkversteifung; Grund ist ein lang anhaltender Bewegungsmangel des betroffenen Gelenks

Malnutrition *(engl.: malnutrition)*
Mangelernährung, hervorgerufen durch eine Störung in der Nahrungsaufnahme oder eine unausgewogene Kost

Mekonium *(engl.: meconium)*
grün-schwarzer, geruchloser Stuhlgang bei Neugeborenen, der innerhalb der ersten 24 bis 36 Stunden nach der Geburt ausgeschieden werden muss

Menopause *(engl.: menopause)*
Wechseljahre der Frau, in der die Produktion des Sexulahormons Östrogen vermindert wird; oft mit Begleiterscheinungen wie Hitzewallungen, Reizbarkeit oder Harnwegsbeschwerden verbunden

Miktion *(engl.: micturition)*
Vorgang der Harnblasenentleerung, der durch Dehnungsrezeptoren in der Blasenwand eingeleitet und daraufhin willkürlich ausgelöst wird

Muskelpumpe *(engl.: muscle pump)*
die Muskeltätigkeit, besonders in den unteren Extremitäten führt zu einer Kompression der Venen und fördert so den venösen Rückfluss zum Herzen

Nekrose *(engl.: necrosis)*
lokal abgestorbenes Gewebe infolge einer mangelnden Durchblutung

Nykturie *(engl.: nocturia)*
vermehrte Urinausscheidung in der Nacht

Obstipation *(engl.: constipation)*
zu wenig Stuhlgang bzw. Schwierigkeiten bei der Stuhlausscheidung; Stuhlgangfrequenz liegt bei weniger als dreimal in der Woche oder der Patient hat drei Tage hintereinander keinen Stuhlgang gehabt; in der Regel handelt es sich um ein Symptom veränderter Lebensumstände oder von Krankheiten

Ödem *(engl.: edema)*
nicht physiologische Ansammlung von Flüssigkeit im Gewebe, die sich durch eine Schwellung der betroffenen Körperstelle bemerkbar macht; kann von Schwellungen mit anderer Ursache unterschieden werden, indem mit einem Finger eine Delle gedrückt wird, die sich im Fall eines Ödems nicht sofort wieder zurückbildet

Oligurie *(engl.: oliguria)*
verminderte Ausscheidung von Urin, d.h. weniger als 500 ml in 24 h

Parotitis *(engl.: parotitis)*
Entzündung der Ohrspeicheldrüse durch Infektion mit Bakterien; verursacht einen verringerten Speichelfluss; besonders gefährdet sind Patienten mit Nahrungskarenz, da die Kautätigkeit den Speichelfluss anregt

Pflegeanamnese *(engl.: nursing case history)*
Erhebung der pflegerischen Vorgeschichte, in der Regel durch ein Gespräch zwischen der Pflegekraft und der zu pflegenden Person und eine körperliche Untersuchung des Pflegebedürftigen; Ziel: Sammlung von für die Pflege wichtigen Informationen, im Idealfall durchzuführen in den ersten 4–12 Stunden nach der Aufnahme in die Einrichtung

Pflegebericht
Teil der Pflegedokumentation; gibt einen Überblick über Verlauf und Wirkung der Pflege außerhalb der geplanten Maßnahmen, die meist an anderen Stellen der Dokumentation schon vermerkt sind

Pflegediagnosen *(engl.: nursing diagnosis)*
klinische Beurteilung der Reaktion eines Individuums, einer Familie oder einer Gemeinschaft auf aktuelle oder potenzielle Gesundheitsprobleme/Lebensprozesse; auf der Basis der Pflegediagnosen werden die Pflegemaßnahmen ausgewählt, für die die Pflegefachkraft verantwortlich ist

Pflegeevaluation *(engl.: nursing evaluation)*
Pflegeevaluation bedeutet die sach- und fachgerechte Bewertung von Pflegehandlungen nach festgelegten Normen

Pflegeintervention *(engl.: nursing intervention)*
jede Pflegehandlung, die eine Pflegekraft bei einem Patienten ausführt

Pflegeprozess *(engl.: nursing process)*
methodisches oder systematisches Arbeiten; bei der Pflege von pflegebedürftigen Menschen nach einer bestimmten Planung vorgehen

Pflegeproblem *(engl.: nursing problem)*
zweiter Schritt innerhalb des Pflegeprozesses, bei dem erkannt werden muss, in welchen Bedürfnissen der Patient Unterstützungsbedarf hat

Pflegevisite *(engl.: nursing rounds)*
eine Form der Pflegeevaluation, bei der Bewohner regelmäßig von der Bezugspflegenden und eventuell zusätzlichen Pflegepersonen besucht und gemeinsam mit ihm die Pflegeplanung besprochen wird

Pflegeziel *(engl.: nursing objective)*
möglichst genaue Zielsetzungen, welche Zustände über Pflegemaßnahmen für den Patienten erreicht werden sollen

physiologisch *(engl.: physiological)*
bezeichnet alles, was natürliche Vorgänge im Körper beschreibt; steht im Gegensatz zu dem Begriff pathologisch, der sich auf krankhafte Vorgänge im Körper bezieht

Polyurie *(engl.: polyuria)*
Ausscheidung von sehr großen Urinmengen, d.h. über 3 l in 24 h

Prävention *(engl.: prevention)*
Gesundheitsschutz und -vorsorge für die Bevölkerung, wie z. B. Krebsvorsorgeuntersuchung, Impfungen, Nichtrauchertraining und Fitnessprogramme. Im Bereich der Prävention geht es vor allem um Erziehung, Aufklärung, Beratung, Früherkennung, Umweltschutz und Hygiene.

Prophylaxe *(engl.: prophylaxis)*
Maßnahmen, die Komplikationen und Zusatzerkrankungen verhindern und der Gesunderhaltung dienen

Restharn *(engl.: urinary retention)*
auch Residualharn; Harnmenge, die nach einer Blasenentleerung noch in der Harnblase verbleibt; vor allem bei Störungen der Blasenentleerung wie z.B. Lähmungen von Bedeutung

Ressourcen *(engl.: resources/abilities)*
Fähigkeiten und Reserven eines Pflegebedürftigen oder Begebenheiten in seinem sozialen Umfeld, die wesentlich zu der Lösung des Problems beitragen können

Soor *(engl.: canker)*
Pilzerkrankung der Schleimhaut in Mund, Scheide oder Speisröhre; pflegerisch besonders relevant in der Mundschleimhaut, wo durch Mundpflege Prophylaxe betrieben werden kann; erkennbar an weißlichen Belägen

Spastik (engl.: spasticity)
ist Symptom einer Schädigung des Gehirns; der Muskeltonus bestimmter Muskelgruppen ist unangemessen zu hoch; wird definiert als der Widerstand gegen passives Bewegtwerden; die Intensität des Widerstands kann mehr oder weniger hoch sein und zur Kontraktur führen

Spitzfuß *(engl.: footdrop)*
dauerhafte Fehlstellung der Füße in der Streckstellung infolge längerer Bettlägerigkeit ohne Spitzfußprophylaxe

Stereotypie *(engl.: stereotypy)*
ständige, gleichförmige Verhaltensweisen, meist Bewegungen, die nicht in Zusammenhang mit der Situation stehen

Tachykardie *(engl.: tachycardia)*
Herzrhythmusstörung; zu schnelle Herzfrequenz, d.h. mehr als 100 Schläge pro Minute

Thrombose *(engl.: thrombosis)*
Bildung eines Blutgerinnsels in einer Vene, der diese zum Teil oder vollständig verschließen kann

Transsexualität *(engl.: transsexuality)*
Variante der menschlichen Sexualität, in der die Betroffenen davon überzeugt sind, dem Gegengeschlecht anzugehören

Ulkus *(engl.: ulcer)*
Geschwür; abgegrenzte Läsion der Haut oder Schleimhaut; meist als Folge einer Durchblutungsstörung, aber auch z.B. in der Magenschleimhaut als Magenulkus

Varizen *(engl.: varices)*
auch Krampfadern; krankhaft erweiterte Venen; die dazugehörige Krankheit ist die Varikosis

Vitalzeichen *(engl.: vital signs)*
auch Vitalwerte; messbare Parameter, die Informationen über wichtige Körperfunktionen liefern; dazu gehören Puls, Blutdruck, Atmung und Temperatur

Wahrnehmung *(engl.: perception)*
bewusstes oder unbewusstes Verarbeiten von Sinneseindrücken

Wechseldruckmatratze
(engl.:alternating pressure mattress)
auch Antidekubitusmatratze genannt, zur Vermeidung von Druckgeschwüren; in regelmäßigen Abständen wird Luft in verschiedene Teile der Matratze gepumpt bzw. abgelassen; das verhindert eine längere Druckbelastung an einzelnen Körperteilen

Stichwortverzeichnis

A

B

C

D

E

N

O

P

Q

R

S

T

U

V

W

X

Y

Z

Bildquellen

A1PIX, Taufkirchen: 193.1 (BIS), 212.1 (PHN), 512.2 (BIS); adpic Bildagentur, Bonn: 411.1 (E. Löhr), 455.2b, 455.2c, 455.2d, 531.2 (alle); aid e. V., Bonn: 454.1, 455.1, 458.2, 462.1, 465.1, 467.1, 472.1; AKIK-Bundesverband, Frankfurt: 35.2; Alamy Limited, UK-Abingdon: 107.1, 111.1, 114.2, 115.1; Amoena Medizin-Orthopädie-Technik GmbH, Raubling: 112.1; AP Photo, New York: 152.1; Argus Foto, Hamburg: 136.1 (Weber); Bakuk e. V., Osnabrück: 37.2; Bettermann, Antje, Wendhausen: 171.5; Bildagentur-online, Burgkunstadt: 531.1 (Begsteiger); bilderbox.com, A-Thening: 174.1 (Erwin Wodicka); Bonnier Alba AG, Stockholm: 382.2 (Lennart Nilsson); Brak-Mensing, Annette, Oldenburg: 310.1, 312 (beide), 313.2; Camici, Axel, Pogum: 87.1, 88.1, 89.1, 90.1, 93.1, 93.2, 96.1, 97.1, 99.1, 134.1, 137.1, 139.1, 140.1, 143.1, 144.1, 146.1, 148.1, 151.1, 153.1, 184 (alle), 187.1, 188.1, 189.1, 219.1, 221.1, 222.1, 266 (alle), 267.2, 267.3, 268.1, 269.1, 270.3, 273.1, 274 (alle), 275.1, 276 (beide), 277 (beide), 278.1, 279 (alle), 280 (beide), 281.1, 282.1, 283.1, 284 (beide), 332.1, 333.1, 334.1, 335.1, 337.1, 339.1, 340.1, 366.1, 367.1, 368.1, 369.1, 371.1, 372.1, 374.1, 377.1, 378 (beide), 379.1, 382.1, 381.1-3, 383 (beide), 384.1, 387.1, 387.2, 402.1, 404.1, 408.2, 416.2, 420.1, 428 (beide), 429 (beide), 430.1, 431.1, 432.1, 433 (beide), 434.1, 436.1, 437.1, 438.1, 439.1, 512.1; corbis Bildagentur, Düsseldorf: 149.1 (Bryan F. Peterson), 416.1 (Lester Lefkowitz), 419.2 (Bob Thomas); Dani, Laslo, Stuttgart: 4.1; DAS FOTOARCHIV, Essen: 175.1 (Steffen Honzera); Deutscher Taschenbuchverlag, München: 170.1; Doering, Olaf, Düsseldorf: 407.1; dpa-Infografik GmbH, Hamburg: 352.1; DRK Blutspendedienst West: 388.1; Druwe & Polastri Photostudio, Cremlingen: 446.1; Ecke, Julius (www.naturstudiendesign.de): 141.1; Eckel, Jochen, Berlin: 156.1; Eduard Gerlach GmbH, Lübbecke: 194.3; F1 ONLINE, Frankfurt am Main: 95.1 (moodboard), 186.2 (Glowimages RF); FOCUS Bildagentur, Hamburg: 133.1 (Steve Gschmeissner), 142.1 (SPL), 270.1 (SPL), 271.1 (SPL), 373.2. 381.4 (Oliver Meckes/eye of science), 385.1 (SPL), 434.2; Fotostudio Günter Hogen GmbH, Lautertal: 192.2, 463.1, 464.1, 471.1, 476.1; getty images, München: 5.2 (Stone/Chris Craymer), 32.1 (Taxi/Camille Tokerud), 83.1 (Stone/Chris Craymer), 101.1 (Uwe Krejci), 101.2 (Stock 4B/Susanne Kracke), 105.1 (Stone/Chris Craymer); GKinD, Mainz: 37.1; Griese, Dietmar, Laatzen: 13.1, 21.1, 75.1, 85.1, 117.1, 128.1, 160.1, 182.1, 218.1, 227.1, 263.1, 287.1, 315.1, 330.1, 331.1, 344.1, 351.1, 364.1, 401.1, 426.1, 458.1, 488.1, 489.1, 490.1, 506.1, 536.1; Guhl, Martin, CH-Duillier: 46.1, 145.1, 154.1, 185 (alle), 229.2, 301.1, 447.1, 529.1; Hautklinikum Hanau, Praxis PD Dr. med. H.-M. Ockenfels: 193.3; Hild, Claudia, Angelnburg: 23.1, 24.1; Hoffmann und Campe Verlag GmbH, Hamburg: 114.1; Holtzmann, Dr. med. Michael, Stuttgart: 403.2; images.de, Berlin: 104.1 (Denkou Images), 391.1 (Medicimage/Peter Arnold); Institut für wissenschaftliche Fotografie Kage, Lauterstein: 485.1; JANSSEN KAHLERT Design & Kommunikation GmbH, Hannover: 20.1, 29.1, 48.1, 51.1, 52.1, 53.1, 54.1, 55.1, 56.1, 57.1, 58.1, 61.1, 62.1, 63.1, 64.1, 66.1, 68.1, 70.1, 71.1, 72 (beide), 80.1, 130.1, 131.1, 135 (beide), 152.2, 155.1, 158.1, 183.1, 194.1, 197.1, 216.1, 220.1, 224.1, 238.1, 241.1, 244.1, 264.1, 265.1, 268.2, 288.1, 317.2, 342.1, 348.1, 353.1, 365.1, 370.1, 373.2, 380.1, 385.2, 388.2, 411 (beide), 412.1, 437.2, 442.1, 443.1, 444.1, 447.2, 448.1, 451.1, 459 (alle), 462.2, 463.1, 465.2, 470.1, 471.2, 472.1, 477.1, 491.1, 492.1, 493.1, 507.1, 517.2, 518.1; Jauch, Dr. A.: 94.1; kes-online, München: 389.2 (Prof. Füeßl); Keystone Pressedienst, Hamburg: 138.1 (Volkmar Schulz), 379.2 (Volkmar Schulz); Kinaesthetics Deutschland, Maren Asmussen, Flensburg: 308.1, 309 (alle), 310 (Marginale), 311 (Marginale), 312.1 (Marginale), 313.1; Kleine Holthaus, Thorsten, Dortmund: 7.1, 8.1, 261.1, 291 (beide), 294.1, 299.2, 305.1, 341.1, 354.2, 423 (beide); Kögelmaier de Vera, Angela, Fahrenzhausen: 292 (beide); Kohn, Klaus, Braunschweig: 4.1, 6.2, 6.3, 8.2, 9.2, 11.1, 14.1, 15.1, 16.1, 16.2, 19.1, 22.1, 25.1, 26.1, 27.1, 28.1, 30.1, 35.1, 38.1, 39.1, 40.1, 41.1, 42.1, 47.1, 48.2, 53.1, 56.1, 58.1, 59.1, 63.2, 67.1, 68.1, 70.1, 76.1, 81.1, 103.1-3, 119.1, 120.1, 122.1, 127.1, 129.1, 129.2, 162.1, 164.1, 165.1, 167.1, 169.1, 181.1, 192.4, 193.3, 196.1, 199 (beide), 200.1, 201 (beide), 204.1, 205.1, 208 (beide), 209.1, 210.1, 211.1, 211.2, 213.1, 215.1, 217.1, 229.1, 247.1, 250.1, 251.1, 252.1, 254.1, 256.2, 258.1, 272.1, 292.1, 298.1, 299.1, 329.1, 346.1, 359.1, 360.1, 361.1, 363.1, 387.3, 393.1, 393.2, 396.1, 397.1, 398 (alle), 403.1, 405.1, 406.2, 408.1, 413.1, 419.1, 422.1, 449.2-4, 450.1, 453.1, 460.1, 473 (beide), 479.1, 482.1, 484.1, 487.1, 495.1, 498 (alle), 499 (alle), 500 (alle), 501.1, 502.1, 503.1, 504.1, 508.1, 509 (alle), 510.1, 511.1, 513.1, 514.1, 517.1, 520 (alle), 521.1, 524.2, 525.1, 528.1, 530.1, 532.1, 534.1, 538.2, 545.1; Lieder, Ludwigsburg: 267.1; mauritius images, Mittenwald: 103.4 (JIRI), 109.1 (Paula Ludwig), 211.3, 539.1 (Nordic Photo);

medicalpicture GmbH, Köln: 297.1, 372.2, 414.1, 533.1; MEV Verlag GmbH, Augsburg: 192.1; Minkus, Isernhagen: 446.2; Mondiou, Athanassia, Braunschweig: 405.2, 406.1; Nydahl/Bartoszek: Basale Stimulation, 5. Auflage; © 2008 Elsevier GmbH, Urban +Fischer Verlag, München: 173.1; Okapia Bildagentur, Frankfurt am Main: 9.1, 92.1, 102.1, 192.3 (Neufried), 425.1, 456.1; Outdoor Archiv, Hamburg: 156.2; Panthermedia GmbH, München: 453.2 (Birgit Reitz-Hofmann); PAUL HARTMANN AG, Heidenheim: 256.1; Photoplexus, Dortmund: 524.1 (Einar Bangsund); Photothek. net, Berlin: 176.1 (Liesa Johannssen); picture alliance/dpa, Frankfurt am Main: 108.1 (Stefan Hesse), 108.2 (Zentralbild/Patrick Pleul), 121.1 (GODONG/Pascal Deloche), 270.2 (Zentralbild/Martin Schutt), 389.1 (Hans Reinhard/Okapia), 508.1 (Okapia/Dr. med. J. P. Müller), 512.3 (Okapia/Klaus Rose); Picture Press, Hamburg: 186.1 (Thomas Schloemann); pixelio media gmbh, München: 455.2a; plainpicture, Hamburg: 233.1 (T. Grimm), 523.1 (T. Grimm); Praxis für Physikalische Therapie (Brigitte Stelle), Mainz: 194.2, 194.4; Rowohlt Verlag GmbH, Reinbek: 172.1; SCA Hygiene Products GmbH, Mannheim: 255 (alle); Steinhoff, Dagmar, Eitorf: 306 (beide), 307.1, 317.1, 319.1, 320.1, 321 (beide), 322.1, 322.1, 323 (alle), 324.1, 325 (alle), 327 (beide), 328 (beide); Stockfood Bildagentur, München: 461.1; Teamvork – text + foto GbR, Hamburg: 354.1 (Brigitte Kraemer); TV-yesterday, München: 417.1; Vanselow, Holger, Stuttgart: 138.2, 206.1, 207.1, 235.1, 243.1, 244.2, 256.1, 289 (beide), 393.3, 515.1, 516 (alle); vgs verlagsgesellschaft mbH & Co KG, Köln: 203.1; ZEISS, Jena: 91.1; Zimmermann, Stefan, Göttingen: 6.1, 127.1, 171.1, 171.2, 171.4, 171.6, 171.7, 174.2, 193.2, 295.1, 298.2, 538.1.

Bei folgenden Einrichtungen bedanken wir uns besonders für die Unterstützung:
Alice-Hospital Darmstadt; ambet e.V. Braunschweig; AWO Wohn- und Pfl egeheim Am Inselwall, Braunschweig; ev.-luth. Diakonissenkrankenhaus Marienstift, Braunschweig; Evangelische Stiftung Neuerkerode; Herzogin Elisabeth Hospital, Braunschweig; Medizinische Hochschule Hannover (MHH);

Band 2, Kapitel	KrPflAPrV von 2003, Themenbereiche	AltPflAPrV von 2001, Lernfelder
A	TB 1 **Pflegesituationen bei Menschen aller Altersgruppen erkennen, erfassen und bewerten** Pflegehandeln nach dem Pflegeprozess gestalten, Pflegesituationen wahrnehmen und reflektieren sowie Veränderungen der Pflegesituationen erkennen und adäquat reagieren	LF 1.1 **Theoretische Grundlagen in das altenpflegerische Handeln einbeziehen** LF 1.2 **Pflege alter Menschen planen, durchführen, dokumentieren und evaluieren** Pflegeprozess, Pflegediagnostik, Planung, Durchführung und Evaluation der Pflege, Wahrnehmen und Beobachten
B	TB 1 **Pflegesituationen bei Menschen aller Altersgruppen erkennen, erfassen und bewerten** TB 5 **Pflegehandeln personenbezogen ausrichten** das soziale Umfeld von zu pflegenden Personen einbeziehen, ethnische, interkulturelle und andere gruppenspezifische Aspekte beachten	LF 1.3 **Alte Menschen personen- und situationsbezogen pflegen** Anatomie, Physiologie, Geriatrie LF 2.1 **Lebenswelten und soziale Netzwerke alter Menschen beim altenpflegerischen Handeln berücksichtigen** Sexualität im Alter
C	TB 1 **Pflegesituationen bei Menschen aller Altersgruppen erkennen, erfassen und bewerten**	LF 1.1 **Theoretische Grundlagen in das altenpflegerische Handeln einbeziehen** Handlungsrelevanz von Konzepten und Modellen der Pflege anhand konkreter Pflegesituationen LF 1.3 **Alte Menschen personen- und situationsbezogen pflegen**
D	TB 1 **Pflegesituationen bei Menschen aller Altersgruppen erkennen, erfassen und bewerten**	LF 1.3 **Alte Menschen personen- und situationsbezogen pflegen** Unterstützung alter Menschen bei der Selbstpflege
E	TB 1 **Pflegesituationen bei Menschen aller Altersgruppen erkennen, erfassen und bewerten**	LF 1.3 **Alte Menschen personen- und situationsbezogen pflegen** Anatomie, Physiologie, Geriatrie
F	TB 1 **Pflegesituationen bei Menschen aller Altersgruppen erkennen, erfassen und bewerten**	LF 1.1 **Theoretische Grundlagen in das altenpflegerische Handeln einbeziehen** Handlungsrelevanz von Konzepten und Modellen der Pflege anhand konkreter Pflegesituationen LF 1.3 **Alte Menschen personen- und situationsbezogen pflegen**
G	TB 1 **Pflegesituationen bei Menschen aller Altersgruppen erkennen, erfassen und bewerten** Anatomie, Physiologie, Naturwissenschaften, Gerontologie, Krankheitslehre	LF 1.3 **Alte Menschen personen- und situationsbezogen pflegen**
H	TB 1 **Pflegesituationen bei Menschen aller Altersgruppen erkennen, erfassen und bewerten**	LF 1.3 **Alte Menschen personen- und situationsbezogen pflegen**
J	TB 1 **Pflegesituationen bei Menschen aller Altersgruppen erkennen, erfassen und bewerten**	LF 1.3 **Alte Menschen personen- und situationsbezogen pflegen** LF 2.2 **Alte Menschen bei der Wohnraum- und Wohnumfeldgestaltung unterstützen** Ernährung
K	TB 1 **Pflegesituationen bei Menschen aller Altersgruppen erkennen, erfassen und bewerten** TB 3 **Unterstützung, Beratung und Anleitung in gesundheits- und pflegerelevanten Fragen fachkundig gewährleisten**	LF 1.3 **Alte Menschen personen- und situationsbezogen pflegen** Unterstützung alter Menschen bei präventiven und rehabilitativen Maßnahmen